U0323405

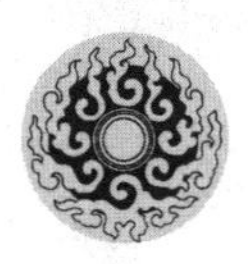

黄帝内经

图文精解精注精译

李　叶◎主编

中国华侨出版社
北京

图书在版编目（CIP）数据

黄帝内经：图文精解精注精译 / 李叶主编 .
—北京：中国华侨出版社，2023.2
ISBN 978-7-5113-8723-3

Ⅰ.①黄… Ⅱ.①李… Ⅲ.①《内经》—注释②《内经》—译文 Ⅳ.① R221

中国版本图书馆 CIP 数据核字（2021）第 251015 号

黄帝内经：图文精解精注精译

主　　编：李　叶
责任编辑：张　玉
封面设计：胡椒设计
经　　销：新华书店
开　　本：710 毫米 ×1000 毫米　1/16 开　印张：28　字数：663 千字
印　　刷：三河市华润印刷有限公司
版　　次：2023 年 2 月第 1 版
印　　次：2023 年 2 月第 1 次印刷
书　　号：ISBN 978-7-5113-8723-3
定　　价：108.00 元

中国华侨出版社　北京市朝阳区西坝河东里 77 号楼底商 5 号　邮编：100028
编辑部：（010）64443056
发行部：（010）64443051　传　真：（010）64439708
网　址：www.oveaschin.com　E-mail：oveaschin@sina.com

如发现印装质量问题，影响阅读，请与印刷厂联系调换。

前言

《黄帝内经》简称《内经》，是我国医学宝库中现存成书最早的一部医学典籍，它全面地阐述了中医学理论体系的基本内容，反映了中医学的理论原则和学术思想。《内经》医学理论体系的建立为中医学的发展奠定了基础。中医学史上不同的学术思想和医学流派，都是在《内经》理论体系的基础上发展起来的，所以《内经》历来被视为中医之祖。

《内经》包括《素问》和《灵枢》两部分，各十八卷，每卷各八十一篇。《素问》重点论述了脏腑、经络、病因、病机、病证、诊法、治疗原则及针灸等内容。《灵枢》是《素问》的姊妹篇，除了论述脏腑功能、病因、病机之外，重点阐述了经络腧穴、针具、刺法及治疗原则等。其基本精神及主要内容包括：整体观念、阴阳五行、藏象经络、病因病机、诊法治则、预防养生和运气学说等。“整体观念”强调人体本身与自然界之间的关联性，以及人体内各组成部分之间统一、联系与协调的关系。“阴阳五行”反映了中国古代朴素的唯物论和自发的辩证法思想，是用来说明事物之间对立统一关系的理论，阐释了世间万物相互资生、相互制约、处于不断运动变化之中的机制。“藏象经络”是以研究人体五脏六腑、十二经脉、奇经八脉等的生理功能、病理变化及相互关系为主要内容的。“病因病机”阐述了当各种致病因素作用于人体时，疾病发生和变化的内在机理。“诊法治则”是中医认识和治疗疾病的基本原则。“预防养生”系统地阐述了中医的养生学说，主张不治已病而治未病，同时主张养生、摄生、益寿、延年是养生防病经验的重要总结。“运气学说”研究自然气候对人体生理、病理的影响，并以此为依据，指导人们趋利避害。

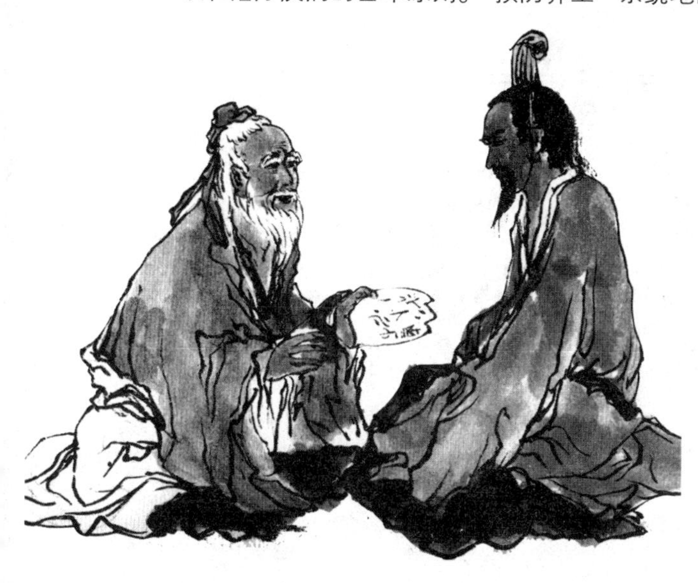

几千年来，《内经》一直是炎黄子孙寻求养生祛病之道的宝藏。在形式上，它采用了对话的方式，用黄帝与岐伯、伯高、雷公等大臣的对话（以与岐伯的对话为主）来阐述保健思想。后来，人们就用岐伯和黄帝这两人名字的首字——岐黄指代《内经》，所以《内经》又叫“岐黄之书”。同时，因为它是中医的开创性著作，所以人们又把中医称为“岐黄之术”，把中医讲究的医道称为“岐黄之道”。这再一次证明了《内经》对中医养生学的深远影响。

从古至今，有不计其数的医学家、养生家来学习研究《内经》，而且每个人都会从中得到不同的灵感，受到不同的启发。很多名医大家，如华佗、孙思邈、张仲景、刘完素、朱丹溪、李时珍等，都是在《内经》的帮助下，创立了各自的医学健康体系。因此，我们要想真正运用中医养生之法，使其成为我们健康长寿的保障，就必须追本溯源从《内经》入手。然而，《内经》作为几千年前的一部医学作品，文字古奥，很难理解，而且我们现代的生活背景也早已发生了翻天覆地的变化。如何把《内经》应用到现代社会，给更多的人带来福音呢？这确实是一个难题。为了解决这个难题，我们特地组织专人编写了这部《黄帝内经：图文精解全注全译》。

本书参考历代权威版本，结合现代人的生活习性，精选《内经》中关于饮食、起居、劳逸、寒温、七情、四时季候、地理环境、水土风雨等增强生命活力及防病益健康的内容，详细谈论了病因、病机、体质、精气、藏象、经络与养生的紧密关系，译文明白严谨，注释详尽准确，并对重点、难点进行了细致翔实的图解，让人一目了然，非常便于理解记忆。深入浅出的图解说明附以300余幅精心绘制的插图，真正把易读性、趣味性和美观性等优点结合在一起，让人闲暇之余翻阅浏览便能轻松得其要旨，仔细研读更能体会到中华医学之精深。此外，书中还附以大量的人体经络穴位图、针灸手法图、人体生理和病理图等，具有极强的实用性，真正做到了一册在手，经典相伴，让非医学专业的你也能够轻松读懂这本传世名著，从中了解到中国传统医学乃至中国文化天人合一、平衡为养的奥义，掌握保健、养生、防病、治病之道。

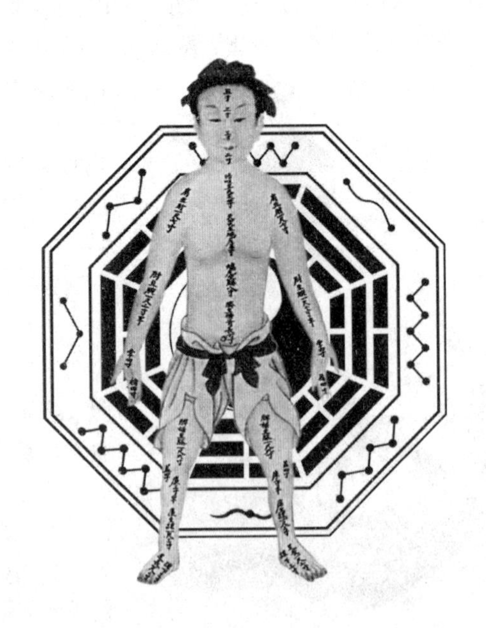

目录

黄帝内经·素问

黄帝内经·灵枢

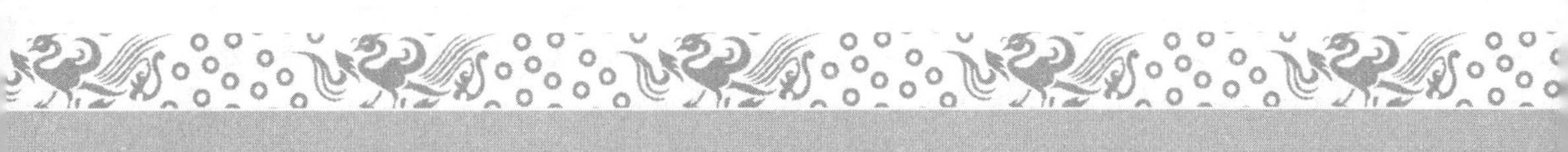

黄帝内经·素问

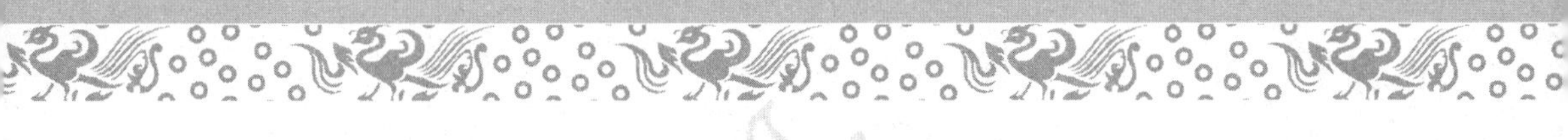

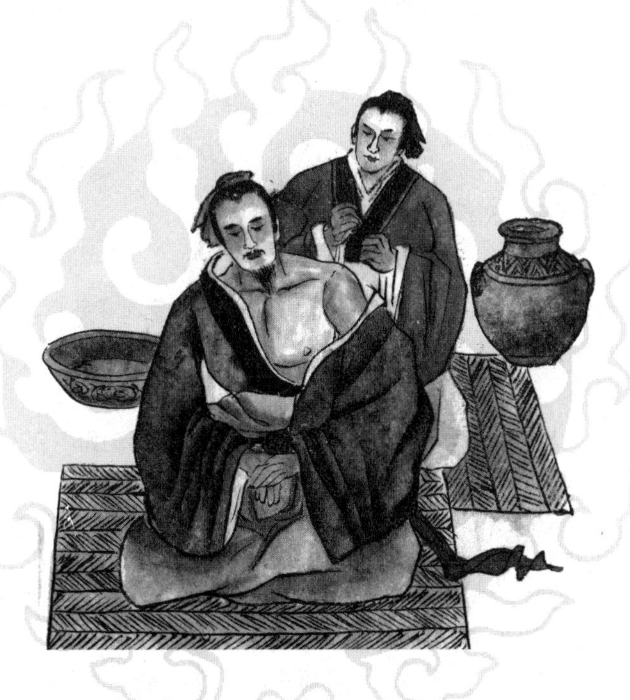

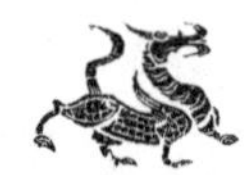

上古天真论篇：长寿者养生秘诀

【导读】

本篇是《黄帝内经》的首篇，篇名“上古天真论”。上古，即上古时代，这一历史时期并没有明确的起止时间。从哲学意义上来讲，它是个与当今时代相对的概念。《黄帝内经》秉持道家的思想，认为上古时代是人类道德水平最高和最合乎理想的时期，那时人们的生活方式符合养生之道，因而能够长命百岁，尽享天年。天真，即天赋予人的真精、真气，上古之人懂得保养精气，能够做到形体与精神活动协调一致，这正是养生之道的核心要义。

本篇的内容主要包括以下几个部分：一是论述上古之人的养生之道，并通过对比指出今人早衰而不能长寿的原因；二是揭示人类生、长、衰、老的过程和规律，并指出这一过程的长短及人的生育功能的好坏，关键取决于肾气的盛衰；三是论述真人、至人、圣人和贤人四种人不同的养生方法和各自所达到的境界。

【原文】

昔在黄帝①，生而神灵②，弱而能言，幼而徇齐③，长而敦敏④，成而登天。

【注释】

①黄帝：传说中的古代圣贤帝王，是中华民族的始祖。古代许多文献常冠以“黄帝”字样，以表示学有根本。正如《淮南子·修务训》所说：“世俗之人，多尊古而贱今，故为道者必托之于神农、黄帝而后能入说。”②神灵：聪明而智慧。③徇齐：睿智而敏捷。徇，通“睿”，迅疾。齐，敏捷。④敦敏：敦厚而勤勉。

【译文】

古代的轩辕黄帝，一生下来就异常聪明，年龄很小时就能言善辩，幼年时就具备很强的领悟能力，长大之后，敦厚而勤勉，到成年的时候，就登上了天子之位。

【原文】

乃问于天师曰①：余闻上古之人，春秋②皆度百岁，而动作不衰；今时之人，年半百而动作皆衰者，时世异耶？人将失之耶？

岐伯对曰：上古之人，其知道③者，法于阴阳④，和于术数⑤，食饮有节，起居有常，不妄作劳，故能形与神俱⑥，而尽终其天年⑦，度百岁乃去。今时之人不然也，以酒为浆，以妄为常，醉以入房，以欲竭其精，以耗散其真⑧，不知持满，不时御神⑨，务快其心，逆于生乐，起居无节，故半百而衰也。

夫上古圣人⑩之教下也，皆谓之虚邪贼风⑪，避之有时，恬惔虚无⑫，真气从之，精神内守，病安从来。是以志闲而少欲，心安而不惧，形劳而不倦。气从以顺，各从其欲，皆得所愿。故美其食，任其服，乐其俗，高下不相慕，其民故曰朴⑬。是以嗜欲不能劳其目，淫邪不能惑其心。愚智贤不肖，不惧于物⑭，故合于道。所以能年皆度百岁

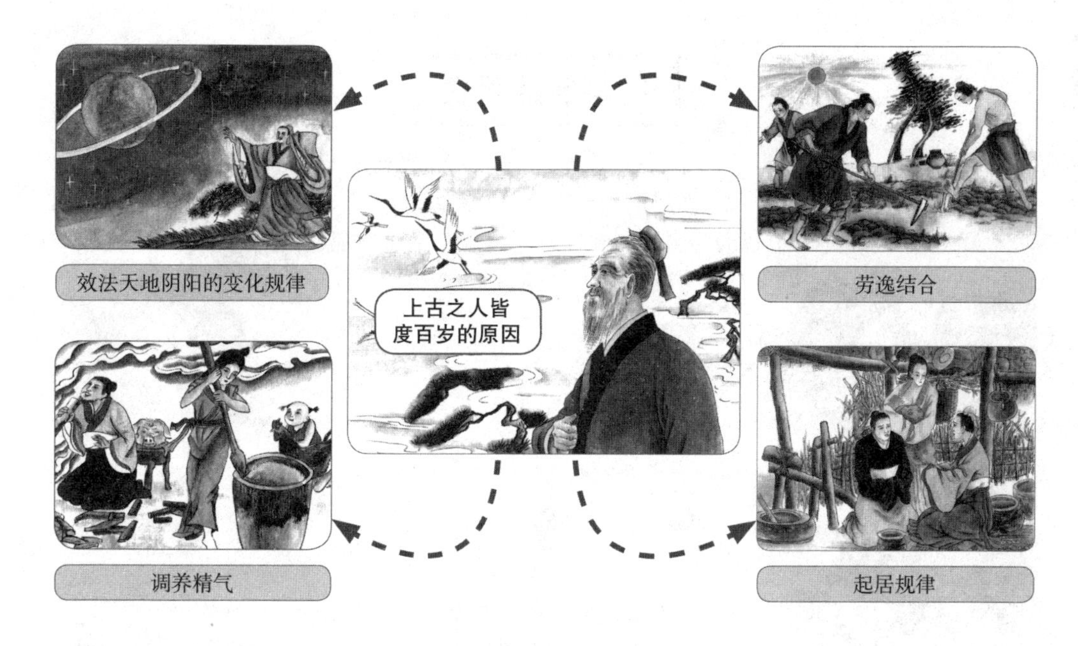

而动作不衰者，以其德全不危也。

【注释】

① 天师：黄帝对岐伯的尊称。② 春秋：指人的年龄。③ 知道：懂得养生之道。④ 法：取法、效法。阴阳：天地变化的规律。⑤ 术数：古代称各种技术为“术数”，包括类似于今天的科学技术及各种技艺。因为在“术”中有“数”的规定，所以称为“术数”，这里指调养精气的养方法。⑥ 形与神俱：形体与精神活动一致。形、神是中国哲学及中国医学的重要范畴。古人认为人是形与神的统一体，二者结合化生为人，二者分离人就会死亡。因此，养生的要义就是要做到形与神的统一。⑦ 天年：人的自然寿命。⑧ 精：精气。真：真气。《黄帝内经》继承了道家精气论自然观，认为包括人在内的万物都是由精气所化生，养生之道重在保养真精。⑨ 御神：控制过度思虑，以免过度消耗精气。⑩ 圣人：古代指道德修养极高的人。《黄帝内经》继承了道家真人、至人、圣人、贤人的说法，以此来划分养生成就的四种人格。⑪ 虚邪贼风：四时不正之气，泛指自然界各种致病因素。虚邪，中医把一切致病因素称为“邪”。四时不正之气乘人体气虚而侵入致病，故称“虚邪”。贼风，中医认为风为百病之长，因邪风伤人，故称“贼风”。⑫ 恬惔（dàn）虚无：内心安闲清静而没有任何杂念。⑬ “美其食”五句：化用自《老子·八十章》：“甘其食，美其服，安其居，乐其俗。邻国相望，鸡犬之声相闻，民至老死不相往来。”⑭ 不惧于物：“不攫于物”，不追求酒色钱财等外物。

【译文】

黄帝向岐伯问道：我听说上古时代的人，年龄都超过了百岁，但行动没有衰老的迹象；现在的人，年龄刚过五十，动作就显得衰弱无力了。这是由于时代不同，还是今天的人们不懂得养生之道呢？

岐伯回答说：上古时代的人，大多懂得养生之道，能够取法于阴阳变化的规律而起居生活，并加以适应和调和，饮食有节制，作息有一定的规律，既不过度操劳，又不会过度行房事，形体和精神都保持得很好，能够协调统一，因此能够活到人类自然寿命的期限，超过百岁才离开人世。现在的人就不同了，他们把酒当成水，豪饮而没有节制，把不正常

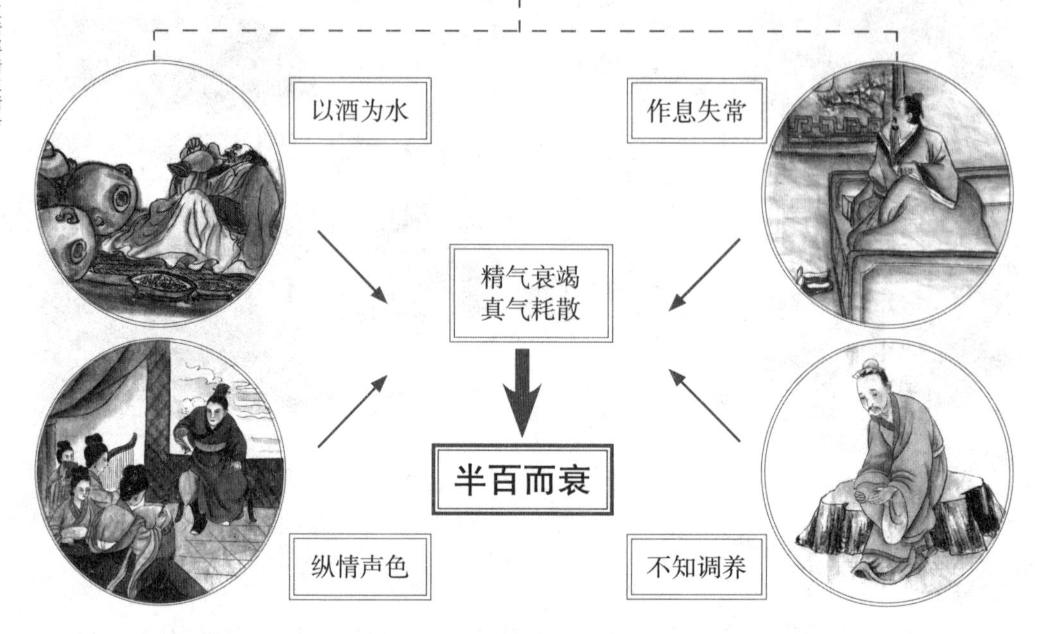

的生活习惯当作常态，醉酒后还勉强行房事，纵情声色，以致精气衰竭，真气耗散，不知道保持精气的强盛，不善于调养精神，一味追求感官快乐，违背了人生的真正乐趣，起居作息没有规律，所以年龄刚过五十就衰老了。

上古时期通晓养生之道的圣人教导人们的时候，总要讲到对虚邪贼风等致病因素，应及时避开，保持内心的清静安闲，消除私心杂念，以使真气顺畅，精神守持于内而不耗散，疾病就不会发生。因此，人们心志清净安闲，清心寡欲，心境平和而没有焦虑，形体劳作但不感到疲倦，体内真气和顺，每个人都能实现自己的愿望。人们不管吃什么食物都感觉甜美，随便穿什么衣服也都感到舒服，乐于遵从社会的风俗习惯，无论社会地位是高还是低，互相之间都不会羡慕和嫉妒，人们日渐变得自然朴实。所以，任何不正当的嗜好都不会干扰他们的视听，任何淫乱邪侈的事物也都不能惑乱他们的心性。不管是愚笨的还是聪明的，贤明的还是不贤明的，都不会因为外界事物的变化而费心忧虑，这十分符合养生之道。人们之所以年龄超过百岁而行动不显衰老，正是由于他们的养生之道完备而无偏颇。

【原文】

帝曰：人年老而无子者，材力①尽邪？将天数然也？

岐伯曰：女子七岁，肾气实，齿更发长。二七而天癸②至，任脉③通，太冲脉④盛，月事以时下，故有子。三七，肾气平均，故真牙⑤生而长极。四七，筋骨坚，发长极，身体盛壮。五七，阳明脉⑥衰，面始焦，发始堕。六七，三阳脉⑦衰于上，面皆焦，发始白。七七，任脉虚，太冲脉衰少，天癸竭，地道不通⑧，故形坏而无子也。

丈夫八岁，肾气实，发长齿更。二八，肾气盛，天癸至，精气溢泻，阴阳和⑨，故能有子。三八，肾气平均，筋骨劲强，故真牙生而长极。四八，筋骨隆盛，肌肉满壮。

五八，肾气衰，发堕齿槁。六八，阳气衰竭于上，面焦，发鬓斑白。七八，肝气衰，筋不能动。八八，天癸竭，精少，肾脏衰，则齿发去，形体皆极[10]。肾者主水，受五脏六腑之精而藏之，故脏腑盛，乃能泻。今五脏皆衰，筋骨解堕，天癸尽矣，故发鬓白，身体重，行步不正，而无子耳。

【注释】

①材力：筋力。古人认为肝主筋，阴器为众筋之聚，故筋力可代表生殖力。②天癸：指先天藏于肾精之中，能够促进生殖功能发育成熟的物质。③任脉：奇经八脉之一，循行路线为人体前正中线，从百会穴至会阴穴。主调月经，妊育胎儿。任，接受的意思，受纳一身阴经之气血，故名“任脉”。④太冲脉：奇经八脉之一，能调节十二经的气血，主月经。中医认为冲脉为十二经之海，气血大聚于此，所以称为“冲脉”。⑤真牙：智齿。⑥阳明脉：指十二经脉中的手阳明、足阳明经脉。这两条经脉上行于头面发际，如果经气衰退，则不能营于头面而致面焦发脱。⑦三阳脉：指交会于头部的手足太阳、手足阳明、手足少阳六条经脉。⑧地道不通：指女子绝经。女子属阴、属地，所以女性的生理功能称为“地道”。⑨阴阳和：男女交合。阴阳，代指男女。和，交合、交媾。⑩形体皆极：形体衰弱至极。

【译文】

黄帝问：人年老之后就不能再生育，这是筋力衰竭导致的吗？还是自然生理变化规律就是这样呢？

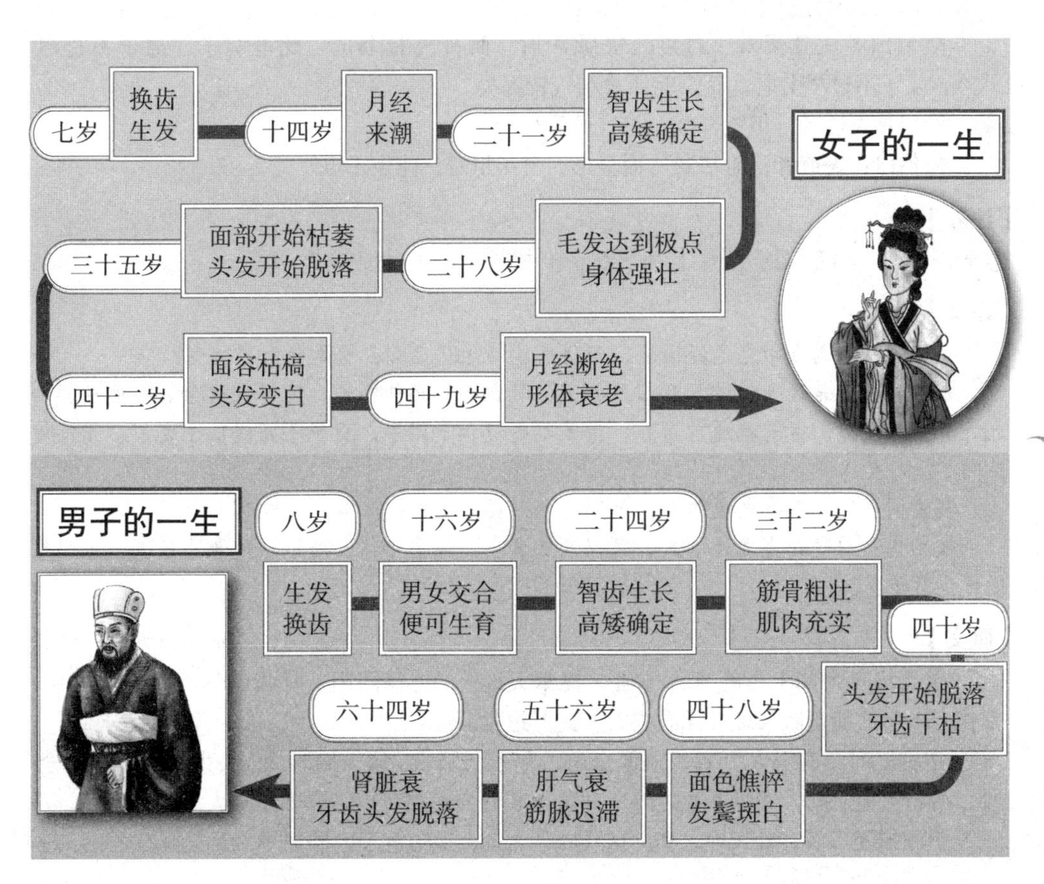

岐伯说：女子到了七岁，肾气就开始旺盛，乳齿更换，头发生长。十四岁时，能够促进生殖功能的天癸开始成熟，任脉通畅，太冲脉旺盛，月经按时来潮，女子就具备了生育能力。二十一岁时，肾气平和充盈，智齿生出，身高长到最高点。二十八岁时，筋骨强健有力，头发的生长达到最茂盛的阶段，这时身体最强壮。三十五岁时，阳明经脉的气血逐渐衰竭，面容开始枯槁，头发也开始脱落。四十二岁时，三阳经脉的气血开始衰退，面容枯槁，头发逐渐变白。到了四十九岁时，任脉气血衰弱，太冲脉的气血也逐渐衰弱，天癸枯竭，月经断绝，所以就丧失了生育能力。

男子到了八岁，肾气充实，头发开始生长，乳齿更换。十六岁时，肾气旺盛，天癸开始成熟，精气充盈而能外泄，如果男女交合，就可以生育子女。二十四岁时，肾气平和充盈，筋骨强健有力，智齿长出，身高也长到了最高点。三十二岁时，筋骨粗壮，肌肉充实。四十岁时，肾气衰弱，开始脱发，牙齿也开始干枯。四十八岁时，人体上部的阳明经气逐渐衰竭，面容憔悴，两鬓开始变白。五十六岁时，肝气衰弱，筋脉迟滞，手脚运动不能灵活自如。六十四岁时，天癸枯竭，精气减少，肾脏衰弱，牙齿和头发脱落，形体和神气都非常衰弱。肾脏是用来调节水液的，它接受并储藏其他脏腑的精气。因此，五脏功能旺盛，肾脏才能向外排泄精气。男子年老以后，五脏功能都已衰退，筋骨衰疲无力，天癸枯竭，所以发鬓斑白，身体沉重，脚步不稳，不能再生儿育女。

【原文】

帝曰：有其年已老而有子者，何也？

岐伯曰：此其天寿[①]过度，气脉常通，而肾气有余也。此虽有子，男子不过尽八八，女子不过尽七七，而天地[②]之精气皆竭矣。

帝曰：夫道者，年皆百数，能有子乎？

岐伯曰：夫道者，能却老[③]而全形，身年虽寿，能生子也。

【注释】

① 天寿：先天禀赋。② 天地：代指男女。③ 却老：预防并推迟衰老。

【译文】

黄帝问：有的人年纪已经很老，却仍然能够生儿育女，这是什么原因呢？

岐伯说：这是因为他的天赋超过常人，气血经脉还能畅通，而肾气有余。虽然这样的人还有生育能力，但是就通常而言，男子不超过六十四岁，女子不超过四十九岁，精气就枯竭了。

黄帝问：通晓养生之道的人，年龄达到一百岁左右的时候，还能够生育吗？

岐伯说：通晓养生之道的人，可以预防衰老，保全形体，所以即使年事已高，也仍然能够生育子女。

【原文】

黄帝曰：余闻上古有真人[①]者，提挈天地[②]，把握阴阳。呼吸精气[③]，独立守神，肌肉若一。故能寿敝天地，无有终时。此其道生。

中古之时，有至人[④]者，淳德全道，和于阴阳[⑤]。调于四时[⑥]，去世离俗。积精全神，游行天地之间，视听八达之外。此盖益其寿命而强者也。亦归于真人。

其次有圣人者，处天地之和，从八风[⑦]之理，适嗜欲于世俗之间，无恚嗔[⑧]之心。行

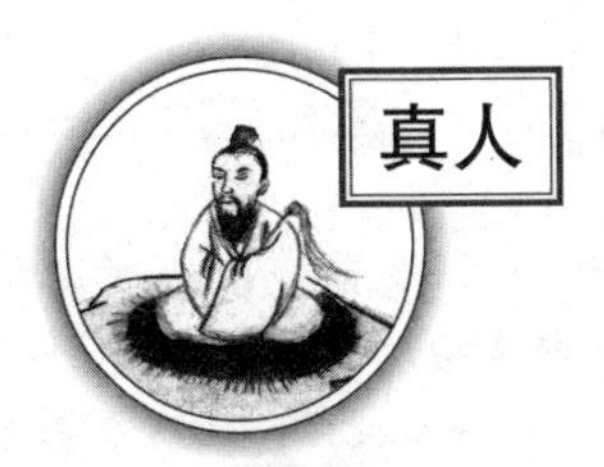

① 与天地阴阳同步
② 汲取天地精气
③ 超然独处，以保持精神内守
④ 身体与精神合而为一

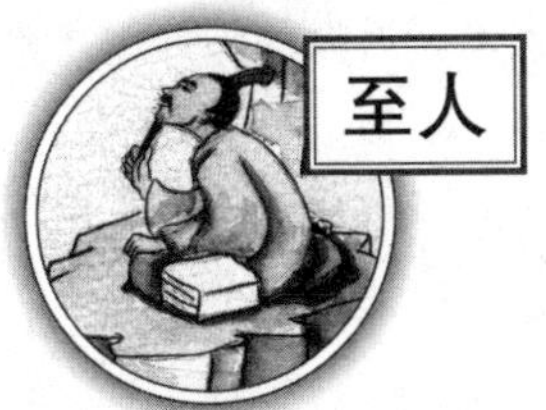

① 道德淳朴，合乎天地阴阳
② 适应气候变迁
③ 避离世俗，悠游于天地间
④ 见闻能及八方荒远之外

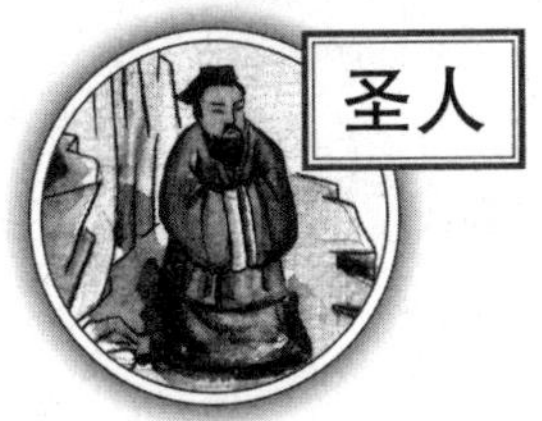

① 安居天地之间
② 无生气之心
③ 举动仿效世俗又有独特风格
④ 不过劳，不过思，恬愉自得

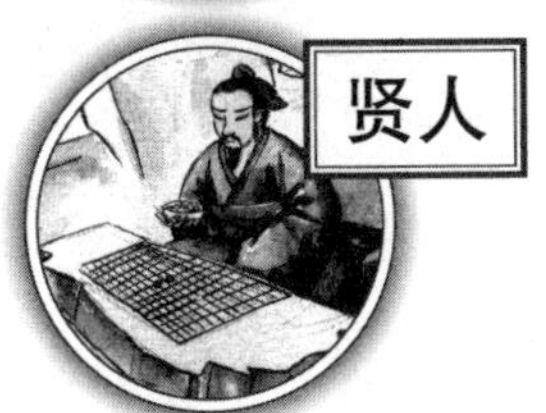

① 效法天地变化
② 顺从阴阳消长
③ 依气候调养身体
④ 效仿远古真人的养生之道

不欲离于世，举不欲观于俗。外不劳形于事，内无思想之患。以恬愉[⑨]为务，以自得为功。形体不敝，精神不散，亦可以百数。

其次有贤人者，法则天地，象似日月。辩[⑩]列星辰，逆从阴阳[⑪]。分别四时，将从上古。合同于道，亦可使益寿而有极时。

【注释】

① 真人：至真之人，此处指养生修养最高的一种人。《黄帝内经》依据养生成就的高低将人分为真人、至人、圣人、贤人四种。② 提挈天地：指能够把握自然变化的规律。③ 呼吸精气：吐故纳新、汲取天地精气的导引行气之法。④ 至人：指修养很高，仅次于真人的人。⑤ 和于阴阳：符合阴阳变化的规律。⑥ 调于四时：适应四时气候的变化。⑦ 八风：指东、南、西、北、东南、西南、西北、东北八方之风。⑧ 恚（huì）嗔（chēn）：怨恨愤怒。⑨ 恬愉：安适愉悦。⑩ 辩：通“辨”，分辨。⑪ 逆从阴阳：顺从阴阳升降的变化。逆从，偏义复词，意偏于“从”。

【译文】

黄帝说：我听说上古时代有被称为“真人”的人，他们掌握了天地阴阳变化的规律，能够吐故纳新，吸收天地间精纯的清气，超然独处，以保持精神内守，使身体与精神达到高度协调统一，所以能与天地同寿，没有终了的时候。这样的人，因得道而长生。

中古时代，有被称为“至人”的人，他们具有淳朴完美的道德品质，能全面地掌握养生之道，符合天地阴阳的变化，顺应四时的变迁，远离世俗生活的干扰，积蓄精气，保全精神，悠游于广阔的天地自然之中，让视听直达八方之外。这就是能够延长寿命、强身健体的人，这种人也可列入“真人”的行列。

其次有被称为“圣人”的人，他们平和地安居天地之间，顺从八风的活动规律，使自己的爱好与世俗社会的习惯相适应，没有恼怒埋怨的情绪，行为不背离世俗的一般准则，举止也不受制于世俗的规矩。他们在外不使身体因为事务而疲劳，在内不使思想背负过重的负担，以安逸、快乐为目的，过得悠然自得就会满足，所以他们的形体不容易衰惫，精神不容易耗损，寿命也可达到百岁左右。

其次有被称为“贤人”的人，他们效法天地的变化规律，观察日月的运行，分辨星辰的位置，顺从阴阳的消长，根据四时的变化调养身体，追随上古真人，使生活合乎养生之道，也能让自己的寿命得到延长，使之接近天寿。

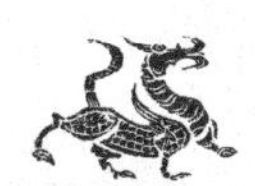

四气调神大论篇：四季养生法

【导读】

四气，即春温、夏热、秋凉、冬寒的四时之气。调神，即调养精神。“大论”两个字则说明了本篇内容的重要性。四时阴阳是万物的根本。人生活在天地之间，与自然界的四时之气相通，必须适应四时气候的变化。此外，精神是人的生命活动的主宰，所以人应当顺应四时气候的变化，并调养好心神。

本篇的内容有以下几个方面：一是论述在一年四季中适应气候变化而调养形体和精神的方法；二是指出四时的异常气候对人体的消极影响；三是指出违反四时气候变化规律所导致的伤害；四是提出“不治已病治未病”的预防保健思想。

【原文】

春三月，此谓发陈[①]。天地俱生，万物以荣。夜卧早起，广步于庭。被发[②]缓形，以使志生。生而勿杀，予而勿夺，赏而勿罚。此春气之应，养生之道也。逆之则伤肝，夏为寒变[③]。奉长者少。

夏三月，此谓蕃秀[④]。天地气交，万物华实。夜卧早起，无厌于日。使志无怒，使华英成秀[⑤]，使气得泄，若所爱在外。此夏气之应，养长之道也。逆之则伤心，秋为痎疟[⑥]。奉收者少。

秋三月，此谓容平[⑦]。天气以急，地气以明。早卧早起，与鸡俱兴。使志安宁，以缓秋刑。收敛神气，使秋气平。无外其志，使肺气清。此秋气之应，养收之道也。逆之则伤肺，冬为飧泄[⑧]，奉藏者少。

冬三月，此谓闭藏。水冰地坼，无扰乎阳。早卧晚起，必待日光。使志若伏若匿，若有私意。若已有得，去寒就温。无泄皮肤，使气亟夺，此冬气之应，养藏之道也。逆之则伤肾，春为痿厥[⑨]。奉生者少。

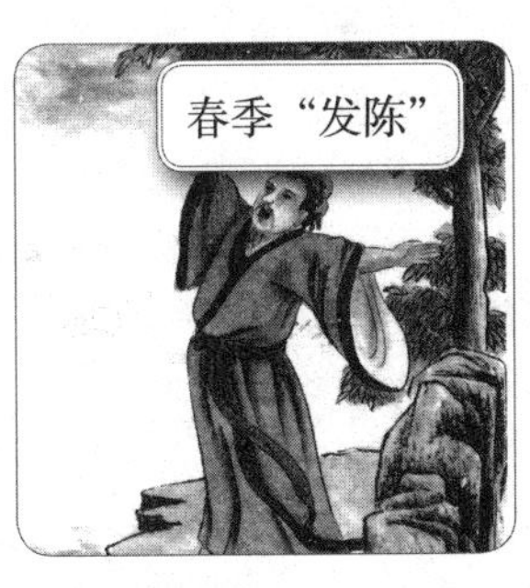

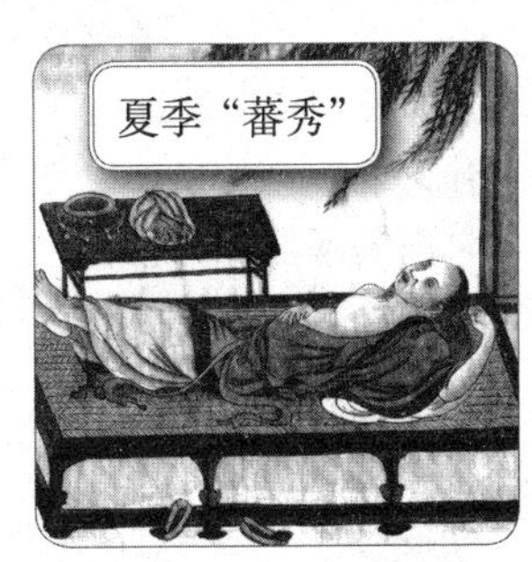

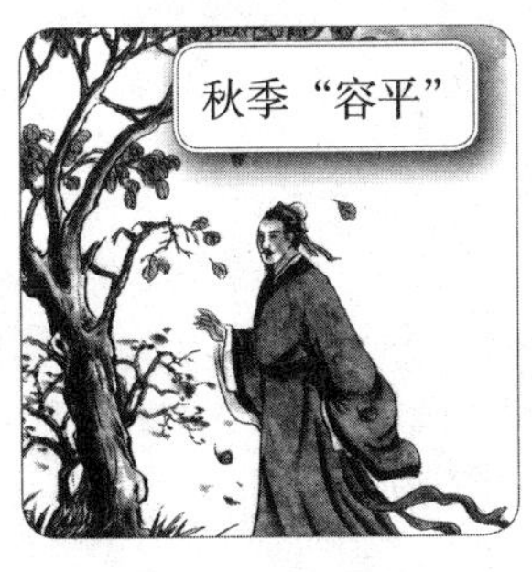

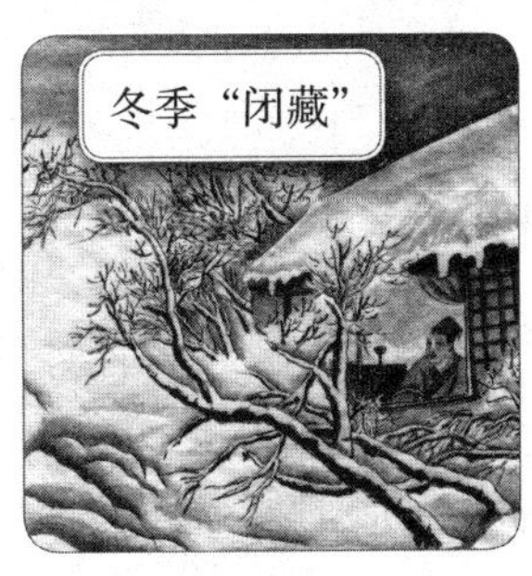

【注释】

①发陈：推陈出新。②被发：披散开头发。被，同“披”。③寒变：夏季所患寒性疾病的总称。④蕃（fán）秀：草木繁茂，华美

秀丽。秀，华美。⑤华英成秀：这里指人的容貌面色。⑥痎（jiē）疟：疟疾的总称。⑦容平：盛满，草木到秋天已达成熟的景况。⑧飧（sūn）泄：完谷不化的泄泻。飧，本意为夕食。⑨痿厥：四肢枯痿，软弱无力。

春
推陈出新，万物复苏

夏
万物繁茂秀美

秋
万物成熟，平定收敛

冬
生机潜伏，万物蛰藏

【译文】

春季三个月，是推陈出新、万物复苏的时节。天地之间富有生气,万物欣欣向荣。此时，人们应该晚睡早起，在庭院里散步；披散头发，解开衣带，使形体舒缓，让神志随春天的生发之气畅然勃发；神志活动要顺应春生之气,而不要违逆它。这就是适应春季的气候、保养生发之气的方法。如果违背了这些方法，就会损伤肝脏，使得供给夏季长养之气的能力减弱。这样的话，夏季就会出现寒性病变。

夏季三个月，是自然界万物繁茂秀美的时节。此时，天气沉降，地气升腾，天地之气相互交融，植物开花结果，长势旺盛。人们应该晚睡早起，不要厌恶白天太长，要保持情绪怡悦；不要愤怒，要使面容像含苞待放的花朵一样秀美；要宣泄气机，使其通畅自如，让自己精神饱满，对外界事物有浓厚的兴趣。这就是适应夏季的气候，保护长养之气的方法。如果违背了这些方法，就会损伤心脏，使得供给秋天收敛之气的能力减弱，秋天就会患上疟疾。

秋季三个月，是自然界万物成熟、平定收敛的季节。此时，天气劲急，地气清肃，人们应早睡早起，起床的时间应与鸡鸣的时间一致。保持情绪的安宁，减轻秋季肃杀之气对人体的侵害。要收敛神气，不急不躁，以使秋季的肃杀之气得以平和。不使神思外驰，以保持肺气清肃。这就是通过与秋季的特点相适应来保养人体收敛之气的方法。如果违背了这些方法，就会损伤肺脏，使得供给冬藏之气的能力减弱，冬季就会发生飧泄病。

冬季三个月，是生机潜伏、万物蛰藏的季节。此时，水寒成冰，大地冻裂，人们勿要扰乱体内的阳气，应该早睡晚起，等到太阳出来时再起床。要使思想情绪平静伏藏，好像心里很充实又不露声色。心中好像感到非常满足，还要躲避寒冷，保持温暖。不要使皮肤开泄出汗而令阳气耗损。这就是适应冬季的气候来保养人体闭藏之气的方法。如果违背了这些方法，就会损伤肾脏，使得供给春生之气的能力减弱，春天就会发生痿厥病。

【原文】

天气，清净光明者也，藏德不止，故不下也。天明[①]则日月不明，邪害空窍[②]。阳气者闭塞，地气者冒明。云雾不精[③]，则上应白露不下。交通不表，万物命故不施[④]，不施则名木多死。恶气不发，风雨不节，白露不下，则菀槁不荣[⑤]。贼风数至，暴雨数起，天地四时不相保[⑥]，与道相失，则未央[⑦]绝灭。唯圣人从之，故身无奇病，万物不失，生气不竭。

逆春气，则少阳[⑧]不生，肝气内变。逆夏气，则太阳不长，心气内洞[⑨]。逆秋气，则太阴不收，肺气焦满。逆冬气，则少阴不藏，肾气独沉[⑩]。夫四时阴阳[⑪]者，万物之根本也。所以圣人春夏养阳，秋冬养阴[⑫]，以从其根。逆其根，则伐其本，坏其真[⑬]矣。故阴阳四时者，万物之终始也，死生之本也。逆之则灾害生，从之则苛疾不起。是谓得道。道者，圣人行之，愚者背之。从阴阳则生，逆之则死，从之则治，逆之则乱。反顺为逆，是谓内格[⑭]。

是故圣人不治已病治未病，不治已乱治未乱，此之谓也。夫病已成而后药之，乱已成而后治之，譬犹渴而穿井，斗而铸锥，不亦晚乎？

【注释】

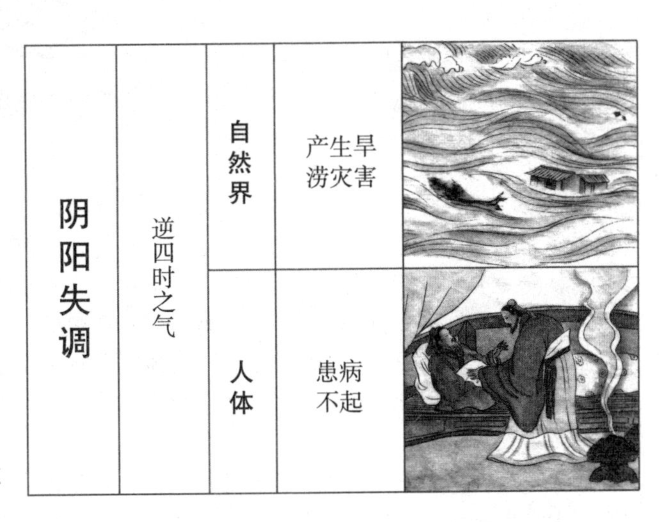

①天明：天气清洁光明。张介宾："惟天藏德，不为自用，故日往月来，寒往暑来，以成阴阳造化之道。设使天不藏德，自专其明，是则大明见则小明灭，日月之光隐矣，昼夜寒暑之令废，而阴阳失其和矣，此所以大明之德不可不藏也。所喻之意，盖谓人之本元不固，发越于外而空窍疏，则邪得乘虚而害之矣。"②空（kǒng）窍：即孔窍。空，孔、洞。③不精："精"与"晴"通，即不晴。④不施（yì）：不得生长延续。⑤菀（yù）槁不荣：生气蓄积不通而枯槁失荣。⑥"天地"之句：春、夏、秋、冬不能保持阴阳变化的正常规律。⑦未央：不到一半。⑧少阳：指与春季相应的功能。根据阴阳学说，春季为少阳，夏季为太阳，秋季为少阴，冬季为太阴。⑨内洞：内里空虚。洞，空虚。⑩独沉：一作"浊沉"，功能低下。⑪四时阴阳：指春温、夏热、秋凉、冬寒的四季变化和一年阴阳变化规律。⑫春夏养阳，秋冬养阴：春夏保养心肝，秋冬保养肺肾。⑬坏其真："真"有"身"义，即坏其身。⑭内格：古病名，即关格，临床表现为水谷不入（关闭），二便不通（阻格）。

【译文】

天气，是清净光明的，蕴藏着清净光明的生生之德，运行不止，所以能永远保持它内蕴的力量而不会衰弱消亡。如果天气阴晦，日月就会失去光辉，阴霾邪气也会乘虚而入，酿成灾祸。这会导致阳气闭塞不通，沉浊的地气遮蔽光明。云雾弥漫，地气不得上应于天，甘露也就不能降下了。天地之气不能交融，万物的生命就不能成长，就连自然界里的名果珍木也会枯死。邪恶乖戾之气不能发散，风雨失节，甘露当降而不降，草木得不到滋养，就会失去生机，茂盛的禾苗也会枯竭凋败。狂风时时侵袭，暴雨不断袭击，天地四时的变化失去了秩序，违背了正常的规律，致使万物的生命在生长的中途就死亡了。只有圣人能顺应自然的变化，注重养生之道，所以身体就不会患严重的疾病。如果万物也能顺应自然变化，注重养生之道，那么它们的生气就不会衰竭。

如果违背了春生之气，少阳之气就不能生发，这会导致肝气内郁而发生病变。如果违背了夏长之气，太阳之气就不能生长，这会引发心气衰竭。如果违背了秋收之气，太阴之气就不能收敛，这会使肺气焦热、胀满。如果违背了冬藏之气，少阴之气就不能潜藏，这会导致肾气不能蓄藏，出现泻泄等疾病。一年四季的阴阳变化，是万物的生命之本，所以圣人在春夏季节保养阳气，以适应生长的需要；在秋冬季节保养阴气，以适应收藏的需要。这样做便符合了养生的根本规律，与万物一同在春生、夏长、秋收、冬藏的四时循环中运动发展。如果违背了这一规律，就会损坏人体的本元，使身体受到伤害。所以说，阴阳四时的变化，既是万物生长的由来，又是盛衰存亡的根本。违背了它，就会发生灾害；顺应了它，就不会患上重病，这才是真正的养生之道。对于这种养生之道，只有圣人能够切实奉行，愚人则会经常违背。对于四时的阴阳变化规律，顺应了就能生存，违背了就会死亡；顺应了它，人体就会健康，违背了它，人体就容易患病。如果不顺应这一规律，而是违背四时的阴阳变化，就会使身体与自然环境相格拒而生病，病名叫关格。

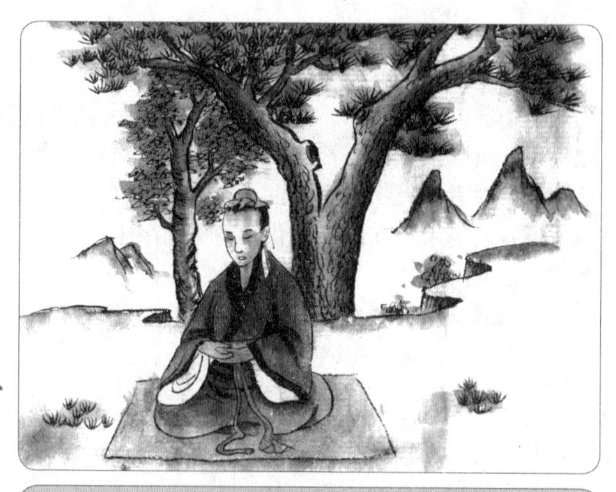

圣人不会等到生病之后再去治疗，而会在疾病发生之前就先预防。

所以，圣人不会等到生病之后再去治疗，而会在疾病发生之前就先预防，这就像治理动乱，不是在动乱发生之后再去治理，而是在动乱发生之前就先防止。这里所讲的就是这个道理。如果等疾病发生之后再去治疗，等动乱发生之后再去治理，那就如同口渴了才去挖井，临上战场才去铸造兵器，那不是太晚了吗？

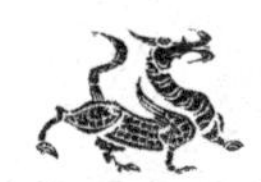

生气通天论篇：不生病的智慧

【导读】

生气，是指人体生命活动的内在动力。通，即相通的意思。天，自然界的代称。中国古代的传统医学认为，人的生命活动与自然相通，二者有着密切的关系。这就是“天人相应”的观点，也是本篇的核心思想。

本篇的主要内容有：一是指出人体内阳气的重要性，以及阳气损伤后引起的各种病变；二是指出阴阳平衡协调是维持人体健康的重要因素；三是指出四时气候和饮食五味都能影响五脏，进而引发疾病。

【原文】

黄帝曰：夫自古通天者，生之本，本于阴阳。天地之间，六合①之内，其气九州、九窍、五脏、十二节②，皆通乎天气。其生五③，其气三④。数犯此者，则邪气伤人。此寿命之本也。

苍天⑤之气，清静则志意治⑥，顺之则阳气固。虽有贼邪⑦，弗能害也。此因时之序。故圣人传⑧精神，服天气而通神明⑨。失之则内闭九窍，外壅⑩肌肉，卫气⑪解散，此谓自伤，气之削也。

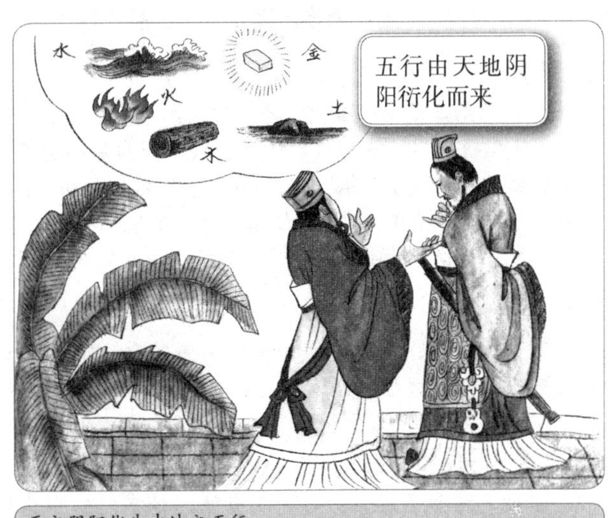

天之阴阳化生出地之五行。

【注释】

①六合：东、南、西、北四方与上、下合称为六合。②九州：古指冀、兖、青、徐、扬、荆、豫、梁、雍为九州。九窍：上七窍，耳、目、鼻各两窍，口一窍；下二窍，肛门、尿道。五脏：肝、心、脾、肺、肾。十二节：四肢各有三大关节，上肢，腕、肘、肩；下肢，踝、膝、髋，共十二节。③其生五：“其”指天之阴阳，“五”指金、木、水、火、土五行。④其气三：指阴阳之气各有三，即三阴三阳，一说为天气、地气、运气。⑤苍天：天空、天气。⑥治：平和调畅。⑦贼邪：贼风邪气，泛指外界的致病因素。⑧传：通“抟”，聚会、集中。⑨服天气：指《上古天真论》中之“呼吸精气”，吸取天地之气。神明：指阴阳的变化。⑩壅：阻塞。⑪卫气：属于阳气的一种，有抵御外邪的功能，如同保卫于人体最外层的藩篱，所以称为“卫气”。

【译文】

黄帝说：自古以来，人的生命活动与自然界的变化始终是息息相通的，这是生命的根本，而这个根本就是天之阴阳。天地之间，六合之内，无论是天下的九州之地，还是人的九窍、五脏、十二节，都与自然之气相通。天之阴阳化生出地之五行，阴阳之气又依盛衰消长而分为三阴三阳。如果一个人经常违背阴阳五行的变化规律，邪气就会伤害人体。因此，适应这个规律是寿命得以延续的根本。

天地间的天气清净，人的精神就相应地调畅平和。顺应天气的变化，阳气就会充实，即使有贼风邪气，也不能侵害人体。这是适应时序阴阳变化的结果。所以，圣人能够聚精会神，呼吸天地精气，通达阴阳变化之理。如果违背了这一原则，在内就会使九窍不通，在外就会使肌肉壅塞，卫气涣散而不能固守。人们不能适应自然变化，使阳气受到削弱，从而给自己造成伤害。

【原文】

阳气者若天与日，失其所则折寿而不彰①。故天运当以日光明，是故阳因而上，卫外者也。

因于寒，欲如运枢②，起居如惊③，神气乃浮。因于暑，汗，烦则喘喝，静则多言④，体若燔炭，汗出乃散。因于湿，首如裹⑤，湿热不攘⑥，大筋緛短⑦，小筋弛⑧长，緛短为拘⑨，弛长为痿。因于气，为肿，四维⑩相代，阳气乃竭。

【注释】

①折寿：短寿。不彰：不明。彰，明、著。②运枢：因天寒，应当深居周密，如同枢纽之内动，不应烦扰筋骨，使阳气发泄于皮肤，而为寒邪所伤。③惊：妄动。④“烦则”两句：指阳证热证的一种表现。喝，是指喘气急促而发出的一种声音。⑤首如裹：头部沉重不舒爽，好像有物蒙裹。⑥攘：排除。⑦緛（ruǎn）短：收缩。⑧弛：松懈。⑨拘：踡缩不伸而拘挛。⑩四维：古人认为天由四柱支撑，称其“四维”。这里指人的四肢。

【译文】

人体的阳气，就像天上的太阳一样重要，如果阳气失去了正常的位次而不能发挥其重要作用，人就会减损寿命或夭折，生命功能也会暗弱不足。天体的正常运行，是借助太阳的光明普照而显现的。同样，人体的阳气也应当在上部和体表运行，以起到保护身体、抵御外邪的作用。

如果人感受了寒邪，阳气就会像门轴在门臼中运转一样活动于体内，人会起居不宁，扰动阳气，使神气外泄而浮荡。如果感受了暑邪，就会多汗而烦躁，呼呼地喘气，即使烦喘停下，也会多言多语。身体发高热，好像炭火烧灼一样，必须出汗，热邪才能退去。如果感受了湿邪，头部就会像有东西包裹一样沉重，如果湿热不能及时排出，就会伤害大小诸筋，而出现大筋收缩不能伸展，小筋松软无力，大筋收缩不能伸展会造成拘挛，小筋松软无力会造成痿弱。如果感受了风邪，就会出现水肿，四肢交替着疼痛难忍，这就是阳气已经衰竭的表现。

【原文】

阳气者，烦劳则张①，精绝②，辟积③于夏，使人煎厥④。目盲不可以视，耳闭不可以听，溃溃乎若坏都⑤，汩汩⑥乎不可止。阳气者，大怒则形气绝，而血菀于上⑦，使人薄厥⑧。有伤于筋，纵，其若不容⑨。汗出偏沮⑩，使人偏枯⑪。汗出见湿，乃生痤疿⑫。高梁⑬之变，足生大丁，受如持虚。劳汗当风，寒薄为皶⑭，郁乃痤。

阳气者，精则养神，柔则养筋。开阖不得，寒气从之，乃生大偻⑮。营气不从，逆于肉理，乃生痈肿。陷脉为瘘⑯，留连肉腠⑰。俞⑱气化薄，传为善畏，及为惊骇。魄汗⑲未尽，形弱而气烁⑳，穴俞以闭，发为风疟。

【注释】

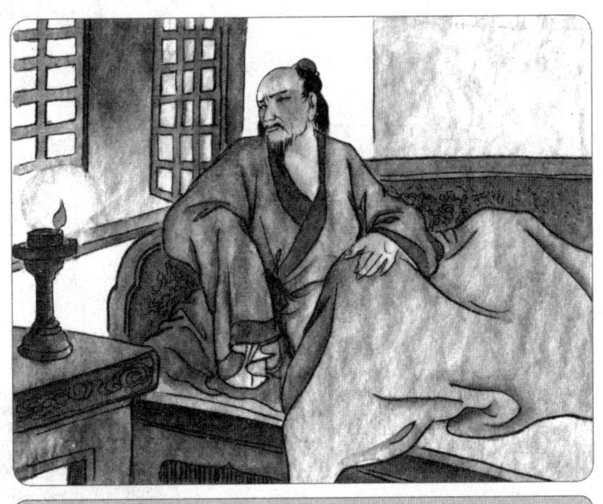

人体过度烦劳时，阳气就会亢盛而外张，使阴精逐渐耗竭。

①张：亢盛而外越。②精绝：是指水谷精气衰竭。阳气亢盛导致阴精伤耗。③辟积：病久而重复积累。辟，通“襞”，裙褶。这里引申为累积。④煎厥：病名。因为这种厥的发生不是偶然的，而是有一定的原因，并逐渐积累成的，如物之煎熬而然，所以称“煎厥”。临床表现为耳鸣、目盲、突然昏厥。⑤溃溃：溃决。都：水泽所聚之处的堤防。⑥汩汩（gǔ）：象声词，形容水势汹涌，不可遏止。⑦血菀（yù）于上：血瘀于头部。菀，通“蕴”，郁结。⑧薄厥：指“暴厥”，发病急骤之厥证。薄，通“迫”。⑨不容：肢体不能随意运动。⑩汗出偏沮（jǔ）：汗出偏于身体半侧。一说沮为“袒”的形误。⑪偏枯：半身不遂。⑫痤（cuó）：小疮疖。痱（fèi）：汗疹。⑬高：通“膏”，指肥甘之味。梁：通“粱”，即细粮、精米。⑭皶（zhā）：粉刺。⑮大偻（lóu）：曲背。⑯陷脉：邪气深入脉中。瘘（lòu）：日久成脓溃漏，都叫作“瘘”。⑰留连：留滞。肉腠（còu）：肌肉纹理。⑱俞（shù）：通“腧”（shù），经络的孔穴。⑲魄汗：古人认为肺主皮毛，肺藏魄，所以称其为“魄汗”。⑳气烁：气消。

【译文】

人体过度烦劳时，阳气就会亢盛而外张，使阴精逐渐耗竭。这样反复多次，就会使阳气更盛而阴精愈衰，到夏季暑热之时，就容易使人发生煎厥病。主要症状是眼睛昏蒙看不见东西，耳朵闭塞听不到声音，病势危急就像湖水溃决、急流奔泻一样不可遏止。人体的阳气，在大怒时就会上逆，血随气升而瘀积于上，与身体其他部位阻隔不通，使人发生暴厥。如果伤及诸筋，就会使筋弛缓不收，不能自由运动。经常半身出汗的，会发生偏枯病，半身不遂。出汗的时候，遇到湿邪阻遏就容易发生小的疮疖和痱子。经常吃肥肉、精米等美味，就会导致疔疮发生，会很容易患病，就像拿着空的容器接东西一样。如果在一个人劳动出汗时遇到风寒邪气，就会迫聚于皮肤腠理形成粉刺，郁积化热而成为疮疖。

人体的阳气，既能养神而使精神爽慧，又能养筋而使诸筋柔韧。如果汗孔的开闭调节失常，寒气就会侵入，损伤阳气，引发身体俯曲不伸的大偻病。如果寒气深入于经脉中，营气不能顺利地顺着经脉运行，阻逆于肌肉之间，就会发生痈肿。如果邪气滞留在肌肉纹理内，日久而深入血脉，就会导致形成瘘疮。如果寒气从腧穴侵入，向内伤及五脏，损伤神志，就会导致恐惧和惊骇的征象出现。如果汗出不透，形体衰弱，阳气被消耗，腧穴闭塞，就会发生风疟。

【原文】

故风者，百病之始也，清静则肉腠闭拒，虽有大风苛毒①，弗之能害。此因时之序也。

人赖阳气以为本

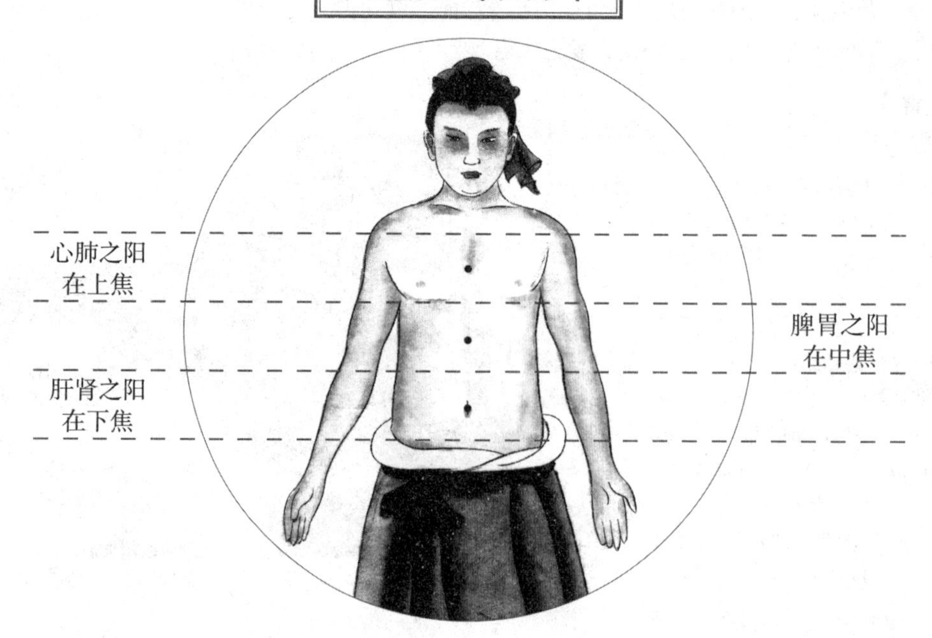

故病久则传化[2]，上下不并[3]，良医弗为。故阳畜[4]积病死，而阳气当隔，隔者当泻，不亟正治，粗[5]乃败亡。故阳气者，一日而主外，平旦阳气生，日中而阳气隆，日西而阳气已虚，气门[6]乃闭。是故暮而收拒，无扰筋骨，无见雾露。反此三时[7]，形乃困薄。

【注释】

① 苛毒：厉害的毒邪，指剧烈的致病因素。② 传：病邪传入其他经络或脏腑。化：变生出其他病证。③ 上下不并：上下之气不能交流相通。④ 畜：蓄积。畜，同“蓄”。阳气蓄积之后就乖隔不通，所以说“阳气当隔”。⑤ 粗：粗工，医术低下的医生。⑥ 气门：汗孔。中医认为肺主气，司呼吸，外合于皮毛，故将皮肤的汗孔称为“气门”。⑦ 三时：指平旦、日中、日暮。

【译文】

风是引起各种疾病的起始因素。不过，只要人能保持精神安定，劳逸适度，遵守养生的原则，那么肌肉腠理就会密闭而有抗拒外邪的能力，即使有大风苛毒的侵袭，也不能造成伤害。这是顺应时序的变化规律来养生的结果。

所以，如果疾病长期不能治愈，就会传导变化，发生其他疾病。到了上下之气不能相通、阴阳阻隔的时候，再高明的良医，也无能为力了。人体的阳气过分蓄积，瘀阻不通时，也会致死。这种阳气蓄积、阻隔不通的疾病，应当采用泻的方法治疗，如果不迅速正确施治，而被医术低下的庸医所误，就会导致死亡。人体的阳气，白天都运行于体表：清晨的时候，阳气开始活跃，并向外生发；中午时，阳气达到最旺盛的阶段；日落时，体表的阳气逐渐衰退，汗孔也开始闭合。所以，到了晚上，阳气收敛而拒守在身体内部，这时不要扰动筋骨，也不要接近雾露。如果违反了一天之内这三个时段的阳气活动规律，形体就会被邪气侵扰，逐渐困乏而衰弱。

【原文】

岐伯曰：阴者，藏精而起亟[①]也；阳者，卫外而为固也。阴不胜其阳，则脉流薄疾[②]，并乃狂；阳不胜其阴，则五脏气争，九窍不通。是以圣人陈[③]阴阳，筋脉和同，骨髓坚固，气血皆从。如是则内外调和，邪不能害，耳目聪明，气立如故。

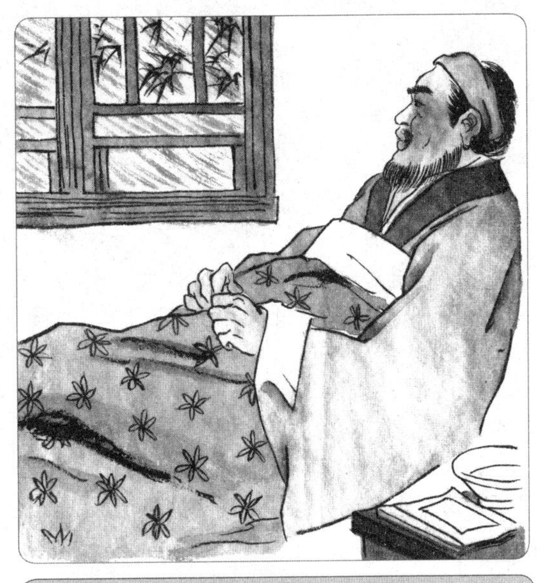
风邪侵犯人体会损害阳气，使人生病。

风客淫[④]气，精乃亡[⑤]，邪伤肝[⑥]也。因而饱食，筋脉横解[⑦]，肠澼[⑧]为痔。因而大饮，则气逆。因而强力，肾气乃伤，高骨[⑨]乃坏。

凡阴阳之要，阳密乃固。两者不和[⑩]，若春无秋，若冬无夏。因而和之，是谓圣度[⑪]。故阳强不能密，阴气乃绝；阴平阳秘，精神乃治；阴阳离决，精气乃绝。

因于露[⑫]风，乃生寒热。是以春伤于风，邪气留连，乃为洞泄[⑬]；夏伤于暑，秋为痎疟；秋伤于湿，上逆而咳，发为痿厥；冬伤于寒，春必病温。四时之气，更伤五脏。

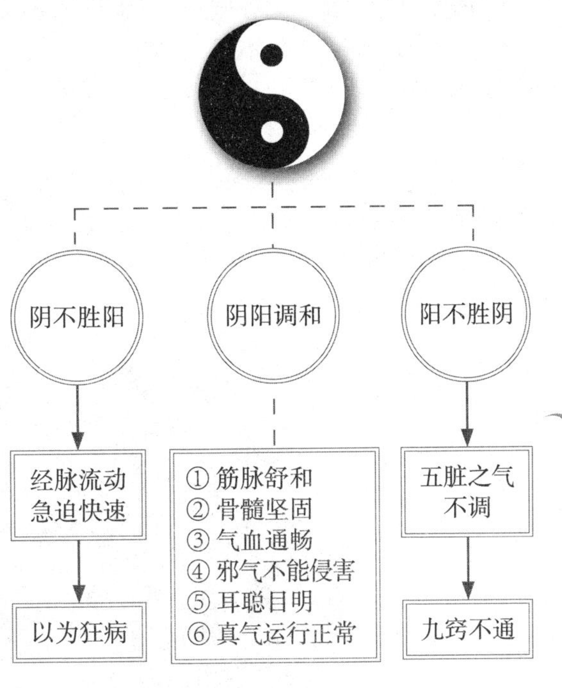

【注释】

①藏精而起亟：张介宾认为“亟即气也”，即体内贮藏的阴精是气的来源。②薄疾：急迫而快速。薄，通“迫”，急迫。③陈：陈列得宜，不使偏胜。④客：邪气从外面侵入，如同客从外来。淫：渐渐侵害元气。⑤亡：损耗。⑥伤肝：《阴阳应象大论》提到“风气通于肝”，所以说伤肝。⑦横解（xiè）：横逆弛缓。解，通“懈”。⑧肠澼（pì）：泻脓血，即痢疾。⑨高骨：腰间脊骨。⑩不和：指阴阳偏胜。和，平衡协调。⑪圣度：最好的养生准则或治疗方法。⑫露：露水。这里引申其意，作动词，有“触冒”之意。⑬洞泄：水谷不化而泄泻。

【译文】

岐伯说：阴是把精气蓄藏在体内，而不断地扶持阳气的；阳是从外部卫护人体，而使体表坚固紧密的。如果阴不胜阳，阳气亢盛，就会使血脉流动急迫快速，再感受热邪，阳气更盛，就会引发狂病；如果阳不胜阴，阴气亢盛，就会使五脏之气不调，以致九窍不通。所以，圣人调整阴阳的平衡，使其没有偏胜，才能筋脉调和，骨髓坚固，血气通畅。这样一来，内外阴阳之气便得到了调和，邪气不能侵害，耳聪目明，气机也会得到正常运行。

风邪侵犯人体，损害阳气，并逐渐侵入内脏，阴精就会日渐消亡，这是由于邪气伤害了肝脏。如果饮食过饱，就会使胃的筋脉横逆迟缓，而发生下泻脓血的痢疾及痔疮等病证。如果饮酒过量，就会造成肺气上逆。如果勉强入房，就会损伤肾气，腰部脊椎骨也会受到损伤。

大凡阴阳的关键,在于阳气的坚固致密。阳气坚固致密,阴气才能固守于内。阴阳不协调,就像一年之中，只有春天而没有秋天，只有冬天而没有夏天一样。因此，阴阳的协调配合、相互作用，是养生的最高法则。所以，阳气过盛，不能固密，阴气就会亏损衰竭；阴气和平，阳气固密，人的精神才会旺盛；如果阴阳分离而不能相交，人的精气就会随之而竭绝。

如果受到雾露风寒等邪气的侵犯，就会发生寒热。所以，春天被风邪所伤，邪气滞留不去，会发生急骤的泄泻；夏天被暑邪所伤，到秋天会发生疟疾；秋天被湿邪所伤，邪气上逆，会发生咳嗽，并且这种病症可能会发展成为痿厥病；冬天被寒气所伤，到来年的春天，就必定要发生温病。这就是说，四时的邪气，会交替伤害人的五脏。

【原文】

阴之所生，本在五味①，阴之五宫②，伤在五味。是故味过于酸，肝气以津③，脾气乃绝；味过于咸，大骨气劳，短肌④，心气抑⑤；味过于甘，心气喘满，色黑，肾气不衡；味过于苦，脾气不濡⑥，胃气乃厚⑦；味过于辛，筋脉沮⑧弛，精神乃央⑨。是故谨和五味，骨正筋柔，气血以流，腠理以密，如是则骨气以精。谨道如法，长有天命。

【注释】

①五味：酸、苦、甘、辛、咸。这里指饮食的五味。②五宫：五脏。五脏，古文作“五藏”。“藏”本为藏物之处。古人认为，五脏是储藏精气之所，故命名为“藏”，后又造“臟”以与普通藏物之处相区别，简化作“脏”。宫，上古时代泛指房屋。房屋为人之居所，所以“宫”与“藏”

调和五味，会使骨骼强健，元气精纯。
所言甚是，这样还能长寿。

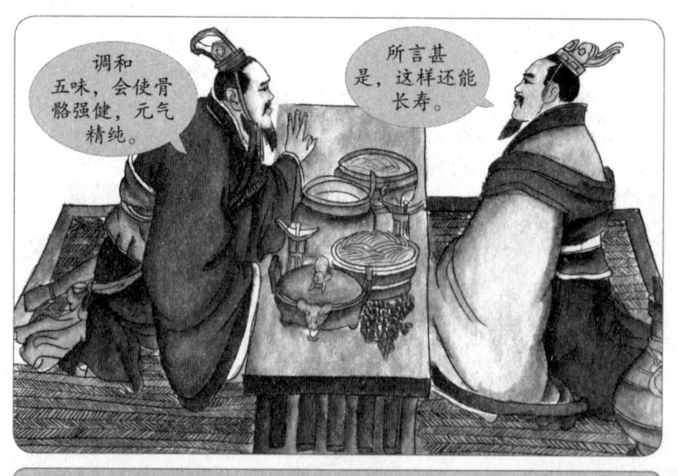

阴精的产生，来源于饮食五味的营养。

意义相同，故五脏也称为“五宫”。③津：渡口。这里引申为“溢满”。④短肌：皮肤干枯，不润泽。⑤气抑：气郁滞不舒。⑥濡：滋润。⑦厚：反训为“薄”。⑧沮：败坏、衰败。⑨央：通“殃”，受伤。

【译文】

阴精的产生，来源于饮食五味的营养；储藏阴精的五脏，也会因过食五味而受到伤害。所以过食酸味，会使肝气集聚而亢盛，脾气就会衰竭；过食咸味，会使骨骼损伤，肌肉短缩，心气就会抑郁；过食甜味，会导致心气满闷、气逆作喘、面色发黑，这样肾气就会失去平衡；过食苦味，会使脾气过燥而濡滞，胃气就会薄弱；过食辛味，会使筋脉败坏、弛纵，精神就会受损。因此，谨慎地调和五味，会使骨骼强健，筋脉柔和，气血通畅，腠理固密，元气精纯。总之，重视养生之道，并且依照正确的方法加以实行，就能长久地享受自然的寿命。

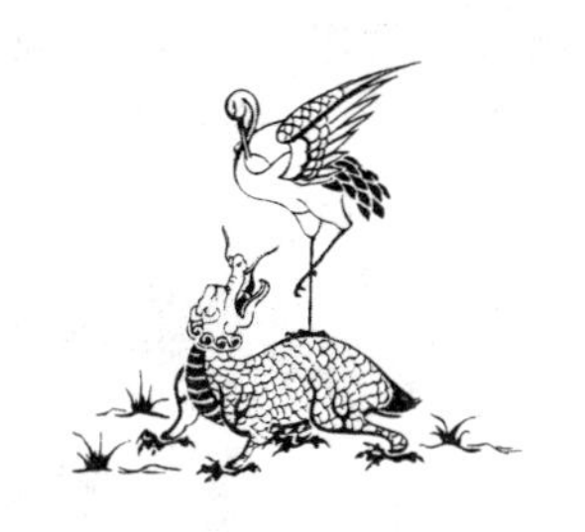

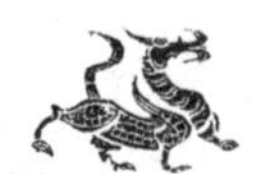

金匮真言论篇：疾病从哪里来

【导读】

金匮，即用金属制成的藏书柜，用于收藏珍贵的典籍。真言，即真理之言。本篇主要论述了“五脏应四时”的理论。这是中医学的核心理论之一，所以被称为需要用金匮收藏的真理之言。

本篇的主要内容包括：一是阐明四时气候和五脏的对应关系，以及各类季节性疾病的发生原因和条件；二是介绍一日之中各个时段及人体各个部位的阴阳关系，阐明阴阳学说在医学上的作用；三是论述人体、四时、五行、五色、五味、五音之间的联系和对应情况。

【原文】

黄帝问曰：天有八风，经有五风①，何谓？

岐伯对曰：八风发邪②，以为经风，触五脏，邪气发病。所谓得四时之胜③者，春胜长夏，长夏④胜冬，冬胜夏，夏胜秋，秋胜春。所谓四时之胜也。

东风生于春⑤，病在肝⑥，俞在颈项⑦；南风生于夏，病在心，俞在胸胁；西风生于秋，病在肺，俞在肩背；北风生于冬，病在肾，俞在腰股⑧；中央为土，病在脾，俞在脊。

故春气⑨者病在头，夏气者病在脏⑩，秋气者病在肩背，冬气者病在四支⑪。

故春善病鼽衄⑫，仲夏善病胸胁，长夏善病洞泄寒中⑬，秋善病风疟，冬善病痹厥⑭。

故冬不按跻⑮，春不鼽衄，春不病颈项，仲夏不病胸胁，长夏不病洞泄寒中，秋不病风疟，冬不病痹厥、飧泄而汗出也。

【注释】

①八风：八方之风。五风：指肝风、心风、脾风、肺风、肾风五脏之风。②八风发邪：张志聪：“八方不正之邪风，发而为五经之风，触人五脏，则邪气在内而发病也。”③胜：克制。④长夏：夏秋两季之间，相当于农历的六月。⑤东风生于春：马元台认为“春主甲乙木，其位东，故东风生于春”。南风、北风、西风可依此类推。⑥病在肝：根据五行学说，春季与东方及人的肝脏对应，东风成为致病邪气则伤肝，所以说病在肝。此外，在心、在肺、在脾、在肾皆可依此类推。⑦俞在颈项：王冰：

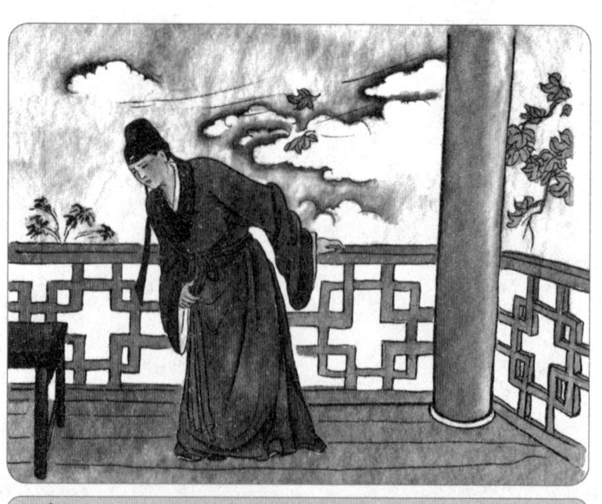

秋季邪气伤人，疾病多发生在肩背。

"春气发荣于万物之上，故俞在颈项。"俞，通"腧"，腧穴。"腧"与"输"为同源字，有运输气血的意思。腧穴既是气血积聚处，也是外邪侵入人体的通道。从根本意义上说，俞、腧、输三字可以通用，但在《黄帝内经》的不同篇章中用的字不同，可见《黄帝内经》并非一人一时之作。本书除通假字之外，指具体腧穴时均用"俞"，指腧穴总称时均用"腧"。⑧股：大腿。⑨气：外界气候。⑩脏：内脏。此处指心。⑪四支：指四肢。⑫鼽（qiú）：鼻塞流涕。衄（nù）：鼻出血。⑬寒中：寒气在中，指里寒证。⑭痹厥：手足麻木逆冷。⑮按跻（qiāo）：按摩导引。这里是指扰动筋骨的过度活动。

【译文】

黄帝问道：天有八方之风，人的经脉有五脏之风，是什么意思呢？

岐伯回答说：自然界的八方之风是外部的致病邪气，它侵犯经脉，产生经脉的风病，风邪还会继续随着经脉侵害五脏，使五脏发生疾病。所谓的感受一年中四时季节相克的情况，指的是春胜长夏，长夏胜冬，冬胜夏，夏胜秋，秋胜春。某个季节出现了克制它的季节气候，就是所说的四时相胜。

东风生于春季，通常引发肝脏的病变，病邪从颈部侵入；南风生于夏季，通常引发心脏的病变，病邪由胸胁侵入；西风生于秋季，通常引发肺部的病变，病邪由肩背侵入；北风生于冬季，通常引发肾部的病变，病邪由腰股侵入；中央的方位属于土，通常引发脾部的病变，病邪从脊部侵入。

所以，春季邪气伤人，疾病多发生在头部；夏季邪气伤人，疾病多发生在心脏；秋季邪气伤人，疾病多发生在肩背；冬季邪气伤人，疾病多发生在四肢。

所以，春天多发生鼻流清涕和鼻出血的病患，夏天多发生胸胁部位的疾患，长夏多出现腹泻等里寒病，秋天多发生风疟病，冬天多发生痹厥病。

因此，冬天不做剧烈运动扰乱体内的阳气，来年春天就不会发生流清鼻涕、鼻出血和颈项部位的疾病，夏天就不会出现胸胁的疾患，长夏季节就不会发生腹泻一类的里寒病，秋天就不会发生风疟病，冬天也不会发生痹厥、飧泄、出汗过多等病证。

【原文】

夫精[①]者，身之本也。故藏于精者，春不病温。夏暑汗不出者，秋成风疟。

故曰：阴中有阴，阳中有阳。平旦至日中[②]，天之阳，阳中之阳也；日中至黄昏[③]，天之阳，阳中之阴也；合夜至鸡鸣[④]，天之阴，阴中之阴也；鸡鸣至平旦[⑤]，天之阴，阴中之阳也。故人亦应之。

夫言人之阴阳，则外为阳，内为阴。言人身之阴阳，则背为阳，腹为阴。言人身之脏腑中阴阳，则脏者为阴，腑者为阳。肝心脾肺肾五脏皆为阴，胆胃大肠小肠膀胱三焦六腑皆为阳。所以欲知阴中之阴、阳中之阳者，何也？为冬病在阴，夏病在阳；春病在阴，秋病在阳。皆视其所在，为施针石[⑥]也。故背为阳，阳中之阳，心也；背为阳，阳中之阴，肺也；腹为阴，阴中之阴，肾也；腹为阴，阴中之阳，肝也；腹为阴，阴中之至阴[⑦]，脾也。此皆阴阳、表里、内外、雌雄相输应[⑧]也。故以应天之阴阳也。

【注释】

①精：饮食所化的精华，人类生殖的原质都叫精。②平旦至日中：清晨至中午，即六时至十二时。③日中至黄昏：中午至日落，即十二时至十八时。④合夜至鸡鸣：日落至半夜，即十八时至二十四时。⑤鸡鸣至平旦：半夜至清晨，即零时至六时。⑥针：针刺。石：砭石。

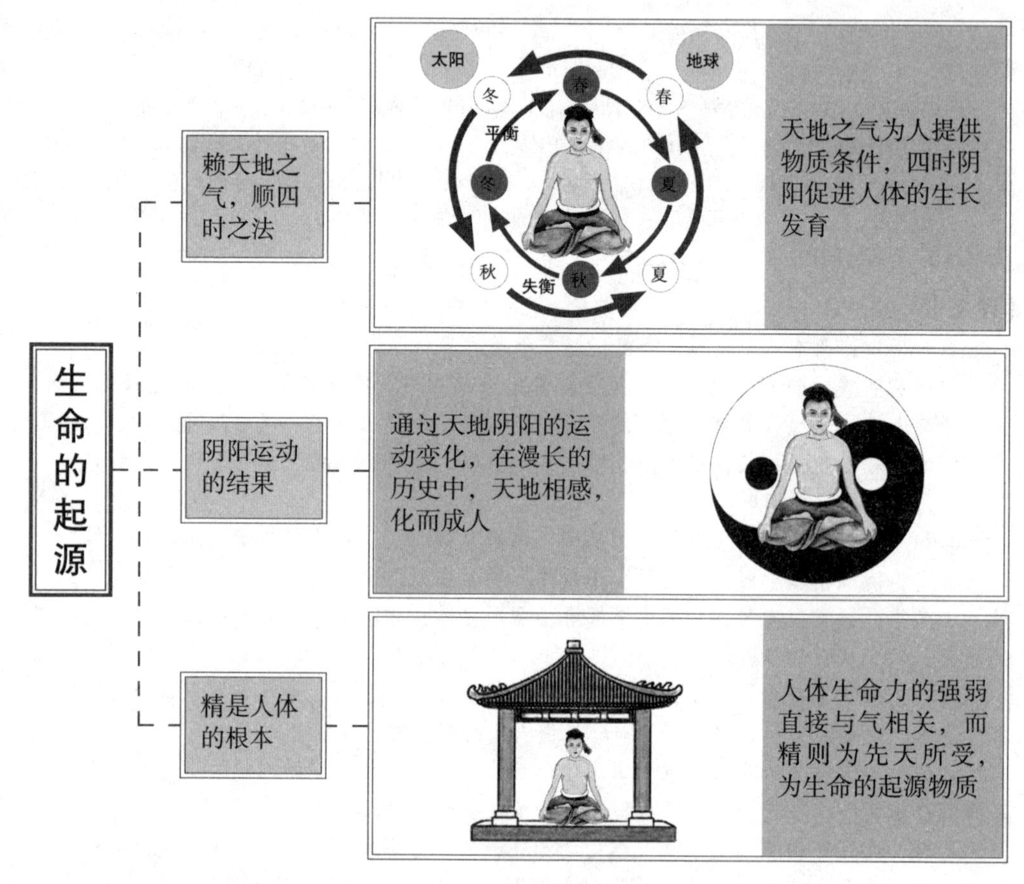

⑦ 至阴：根据中医理论，脾属土。古人认为天为最大的阳，地为最大的阴，即至阴，所以脾为至阴。⑧ 阴阳、表里、内外、雌雄：这些相对的名词都是用来取象比类说明阴阳的。输应：阴阳、表里、内外、雌雄发生相互对应、呼应的关系。

【译文】

精，是人体的根本。所以，阴精内藏而不外泄，春天就不会患上温热病。夏天暑热之时如果不能排汗散热，到秋天就会患上风疟病。

所以说：阴阳之中，各有阴阳。白昼属阳。清晨到中午，是阳中之阳；中午到黄昏，则是阳中之阴。夜晚属阴。日落到半夜，是阴中之阴；半夜到清晨，则是阴中之阳。人的阴阳之气也是这样。

就人体阴阳而论，外部属阳，内部属阴。就身体的部位来说，背部为阳，腹部为阴。就脏腑的阴阳来说，脏属阴，腑属阳。肝、心、脾、肺、肾五脏都属阴，胆、胃、大肠、小肠、膀胱、三焦六腑都属阳。为什么要了解阴阳之中各有阴阳的道理呢？因为只有据此来诊断四时疾病的阴阳属性，才能正确地进行治疗。冬病发生在阴，夏病发生在阳，春病发生在阴，秋病发生在阳，都要根据疾病各自所在的部位来进行针刺和砭石的治疗。所以，背部为阳，阳中之阳为心；背部为阳，阳中之阴为肺；腹部为阴，阴中之阴为肾；腹部为阴，阴中之阳为肝；腹部为阴，阴中的至阴为脾。以上都是人体阴阳、表里、内外、雌雄相互联系和对应的关系。因此，人与自然界的阴阳变化是相应的。

【原文】

帝曰：五脏应四时，各有攸受[①]乎？

岐伯曰：有。东方青色，入通于肝。开窍于目，藏精于肝，故病在头。其味酸，其类草木，其畜鸡，其谷麦。其应四时，上为岁星[②]，是以知病之在筋也。其音角[③]，其数八[④]，其臭臊。

南方赤色，入通于心。开窍于舌，藏精于心，故病在五脏。其味苦，其类火，其畜羊，其谷黍。其应四时，上为荧惑星[⑤]，是以知病之在脉也。其音徵，其数七，其臭焦。

中央黄色，入通于脾。开窍于口，藏精于脾，故病在脊。其味甘，其类土，其畜牛，其谷稷。其应四时，上为镇星[⑥]，是以知病之在肉也。其音宫，其数五，其臭香。

西方白色，入通于肺。开窍于鼻，藏精于肺，故病在背。其味辛，其类金，其畜马，其谷稻。其应四时，上为太白星[⑦]。是以知病之在皮毛也。其音商，其数九，其臭腥。

北方黑色，入通于肾。开窍于二阴，藏精于肾，故病在谿[⑧]。其味咸，其类水，其畜彘[⑨]，其谷豆。其应四时，上为辰星[⑩]，是以知病之在骨也。其音羽，其数六，其臭腐。

故善为脉[⑪]者，谨察五脏六腑，一逆一从，阴阳、表里、雌雄之纪，藏之心意，合心于精。非其人勿教，非其真勿授，是谓得道。

【注释】

①攸受：所用。攸，助词，所。受，发生作用。②岁星：木星。③角（jué）：五音之一。宫、商、角、徵、羽为五音，分别与五行相配，角属木，徵属火，宫属土，商属金，羽属水。④其数八："八"为"木"的成数。根据易理，数生五行：天一生水，地六成之；地二生火，天七成之；天三生木，地八成之；地四生金，天九成之；天五生土，地十成之。肝属木，所以说"其数八"。⑤荧惑星：火星。⑥镇星：土星。⑦太白星：金星。⑧谿（xī）：指肘膝腕踝。⑨彘（zhì）：猪。⑩辰星：水星。⑪为脉：诊脉。

【译文】

黄帝问：五脏与四时相应，都各有所用吗？

岐伯说：有。比如东方的颜色是青色，与人体的肝相应。肝开窍于目，精气内藏于肝，发病部位多在头部。它在五味中属酸，在五行中属木，在五畜中为鸡，在五谷中为麦，与四时中的夏季相应，在天体中为岁星，它的疾病多发生在筋部。在五音中为角，在五行生成数中为八，在五气中为腥臊。

南方的颜色是赤色，与心相应。心开窍于舌，精气内藏于心，发病多在五脏。它在五味为苦，在五行中为火，在五畜中为羊，在五谷中为黍，与四时中的夏季相应，在天体为荧惑星，它的疾病多发生在血脉。在五音中为徵，在五行生成数中为七，在五气中为焦味。

中央的颜色是黄色，与脾相应。脾开窍于口，精气内藏于脾，发病多在脊部。它在五味中为甘，在五行中属土，在五畜中为牛，在五谷中为稷，与四时中的长夏相应，在天体中为土星，它的疾病多发生在肌肉。在五音中为官，在五行生成数中为五，在五气中为香味。

西方的颜色为白色，与肺相应。肺开窍于鼻，精气内藏于肺，发病多在背部。它在五

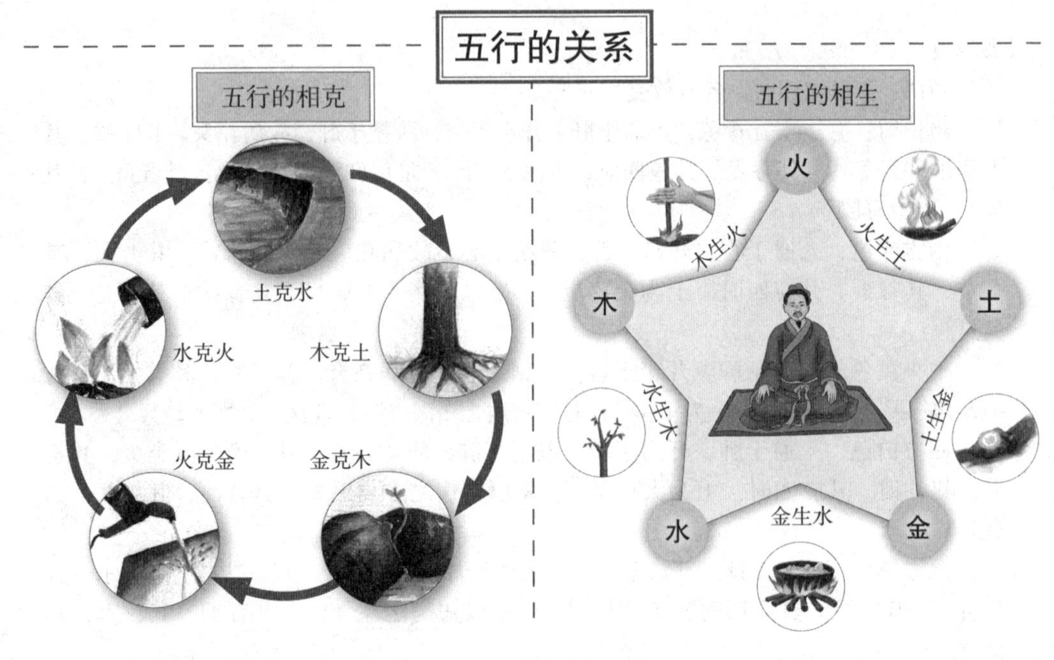

味中为辛，在五行中属金，在五畜中为马，在五谷中为稻，与四时中的秋季相对应，在天体中为金星，它的疾病多发生在皮毛。在五音中为商，在五行生成数中为九，在五气中为腥味。

北方的颜色为黑色，与肾相通。肾开窍于前后二阴，精气内藏于肾，发病多在四肢。在五味中为咸，在五行中属水，在五畜中为猪，在五谷中为豆，与四时中的冬季相对应，在天体中为水星，它的疾病多发生在骨骼。在五音中为羽，在五行生成数中为六，在五气中为腐味。

所以善于诊脉的医生，能够谨慎细心地审察五脏六腑的变化，了解气血顺逆的情况，把阴阳、表里、雌雄的相应关系，条理分明地加以归纳，并把这些深奥的道理牢记于心，精心思索并灵活运用。这些理论是非常宝贵的，千万不要传授给那些不具备学习条件或者并非真心诚意想要学习的人，这才是医学理论的传授之道。

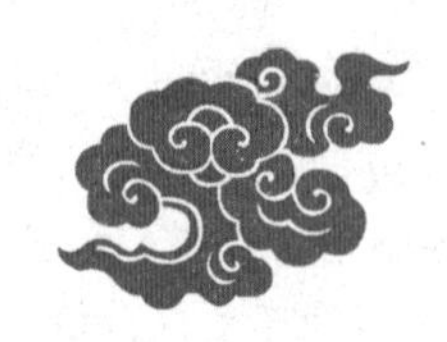

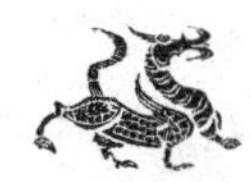

阴阳应象大论篇：阴阳五行与疾病诊治

【导读】

阴阳，既指天地四时之阴阳，又指人体之阴阳。应，即对应、相应。象，指的是自然界万事万物的各种现象。阴阳是中国传统医学以及中国古代哲学的核心概念之一。本篇内容将天地间的各种物象归属于阴阳，又结合五行学说将其分属于五行，所以名为“阴阳应象大论”。

本篇的内容可分为两个方面：一是论述天地万物的阴阳规律，以及人体与阴阳、四时、五行的内在关系；二是具体说明如何运用阴阳学说治疗疾病。

【原文】

黄帝曰：阴阳者，天地之道也，万物之纲纪①，变化之父母②，生杀之本始③，神明④之府也，治病必求于本⑤。故积阳为天，积阴为地。阴静阳躁，阳生阴长，阳杀阴藏。阳化气，阴成形⑥，寒极生热，热极生寒。寒气生浊，热气生清。清气在下，则生飧泄。浊气在上，则生䐜胀⑦。此阴阳反作，病之逆从⑧也。

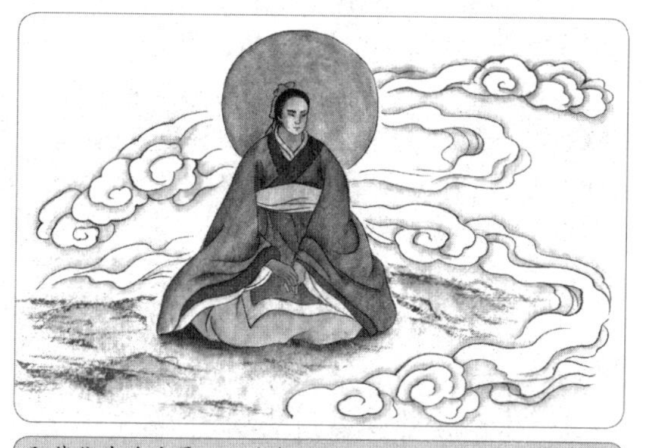

阳能化生为力量，阴能成万物的形体。

故清阳为天，浊阴为地。地气上为云，天气下为雨。雨出地气，云出天气。故清阳出上窍⑨，浊阴出下窍⑩。清阳发腠理，浊阴走五脏。清阳实四支，浊阴归六腑。

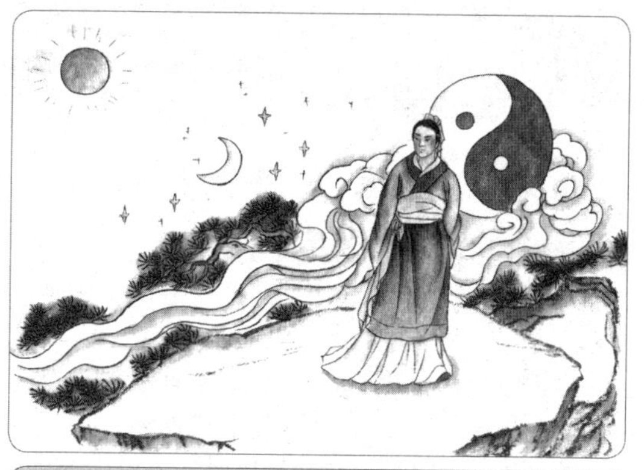

阴阳，是宇宙间的普遍规律。

【注释】

① 纲纪：有纲领的意思。总的为纲，分支为纪。② 变化之父母：万物生长变化的根源。父母，这里有根源、起源的意思。③ 生：生长。杀：杀伐、消亡。本始：根本。④ 神明：变化不测谓之神，品物流行谓之明。推动万物生成和变化的力量称为“神明”。⑤ 本：根源、根本。这里指阴阳。⑥ 阳化气，阴成形：这里的气指能力、力量。形，指形体、物质。⑦ 䐜（chēn）胀：上腹部胀满。⑧ 逆：病的异常称“逆证”。从：病的正常称“顺证”。⑨ 上窍：指眼耳口鼻七窍。⑩ 下窍：指尿道和肛门。

【译文】

黄帝说：阴阳，是宇宙间的普遍规律，是一切事物的纲领，是万物发展变化的起源，也是一切事物新生、成长、变化、毁灭的动力和源泉，所以治疗疾病的时候，必须以阴阳为根本去进行考察。拿自然界的变化来说，阳气积聚而上升，就成为天；阴气凝聚而下降，就成为地。阴主静，阳主动；阳主生发，阴主成长；阳主杀伐，阴主收藏。阳能化生为力量，阴能够成就万物的形体。寒达到了极点就会生热，热达到了极点就会生寒。寒气的凝聚能产生浊阴，热气的升腾能产生清阳。清阳之气在下，如果不能上升，就会发生泄泻症。浊阴之气在上，如果不能下降，就会引发胀满之病。这违背了阴阳运行规律，因此疾病也有顺证和逆证的区别。

清阳之气变为天，浊阴之气变为地。地气蒸腾上升而成为云，天气凝结下降而成为雨。雨从天而降，却出自地气；云由地气形成，却出自天气。人体的变化也是这样，清阳之气出于耳、目、口、鼻等上窍，浊阴之气出于前、后阴下窍。清阳从腠理发散，浊阴内注于五脏。清阳使四肢得以充实，浊阴使六腑能够相安。

【原文】

水为阴，火为阳。阳为气①，阴为味②。味归形③，形归气。气归精④，精归化⑤。精食气⑥，形食味⑦。化生精，气生形⑧。味伤形，气伤精⑨。精化为气，气伤于味⑩。

阴味出下窍，阳气出上窍。味厚者为阴⑪，薄为阴之阳。气厚者为阳，薄为阳之阴。味厚则泄，薄则通。气薄则发泄，厚则发热。壮火⑫之气衰，少火⑬之气壮。壮火食气⑭，气食少火⑮。壮火散气，少火生气。气味，辛、甘发散为阳，酸、苦涌泄为阴。

阴阳属性分类表

阳	运动	外向	上升	温热	明亮	无形	功能	兴奋	推动	温煦
阴	静止	内守	下降	寒冷	晦暗	有形	物质	抑制	凝聚	滋润

【注释】

①气：这里指功能或活动能力。②味：泛指有任一性味的食物。③形：指形体，包括脏腑、肌肉、血脉、筋骨、皮毛等。归：生成、滋养。④气归精：真气化生精。⑤精归化：精血充盛，又可化生真气。化，化生。⑥精食（sì）气：精的生成要仰求营养物质。食，仰求、给养或依赖。⑦形食（sì）味：形体有赖食物的营养。⑧化生精，气生形：气化、生化的作用，既促进了精的生成，同时又充养了形体。⑨味伤形，气伤精：味和气也会伤害人体的形和精。⑩精化为气，气伤于味：精可以化生气，发挥其功能；饮食五味失调也可以伤气，损伤其功能。⑪味厚者为阴：根据中医药学理论，药物之性包括四气五味。四气源于一年四季寒热温凉的变化，所以药气分为温、热、凉、寒四大类。五味源于地气，分为酸、苦、甘、辛、咸五大类。四气源于天，所以属阳；五味源于地，所以属阴。但气味又有厚薄的不同，气厚的为纯阳，味厚的为纯阴，气薄的为阳中之阴，味薄的为阴中之阳。⑫壮火：过于亢盛的阳气，这

种火实质上已经不是生理性的而是病理性的邪火。⑬ 少火：正常的阳气，这种火属于生理性的，是人体生命活动的动力。⑭ 壮火食气：壮火侵蚀和消耗元气。⑮ 气食（sì）少火：元气依赖于少火的充养。

【译文】

水主阴，火主阳。阳是无形的气，阴则是有形的味。食物进入身体中的胃腑，经过腐熟蒸化能化生出水谷中的清气。清气进入五脏并与五脏精气结合，化生出人体生命所需的营养物质。精依赖于水谷清气的补养，形体依赖于饮食五味的补给。食物经过生化成为精，精气化后充养形体。如果饮食不节制，就会损害形体；气偏盛，则会损伤精。精血充足会化生为气，五味太过则会伤害气。

属阴的五味从下窍排出，属阳的真气从上窍泄出。五味之中，味浓厚的属纯阴，味清淡的属阴中之阳。阳气之中，气醇厚的属纯阳，气薄弱的属阳中之阴。五味之中，味浓厚的会使人泄泻，味薄弱的能使肠胃通利。阳气之中，气薄弱的能渗泻邪气，气坚厚的能助阳发热。阳气亢盛能使元气衰弱，阳气正常能使元气旺盛。因为亢盛的阳气会侵蚀元气，而元气有赖于正常的阳气，所以过盛的阳气会耗散元气，正常的阳气能使元气增强。气味之中，辛甘而有发散作用的属阳，酸苦而有涌泄作用的属阴。

【原文】

阴胜则阳病，阳胜则阴病。阳胜则热，阴胜则寒。重寒则热，重热则寒。寒伤形，热伤气。气伤痛，形伤肿。故先痛而后肿者，气伤形也；先肿而后痛者，形伤气也。风胜则动，热胜则肿，燥胜则干，寒胜则浮[①]，湿胜则濡泻[②]。

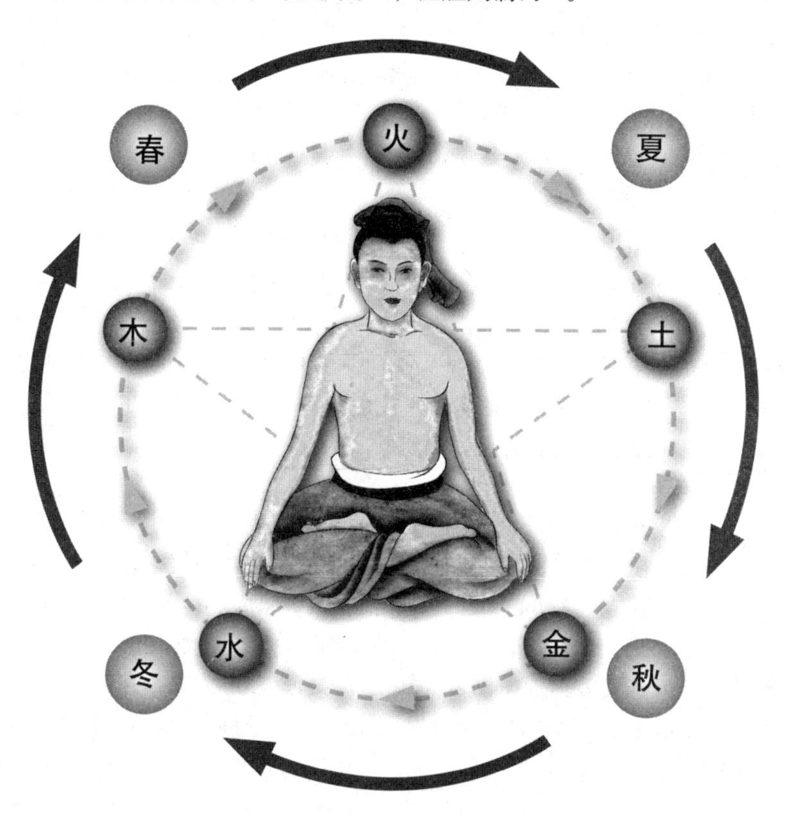

天有四时五行，以生长收藏，以生寒暑燥湿风，人有五脏化五气[3]，以生喜怒悲忧恐。故喜怒伤气，寒暑伤形；暴怒伤阴，暴喜伤阳。厥气[4]上行，满脉去形。喜怒不节，寒暑过度，生乃不固。故重阴必阳，重阳必阴。故曰：冬伤于寒，春必温病；春伤于风，夏生飧泄；夏伤于暑，秋必痎疟；秋伤于湿，冬生咳嗽。

【注释】

①浮：浮肿。②濡泻：延久的泄泻。③五气：五脏之气，由五气而生出五志，即喜、怒、悲、忧、恐五种情志。④厥气：逆行之气。

【译文】

如果阴气偏胜，阳气必然受到损害而引发病变。同样，如果阳气偏胜，阴气也必定受到损害而引发病变。阳气偏胜就会表现为热性病，阴气偏胜就会产生寒性病。寒到极点，又会出现热象；热到极点，又会出现寒象。寒邪能够损害人的形体，热邪能损伤人的真气。真气受伤，会引发疼病；形体受到损害，就会因为肌肉壅滞而发生肿胀。所以，凡是先痛后肿的，就是因为得了气病而伤及形体；凡是先肿后痛的，就是因为形体先受到了损害，然后影响了真气。体内风邪偏胜，形体就会动摇、颤抖，手足也会痉挛；热邪偏胜，肌肉就会红肿；燥邪偏胜，津液就会干枯；湿邪偏胜，就会发生泄泻。

自然界有春、夏、秋、冬四时的更替和木、火、土、金、水五行的变化，形成了生、长、收、藏的规律，产生了寒、暑、燥、湿、风五种气候。人有五脏，五脏化生出五气，产生出喜、怒、悲、忧、恐这些不同的情志。所以，过喜过怒，都会伤气。寒暑外侵，则会损伤形体。大怒会伤阴气，大喜会伤阳气。如果气逆上行，血脉阻塞，就会神气浮越，脱离形体而去。喜怒不节制，寒暑不调适，就会危害人的生命。所以说，阴气过重就要走向它的反面而为阳，阳气如果过重，也会走向它的反面而为阴。因此，冬季感受的寒气太多，到了春季就容易患上温病；春季感受的风气太多，到了夏季就容易患上飧泄症；夏季感受的暑气太多，到了秋季就容易患上疟疾；秋季感受的湿气太多，到了冬季就容易发生咳嗽。

【原文】

帝曰：余闻上古圣人，论理人形，列别[1]脏腑；端络经脉[2]，会通六合[3]，各从其经；气穴所发，各有处名；谿谷属骨[4]，皆有所起；分部逆从，各有条理；四时阴阳，尽有经纪。外内之应，皆有表里。其信然乎？

岐伯对曰：东方生风，风生木，木生酸，酸生肝，肝生筋，筋生心。肝主目。其在天为风，在地为木，在体为筋，在脏为肝，在色为青，在音为角，在声为呼，在变动为握，在窍为目，在味为酸，在志为怒。怒伤肝，悲胜怒；风伤筋，燥胜风；酸伤筋，辛胜酸。

南方生热，热生火，火生苦，苦生心，心生血，血生脾。心主舌。其在天为热，在地为火，在体为脉，在脏为心，在色为赤，在音为徵，在声为笑，在变动为忧，在窍为舌，在味为苦，在志为喜。喜伤心，恐胜喜；热伤气，寒胜热；苦伤气，咸胜苦。

中央生湿，湿生土，土生甘，甘生脾，脾生肉，肉生肺。脾主口。其在天为湿，在地为土，在体为肉，在脏为脾，在色为黄，在音为宫，在声为歌，在变动为哕，在窍为口，在味为甘，在志为思。思伤脾，怒胜思；湿伤肉，风胜湿；甘伤肉，酸胜甘。

西方生燥，燥生金，金生辛，辛生肺，肺生皮毛，皮毛生肾。肺主鼻。其在天为燥，在地为金，在体为皮毛，在脏为肺，在色为白，在音为商，在声为哭，在变动为咳，在窍为鼻，在味为辛，在志为忧。忧伤肺，喜胜忧；热伤皮毛，寒胜热；辛伤皮毛，苦胜辛。

北方生寒，寒生水，水生咸，咸生肾，肾生骨髓，髓生肝。肾主耳。其在天为寒，在地为水，在体为骨，在脏为肾，在色为黑，在音为羽，在声为呻，在变动为栗，在窍为耳，在味为咸，在志为恐。恐伤肾，思胜恐；寒伤血，燥胜寒；咸伤血，甘胜咸。

故曰：天地者，万物之上下也；阴阳者，血气之男女⑤也；左右者，阴阳之道路也⑥；水火者，阴阳之征兆⑦也；阴阳者，万物之能始⑧也。故曰：阴在内，阳之守也；阳在外，阴之使也。

【注释】

①列别：分别、分辨。②端络经脉：审察经脉的相互联系。端络，纵横。③六合：四方上下为“六合”。另外，十二经脉的阴阳配合也称“六合”。这里包含两个意思，用联系自然界的四方上下六合来类比十二经脉的阴阳六合。④谿谷：山间的河沟为“谿”，同“溪”。两山之间的夹道或流水道称“谷”。中医借之来指肌肉会聚之处，因为肌肉会聚处肌腱交叠而形成凹陷似

四季对应五行的变化

季节	气候	方位	五音	五行
春	风	东方	角	木
夏	暑	南方	徵	火
长夏	湿	中央	宫	土
秋	燥	西方	商	金
冬	寒	北方	羽	水

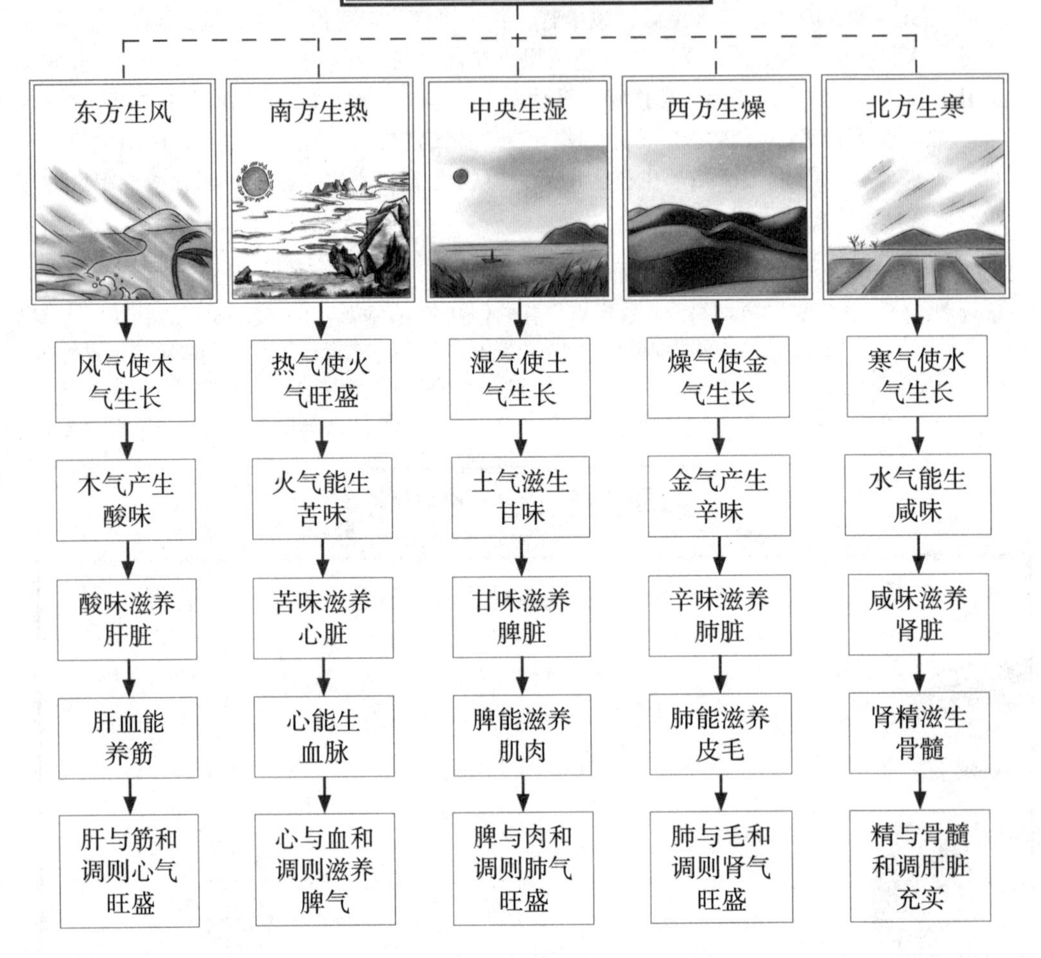

“谿谷”。属骨：骨相连之处。⑤ 血气之男女：借用男女气血来说明阴阳的相对关系。⑥“左右者”两句：古人认为，阴气右行，阳气左行。⑦ 征兆：即象征。⑧ 能（tāi）始：变化生成之本原。能，通“胎”。

【译文】

黄帝问：我听说古代圣人，谈论人体的形态，辨别内在的脏腑，审察经脉的分布，联系会通六合，各按其经络循行起止。经气所注入的部位，各有其名称；肌肉及骨骼相连接的部位，都有各自的起点；甚至属于骨骼的谿谷，都有各自的起点；分属部位的逆顺，各有它们的条理；四时阴阳的变化，都有一定的规律；外在环境与人体内部的对应关系也各有表里。是否真的是这样呢？

岐伯回答说：东方生风，风能滋养木气，木气可以生酸味，酸味可以养肝，肝血能够养筋，而筋又能养心。肝气与目相关联。它在天为风气，在地为木气，在人体中为筋，在五脏中为肝，在五色中为青，在五音中为角，在五声中为呼，在人体的病变中为握，在七窍中为目，在五味中为酸，在情绪上为怒。大怒会伤肝，但悲伤能够抑制愤怒；风气能伤筋，但燥能够抑制风气；过食酸味会伤筋，但辛味能够抑制酸味。

南方生热，热能生火，火能生苦味，苦味能滋养心气，心生血，血养脾。心气与舌相关联。它的变化在天为热气，在地为火气，在人体中为血脉，在五脏中为心，在五色中为红，在五音中为徵，在五声中为笑，在人体的病变中为忧，在七窍中为舌，在五味中为苦，在情志的变动上为喜。过喜会损伤心，但惊恐能抑制喜悦；热气能损伤气，但寒气可以平抑热气；过食苦味会伤害气，但咸味能抑制苦味。

中央生湿，湿能使土气生长，土能产生甘味，甘味能养脾气，脾能够滋养肌肉，肌肉强壮能充实肺气。脾气与口相关联。它的变化在天为湿气，在地为土气，在人体中为肌肉，在五脏中为脾，在五色中为黄，在五音中为宫，在五声中为歌，在人体的病变中为干呕，在七窍中为口，在五味中为甘，在情志变动上为思。思虑损伤脾，但怒气能抑制思虑；湿气会损伤肌肉，但风气能抑制湿气；过食甘味会损伤肌肉，但酸味能抑制甘味。

西方生燥，燥使金气旺盛，金能产生辛味，辛味能充养肺气，肺气能滋养皮毛，皮毛润泽又滋生肾水。肺气与鼻相关联。它的变化在天为燥气，在地为金气，在人体中为皮毛，在五脏中为肺，在五色中为白，在五音中为商，在五声中为哭，在人体的病变中为咳嗽，在七窍中为鼻，在五味中为辛，在情绪上为忧。忧虑损伤肺，但喜能抑制忧；热会损伤皮毛，但寒能抑制热；过食辛味会损伤皮毛，但苦味能抑制辛味。

北方生寒，寒生水气，水气能产生咸味，咸味能充养肾气，肾气能滋养骨髓，骨髓又能养肝。肾气与耳相关联。它的变化在天为寒气，在地为水气，在人体中为骨髓，在五脏中为肾，在五色中为黑，在五音中为羽，在五声中为呻吟，在人体的病变中为战栗，在七窍中为耳，在五味中为咸，在情绪上为恐。恐惧损伤肾，但思虑能平抑恐惧；寒气损伤血，但燥气能平抑寒气；过食咸味会损伤血，但甘味能抑制咸味。

所以说，天地上下是负载万物的区宇；阴阳是化生血气形成男女生命的本源；左右是阴阳运行的通道；而水火则是阴阳的征象；阴阳变化是一切事物生长的原动力。所以说，阴阳是互相为用的。阴在内，有阳作为它的卫外；阳在外，有阴作为它的辅佐。

【原文】

帝曰：法[①]阴阳奈何？

岐伯曰：阳胜则身热，腠理闭，喘粗为之俯仰。汗不出而热，齿干以烦冤，腹满死。能[②]冬不能夏。阴胜则身寒，汗出，身常清[③]，数栗而寒，寒则厥，厥则腹满死，能夏不能冬。此阴阳更胜之变，病之形能[④]也。

帝曰：调此二者，奈何？

岐伯曰：能知七损八益[⑤]，则二者可调；不知用此，则早衰也。年四十，而阴气自半也，起居衰矣；年五十，体重，耳目不聪明矣；年六十，阴痿，气

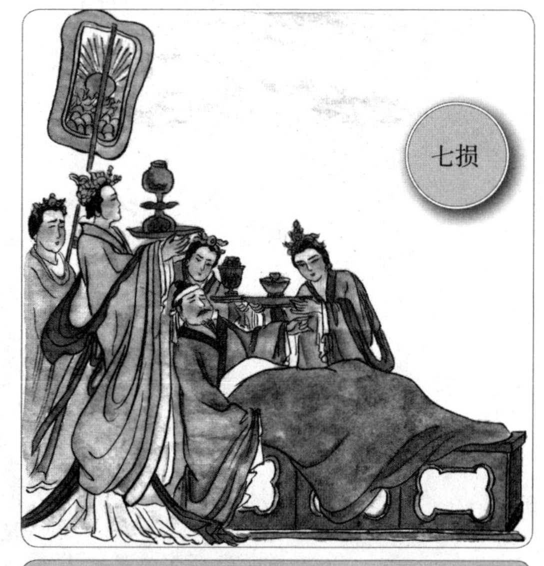

不懂得养生之道的人会提早衰老。

大衰，九窍不利，下虚上实，涕泣俱出矣。故曰：知之则强，不知则老，故同出而名异耳。智者察同，愚者察异⑥。愚者不足，智者有余。有余则耳目聪明，身体轻强，老者复壮，壮者益治。是以圣人为无为之事，乐恬惔之能，从欲快志于虚无之守，故寿命无穷，与天地终。此圣人之治身也。

【注释】

①法：取法，运用。②能：同“耐”。③清：通“凊”（qìng），寒。④能：通“态”。⑤七损：指房事中损伤人体精气的七种情况。八益：指房事中对人体精气有益的八种情况。⑥“智者”两句：聪明人在生病之前注意养生，愚蠢的人发病之后才知道调养。同，指健康。异，指疾病衰老。

【译文】

黄帝问：人该怎样取法于阴阳呢？

岐伯说：阳气太过，身体就会发热，腠理紧闭，呼吸困难，身体俯仰反侧。手脚厥冷，不能排汗，并且发热，牙齿干燥，心中烦闷，如果还出现腹部胀满的现象，就是死症。患者能够耐受住冬天，却经受不住夏天。阴气太过，身体就会发冷，出汗较多，身体时常觉冷，常常打寒战，最后就会出现手足厥冷的现象。手足厥冷之后再有腹部胀满，就是死症。患者能够耐受住夏天，却经受不住冬天。这就是阴阳偏胜失衡之后人体出现的病证。

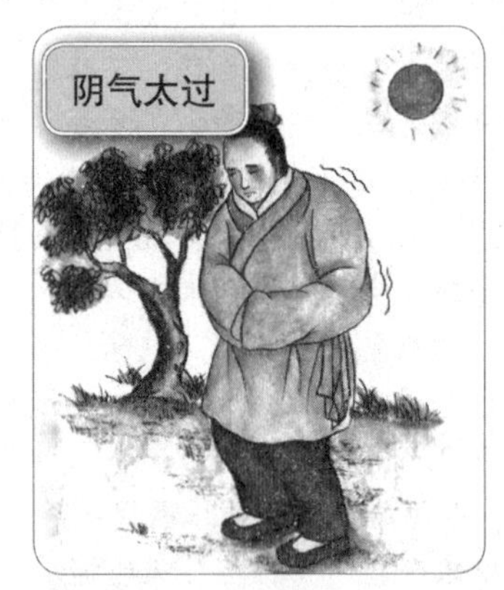

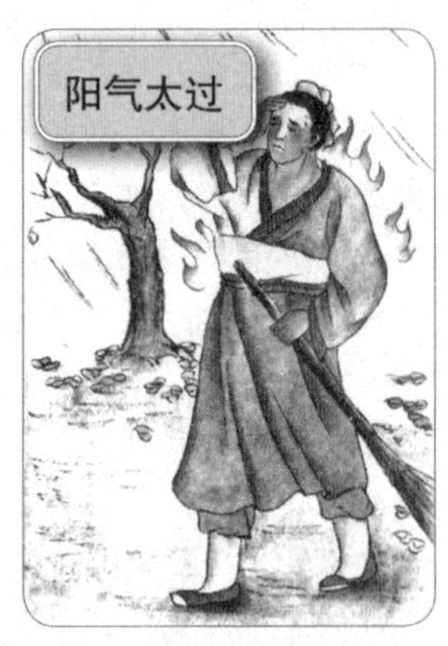

阴气或阳气太过，会使人体的阴阳失去平衡，导致疾病产生。

黄帝问：那么，怎样才能使阴阳调和呢？

岐伯说：能够掌握七损八益的道理，就可以做到阴阳调和；如果不知道借用七损八益，就会提早衰老。一般人，到了四十岁，就已经耗掉了一半阴气，起居行动上就会显得衰老了；到了五十岁，就觉得身体笨重，耳不聪，目不明；到了六十岁，阴气痿弱，肾气大大衰减，九窍功能减退，阴虚于下，阳浮于上，不时出现流鼻涕、淌眼泪的现象。所以说，懂得调摄阴阳的人，身体就强健；不懂得调摄阴阳的人，身体就容易衰老。因此，人们同样

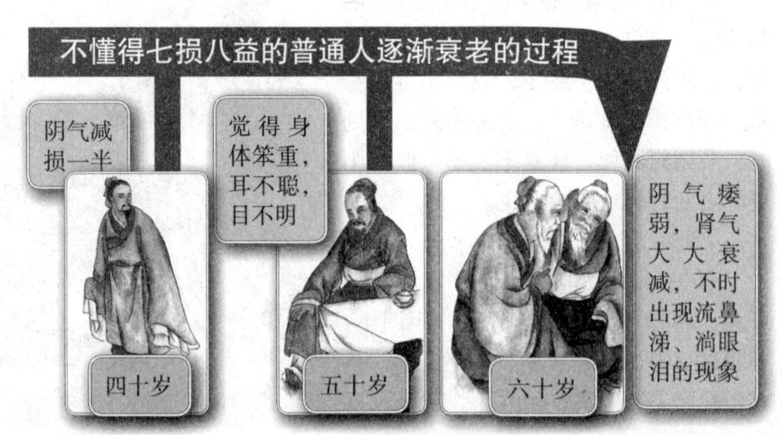

都出生和生活在世上，结果却各不相同。懂得养生之道的人洞察一般规律；不懂得养生之道的人只知道身体衰弱时和强壮时有所不同。不知道调摄阴阳的人，常感到精力不足；注重调摄阴阳的人，则会感到精力有余。精力有余，就会耳聪目明，身轻体壮，即使身体已衰老，也可以变得很健硕，本来就强壮的人，就会更强壮了。所以，圣人顺应自然，不做无益于养生的事情，以恬静快乐为旨趣，在清虚的环境寻求最大的幸福，因而能长命百岁，与天地同寿。这就是圣人的养生方法啊！

【原文】

天不足西北，故西北方阴也，而人右耳目不如左明也。地不满东南，故东南方阳也，而人左手足不如右强也。

帝曰：何以然？

岐伯曰：东方阳也，阳者其精并①于上，并于上则上明而下虚，故使耳目聪明而手足不便②也。西方阴也，阴者其精并于下，并于下则下盛而上虚，故其耳目不聪明而手足便也。故俱感于邪，其在上则右甚，在下则左甚，此天地阴阳所不能全也，故邪居之。

故天有精，地有形。天有八纪③，地有五里④。故能为万物之父母。清阳上天，浊阴归地。是故天地之动静，神明为之纲纪。故能以生长收藏，终而复始。惟贤人上配天以养头，下象地以养足，中傍人事⑤以养五脏。天气通于肺，地气通于嗌⑥，风气通于肝，雷气通于心，谷气⑦通于脾，雨气通于肾。六经为川，肠胃为海，九窍为水注之气。以天地为之阴阳，人之汗，以天地之雨名之；人之气，以天地之疾风名之。暴气象雷，逆气象阳。故治不法天之纪，不用地之理，则灾害至矣。

【注释】

①并：聚集。②便：便利、灵巧、自如。③八纪：立春、立夏、立秋、立冬、春分、秋分、夏至、冬至八个大节气。④五里：指东、南、西、北、中央五方。⑤人事：日常饮食和情志。⑥嗌（yì）：喉下食管处，即咽。⑦谷气：两山间通水之道路称“谷”。人体肌肉与肌肉之间的部分也称“谷”。张志聪：“谷气，山谷之通气也。”

【译文】

天之阳气在西北方是不充足的，所以西北方属阴，而人与天气相应，右耳也就不如左

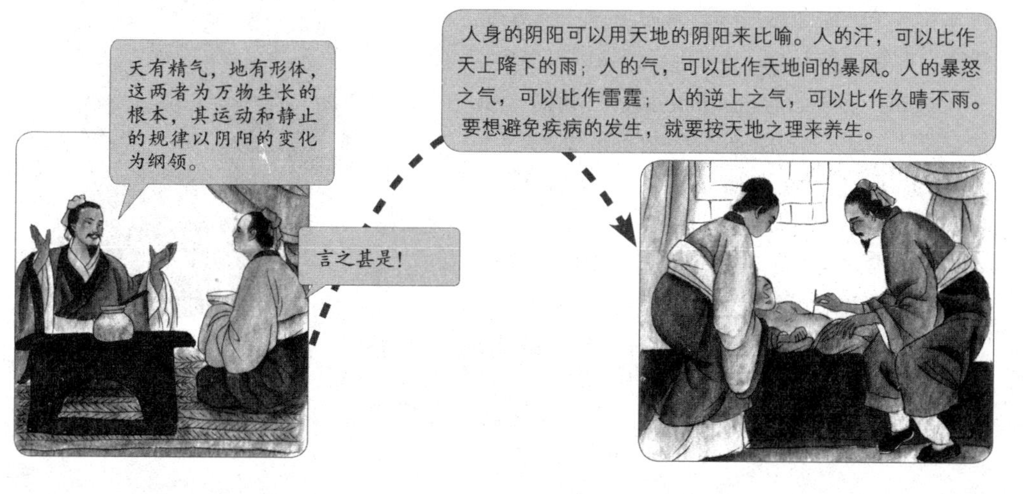

耳敏锐。地之阴气在东南方是不充盈的，所以东南方属阳，而人左边的手足也就不如右边的灵活。

黄帝问：这是什么道理？

岐伯说：东方属阳，阳气的精华聚合在上部，上部旺盛了，下部就必然虚弱，所以才会出现耳聪目明，手足却不便利的情况。西方属阴，阴气的精华聚合在下部，下部旺盛了，上部就必然虚弱，所以才会出现耳不聪目不明，而手足却灵活有力的情况。所以，同样是感受了外邪，如果是在上部，身体右侧就会病得较重；如果在下部，身体左侧就会病得较重。天地阴阳之气不能分布均衡，而人的身体也有阴阳盛衰的区别，所以邪气才能乘虚侵袭并滞留在人体内。

所以，天有精气，地有形体。天有八节的节序，地有五方的布局。因此，天地能成为万物生长的根本。阳气轻清而升于天，阴气重浊而降于地。因此，天地的运动和静止，是以阴阳的不断变化为纲领的，因而能使万物的生、长、收、藏，循环往复，永无休止。只有通晓这些道理的人，才能配合天气来养护头颅，顺就地气来养护双脚，依傍人事来养护五脏。天之气与肺相通，地之气与咽相通，风木之气与肝相通，雷火之气与心相通，谿谷之气感应于脾，雨水之气滋润于肾。六经好像大河，肠胃好像大海，九窍就像水流灌注的地方。假如以天地的阴阳来比喻人身的阴阳，那么人的汗，就好像天上降下的雨；人的气，就好像天地间的疾风。人的暴怒之气，就好像雷霆；人的逆上之气，就好像久晴不雨。所以，养生如果不符合天地之理，疾病就一定会发生。

【原文】

故邪风之至，疾如风雨，故善治者治皮毛，其次治肌肤，其次治筋脉，其次治六腑，其次治五脏。治五脏者，半死半生也。故天之邪气，感则害人五脏；水谷之寒热，感则害于六腑；地之湿气，感则害皮肉筋脉。

故善用针者，从阴引阳，从阳引阴[①]。以右治左，以左治右。以我知彼[②]，以表知里，以观过与不及之理。见微得过，用之不殆。

善诊者，察色按脉，先别阴阳。审清浊，而知部分；视喘息[③]，听音声，而知所苦；观权衡规矩[④]，而知病所主；按尺寸[⑤]，观浮沉滑涩，而知病所生。以治无过，以诊则不失矣。

故曰：病之始起也，可刺而已；其盛，可待衰而已。故因其轻而扬之[⑥]，因其重而减之[⑦]，因其衰而彰之[⑧]。形不足者，温之以气；精不足者，补之以味。其高者，因而越之[⑨]；其下者，引而竭之[⑩]；中满[⑪]者，泻之于内；其有邪者，渍形以为汗[⑫]；其在皮者，汗而发之；其慓悍者，按而收之[⑬]；其实者，散而泻之。审其阴阳，以别柔刚[⑭]。阳病治阴，阴病治阳。定其血气，各守其乡，血实宜决之，气虚宜掣

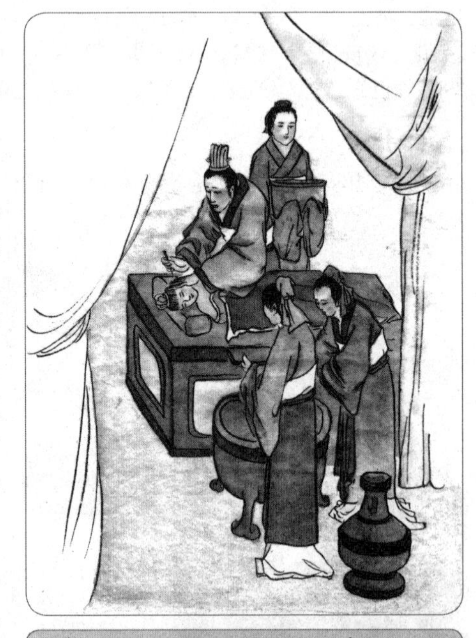

病在刚发生的时候，用刺法就可治愈。

引之。

【注释】

①“从阴”两句：取阴经之穴以治疗阳经之病，取阳经之穴以治疗阴经之病。②以我知彼：用正常人与病人比较，来推测病变情况。我，指正常人。彼，指病人。③喘息：指呼吸的气息和动态。④权衡规矩：指四时的正常脉象，即春弦如规之圆，夏洪如矩之方，秋毛如衡之平，冬沉如权之重。⑤尺：尺肤。寸：寸口。⑥轻：病邪轻浅，病在表。扬：用轻宣疏散的方法驱邪外泄。⑦重：病邪重深，病在里。减之：以攻泻的方法祛除病邪。⑧衰：正气衰弱。彰之：给予补益之剂。⑨越之：使用涌吐的方法。⑩引而竭之：使用通便的方法。⑪中满：胸腹胀满。⑫渍形以为汗：即“清以为汗”，用辛凉解肌的疗法。⑬其慓悍者，按而收之：病情发越太过，可以用抑收法。⑭柔刚：柔剂、刚剂，即药性平和或猛烈的药剂。

【译文】

所以，邪风的到来，就像暴风骤雨一样迅猛，所以善于治病的医生，在病邪刚侵入皮毛的时候，就会给予治疗；医术稍差的医生，在病邪侵入到肌肤时才治疗；医术较差的医生，在病邪侵入到筋脉时才治疗；医术更差的医生，在病邪侵入到六腑时才治疗；医术最差的医生，在病邪侵入到五脏时才治疗。如果病邪已经侵入到五脏，那么治愈与死亡的可能性就各占一半。人们如果感受了天的邪气，就会伤及五脏；如果感受了饮食的或寒或热，就会损伤六腑；如果感受了地的湿气，就会伤害皮肉筋脉。

所以，善于运用针刺的医生，要观察经脉虚实，有时要从阴引阳，有时要从阳引阴。取右边的穴位以医治左边的病，取左边的穴位以医治右边的病，以自己的正常状态来比较病人的异常状态，从表面的症状去了解内在的病变，这是为了观察病的太过和不及的原因。看清了哪些病是轻微的，哪些病是严重的，再用以指导治疗实践，就不会失败了。

善于治病的医生，在观察病人的气色和按察病人的脉搏时，首先会判断疾病属阴还是属阳。审察五色的清浊，就能了解病变发生在哪个部位；通过观察病人的呼吸情况，听病人的声音，就能知道病人的痛苦所在；看四时不同的脉象，就能了解疾病生于哪一脏腑；诊察尺肤的滑涩和寸口的浮沉，从而知道疾病所在的部位。这样，治疗的时候就不会有过失了，诊断也不会出现失误。

所以说，病在刚发生的时候，用刺法就可治愈；在病邪盛时，就需要等邪气稍退后再去治疗。所以，病情较轻的时候，要加以宣泄；病情较重的时候，要加以攻泻；在病邪衰退正气也虚的时候，则要用补益的方法去治疗。形体羸弱的，应当设法温暖其气；精气不足的，应该用味道浓厚的食物补之。如果病在膈上，可以用吐法；病在下部，可以用疏导之法；病邪在中部，胸腹胀满的，可以用泻下之法；病邪在体表的，可以用汤药浸渍的方法发汗；病邪在皮肤的，可以用发汗的方法使病邪外泄；病情发展太重的，可以用抑收法；病属实证的，可以用散法或泻法。诊察病的阴阳，来决定用柔剂还是用刚剂。病在阳的，也可治其阴；病在阴的，也可治其阳。判断病邪在气还是在血，防止相互扰乱，血实的就用泻血法，气虚的就用升补法。

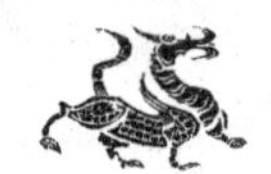

灵兰秘典论篇：十二脏腑功能简述

【导读】

灵兰，即灵台兰室之意。秘典，即秘而不传的珍贵典籍。灵兰秘典，与金匮真言、玉版论要等都是用来形容篇中所论内容的重要性，不反映该篇内容的主旨。

本篇的主要内容如下：一是以古代官制中的各个官职做比喻，论述人体十二脏腑的功能和相互联系；二是着重指出心在十二脏腑中的主宰地位及其重要作用。

【原文】

黄帝问曰：愿闻十二脏之相使①，贵贱②何如？

岐伯对曰：悉乎哉问也！请遂言之。心者，君主之官③也，神明出焉。肺者，相傅④之官，治节出焉。肝者，将军⑤之官，谋虑出焉。胆者，中正之官，决断⑥出焉。膻中⑦者，臣使⑧之官，喜乐出焉。脾胃者，仓廪之官⑨，五味出焉。大肠者，传道⑩之官，变化⑪出焉。小肠者，受盛⑫之官，化物⑬出焉。肾者，作强⑭之官，伎巧⑮出焉。三焦者，决渎⑯之官，水道出焉。膀胱者，州都⑰之官，津液藏焉，气化⑱则能出矣。凡此十二官者，不得相失也。故主明则下安，以此养生则寿，殁世不殆，以为天下则大昌。主不明则十二官危，使道⑲闭塞而不通，形乃大伤，以此养生则殃，以为天下者，其宗大危，戒之戒之！

【注释】

①十二脏：指心、肝、脾、肺、肾、膻中、胆、胃、大肠、小肠、三焦、膀胱十二个脏器。相使：相互联系。②贵贱：主要与次要。③官：职守。④相傅：辅佐君主的宰相。相，为佐君者。傅，为教育太子及诸皇子者。⑤将军：以将军比喻肝的易动而刚强之性。⑥中正：即中精，胆为清净之府，藏清汁。决断：决定判断的能力。⑦膻（dàn）中：心脏的外围组织，也叫“心包络”。⑧臣使：即内臣。因膻中贴近心，故为心的臣使。⑨仓廪（lǐn）之官：脾胃有受纳水谷和运化精微之能，故称“仓廪之官”。古代储藏有壳谷物的地方称为仓，储藏去壳谷物的地方称为廪。⑩传道：传导运输。道，同“导”。⑪变化：饮食消化、吸收、排泄的过程。⑫受盛：接受和容纳。⑬化物：分别清浊，消化食物。⑭作强：作用强而有力，即指能力充实。⑮伎巧：技巧。⑯决渎：通利水道。⑰州都：水陆会聚的地方。⑱气化：因气的运动而产生的生理变化。⑲使道：人体十二脏腑相互联系的通道。

【译文】

黄帝问道：我想听听人体六脏六腑这十二个器官的职责分工，它们之间有主从的差别吗？

岐伯回答说：你问得真详细呀！请让我谈谈这个问题。心，主宰全身，是君主之官，智慧由此产生。肺，是相傅之官，犹如辅佐君主的宰相，主一身之气，调节全身的活动。肝，主怒，好比将军，谋略由此而出。胆，就像负责决策的官员，具有决断力。膻中，维护着心，并且接受其命令，是臣使之官，心志的喜怒哀乐，靠它传达出来。脾和胃主司饮食的受纳和消化，是仓廪之官，五味的营养就是靠它们的作用而得以消化、吸收和运输的。大肠是传导之官，能传送食物中的废物，使其变化为粪便排出体外。小肠是受盛之官，承受胃中下行的食物而进一步分化清浊。肾，是作强之官，能够使人发挥强力而产生各种技巧。三焦，就好像总管一样，能使人身上的水道通畅。膀胱是州都之官，蓄藏津液，通过气化作用排出尿液。以上这十二官，尽管职责不同，但必须协调统一，不能相互脱节。所以，如果君主英明通达，那么下属也会安定正常。用这个道理来养生，就可以长寿，终生都不会发生严重的病证；以这个道理来治理天下，就会使国家昌盛繁荣。如果君主不能明智通达，那么包括其本身在内的十二官就都有危险了。各器官无法发挥正常功能，形体就要受到严重伤害。在这种情况下，就没有办法谈养生了，只会招致灾殃，缩短寿命。同样地，昏庸的君主治理天下，政权就岌岌可危了，千万要警惕再警惕呀！

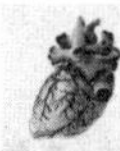
心主宰全身，神明出焉，与舌相关

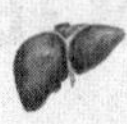
肝主怒，主筋，谋略出焉，与目相关

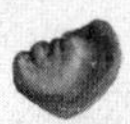
脾主运化、统血，输布水谷精微，与口相关

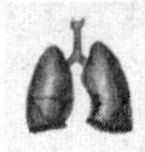
肺主一身之气，调节全身活动，与鼻相关

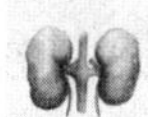
肾藏先天之精，主水，纳气，技巧出焉，与二阴相关

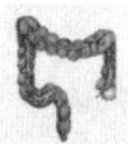
大肠能传送食物中的废物

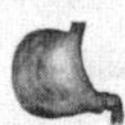
胃为水谷之海，受纳并腐熟五谷

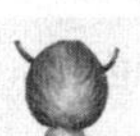
膀胱蓄藏津液，通过气化作用排出尿液

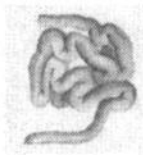
小肠承受胃中下行的食物并进一步分化清浊

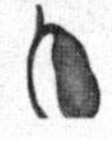
胆贮存并排泄胆汁，还会参与食物消化

【原文】

至道在微，变化无穷，孰知其原[①]？窘[②]乎哉！消者瞿瞿[③]，孰知其要？闵闵[④]之当，孰者为良？恍惚[⑤]之数，生于毫氂[⑥]，毫氂之数，起于度量，千之万之，可以益大，推之大之，其形乃制。

黄帝曰：善哉！余闻精光[⑦]之道，大圣之业。而宣明[⑧]大道，非斋戒[⑨]择吉日，不敢受也。

黄帝乃择吉日良兆，而藏灵兰之室[⑩]，以传保焉。

【注释】

①原：本源。②窘（jiǒng）：困难。③瞿（jù）瞿：很勤勉的样子。④闵闵：忧虑的样子。⑤恍惚：似有若无。⑥毫氂（lí）：形容极微小。氂，同“厘”。⑦精光：精纯明白。⑧宣明：通达光明。⑨斋戒：洗心曰斋，诚意曰戒，即诚心诚意。⑩灵兰之室：灵台兰室，黄帝藏书的地方。

【译文】

至深的道理是精妙难测的，其变化也没有穷尽，谁能了解它的本源？这实在是困难得很呀！有学问的人勤勤恳恳地钻研，可谁能明白其中的要妙之处呢？纵然很担心自己的身体，谁能知道如何才好？事物的发展一般是从似有似无的极其微小者开始的，虽然极其微小，但也是可以度量的。事物经过千倍万倍的累加，就会一步步增大。扩大到一定程度，它的形状就明显了。疾病也一样，是由极其隐微的征兆逐渐发展而成。

黄帝说：讲得好！我听到了精粹透彻的道理和圣人的事业。如此明白晓畅的宏大理论，如果不专心修省并选择吉祥的日子，实在不敢接受它。

于是，黄帝就挑选有良好预兆的吉日，把这些理论珍藏在灵台兰室，很好地保存起来，以便于流传后世。

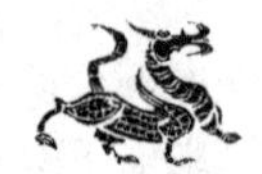

六节脏象论篇：气候也能致病

【导读】

六节，古人以一个甲子之数六十日为一节，一年共分为六节。脏象，即五脏的功能状态在人体外部表现出来的征象。

本篇的主要内容如下：一是讲述了与天度和气数相关的运气学说；二是论述了脏象和脉象，说明了人体内在脏腑与外界环境有着密切关系。

【原文】

黄帝问曰：余闻天以六六①之节，以成一岁，地以九九制会②，计人亦有三百六十五节以为天地③，久矣，不知其所谓也。

岐伯对曰：昭乎哉问也！请遂言之。夫六六之节、九九制会者，所以正天之度④，气之数⑤也。天度者，所以制日月之行也，气数者，所以纪化生之用也。天为阳，地为阴；日为阳，月为阴。行有分纪⑥，周有道理⑦。日行一度，月行十三度而有奇焉⑧。故大小月三百六十五日而成岁，积气余而盈闰矣⑨。立端于始⑩，表正于中⑪，推余于终，而天度毕矣。

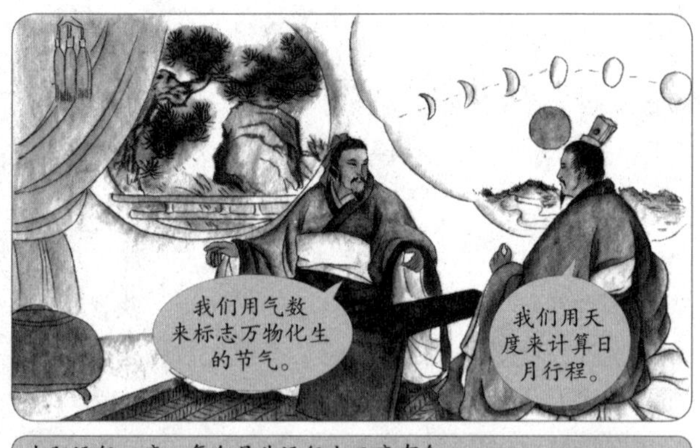

我们用气数来标志万物化生的节气。
我们用天度来计算日月行程。
太阳运行一度，每个月共运行十三度有余。

帝曰：余已闻天度矣，愿闻气数，何以合之？

岐伯曰：天以六六为节，地以九九制会。天有十日⑫，日六竟而周甲⑬，甲六复而终岁，三百六十日法也。夫自古通天者，生之本，本于阴阳。其气九州、九窍，皆通乎天气。故其生五，其气三。三而成天，三而成地，三而成人，三而三之，合则为九。九分为九野⑭，九野为九脏，故形脏四，神脏五⑮，合为九脏以应之也。

【注释】

①六六：六十日为一甲子，是为一节。“六六”就是六个甲子。②九九制会：指人的九窍、九脏与地的九州、九野的相配关系。③节：指腧穴，是人体气血交会出入的地方。以为天地：即人与天地相应。④度：周天三百六十五度。⑤数：一年二十四节气的常数。⑥行有分纪：日月是按照天体中所划分的区域和度数运行的。⑦周有道理：日月环周运行有一定的轨道。⑧“日行”两句：地球绕太阳公转一周（360度）要365天，平均每天运行将近一度。古人认为地不动而日行，所以说“日行一度”。月亮绕地球运转一周，要27.32天，平均每日运行十三度有余（360度 ÷27.32=13.18度），所以说“日行一

度，月行十三度而有奇”。奇（jī），余数。⑨积气余而盈闰矣：节气以日行十五度来计，一年二十四节气，正合周天365.25度，一年十二个月共得354日，因此，月份常不足，节气常有余，余气积满二十九日左右，即置一闰月。故三年必有一闰月，约十九年间须置七个闰月，才能使节气与月份归于一致。气，节气。闰，谓置闰，古历月份以朔望计算，每月平均得29.5日。⑩立端于始：即冬至节。古历确定冬至节为一年节气的开始。立，确立。端，岁首。⑪表正于中：以圭表测量日影的长短变形，计算日月的运度，来校正时令节气。表，即圭表，古代天文仪器之一，测日影用。正，校正。⑫天有十日：天，指天干。天干有十，即甲、乙、丙、丁、戊、己、庚、辛、壬、癸。古以天干纪日，所以说“天有十日”。⑬日六竟而周甲：即十个天干与十二地支（子、丑、寅、卯、辰、巳、午、未、申、酉、戌、亥）相合，凡六十日为甲子一周，故称为“周甲”。⑭九野：九州的分野。⑮形脏四，神脏五：人身形脏指胃、大肠、小肠、膀胱，所藏的都是有形之物。神脏指心、肝、脾、肺、肾五脏，所藏的都是无形之物，即心藏神、肝藏魂、脾藏意、肺藏魄、肾藏志。

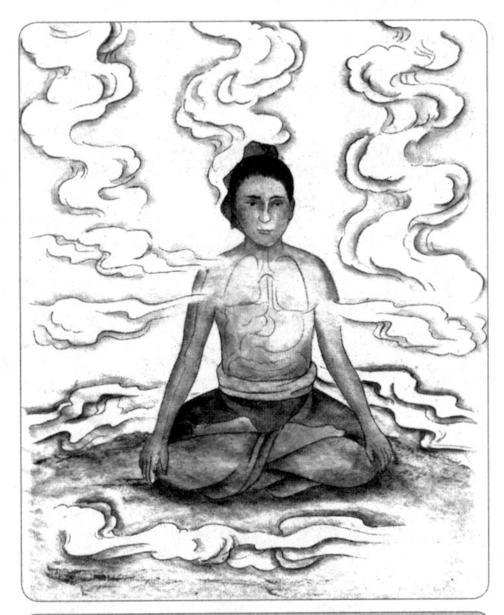

三气合而成为天、地和人。

【译文】

黄帝问道：我听说天体的运行是以六个甲子构成一年，地则以九九极数的变化来配合天道的准度，而人又有三百六十五节，与天地相应，这些说法我很早就听说过，但不知是什么道理。

岐伯回答说：你提的问题很高明啊！请让我就此问题谈谈我的看法。六六之节和九九之法，是用来确定天度和气数的。天度，是用来计算日月行程的。气数，是用来标志万物化生的节气的。天属阳，地属阴，日属阳，月属阴。日月的运行有一定的位置和秩序，其环周也有一定的轨道。每一昼夜，太阳运行一度，每个月共运行十三度有余，所以大月、小月共计三百六十五天为一年。由于月份不足，节气有余，因此产生了闰月。以冬至作为一年的开始，用圭表的日影以推算正中气的时间，根据日月的运行而推算节气，直到一年的末尾，这样，整个天度的变化就可以完全计算出来了。

黄帝问：我已经明白了天度，还想知道气数是怎样与天度配合的。

岐伯说：天以六六为一节，地以九九之数，配合天道的准度。天有十干，代表十日，十干循环六次而成一个甲子，甲子重复六次，一年就结束了，这是三百六十天的计算方法。自古以来，一切生物都以与天气相通为生命的根本，而这个根本正源于天地阴阳的变化。地的九州，人的九窍，都与天气相通。天化生出五行，而阴阳又依据盛衰消长各分为三阴三阳之气。三气合而成为天，三气合而成为地，三气合而成为人，三三而合成九气，在地分为九州，在人体分为九脏，即胃、大肠、小肠、膀胱四个“形脏”，以及肝、心、脾、肺、肾五个“神脏”，九脏与天度节气相通。

【原文】

帝曰：余已闻六六九九之会也，夫子言积气盈闰，愿闻何谓气？请夫子发蒙解惑[①]焉！

岐伯曰：此上帝所秘，先师传之也。

帝曰：请遂闻之。

岐伯曰：五日谓之候[②]，三候谓之气[③]；六气谓之时，四时谓之岁。而各从其主治[④]焉。五运相袭[⑤]而皆治之，终期[⑥]之日，周而复始。时立气布[⑦]，如环无端，候亦同法。故曰：不知年之所加[⑧]，气之盛衰，虚实之所起，不可以为工矣。

【注释】

① 发蒙解惑：启发蒙昧，解释疑惑。② 五日谓之候：五日称为“一候”。候，指气候。③ 三候谓之气：三候称为一个节气。气，指节气。④ 各从其主治：治病就应顺从其当旺之气。主治，主管、当令。四时各有当令之主气，如木旺春、火旺夏等。⑤ 五运相袭：五行运行之气，相互承袭。⑥ 期（jī）：周年。⑦ 时立气布：一年之中分立四时，四时之中分布节气。⑧ 年之所加：指各年主客气加临的情况。

【译文】

黄帝问：我已经明白了六六与九九配合的道理，先生说气的盈余积累成为闰月，我想听您讲一下什么是气。请您启发我的蒙昧，解释我的疑惑！

岐伯说：这是上古帝王秘而不宣的理论，是先师传授给我的。

黄帝说：就请全部讲给我听吧。

岐伯说：五日称为候，三候称为气，六气称为时，四时称为岁。一年四时，各配合五行分别主宰当年的气候。木、火、土、金、水五行随时间的变化而递相承袭，各有其主宰的时令，到一年结束时，再从头开始循环。一年分为四时，四时分布二十四个节气，逐次推移，如同圆环一样循环往复。节气中再分出候，也是这样推移下去的。所以说，不知当年主客气加临的日期、气的盛衰、虚实的起因等情况，就不能成为医术高超的医生。

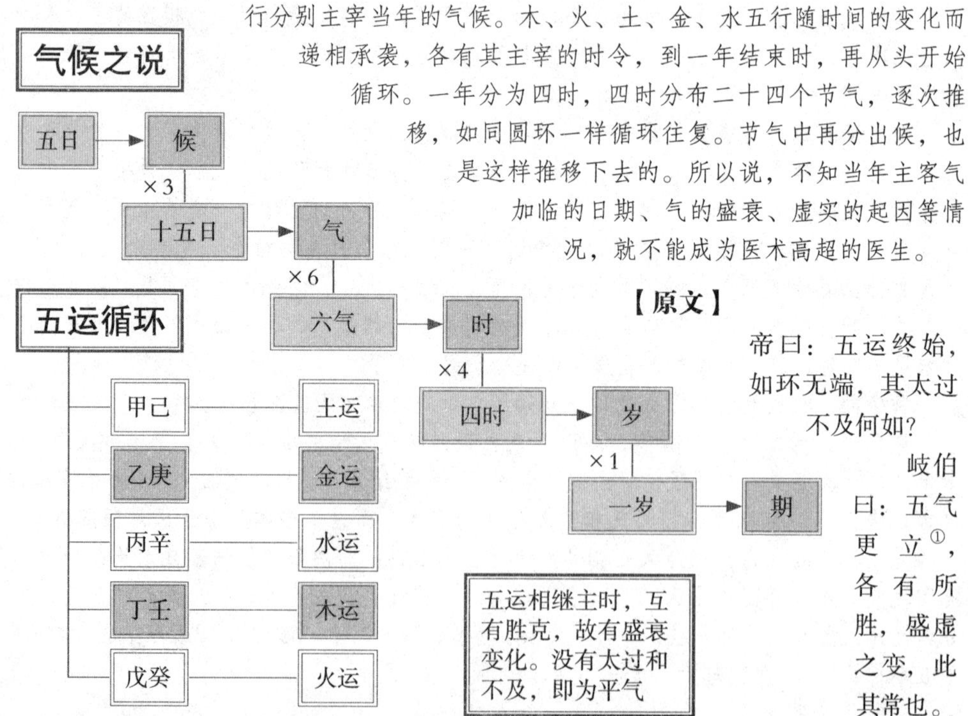

【原文】

帝曰：五运终始，如环无端，其太过不及何如？

岐伯曰：五气更立[①]，各有所胜，盛虚之变，此其常也。

帝曰：平气何如？

岐伯曰：无过[②]者也。

帝曰：太过不及奈何？

岐伯曰：在经[③]有也。

帝曰：何谓所胜？

岐伯曰：春胜长夏，长夏胜冬，冬胜夏，夏胜秋，秋胜春。所谓得五行时之胜，各以气命其脏。

帝曰：何以知其胜？

岐伯曰：求其至也，皆归始春。未至而至[④]，此谓太过，则薄[⑤]所不胜，而乘[⑥]所胜也，命曰气淫[⑦]。至而不至，此谓不及，则所胜妄行，而所生受病，所不胜薄之也，命曰气迫。所谓求其至者，气至之时也，谨候其时，气可与期。失时反候，五治不分，邪僻[⑧]内生，工不能禁也。

【注释】

①五气更立：木、火、土、金、水五运之气更替主时。②无过：没有太过和不及。③经：指古医经。④未至而至：前一"至"指时令，后一"至"指气候，即未到其时令而有其气候。⑤薄：通"迫"，侵犯，伤害。⑥乘：过度克胜，欺凌，凌侮。⑦气淫：气太过。⑧邪僻：不正之气。

【译文】

黄帝问：五行的推移，周而复始，像圆环一样无始无终，它的太过与不及是怎样的呢？

岐伯回答说：五行之气相互更迭，主宰时令，互有胜克，从而有盛衰的变化，这是正常的现象。

黄帝问：平气是怎样的呢？

岐伯回答：就是没有太过和不及。

黄帝问：太过和不及的情况是怎样的呢？

岐伯说：这些情况在经书中已有记载。

黄帝问：什么叫作所胜？

岐伯说：春胜长夏，长夏胜冬，冬胜夏，夏胜秋，秋胜春。这是五行之气以时相生的情况，而人的五脏就是根据这五行之气来命名的。

黄帝问：怎样知道它们之间的相胜情况呢？

岐伯说：首先要推算气候到来的时间，一般从立春开始向下推算。如果时令未到而相应的气候先到，就称为太过。某种气太过，就会侵侮其所不胜之气。欺凌其所胜之气，就叫作气淫。时令已到而气候未到，称为不及。某种气不及，则其所胜之气就会因缺乏制约而妄行，其所生之气也会因缺乏资助而困弱，其所不胜之气则更会加以侵迫，这就叫作气迫。要想知道气候到来的早晚，就要根据时令的变化进行推算。要严格地遵守时令的变化，气候的到来是可以预期的。如果搞错了时令或忽略了时令与气候相对应的关系，分不出五行之气各自主宰的时间，那么当邪气侵入人体，病害危及于人时候，即使是高明的医生也不能控制住疾病了。

【原文】

帝曰：有不袭乎？

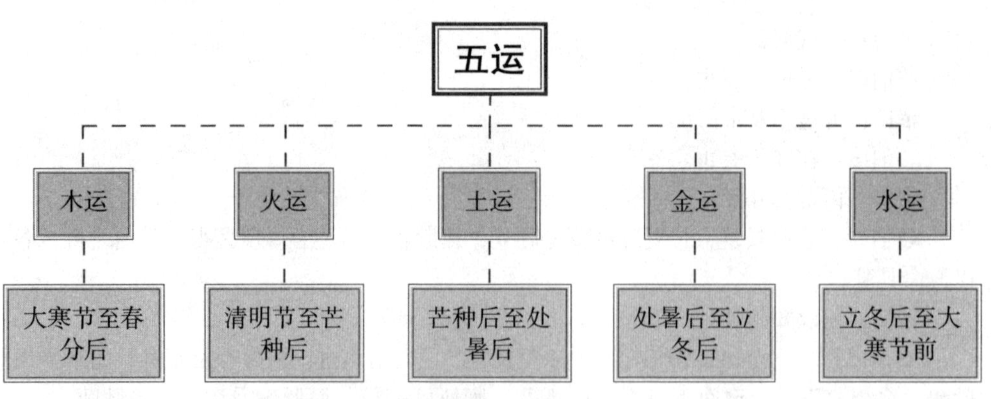

注：① 五运：木运为初运，火运为二运，土运为三运，金运为四运，水运为五运。

② 二十四节气：立春、雨水、惊蛰、春分、清明、谷雨

立夏、小满、芒种、夏至、小暑、大暑

立秋、处暑、白露、秋分、寒露、霜降

立冬、小雪、大雪、冬至、小寒、大寒

岐伯曰：苍天之气，不得无常也。气之不袭，是谓非常，非常则变矣。

帝曰：非常而变，奈何？

岐伯曰：变至则病。所胜则微，所不胜则甚，因而重感于邪则死矣。故非其时则微，当其时则甚也。

【译文】

黄帝问：五行之气有不按次序更替的情况吗？

岐伯说：天的五行之气，在四时中的分布不能没有规律。如果五行之气不按规律依次更替，就是反常的现象，反常就会使人体发生病变。

黄帝问：反常变而为害又怎样？

岐伯说：这会使人发生疾病。如果是当旺之气之所胜者，疾病就会比较轻微；如果是当旺之气之所不胜者，病情就会深重；如果同时感受其他邪气，就会患病死亡。所以，如果反常气候，不在其所克制的某气当旺的时令出现，病就轻微；如果恰好在其所克制的某气当旺之时令出现，病就深重。

【原文】

帝曰：善！余闻气合而有形，因变以正①名，天地之运，阴阳之化，其于万物孰少孰多，可得闻乎？

岐伯曰：悉乎哉问也！天至广不可度，地至大不可量，大神灵问②，请陈其方。草生五色，五色之变，不可胜视；草生五味，五味之美，不可胜极。嗜欲不同，各有所通。天食人以五气③，地食人以五味。五气入鼻，藏于心肺，上使五色修明，音声能彰；五味入口，藏于肠胃，味有所藏，以养五气。气和而生④，津液相成，神乃自生。

【注释】

① 变：变化、变异。正：确定、定正。② 大神灵问：所提问题是涉及天地阴阳、变化莫测、微妙难穷的大问题。大神灵，道理广泛深奥。③ 天食（sì）人以五气：天供给人们五气。食，

养育。五气，指五脏之气。④气和：五脏之气协调正常。生：生化功能。

【译文】

黄帝说：讲得好！我听说，由于天地之气的和合，万物才有了形体；又由于其变化多端，万物才有了不同的形态和不同的名称。天地的气运，阴阳的变化，对万物的生成所起的作用而言，哪个多、哪个少，我可以听你讲一讲吗？

岐伯说：问得真具体呀！天十分广阔，不可测度；地极其博大，也很难计量。您既然问起了这样变幻莫测、微妙难穷的大问题，就请让我陈述一下其中的道理吧。草木显现五色，而五色的变化，是看也看不尽的；草木产生五味，而五味的醇美，是尝也尝不完的。人们对色味的嗜好不同，而各色味是分别与五脏相通的。天供给人们五气，地供给人们五味。五气由鼻吸入，贮藏于心肺。其气上升，使面部五色明润，声音洪亮。五味入于口中，贮藏于肠胃，经消化吸收，五味精微内注五脏以养五脏之气，脏气和谐而保有生化功能，津液随之生成，神气也就会旺盛起来。

【原文】

帝曰：脏象[①]何如？

岐伯曰：心者，生之本，神之处也；其华在面，其充在血脉，为阳中之太阳，通于夏气。肺者，气之本，魄[②]之处也；其华在毛，其充在皮，为阳中之太阴，通于秋气。肾者，主蛰[③]，封藏之本，精之处也；其华在发，其充在骨，为阴中之太阴，通于冬气。肝者，罢极[④]之本，魂之居也；其华在爪，其充在筋，以生血气，其味酸，其色苍，此为阳中之少阳，通于春气。脾者，仓廪之本，营之居也；其华在唇四白，其充在肌，此至阴之类，通于土气。胃、大肠、小肠、三焦、膀胱，名曰器，能化糟粕，转味而出入者也。凡十一脏，取决于胆也。

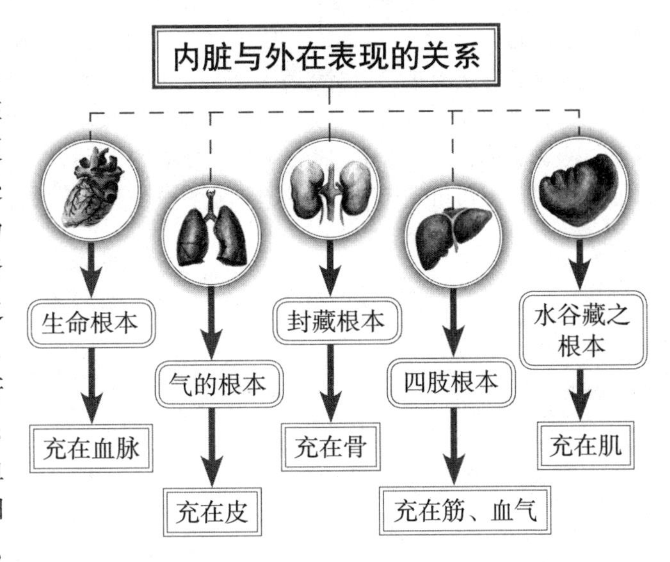

故人迎一盛[⑤]，病在少阳，二盛病在太阳，三盛病在阳明，四盛已上为格阳[⑥]。寸口一盛，病在厥阴，二盛病在少阴，三盛病在太阴，四盛已上为关阴[⑦]。人迎与寸口俱盛四倍已上为关格[⑧]，关格之脉赢[⑨]，不能极[⑩]于天地之精气，则死矣。

【注释】

①脏象：人体内脏功能活动表现于外的征象。脏，泛指体内的脏器。象，指内脏活动显现于外的各种生理和病理征象。②魄：人体的精神活动之一，表现为感觉和动作。③蛰：虫类伏藏于土中。这里有闭藏的意思。④罢（pí）极：即四极、四肢。肝华在爪，充在筋，以生血气，所以为四肢（罢极）之本。罢，疲劳、衰弱。这里指四肢过劳则疲软无力。⑤一盛：盛，指脉大，一盛是大一倍，二盛是大两倍。⑥已：通“以”。格阳：气血盛溢于三阳，与三阴格拒

而不相交通。⑦关阴：气血盛溢于三阴，与三阳隔绝，不相交通。⑧关格：阴阳之脉俱盛，阴关于内，阳格于外。⑨赢：音义同“盈”，有余、亢盛之意。⑩极：通“汲”。

【译文】

黄帝问：脏象是怎样的呢？

岐伯说：心，是生命的根本，是精神和意识存在的地方，其荣华表现于面部，所充养的组织在血脉，为阳中的太阳，与夏气相通。肺是气的根本，是魄所蓄藏的地方，其荣华表现在毫毛，所充养的组织在皮肤，是阳中的太阴，与秋气相通。肾主蛰伏，是封藏经气的根本，是精气存在的地方，其荣华表现在头发，所充养的组织在骨，为阴中之太阴，与冬气相通。肝，是耐受疲劳的根本，是魂的寄居之地，其容华表现在爪甲，所充养的组织在筋，可以生养血气，其味为酸，其色为苍青，为阴中之少阳，与春气相通。脾是水谷所藏的根本，为营气存留之地，其荣华在口唇四旁的白肉，所充养的组织在肌肉，属于至阴一类，与土气相通。胃、大肠、小肠、三焦、膀胱叫作器，能吸收水谷的精微，排出糟粕，管理饮食五味的转化、吸收和排泄。以上十一个脏腑功能的发挥，都取决于胆气的升发。

如果人迎脉比平时大一倍，表明病在少阳；大两倍，表明病在太阳；大三倍，表明病在阳明；大四倍以上，表明是阳气太过，无法与阴气相通，称为格阳。寸口脉比平时大一倍，表明病在厥阴；大两倍，表明病在少阴；大三倍，表明病在太阴；大四倍以上，表明是阴气太过，无法与阳气相通，称为关阴。如果人迎脉与寸口脉都比平时大四倍以上，表明是阴阳二气都极盛，不能相通，是为关格。关格之脉太过盈盛，标志着阴阳之气都极为亢盛，不能够达到天地阴阳经气平调的状态，这样很快就会死去。

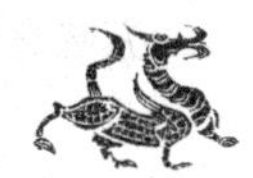

五脏生成篇：详诊五脏之病

【导读】

五脏，指人体内的心、肺、肝、脾、肾五个脏器。本篇主要讨论了通过诊察色脉以测候五脏之病的问题。因为五色之脉是由五脏的气血所生成的，所以篇名为“五脏生成”。

本篇的内容要点如下：一是指出五脏与其所合的脉、皮、筋、肉、骨及色、毛、爪、唇、发等方面的关系；二是论述五味、五色、五脉与五脏之间的关系；三是说明色诊、脉诊在临床上的应用及色脉合参的重要性。

【原文】

心之合[①]脉也，其荣[②]色也，其主[③]肾也。肺之合皮也，其荣毛也，其主心也。肝之合筋也，其荣爪也，其主肺也。脾之合肉也，其荣唇也，其主肝也。肾之合骨也，其荣发也，其主脾也。

是故多食咸，则脉凝泣[④]而变色；多食苦，则皮槁而毛拔[⑤]；多食辛，则筋急[⑥]而爪枯；多食酸，则肉胝胎而唇揭[⑦]；多食甘，则骨痛而发落。此五味之所伤也。故心欲

五色关乎五脏

“黑色出于庭，大如拇指，必不病而猝死。”庭即天庭。水色出现在火地，天庭黑如墨烟，这说明人体内的元气已经严重衰败，病邪极易入侵，故病人常未表现出病变的全过程便猝死了

“阙”指的是双眉中间的区域，即眉心，与肺相对应。肺主皮毛，外界风寒入侵时，双眉之间便会有薄而泽的颜色

眉心之下，就是鼻根部。鼻根又叫“山根”“下极”。心脏的状况便是在这里显现出来的。心脏出现病变时，此处亦会出现病色

天庭与眉心之间的区域，叫作“阙上”。人体咽喉的状况便是在这里显现出来的。咽喉区域的组织器官出现病变时，此处亦会出现病色

人的面部两侧颧骨上出现了赤色，我们称之为“东西两岳现赤霞”。“赤色出两颧，大如拇指者，病虽小愈，必猝死。”可见这是十分凶险的病状

苦，肺欲辛，肝欲酸，脾欲甘，肾欲咸。此五味之所合也。

【注释】

①合：配合、外合。心、肝、脾、肺、肾在内，脉、筋、肉、皮、骨在外，外内表里相合，所以叫“心合脉”“肺合皮”等。②荣：荣华，五脏精华在体表的反映。③主：制约。④凝泣（sè）：凝结而不畅通。泣，通“涩”。⑤毛拔：毛发脱落。⑥筋急：筋脉拘挛。⑦肉胝胎（zhòu）而唇揭：肉厚而唇缩。胝，手足老茧。胎，同“皱”。揭，掀起。

【译文】

心脏与脉络相配合，肾的情况通过面色就能知道，肾脏能制约心脏。肺脏与皮肤相配合，心脏的情况从毛发上就可以推知，心脏能制约肺脏。肝脏与筋脉相配合，肺脏的情况从爪甲上就知道，肺脏能制约肝脏。脾脏与肌肉相配合，肝脏的情况从口唇上就能知道，肝脏能制约脾脏。肾与骨骼相配合，脾脏的情况从发毛上就能知道，脾脏能制约肾脏。

所以，过食咸味，会导致血脉凝涩，面色发生变化；过食苦味，会导致皮肤枯槁，毫毛脱落；过食辛味，会导致筋脉劲急，爪甲枯干；过食酸味，会导致肌肉粗厚皱缩，口唇掀揭；过食甘味，会导致骨骼疼痛，头发脱落。这是偏食五味所造成的损害。所以，心欲得苦味，肺欲得辛味，肝欲得酸味，脾欲得甘味，肾欲得咸味。这是五味与五脏之气的相合关系。

【原文】

五脏之气，故色见青如草兹[①]者死，黄如枳实[②]者死，黑如炲[③]者死，赤如衃血[④]者死，白如枯骨者死。此五色之见死也。

五色的正常色与异常色

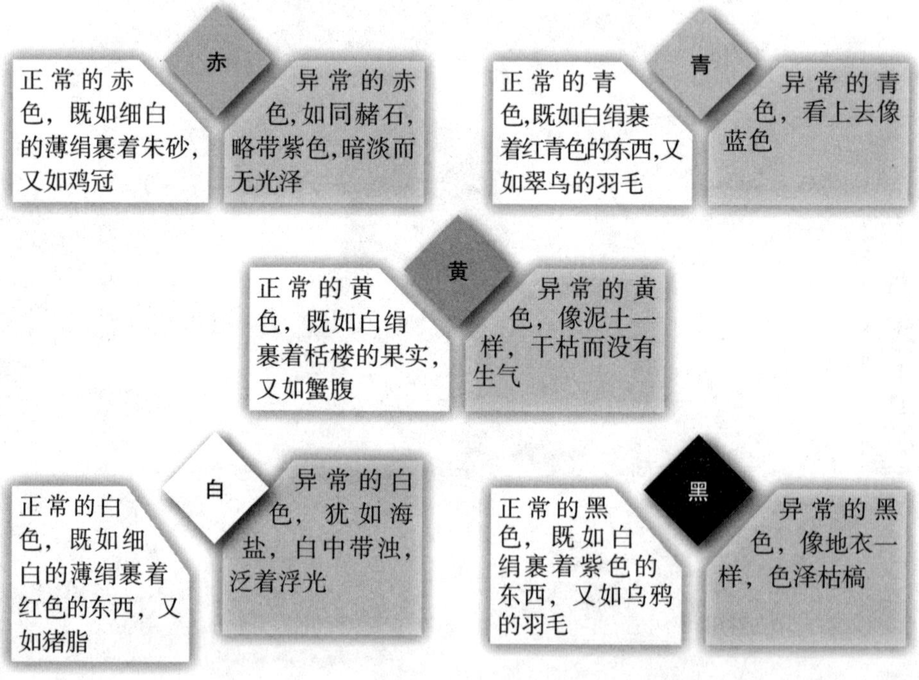

赤

正常的赤色，既如细白的薄绢裹着朱砂，又如鸡冠

异常的赤色，如同赭石，略带紫色，暗淡而无光泽

青

正常的青色，既如白绢裹着红青色的东西，又如翠鸟的羽毛

异常的青色，看上去像蓝色

黄

正常的黄色，既如白绢裹着栝楼的果实，又如蟹腹

异常的黄色，像泥土一样，干枯而没有生气

白

正常的白色，既如细白的薄绢裹着红色的东西，又如猪脂

异常的白色，犹如海盐，白中带浊，泛着浮光

黑

正常的黑色，既如白绢裹着紫色的东西，又如乌鸦的羽毛

异常的黑色，像地衣一样，色泽枯槁

青如翠羽[⑤]者生，赤如鸡冠者生，黄如蟹腹者生，白如豕膏[⑥]者生，黑如乌羽[⑦]者生。此五色之见生也。生于心，如以缟[⑧]裹朱；生于肺，如以缟裹红；生于肝，如以缟裹绀[⑨]；生于脾，如以缟裹栝楼实[⑩]；生于肾，如以缟裹紫。此五脏所生之外荣也。

色味当五脏[⑪]。白当肺、辛，赤当心、苦，青当肝、酸，黄当脾、甘，黑当肾、咸。故白当皮，赤当脉，青当筋，黄当肉，黑当骨。

【注释】

①草兹：死草色，为青中带有枯黑之色。②枳（zhǐ）实：中药名，色青黄。③炲（tái）：黑黄色，色如烟灰。④衃（pēi）血：凝血，色黑赤。⑤翠：指翡翠，鸟名，羽毛为青色。⑥豕膏：猪的脂肪，色白而光润。⑦乌羽：乌鸦的羽毛，色黑而有光泽。⑧缟（gǎo）：白绢。⑨绀（gàn）：青赤色。⑩栝（guā）楼实：药名，为葫芦科植物栝楼的果实，成熟后为橙黄色。⑪色味当五脏：色味与五脏相合。当，合。

【译文】

五脏外荣于面色上的气色，如果表现出青黑之色，颜色像死草一样，就是死证；如果出现黄如枳实之色，就是死证；如果出现黑如烟灰之色，就是死证；如果出现红如凝血之色，就是死证；出现白如枯骨之色的，就是死证。这是五色中表现为死证的情况。

面色青如翠鸟的羽毛，主生；面色红如鸡冠，主生；面色黄如蟹腹，主生；面色白如猪脂，主生；面色黑如乌鸦毛，主生。这是从五种面色来判断生气的情况。心有生气，面色就像细白的薄绢裹着朱砂一样；肺有生气，面色就像细白的薄绢裹着红色的东西一样；肝有生气，面色就像白绢裹着红青色的东西一样；脾有生气，面色就像白绢裹着栝楼的果实一样；肾有生气，面色就像白绢裹着紫色的东西一样。这些都是五脏气血充盈、荣华于外的征象。

五色、五味与五脏的相合关系是这样的：白色和辛味与肺相合，赤色和苦味与心相合，青色和酸味与肝相合，黄色和甘味与脾相合，黑色和咸味与肾相合。因为五脏在外与五体相合，所以白色与皮肤相合，赤色与脉相合，青色与筋相合，黄色与肉相合，黑色与骨相合。

【原文】

诸脉者皆属[①]于目，诸髓者皆属于脑，诸筋者皆属于节，诸血者皆属于心，诸气者皆属于肺。此四支八谿之朝夕[②]也。

故人卧血归于肝。目受血而能视，足受血而能步，掌受血而能握，指受血而能摄。卧出而风吹之，血凝于肤者为痹，凝于脉者为泣，凝于足者为厥。此三者，血行而不得反其空[③]，故为痹厥也。人有大谷十二分[④]，小谿[⑤]三百五十四名，少十二俞[⑥]。此皆卫气之所留止，邪气之所客[⑦]也，针石缘[⑧]而去之。

【注释】

①属：注。②八谿：指上肢的肘腕，下肢的膝踝，左右共八处，故称“八谿”。朝夕：通“潮汐”。③空（kǒng）：孔窍。④大谷十二分：大谷，指人体的大关节。在手有肩、肘、腕，在足有髁、膝、髋各三节共计十二处，即“十二分”。⑤小谿：肉之小会，也就是人体腧穴。⑥少十二俞：即少十二关。⑦客：留止。⑧缘：因、用。

【译文】

各条脉络，都连属于目，而诸髓都连属于脑，诸筋都连属于骨节，诸血都连属于心，

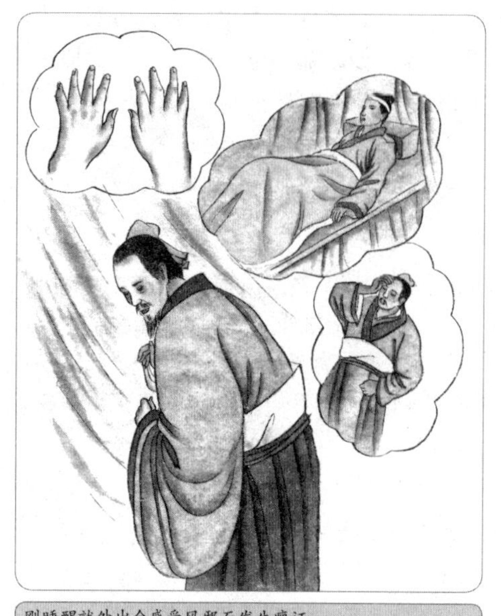
刚睡醒就外出会感受风邪而发生痹证。

诸气都连属于肺。同时，气血的运行朝夕来往，不离于四肢八谿的部位。

因此，人睡觉时，血贮藏到肝脏，肝得到血，进而滋养眼睛，使眼睛能看见东西；脚得到血的充养，就能行走；手掌得到血的充养，就能握住东西；手指得到血的充养，就能拿取物体。假如刚睡醒就外出感受风邪，血液的运行就会滞涩，凝于肌肤的，会发生痹证；凝于经脉的，会导致气血运行不畅；凝滞在脚部的，会引发厥冷。造成这三种疾病的原因是气血运行不畅，不能正常返回组织间隙的孔穴之处。人体全身共有大谷十二处，小谿三百五十四处，这里面不包括十二脏腑各自的腧穴数目。这些大谷和小谿都是卫气留止的地方，也是邪气客居之所。治疗疾病的时候，可循着这些部位施以针石，以祛除邪气。

【原文】

诊病之始，五决为纪[①]。欲知其始，先建其母[②]。所谓五决者，五脉也。

是以头痛巅[③]疾，下虚上实[④]，过在足少阴、巨阳[⑤]，甚则入肾。徇蒙招尤[⑥]，目冥[⑦]耳聋，下实上虚，过在足少阳、厥阴，甚则入肝。腹满䐜胀[⑧]，支鬲胠胁[⑨]，下厥上冒[⑩]，过在足太阴、阳明。咳嗽上气[⑪]，厥在胸中，过在手阳明、太阴，甚则入肺。心烦头痛，病在鬲中，过在手巨阳、少阴，甚则入心。

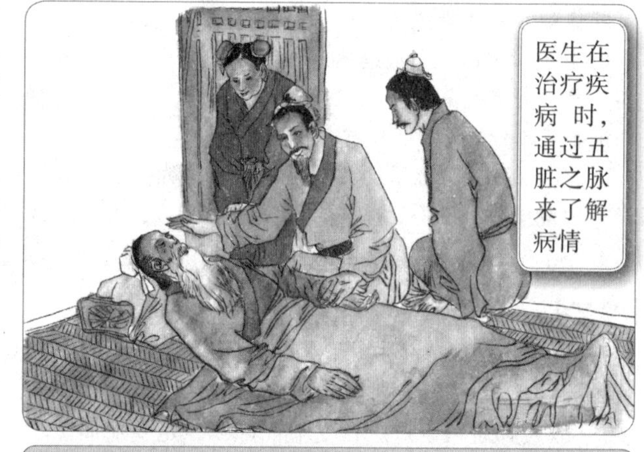

诊病的根本，是以五决为纲领。

【注释】

① 五决为纪：以五脏之脉为纲纪。② 母：指胃气。胃为水谷之海，是人的生命赖以存在的根本。③ 巅：巅顶，即头顶。④ 下虚上实：正气虚于下，邪气实于上。⑤ 过：病。巨阳：太阳的别称。⑥ 徇蒙招尤：眩晕且视物昏暗不清，头颤且摇动不定。⑦ 目冥：慢性眼病，目暗。⑧ 腹满：饱闷。䐜胀：内外急迫。⑨ 支鬲胠（qū）胁：胸膈和胠胁像有东西撑住一样。支，拄，支撑。鬲，通“膈”，胸膈。胠，指腋下胁上空软部分。⑩ 冒：神志不清。⑪ 上气：逆喘。

【译文】

诊病的根本，是以五决为纲领。要想知道疾病是怎么发生的，就先要考察那一脏脉的胃气怎样。所谓五决，就是五脏之脉。

所以，头痛等巅顶部位的疾病，属于下虚上实，病邪在足少阴和足太阳经。如果病情恶化，可深入转移于肾。头晕眼花、身体摇动、耳聋，属下实上虚，病邪在足少阳和足厥阴经。病情严重，可深入转移于肝。腹部胀满、胸膈阻塞、胁肋疼痛、下体厥冷、上体眩晕，属于下气上逆，病邪在足太阴和足阳明经。咳嗽气喘，胸中气机逆乱，病邪在手阳明和手太阴经。病情要是加重，就会传入肺脏。心烦头痛、胸膈不适的，病邪在手太阳和手少阴经。病势如加剧，就会传入心脏。

【原文】

夫脉之小大滑涩浮沉，可以指别；五脏之象，可以类推[①]；五脏相音[②]，可以意识；五色微诊[③]，可以目察。能合脉色，可以万全。赤，脉之至也，喘[④]而坚，诊曰有积气在中，时害于食，名曰心痹，得之外疾，思虑而心虚，故邪从之。白，脉之至也，喘而浮，上虚下实，惊，有积气在胸中，喘而虚，名曰肺痹，寒热，得之醉而使内[⑤]也。青，脉之至也，长而左右弹，有积气在心下支胠，名曰肝痹，得之寒湿，与疝同法，腰痛足清头痛。黄，脉之至也，大而虚，有积气在腹中，有厥气，名曰厥疝[⑥]，女子同法，得之疾使四支，汗出当风。黑，脉之至也，下坚而大，有积气在小腹与阴[⑦]，名曰肾痹，得之沐浴清水[⑧]而卧。

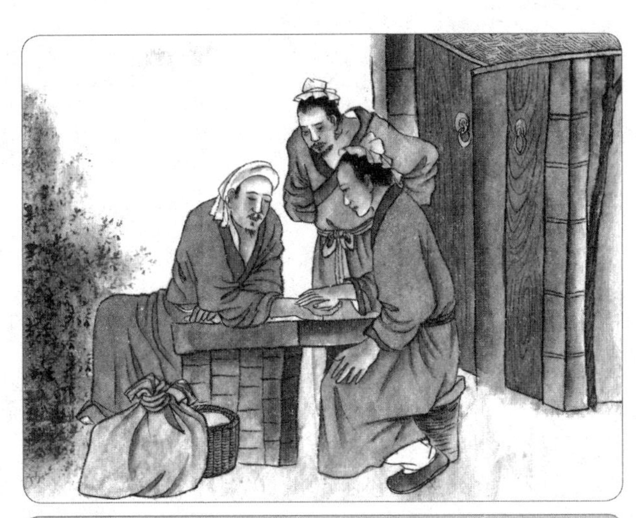
脉象的小大、滑涩、浮沉等，可以通过医生的手指辨认。

凡相五色，面黄目青，面黄目赤，面黄目白，面黄目黑者，皆不死也。面青目赤，面赤目白，面青目黑，面黑目白，面赤目青，皆死也。

【注释】

①“五脏”两句：五脏藏于内，五脏的征象可用取类比象的方法来推测。②相音：察听病人音声之清浊长短疾徐。相，察。③微诊：是说色诊极精微。④喘：通“湍”，急速。⑤使内：指房事。内，房事的避讳语。⑥厥疝：病名，多是脾虚、肝气横逆所致。症见腹中逆气上冲，胃脘作痛，呕吐，足冷，少腹痛引睾丸。⑦阴：指前阴。⑧清水：指凉水。

【译文】

脉象的小、大、滑、涩、浮、沉等，医生可以通过手指辨别；五脏功能显露在外的，可以通过相类事物的比象来推求；五脏各自相应合的声音，可以凭意会鉴别；五色的细微变化，可以用眼睛来观察。诊断疾病时，如能将色、脉两者结合起来，就可以做到万无一

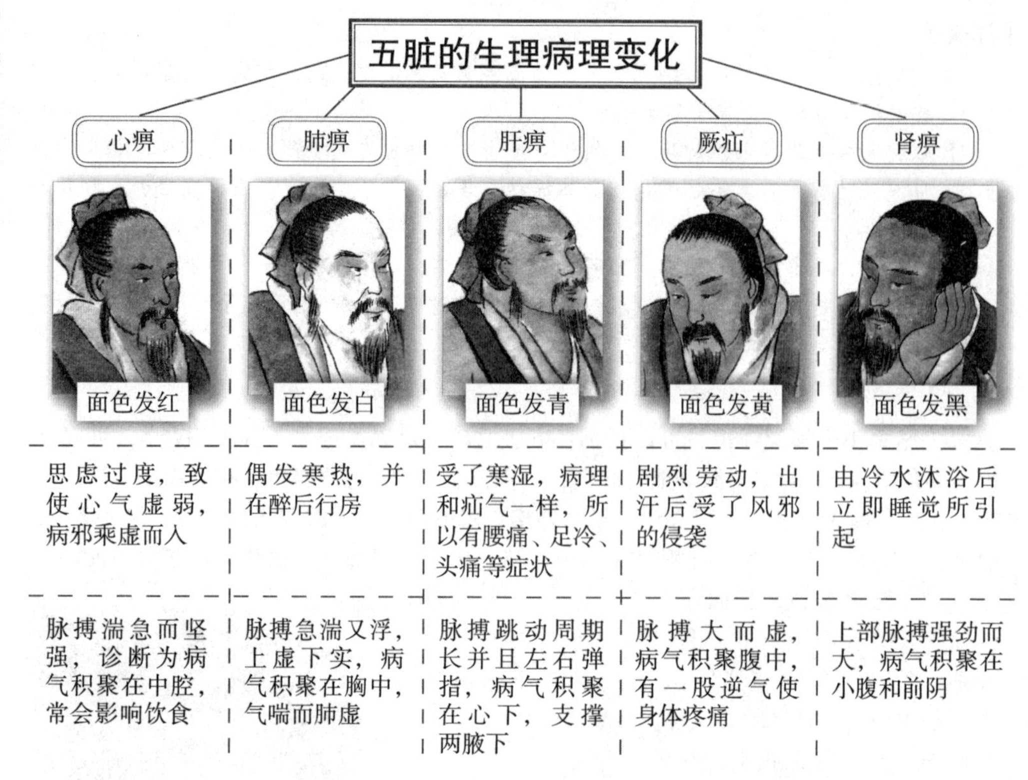

失了。面部呈现红色，脉象急促而坚实的，可诊为邪气积聚于腹中。这种疾病常会妨害饮食，病名为心痹。这种病之所以会发生，是因为思虑过度致使心气虚弱，邪气趁机侵入。面部呈现白色，脉象急促而浮大的，上虚下实，所以常出现惊恐的症状，病邪积聚于胸中，迫使肺气喘，但肺气本身是虚弱的，病名叫肺痹。这种病是由发寒热，并于醉酒后行房事所引发的。面部呈现青色，脉象长并左右弹击手指的，是病邪积聚于心下，支撑两侧胁肋，此病名叫肝痹。这种病通常由寒湿引起，与疝的病理相同，它的症状是腰痛、足冷、头痛等。面部呈现黄色，脉象上大而虚的，是病邪积聚在腹中，有逆气产生，这个病的名字叫作厥疝。女子身上会出现这种情况，多是四肢过劳，出汗后感受风邪所致。面部呈现黑色，脉象下坚实而大，是病邪积聚在小腹与前阴，病名叫作肾痹，多因冷水沐浴后睡觉受凉而发生。

大凡诊察五色，面黄目青、面黄目赤、面黄目白、面黄目黑，皆为不死的征象，因为面带黄色，表明土气尚存。面青目赤、面赤目白、面青目黑、面黑目白、面赤目青等现象，则皆为死亡的征象，因为面色没有黄色，表明土气已经败绝。

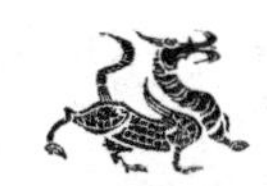

五脏别论篇：五脏分类及诊病方法

【导读】

本篇主要讨论了人体的五脏六腑和奇恒之腑的分类及区别，人体内的六个奇恒之腑，与五脏六腑有着不同的功能特点，所以本篇称为“五脏别论”。

本篇的主要内容有：一是论述奇恒之腑和五脏六腑的功能、特点以及区别；二是说明诊脉独取寸口脉象的原理；三是介绍医生诊病时的注意事项，以及“不迷信鬼神”和“不讳疾忌医”这两种科学思想。

【原文】

黄帝问曰：余闻方士①，或以脑髓为脏，或以肠胃为脏，或以为腑。敢问更相反，皆自谓是，不知其道，愿闻其说。

岐伯对曰：脑、髓、骨、脉、胆、女子胞②，此六者，地气之所生也，皆藏于阴而象于地，故藏而不泻，名曰奇恒之腑③。夫胃、大肠、小肠、三焦、膀胱，此五者，天气之所生也，其气象天，故泻而不藏，此受五脏浊气，名曰传化之腑④，此不能久留，输泻者也。魄门⑤亦为五脏使，使水谷不得久藏。所谓五脏者，藏精气而不泻也，故满而不能实。六腑者，传化物而不藏，故实而不能满也。水谷入口，则胃实而肠虚；食下，则肠实而胃虚，故曰实而不满。

帝曰：气口⑥何以独为五脏之主？

岐伯曰：胃者，水谷之海，六腑之大源也。五味入口，藏于胃，以养五脏气。气口亦太阴也，是以五脏六腑之气味，皆出于胃，变见于气口。故五气入鼻，藏于肺，肺有病，而鼻为之不利也。凡治病，必察其下⑦，适⑧其脉，观其志意，与其病也。

拘于鬼神者，不可与言至德⑨；恶于针石者，不可与言至巧⑩；病不许治者，病必不治，治之无功矣。

在方士中，对脏和腑的称呼很混乱，我想知道正确的观点。
胃、大肠、小肠、三焦、膀胱合称为“传化之腑”。
脑、髓、骨、脉、胆、女子胞合称为“奇恒之腑”。

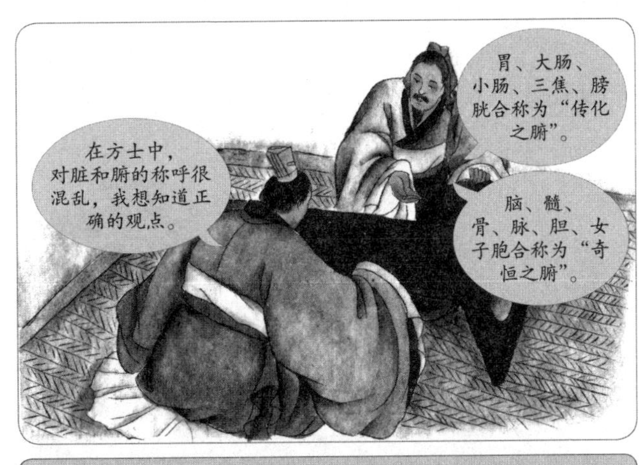

黄帝与岐伯谈论关于五脏六腑的话题。

【注释】

①方士：这里指医生。王冰：“谓明悟方术之士也。”②女子胞：即子宫。③奇恒之腑：异于一般的腑。④传化之腑：指五腑，即胃、大肠、小肠、三焦、膀胱。⑤魄门：即肛门。魄，通“粕”。王冰：“魄门谓之肛门也。内通于肺，故曰魄门。”中医认为肺

藏魄，肺与大肠相表里。⑥ 气口：诊脉部位，即掌后动脉部位。中医认为五脏六腑的脉气在此表现最为明显，故此处称"气口"，也叫"脉口"，又因诊脉部位距掌后横纹一寸，又称"寸口"。⑦ 下：指大小便。⑧ 适：诊测、调适。⑨ 至德：医学道理。⑩ 至巧：针石技巧。

【译文】

黄帝问道：我听说方士之中，有人把脑髓叫作脏，有人把肠胃叫作脏，也有的把这些都称为腑。他们的意见是相反的，却又都认为自己的看法是正确的。我不知哪种理论是对的，希望你谈一谈这个问题。

岐伯回答说：脑、髓、骨、脉、胆、女子胞，这六者是因感受地气而产生的，都能贮藏精血，就像大地包藏万物一样，所以它们的作用是藏而不泻，它们名叫奇恒之腑。胃、大肠、小肠、三焦、膀胱，这五者是秉承天气而生的，它们的作用是像天一样地运行周转，所以是泻而不藏的，它们受纳五脏的浊气，所以称为传化之腑。这是因为浊气不能久留在其中，必须及时转输和排泄。此外，肛门也为五脏行使疏泻浊气，这样，水谷的糟粕就不会久留于体内了。所谓五脏，它们的功能是贮藏精气而不向外发泄，所以它们会经常地保持精气饱满，而不是一时地得到充实。六腑，它们的功能是将水谷加以传化，而不是加以贮藏，所以它们有时显得充实，但不能永远保持盛满状态。之所以出现这种情况，是因为水谷入口下行，胃充实了，但肠中还是空虚的，食物再下行，肠充实了，而胃中就空虚了，这样依次传递。所以说，六腑是一时的充实，而不是持续的盛满。

黄帝问：诊察气口之脉，为什么能知道五脏六腑十二经脉之气呢？

岐伯说：胃是水谷之海，为六腑的泉源。饮食五味入口，留在胃中，经过足太阴脾的运化输转，能充养五脏之气。气口为手太阴肺经所过之处，也属于太阴经脉，主朝百脉，所以五脏六腑的水谷精微，都是出自胃而反映于气口的。而五气入鼻，藏留于肺，所以肺有了病变，则鼻为之不利。凡是治病必观察其大小便的变化，审视其脉候的虚实，察看其情志精神的状态以及病情的表现。

对那些拘守鬼神迷信观念的人，是不能与其谈论至深的医学理论的；对那些讨厌针石治疗的人，也不可能和他们讲什么医疗技巧；有病而忌讳治疗的人，他的病是治不好的，勉强治疗也收不到应有的功效。

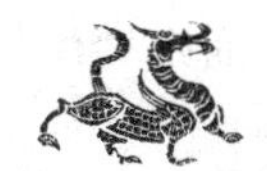

异法方宜论篇：地域气候影响治病

【导读】

本篇说明了由于自然环境和生活条件的不同，各地之人体质各异，其发病征象和治疗方法也存在差别，所以在治疗时要先了解病情，因地、因人制宜，采用不同的治疗方法，故篇名为“异法方宜论”。

本篇主要介绍了东方、西方、北方、南方和中央地区的居民各自的生活环境、生活习惯、体质特征、发病特点及与其适应的治疗方法。

【原文】

黄帝曰：医之治病也，一病而治各不同，皆愈，何也？

岐伯对曰：地势[①]使然也。故东方之域，天地之所始生[②]也。鱼盐之地，海滨傍水，其民食鱼而嗜咸，皆安其处，美其食。鱼者使人热中[③]，盐者胜血[④]。故其民皆黑色疏理，其病皆为痈疡。其治宜砭石，故砭石者，亦从东方来。

东方地区的人们喜欢吃鱼类与咸味食品，得病以后适宜用砭石刺法来治疗

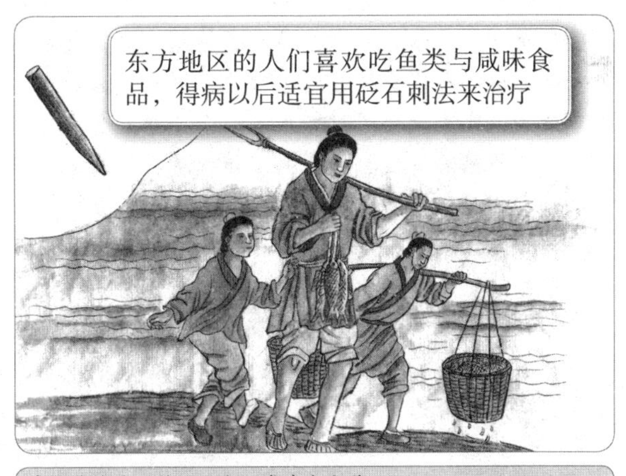

东方海滨地区接近于水，盛产鱼和盐。

西方者，金玉之域，沙石[⑤]之处，天地之所收引[⑥]也。其民陵居[⑦]而多风，水土刚强。其民不衣而褐荐[⑧]，华食[⑨]而脂肥，故邪不能伤其形体，其病生于内。其治宜毒药[⑩]。故毒药者，亦从西方来。

北方者，天地所闭藏之域也。其地高陵居，风寒冰冽。其民乐野处而乳食[⑪]，脏寒生满病[⑫]。其治宜灸焫[⑬]，故灸焫者，亦从北方来。

南方者，天地之所长养[⑭]，阳之所盛处也。其地下[⑮]，水土弱[⑯]，雾露之所聚也。其民嗜酸而食胕[⑰]，故其民皆致理[⑱]而赤色，其病挛痹[⑲]。其治宜微针[⑳]，故九针者，亦从南方来。

中央者，其地平以湿，天地所以生万物也众[㉑]。其民食杂[㉒]而不劳，故其病多痿厥寒热。其治宜导引按跻[㉓]。故导引按跻者，亦从中央出也。

故圣人杂合以治[㉔]，各得其所宜，故治所以异而病皆愈者，得病之情[㉕]，知治之大体也。

【注释】

① 地势：指高低、燥湿等因素。② 始生：开始生发。取法春生之气。③ 热中：热邪滞留在肠

胃里。因鱼性属火，多食使人热积于中，而痈发于外。④ 盐者胜血：盐味咸，咸能入血，多食则伤血。⑤ 沙石：即流沙，今称沙漠。⑥ 收引：收敛引急，秋天的气象。⑦ 陵居：依山而居。⑧ 不衣：不穿丝绵。褐荐：以毛布为衣、细草为席的生活习惯。褐，毛布。荐，草席。⑨ 华食：指吃鲜美的酥酪、肉类食物。⑩ 毒药：泛指治病的药物。⑪ 乐野处：喜欢在野外居住，即过游牧生活。乳食：以牛羊乳为食品。⑫ 脏寒生满病：内脏受寒，而发生胀满等疾病。⑬ 灸焫（ruò）：一种治疗方法，即用艾灼烧皮肤。⑭ 长养：南方的气候地理，适宜养育和生长万物。⑮ 地下：地势低洼。⑯ 水土弱：水土卑湿。⑰ 胕：即“腐”字，指经过发酵腐熟的食物。⑱ 致理：肌肤致密。⑲ 挛痹：筋脉拘挛，麻木不仁。⑳ 微针：小针。㉑“天地”句：自然界用来养育各种生命的物产繁多。㉒ 食杂：食用的东西繁多。㉓ 导引按跻：古代一种保健和治病的方法，按摩皮肉，搓举手足。㉔ 杂合以治：综合各种疗法以治疗疾病。㉕ 得病之情：得以了解病情。

【译文】

黄帝问：为什么医生在治疗疾病时，对同一种病采取不同的治疗方法，都能使病人痊愈呢？

岐伯回答说：因为地理环境不同，所以治疗方法各有所宜。比如东方地区，气候温和，是出产鱼和盐的地方。由于该地区地处海滨，接近水，所以当地的人大多喜欢吃鱼类和咸味食品。他们习惯居住在这个地方，以鱼盐为美食。但鱼性属火，经常吃鱼会使人体内的积热过多；咸能走血，过多地吃盐会使血液受到损伤。该地区的人们大多皮肤黝黑，肌理疏松，容易患痈疡之类的疾病。治疗这类疾病，大多适宜用砭石刺法。因此，砭石的治病方法，也是从东方起源的。

西方地区，多山和旷野，盛产金玉，遍地沙石。这里的自然环境像秋令之气，有一种收敛肃杀的特点。该地区的人们依山陵而住，其地多风，水土的性质又比较刚强，而他们在生活和着装方面不大考究，衣毛布，睡草席，但饮食都是鲜美的酥酪骨肉之类，因此他们体态肥壮，外邪不容易侵犯他们的形体。他们发病大多发饮食、情志内伤类的疾病。治疗这类疾病宜用药物。所以，药物的疗法，是从西方起源的。

北方地区，地形较高，自然气候如同冬天的闭藏气象。人们依山陵居住，经常处在风寒冰冽的环境中。该地区的人们，喜好游牧生活，在田野临时住宿，吃的是牛羊乳汁，因此内脏易受寒，容易患胀满的疾病。治疗这类疾病，宜用艾火炙灼。所以，艾火炙灼的治疗方法，是从北方起源的。

南方地区，气候适合长养自然界中的万物，是阳气最盛的地方，地势低下，水土薄弱，因此雾露经常聚集。该地区的人们喜欢吃酸类和腐熟的食品，皮肤腠理致密并且发红，他们容易患筋脉拘挛、麻木不仁等疾病。治疗这类疾病，宜用微针针刺。所以，九针的治病方法是从南方起源的。

中原地区，地形平坦，气候潮湿，物产丰富，所以人们的食物种类很多，生活比较安逸。这里发生的疾病，多是痿弱、厥逆、寒热等病，治疗这些病宜用导引按摩的方法。所以，导引按摩的治疗方法，是由中原地区的人推广出来的。

从以上情况来看，一个高明的医生，应当能够将这些治病方法综合起来，根据具体情况，随机应变，灵活运用，使患者得到适宜的治疗。所以，尽管治疗方法各有不同，结果却是疾病都能痊愈。这是由于医生能够了解病情，并掌握了治疗大法。

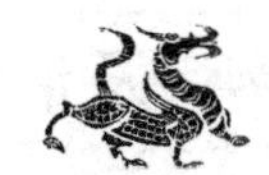

移精变气论篇：治病方法同时而异

【导读】

移精变气，是指通过心理调控的治疗方法，改善病人的精神状态，从而调整其体内的气机运行并治愈疾病。因为本篇开篇讲述的是移精变气方面的内容，所以以此名篇。以开篇内容或开头的文字作为篇名，是《黄帝内经》的篇目命名方式之一。

本篇的主要内容有：一是通过对比，指出“移精变气”疗法在古时有效而在当世无效的原因；二是说明色诊、脉诊在诊断上的重要意义；三是说明问诊的诊断方法，并指明其重要性。

【原文】

黄帝问曰：余闻古之治病，惟其移精变气①，可祝由②而已。今世治病，毒药治其内，针石治其外，或愈或不愈，何也？

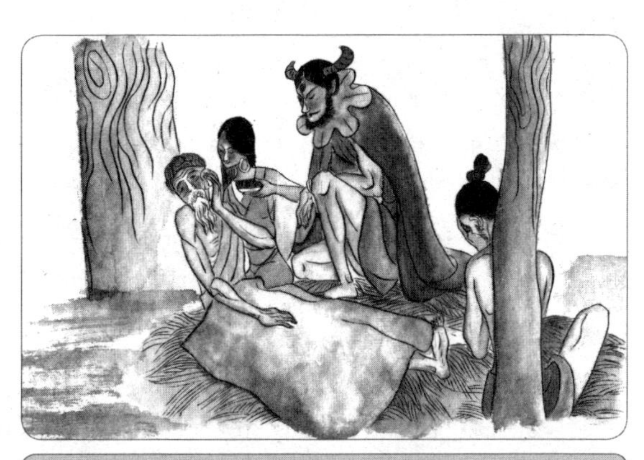

古时，用“祝由”的方法可以将病人治愈。

岐伯对曰：往古人居禽兽之间，动作以避寒，阴居以避暑。内无眷慕之累，外无伸宦③之形。此恬淡之世，邪不能深入也。故毒药不能治其内，针石不能治其外，故可移精变气，祝由而已。当今之世不然。忧患缘其内，苦形伤其外，又失四时之从，逆寒暑之宜，贼风数至，虚邪朝夕，内至五脏骨髓，外伤空窍肌肤，所以小病必甚，大病必死，故祝由不能已也。

【注释】

①惟其移精变气：通过调控思想意识来改善精气的活动状态。②祝由：古代用心理暗示的方法改变人的精神状态，以此来治疗疾病，这类似现代的精神疗法。③伸宦：置身官场，求取做官。

【译文】

黄帝问道：我听说古时候治病，只要调控病人的精神，改变病人气机的运行，用一种“祝由”的方法医治，就可以把病治好了。现在治病，要用药物从内部治疗，用针石从外部治疗，有的疾病能治愈，有的却不能治愈，这是什么缘故呢？

岐伯回答说：古时候的人们，生活简单，居住在巢穴中，在禽兽之间追逐生存，寒冷的季节到了，就通过活动身体驱除寒冷，暑热来了，就到阴凉的地方躲避暑气，在内没有眷恋羡慕的情志牵挂，在外没有奔走求官的劳累形役，处在一个安静淡泊、不谋名利、精神内守的意境里，这样邪气是不可能深入侵犯的，所以他们既不需要用药物治其内，也不

古今疾病及治疗的不同

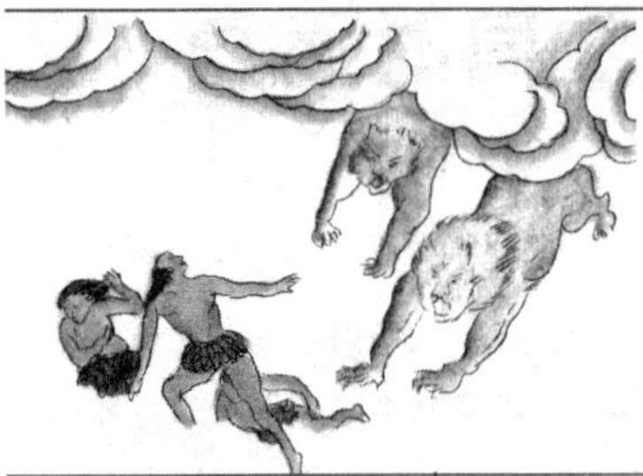

古人	活动身体以驱寒，在阴凉地方避暑			
	在内没有眷恋羡慕的情志牵挂			
	在外没有奔走求官的劳累形役			
	邪气不侵			
	偶尔生病	调控病人的精神	用“祝由”的方法就能治愈疾病	
		改变气机的运行		
今人	不能顺从四时气候的变化	内入五脏骨髓	药物治疗内部	病势轻的会加重
	在内为忧患所牵累			
	在外为劳苦所形役	外伤五官肌肤	针石治疗外部	病势重的会死亡
	常遭虚邪贼风侵袭			

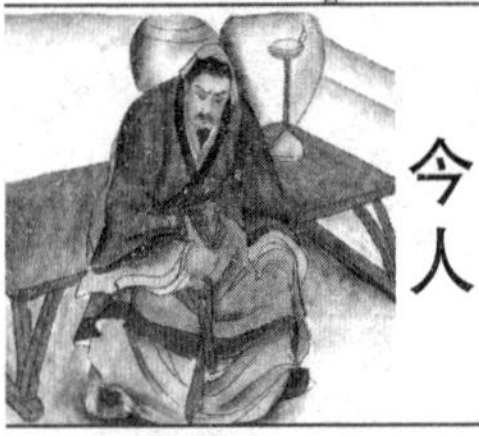

需要用针石治其外。即使有疾病的发生，只要调控病人的精神，改变气机的运行，用一种叫“祝由”的方法就可以治愈疾病。现在的人就不同了，在内被忧患所牵累，在外则为劳苦所形役，不能顺从四时气候的变化，常常遭受到“虚邪贼风”的侵袭，正气衰竭，外邪乘虚侵犯人体，在内深入五脏骨髓，在外伤害五官肌肤，这样病势轻的就会加重，病势重的就会死亡，所以用祝由的方法就不能治愈疾病了。

【原文】

帝曰：善。余欲临病人，观死生，决嫌疑①，欲知其要，如日月光，可得闻乎？

岐伯曰：色脉者，上帝之所贵也，先师之所传也。上古使僦贷季②，理色脉而通神明，合之金木水火土、四时、八风、六合③，不离其常，变化相移，以观其妙，以知其要。欲知其要，则色脉是矣。色以应日，脉以应月，常求其要，则其要也。夫色之变化，以应四时之脉。此上帝之所贵，以合于神明也。所以远死而近生，生道以长，命曰圣王。中古之治病，至而治之。汤液十日，以去八风五痹之病，十日不已，治以草苏草荄之枝④。本末为助⑤，标⑥本已得，邪气乃服。暮世之治病也则不然。治不本四时，不知日月⑦，不审逆从，病形已成，乃欲微针治其外，汤液治其内，粗工凶凶⑧，以为可攻，故病未已，新病复起。

【注释】

①嫌疑：疑似。②僦（jiù）贷季：上古的名医，相传是岐伯的祖师。③六合：指东、南、西、北四方及上、下这六个方位。④草苏草荄（gāi）之枝：即草叶和草根。苏，叶。荄，根。枝，茎。⑤本末为助：本，指病人。末，指医生。⑥标：指末，即医生。⑦不知日月：不懂得色脉的重要。日月，代指色脉。⑧粗工凶凶：技术低劣的医生，大吹大擂。凶凶，即“汹汹”。

【译文】

黄帝说：讲得好！我想在为病人诊治时，能够洞察病人的死生，明辨疾病的疑似，如果掌握其中的要领，心中就如同有日月之光照耀一样明了。这样的诊法，你可以讲给我听吗？

岐伯说：在诊法上，色和脉的诊察方法是上古帝王所看重、先师所传授的。上古有位名医叫作僦贷季，他研究望色和切脉的道理，通达神明，能够联系到金木水火土以及四时、八风、六合，从正常的规律和异常的变化来综合分析，观察其中的变化和奥妙，知道其中的要领。我们如果想弄懂这些要领，就必须研究人的气色和脉息。气色就像太阳一样，有阴有晴，脉息就像月亮一样，有盈有亏，从气色和脉息中得其要领，就是诊病的关键。而气色的变化，与四时的脉象是相对应的，这是上古帝王十分重视的。如果能明白原理，心领神会，就可以运用无穷，然后就能从这些观察结果中掌握疾病的情况，知道如何回避死亡从而达到生命的安全。如果能够做到这样就可以长寿，而人们就将称奉你为“圣王”。中古时期的医生治病，大多是在疾病刚一发生时就能及时治疗，先用十天汤液，以祛除“八风”“五痹”等病邪。如果十天不能治愈，再用草药治疗。医生能够掌握病情，处理得当，所以邪气会被制服，疾病也就会痊愈。后世的医生治病，就不是这样了，他们治病时不能遵循四时的变化，不知道阴阳变化与气色、脉息的关系，也不能够辨别病情的顺逆，等到疾病已经形成了，才想用微针从外部治疗，用汤液从内部治疗。这些医术粗浅、草率愚笨的医生，还认为这样就能治愈疾病，却不知道疾病已经形成，已经无法治愈了。原来的疾病没有痊愈，又因为治疗的错误，新的疾病产生了。

【原文】

帝曰：愿闻要道。

岐伯曰：治之要极，无失色脉。用之不惑，治之大则。逆从倒行，标本不得，亡神失身。去故就新，乃得真人。

帝曰：余闻其要于夫子矣。夫子言不离色脉，此余之所知也。

岐伯曰：治之极于一。

帝曰：何谓一？

岐伯曰：一者因问而得之。

帝曰：奈何？

岐伯曰：闭户塞牖[①]，系之病者，数问其情，以从其意。得神者昌，失神者亡。

面青之人，脉象弦而急
面赤之人，脉象浮大而散
面黄之人，脉象中缓而大
面白之人，脉象浮涩而短
面黑之人，脉象沉濡而滑

尺肤数说明脉象数
尺肤急说明脉象急
尺肤缓说明脉象缓
尺肤涩说明脉象涩
尺肤滑说明脉象滑

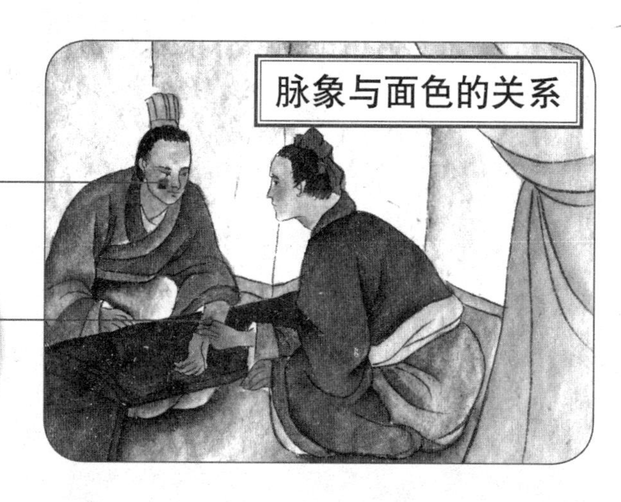

帝曰：善。

【注释】

①闭户：关闭房门。塞牖（yǒu）：关上窗户。

【译文】

黄帝说：我想听听有关临证诊治的重要道理。

岐伯说：诊治疾病的关键在于不要在色诊脉诊上出错。使用色诊法，不为疾病的假象所迷惑，这是临证诊治的重要原则。如果把病情的顺逆搞颠倒了，而且治疗时不能得到病人的配合，就会使病人的神气消亡，身体受到损害。因此，当世的医生要赶快丢掉鄙陋的旧知识，努力学习望色和诊脉的新学问，积极进取，这样才能达到上古真人的地步。

黄帝说：我已听到了你讲的这些重要道理。你说诊断疾病的关键是注重色脉，这个我已经明白了。

岐伯说：诊治疾病，还有一个关键。

黄帝问：是什么呢？

岐伯说：这个关键就是要通过与病人接触询问病情。

黄帝问：怎样问呢？

岐伯说：选择一个安静的环境，关好门窗，与病人建立亲近融洽的关系，耐心细致地询问病情，一定要让病人毫无顾虑，畅所欲言，这样就能得知其中的真实情况，同时还要观察病人的神色。神色振奋，则预后良好；神色失常，则预后不良。

黄帝说：讲得好！

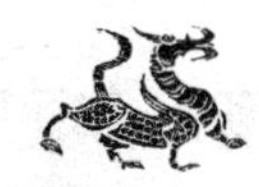

汤液醪醴论篇：五谷养生法

【导读】

汤液醪醴，是由五谷制成的酒类，其中清稀淡薄的叫作汤液，稠浊味浓的称为醪醴。本篇开篇讲述的是汤液醪醴方面的内容，所以以此名篇。

本篇的主要内容包括：一是论述汤液醪醴的制作方法和应用；二是阐述病人与医生的标本关系；三是介绍水气病的发病原因和治疗方法。

【原文】

黄帝问曰：为五谷汤液及醪醴[①]奈何？

岐伯对曰：必以稻米，炊之稻薪。稻米者完，稻薪者坚。

帝曰：何以然？

岐伯曰：此得天地之和，高下之宜，故能至完，伐取得时，故能至坚也。

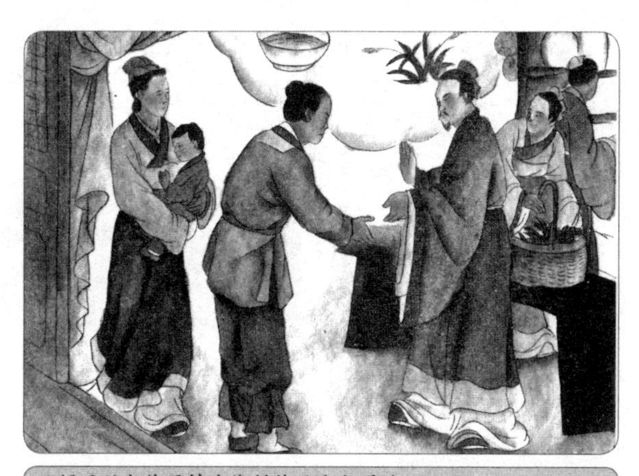

必须用稻米作原料才能制作汤液和醪醴。

【注释】

①汤液：米汁。醪（láo）醴（lǐ）：酒类。醪，浊酒。醴，甜酒。

【译文】

黄帝问道：怎样用五谷来制作汤液及醪醴呢？

岐伯回答说：必须用稻米作原料，以稻秆作燃料。因为稻米之气完备，稻秆又很坚实。

黄帝问：为什么这么说？

岐伯说：稻谷秉承天地的和气，生长在高低适宜的地方，所以得气最完备；它收割在秋季，是在最适当的季节收割的，所以稻秆最坚实。

【原文】

帝曰：上古圣人作汤液醪醴，为而不用[①]，何也？

岐伯曰：自古圣人之作汤液醪醴者，以为备耳，夫上古作汤液，故为而弗服也。中古之世，道德稍衰[②]，邪气时至，服之万全。

帝曰：今之世不必已，何也？

岐伯曰：当今之世，必齐[③]毒药攻其中，镵石[④]针艾治其外也。

帝曰：形弊血尽而功不立者何？

岐伯曰：神不使也。

汤液和醪醴

名称	解释	影响
汤液	以五谷作为原料熬煮而成的清液，可以用来滋养五脏	后世方剂学家在其影响之下，发明了汤剂、酒剂；现代方药中的粳米、秫米、薏米、赤小豆等，也是直接从汤液和醪醴中发展而来的
醪醴	将五谷熬煮之后，发酵酿造而成，可以用来治疗五脏之病	

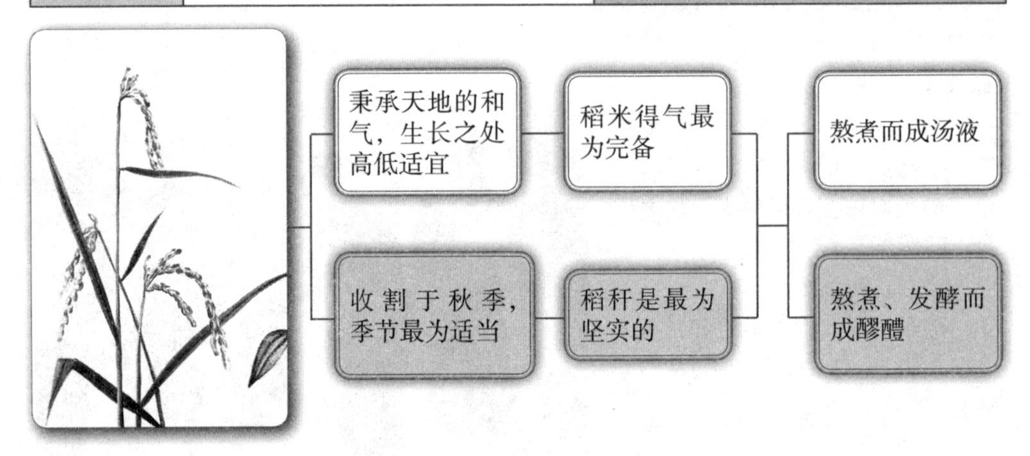

帝曰：何谓神不使？

岐伯曰：针石，道[⑤]也。精神不进，志意不治，故病不可愈。今精坏神去，荣卫不可复收。何者？嗜欲无穷，而忧患不止，精气弛坏，荣泣卫除[⑥]，故神去之而病不愈也。

【注释】

①为而不用：制备后不用以煎药。②道德稍衰：讲究养生之道、追求合乎人道的生活方式的人逐渐减少。③必齐（zī）：必须用。齐，通“资”，用。④镵（chán）石：石针。⑤道：通“导”，引导气血。⑥荣泣（sè）卫除：荣血枯涩，卫气消失。泣，通“涩”。

【译文】

黄帝问：上古时代有医术高明的医生，制成了汤液和醪醴，虽然制作好了，却只是用它来供给祭祀和宴请宾客，而不用它煎药，这是什么道理？

岐伯说：自古医术高明的医生，做好汤液和醪醴是用来以备万一的，因为上古太和之世，人们身心康泰，很少患病，虽然汤液制成了，却还是放在那里不用的。到了中古时代，养生之道稍稍衰落，人们的身心比较虚弱，因此外界邪气时常能够乘虚伤人，但病人只要服些汤液醪醴，病也就会好的。

黄帝问：现在的人，就算服用了汤液醪醴，病也不一定好，这是什么缘故呢？

岐伯说：现在的人和中古时代不同了，一有疾病，必定用药物内服，用砭石、针灸外治，病才能痊愈。

黄帝问：病情发展到了形体败坏、气血枯竭的地步，治疗就没有办法见效了，这其中有什么道理？

岐伯说：这是因为病人的神气已经不能发挥应有的作用了。

黄帝问：什么叫作神气不能发挥应有的作用？

岐伯说：用针石治病，不过是一种引导血气的方法而已，治疗结果主要取决于病人自身的精神志意。如果病人的神气已经衰微，志意已经散乱，即使有好的方法，神气也不能发挥应有的作用，病还是不能好。况且，现在病人的情况，是已经到了精神败坏、神气消散、荣卫气血不能再恢复的地步了。为什么病情会发展到这样的地步呢？主要是由于病人不懂得养生之道，放纵欲望而没有克制，忧患愁苦又不能停止，以致精气败坏，荣血枯涩，卫气作用消失，这样一来神气也就失去了应有的作用。病人对治疗措施已经没有任何反应，疾病当然就不会痊愈了。

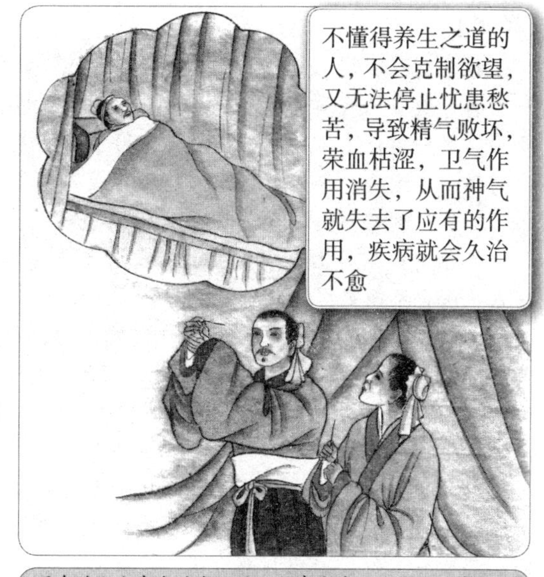

现在的人和中古时代不同，一有疾病，就必须用药物内服，用砭石、针灸外治，病才能痊愈。

【原文】

帝曰：夫病之始生也，极微极精①，必先入结于皮肤。今良工皆称曰，病成②名曰逆，则针石不能治，良药不能及也。今良工皆得其法，守其数③，亲戚兄弟远近④，音声日闻于耳，五色日见于目，而病不愈者，亦何暇不早乎？

岐伯曰：病为本，工为标。标本不得，邪气不服，此之谓也。

帝曰：其有不从毫毛而生，五脏阳以竭也。津液充郭⑤，其魄独居，孤精于内，气耗于外⑥，形不可与衣相保，此四极⑦急而动中。是气拒于内，而形施于外。治之奈何？

岐伯曰：平治于权衡⑧。去宛陈莝⑨，微动四极，温衣，缪刺⑩其处，以复其形。开鬼门，洁净府⑪，精以时服。五阳已布，疏涤五脏，故精自生，形自盛，骨肉相保，巨气乃平。

帝曰：善。

【注释】

①极微极精：十分轻微隐蔽。②病成：病情严重，病证已成。③数：指技术要领。④远近：即亲疏。⑤津液充郭：津液充满于皮肤。郭，皮肤。⑥“其魄”三句：精得阳则化气行水，今阳气衰竭，体内阴精过剩，水液停留，所以说“其魄独居”，故“孤精于内，气耗于外”。这是病理上的连锁关系。魄，指阴精。⑦四极：四肢。⑧权衡：秤砣和秤杆，代指衡量轻重。⑨去宛陈莝（cuò）：去除郁积的废物。⑩缪（miù）刺：病在左而刺右，病在右而刺左的针刺方法。⑪洁净府：通利小便。净府，膀胱。

【译文】

黄帝问：疾病初起时，病情是极其轻浅隐蔽的，病邪只是潜留在皮肤内。现在，医生一看病，就会说疾病已经形成，而且病情的发展和预后很不好，用针石不能治愈，吃汤药也不能达到病灶了。现在的医生都懂得治疗的方法，精通针刺和用药的技术，与病人像亲人兄弟一样亲近，每天都能听到病人声音的变化，每天都能看到病人五色的改变，可是却治不好病，这是不是没有提前治疗的缘故呢？

岐伯说：这是因为疾病的性质和病人自身是“本”，医生的治疗方法和药物为“标”；病人与医生不能很好地配合，病邪就不能驱除，说的就是这种情况啊。

黄帝问：有的病不是从外表皮肤发生的，而是发于阳气衰竭的五脏。水气充满皮肤，阴气旺盛至极，阴气单独留在体内，而阳气在外部耗损严重，身体浮肿，不能穿上原来的衣服，四肢肿急而影响到内脏。这种情况是阴气格拒于内，而水气弛张于外，对这种病应当怎样治疗呢？

岐伯说：要平复水气。要根据病情衡量轻重，驱除体内的瘀血和积水，并让病人的四肢做些轻微运动，使阳气逐渐宣行，还要让病人注意保暖，以助其恢复体内的阳气，驱散凝聚的阴气，然后用缪刺的方法，针刺水肿的地方，放出积水以恢复原来的形态，之后用发汗和利小便的方法，打开汗孔，泻出膀胱里的水液，使阴精归于平复。通过输布五脏阳气，疏通五脏的水液郁积，这样精气自然就会生成，形体也会强盛起来，骨骼与肌肉就能相辅相成，正气自然就会恢复正常了。

黄帝说：讲得好。

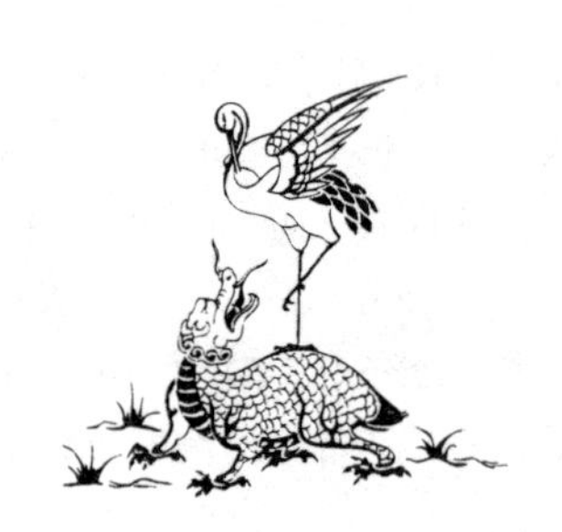

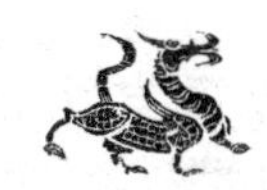

脉要精微论篇：望闻问切四诊法

【导读】

本篇专门阐述了各种诊断方法，特别强调了切脉和望色的重要性，并论述了脉诊的要领，这些内容丰富多彩而又精微神妙，所以篇名为“脉要精微论”。

本篇的主要内容有：一是指出针法要以平旦和持脉为常规原则；二是介绍望诊中察看睛明、五色以及脏腑、形体的方法；三是说明脉诊的方法和作用；四是说明脉象与四时的关系；五是介绍通过病人的声音、大小便和梦境诊察疾病的方法；六是论述如何根据切脉部位来了解内脏的病变，并对各种脉象所主疾病做了举例说明。

【原文】

黄帝问曰：诊法何如？

岐伯对曰：诊法常以平旦，阳气未动，阴气未散，饮食未进，经脉未盛，络脉调匀，气血未乱，故乃可诊有过之脉①。

切脉动静而视精明②，察五色③，观五脏有余不足，六腑强弱，形之盛衰，以此参伍④，决死生之分。

夫脉者，血之府⑤也。长⑥则气治，短⑦则气病，数则烦心⑧，大则病进⑨。上盛⑩则气高，下盛则气胀，代⑪则气衰，细⑫则气少，涩⑬则心痛。浑浑革至如涌泉⑭，病进而色弊；绵绵其去如弦绝⑮，死。

夫精明五色者，气之华也。赤欲如白裹朱，不欲如赭⑯；白欲如鹅羽，不欲如盐；青欲如苍璧之泽⑰，不欲如蓝；黄欲如罗裹雄黄⑱，不欲如黄土；黑欲如重漆色⑲，不欲如地苍⑳。五色精微象见矣，其寿不久也㉑。夫精明者，所以视万物，别白黑，审短长。以长为短，以白为黑，如是则精衰矣。

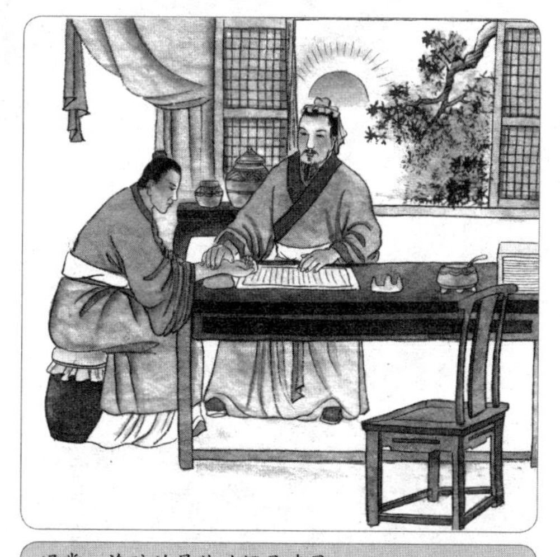

通常，诊脉的最佳时间是清晨。

【注释】

①有过之脉：有病之脉。②动静：脉象搏动的变化。精明：即目之精光。精，同“睛”。③五色：面部红、黄、青、白、黑五种色泽。④参伍：综合比较，对比异同。⑤脉者，血之府：脉是血液汇聚的地方。⑥长：指长脉，脉体长而且超过本位。⑦短：指短脉，脉体短而且不及本位。⑧数（shuò）：指数脉，即一息五至以上的脉象。烦心：心里烦躁。⑨大：指大脉，脉象满指，坚实有力。病进：病势正在发展、恶

脉象及其主病

长脉	正常	脉体充满寸、关、尺三部本位，长而和缓	气血流畅、平和为气治
	异常	超过本位，长而洪、大、实	邪气盛实而正气亦不衰，正邪搏击
短脉	脉体不足寸、关、尺三部本位	气不足为气病	虚，气虚血少
			实，气滞血瘀
数脉	脉来急速，一息六至或以上	数而有力为实热	内心烦热
		数而无力为虚热	
大脉	正常	脉体宽大而和缓	气血充盛
	异常	大而有力则为邪热实证	病势正在向前发展
		大而无力则为虚损，气不内守	
上盛	上部脉大而有力		气逆于上，胸满气喘
下盛	下部脉大而有力		邪滞于下，腹部胀满
代脉	脉来缓弱并出现有规律的间歇		脏气衰微，其病危重
细脉	脉细如线，但应指清晰		正气衰少
涩脉	脉来不流利，往来艰涩		血少气滞
弦脉	来时若有若无，微细无力，或像弓弦猝然断绝		气血已绝，生机已断

太过与不及

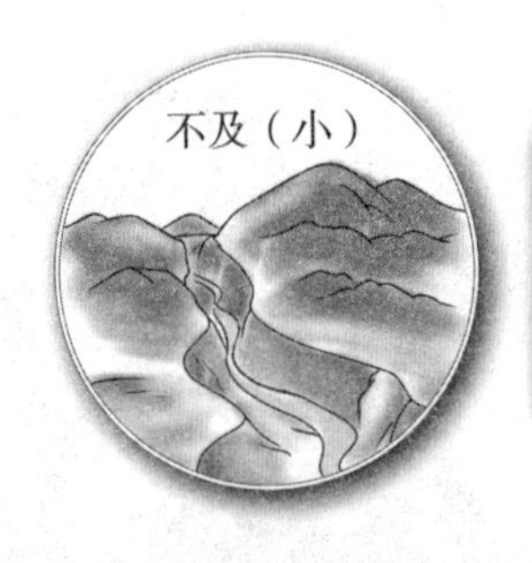

将经脉比作河流，不及、小即如水位不足，太过、大即如水位太高

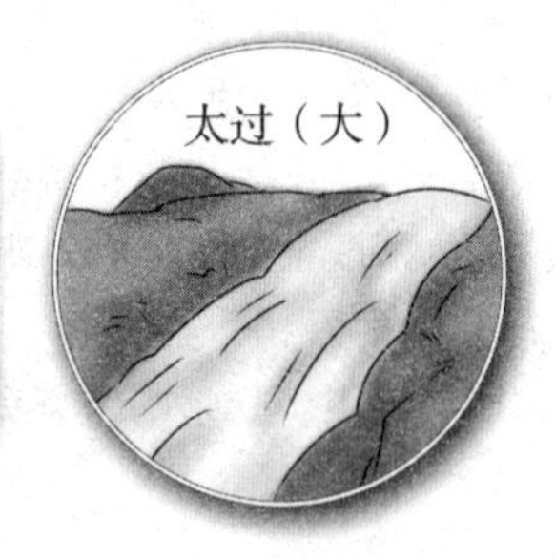

化。⑩上盛：上部脉，即寸脉搏动有力。盛，搏动有力。下文“下盛”，即下部脉，尺脉搏动有力。⑪代：指代脉，来数中止，不能自还，是一种有规律的间歇脉。⑫细：指细脉，应指细小微弱。⑬涩：指涩脉，往来滞涩，如轻刀刮竹。⑭“浑浑”句：王冰：“浑浑，言脉气乱也。革至者，谓脉来弦而大，实而长也。如涌泉者，言脉汩汩，但出而不返也。”⑮“绵绵”句：王冰：“绵绵，言微微似有，而不甚应手也。如弦绝者，言脉卒断，如弦之绝去也。”⑯赭（zhě）：赤而紫的颜色。⑰苍璧之泽：色泽青而明润。苍，青绿色。璧，玉石。⑱罗裹雄黄：黄中透红之色。罗，丝织物。雄黄，药名。⑲重漆色：色泽黑而有光泽。重，重复。漆之又漆，谓“重漆”。⑳地苍：土地苍黑，枯暗如尘。㉑“五色”两句：吴崑：“真元精微之气，化作色相，毕现于外，更无藏蓄，是真气脱也，故寿不久。”

【译文】

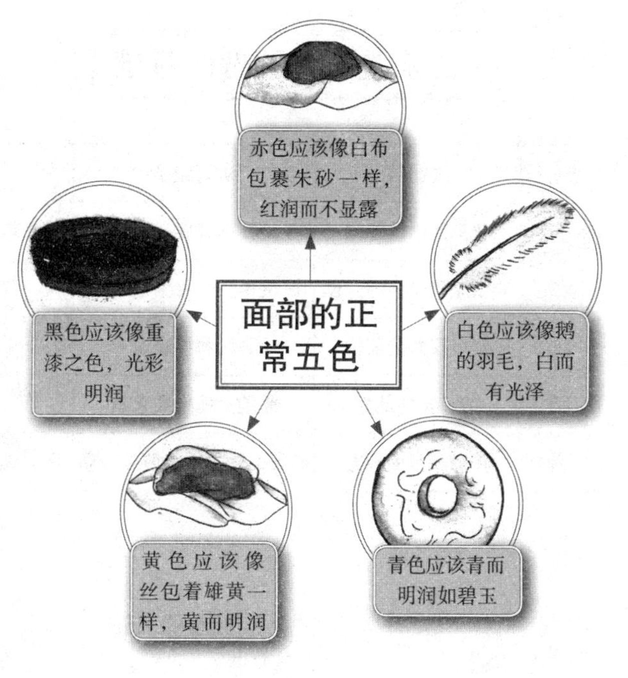

黄帝问道：诊脉的方法是怎样的呢？

岐伯回答说：通常，诊脉的最佳时间是清晨，此时人还没有劳作，阳气未被扰动，阴气尚未耗散，饮食也未曾进入身体，经脉之气尚未充盛，络脉之气也平和均匀，气血未受到扰乱，因而容易诊察出有病的脉象。

在诊察脉搏动静变化的同时，还应观察病人双眼的神色，诊察五色的变化，观察脏腑的强弱虚实及形体的盛衰，将这几个方面综合考察比较，以判断疾病的吉凶和死生。

脉是血液汇聚之所在，而血液的循行要依赖气的统率。长脉说明气血流畅平和为气治，短脉说明气不足为气病，数脉说明内心烦热，大脉说明邪气方张而病势正在向前发展，上部脉盛说明气逆于上，下部脉盛说明邪滞于下，代脉为元气衰弱，细脉说明正气衰少，涩脉说明血少气滞，主心痛之症。脉来时大而急速如泉水上涌，说明病势正在发展，会有危险；脉来时若有若无，微细无力，或像弓弦一般猝然断绝而去，说明气血已绝，生机已断，是死亡的征兆。

两目的精明和面部的五色，都是内脏的精气所表现出来的光华。赤色应该像白布包裹朱砂一样，红润而不显露，不应该像赭石那样，色赤带紫，没有光泽；白色应该像鹅的羽毛，白而有光泽，不应该像盐那样白而带灰暗色；青色应该青而明润如碧玉，不应该像青靛那样青而带沉暗色；黄色应该像丝包着雄黄一样，黄而明润，不应该像黄土那样，枯暗无华；黑色应该像重漆之色，光彩明润，不应该像地苍那样，枯暗如尘。假如五脏真色暴露于外，就是真气外脱了，人的寿命也就不长了。两眼精明是用来观察万物、分别黑白、审察长短的，如果长短不明、黑白不清，就是精气衰竭了。

【原文】

五脏者，中之守①也。中盛藏满，声如从室中言，是中气之湿也。言而微，终日乃复言者，此夺气也。衣被不敛，言语善恶，不避②亲疏者，此神明之乱也。仓廪③不藏者，是门户不要④也。水泉⑤不止者，是膀胱不藏也。得守者生，失守者死。

夫五府者，身之强也。头者，精明之府⑥，头倾视深⑦，精神将夺矣。背者，胸中之府，背曲肩随，府将坏矣。腰者，肾之府，转摇不能，肾将惫矣。膝者，筋之府，屈伸不能，行则偻附⑧，筋将惫矣。骨者，髓之府，不能久立，行则振掉⑨，骨将惫矣。得强则生，失强则死。

【注释】

① 五脏者，中之守：五脏的功能是藏精气而守于内。中，内。守，藏。② 不避：不分。③ 仓

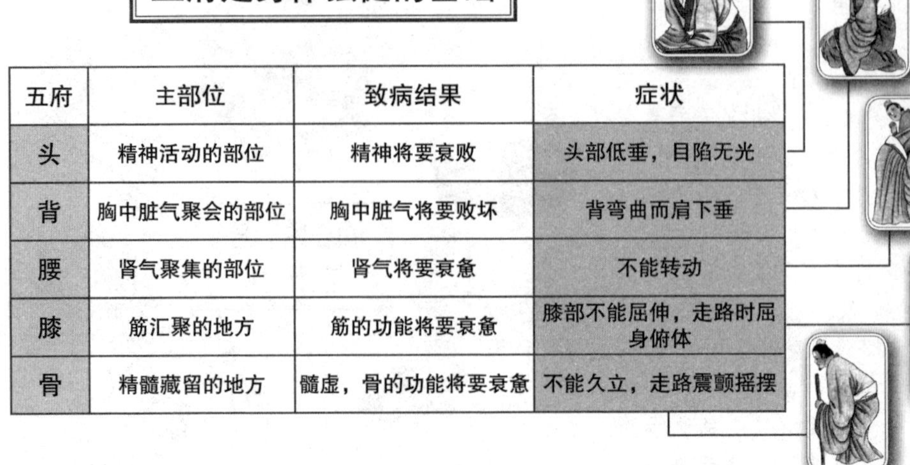

五府是身体强健的基础

五府	主部位	致病结果	症状
头	精神活动的部位	精神将要衰败	头部低垂，目陷无光
背	胸中脏气聚会的部位	胸中脏气将要败坏	背弯曲而肩下垂
腰	肾气聚集的部位	肾气将要衰惫	不能转动
膝	筋汇聚的地方	筋的功能将要衰惫	膝部不能屈伸，走路时屈身俯体
骨	精髓藏留的地方	髓虚，骨的功能将要衰惫	不能久立，走路震颤摇摆

廪：指脾胃。有皮的谷藏曰“仓”，无皮的米藏曰“廪”。仓廪指储藏米谷的仓库。中医认为脾胃有受纳腐熟水谷、运化精微的功能，故称脾胃为“仓廪”。④门户不要（yāo）：大便失禁。要，约束。⑤水泉：小便。⑥精明之府：精气聚集的地方。⑦头倾视深：头部侧垂而不能抬起，两目深陷且无光。⑧偻（lǚ）附：曲背低头，即驼背。附，同“俯”。⑨振掉：摇摆晃动。

【译文】

五脏的作用是藏精气而守于内。如果邪气充盛于腹中，脏气壅满，讲话时声音重浊不清，像在室中说话一样，就是中焦湿盛的缘故；声气低微，语言不能连续，是正气虚脱的缘故；不知收拾整理衣服被子，不分亲疏远近，时而亲昵和蔼，时而恶言恶语，是神明错乱的缘故；脾胃不能藏纳水谷精气且大便失禁，是中气失守、肛门不能约束的缘故；小便失禁，是膀胱不能闭藏的缘故。如果五脏能够内守，人就能生存；如果五脏精气不能固藏，人就会死亡。

五府是身体强健的基础。头是精神活动的部位，如果头部低垂，目陷无光，精神就将要衰败。背是胸中脏气聚会的部位，如果背弯曲而肩下垂，胸中脏气就将要败坏。腰是肾气聚集的部位，如果不能转动，肾气就将要衰惫。膝是筋汇聚的地方，如果膝部不能屈伸，走路时屈身俯体，筋的功能就将要衰惫。骨是精髓藏留的地方，如果不能久立，走路震颤摇摆，就是髓虚，骨的功能就将要衰惫。总之，如果五府能够恢复强健，人就可以痊愈；如果五府不能恢复强健，人就会死亡。

【原文】

岐伯曰：反四时者，有余为精，不足为消。应太过，不足为精；应不足，有余为消。阴阳不相应，病名曰关格。

帝曰：脉其四时动奈何？知病之所在奈何？知病之所变奈何？知病乍①在内奈何？知病乍在外奈何？请问此五者，可得闻乎？

岐伯曰：请言其与天运转也。万物之外，六合之内。天地之变，阴阳之应，彼春之暖，为夏之暑；彼秋之忿②，为冬之怒③；四变之动④，脉与之上下⑤。以春应中规⑥，夏应中矩⑦，秋应中衡⑧，冬应中权⑨。是故冬至四十五日，阳气微上，阴气微下；夏至四十五日，阴气微上，阳气微下。

阴阳有时，与脉为期。期而相失，知脉所分；分之有期，故知死时。微妙在脉，不可不察；察之有纪，从阴阳始。始之有经，从五行生；生之有度，四时为宜。补泻勿失，与天地如一。得一之情，以知死生。是故声合五音⑩，色合五行⑪，脉合阴阳。

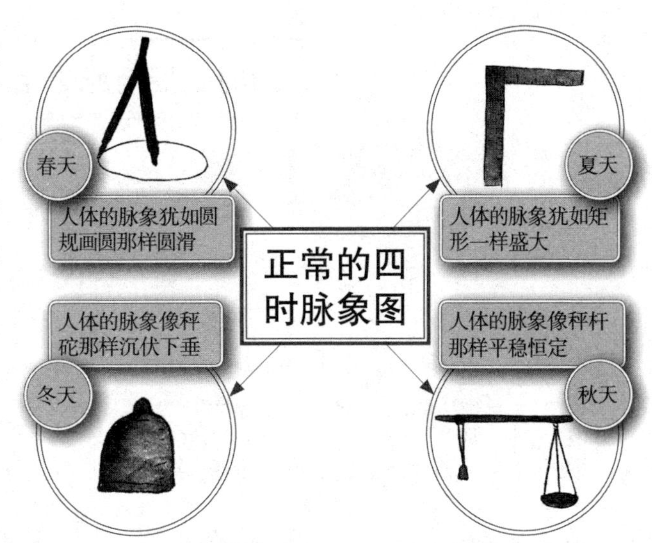

【注释】

①乍：突然、猛然。②忿：比喻秋气萧索劲急。③怒：比喻严冬的寒烈气势。④四变之动：春夏秋冬四时的往来变迁。⑤上下：往来。即脉象浮沉盛衰的变化。⑥春应中规：春脉应符合圆规的形象，圆滑流畅。中，符合。规，画圆的工具。⑦夏应中矩：夏脉应符合方矩的形象，盛大方正。矩，画方形的工具。⑧秋应中衡：秋脉应符合秤杆的形象，平稳恒定。衡，秤杆。⑨冬应中权：冬脉应符合秤砣的形象，沉伏下垂。权，秤砣。⑩声合五音：人的声音和五音相应合。⑪色合五行：人的气色与五色相应合，即青合木、黄合土、赤合火、白合金、黑合水。

【译文】

岐伯说：人的脉气有时与四时之气相反，如果邪气胜过精气就会表现为有余，如果血气先已消耗就会表现为不足。按照时令来讲，脏气当旺，脉气应有余，若反见不足的，是邪气胜过了精气；脉气应不足，若反见有余的，是正不胜邪，血气消耗而邪气猖獗。这种由阴阳气血不相从、邪正不相应的情况引发的疾病名叫关格。

黄帝问：脉象是怎样顺应四时的变化而变动的呢？怎样通过脉诊知道病变的所在呢？怎样通过脉诊知道疾病的变化呢？怎样通过脉诊知道病突发于内呢？怎样通过脉诊知道病突发于外呢？您能详细为我讲解一下这五个问题吗？

岐伯说：让我讲一讲人体的阴阳升降与天地的运转循环相适应的情况吧。万物之外，六合之内，天地间的变化，阴阳的相应，如春天的温暖气候，发展为夏天的暑热气候；秋天的劲急之气，发展为冬天的寒杀之气。与这种四时气候的变化类似，人体的脉象也不断变化而升降浮沉。春天人体的脉象犹如圆规画圆那样圆滑，夏天人体的脉象犹如矩形一样盛大，秋天的脉象像秤杆那样平稳恒定，冬天的脉象像秤砣那样沉伏下垂。四时阴阳的情况也是这样，冬至到立春的四十五天，阳气微升，阴气微降；夏至到立秋的四十五天，阴气微升，阳气微降。

四时阴阳的升降是有一定的时间规律的，人体脉象的变化也与之相应。如果脉象变化与四时阴阳不相应，就是病态的。根据脉象的异常变化就可以知道病发生在哪个脏器，再根据脏气的盛衰和四时衰旺的周期，就可以判断出疾病和死亡的时间。四时阴阳变化之微妙，都在脉象上有所反映，因此不可不细心地体察；诊察脉象的纲领，是从辨别阴阳开始的。

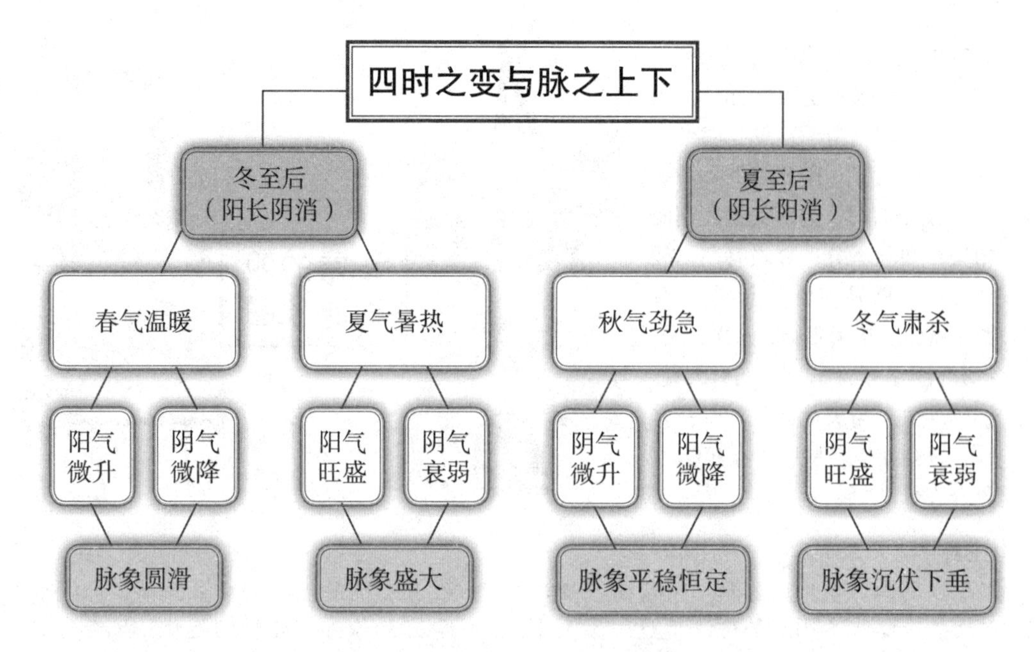

阴阳也有开端，它是借着五行产生的。它的产生有一定的法则，那就是以四时变化为规律。诊断疾病时要以四时阴阳为准则，遵循四时阴阳的变化规律且没有偏离，这样人体就能保持相对平衡，并与天地阴阳相统一。如果真正掌握了这种看问题的诀窍，就可以判断疾病的预后和死生。所以，人的声音是和五音相应合的，人的气色是和五行相应合的，人的脉象则是和天地四时的阴阳变化相应合的。

【原文】

是知阴盛则梦涉大水恐惧，阳盛则梦大火燔灼，阴阳俱盛则梦相杀毁伤。上盛则梦飞，下盛则梦堕，甚饱则梦予，甚饥则梦取。肝气盛则梦怒，肺气盛则梦哭。短虫多则梦聚众，长虫多则梦相击毁伤①。

是故持脉有道，虚静为保。春日浮，如鱼之游在波②；夏日在肤，泛泛乎万物有余；秋日下肤③，蛰虫将去；冬日在骨，蛰虫④周密，君子居室。故曰：知内者按而纪之，知外者终而始之。此六者⑤，持脉之大法。

心脉搏坚而长，当病舌卷不能言；其软而散者，当消环自已⑥。肺脉搏坚而长，当病唾血；其软而散者，当病灌汗⑦，至今不复散发也⑧。肝脉搏坚而长，色不青，当病坠若搏，因血在胁下，令人喘逆；其软而散，色泽⑨者，当病溢饮⑩，溢饮者，渴暴多饮，而易⑪入肌皮肠胃之外也。胃脉搏坚而长，其色赤，当病折髀⑫；其软而散者，当病食痹⑬。脾脉搏坚而长，其色黄，当病少气；其软而散，色不泽者，当病足䯒肿⑭，若水状也。肾脉搏坚而长，其色黄而赤者，当病折腰；其软而散者，当病少血，至今不复也。

【注释】

①按：本节内容与本篇的主旨不符，其相似内容见于《灵枢·淫邪发梦》，应当是误收于本篇。②如鱼之游在波：形容春脉浮而未显。③下肤：脉搏由浮而微沉。④蛰虫：藏伏于土中过冬的虫。⑤六者：指春、夏、秋、冬、内、外。⑥“心脉搏坚”四句：搏坚而长，脉

象搏动坚硬，过于本位。软而散，虚软而细散。徐春甫：“搏、坚，皆为太过。软而散，皆为不及。五脏各因太过不及而病也。”消环自已，脉象搏动坚硬，过于本位，虚软而细散。张介宾：“消，尽也。环，周也。谓期尽一周，即病自已矣。”⑦灌汗：形容自汗或盗汗。《脉经》作“漏汗”，这个解释更为合理。肺脉耎而散为肺虚，肺合皮毛，肺虚则皮毛不固，故自汗或盗汗。⑧至今不复散发也：张介宾：“汗多亡阳，故不可更为发散也。”⑨色泽：面色光泽。张志聪：“《金匮要略》云：‘夫水病人，面目鲜泽。’盖水溢于皮肤，故其色润泽也。”⑩溢饮：病名。水气外溢，充满皮肤四肢。⑪易：《甲乙经》作“溢”，这个解释更为合理。⑫折髀（bì）：股部疼痛如折。髀，股部。⑬食痹：病名。张介宾：“食痹者，食入不化，入则闷痛呕汁，必吐出乃止。”⑭足骺（héng）肿：胫骨连及足部的区域浮肿。骺，胫骨，即小腿骨。

【译文】

因此，一个人阴气盛就会梦见渡大水，并生出恐惧，阳气盛就会梦见大火烧灼，阴阳俱盛则会梦见相互残杀，上部盛会梦见飞腾，下部盛会梦见下坠，吃得过饱的时候，就会梦见赠送东西给别人，饥饿时就会梦见去获取东西。肝气盛，做梦就会好发怒气；肺气盛，做梦就会悲哀啼哭。如果腹内短虫多，就会梦见众人集聚；腹内长虫多，则会梦见打架受伤。

因此，诊脉时要有一定的方法和要诀，必须虚心静气，才能保证诊断的正确性。脉象因季节的不同而不同。春天的脉应该上浮在外，好像鱼浮游于水波之中；夏天的脉在皮肤中，洪大而盛，充满指下，就像夏天万物生长的茂盛状态；秋天的脉在皮肤之下，就像蛰虫将要伏藏；冬天的脉沉伏在骨，就像冬眠之虫闭藏不出，人们也都深居简出一样。所以说，要知道内脏的情况，可以从脉象上区别出来；要知道外部经气的情况，可通过诊察经脉循行的经络来推究致病的根源。以上这春、夏、秋、冬、内、外六个方面，就是诊脉的法则。

心脉搏动有力而长，说明心经邪盛，火盛气浮，会出现舌头卷曲而不能言语的症状。如果脉象软而散乱，则是刚脉渐转柔和，等营卫之气循环一周后，疾病就会痊愈。肺脉搏动有力而长，说明火邪犯肺，会出现痰中带血的状况。如果脉象软而散乱，属于肺脉不足，会出现汗出不止的病证，在这种情况下，不能再用发散的方法治疗。肝脉搏动有力而长，面色就会发青，如果不发青，说明病不是从内部产生的，而是因跌坠或搏击所致。瘀血积于胁下，妨碍了肺气的升降，使人喘逆。如果脉象软而散乱，面目颜色有光泽，就是溢饮病，发病原因是口渴暴饮，水不化气，以致水气流入肌肉皮肤之间、肠胃之外。胃脉搏动有力而长，面色发赤，会出现大腿疼痛的状况，腿像折断了一样。如果脉象软而散乱，则

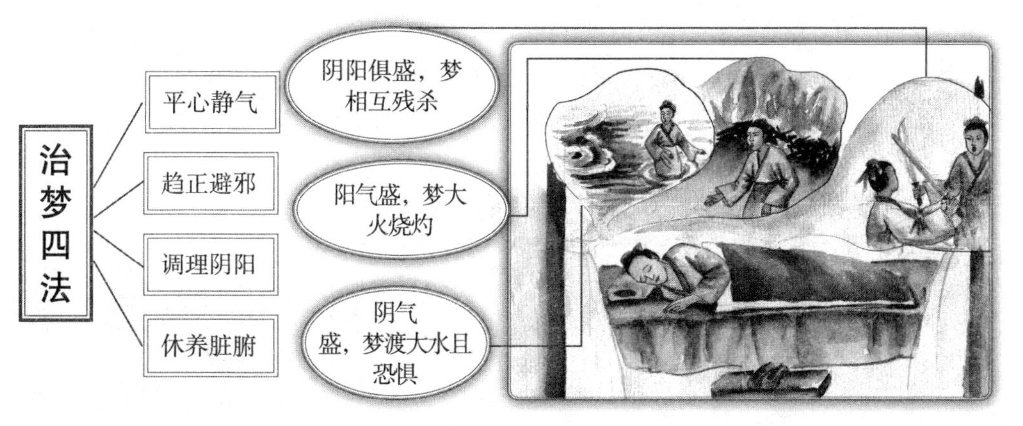

说明胃气不足，这是食痹病。脾脉搏动有力而长，面色发黄，是脾气不运，症状是少气无力。如果脉象软而散乱，面色没有光泽，就是脾虚，不能运化水湿，身体会出现足胫浮肿的症状，好像得了水肿病一样。肾脉搏动坚定有力而长，面部黄里透红，说明心脾之邪盛，并侵犯了肾，使肾受损，病症是腰疼严重，好像腰折断了一样。如果脉象软而散乱，则表明精血虚少，身体不能恢复健康。

【原文】

帝曰：诊得心脉而急，此为何病？病形何如？

岐伯曰：病名心疝[①]，少腹当有形也。

帝曰：何以言之？

岐伯曰：心为牡脏[②]，小肠为之使[③]，故曰少腹当有形也。

帝曰：诊得胃脉，病形何如？

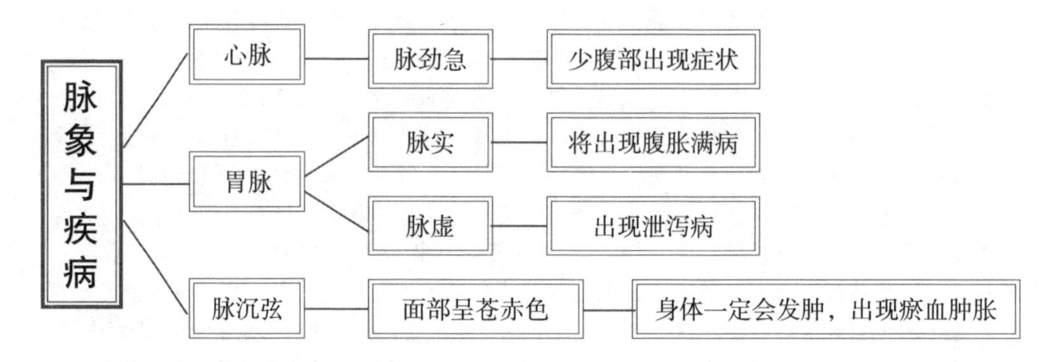

岐伯曰：胃脉实则胀，虚则泄[④]。

帝曰：病成而变[⑤]，何谓？

岐伯曰：风成为寒热[⑥]，瘅成为消中[⑦]，厥成为巅疾[⑧]，久风为飧泄[⑨]，脉风成为疠[⑩]。病之变化，不可胜数。

帝曰：诸痈肿筋挛骨痛，此皆安生？

岐伯曰：此寒气之钟[⑪]，八风之变也。

帝曰：治之奈何？

岐伯曰：此四时之病，以其胜治之，愈也[⑫]。

帝曰：有故病，五脏发动，因伤脉色，各何以知其久暴之病乎？

岐伯曰：悉乎哉问也！征[⑬]其脉小，色不夺者，新病也；征其脉不夺[⑭]，其色夺者，此久病也；征其脉与五色俱夺者，此久病也；征其脉与五色俱不夺者，新病也。肝

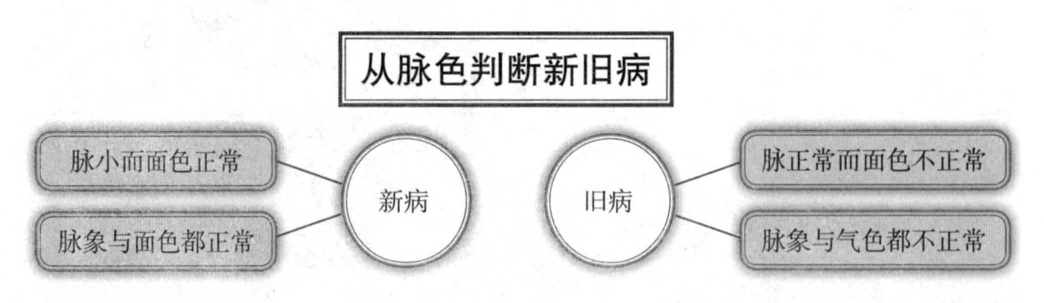

与肾脉并至，其色苍赤，当病毁伤⑮，不见血，已见血，湿若中水也。

【注释】

①心疝：病名，是一种由寒邪侵犯心经所致的急性痛证。症见下腹有形块突起，气上冲胸，心暴痛。②心为牡脏：心脏为阳脏。张介宾："牡，阳也。心属火，而居于膈上，故曰牡脏。"③小肠为之使：心与小肠相表里，所以称小肠为"心之使"。④"胃脉实"两句：高世栻："胃脉有余而实，则胀。胀，腹胀，脾实之病也。胃脉不足而虚，则泄。泄，溏泄，脾虚之病也。举胃与脾，则凡腑与脏合之脉，可类推，其因腑病脏矣。"⑤病成而变：疾病的成因及变化。⑥风成为寒热：风邪造成的病是恶寒发热。王冰："《生气通天论》曰：'因于露风，乃生寒热。'故风成为寒热也。"⑦瘅（dān）成为消中：热邪造成的疾病是多食而易饥的消中。吴崑："瘅，热邪也。积热之久，善食而饥，名曰消中。"⑧厥成为巅疾：厥逆之气上行造成的疾病是癫痫。吴崑："巅、癫同，古通用。气逆上而不已，则上实而下虚，故令忽然癫仆，今世所谓五癫也。"⑨久风为飧泄：张志聪："风乃木邪，久则内干脾土，而成飧泄矣。故曰：'春伤于风，邪气留连，乃为洞泄。'"飧泄，病名，指泄泻完谷不化。⑩疠（lài）：麻风病。⑪钟：聚集。⑫"以其胜"两句：指五行气味相胜。张志聪："以胜治之者，以五行气味之胜治之而愈也。如寒淫于内，治以甘热，如东方生风，风生木，木生酸，辛胜酸之类。"⑬征：验证、查看。⑭夺：失去常态。⑮当病毁伤：为暴病损毁所伤。

【译文】

黄帝问：诊脉时，如果发现心脉劲急，这是什么病？病的症状是怎样的呢？

岐伯说：这种病名叫心疝，少腹部位一定有症状出现。

黄帝问：这是什么道理呢？

岐伯说：心为阳脏，心与小肠相表里，脏病下移传到腑，小肠受其影响，引起疝痛，所以少腹部会出现症状。

黄帝问：诊察到胃脉有病，会有什么病变出现呢？

岐伯说：胃脉实表明邪气有余，将出现腹胀满病；胃脉虚表明胃气不足，将出现泄泻病。

黄帝问：疾病的形成及其发展变化又是怎样的呢？

岐伯说：感受风邪，可引发寒热病；热邪滞留过久，就会成为消中病；气逆上而不止，会成为癫痫病；风气通于肝，风邪经久不愈，木邪侮土，会出现飧泄病；风邪侵入血脉，长久停留则会成为麻风病。疾病的发展变化多端，不可胜数。

黄帝问：各种痈肿、筋挛、骨痛的病变，是怎样产生的呢？

岐伯说：这都是因为寒气聚集和八风邪气侵犯人体而发生的变化。

黄帝问：怎样进行治疗呢？

岐伯说：这是四时偏胜的邪气引起的病变，根据五行相胜的规律去治疗就会痊愈。

黄帝问：有旧病从五脏发动，影响到脉色并发生变化，怎样区别它是旧病还是新病呢？

岐伯说：你问得很详细啊！只要验看脉色，就可以加以区别。脉小而面色正常的，是新病；脉正常而面色不正常的，是旧病；脉象与气色都不在正常状态的，也是旧病；脉象与面色都正常的，是新病。脉见沉弦，是肝脉与肾脉并至。如果面部是苍赤色的，疾病就是由毁伤瘀血导致的。无论外部是否见血，身体都会发肿，就如同被湿邪侵犯或被水气中伤的现象一样，这是瘀血肿胀。

【原文】

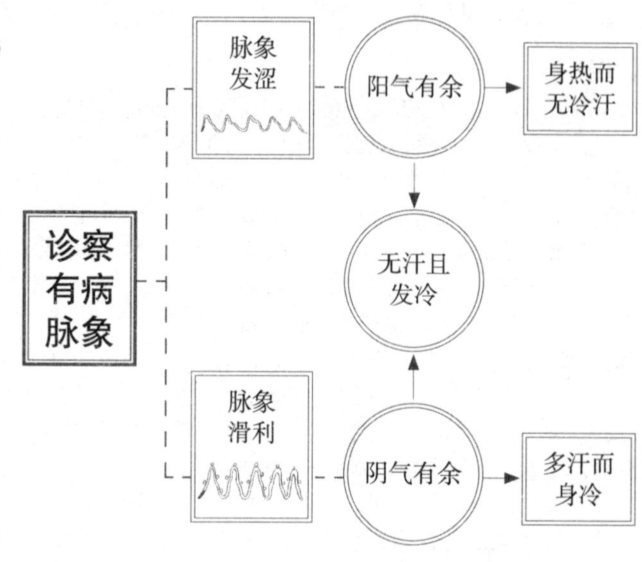

尺内[①]两傍，则季胁[②]也。尺外以候肾，尺里以候腹。中附上[③]，左外以候肝，内以候鬲；右外以候胃，内以候脾。上附上[④]，右外以候肺，内以候胸中；左外以候心，内以候膻中。前以候前，后以候后[⑤]。上竟上者[⑥]，胸喉中事也，下竟下者[⑦]，少腹、腰、股、膝、胫、足中事也。

粗大[⑧]者，阴不足阳有余，为热中[⑨]也。来疾去徐[⑩]，上实下虚，为厥巅疾。来徐去疾，上虚下实，为恶风[⑪]也。故中恶风者，阳气受也。有脉俱沉细数者，少阴厥也。沉细数散者，寒热也。浮而散者，为眴仆[⑫]。

诸浮不躁者，皆在阳，则为热，其有躁者在手[⑬]。诸细而沉者，皆在阴，则为骨痛，其有静者在足。数动一代者，病在阳之脉也，泄及便脓血。诸过者切[⑭]之，涩者，阳气有余也；滑者，阴气有余也。阳气有余，为身热无汗；阴气有余，为多汗身寒；阴阳有余，则无汗而寒。推而外之[⑮]，内而不外，有心腹积也。推而内之，外而不内，身有热也。推而上之，上而不下，腰足清也；推而下之，下而不上，头项痛也。按之至骨，脉气少者，腰脊痛而身有痹也。

【注释】

①尺内：指尺脉。②季胁：胸肋的下部。③中附上：指关部脉。④上附上：指寸脉。⑤前以候前，后以候后：切按寸、关、尺三部脉时，手指向掌侧移少许按之，称为“前”，以测候人体的前半边；以手指向臂侧移少许按之，称为“后”，以测候人体的后半边。⑥上竟上者：手指从寸部脉向上（掌侧）移动。竟，到头。⑦下竟下者：手指从尺部脉向下（臂侧）移动。⑧粗大：洪大。⑨热中：内热。张介宾：“阳实阴虚，故为内热。”⑩来疾去徐：脉来时急而去时缓。来，脉来搏击应指。去，脉去如波浪落下。⑪恶风：疠风病，即今之麻风病。因其病状险恶，故古人以为是感受邪恶之风所致。⑫眴（xuàn）：眩晕。仆：跌倒。⑬其有躁者在手：与下文的“其有静者在足”相应。张介宾：“脉浮为阳，而躁则阳中之阳，若浮而兼躁，乃为阳极，故当在手，谓手三阳经也；若沉细而静，乃为阴极，故当在足，谓足三阴经也。”⑭过：有过之脉。切：切脉。⑮推而外之：推脉向外。王冰：“脉附臂筋，取之不审，推筋令远，使脉外行。”

【译文】

尺脉两旁的内侧可以用来诊候季胁部。外侧可以用来诊候肾脏，中间诊候腹部。关部脉的左手外侧可以用来诊候肝脏，内侧可以用来诊候膈部，右手的外侧可以用来诊候胃腑，内侧可以用诊候脾脏。寸部脉右手外侧可以用诊候肺脏，内侧可以来诊候胸中，左臂外侧可以来诊候心脏，内侧可以用来诊候膻中。前可以用来诊候病人的胸腹部，后可以用来诊候病人的肩背之后。把按寸部脉的手指向上移动，可以诊候胸部与喉中的疾病；把按尺部脉的手指向下移动，可以诊候少腹、腰、股、膝、胫、足等处的疾病。

尺肤诊法

对于我国古代特有的诊病方法尺肤诊,《内经》做了较多论述。尺肤诊法诊察病理变化，主要是通过触按、观察尺部即手前臂由腕至肘的肌肤的张力与弹性强度，以及润泽与寒热情况，根据其所显示的缓急、滑涩、冷热、浮沉等方面的表现，对疾病的阴阳、虚实、寒热、表里等病理变化做出推测

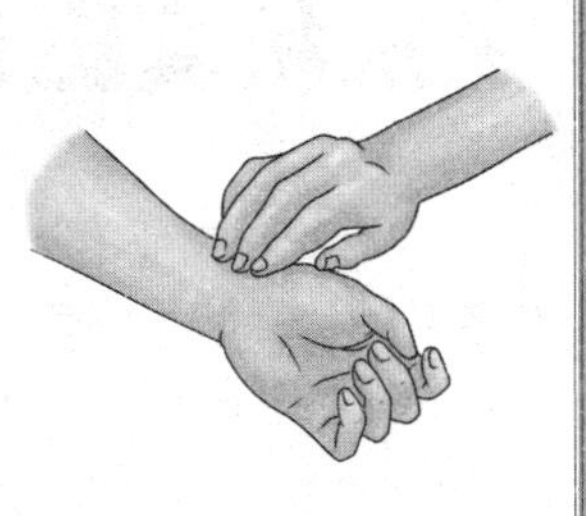

尺肤切诊示意图

脉象洪大，是由于阴精不足而阳有余，这是热中之病。脉象来时迅疾而去时徐缓，是由于上部实而下部虚，会出现厥逆、癫仆一类的疾病。脉象来时徐缓而去时急疾，是由于上部虚而下部实，这容易引发麻风一类的疾病。患这种病的原因，是阳气虚，失去了捍卫的功能，导致病人感受邪气，进而发病。两手脉都沉细而数的,是少阴经经气逆乱所导致的疾病。如果脉象沉细数而散乱，就是阴血亏损，容易引发阴虚阳亢的虚劳寒热病。脉浮而散乱，容易产生眩晕仆倒的疾病。

如果脉象浮而不躁急，表示病邪在阳分，容易引起发热的症状，疾病在足三阳经。如果脉象浮而躁急，则病在手三阳经。如果脉象细而沉，表示病在阴分，症状为骨节疼痛，疾病在手三阴经；如果脉象细沉而静，表示病在足三阴经。如果脉搏跳动几次就出现一次停歇，说明病在阳分，这是阳热郁滞的脉象，会有泄利或大便带脓血的疾病出现。诊察到各种有病的脉象时，如果脉象发涩，说明阳气有余；脉象滑利，说明阴气有余。阳气有余就会身热而无汗；阴寒有余就会多汗而身冷；阴气阳气都有余，就会无汗而发冷。如果按脉时轻按不见脉动，重按才见脉象沉而不浮，说明病在内而不在外，是心腹有积聚病。如果按脉时重按不见脉动，轻按才见脉象浮而不沉，说明病在外而不在内，是身体发热之证。如果诊脉时，只有上部有搏动，下部则脉象虚弱，就是上实下虚，就会出现腰足清冷的疾病。如果诊脉时，只有下部有搏动，上部则脉象虚弱，就是上虚下实，就会出现头项疼痛的疾病。如果重按到骨头才感觉到虚弱的脉动，这就表明阳气不足，会有腰脊疼痛及身体的痹证出现。

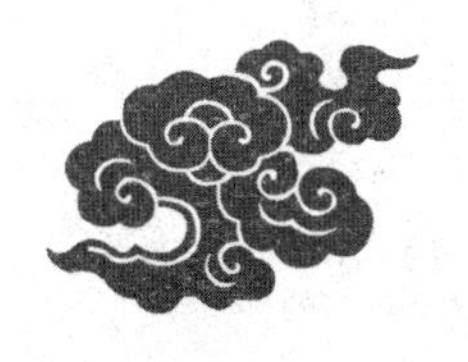

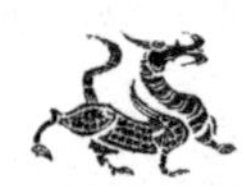

玉机真藏论篇：四季脉象与五脏疾病

【导读】

玉机，指可以窥探天道的神机，引申为重要之意。真脏，指脉来无胃气的真脏脉。真脏脉出现，为死证。

本篇的主要内容包括：一是论述五脏脉与四时的关系；二是说明疾病的传变顺序，但情志之病或猝发之病除外；三是指出病邪侵入是由浅入深的，要及时治疗，否则会预后不良；四是讲述真脏脉出现预决死期的表现和道理；五是说明要结合气候和环境诊察疾病，并及时治疗；六是介绍五实和五虚的症状和预后。

【原文】

黄帝问曰：春脉如弦，何如而弦？

岐伯对曰：春脉者肝也，东方木也，万物之所以始生也。故其气①来，软弱轻虚而滑，端直以长，故曰弦。反此者病。

帝曰：何如而反？

岐伯曰：其气来实而强，此谓太过②，病在外；其气来不实而微③，此谓不及④，病在中。

帝曰：春脉太过与不及，其病皆何如？

岐伯曰：太过则令人善忘，忽忽眩冒而巅疾⑤；其不及，则令人胸痛引背，下则两胁胠⑥满。

帝曰：善。

【注释】

①气：指脉气。②太过：指脏气过于盛满。③不实：脉不充盈。微：脉来微弱。④不及：脏气不足。⑤巅疾：巅顶的病，如头痛。⑥胠（qū）：腋下胁上空软处。

【译文】

黄帝问道：春季的脉象如弦，怎样才算是弦？

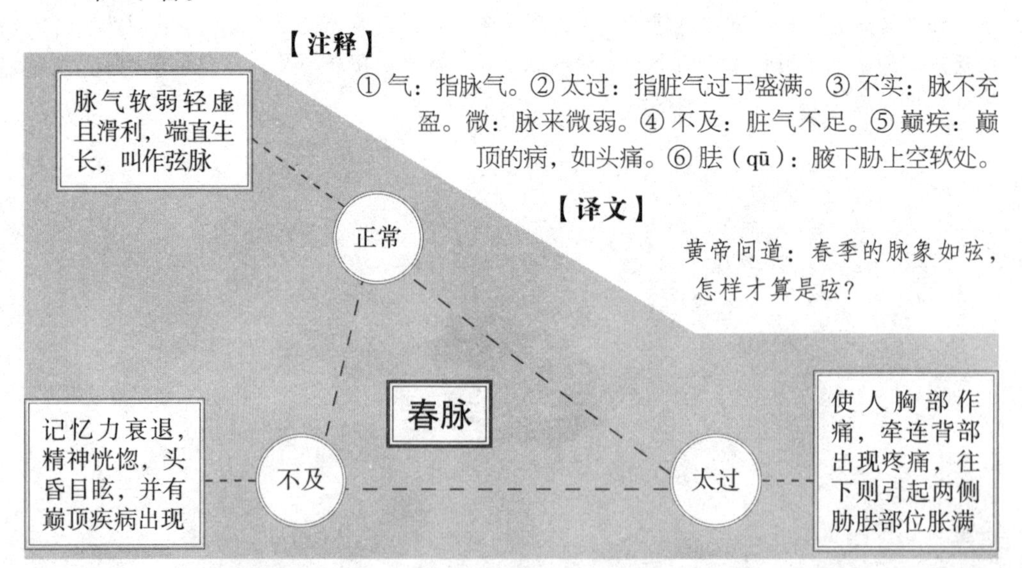

岐伯回答说：春脉通于肝脏，属东方之木，在这个季节里，万物开始生长。因此，脉气来时，软弱轻虚且滑利，端直且长，所以叫作弦。如果脉象与此相反，就是病脉。

黄帝问：怎样算是相反呢？

岐伯说：脉气来时，应指坚实有力，叫作太过，表明疾病在外部；脉气来时，应指微弱不实，叫作不及，表明疾病在内部。

黄帝问：春脉太过与不及，会引发怎样的病变？

岐伯说：太过会使人记忆力衰退，精神恍惚，头昏目眩，并引发巅顶疾病；不及会使人胸部作痛，牵连背部出现疼痛，往下则会引起两侧胁肚部位胀满。

黄帝说：讲得好！

【原文】

帝曰：夏脉如钩，何如而钩？

岐伯曰：夏脉者心也，南方火也，万物之所以盛长也。故其气来盛去衰，故曰钩。反此者病。

帝曰：何如而反？

岐伯曰：其气来盛去亦盛，此谓太过，病在外；其气来不盛去反盛，此谓不及，病在中。

帝曰：夏脉太过与不及，其病皆何如？

岐伯曰：太过则令人身热而骨痛，为浸淫①；其不及则令人烦心，上见咳唾，下为气泄②。

帝曰：善。

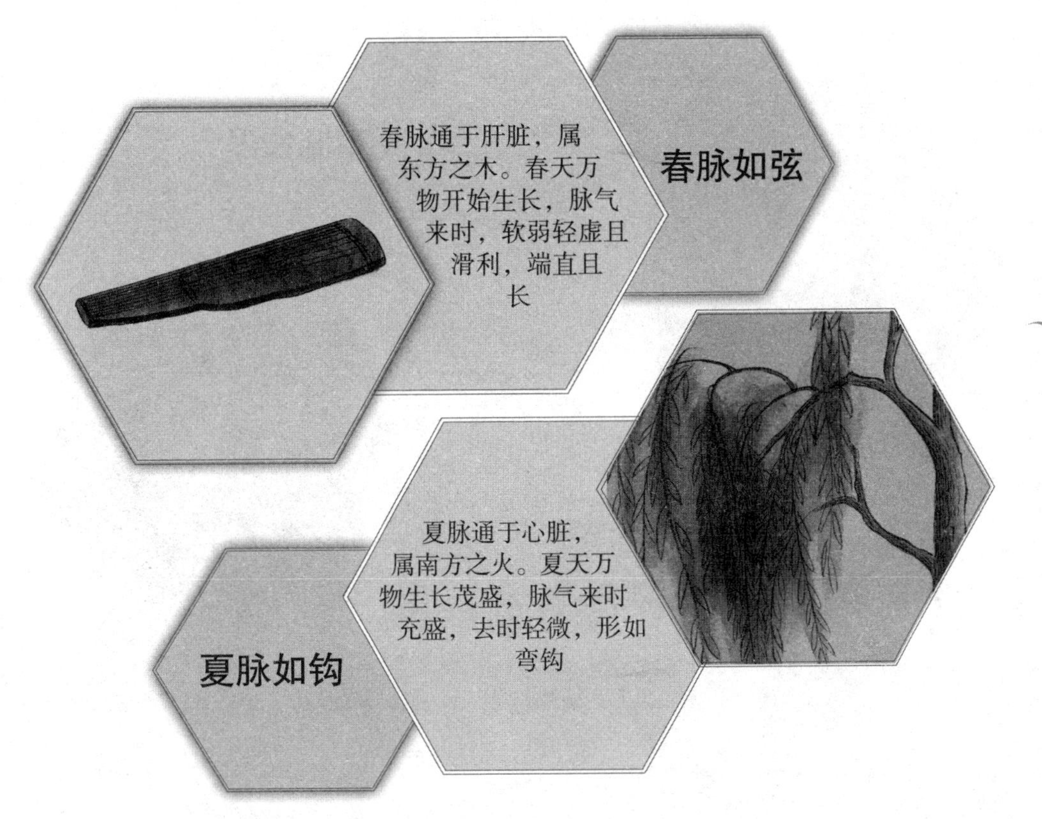

【注释】

① 浸淫：浸淫疮，一种疮名。② 气泄：失气，俗称“放屁”。

【译文】

黄帝问：夏季的脉象如钩，怎样才算是钩？

岐伯说：夏季脉象通于心脏，属南方之火。在这个季节里，万物生长茂盛。因此，脉气来时充盛，去时轻微，犹如钩的形状，所以叫作钩脉。如果脉象与此相反，就是病脉。

黄帝问：怎样才算是相反呢？

岐伯说：脉气来时充盛去时也充盛，叫作太过，表明疾病在外部；脉气来时不盛，去时却充盛有余，叫作不及，表明疾病在内部。

黄帝问：夏脉太过与不及，会发生怎样的病变？

岐伯说：太过会使人身体发热，皮肤疼痛，为热邪侵淫而成疮；不及会使人心虚烦躁，在上出现咳唾涎沫，在下出现失气。

黄帝说：讲得好！

【原文】

帝曰：秋脉如浮，何如而浮？

岐伯曰：秋脉者肺也，西方金也，万物之所以收成也。故其气来，轻虚以浮，来急去散，故曰浮。反此者病。

帝曰：何如而反？

秋脉通于肺脏，属西方之金。秋天有万物收成的气象，脉气来时，轻虚且浮，来急去散
秋脉如浮
冬脉通于肾脏，属北方之水。冬天万物闭藏，脉气来时，沉而有力
冬脉如营

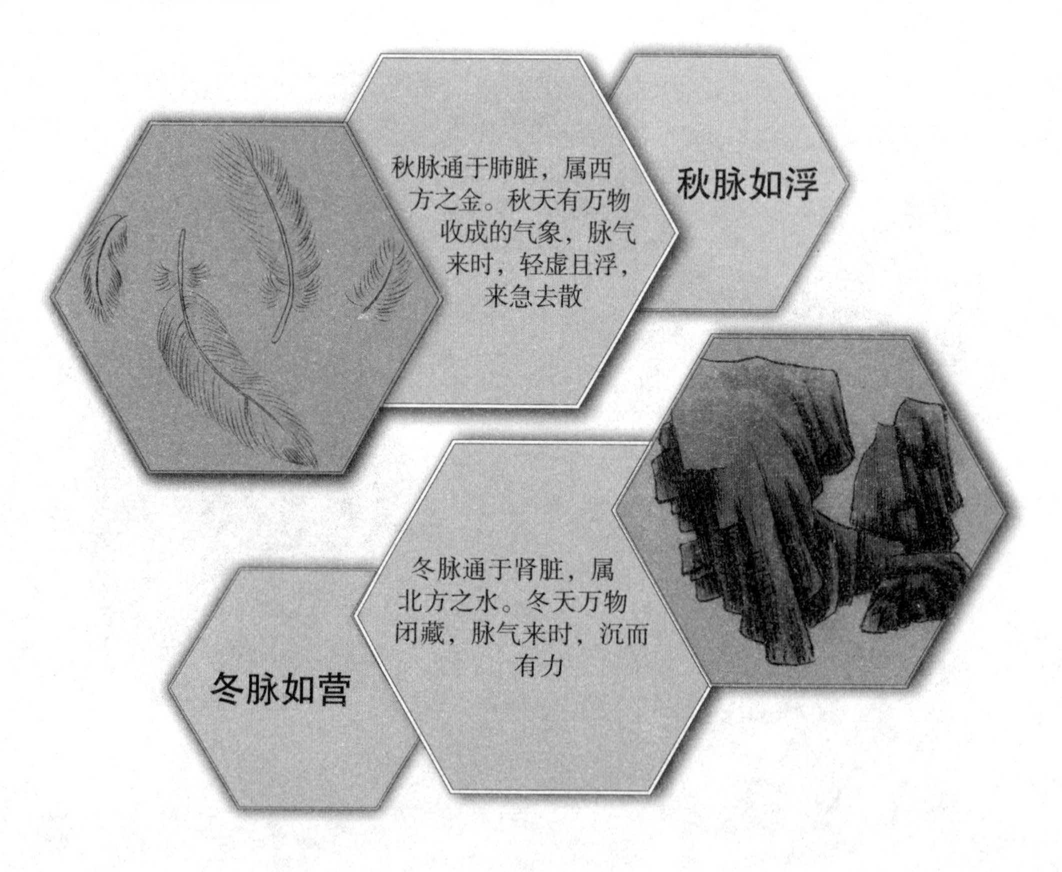

岐伯曰：其气来，毛而中央坚[①]，两傍虚，此谓太过，病在外；其气来，毛而微，此谓不及，病在中。

帝曰：秋脉太过与不及，其病皆何如？

岐伯曰：太过则令人逆气而背痛，愠愠[②]然；其不及，则令人喘，呼吸少气而咳，上气见血，下闻病音[③]。

帝曰：善。

【注释】

①毛：指脉气来时，轻浮如毛。中央坚：中央的部位坚实。②愠（yùn）愠：郁闷不舒畅的样子。③病音：喘息声。

【译文】

黄帝问：秋天的脉象如浮，怎样才算是浮？

岐伯说：秋季的脉象通于肺脏，属西方之金。在这个季节里，有万物收成的气象。因此，脉气来时轻虚且浮，来急去散，所以叫作浮。如果脉象与此相反，就是病脉。

黄帝问：怎样才算是相反呢？

岐伯说：脉气来时浮软，但中间坚实，两旁空虚，叫作太过，表明疾病在外部；脉气来时浮软且微弱，叫作不及，表明疾病在内部。

黄帝问：秋脉太过与不及，会发生怎样的病变？

岐伯说：太过会使人气逆，背部作痛，郁闷，心情不舒畅；不及会使人呼吸气短，咳嗽气喘，气上逆而出血，胸部有喘息的声音。

黄帝说：讲得好！

【原文】

帝曰：冬脉如营[①]，何如而营？

岐伯曰：冬脉者肾也。北方水也，万物之所以合藏也。故其气来沉以濡，故曰营。反此者病。

帝曰：何如而反？

岐伯曰：其气来如弹石[②]者，此谓太过，病在外；其去如数[③]者，此谓不及，病在中。

帝曰：冬脉太过与不及，其病皆何如？

岐伯曰：太过则令人解㑊[④]，脊脉痛，而少气，不欲言；其不及则令人心悬如病饥，䏚[⑤]中清，脊中痛，少腹满，小便变。

帝曰：善。

【注释】

①冬脉如营：指冬季脉气营居于内，即沉脉、石脉。吴崑：“营，营垒之营，兵之守者也。冬至闭藏，脉沉石，如营兵之守也。”②弹石：脉来如弹石击手。③如数：脉虚软。④解㑊（xiè yì）：肢体困倦，筋骨懈怠。⑤䏚（miǎo）：指季胁下挟脊两旁的空软处。

【译文】

黄帝问：冬季的脉象如营，怎样才算是营？

岐伯说：冬季的脉象通于肾脏，属北方之水。在这个季节里，有万物闭藏的气象。因此，脉气来时沉而有力，所以叫作营。如果脉象与此相反，就是病脉。

黄帝问：怎样才算是相反呢？

岐伯说：脉气来时如弹石击手，叫作太过，表明疾病在外部；如果脉去时虚浮软弱，就叫作不及，表明疾病在内部。

黄帝问：冬脉太过与不及，会发生怎样的病变？

岐伯说：太过会使人精神不振，身体懈怠，腹部疼痛，气短，懒于说话；不及会使人心中如同饥饿时一样感到空悬，季胁下空软部位清冷，脊骨作痛，小腹胀满，小便颜色出现异常。

黄帝说：讲得好！

【原文】

帝曰：四时之序，逆从之变异也，然脾脉独何主？

岐伯曰：脾脉者土也，孤脏以灌四傍者也①。

帝曰：然则脾善恶，可得见之乎？

岐伯曰：善者不可得见，恶者可见②。

帝曰：恶者何如可见？

岐伯曰：其来如水之流者，此谓太过，病在外；如鸟之喙者，此谓不及，病在中。

帝曰：夫子言脾为孤脏，中央土以灌四傍，其太过与不及，其病皆何如？

岐伯曰：太过则令人四支不举；其不及则令人九窍不通，名曰重强③。

帝瞿然④而起，再拜稽首⑤曰：善。吾得脉之大要，天下至数。五色脉变，揆度奇恒，道在于一⑥。神转不回，回则不转，乃失其机。至数之要，迫近以微，著之玉版，藏之脏腑，每旦读之，名曰《玉机》。

【注释】

①“孤脏”句：张介宾：“脾属土，土为万物之本，故运行水谷，化津液以灌溉于肝心肺肾之四脏者也。土无定位，分王四季，故称孤脏。”②“善者”两句：正常的脾脉在四季的脉象中有柔软和缓之象，不会单独出现，所以说“善者不可得见”。有病的脾脉则可单独出现，所以说“恶者可见”。③重强：脾病则身体皆重，舌本强，所以说四肢不举及九窍不通。④瞿然：惊视貌。⑤稽（qǐ）首：古时一种跪拜礼，即叩头至地。⑥道在于一：为医之道在于使气血神机运转如一。一，指气血神机。

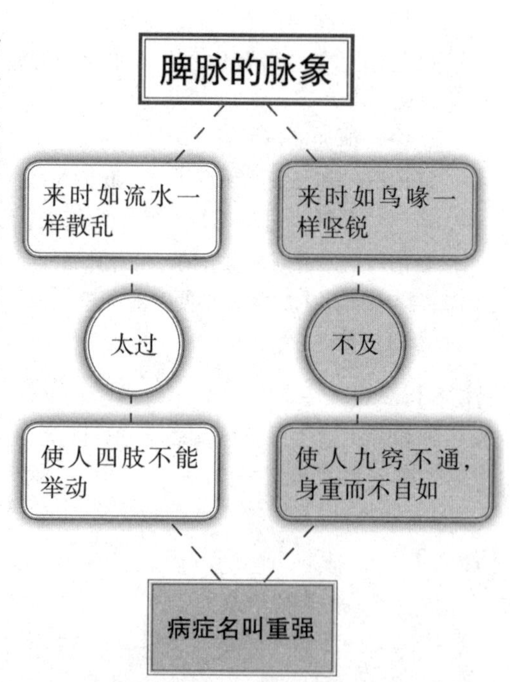

【译文】

黄帝问：春夏秋冬四时的顺序，导致脉象有逆有从，变化各异，但其中没有说到脾脉，究竟脾脉与哪个时令相通呢？

岐伯说：脾脉属土，位居中央为孤脏，

具有灌溉滋养四周其他脏腑的功能。

黄帝问：脾脉的正常与异常可以看得出来吗？

岐伯说：正常的脾脉看不出来，有病的脾脉是可以看出来的。

黄帝问：有病的脾脉是怎样的？

岐伯说：来时如流水一样散乱，叫作太过，表明疾病在外部；来时如鸟喙一样坚锐，叫作不及，表明疾病在内里。

黄帝问：先生说脾为孤脏，位居中央属土，灌溉滋养四周其他脏腑，那么它的太过和不及都会引发什么病变呢？

岐伯说：太过会使人四肢不能举动；不及会使人九窍不通，这种病症名叫重强。

黄帝惊异地肃然起立，恭敬地拜了两拜说：讲得好！我懂得诊脉的要领了，这是天下极其重要的道理。考察五色和四时脉象的变化，诊察脉象的正常与异常，其精要归结起来在于一个“神”字。神的功用运转不息，不断向前，就可以保持生机；如果违背顺序，倒退向后，就会失掉生机。这是最高深的道理，极其精微。把它刻录在玉版上面，藏于枢要内府，每天早上诵读，就把它称为《玉机》吧。

【原文】

五脏受气于其所生[①]，传之于其所胜[②]，气舍[③]于其所生，死于其所不胜。病之且死，必先传行[④]至其所不胜，病乃死，此言气之逆行[⑤]也。肝受气于心，传之于脾，气舍于肾，至肺而死。心受气于脾，传之于肺，气舍于肝，至肾而死。脾受气于肺，传之于肾，气舍于心，至肝而死。肺受气于肾，传之于肝，气舍于脾，至心而死。肾受气于肝，传之于心，气舍于肺，至脾而死。此皆逆死也。一日一夜五分之[⑥]，此所以占[⑦]死者之早暮也。

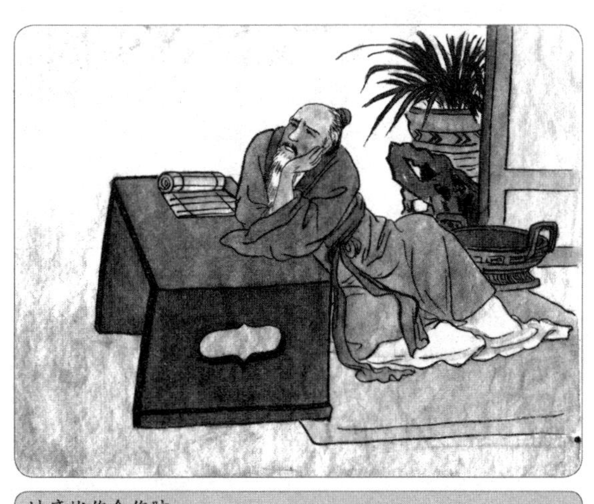

过度忧伤会伤肺。

黄帝曰：五脏相通，移皆有次。五脏有病，则各传其所胜。不治[⑧]，法三月若六月，若三日若六日[⑨]，传五脏而当死，是顺传所胜之次。故曰：别于阳者，知病从来；别于阴者，知死生[⑩]之期，言至其所困而死。

是故风者百病之长也[⑪]。今风寒客于人，使人毫毛毕直，皮肤闭而为热，当是之时，可汗而发也；或痹不仁肿痛，当是之时，可汤熨及火灸刺而去之。弗治，病入舍于肺，名曰肺痹，发咳上气。弗治，肺传之肝，病名曰肝痹，一名曰厥，胁痛出食，当是之时，可按若刺耳。弗治，肝传之脾，病名曰脾风，发瘅[⑫]，腹中热，烦心，出黄[⑬]，当此之时，可按可药可浴。弗治，脾传之肾，病名曰疝瘕，少腹冤热[⑭]而痛，出白，一名曰蛊[⑮]，当此之时，可按可药。弗治，肾传之心，筋脉相引而急，病名曰瘛[⑯]，当此之时，可灸可药。弗治，满十日，法当死。肾因传之心，心即复反传而行之肺，发寒热，法当三日死，此病之次也。

然其卒[17]发者，不必治于传。或其传化有不以次[18]，不以次入者，忧恐悲喜怒，令不得以其次，故令人有大病矣。因而喜则肾气乘矣，怒则肺气乘矣，思则肝气乘矣，恐则脾气乘矣，忧则心气乘[19]矣。此其道也。故病有五，五五二十五变，反其传化。传，乘之名也。

【注释】

①“五脏”句：五脏所受的病气，来源于它所生的脏。气，指病气。② 传：指病气相传。所胜：指所克之脏。③ 舍：留止。④ 传行：指病气的传变。⑤ 气之逆行：指病气的逆传。⑥ 一日一夜五分之：一昼夜分为五个阶段，配合五脏：平旦属肝，日中属心，薄暮属肺，夜半属肾，午后属脾。⑦ 占：推测。⑧ 不治：不及时治疗。⑨ “法三月”两句：指患病传变过程的快慢。⑩ 死生：偏意复词，指死。⑪ 风者百病之长也：六淫之气始于风，故称风为“长”。⑫ 发瘅：发黄。吴崑：“瘅，热中之名。”⑬ 出黄：小便色黄。⑭ 冤热：蓄热，热极而烦闷。⑮ 蛊：病名。指病深日久，形体消瘦，精神萎靡，如虫食物。⑯ 瘛（chì）：指筋脉拘急相引一类的病。⑰ 卒：同“猝”。⑱ 次：次序。⑲ 乘：乘虚侵袭。

【译文】

五脏所受的病气源于其所生之脏，传给其所克之脏；病气滞留于生己之脏，死于克己之脏。当疾病严重到使人接近死亡的时候，一定会先传行到克己之脏，这样病人才会死。这是病气的逆传，会致人死亡。例如，肝从心脏接受病气，然后病气传行于脾脏，滞留于肾脏，传到肺脏会致死。心从脾脏接受病气，病气传行于肺脏，滞留于肝脏，传到肾脏会致死。脾从肺脏接受病气，病气传行于肾脏，滞留于心脏，传到肝脏会致死。肺从肾脏接受病气，病气传行于肝脏，滞留于脾脏，传到心脏会致死。肾从肝脏接受病气，病气传行于心脏，滞留于肺脏，传到脾脏会致死。以上都是病气的逆传，所以会致死。如果把一日一夜划分为五个阶段，使各个时辰分别与五脏相对应，就可以推测出死亡的大体时间。

黄帝说：五脏是相互通连的，病气的

肝脏受病传导图

病气源于其所生之脏，传给其所克之脏

心（火） 肝（木） 肝（木） 肺（金）

受 克 舍 克 肝至肺、致死

肝（木） 脾（土） 肾（水） 肝（木）

病气滞留于生己之脏

病气传到克己之脏，导致死亡

脏腑的相生相克

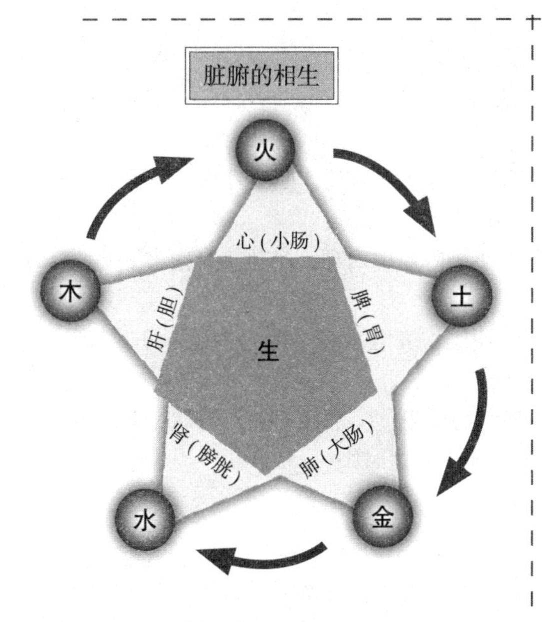

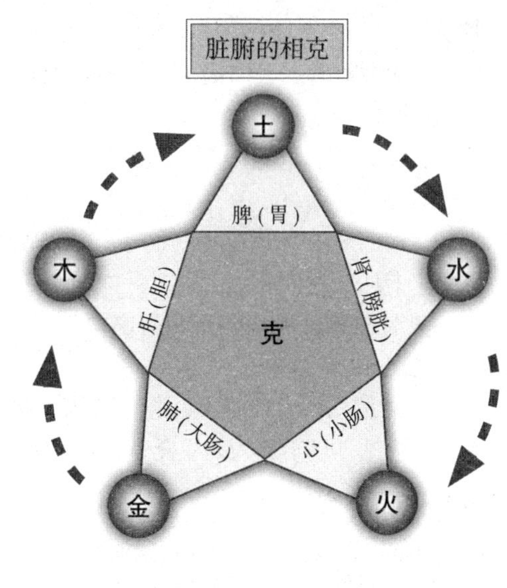

转移，都有一定的次序。如果五脏有病，病气会各自传行于其所克之脏。如果不能掌握治病的时机，那么长则三个月或六个月，短则三天或六天，病气就会传遍五脏，致人死亡。这是病气相克的顺传次序。所以说，能辨别外证的，可以知道病从哪里来；能辨别里证的，可以知道患病之人的死亡时间，也就是说，各脏将病气传到克己之脏时，病人就会死亡。

风邪是引发各种疾病的罪魁祸首，所以说它是百病之长。风寒邪气侵入人体后，会使人毫毛竖起，皮肤闭而发热，这时可用发汗的方法治疗；如果风寒之邪侵入经络，引发麻痹不仁或肿痛等症状，可用汤熨（热敷）及火罐、艾灸、针刺等方法来祛散。如果不及时治疗，病气就会内传于肺，这叫作肺痹，会有咳嗽上气的症状出现。如果依然不及时治疗，病气就会传行于肝，这叫作肝痹，又叫作肝厥，会有胁痛、吐食的症状出现，这时可用按摩或者针刺等方法治疗。如果仍不及时治疗，病气就会传行于脾，这叫作脾风，会有黄疸、腹中热、烦心、小便发黄等症状出现，这时可用按摩、药物或热汤沐浴等方法治疗。如果还不及时医治，病气就会传行于肾，这叫作疝瘕，又叫作蛊病，会有小腹烦热疼痛、小便色白而混浊的症状出现，这时可用按摩或用药物治疗。如果还不医治，病就会由肾传到心，发生筋脉牵引拘挛，这叫作瘛病，这时可用灸法或用药物治疗。如果仍治不好，病人十天之后就会死亡。如果病邪由肾传到心，心又将病反传到肺，就会引发寒热证，病人在该病发生的三天后会死亡，这是疾病传变的一般次序。

如果是突然暴发的病，就不必根据这个相传的次序医治。有些病不是完全按照这个次序传变的，比如忧、恐、悲、喜、怒这五种情志之病，病邪就不会依照这个次序传变，而会突然引发疾病。比如因为喜极而伤心，心气虚弱则肾气会乘虚侵袭心；因为大怒而伤肝，则肺气会乘虚侵袭肝；因为思虑过度而伤脾，则肝气会乘虚侵袭脾；因为惊恐而伤肾，肾气内虚则脾气会乘虚侵袭肾；因为过忧而伤肺，肺气内虚则心气会乘虚侵袭肺。这是五种情志过于激动，使病邪不依次序传变的道理。所以，五脏的疾病虽然只有五种，但是通过传变，就会有五五二十五种病变，这和正常的传化是相反的。所谓传化，就是乘虚侵犯的意思。

【原文】

大骨枯槁[①]，大肉陷下[②]，胸中气满，喘息不便，其气动形，期六月死，真脏脉见，乃予之期日。

大骨枯槁，大肉陷下，胸中气满，喘息不便，内痛引肩项，期一月死，真脏见，乃予之期日。

大骨枯槁，大肉陷下，胸中气满，喘息不便，内痛引肩项，身热，脱肉破䐃[③]。真脏见，十月[④]之内死。

大骨枯槁，大肉陷下，肩髓内消[⑤]，动作益衰，真脏未见，期一岁死，见其真脏，乃予之期日。

大骨枯槁，大肉陷下，胸中气满，腹内痛，心中不便，肩项身热，破䐃脱肉，目眶陷，真脏见，目不见人，立死；其见人者，至其所不胜之时则死。

【注释】

① 大骨枯槁：形容人体的大骨软弱无力。张介宾："如肩、脊、腰、膝，皆大骨也。" ② 大肉陷下：张介宾："尺肤、臀肉，皆大肉也。" 腿、臂、臀等处的肌肉都叫大肉。陷下，形容消瘦枯削。③ 脱肉破䐃（jūn）：王冰："䐃者，肉之标。脾主肉，故肉如脱尽，䐃如破败也。" 脱肉，形容遍体肌肉消瘦。破䐃，形容䐃部破败。肘、膝、髀、厌高起处肌肉为䐃。④ 十月：张介宾："五脏俱伤，而真脏又见，当十日内死。十日者，天干尽而旬气易也。月字误，当作日。" ⑤ 肩髓内消：意为骨髓内消，肩膀不振。张志聪："肩髓者，大椎之骨髓，上会于脑，是以项骨倾者，死不治也。"

【译文】

全身大的骨骼软弱，臂腿等部位的主要肌肉瘦削，胸中满闷，呼吸困难，呼吸时身体随之振动，病人六个月内就会死亡。如果肺的真脏脉出现，死亡日期就可以预知。

全身大的骨骼软弱，臂腿等部位的主要肌肉瘦削，胸中满闷，呼吸困难，胸部疼痛，

肌体与真脏脉的关系

全身大的骨骼软弱，臂腿等部位的主要肌肉瘦削	胸中满闷，呼吸困难	肺的真脏脉出现	六个月内死亡
	胸中满闷，呼吸困难	脾的真脏脉出现	一个月内死亡
	胸中满闷，呼吸困难	肝的真脏脉出现	十日之内死亡
	两肩下垂不能抬起，骨髓消损	没有任何真脏脉出现	一年之内死亡
	胸中满闷，腹中疼痛	肝的真脏脉出现	立即死亡

牵引肩项也发生疼痛，病人一个月内就会死亡。如果脾的真脏脉出现，死亡日期就可以预知。

全身大的骨骼软弱，臂腿等部位的主要肌肉瘦削，胸中满闷，呼吸困难，胸部疼痛，向上牵引肩项疼痛，全身发热，肌肉消瘦破溃。如果肝的真脏脉出现，病人十日之内就会死亡。

全身大的骨骼软弱，臂腿等部位的主要肌肉瘦削，两肩下垂不能抬起，骨髓消损，动作衰颓无力。如果真脏脉没有出现，病人一年内就会死亡。如果肾的真脏脉出现，死亡日期就可以预知。

全身大的骨骼软弱，臂腿等部位的主要肌肉瘦削，胸中满闷，腹中疼痛，心中气郁不舒，肩项身上都发热，肌肉破溃，眼眶下陷，如果肝的真脏脉出现，精气衰绝，眼睛看不见人，就会立即死亡；如果尚能看见人，是精气尚未枯竭，等到病气传至其所不胜之脏时，病人就会死亡。

【原文】

急虚身中卒至①，五脏绝闭，脉道不通，气不往来，譬如堕溺②，不可为期。其脉绝不来，若人一息五六至，其形肉不脱，真脏虽不见，犹死也。

真肝脉至，中外急，如循刀刃责责然③，如新张弓弦，色青白不泽④，毛折，乃死。真心脉至，坚而搏，如循薏苡子⑤累累然，色赤黑不泽，毛折，乃死。真肺脉至，大而虚，如以毛羽中人肤，色白赤不泽，毛折，乃死。真肾脉至，搏而绝，如指弹石辟辟然⑥，色黑黄不泽，毛折，乃死。真脾脉至，弱而乍数乍疏，色黄青不泽，毛折，乃死。诸真脏脉见者，皆死不治也。

黄帝曰：见真脏曰死，何也?

岐伯曰：五脏者，皆禀气于胃，胃者五脏之本也。脏气者，不能自致于手太阴，必因于胃气，乃至于手太阴⑦也。故五脏各以其时，自为而至于手太阴也⑧。故邪气胜者，精气衰也。故病甚者，胃气不能与之俱至于手太阴，故真脏之气独见。独见者病胜脏⑨也，故曰死。

帝曰：善。

【注释】

①急虚身中卒至：正气一时暴绝，外邪突然中于身，客邪突然至于内脏所引发的病变。②堕：跌落下坠。溺：落水淹没。③责责然：刀作响的声音，即震震然，形容可畏的样子。④不泽：不光润。⑤薏苡（yìyǐ）子：中药名，即薏苡仁。累累然：形容心之真脏脉象短而坚实。⑥辟辟然：形容肾的真脏脉象沉而坚硬。⑦手太阴：指寸口脉。⑧“故五脏”两句：五脏之气各自在一定的时候，以不同的脉象出现于手太阴寸口。⑨病胜脏：邪气亢盛，正气衰竭。

【译文】

如果正气暴虚，外邪突然侵入人体，得病仓促，五脏气机闭塞，周身脉道不通，大气不能往来，就像从高处坠落，或是落水淹没一样，那么死亡的具体日期就无法预测。如果脉息断绝而不再来，或是跳动异常急促，呼气一次脉搏就跳动五六次，那么在这种情况下，就算形体没有衰败，真脏脉也没有出现，病人仍然是要死亡的。

肝脏的真脏脉来时，内外劲急，就像被按在刀口上一样震震作响，又像被按在新开的弓弦上一样硬直，面部呈现出青白色而没有光泽，毫毛枯焦，这就意味着病人要死亡了。

心脏的真脏脉来时，坚硬而搏动有力，就像触摸到薏苡子那样小而圆实，面部呈现出赤黑色而没有光泽，毫毛枯焦，这就意味着病人要死亡了。肺脏的真脏脉来时，大而空虚，好像用毛羽拂拭人的皮肤一样轻虚，面部呈现出白赤色而没有光泽，毫毛枯焦，这就意味着病人要死亡了。肾脏的真脏脉来时，搏动有力，就像拉断绳索那样有力，又像用手弹击石头一样坚实，面部呈现出黑黄色而没有光泽，毫毛枯焦，这就意味着病人要死亡了。脾脏的真脏脉来时，软弱无力，快慢不匀，面部显现出黄青色而没有光泽，毫毛枯焦，这就意味着病人要死亡了。总之，一旦有五脏的真脏脉出现，就意味着病人得了不治之症。

黄帝问：真脏脉出现，病人就要死亡，这是什么道理呢？

岐伯说：五脏的营养，都依赖于胃腑水谷的精微之气，因此胃是五脏的根本。五脏的脉气，不能自行到达手太阴寸口，必须借助于胃气的输注，才能到达手太阴。所以，五脏的脉气能够在各自所主的时间，以各自的脉象出现于手太阴寸口。邪气如果过盛，必定使精气衰绝，所以疾病严重时，胃气就不能与五脏的脉气一齐到达手太阴，这使得某一脏的真脏脉单独出现。真脏脉单独出现，就代表邪气过盛，脏气受损，所以病人是会死亡的。

黄帝说：讲得好！

【原文】

黄帝曰：凡治病，察其形气色泽，脉之盛衰，病之新故，乃治之，无后其时。形气相得，谓之可治；色泽以浮[①]，谓之易已；脉从四时，谓之可治；脉弱以滑[②]，是有胃气，命曰易治，取之以时。形气相失，谓之难治；色夭不泽[③]，谓之难已；脉实以坚，谓之益甚；脉逆四时，为不可治。必察四难[④]而明告之。

所谓逆四时者，春得肺脉，夏得肾脉，秋得心脉，冬得脾脉，其至皆悬绝[⑤]沉涩者，命曰逆四时。未有脏形[⑥]，于春夏而脉沉涩，秋冬而脉浮大，名曰逆四时也。

病热脉静，泄而脉大，脱血而脉实，病在中脉实坚，病在外脉不实坚者，皆难治。

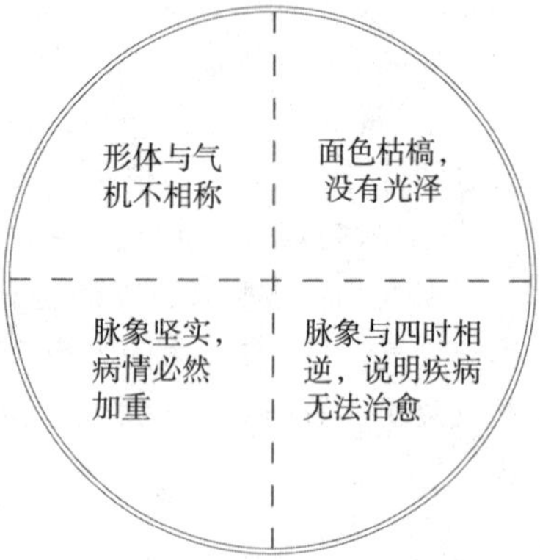

形体与气机不相称

面色枯槁，没有光泽

脉象坚实，病情必然加重

脉象与四时相逆，说明疾病无法治愈

四种不易治愈的疾病

黄帝曰：余闻虚实以决死生，愿闻其情。

岐伯曰：五实死，五虚死。

帝曰：愿闻五实五虚。

岐伯曰：脉盛、皮热、腹胀、前后不通、闷瞀[⑦]，此谓五实。脉细、皮寒、气少、泄利前后、饮食不入，此谓五虚。

帝曰：其时有生者，何也？

岐伯曰：浆粥入胃，泄注止，则虚者活；身汗得后利[⑧]，则实者活。此其候也。

【注释】

① 色泽以浮：气色亮泽，颜色明润。② 脉弱以滑：指有病之脉虚弱而流利。③ 色夭不泽：颜色晦暗而无光泽。④ 四难：指病人出现的“形气相失”“色夭不泽”“脉实以坚”“脉逆四时”四种病危的症状。⑤ 悬绝：指某一脏之脉独见，与其他各部悬异殊绝。⑥ 四时未有脏形：五脏脉气未能随四时变化显现于外。⑦ 闷瞀（mào）：郁闷烦乱。瞀，目不明。⑧ 后利：指大便通利。

【译文】

黄帝说：在治病之时，首先要诊察人的形体、气机、色泽，以及脉象的虚实、疾病的新旧等，然后及时进行治疗，这样才不会错过最佳时机。病人的形体和气机相称，是可治之症；面色光润鲜明，疾病就容易治愈；脉搏与四时相适应，说明疾病可以治愈；脉象弱而流利，是有胃气的表现，疾病也容易治疗，但必须抓紧时间进行治疗。形体与气机不相称，说明疾病难以治愈；面色枯槁，没有光泽，说明疾病难以治愈；脉象坚实，病情必然加重；脉象与四时相逆，说明疾病无法治愈。一定要仔细诊察这四种不易治愈的疾病，清楚地把情况告诉病人。

所谓脉与四时相逆，是指春季见到肺脉，夏季见到肾脉，秋季见到心脉，冬季见到脾脉，而且脉来时悬绝无根，或是沉涩不起，这就叫作逆四时。如果五脏的脉气不能随着时令表现在外部，在春夏的时令反见沉涩的脉象，在秋冬的时令反见浮大的脉象，就都叫作逆四时。

热病的脉象本应该洪大，可实际上却平静；泄泻的脉象本应该微小，可实际上却洪大；脱血病的脉象本应该虚弱，可实际上却坚实；疾病在内里脉象反而实坚；疾病在外部脉象反而不实坚，都是病证与脉象相反的情况，这样的疾病都很难治愈。

黄帝说：我听说根据病情的虚实可以预测生死，希望听您讲讲其中的道理。

岐伯说：五实和五虚都是死症。

黄帝问：请问什么叫作五实、五虚？

岐伯说：脉来势盛是心受邪气过盛，皮肤发热是肺受邪气过盛，腹胀是脾受邪气过盛，大小便不通是肾受邪气过盛，心烦意乱是肝受邪气过盛，这叫作五实。脉细是心气不足，皮肤发冷是肺气不足，气短是肝气不足，大便泄泻是肾气不足，不欲饮食是脾气不足，这叫作五虚。

黄帝问：得了五实、五虚之证的，也有痊愈的，这又是什么道理？

岐伯说：如果病人能够吃些粥浆，慢慢地恢复胃气，使大便泄泻停止，那么五虚之证也可以痊愈；如果原来身热无汗的，现在能够出汗，原来大小便不通的，现在大小便通利了，那么五实之证也可以痊愈。这就是根据虚实而决断死生的道理。

五实五虚的表现及转机

<table>
<tr><td rowspan="5">五实</td><td>脉来势盛</td><td>心受邪气过盛</td><td rowspan="2">五脏皆实</td><td rowspan="2">死</td></tr>
<tr><td>皮肤发热</td><td>肺受邪气过盛</td></tr>
<tr><td>腹胀</td><td>脾受邪气过盛</td><td rowspan="3">身热无汗的能够出汗了，大小便不通的通利了</td><td rowspan="3">活</td></tr>
<tr><td>大小便不通</td><td>肾受邪气过盛</td></tr>
<tr><td>心烦意乱</td><td>肝受邪气过盛</td></tr>
<tr><td rowspan="5">五虚</td><td>脉细</td><td>心气不足</td><td rowspan="3">五脏皆虚</td><td rowspan="3">死</td></tr>
<tr><td>皮肤发冷</td><td>肺气不足</td></tr>
<tr><td>气短</td><td>肝气不足</td></tr>
<tr><td>大便泄泻</td><td>肾气不足</td><td rowspan="2">能吃些粥浆，慢慢恢复胃气，使大便泄泻停止</td><td rowspan="2">活</td></tr>
<tr><td>不欲饮食</td><td>脾气不足</td></tr>
</table>

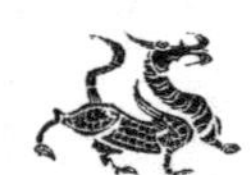

三部九候论篇：三部九候断疾病

【导读】

三部，即人体的头、手、足，上、中、下三个诊脉的部位；九候，是指三部之中，每一部又分为天、地、人三候。通过对三部九候的诊察，就可以了解病证，确定刺法并判断预后。

本篇的主要内容有：一是论述天地至数和人体三部九候的关系；二是介绍三部九候相应疾病的诊察方法、预后判断和治疗方法。

【原文】

黄帝问曰：余闻九针①于夫子，众多博大，不可胜数。余愿闻要道，以属②子孙，传之后世，著之骨髓，藏之肝肺③，歃④血而受，不敢妄泄，令合天道，必有终始，上应天光⑤星辰历纪，下副四时五行。贵贱更立，冬阴夏阳，以人应之奈何？愿闻其方。

岐伯对曰：妙乎哉问也！此天地之至数。

帝曰：愿闻天地之至数，合于人形血气，通决死生，为之奈何？

岐伯曰：天地之至数，始于一，终于九⑥焉。一者天，二者地，三者人，因而三之，三三者九，以应九野。故人有三部，部有三候，以决死生，以处百病，以调虚实，而除邪疾。

【注释】

①九针：这里指九候。针，应为“候”。②属：同“嘱”，嘱咐。③著之骨髓，藏之肝肺：形容深刻领会，铭记在心。著，受纳领会。④歃（shà）：古时盟誓的一种仪式。歃，以血涂口旁来盟誓。⑤天光：指日月之光。⑥始于一，终于九：古代的数理哲学认为数始于一，而终止于九。九加一为十，十又是一的开始，所以说始于一而终于九。最基本的数就是一至九，“一”为数之始，“九”为数之终。

【译文】

黄帝问道：我听先生讲了九针的道理后，深感它博大精深，不可尽述。我想了解其中的主要道理，以教导子孙，传于后世，深刻领会，铭记于心，并严守誓言绝不会随便泄露，使这些道理与天道相合，有始有终，上与日月星辰周历天度的运转相应，下与四时五行阴阳盛衰的变化相合。就五行来说有盛有衰，就四时来说冬阴夏阳，人是怎样适应这些自然规律的呢？希望您能讲讲这方面的道理。

要怎样才能使人体与天地相和谐，决断生死？
人体的九候与九野之数相应。
通过九候来决断人的生死，诊治百病。

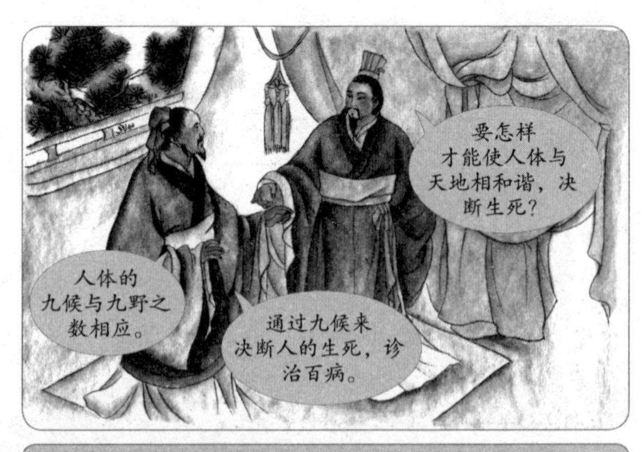

黄帝向岐伯请教九候与天地的道理。

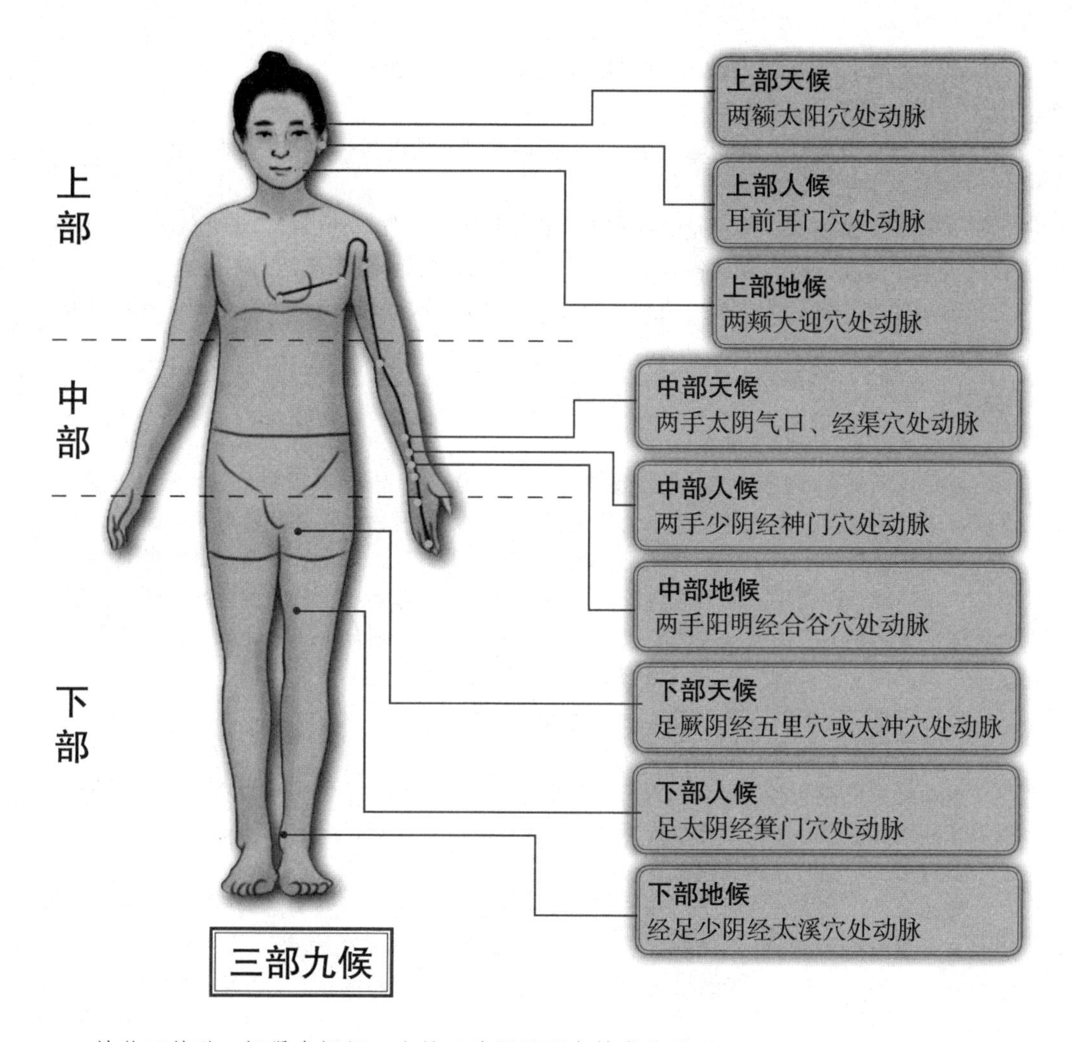

三部九候

岐伯回答说：问得多好啊！这是天地间最深奥精微的道理。

黄帝问：我希望了这解天地间最精微的道理，并使它合于人的形体，疏通气血，用它决断死生。怎样做才能达到这个目的呢？

岐伯说：天地的至数是从一开始，到九终止。一为阳，代表天；二为阴，代表地；人生天地之间，所以三代表人。天地人合而为三，将天地人分别再分为三份，三三为九，与九野之数相应。所以人有三部脉，每部各有三候，可以据此来决断死生，诊断百病，这样就能调治虚实，祛除病邪。

【原文】

帝曰：何谓三部？

岐伯曰：有下部，有中部，有上部，部各有三候，三候者，有天有地有人也，必指而导之，乃以为真。上部天，即两额太阳穴处动脉；上部地，即两颊大迎穴处动脉；上部人，即耳前耳门穴处动脉；中部天，即两手太阴气口、经渠穴处的动脉；中部地，即两手阳明经合谷处的动脉；中部人，即两手少阴经神门处的动脉；下部天，即足厥阴经五里穴或太冲穴处动脉；下部地，即足少阴经太溪穴处动脉；下部人，即足太阴经箕门穴处动脉。故下部之天以候肝，地以候肾，人以候脾胃之气。

帝曰：中部之候奈何？

岐伯曰：亦有天，亦有地，亦有人。天以候肺，地以候胸中之气，人以候心。

帝曰：上部以何候之？

岐伯曰：亦有天，亦有地，亦有人。天以候头角之气，地以候口齿之气，人以候耳目之气。三部者，各有天，各有地，各有人。三而成天，三而成地，三而成人，三而三之，合则为九。九分为九野，九野为九脏。故神脏五，形脏四，合为九脏。五脏已败，其色必夭，夭必死矣。

【译文】

黄帝问：什么叫作三部呢？

岐伯说：有下部，有中部，有上部，每部各有三候。所谓三候，是以天、地、人来代表的。必须有老师的指导，才能懂得其中的真谛。上部天，即两额太阳穴处动脉；上部地，即两颊大迎穴处动脉；上部人，即耳前耳门穴处动脉；中部天，即两手太阴气口、经渠穴处的动脉；中部地，即两手阳明经合谷处的动脉；中部人，即两手少阴经神门处的动脉；下部天，即足厥阴经五里穴或太冲穴处动脉；下部地，即足少阴经太溪穴处动脉；下部人，即足太阴经箕门穴处动脉。因此，下部的天可以用来诊候肝脏的病变，下部的地可以用来诊候肾脏的病变，下部的人可以用来诊候脾胃的病变。

黄帝问：中部之候的情况是怎样的？

岐伯说：中部也有天、地、人三候。中部的天可以用来诊候肺脏的病变，中部的地可以用来诊候胸中的病变，中部的人可以用来诊候心脏的病变。

黄帝问：上部之候的情况又是怎样的？

岐伯说：上部也有天、地、人三候。上部的天可以用来诊候头角的病变，上部的地可以用来诊候口齿的病变，上部的人可以用来诊候耳目的病变。总之，三部之中，各有天，各有地，各有人。三候为天，三候为地，三候为人，三三相乘，合为九候。脉的九候，与地的九野相对应；地的九野，与人的九脏相对应。人有肝、肺、心、脾、肾五个神脏和膀胱、胃、大肠、小肠四个形脏，合为九脏。如果五脏衰败，神色就会枯槁。神色枯槁就说明病情危重，这就是死亡的征象。

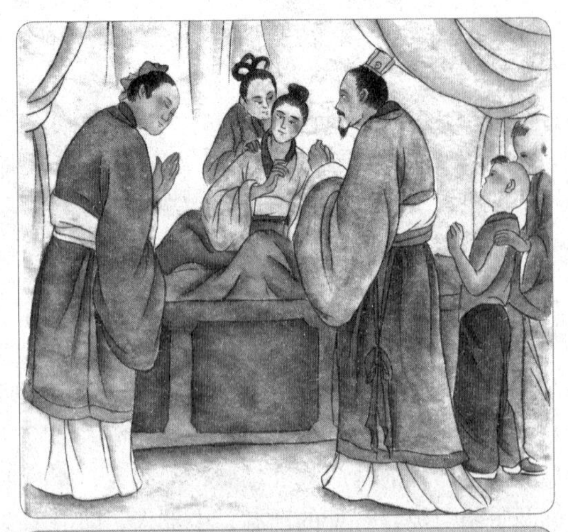
诊察时先要观察测量病人的胖瘦情况和病人身体的正气虚实。

【原文】

帝曰：以候奈何？

岐伯曰：必先度其形之肥瘦，以调其气之虚实，实则泻之，虚则补之。必先去其血脉①，而后调之，无问其病，以平为期。

帝曰：决死生奈何？

岐伯曰：形盛脉细，少气不足以息者危。形瘦脉大，胸中多气者死。形气相得②者生，参伍不调③者病。三部九候皆失者死。上下左右之脉相应如参舂④

者病甚。上下左右相失不可数者死。中部之候虽独调，与众脏相失者死，中部之候相减者死。目内陷者死[5]。

【注释】

① 去其血脉：除去脉道中的瘀血。② 形气相得：形体和气息相符合，如形盛脉盛，形瘦脉细。气，指脉息。得，有“合”的意思。③ 参伍不调：指脉的搏动错乱，不协调。④ 参舂（chōng）：参差不齐。参，即参差。舂，用杵捣米，上下不一。⑤ 目内陷者死：眼眶塌陷是脏腑精气衰竭的现象，主死。

【译文】

黄帝问：诊察的方法是怎样的？

岐伯说：必须先观察测量病人身形的肥瘦，了解其正气的虚实。实证要用泻法，虚证要用补法。首先要去除血脉中的凝滞，然后调补气血的虚实。不论治疗什么病，都要以达到气血平调为目的。

黄帝问：怎样决断死生？

岐伯说：形体充盛，脉象反而细弱，气短，呼吸困难，主危。身体瘦弱，脉搏却洪大，胸中喘满而多气，多主死。一般来说，形体与脉气一致，主生。脉息时快时慢，错杂不调，主病。如果三部九候之脉都失去了正常脉象，人就会死亡。上下左右的脉象如果像舂杵捣谷一样参差不齐，说明病情非常严重。上下左右的脉息失去和谐，甚至无法计数，是死亡的征候。中部之脉虽然和谐调匀，但上部和下部的众脏之脉已经失常，人也会死亡。中部的脉较上下两部偏少的人也可能会死亡。眼眶内陷，是正气衰竭的现象，人也会死亡。

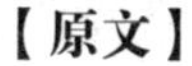

【原文】

帝曰：何以知病之所在？

岐伯曰：察九候独小者病，独大者病，独疾者病，独迟者病，独热者病，独寒者病，独陷下者病。以左手足上，上去踝五寸按之[1]，庶右手足[2]当踝而弹之，其应过五寸以上蠕蠕然[3]者，不病；其应疾，中手浑浑然[4]者，病；中手徐徐然[5]者，病；其应上不能至五寸，弹之不应者，死。是以脱肉身不去[6]者，死。中部乍疏乍数[7]者，死。其脉代而钩者，病在络脉。九候之相应也，上下若一，不得相失。一候后则病，二候后则病甚，三候后则病

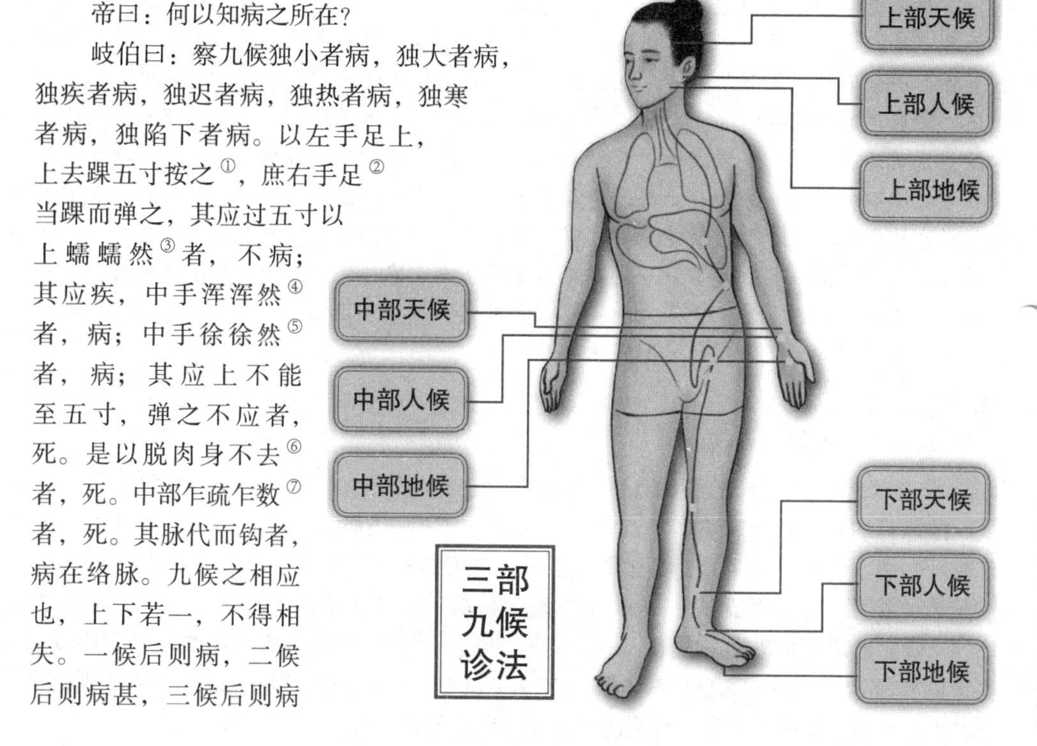

危。所谓后者，应不俱[⑧]也。察其腑脏，以知死生之期。必先知经脉，然后知病脉。真脏脉见者，胜死。足太阳气绝者，其足不可屈伸，死必戴眼。

诊踝法	左手按病人左脚距离内踝五寸处，右手指轻弹病人足内踝，左手即有振动感	振动范围超过五寸，软滑而匀和	无病
		振动微弱，应收迟缓	有病
		振动迅疾，快速且混乱不清	
		振动范围不及五寸，弹之无反应	死证
其他脉象	中部之脉或快或慢，无规律		气脉败乱，为死证
	出现代脉或钩脉		病在络脉

【注释】

①"以左手"两句：根据《甲乙经》，"手"下有"于左"二字，无"上"字，故应释为以左手按于左足上。②庶右手足：根据《甲乙经》，"庶"作"以"，无"足"字。③蠕（rú）蠕然：昆虫蠕动貌，软化而匀和。④浑浑然：混乱的样子。王冰："浑浑，乱也。"⑤徐徐然：缓慢的样子。⑥身不去：体弱不能行动。去，行。王冰："谷气外衰，则肉如脱尽。天真内竭，故身不能行。去，犹行去也。"⑦乍疏乍数（cù）：脉律不齐，气脉败乱之兆。数，密。⑧不俱：不协同一致。

【译文】

黄帝问：怎样才能知道疾病所在的部位呢？

岐伯说：诊察九候脉的异常变化，就能知道病变的部位。九候之中，有一部独小，或是独大，独疾，独迟，独热，独寒，独陷下，都是有病的现象。将左手放在病人的左脚上，距离内踝五寸的地方按着，用右手指在病人足内踝上轻弹，这时医生的左手就会有振动的感觉。如果振动的范围超过五寸，软滑而匀和，说明正常无病；如果振动迅疾，应收快速且混乱不清，说明身体有病；如果振动微弱，应收迟缓，说明身体有病；如果振动不能达到五寸，用较大的力量弹仍没有反应，就是死候。身体极度消瘦，体弱不能行动，是死亡之证。中部之脉或快或慢，无规律，是气脉败乱的征兆，也是死证。如果脉象出现代脉或钩脉，说明病在络脉。九候之脉，应相互适应，上下一致，不应该有参差不齐的现象。如果九候之中有一候不一致，就是病态；二候不一致，则说明病重；三候不一致，则说明病已经很危险。所谓不一致，就是九候之间，脉动的节律不同。诊察病邪所在的脏腑，就可以推测死生的时间。临症诊察，一定要先知道正常的脉象，然后才能辨别有病的脉象。如果见到真脏脉象，且病邪胜，病人就会死亡。足太阳经脉气绝的人，两脚不能屈伸，死亡的时候一定会出现眼睛上视而又不能转动的状况。

【原文】

帝曰：冬阴夏阳，奈何？

岐伯曰：九候之脉，皆沉细悬绝者为阴，主冬，故以夜半死。盛躁喘数者为阳，主夏，故以日中死。是故寒热病者，以平旦死[①]。热中及热病者，以日中死。病风者，以日夕死。病水者，以夜半死。其脉乍疏乍数、乍迟乍疾者，日乘四季死。形肉已脱，九候虽调，犹死。七诊[②]虽见，九候皆从者，不死。所言不死者，风气之病，及经月之病[③]，似七诊之病而非也，故言不死。若有七诊之病，其脉候亦败者死矣。必发哕噫。必审问其所始病，与今之所方病，而后各切循其脉，视其经络浮沉，以上下逆从循之。其脉疾者不病，其脉迟者病，脉不往来者死。皮肤著者死[④]。

帝曰：其可治者奈何？

岐伯曰：经病者，治其经；孙络[⑤]病者，治其孙络血；血病身有痛者，治其经络。其病者在奇邪[⑥]，奇邪之脉则缪刺[⑦]之。留瘦不移[⑧]，节而刺之。上实下虚，切而从之，索其结络脉，刺出其血，以见通之[⑨]。瞳子高[⑩]者，太阳不足；戴眼者，太阳已绝。此决死生之要，不可不察也。手指及手外踝上五指留针[⑪]。

【注释】

①平旦死：与下文的“日中死”“日夕死”“夜半死”“日乘四季死”，都是在用昼夜划分四时，如寒热往来之病，死于平旦，象征春；阳极无阴的热中及热病死于日中，象征夏；肝经病风死于日夕，象征秋；阴极无阳的水病死于夜半，象征冬。脾脏居中，属土，寄旺于四季。日乘四季，指辰、戌、丑、未之时。若脉乍疏乍数、乍疾乍迟，是土气败，其死必以日乘四季死。②七诊：指脉象独小、独大、独疾、独迟、独热、独寒、独陷下。诊，征象。③经月之病：有二说，一指月经病与妊娠。王冰：“月经之病，脉小以微。”一指经年累月之病。张介宾：“经月者，常期也。”④皮肤著者死：指皮肤附着于骨，干枯肉脱。张介宾：“血液已尽，谓皮肤枯槁着骨也。”⑤孙络：经脉的细小分支。⑥奇邪：侵入大络的病邪为奇邪。⑦缪刺：针刺时，左病刺右、右病刺左的方法。⑧留瘦不移：指病邪久留而不移动。张介宾：“留，病留滞也。瘦，形消瘦也。不移，不迁动也。”一说为瘦当作“廋”，指隐藏。⑨以见通之：《甲乙经》作“以通其气”。⑩瞳子高：两目微有上视。⑪“手指”句：疑为错简。王冰：“错简文也。”不译。

【译文】

黄帝问：冬为阴，夏为阳，是什么意思？

岐伯说：九候的脉象，如果都是沉细悬绝的，为阴，好比冬令，病人会死于阴气极盛的半夜时分。脉象盛大躁动而喘数的，为阳，好比夏令，所以病人会死于阳气旺盛的中午。患了寒热交替发作的病，病人会死于阴阳交会的平旦。患了热中及热病的，死于日中阳极时分。伤于风而患风病的，死于傍晚阳气衰退的时候；伤于水而患水病的，死于夜半阴气正盛的时候。如果脉象忽快忽慢，忽缓忽急，说明是脾气内绝，病人会死于辰、戌、丑、未的时辰，也就是平旦、日中、日夕、夜半，即日乘四季的时候。如果形体败坏，肌肉溃烂，即使九候协调，也是死亡的征象。如果七诊的脉象出现，而九候都与四时顺应，就不一定是死证。所谓的不死的病，是指新感风病，或是月经之病，即使有类似七诊的病脉，实质上和七诊还是有区别的，所以不是死证。如果七诊出现，脉候有败坏现象，则是死证。病人在死的时候，一定会出现呃逆的症状。所以，治病时，必须详细询问病人的发病情形和现在的症状，然后切循病人的脉搏，以观察其经络的浮沉，根据上下逆顺来诊脉。如果脉来流畅，就说明没有病；脉来迟缓，说明有病；脉不往来，说明是死证。长期患病、肌肉瘦削、皮肤干枯甚至皮包骨头的，也是得了死证。

黄帝问：那些能够医治的病，应当怎样治疗呢？

岐伯说：病在经的，刺其经；病在孙络的，刺其孙络使它出血；得了血病且有身体疼痛症状的，则治其经与络。如果病邪留在大络，则用右边发病刺左边、左边发病刺右边的缪刺法治之。如果邪气长期滞留，应当在骨节交会的地方针刺。上实下虚的，应当先切脉，然后找到络脉郁结所在的部位，刺出血，以通其气。如果眼睛上视，就是太阳经气不足。眼睛上视而又不能转动，是太阳经气已绝的表现。这是判断死生的要诀，不可不认真研究啊。

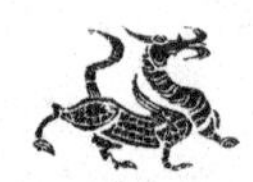

经脉别论篇：疾病的形成及治疗

【导读】

本篇主要讨论了人体各条经脉发病的脉象、症状和疗法，但又不同于专门论述经脉的常论，所以名为“经脉别论”。

本篇首先说明了人体的脉象受到环境、情志和劳逸的影响，医生必须结合患者自身情况进行诊治；其次阐述了饮食生化输布的过程，并指出通过气口脉象可以判断疾病预后；最后讲述了六经偏盛所致病变的症状和治疗方法。

【原文】

黄帝问曰：人之居处、动静、勇怯①，脉亦为之变乎？

岐伯曰：凡人之惊恐恚劳动静，皆为变也。是以夜行则喘②出于肾，淫气③病肺。有所堕恐，喘出于肝，淫气害脾。有所惊恐，喘出于肺，淫气伤心。渡水跌仆，喘出于肾与骨，当是之时，勇者气行则已，怯者则着而为病也。故曰：诊病之道，观人勇怯骨肉皮肤，能知其情，以为诊法也。

故饮食饱甚，汗出于胃；惊而夺精，汗出于心；持重远行，汗出于肾；疾走恐惧，汗出于肝；摇体劳苦，汗出于脾。故春秋冬夏，四时阴阳，生病起于过用，此为常也。

食气入胃，散精于肝，淫气④于筋。食气入胃，浊气⑤归心，淫精于脉。脉气流经，经气归于肺，肺朝百脉⑥，输精于皮毛。毛脉合精，行气于腑。腑精神明，留于四脏⑦。气归于权衡，权衡⑧以平，气口成寸，以决死生。

饮入于胃，游溢⑨精气，上输于脾；脾气散精，上归于肺，通调水道，下输膀胱。水精四布，五经并行，合于四时五脏阴阳，揆度⑩以为常也。

【注释】

①居处：居住的处所和环境。动静：生活的辛劳和安逸。勇怯：性格的勇敢和怯懦。②喘：这里的“喘”非“气喘”之“喘”，是指脉气因惊恐恚劳动静而发生的变化。③淫气：气有余而为害。张介宾：“过用曰淫。”④淫气：此处意为滋润、渗透。⑤浊气：谷气。人体所需的营养，一为源于天的空气，古人称为“清气”；二为源于地的五谷之气，古人称为“浊气”。⑥肺朝百脉：百

人体的经脉血气在哪些情况下会发生变化？
经脉血气在惊恐、愤怒、劳累、活动或安静的情况下，都会受到影响而发生变化。

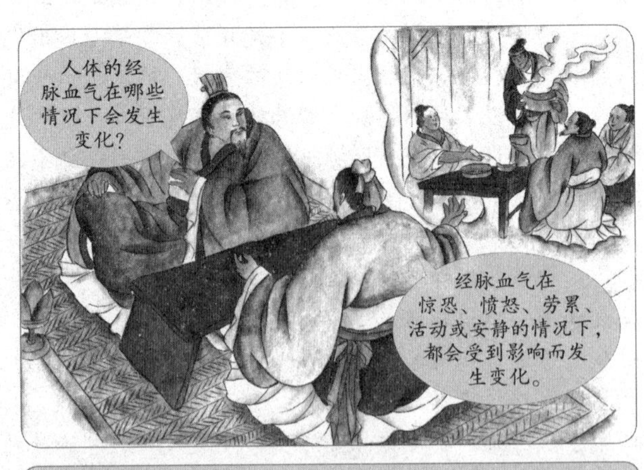

人们的居住环境、劳逸情况和性情会影响经脉血气的变化。

脉会合于肺。朝，会。⑦ 四脏：指心、肝、脾、肾四脏。⑧ 权衡：指阴阳气血平衡。⑨ 游溢：敷布分散。⑩ 揆度：揣测，测度。

【译文】

黄帝问道：当人们的居住环境、劳逸状况和勇敢程度有所不同时，其经脉血气也随之发生变化吗？

岐伯回答说：人在惊恐、愤怒、劳累、活动或安静的情况下，经脉血气都要受到影响而发生变化。所以，夜间远行劳累，就会扰动肾气，使肾气不能闭藏而外泄。同时，喘从肾脏发出，其偏胜之气，就会侵犯肺脏。如果因坠堕而受到恐吓，就会扰动肝气。同时，气喘从肝发出，其偏胜之气就会侵犯脾脏。如果有所惊恐，则神越气乱，扰动肺气。气喘从肺发出，其偏胜之气就会侵犯心脏。如果渡水时发生跌仆，由于跌仆伤骨，肾主骨，水湿之气与肾相通，导致肾气和骨气受到扰动。气喘从肾和骨发出，在这种情况下，身体强盛的人，气血畅行，病就会自愈；怯弱的人，气血留滞，就会出现病变。所以说，诊察疾病，必须观察病人的勇怯及骨骼、肌肉、皮肤的变化，从而了解病情，并以此作为诊病的方法。

所以，如果饮食过饱，就会使得食气蒸发，胃部出汗；惊恐就会神气浮越，导致心气受伤，心出汗；负重而远行的时候，骨劳气越，会导致肾气受伤，肾出汗；疾走且恐惧的时候，由于疾走伤筋，恐惧伤魂，则会导致肝气受伤，肝出汗；劳累过度的时候，由于脾主肌肉四肢，就会导致脾气受伤，脾出汗。春、夏、秋、冬四季和四时阴阳的变化都有其规律，人之所以会在这些变化中患病，就是因为体力透支、饮食不节、劳累过度、精神疲惫等，这是经常会出现的情况。

食物进入胃中消化，化生的一部分精微之气输散到肝脏，这些精微之气再经由肝脏滋养全身的筋脉。饮食进入胃中，所化生的另一部分浓厚的精微之气，进入心，再经由心滋养血脉。血气流行在经脉当中，到达肺，肺又将血气输送到全身百脉中去，最后把精气输送到皮毛。皮毛和经脉的精气汇合，又回流到脉中，脉中的精微之气，运行到六腑。六腑的精气化生神明，输入流于四脏。这些正常的生理活动，都要仰赖气血阴阳的平衡；气血阴阳平衡，会表现在气口的脉象变化上；气口的脉象变化，可以用来判断疾病的死生。

水液入胃以后，游溢布散其精气，上行输送到脾；脾将精华布散转输，将精华向上输送到肺；肺气运行，通调水道，向下输送到膀胱。这样，水精四布，在外布散于皮毛，向内灌输于五脏的经脉，并能与四时寒暑的更替和五脏阴阳的变化相符合，这是可

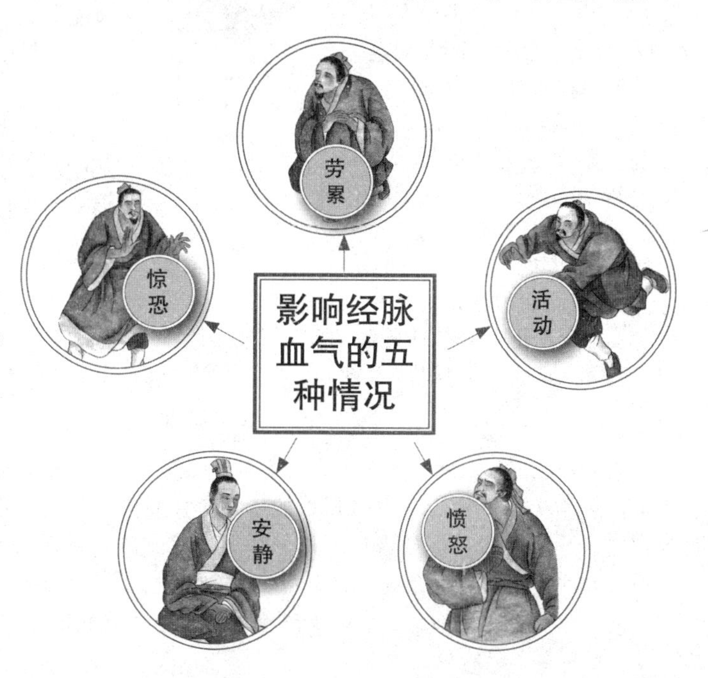

以测度的经脉的正常生理现象。

【原文】

太阳脏独至①，厥喘虚气逆，是阴不足阳有余也，表里②当俱泻，取之下俞③。阳明脏独至，是阳气重并④也，当泻阳补阴，取之下俞。少阳脏独至，是厥气也，跻前卒大，取之下俞。少阳独至者，一阳⑤之过也。太阴脏搏者，用心省真。五脉气少，胃气不平，三阴也，宜治其下俞，补阳泻阴。一阳独啸，少阳厥也⑥，阳并于上，四脉争张，气归于肾，宜治其经络，泻阳补阴。一阴⑦至，厥阴之治也，真虚痟心⑧，厥气留薄，发为白汗⑨，调食和药，治在下俞。

帝曰：太阳脏何象？

岐伯曰：象三阳而浮也。

帝曰：少阳脏何象？

岐伯曰：象一阳也，一阳脏者，滑而不实也。

帝曰：阳明脏何象？

岐伯曰：象大浮也。太阴脏搏，言伏鼓也；二阴搏至，肾沉不浮也。

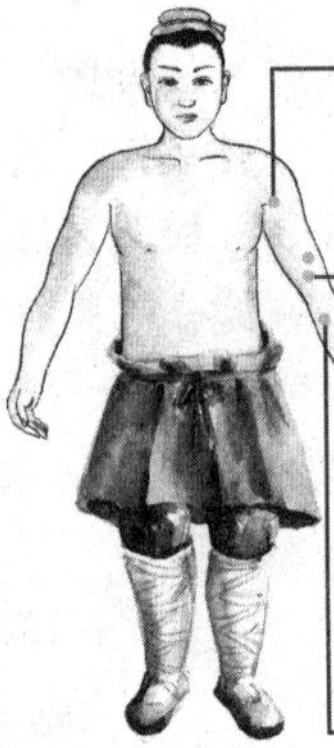

太阳经偏盛	脉象	阴不足阳有余
	症状	厥逆、喘息、虚气上逆
	诊法	表里两经都用泻法，取足太阳经的束骨穴和足少阴经的太溪穴
少阳经偏盛	脉象	厥气上逆
	症状	阳跻脉前的少阳脉猝然盛大
	诊法	取少阳经的临泣穴进行治疗
阳明经偏盛	脉象	太阳、少阳之气过盛
	诊法	用泻阳补阴疗法，泻足阳明经的陷谷穴，补足太阴经的太白穴

【注释】

①独至：偏盛。张介宾："言脏气不和而有一脏太过者，气必独至。"②表里：经脉的表里，这里指太阳和少阴。③下俞：该经的下腧。下腧是足经之腧穴，这里指足太阳经腧穴束骨穴和足少阴经腧穴太溪穴。④重并：同时并聚。张志聪："两阳合于前，故曰阳明。阳明之独至，是太、少重并于阳明，阳盛故阴虚矣。"⑤一阳：少阳。⑥"一阳独啸"两句：新校正："详此上明三阳，此言三阴，今此再言少阳而不及少阴者，疑此一阳二阴之误也。"独啸，张介宾："独啸，独炽之谓。"⑦一阴：足厥阴肝经。⑧真虚痟（yuān）心：真气大虚，心中酸痛不适。⑨白汗：出大汗。

【译文】

太阳经脉偏盛，就会引发厥逆、喘息、虚气上逆等症状，这是阴不足而阳有余的缘故，表里两经都应当用泻法，取足太阳经的束骨穴和足少阴经的太溪穴。阳明经脉偏盛，是太阳、少阳之气盛实于阳明，应当用泻阳补阴的治疗方法，要泻足阳明经的陷谷穴，补足太阴经的太白穴。少阳经脉偏盛，就会引发厥气上逆，所以阳跻脉前的少阳脉会猝然盛大，这时，应当取足少阳经的临泣穴。少阳经脉偏盛而且是单独到来，说明是少阳太过。若发现

审查是否有真脏脉出现	脉象	太阴经脉鼓博有力
五脏的脉气都减少，胃气又不平和	症状	
用补阳泻阴疗法，补足阳明经的陷谷穴，泻足太阴经的太白穴	诊法	
厥气留于经脉，与正气相搏	脉象	厥阴经偏盛
真气虚弱，心中酸痛不适，大汗	症状	
注意饮食调养和药物治疗，取厥阴经下部的太冲穴，泻出邪气	诊法	
阳气过盛	脉象	少阴经单独亢盛
少阴厥气上逆，阳气并越于上部，心、肝、脾、肺四脏之脉争张于外，病根在肾	症状	
治其经络的表里，泻足太阳经穴昆仑穴、络穴飞扬穴，补足少阴经穴复溜穴、络穴大钟穴	诊法	

太阴经脉鼓搏有力，则应当细心审查是否有真脏脉出现。如果五脏的脉气都减少，胃气又不平和，就是足太阴脾经太过，这时应当用补阳泻阴的治疗方法，补足阳明的陷谷穴，泻足太阴的太白穴。二阴经脉独盛，是少阴厥气上逆，而阳气并越于上部，心、肝、脾、肺四脏受到影响，四脏之脉争张于外，病的根源在肾，这时应当治其表里的经络，泻足太阳经的经穴昆仑、络穴飞扬，补足少阴的经穴复溜、络穴大钟。一阴经脉偏盛，是厥阴经脉所主，会引发真气虚弱、心中酸痛不适的症状，厥气留于经脉与正气相搏而引发大汗，这时应该注意饮食调养和药物的治疗，如果用针刺，应取厥阴经下部的太冲穴，以泻除邪气。

黄帝问：太阳经的脉象是怎样的呢？

岐伯说：其脉象好像三阳之气浮盛于外，所以脉象较为轻浮。

黄帝问：少阳经的脉象是怎样的呢？

岐伯说：其脉象好像一阳之初生，所以滑利、不坚实。

黄帝问：阳明经的脉象是怎样的呢？

岐伯说：其脉象洪大而浮。太阴经的脉象搏动，虽然沉伏，但指下仍感觉搏击有力；二阴经脉搏动，则是由肾脉沉而不浮引发的现象。

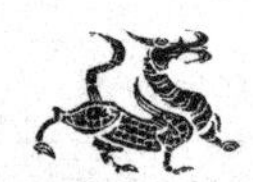

脏气法时论篇：五脏的保养

【导读】

本篇根据五行生克的规律，论述了五脏之气与四时的关系，提出了五脏之气的生克制化均取法于四时五行的观点，所以名为“脏气法时论”。

本篇的主要内容有：一是论述依据四时五行的生克制化规律，结合人体五脏之气来治疗疾病的道理；二是阐明五脏病痊愈、加重、稳定、好转的时间，及其禁忌与治疗原则；三是论述五脏虚实的证候及治疗方法；四是论述五色、五味、五谷、五果、五畜、五菜对五脏之所宜。

【原文】

黄帝问曰：合人形以法四时五行而治①，何如而从？何如而逆？得失之意，愿闻其事。

岐伯对曰：五行者，金木水火土也，更贵更贱②，以知死生，以决成败，而定五脏之气，间甚③之时，死生之期也。

帝曰：愿卒闻之。

岐伯曰：肝主春，足厥阴少阳主治，其日甲乙④；肝苦急，急食甘以缓之。心主夏，手少阴太阳主治，其日丙丁；心苦缓，急食酸以收之。脾主长夏，足太阴阳明主治，其日戊己；脾苦⑤湿，急食苦⑥以燥之。肺主秋，手太阴阳明主治，其日庚辛；肺苦气上逆，急食苦以泄之。肾主冬，足少阴太阳主治，其日壬癸；肾苦燥，急食辛以润之。开腠理，致津液，通气也⑦。

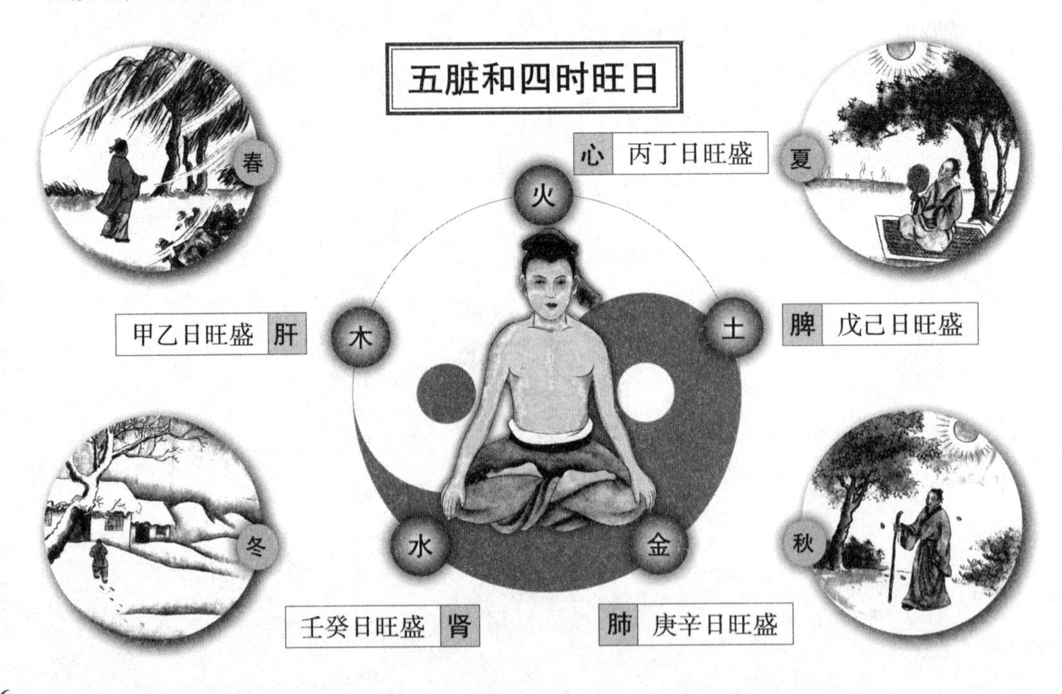

【注释】

① 法四时五行而治：根据四时五行生克的规律，制定治疗原则。② 更贵更贱：指五行交替地兴旺和衰落。旺时为贵，衰时为贱。高世栻："贵者，木旺于春，火旺于夏。贱者，木败于秋，火灭于冬。更贵更贱者，生化迭乘，寒暑往来也。"③ 间甚：病减轻为间，病加重为甚。④ 其日甲乙：甲乙属木，木分阴阳，甲为阳木，乙为阴木，阳木内应足少阳胆经，阴木内属足厥阴肝经，故胆旺于甲日，肝旺于乙日，故曰"其日甲乙"。余脏类推。⑤ 苦：患，怕，即难以忍受。⑥ 苦：当为"咸"之误。⑦ "开腠理"三句："滑寿：此一句九字，疑原是注文。"

【译文】

黄帝问道：结合人体五脏之气的具体情况，运用四时五行的生克制化规律来治疗疾病，怎样是从，怎样是逆呢？我想了解治疗方法中的从逆和得失的情况。

岐伯回答说：五行就是金、木、水、火、土，配合时令气候，有衰旺胜克的变化。从这些变化中可以预测疾病的生死，分析治疗的成败，确定五脏之气的盛衰、疾病变轻变重的时间，以及生死的日期。

黄帝说：我想听您详尽地讲一讲。

岐伯说：肝属木，旺于春，肝与胆互为表里，春天是足厥阴肝经和足少阳胆经主治的时间，甲乙属木，足少阳胆经为甲木，足厥阴肝经为乙木，所以肝胆在甲乙日最为旺盛；肝对应五种情志中的怒，怒则气急，而甘味能缓解气急，因此病人应当进食甘味来缓解它。心属火，旺于夏，心与小肠互为表里，夏天是手少阴心经和手太阳小肠经主治的时间；丙丁属火，手少阴心经为丁火，手太阳小肠经为丙火，所以心与小肠在丙丁日最为旺盛；心对应五种情志中的喜，喜则气缓，心气过缓则心气虚而散，酸味能收敛，所以病人应当进食酸味来收敛它。脾属土，旺于长夏六月，脾与胃互为表里，长夏是足太阴脾经和足阳明胃经主治的时间；戊己属土，足太阴脾经是己土，足阳明胃经是戊土，所以脾与胃在戊己日最为旺盛；脾性恶湿，湿盛则伤脾，苦味能燥湿，因此病人应当进食苦味来燥湿健脾。肺属金，旺于秋；肺与大肠互为表里，秋天是手太阴肺经和手阳明大肠经主治的时间；庚辛属金，手太阴肺经是辛金，手阳明大肠经是庚金，所以肺与大肠在庚辛日最为旺盛；肺主气，其性清肃，如果气上逆，就会引发肺病，苦味能泄，所以应当进食苦味来宣泄它。肾属水，旺于冬，肾与膀胱互为表里，冬天是足少阴肾经与足太阳膀胱经主治的时间；壬癸属水，足少阴肾经是癸水，足太阳膀胱经是壬水，所以肾与膀胱在壬癸日最为旺盛；肾为水脏，喜润而恶燥，所以病人应当进食辛味来润泽它。这样做，才能开发腠理，输布津液，疏通五脏之气。

【原文】

病在肝，愈于夏；夏不愈，甚于秋；秋不死，持[①]于冬，起于春；禁当风[②]。肝病者，愈在丙丁；丙丁不愈，加于庚辛；庚辛不死，持于壬癸，起于甲乙。肝病者，平旦慧[③]，下晡[④]甚，夜半[⑤]静。肝欲散，急食辛以散之，用辛补之，酸泻之[⑥]。

病在心，愈在长夏；长夏不愈，甚于冬；冬不死，持于春，起于夏；禁温食热衣。心病者，愈在戊己；戊己不愈，加于壬癸；壬癸不死，持于甲乙，起于丙丁。心病者，日中[⑦]慧，夜半甚，平旦[⑧]静。心欲耎，急食咸以耎之[⑨]，用咸补之，甘泻之[⑩]。

病在脾，愈在秋；秋不愈，甚于春；春不死，持于夏，起于长夏；禁温食饱食，湿地濡衣。脾病者，愈在庚辛；庚辛不愈，加于甲乙；甲乙不死，持于丙丁，起于戊己。

五脏病季节图

五脏病	肝病	心病	脾病	肺病	肾病
治愈季	夏	长夏	秋	冬	春
加重季	秋	冬	春	夏	长夏
稳定季	冬	春	夏	长夏	秋
好转季	春	夏	长夏	秋	冬
禁忌	受风邪侵袭	食温热食物，衣服太过温暖	食温热食物，饮食过饱，居湿地，穿湿衣	食寒冷食物，穿得太单薄	食经过火烤油炸的过热食物，穿经火烘烤过的衣服
治愈日	丙丁日	戊己日	庚辛日	壬癸日	甲乙日
加重日	庚辛日	壬癸日	甲乙日	丙丁日	戊己日
稳定日	壬癸日	甲乙日	丙丁日	戊己日	庚辛日
好转日	甲乙日	丙丁日	戊己日	庚辛日	壬癸日
清爽时	早晨时	中午时	午后时	傍晚时	半夜时
加重时	傍晚时	半夜时	日出时	中午时	辰戌丑未四时
平稳时	半夜时	早晨时	傍晚时	半夜时	傍晚时
调理	肝病须疏泄，应当用辛味药	心病须缓软，应当用咸味药	脾病须缓和，应当用甘味药	肺气须收敛，用酸味药	肾气须坚固，应当用苦味药
补药	辛味药	咸味药	甘味药	酸味药	苦味药
泻药	酸味药	甘味药	苦味药	辛味药	咸味药

脾病者，日昳[11]慧，日出[12]甚，下晡静。脾欲缓，急食甘以缓之，用苦泻之，甘补之[13]。

病在肺，愈于冬；冬不愈，甚于夏；夏不死，持于长夏，起于秋；禁寒饮食、寒衣。肺病者，愈在壬癸；壬癸不愈，加于丙丁；丙丁不死，持于戊己，起于庚辛。肺病者，下晡慧，日中甚，夜半静[14]。肺欲收，急食酸以收之，用酸补之，辛泻之[15]。

病在肾，愈在春；春不愈，甚于长夏；长夏不死，持于秋，起于冬；禁犯焠㶼热食[16]，温炙衣。肾病者，愈在甲乙；甲乙不愈，甚于戊己；戊己不死，持于庚辛，起于壬癸。肾病者，夜半慧，四季甚[17]，下晡静。肾欲坚，急食苦以坚之，用苦补之，咸泻之[18]。

夫邪气之客于身也，以胜相加[19]，至其所生而愈[20]，至其所不胜而甚[21]，至于所生而持[22]，自得其位而起[23]。必先定五脏之脉[24]，乃可言间甚之时，死生之期也。

【注释】

①持：相持而稳定。病情无大变化，相对稳定。②禁当风：禁止吹风。③慧：清爽舒适。④下

晡（bū）：午后申、酉两个时辰为晡，下晡为这两个时辰末，将要进入戌时的时候。⑤ 夜半：指水旺于子的时候。⑥ “用辛”两句：吴崑：“顺其性为补，反其性为泻。肝木喜辛散，而恶酸收，故辛为补，而酸为泻也。”⑦ 日中：午时，为火旺之时。⑧ 平旦：平旦属卯，为木旺之时。⑨ “心欲耎”两句：张介宾：“心火太过则为燥越，故宜食咸以耎之，盖咸从水化，能相济也。”耎，同“软”。⑩ “用咸”两句：吴崑：“心火喜软而恶缓，故成为补，甘为泻也。”⑪ 日昳（dié）：午后未时，为脾旺之时。⑫ 日出：按《甲乙经》，“日出”作“平旦”，“虽日出与平旦时等……盖日出于冬夏之期有早晚，不若平旦之为得也。”⑬ “用苦”两句：脾喜燥恶湿，苦性燥，故脾以苦为泻，脾欲缓，甘则顺其性而缓之，故补脾用甘。⑭ 夜半静：夜半，应为“日昳”。丹波元简：“据前后文例，当是云‘日昳静’。”⑮ “用酸”两句：金性收敛，辛反其性而发散，故为泻。金欲收，酸则顺其性而收，故补肺用酸。⑯ 焠（cuì）烪（āi）热食：烧爆的食物。焠，烧也。烪，热甚也。下文中的温炙衣指经火烘烤过的衣服。⑰ 四季甚：王冰：“土旺则甚。”指辰、戌、丑、未四个时辰，相当于一日中的四季。⑱ “用苦”两句：王冰：“苦补取其坚也，成泻取其软也。水性凝滞，成则反其性而软，故为泻。水欲坚，苦则顺其性而坚，故补肾用苦。”⑲ 以胜相加：以强凌弱。加，侵侮。如风胜则脾病，为木克土。余脏类推。⑳ 至其所生而愈：至其所生的时日而愈，如肝病愈于夏，愈于丙丁，为木生火。余脏类推。㉑ 至其所不胜而甚：至被克的时日而加重，如肝病甚于秋，加于庚辛，为金克木。余脏类推。㉒ 至于所生而持：至生己的时日，病情相对稳定，如肝病持于冬，持于壬癸，为水能生木。余脏类推。㉓ 自得其位而起：到本脏当旺的时日，病情出现好转，如肝病起于春，起于甲乙，甲乙与春均为木旺之时。余脏类推。㉔ 五脏之脉：五脏的正常脉象，如肝脉弦、心脉钩、脾脉缓、肺脉毛、肾脉石。

【译文】

肝脏有病，在夏季最容易治愈；如果在夏季不愈，到秋季病情就会加重；如果病人在秋季没有死亡，到冬季病情就会维持稳定不变的状态，到来年春季病就会好转。因为风气容易侵犯肝，所以肝病病人要避免受到风邪侵袭。有肝病的人，在丙丁日最容易治愈；如果丙丁日不愈，到庚辛日病情就会加重；如果庚辛日病人没有死亡，到壬癸日病情就会维持稳定不变的状态，到了甲乙日病就会好转。患肝病的人，在早晨的时候精神清爽，傍晚的时候病情会加重，到半夜时病情会平稳下来。肝病需要疏泄调达，因此治疗肝病时应用辛味药来疏散它，需要补的要以辛味药来补，需要泻的要以酸味药来泻。

心脏有病，在长夏最容易治愈；如果在长夏不愈，到了冬季病情就会加重；如果病人在冬季没有死亡，到了来年的春季病情就会维持稳定不变的状态，到了夏季病就会好转。心有病的人应忌食温热食物，衣服也不能穿得太暖。有心病的人，在戊己日最容易治愈；如果戊己日不愈，到壬癸日病情就会加重；如果病人在壬癸日没有死亡，到甲乙日病情就会维持稳定不变的状态，到丙丁日病就会好转。心脏有病的人，在中午的时候神清气爽，半夜时病情加重，早晨时病情会平稳下来。心病需缓软，因此治疗时应当用咸味药来柔软它，需要补的要以咸味药来补，需要泻的要以甘味药来泻。

脾脏有病，在秋季最容易治愈；如果在秋季不愈，到春季病情就会加重；如果病人在春季没有死亡，到夏季病情就会维持稳定不变的状态，到长夏病情就会好转。脾病应禁食温热性食物并避免饮食过饱、居湿地、穿湿衣等。脾有病的人，在庚辛日最容易治愈；如果在庚辛日不愈，到甲乙日就会加重；如果病人在甲乙日没有死亡，到丙丁日病情就会维持稳定不变的状态，到了戊己日病情就会好转。脾有病的人，在午后的时间精神清爽，日出时病情加重，傍晚时病情会平稳下来。脾脏病需要缓和，甘能缓中，所以在治疗时应当服用甘味药来缓和它，需要泻的要用苦味药来泻，需要补的要以甘味药来补。

肺脏有病，在冬季最容易治愈；如果在冬季不愈，到夏季病情就会加重；如果病人在夏季没有死亡，至长夏时病情就会维持稳定不变的状态，到了秋季病情就会好转。肺有病应禁忌寒冷饮食及穿得太单薄。肺有病的人，在壬癸日最容易治愈；如果在壬癸日不愈，到丙丁日病情就会加重；如果病人在丙丁日不死，到戊己日病情就会维持稳定不变的状态，到了庚辛日就会好转。肺有病的人，傍晚的时候精神舒爽，到中午时病情加重，到半夜时病情会平稳下来。肺气需要收敛，所以治疗时应当进食酸味药来收敛它，需要补的要用酸味药来补，需要泻的要用辛味药来泻。

肾脏有病，在春季最容易治愈；如果在春季不愈，到长夏时病情就会加重；如果病人在长夏没有死亡，到秋季病情就会维持稳定不变的状态，到冬季病情就会好转。肾病禁食火烤油炸的过热食物和穿经火烘烤过的衣服。肾有病的人，在甲乙日最容易治愈；如果在甲乙日不愈，到戊己日病情就会加重；如果病人在戊己日没有死亡，到庚辛日病情就会维持稳定不变的状态，到壬癸日病就会好转。肾有病的人，在半夜的时候精神舒爽，在一日当中辰、戌、丑、未四个时辰病情加重，在傍晚时病情会平稳下来。肾主闭藏，治疗肾病需要坚固肾气，因此应当服用苦味药来坚固它，需要补的要用苦味药来补，需要泻的要用咸味药来泻。

凡是邪气侵袭人体，都是以强凌弱。遇到与所生之脏相应的时间，疾病就能痊愈；遇到与该脏相克的时间，病情就会加重；遇到与生己之脏相对应的时间，疾病就会呈现稳定状态；遇到该脏应当旺盛的时间，疾病就会好转。不过，必须先明确五脏的平脉脉象，然后才能推测疾病变轻变重的时间及死生的日期。

【原文】

肝病者，两胁下痛引少腹，令人善怒；虚则目䀮䀮无所见①，耳无所闻，善恐，如人将捕之。取其经，厥阴与少阳。气逆，则头痛，耳聋不聪，颊肿，取血者②。

心病者，胸中痛，胁支满，胁下痛，膺背肩甲③间痛，两臂内痛；虚则胸腹大，胁下与腰相引而痛。取其经，少阴太阳，舌下血者。其变病，刺郄④中血者。

脾病者，身重善肌⑤，肉痿，足不收，行善瘛⑥，脚下痛；虚则腹满肠鸣，飧泄食不化。取其经，太阴阳明，少阴血者。

肺病者，喘咳逆气，肩背痛，汗出，尻、阴股、膝、髀、腨、胻、足皆痛；虚则少气，不能报息⑦，耳聋嗌干。取其经，太阴足太阳之外，厥阴内，血者。

肾病者，腹大胫肿，喘咳身重，寝汗⑧出，憎风⑨；虚则胸中痛，大腹小腹痛，清厥⑩，意不乐。取其经，少阴太阳血者。

肝色青，宜食甘，粳米、牛肉、枣、葵，皆甘。心色赤，宜食酸，小豆、犬肉、李、韭，皆酸。肺色白，宜食苦，麦、羊肉、杏、薤，皆苦。脾色黄，宜食咸，大豆、豕肉、栗、藿，皆咸。肾色黑，宜食辛，黄黍、鸡肉、桃、葱，皆辛。辛散，酸收，甘缓，苦坚，咸软。

毒药⑪攻邪。五谷⑫为养，五果⑬为助，五畜⑭为益，五菜为充⑮，气味合而服之，以补精益气。此五者，有辛酸甘苦咸，各有所利，或散或收，或缓或急，或坚或软，四时五脏病，随五味所宜也。

【注释】

①目䀮（huāng）䀮无所见：眼睛昏花，视物不清。②取血者：在经血盛处放血。③甲：同

"胛"。④ 郄（xì）：阴郄穴。马元台："手少阴之郄，曰阴郄穴者，在掌后脉中去腕半寸。"⑤ 肌：当作"饥"。⑥ 瘛（chì）：抽掣。张介宾："手足掉掣也。"⑦ 不能报息：呼吸短促，难以接续。张介宾："报，复也。不能报息，谓呼吸气短，难于接续也。"⑧ 寝汗：盗汗。⑨ 憎风：恶风。⑩ 清厥：厥冷。⑪ 毒药：药物之统称，与今之毒药概念不同。药物性味各有所偏，这种药性之偏，古人称之为"毒性"。⑫ 五谷：粳米、小豆、麦、大豆、黄黍。⑬ 五果：桃、李、杏、栗、枣。⑭ 五畜：牛、羊、猪、鸡、犬。⑮ 五菜：葵、藿（豆叶）、薤、葱、韭。充：充实于脏腑。

【译文】

肝脏有病，会引发两胁下疼痛牵引少腹的症状，使人容易发怒，这是肝气实的症状。如果肝气虚，则会导致两眼昏花而视物不明，两耳也听不见声音，容易恐惧，好像有人要逮捕他似的。治疗时，取用厥阴肝经和少阳胆经的经穴。如果肝气上逆，则会引发头痛、耳聋、听觉失灵、面颊肿胀。治疗时，应取厥阴、少阳经脉，进行针刺放血治疗。

心脏有病，会出现胸中疼痛，胁部支撑胀满，胁下疼痛，胸膺部、背部及肩胛间疼痛，两臂内侧疼痛的症状，这是心实的症状。心虚，则会出现胸腹部胀大、胁下和腰部牵引作痛的症状。治疗时，取用少阴心经和太阳小肠经的经穴，并刺舌下的廉泉穴进行放血治疗。如果病情与刚发病时有所不同，应当针刺阴郄穴进行放血治疗。

脾脏有病，会导致身体沉重，容易饥饿，肌肉痿软无力，两脚弛缓不收，行走时容易抽搐，脚下疼痛，这是脾实的症状。脾虚则会出现腹部胀满、肠鸣、泄下而食物不化的症状。治疗时，取用太阴脾经、阳明胃经和少阴肾经的经穴，进行放血治疗。

肺脏有病，会导致喘咳气逆，肩背部疼痛，出汗，尻、阴股、膝、髋、小腿肚、小腿下半部、脚等部都发生疼痛，这是肺实的症状。如果肺虚，就会出现少气、呼吸困难且难于接续、耳聋、咽干等症状。治疗时，应取用太阴肺经的经穴、足太阳经的外侧，以及足

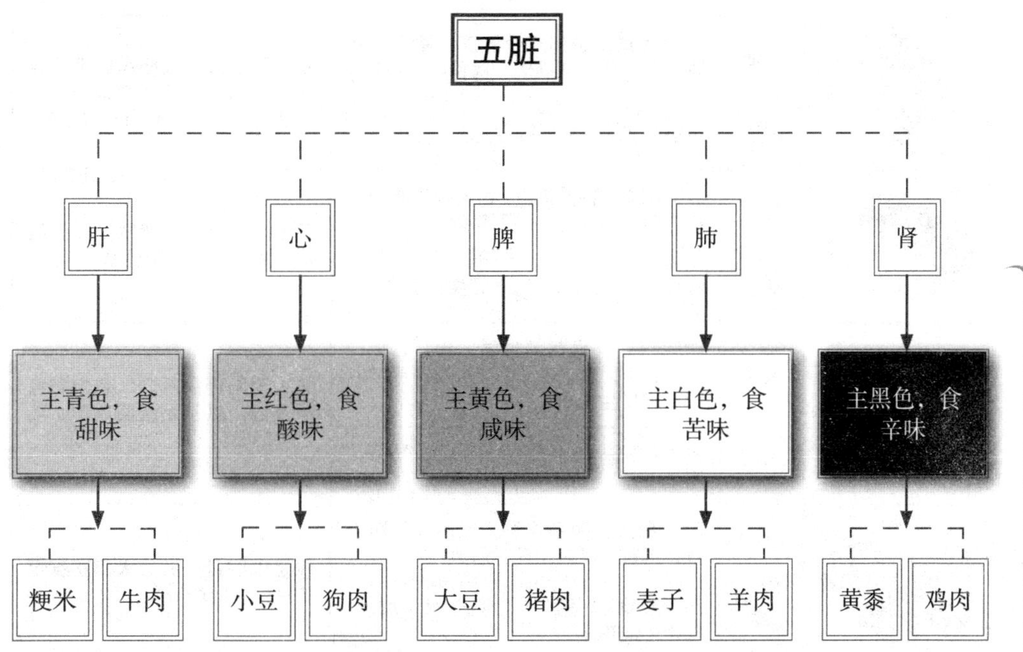

厥阴内侧，即足少阴肾经的经穴，进行放血治疗。

肾脏有病，会导致腹部胀大，胫部浮肿，气喘，咳嗽，身体沉重，睡后出汗，恶风，这是肾实的症状。如果肾虚，就出现胸中疼痛、大腹和小腹疼痛、四肢厥冷、心中闷闷不乐的症状。治疗时，取用足少阴肾经和足太阳膀胱经的经穴，进行放血治疗。

肝与青色相应，肝病宜食甘味，粳米、牛肉、枣、葵菜都是属于味甘的。心与赤色相应，心病宜食酸味，小豆、狗肉、李子、韭菜都是属于酸味的。肺与白色相应，肺病宜食苦味，小麦、羊肉、杏、薤都是属于苦味的。脾与黄色相应，脾病宜食咸味，大豆、猪肉、栗子、藿都是属于咸味的。肾与黑色相应，肾病宜食辛味，黄黍、鸡肉、桃、葱都是属于辛味的。辛味能发散，酸味能收敛，甘味能缓急，苦味能坚燥，咸味能软坚。

药物可以用来攻逐病邪，五谷可以滋养五脏之气，五果能帮助五谷充养人体，五畜用以补益五脏，五菜用以充养脏腑。将药物与谷果肉菜依照气味调配服用，可以补精益气。上述五类食物，各有辛、酸、甘、苦、咸等不同气味，各有其不同的作用，它们或散，或收，或缓，或急，或坚，或软，医生要根据春、夏、秋、冬四时和五脏之气的盛衰情况，合理地利用五味来治疗疾病。

五脏之病证及疗法

五脏	症状		治疗
肝	实证	两胁下疼痛牵引少腹，容易发怒	取厥阴肝经和少阳胆经的经穴
	虚证	两眼昏花，视物不清，两耳听不见声音，容易恐惧	
	气逆	头痛，耳聋而听觉失灵，面颊肿胀	取厥阴、少阳的经脉，针刺放血
心	实证	胸中疼痛，胁部支撑胀满，胁下、胸膺部、背部、肩胛间、两臂内侧疼痛	取少阴心经和太阳小肠经的经穴，并刺舌下的廉泉穴放血。病情有变化，则刺阴郄穴放血
	虚证	胸腹部胀大，胁下和腰部牵引作痛	
脾	实证	身体沉重，容易饥饿，肌肉萎软无力，行走时容易抽搐，脚下疼痛	取太阴脾经、阳明胃经和少阴神经的经穴，针刺放血
	虚证	腹部胀满，肠鸣，泄下而食物不化	
肺	实证	喘咳气逆，肩背部疼痛，出汗，尻、阴股、膝、髋、小腿肚、小腿下半部、脚部都发生疼痛	取太阴肺经的经穴、足太阳经的外侧，以及足厥阴内侧，即足少阴肾经的经穴，针刺放血
	虚证	少气，呼吸困难且难于接续，耳聋，咽干	
肾	实证	腹部胀大，胫部浮肿，气喘，咳嗽，身体沉重，睡后出汗，恶风	取足少阴肾经和足太阳膀胱经的经穴，针刺放血
	虚证	胸中疼痛，大腹和小腹疼痛，四肢厥冷，心中闷闷不乐	

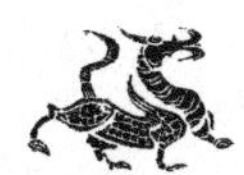

宣明五气篇：五味与五脏的关系

【导读】

宣明，即宣扬阐明之意。五气，即五脏之气。本篇上接“脏气法时论篇”的内容，对于人体五脏之气的功能变化规律进行了更加深入细致的宣扬和阐明，所以名为“宣明五气”。

本篇主要讲述了与五脏之气相关的五味所宜、发病情况、饮食禁忌、药食性味、病情变化、脏腑功能、脉象表现等内容，以作为诊断治疗时的指导原则。

【原文】

五味所入：酸入肝，辛入肺，苦入心，咸入肾，甘入脾，是谓五入。

五气所病①：心为噫②，肺为咳③，肝为语④，脾为吞⑤，肾为欠、为嚏⑥。胃为气逆、为哕、为恐⑦，大肠、小肠为泄⑧，下焦溢为水⑨，膀胱不利为癃，不约为遗溺⑩，胆为怒⑪。是谓五病。

五精所并⑫：精气并于心则喜，并于肺则悲，并于肝则忧，并于脾则畏，并于肾则恐。是谓五并，虚而相并者也。

五脏所恶：心恶热，肺恶寒，肝恶风，脾恶湿，肾恶燥。是谓五恶。

五脏化液：心主汗⑬，肺主涕，肝主泪，脾主涎⑭，肾主唾⑮。是谓五液。

【注释】

① 五气所病：五脏之气的病变。杨上善：“五脏从口中所出之气，皆是人常气之变也。”② 心为噫：王冰：“象火炎上，烟随焰出，心不受秽，故噫出之。噫，噫气。”③ 肺为咳：王冰：“象金坚劲，扣之有声，邪击于肺，故为咳也。”④ 肝为语：王冰：“象木枝条，而形支别，语宣委曲，故出于肝。”语，以事告人、告诉。⑤ 脾为吞：王冰：“象土包容，物归于内，翕如皆受，故为吞也。”⑥ 肾为欠、为嚏：王冰：“泉水下流，上生云雾，气郁于胃，故欠生焉。”⑦ 胃为气逆、为哕、为恐：王冰：“水谷之海，肾与为关，关闭不利，则气逆而上行，以包容水谷，性喜受寒，寒谷相薄，故为哕也。寒盛则哕起，热盛则恐生。何者？胃热则肾气微弱，故为恐也。”哕，呃逆、打嗝。⑧ 大肠、小肠为泄：王冰：“大肠为传导之腑，小肠为受盛之腑，受盛之气既虚，传导之司不禁，故为泄利也。”⑨ 下焦溢为水：王冰：“下焦为分注之所，气窒不泻，则溢而为水。”⑩ “膀胱”两句：王冰：“膀胱为津液之府，水注由之。然三焦脉实，约下焦而不通，则不得小便；足三焦脉虚，不约下焦，则遗溺

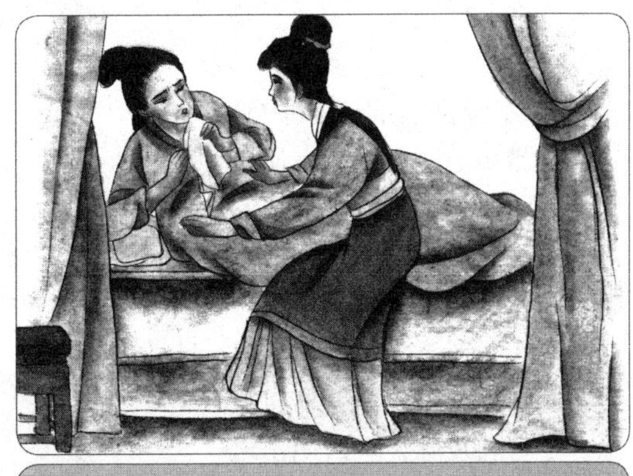

肺气失调使人咳嗽。

也。”⑪胆为怒：王冰：“中正决断，无私无偏，其性刚决，故为怒也。”⑫五精所并：五脏精气相乘并于一脏，化生实邪为病。并，合并，会聚一处。⑬心主汗：津液渗入脉中，转化为血液，归属于心，而血中津液，又可渗出于脉外，其中随卫气外泄的部分，就是汗。⑭脾主涎：杨上善：“脾足太阴脉，通于五谷之液，上出廉泉，故名为涎。”涎，口液。⑮肾主唾：张介宾：“唾生于舌下，足少阴肾脉，循喉咙，挟舌本也。”

【译文】

饮食五味进入胃中后，各自进入与其相应的脏腑：酸味入肝，辛味入肺，苦味入心，咸味入肾，甘味入脾。这就是五入。

五脏之气失调后所引发的病变：心气失调会嗳气，肺气失调会咳嗽，肝气失调会多言，脾气失调会吞酸，肾气失调则会打哈欠、打喷嚏。胃气失调则气逆为哕，病人会有恐惧感。大肠、小肠病，病人就不能泌别清浊，传送糟粕，而为泄泻。下焦不能通调水道，则水液泛溢于皮肤而为水肿。膀胱之气化不利，则为癃闭，不能约制，则为遗尿。胆气失调，病人就易发怒。这是五脏之气失调而发生的病变。

五脏之精气相并所引发的疾病：精气并于心则喜，精气并于肺则悲，精气并于肝则忧，精气并于脾则畏，精气并于肾则恐。这就是五并，都是五脏精气乘虚相并所致。

五脏各有所厌恶：心厌恶热，肺厌恶寒，肝厌恶风，脾厌恶湿，肾厌恶燥。这是五脏所恶。

五脏化生的液体：心之液化为汗，肺之液化为涕，肝之液化为泪，脾之液化为涎，肾之液化为唾。这是五脏化生的五液。

【原文】

五味所禁：辛走气，气病，无多食辛；咸走血，血病，无多食咸；苦走骨，骨病，无多食苦；甘走肉，肉病，无多食甘；酸走筋，筋病，无多食酸。是谓五禁，无令多食。

五病所发：阴病发于骨，阳病发于血，阴病发于肉，阳病发于冬，阴病发于夏①。是谓五发。

五邪所乱：邪入于阳则狂②，邪入于阴则痹③，搏阳则为巅疾④，搏阴则为瘖⑤，阳入之阴则静，阴出之阳则怒。是谓五乱。

五邪所见：春得秋脉，夏得冬脉，长夏得春脉，秋得夏脉，冬得长夏脉，名曰阴出之阳，病善怒，不治⑥。是谓五

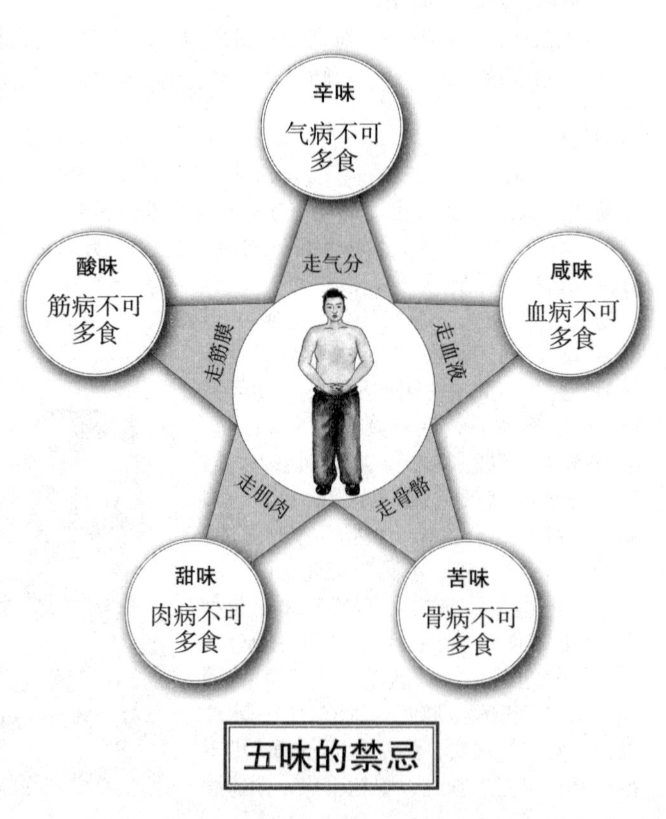

五味的禁忌

邪，皆同命，死不治。

【注释】

①“阳病发”两句：肝为阳脏，其病发源于冬；肺为阴脏，其病发源于夏。②邪入于阳则狂：杨上善：“热气入于阳脉，重阳故为狂病。”狂，精神狂乱，相当于今躁狂型精神病。③邪入于阴则痹：杨上善：“寒邪入于阴脉，重阴故为血痹。”④巅疾：头部的疾患，如头痛、眩晕，以至昏仆等病证。⑤搏阴则为瘖（yīn）：张介宾：“邪搏于阴，则阴气受伤，故声为音哑。阴者，五脏之阴也。盖心主舌，而手少阴心脉上走喉咙，系舌本；手太阴肺脉，循喉咙；足太阴脾脉，上行结于咽，连舌本，散舌下；足厥阴肝脉，循喉咙之后，上入颃颡，而筋脉络于舌本；足少阴肾脉，循喉咙，系舌本。故皆主病瘖也。”瘖，嘶哑。⑥“名曰”及以下九字：为错简衍文。

【译文】

疾病所禁食的五味：辛味走气分，患气病者不可多食辛味；咸味走血液，患血病者不可多食咸味；苦味走骨骼，患骨病者不可多食苦味；甜味走肌肉，患肉病者不可多食甜味；酸味走筋膜，患筋病者不可多食酸味。这就是五味的禁忌，病人要自我节制，不能多食。

五脏发病的部位和季节各不相同，肾为阴脏而主骨，阴病多发生于骨骼；心为阳脏而主血脉，阳病多发生于血液；饮食五味伤脾，病症多为肌肉痿弱无力；阳虚而病，阳病多发生于冬季；阴虚而病，阴病多发生于夏季。这就是五病所发。

五脏为邪所扰的病变：病邪侵入阳分，则阳偏盛，会出现狂病；病邪侵入阴分，则阴偏盛，会出现痹病；病邪侵入阳分，与阳气相争则阳气受伤，会出现头部疾患；病邪侵入阴分，与阴气相争则阴气受伤，会出现音哑之疾；病邪从阳分入于阴分，则从阴而为静；病邪由阴分出于阳分，则从阳而为怒。这就是所谓的五乱。

五脏克贼之邪所表现出的脉象：春天见到秋天的毛脉，是金克木；夏天见到冬天的石脉，是水克火；长夏见到春天的弦脉，是木克土；秋天见到夏天的钩脉，是火克金；冬天见到长夏的濡脉，是土克水。这就是所谓的五邪脉，其预后相同，都属于不治之症。

【原文】

五脏所藏：心藏神，肺藏魄，肝藏魂，脾藏意，肾藏志。是谓五脏所藏。

五脏所主：心主脉，肺主皮，肝主筋，脾主肉，肾主骨。是谓五主。

五劳[①]所伤：久视伤血，久卧伤气，久坐伤肉，久立伤骨，久行伤筋。是谓五劳所伤。

五脉应象：肝脉弦，心脉钩，脾脉代，肺脉毛，肾脉石。是谓五脏之脉。

【注释】

①五劳：指因长期劳累过度而形成的五种劳伤。

【译文】

五脏所藏的精神活动：心脏藏神，肺脏藏魄，肝脏藏魂，脾脏藏意，肾脏藏精。这就是五脏所藏。

五脏各有所主：心主宰血脉，肺主宰皮毛，肝主宰筋膜，脾主宰肌肉，肾主宰骨骼。这就是五主。

五种过度的疲劳可以伤耗五脏的精气：久视则劳于精气而伤血，久卧则阳气不伸而伤气，久坐则血脉灌输不畅而伤肉，久立则劳于肾及腰、膝、胫等而伤骨，久行则劳于筋脉

五脏的五行归类

五行	火	金	木	土	水
五脏	心	肺	肝	脾	肾
五味所入	苦入心	辛入肺	酸入肝	甘入脾	咸入肾
五气所病	心为嗳气	肺为咳嗽	肝为多言	脾为吞酸	肾为呵欠、喷嚏
五精所并	并于心则喜	并于肺则悲	并于肝则忧	并于脾则畏	并于肾则恐
五恶	热	寒	风	湿	燥
五脏化液	汗	涕	泪	涎	唾
五禁	咸	辛	酸	甜	苦
五脏病发	发于血液	发于夏季	发于冬季	发于肌肉	发于骨骼
五邪所见	夏见石脉	秋见钩脉	春见毛脉	长夏见弦脉	冬见濡脉
五脏	神	魄	魂	意	志
五主	血脉	皮毛	筋膜	肌肉	骨骼
五伤	久视伤血	久卧伤气	久行伤筋	久坐伤肉	久立伤骨

而伤筋。这就是五劳所伤。

五脏与四时相应的脉象：肝脉应春，其脉象端直而长，为弦；心脉应夏，其脉象来盛去衰，为钩；脾旺于长夏，其脉象虚弱，为代；肺脉应秋，其脉象轻虚而浮，为毛；肾脉应冬，其脉象沉坚，为石。这就是所谓的应于四时的五脏平脉。

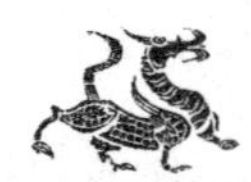

宝命全形论篇：顺应四时规律是养生的根本原则

【导读】

宝命，即以命为宝、珍重生命的意思。全形，即保全形体。人为万物之灵，天地之间，人的生命最为宝贵，所以人必须懂得宝命全形之道。

本篇的主要内容有：一是指出医生诊察疾病时要细心观察疾病的证候，提醒我们要注意人体与天地阴阳的变化关系；二是介绍针刺的五种针法，以及针刺正法，并阐述了虚实补泻、得气勿失的道理。

【原文】

黄帝问曰：天覆地载，万物悉备，莫贵于人。人以天地之气生，四时之法成。君王众庶①，尽欲全形，形之疾病，莫知其情，留淫②日深，著③于骨髓。心私虑之，余欲针除其疾病，为之奈何？

岐伯对曰：夫盐之味咸者，其气令器津泄；弦绝者，其音嘶④败；木敷者，其叶发⑤；病深者，其声哕。人有此三者，是为坏腑⑥，毒药无治，短针无取，此皆绝皮伤肉，血气争黑。

帝曰：余念其痛，心为之乱惑⑦，反甚其病，不可更代⑧。百姓闻之，以为残贼⑨，为之奈何？

岐伯曰：夫人生于地，悬命于天⑩。天地合气，命之曰人。人能应四时者，天地为之父母；知万物者，谓之天子。天有阴阳，人有十二节⑪；天有寒暑，人有虚实。能经天地阴阳之化者⑫，不失四时；知十二节之理者，圣智不能欺⑬也；能存八动⑭之变，五胜更立⑮；能达虚实之数者，独出独入，呿吟⑯至微，秋毫在目⑰。

【注释】

①众庶：众生百姓。②留淫：积累并逐渐发展。③著：潜藏。④嘶：声音破裂为嘶。⑤木敷者，

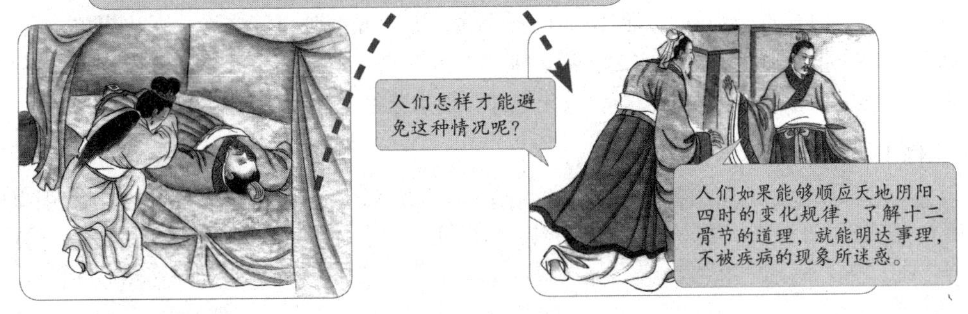

其叶发：张介宾："敷，内溃也。"意思是虽枝叶繁茂，毕竟是外盛中虚，不可长久。发，通"废"，萎落。⑥坏腑：脏腑损伤。⑦乱惑：惶惑，迷乱。⑧不可更代：指自己不能替代别人生病。⑨残贼：残忍不仁。⑩悬命于天：与天相关联。⑪十二节：指上肢的肩、肘、腕和下肢的股、膝、踝关节。⑫"能经天地"句：能效法天地阴阳的变化。经，效法。⑬欺：加，超过。⑭能存八动：能够观察八风的变动。存，察。⑮五胜更立：指五行交替衰旺。⑯呿（qū）吟：指呼吸。呿，张口。吟，呻吟。⑰秋毫在目：比喻事物极其微细，也能察觉。

【译文】

黄帝问道：天地之间，万物具备，但没有什么比人更宝贵。人依靠天地之气和水谷精气生存，并随着四时生长收藏的规律而生活着。上至君主，下至平民，每个人都想保全形体的健康，但往往在得病的时候，却因病情轻浅而不能察知，造成病邪滞留并逐渐发展，日益深重，乃至深入骨髓而无法去除。我对此感到非常忧虑，我想用针刺解除他们的痛苦，应该怎样办呢？

岐伯回答说：诊断疾病，应该注意观察它所表现出来的证候。比如盐是咸的，当贮藏在器具中的时候，有渗出水来，这就是盐气的外泄；比如琴弦将要断的时候，就会发出嘶败的声音；内部已经溃败的树木，枝叶看上去很繁茂，实际上外盛中空，非常容易萎谢；人在疾病深重的时候，就会产生呃逆。人要是有了这样的现象，说明内脏已受到严重破坏，药物和针灸都将失去治疗作用，因为皮肤肌肉受损败坏，血气各不相得，疾病已经很难挽回了。

黄帝问：我很同情病人的痛苦，心中有些慌乱疑惑，如果治疗不当反而会使病势加重，我又不能替代他们受苦。百姓看到这种情况，会认为我残忍粗暴，我究竟怎么办才好呢？

岐伯说：人生活在地上，和天密切关联。天地之气相合，产生了人。如果人能适应四时变迁，那么自然界的一切都会成为他生命的泉源；能够知道万物生长收藏道理的人，就能够承受和运用万物。人和自然是相应的，天有阴阳，人有十二骨节；天有寒暑，人有虚实盛衰。所以，能够顺应天地阴阳的变化，就不会违背四时的规律；能够了解十二骨节的道理，就能明达事理，就不会被疾病的现象所迷惑；能够掌握八风的演变规律和五行的盛衰，又能够通达虚实的变化，就一定能够洞晓病情，即便是对像病人的呼吸那样极其细微而不易察觉的变化，也能够明察秋毫，洞察分明。

【原文】

帝曰：人生有形，不离阴阳；天地合气，别为九野，分为四时。月有大小，日有短长，万物并至，不可胜量，虚实呿吟①，敢问其方？

岐伯曰：木得金而伐，火得水而灭，土得木而达，金得火而缺，水得土而绝。万物尽然，不可胜竭。故针有悬布②天下者五，黔首③共余食，莫知之也。一曰治神，二曰知养身，三曰知毒药为真④，四曰制砭石小大，五曰知腑脏血气之诊。五法俱立，各有所先。今末世之刺也，虚者实之，满者泄之，此皆众工所共知也。若夫法天则地，随应而动，和之者若响，随之者若影。道无鬼神，独来独往⑤。

【注释】

①虚实呿吟：上文"能达虚实之数者，独出独入，呿吟至微，秋毫在目"的简缩语，引申指病人的痛苦。②悬布：张贴公布。③黔首：对百姓的称呼。④知毒药为真：指了解药物性能。为，通"伪"，假。⑤"道无"两句：行医道时并非有鬼神在暗中相助，只要对医道有深刻把握，

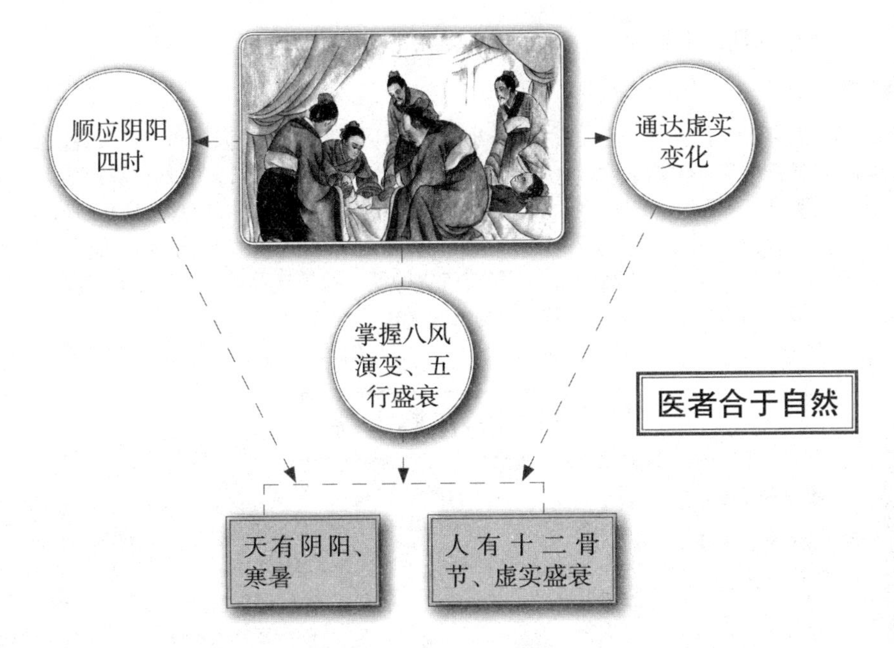

在治疗实践中就会有独来独往般的自由。

【译文】

黄帝说：人从出生起就有了形体，离不开阴阳的变化；天地二气相合，生成了世界上的万物，从地理上，可以分为九野；从气候上，可以分为四时。月份有大小，日夜有长短，这都是阴阳消长变化的体现，天地间万物的生长变化现象更是不可胜数，我只希望解除病人的痛苦，请问应当运用什么方法呢？

岐伯说：治疗的方法，可以根据五行变化的道理来分析。木遇到金，就会被折伐；火碰到水，就会熄灭；土被木殖，就会疏松；金遇到火，就会熔化；水遇到土，就会被遏止。这种种变化，万物都会有，不胜枚举。所以，用针刺来治疗疾病，能够使天下百姓受益。其五大要领，都已经向天下公布了，但人们都弃之不顾，不懂得这些道理。所谓五大要领，即一是要精神专一,二是要了解养生之道，三是要熟悉药物的真正性能，四是要注意制取砭石的大小，五是要懂得脏腑血气的诊断方法。治疗疾病时，能够懂得这五项要领，就可以掌握缓急先后。现在的医生运用针刺，一般用补法治虚、泻法治实，这是大家所共知的。如果能按照天地阴阳的道理，随其变化而施针法，就能取得如响应声、如影随形的疗效。医学的道理并没有什么神秘，医生只要对这些道理深刻领会，就能运用自如了。

【原文】

帝曰：愿闻其道。

岐伯曰：凡刺之真①，必先治神，五脏已定，九候已备，后乃存针。众脉②不见，众凶③弗闻。外内④相得，无以形先，可玩往来，乃施于人。人有虚实，五虚⑤勿近，五实⑥勿远，至其当发，间不容瞚⑦。手动若务⑧，针耀而匀。静意视息，观适之变，是谓冥冥⑨，莫知其形，见其乌乌，见其稷稷⑩，徒见其飞，不知其谁，伏如横弩，起如发机⑪。

帝曰：何如而虚？何如而实？

岐伯曰：刺虚者须其实，刺实者须其虚。经气已至，慎守勿失。深浅在志，远近若一[⑫]。如临深渊，手如握虎，神无营于众物。

【注释】

① 刺之真：针刺的正法。真，正。② 众脉（mò）：众目睽睽之下。脉，通“哌”，视。③ 众凶：众人喧闹的声音。凶，喧嚣之声。④ 外内：指察色诊脉。色以应日，属外；脉以应月，属内。⑤ 五虚：指脉细、皮寒、气少、泄利前后、饮食不入。⑥ 五实：指脉盛、皮热、腹胀、二便不通、闷瞀。⑦ 瞚（shùn）：眨眼，眼珠转动。⑧ 手动若务：手捻针时，心无他事。⑨ 冥冥：幽深难见、无形无象貌。⑩ 稷稷（jì）：形容气盛像稷一样繁茂丛生。稷，谷物名。⑪ 机：弩上的机栝。⑫ 远近若一：取穴无论远近，得气的道理是一样的。

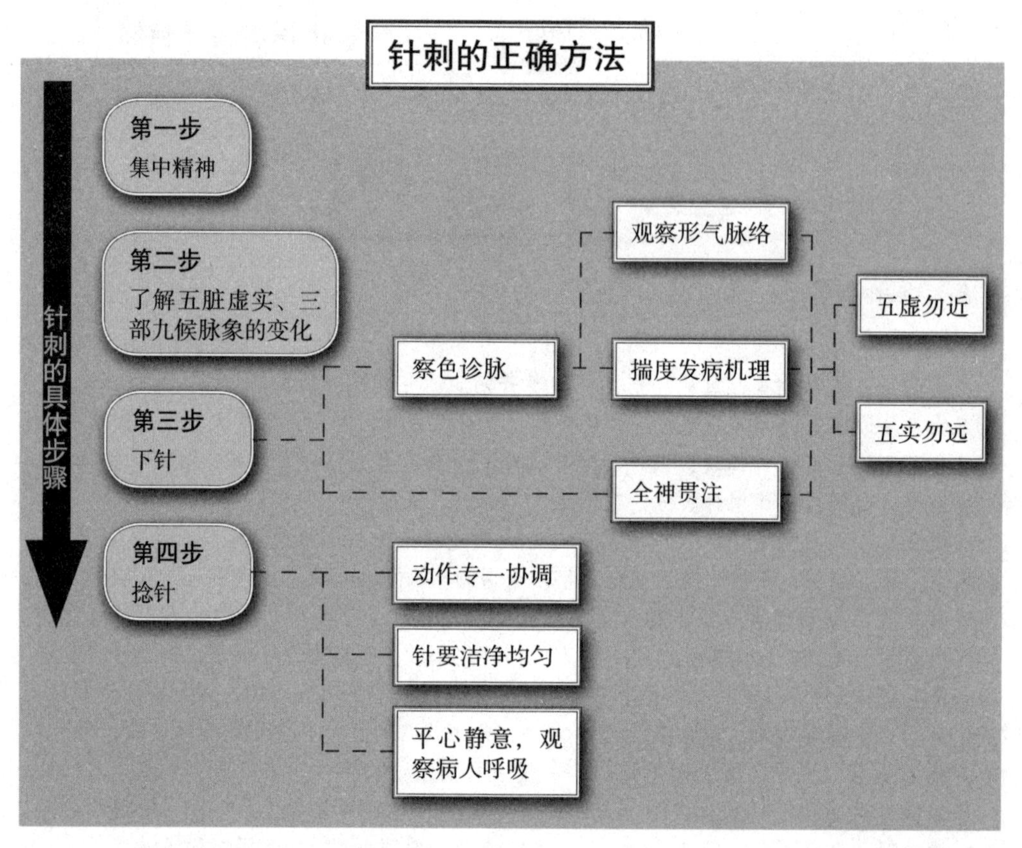

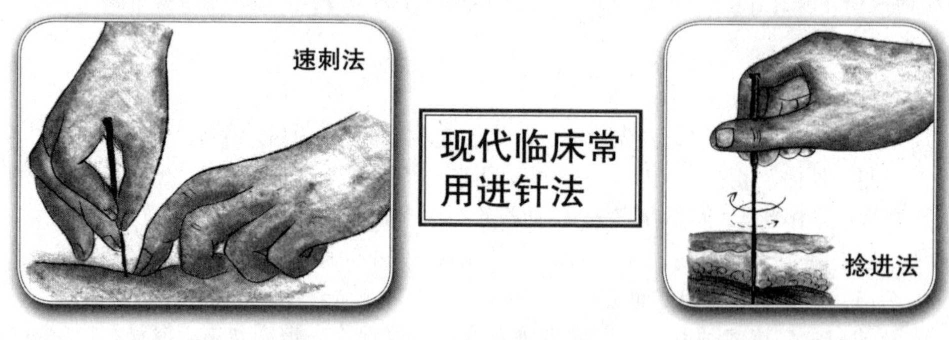

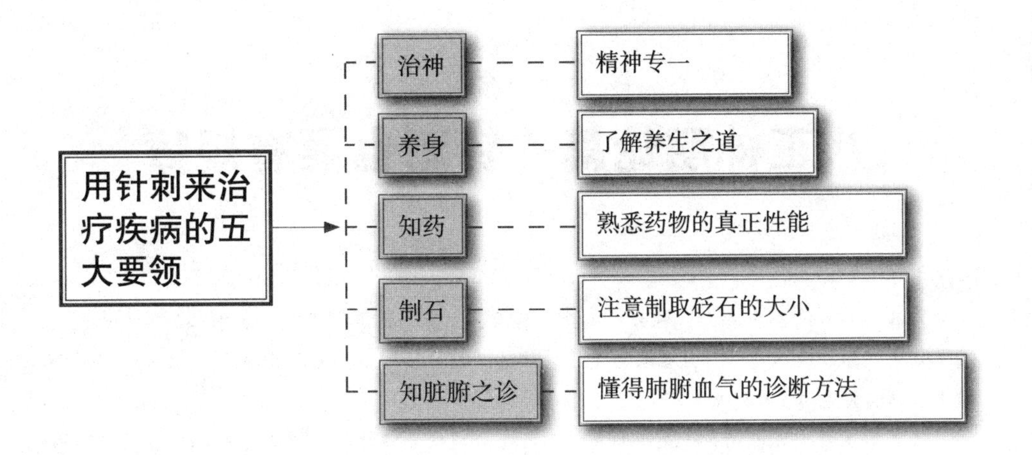

【译文】

黄帝说：希望听您讲一讲其中的道理。

岐伯说：用针的正法，在于首先要集中精神，了解五脏的虚实，以及三部九候脉象的变化，然后下针。在针刺时，必须全神贯注，即使有人旁观，也要像看不见一样；有人喧哗，也要像听不见一样。同时，还要察色诊脉，不能仅看外形，必须将发病的机理揣摩清楚，才能进行治疗。病症有虚实之分，见到五虚的症状，不可草率下针去泻；见到五实的症状，不可轻易放弃而不去泻，要掌握针刺的时机，在应该进针时，一秒钟也不耽搁。针刺时手的动作要专一协调，针要洁净而均匀。要平心静意，观察病人的呼吸，选准适当的时间。血气的变化无形无相，气至之时，会像群鸟一样集合；气盛之时，会像庄稼一样繁茂。气之往来，就好像鸟在飞翔，它形迹的起落无从捉摸。所以用针的方法在于，当气未至的时候，应该留针候气，就像满张弓弦安静等待一般；气应的时候，则应当迅速起针，就像把弩箭迅速发射出去一般。

黄帝问：怎样用针刺治疗虚证？又怎样治疗实证？

岐伯说：刺虚证，要用补法；刺实证，要用泻法。当在针下感到经气已到时，应当慎重掌握，不失时机地运用补泻之法。针刺或深或浅，在于灵活掌握；取穴无论远近，候针取气的道理都是相同的。针刺时必须精神专一，好像面临万丈深渊一样小心谨慎，又好像手中捉着猛虎那样坚定有力，全神贯注，不为其他事物分神。

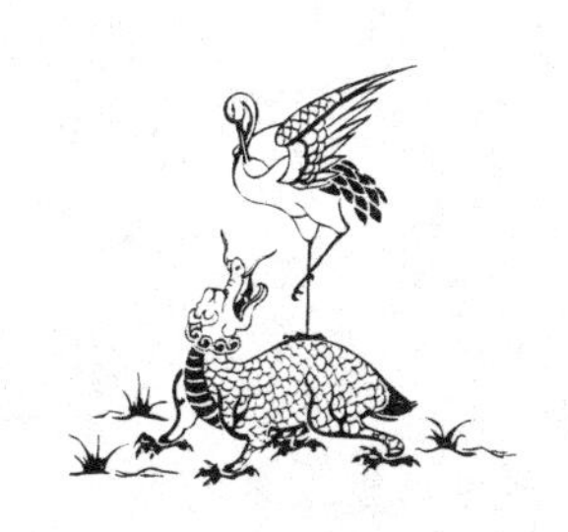

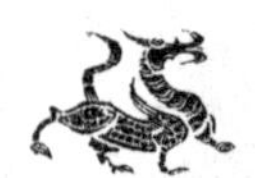

八正神明论篇：针刺也要有规律

【导读】

八正，即一年当中春分、秋分、夏至、冬至、立春、立夏、立秋、立冬八个节气的正气，在本篇中代指四时八正、日月星辰的变化。神明，即心领神会、明白透彻的意思，在本篇中喻指上工神医极高的诊疗水平。

本篇的主要内容包括：一是说明用针刺治疗必须结合四时八正、日月星辰的变化，准确把握这些变化对人体气血虚实的影响；二是介绍针刺补泻中“方”和“圆”的关键要领；三是提出诊疗水平上“形”与“神”两种不同的境界。

【原文】

黄帝问曰：用针之服①，必有法则焉，今何法何则？

岐伯对曰：法天则地，合以天光。

帝曰：愿卒闻之。

岐伯曰：凡刺之法，必候日月星辰，四时八正②之气，气定乃刺之。是故天温日明，则人血淖③液而卫气浮，故血易泻，气易行；天寒日阴，则人血凝泣而卫气沉。月始生，则血气始精，卫气始行；月郭④满，则血气实，肌肉坚；月郭空，则肌肉减，经络虚，卫气去，形独居。是以因天时而调血气也。是以天寒无刺，天温无疑；月生无泻，月满无补；月郭空无治。是谓得时而调之。因天之序，盛虚之时，移光定位⑤，正立而待之。故曰月生而泻，是谓重虚；月满而补，血气盈溢，络有留血，命曰重实；月郭空而治，是谓乱经。阴阳相错，真邪不别，沉以留止，外虚内⑥乱，淫邪乃起。

【注释】

①服：事，此处指针刺技术。②八正：八节的正气。即二分（春分、秋分）、二至（夏至、冬

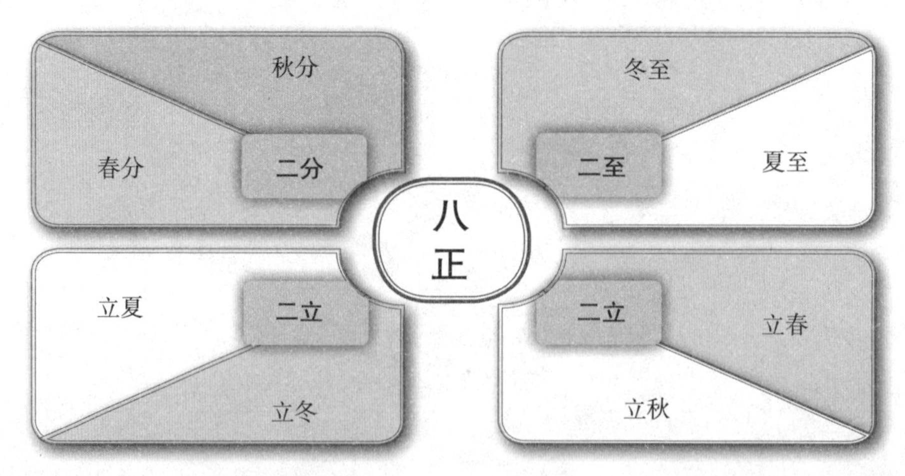

至)、四立(立春、立夏、立秋、立冬)。③淖：润泽。④月郭：月亮的轮廓。⑤移光定位：用针应当随着日的长短，而定气之所在。光，日光。位，气之所在。⑥外：指络脉。内：指经脉。

【译文】

黄帝问道：用针的技术，必然要遵循一定的方法准则，究竟有什么方法，什么准则呢？

岐伯回答说：要取法于天地阴阳，并结合日月星辰之光来研究。

黄帝说：希望能详尽地了解一下。

岐伯说：大凡针刺之法，均在于必须观察日月星辰盈亏消长及四时八正的气候变化。只有这样，才可以运用针刺的方法。如果气候温和，天色晴朗，人的血液就会流行滑润，而卫气也会上浮于表，血容易泻，气容易行；气候寒冷，天气阴霾，那么人的血行也会滞涩不畅，而卫气也会沉伏于里。月亮初生的时候，人体的血气开始流利，卫气开始畅行；月亮正圆的时候，人体的血气充实，肌肉坚实；月黑无光的时候，人体的肌肉消瘦，经络空虚，卫气衰减，形体独居。所以，要顺着天时调节血气。因此，天气寒冷，不要进行针刺；天气温和，不要犹疑迟缓。月亮初生的时候，不可以用泻法；月亮正圆的时候，不可以用补法；月黑无光的时候，不要进行针刺。这就是所谓顺应天时调治气血的法则。要按照天时推移的次序，结合人身血气的盛衰，来确定气的所在，并聚精会神地等待治疗的最好时机。所以说，月牙初生时用泻法，就会使内脏虚弱，这叫作重虚；月亮正圆时用补法，就会使血气充溢于皮表，导致络脉中血液滞留，这叫作重实；月黑无光的时候用针刺，就会扰乱经气，这叫作乱经。这样的治法必然引起阴阳相错，真气与邪气不分，使病邪得以深入，致使络脉外虚、经脉内乱，所以病邪就会乘之而起。

月相变化时的不当疗法及结果

月相变化	月初生	月正圆	月黑无光
不当的疗法	用泻法	用补法	用针刺
治疗效果	会使内脏虚弱	会使血气充溢于皮表，导致络脉中血液滞留	会扰乱经气
病症名称	重虚	重实	乱经

【原文】

帝曰：星辰八正何候？

岐伯曰：星辰者，所以制日月之行也。八正者，所以候八风之虚邪，以时至者也；四时者，所以分春秋冬夏之气所在，以时调之也。八正之虚邪，而遇之勿犯也。以身之虚，而逢天之虚，两虚相感，其气至骨，入则伤五脏。工候救之，弗能伤也。故曰：天忌[1]不可不知也。

帝曰：善。其法星辰者，余闻之矣，愿闻法往古者。

岐伯曰：法往古者，先知《针经》也。验于来今者，先知日之寒温，月之虚盛，以候气之浮沉，而调之于身，观其立有验也。观于冥冥者，言形气荣卫之不形于外，而工

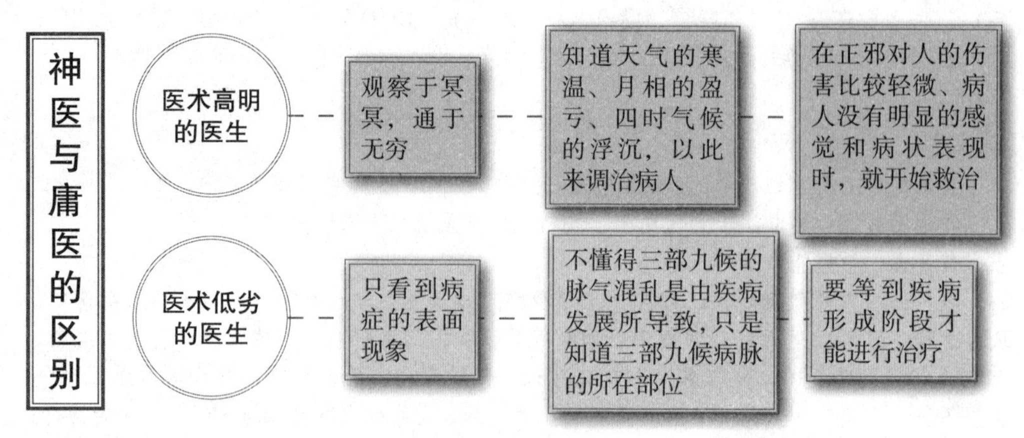

独知之。以日之寒温，月之虚盛，四时气之浮沉，参伍相合而调之。工常先见之，然而不形于外，故曰观于冥冥焉。通于无穷者，可以传于后世也，是故工之所以异也。然而不形见于外，故俱不能见也。视之无形，尝之无味，故谓冥冥，若神仿佛②。虚邪者，八正之虚邪气也。正邪③者，身形若用力，汗出，腠理开，逢虚风，其中人也微，故莫知其情，莫见其形。上工救其萌芽④，必先见三部九候之气，尽调不败而救之，故曰上工。下工救其已成，救其已败。救其已成者，言不知三部九候之相失，因病而败之也。知其所在者，知诊三部九候之病脉处而治之。故曰守其门户焉，莫知其情而见邪形也。

【注释】

① 天忌：天时的宜忌。② 仿佛：模糊不清。③ 正邪：与能致人生病的虚邪相对，为自然界正常之风。当人体虚弱汗出腠理开张时也能伤人，故曰“正邪”。④ 萌芽：指疾病刚刚发生时的状态。

【译文】

黄帝问：观察星辰、八正、四时可以候察什么呢？

岐伯说：观察星辰的方位，可以确定日月循行的规律；观察八节常气的交替，可以预测出异常的八方之风会在什么时候来，又是如何对人造成危害的；观察四时，可以区分春夏秋冬正常气候的所在，以便根据时序来调养气血，避免八方不正之风的侵犯。假如体质虚弱，再遭受自然界虚邪贼风的侵袭，两虚相感，邪气就可以侵犯筋骨，再深入一步，就可以伤害五脏。懂得气候变化的医生，能及时挽救病人，使其不致受到严重的伤害。所以说，天时的宜忌，不可以不了解。

黄帝说：讲得好。关于取法星辰运行规律来调理治病的道理，我已经知道了，希望再听您讲讲有关怎样效法往古的道理。

岐伯说：要取法和运用前人的学术，先要懂得《针经》。要想把古人的针术运用在现在的治疗中，一定要先知道天气的寒温、月相的盈亏、四时气候的浮沉，以此来调治病人，就可以看到这种方法确实是有效的。所谓“观察于冥冥”，就是说荣卫气血的变化虽不显露于外，而医生却能知道。这就是把天气的寒温、月相的盈亏、四时气候的浮沉等情况，进行综合分析，做出判断，然后进行调治的结果。因此，医生对于疾病经常会有先见之明，然而疾病并未显露于外，所以说这是“观察于冥冥”。所谓“通于无穷”，是说医生能够运用这种方法，通达各种事理，他的高超医术就可以流传于后世，这是学识经验丰富的医生不同于一般人的地方。然而，病情不会显露在表面，一般人不容易发现。看不到形迹，尝不出味道，所以叫作冥冥，好像神灵一样似有若无，难以捉摸。虚邪，就是指四时八节的虚邪贼风。正邪，就是指人在劳累时出汗，腠理张开，偶尔遭受虚风侵袭。正邪对人的伤害比较轻微，病人没有明显的感觉，也没有明显的病状表现，所以一般的医生观察不出病情，也看不到它的病象。医术高明的医生，在疾病初起时就开始救治，先诊候三部九候的脉气，并进行早期救治，不使脉气衰败，这样疾病就容易治愈，所以这样的医生被称为医术高明的“上工”。医术低劣的“下工”临证，是要等到疾病已经形成，甚至恶化的阶段，才进行治疗。之所以要等到疾病的形成阶段才能进行治疗，是因为不懂得三部九候的脉气混乱是由疾病的发展所导致的，因而会致使疾病发展恶化。医术低劣的医生之所以知道疾病的所在，只是因为知道三部九候病脉的所在部位而已。所以，这就像把守门户一样，医生已经陷入了被动的地位。其原因就是不了解病理，而只看到了病症的表面现象。

【原文】

帝曰：余闻补泻，未得其意。

岐伯曰：泻必用方。方者，以气方盛[①]也，以月方满也，以日方温也，以身方定也。以息方吸而内针[②]，乃复候其方吸而转针[③]，乃复候其方呼而徐引针[④]。故曰泻必用方，其气乃行焉。补必用员[⑤]。员者行也，行者移也，刺必中其荣[⑥]，复以吸排针[⑦]也。故员与方，排针也。故养神者，必知形之肥瘦，荣卫血气之盛衰。血气者，人之神，不可不谨养。

帝曰：妙乎哉论也！合人形于阴阳四时，虚实之应，冥冥之期，其非夫子孰能通之？然夫子数言形与神，何谓形？何谓神？愿卒闻之。

岐伯曰：请言形，形乎形，目冥冥。问其所病，索之于经，慧然在前。按之不得，

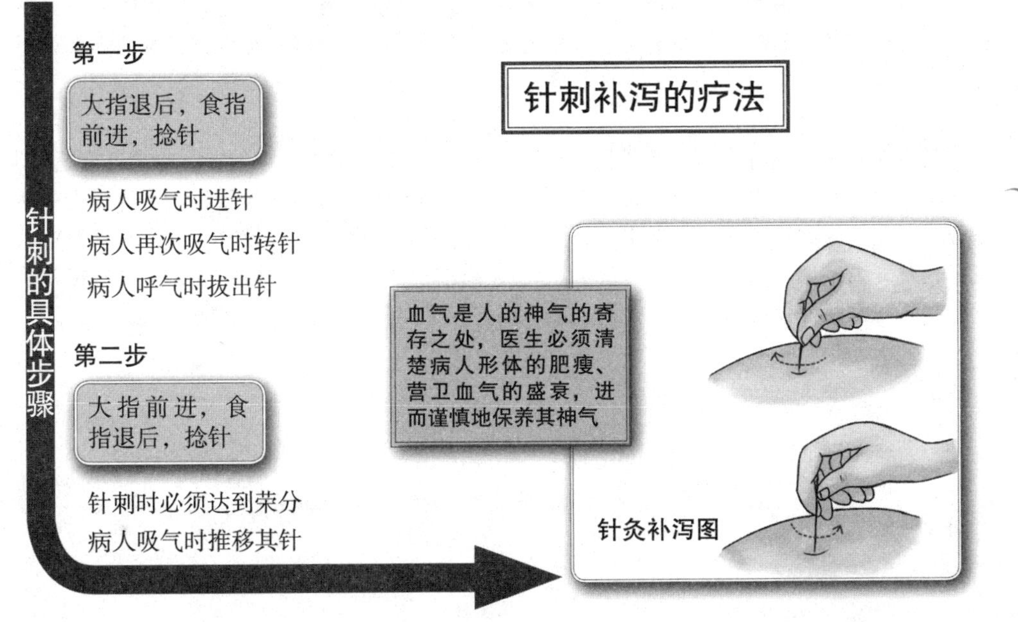

不知其情，故曰形。

帝曰：何谓神？

岐伯曰：请言神。神乎神，耳不闻，目明心开而志先，慧然独悟，口弗能言[8]。俱视独见[9]，适[10]若昏，昭然独[11]明，若风吹云，故曰神。三部九候为之原，九针之论不必存也。

【注释】

①方盛：正盛。②内（nà）针：进针。内，同“纳”。③转针：捻转针。④引针：拔出针。⑤员：同“圆”。⑥荣：指荣分、血脉，重要的经穴。⑦排针：推移其针。⑧口弗能言：不能用言语形容。⑨俱视独见：众人共同察看，但唯独他能看见。⑩适：至，到来。⑪昭然：明白显著的样子。独：又。

【译文】

黄帝说：我听说针刺有补法和泻法两种，却不懂得它的内在含义。

岐伯说：泻法必须掌握一个“方”字。所谓“方”，就是指邪气正盛、月亮正满，天气正温和、身心尚稳定的时候。并且，要在病人吸气的时候进针，等到他再次吸气的时候转针，等到他呼气的时候慢慢地拔出针来。所以说泻必用“方”，这样才能发挥泻的作用，使邪气泻去，让正气运行，病就会痊愈。补法必须掌握一个“圆”字。所谓“圆”，就是行气。行气就是导移其气，使之到达病所，针刺时必须达到荣分，还要在病人吸气时推移其针。所以说，“圆”与“方”，都要用排针之法。一个医术高超且善用针术的医生，必须清楚病人形体的肥瘦，以及营卫血气的盛衰，因为血气是人的神气的寄存之处，必须谨慎地保养。

黄帝说：多么精妙的论述啊！把人体的变化和阴阳四时的虚实联系起来，虚实的感应，无形的病况，要不是先生，谁能够明白呢！然而先生屡次说到形和神，究竟什么叫形？什么叫神？请您详尽地讲一讲。

岐伯说：请让我先讲形。所谓形，就是说还没有对疾病看得很清楚。要问明发病的原因，再仔细诊察经脉变化，才能清楚了解病情。要是按寻后仍然不能明白实情，那么就不容易知道病人的病情了。因为靠诊察形体，才能了解病情，所以叫作形。

黄帝问：什么叫神？

岐伯说：请让我再讲神。所谓神，就是耳朵不闻杂声，眼睛不见异物，心志开朗明澈，能非常清醒地领悟其中的道理。这种心领神会的领悟，不能用言语来形容。这就好比观察一个东西，大家都没有看到，但唯独他能够看得清楚。这就好比在黑暗之中，大家都感到昏黑，他却能够昭然独明，好像风吹云散一样。这就叫作神。对神的领会，是以三部九候脉法作为本源的。能够到达这种程度，就不必拘泥于九针之论了。

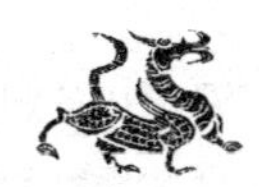

热论篇：热性疾病的传变与治疗

【导读】

热病，指一切由外感发热引起的疾病。本篇是我国现存最早的研究热病的专篇，所以篇名为“热论”，篇中对热病的含义、病因、症状、传变、治疗、禁忌和预后等进行了详细而系统的论述。

【原文】

黄帝问曰：今夫热病[①]者，皆伤寒[②]之类也。或愈或死，其死皆以六七日之间，其愈皆以十日以上者，何也？不知其解，愿闻其故。

岐伯对曰：巨阳[③]者，诸阳之属也。其脉连于风府[④]，故为诸阳主气也。人之伤于寒也，则为病热，热虽甚不死。其[⑤]两感于寒而病者，必不免于死。

帝曰：愿闻其状。

岐伯曰：伤寒一日，巨阳受之，故头项痛，腰脊强。二日，阳明受之，阳明主肉，其脉挟鼻络于目，故身热，目疼而鼻干，不得卧也。三日，少阳受之，少阳主胆，其脉循胁络于耳，故胸胁痛而耳聋。三阳经络皆受其病，而未入于脏者，故可汗而已。四日，太阴受之，太阴脉布胃中，络于嗌，故腹满而嗌干。五日，少阴受之，少阴脉贯肾络于肺，系舌本，故口燥舌干而渴。六日，厥阴受之，厥阴脉循阴器而络于肝，故烦满而囊缩[⑥]。三阴三阳，五脏六腑皆受病，荣卫[⑦]不行，五脏不通，则死矣。

其不两感于寒者，七日，巨阳病衰，头痛少愈。八日，阳明病衰，身热少愈。九日，少阳病衰，耳聋微闻。十日，太阴病衰，腹减如故，则思饮食。十一日，少阴病衰，渴止不满，舌干已而嚏。十二日，厥阴病衰，囊纵[⑧]，少腹微下，大气皆去[⑨]，病日已矣。

阴阳一经表里单方面感受寒邪而发病
疾病
痊愈
人会
死亡
阴阳二经表里同时感受寒邪而发病

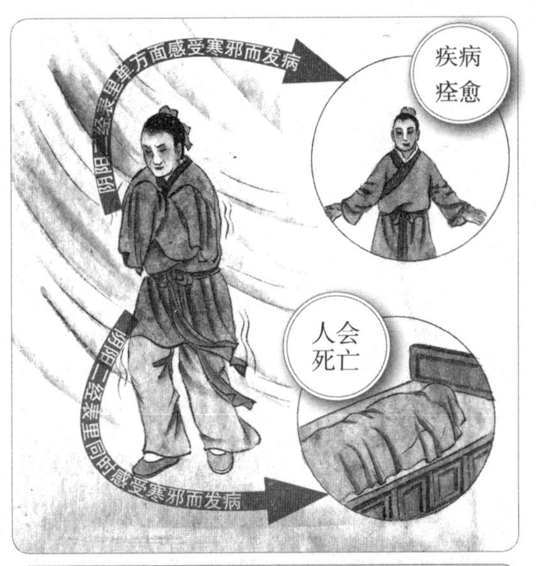

外感发热的疾病，都属于伤寒一类。其中有的会痊愈，有的则会致人死亡。

【注释】

①热病：指一切有外感发热性质的疾病，如温病、暑病、风病等。②伤寒：此处指广义的伤寒，即多种外感病的总称。③巨阳：指太阳。巨、太，都是“大”的意思，所以太阳，也称为“巨阳”。④风府：穴名，在项后入发际一寸处，属督脉。⑤其：如果。两感于寒而病者，表里俱受寒邪，也就是阴阳俱病。⑥烦满：烦闷。囊缩：阴囊挛缩。⑦荣卫：营气、卫气。

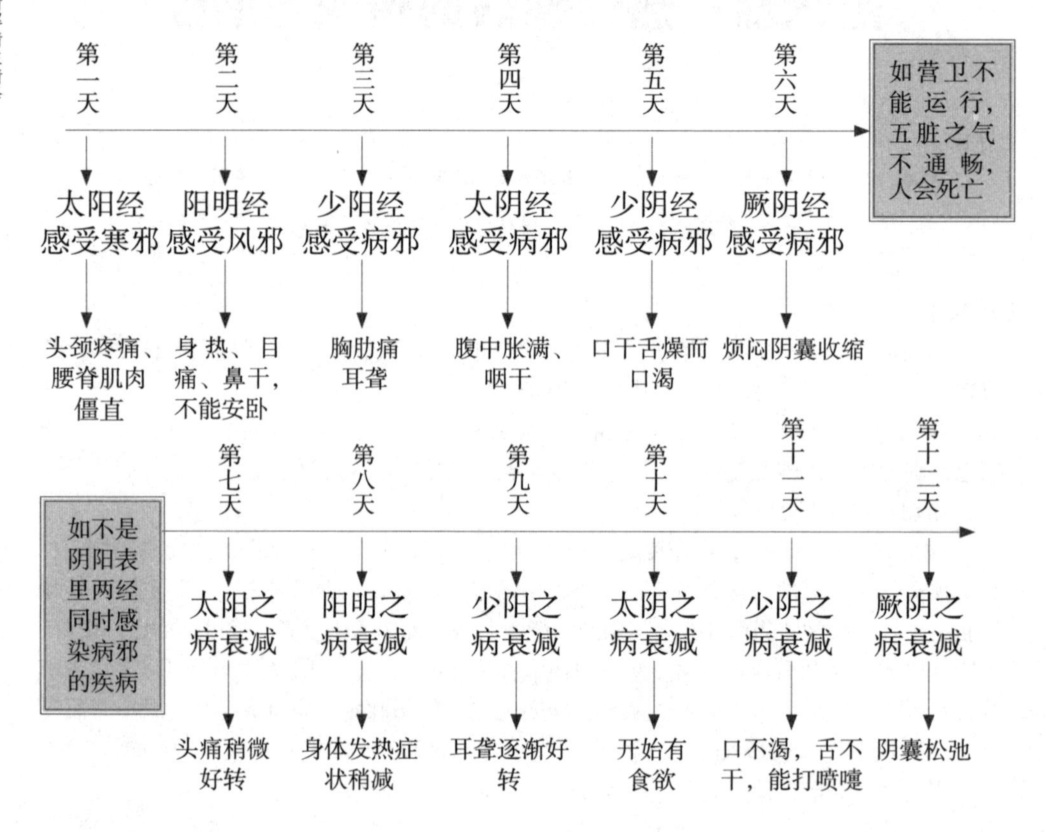

荣，通“营”。⑧囊纵：阴囊松缓。⑨大气：指邪气。

【译文】

黄帝问道：现在所说的外感发热的疾病，都属于伤寒一类。其中有的会痊愈，有的则会致人死亡。死亡往往会在第六天或第七天发生，痊愈会在十天之后发生，这是为什么呢？我不知道缘故，想听听其中的道理。

岐伯回答说：足太阳经为六经之长，统摄阳分，所以人体的所有阳经都隶属于太阳经。太阳的经脉连于风府，与督脉、阳维相交会。因为督脉对全身阳经脉气有统率作用，所以太阳为诸阳主气，主一身之表。人感受寒邪以后，就要发热。如果单是发热，即便发热严重，病人一般也不会死亡。如果阴阳二经表里同时感受寒邪而发病，病人就不能避免死亡了。

黄帝说：我想听您讲讲伤寒的症状。

岐伯说：在病人患伤寒病的第一天，太阳经先感受寒邪，因为太阳主一身之表，所以会出现头颈部疼痛、腰脊部肌肉僵直的症状。第二天，阳明经感受风邪，阳明主管肌肉，足阳明经脉挟鼻上行络于目，下行至腹部，所以会出现身热、目痛、鼻干和不能安卧等症状。第三天，少阳经感受病邪，少阳主管胆，足少阳经脉循胁肋而上络于耳，所以会出现胸胁痛和耳聋的症状。如果三阳经络都感受病邪，但病邪尚未深入脏腑，医生可以用发汗的方法治愈。第四天，太阴经感受病邪，足太阴经脉散布于胃中，上络于咽，所以会出现腹中胀满和咽干等症状。第五天，少阴经感受病邪，足少阴经脉贯通于肾，络于肺，连于舌根，所以会出现口干舌燥、口渴的症状。第六天，厥阴经感受病邪，足厥阴经脉环绕阴器、络于肝，所以会出现烦闷和阴囊收缩等症状。如果三阴三阳经脉和五脏六腑都感受了病邪，以致营卫不能运行，五脏之气不通畅，人就要死亡了。

如果阴阳表里两经并没有同时感染寒邪，到第七天，太阳之病就会衰减，头痛也会稍有好转。到第八天，阳明之病就会衰减，身体发热的症状会稍微减退。到第九天，少阳之病就会衰减，耳聋将逐渐好转，病人能听到一些声音。到第十天，太阴之病就会衰减，腹部胀满的情况消除，恢复正常，开始有了食欲。到第十一天，少阴之病就会衰减，病人口不渴，不胀满，舌不干，能打喷嚏。到第十二天，厥阴之病就会衰减，阴囊松弛下来，少腹部也变得舒服，至此，大邪之气已经被消除，病也会逐渐痊愈。

【原文】

帝曰：治之奈何？

岐伯曰：治之各通其脏脉，病日衰已矣。其未满三日者，可汗而已；其满三日者，可泄而已。

帝曰：热病可愈，时有所遗①者，何也？

岐伯曰：诸遗者，热甚而强食之，故有所遗也。若此者，皆病已衰而热有所藏②，因其谷气相薄，两热③相合，故有所遗也。

帝曰：善。治遗奈何？

岐伯曰：视其虚实，调其逆从，可使必已矣。

帝曰：病热当何治之？

岐伯曰：病热少愈，食肉则复，多食则遗，此其禁也。

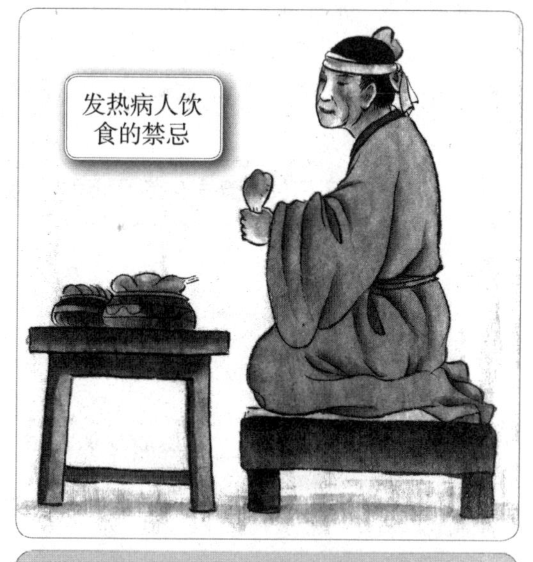

当热病还有余热遗留时，勉强病人进食，就必定会因为饮食不消化而生热，与残存的余热相互迫近，两热相合，又重新发热。

【注释】

①遗：遗留余热。②热有所藏：残余之热未尽。藏，残留。③两热：指病的余热和新食谷气的热。

【译文】

黄帝问：怎样治疗呢？

岐伯说：治疗时，应了解病在哪一脏、哪一经，然后分别予以治疗，疾病就会日渐衰退、痊愈。对这类病的一般治疗原则是，病发不超过三天、病邪仍在阳表的，可以用发汗的方法治愈；病发超过三天、病邪已经深入阴里的，用泻法泻除病邪，疾病就可以痊愈。

黄帝问：热病已经痊愈，但常常会有余邪不尽，这是什么原因呢？

岐伯说：之所以会有种种余邪不尽的情况出现，是因为病人在发热较重的时候强行进食，所以有余热遗留。像这样的病，病势虽然已经衰退，但仍有余热蕴藏在身体内部，如果让病人强行进食，就必定导致饮食不消化，进而生热。新的热气与残存的余热相互迫近，两热相合，就会重新发热，所以会有余热不尽的情况出现。

黄帝说：讲得好。那么怎样治疗余热不尽呢？

岐伯说：应当先诊察疾病的虚实，或者采用补法，或者采用泻法，进行适当的治疗，就可以使其痊愈。

黄帝问：发热的病人在护理时有什么禁忌呢？

岐伯说：如果病人在热势稍微衰减的时候吃了肉类食物，病就会复发；如果病人饮食过多，则会出现余热不尽的状况。这都是热病的禁忌。

【原文】

帝曰：其病两感于寒者，其脉应与其病形何如？

岐伯曰：两感于寒者，病一日，则巨阳与少阴俱病，则头痛，口干而烦满；二日，则阳明与太阴俱病，则腹满，身热，不欲食，谵言①；三日，则少阳与厥阴俱病，则耳聋，囊缩而厥。水浆不入，不知人，六日死。

帝曰：五脏已伤，六腑不通，荣卫不行，如是之后，三日乃死，何也？

岐伯曰：阳明者，十二经脉之长也。其血气盛，故不知人，三日其气乃尽，故死

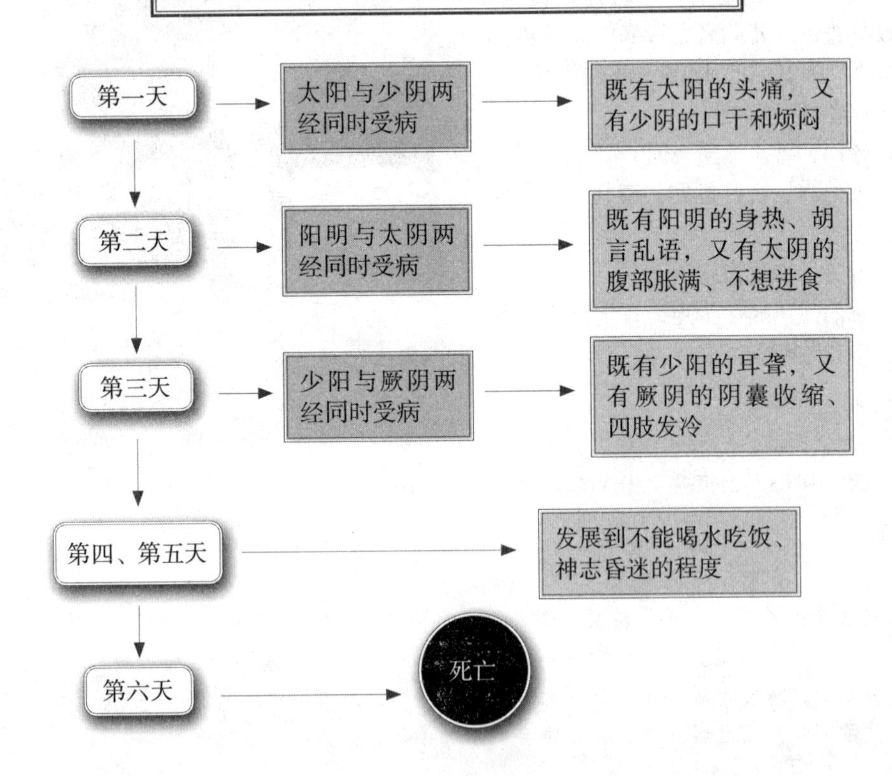

矣。凡病伤寒而成温[②]者，先夏至日者为病温，后夏至日者为病暑。暑当与汗皆出，勿止。

【注释】

①谵（zhān）言：神志不清，说胡话。②温：指温热病。

【译文】

黄帝问：如果表里两经同时感受寒邪的两感症，其脉象和症状是怎样的呢？

岐伯说：如果阴阳两经表里同时感受寒邪的两感症，那么第一天，太阳与少阴两经同时受病，症状既有太阳的头痛，又有少阴的口干和烦闷；第二天，阳明与太阴两经同时受病，症状既有阳明的身热、胡言乱语，又有太阴的腹部胀满、不想进食；第三天，少阳与厥阴两经同时受病，症状既有少阳的耳聋，又有厥阴的阴囊收缩和四肢发冷。如果病势发展到水浆不入、昏迷不醒、不省人事的程度，病人到第六天就会死亡。

黄帝问：病情已发展到五脏已伤、六腑不通、营卫不和的地步，像这样的病人，会在三天以后死亡，是为什么呢？

岐伯说：阳明是十二经之长。其经脉的气血最旺盛，所以病人容易神志昏迷。三天以后，阳明的气血已经竭尽，所以病人会死亡。

凡是由伤于寒邪所导致的温热病，病发于夏至以前就称为温病，病发于夏至以后就称为暑病。暑病应当有汗出，暑热可通过汗液疏散泄出，所以当病人得了暑病出汗时，医生不要遏止。

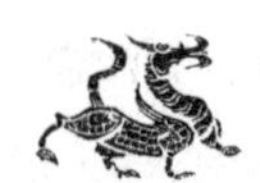

逆调论篇：违背调摄所引发的一些疾病

【导读】

逆调，即调逆。人体的气机运行以顺为常，逆则为病，所以我们要调整逆行的状况，使其恢复顺行。本篇论述了寒热、骨痹、肉苛、气逆等病证，阐明了阴阳偏盛、荣卫不调会导致病变的道理。因为这些病证都是由气逆不调所引发的，所以篇名为“逆调论”。

【原文】

黄帝问曰：人身非常[①]温也，非常热也，为之热而烦满者，何也？

岐伯曰：阴气少而阳气胜[②]，故热而烦满也。

帝曰：人身非衣寒[③]也，中非有寒气也，寒从中生[④]者，何？

岐伯曰：是人多痹气[⑤]也，阳气少，阴气多，故身寒如从水中出。

【注释】

①常：通“裳”，指衣服。②“阴气少”句：阴气虚而阳气盛。③衣寒：衣服单薄外感风寒。④寒从中生：寒冷从体内发生。⑤痹气：阳虚气少，气机闭阻，血液凝涩不行。

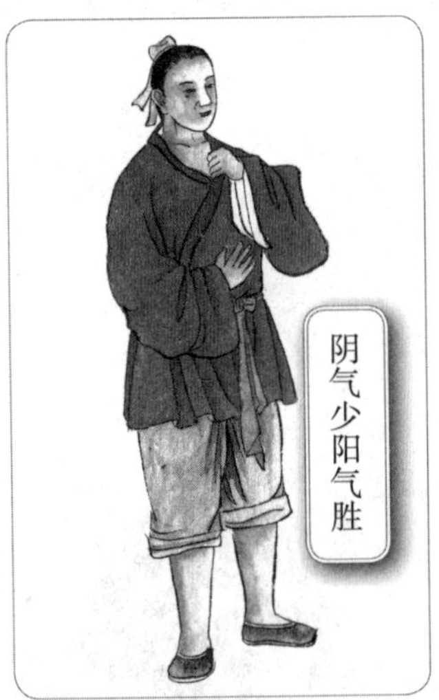

有的病人，并没有穿衣穿得太暖或太热，却会出现发热、烦闷的症状。

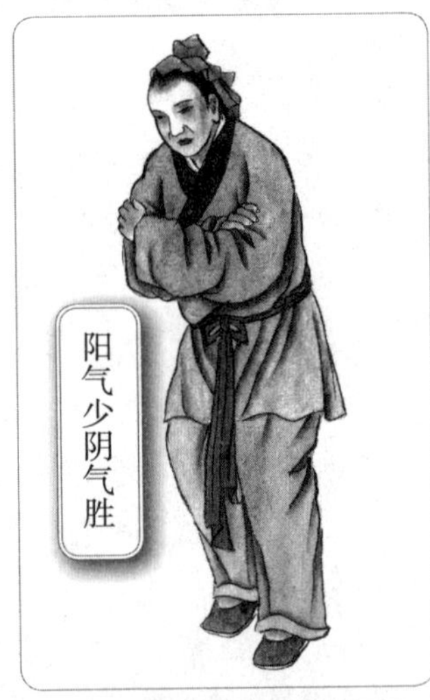

有的人多痹气，阳气少而阴气多，所以经常感觉身体发冷，像从冷水中出来一样。

【译文】

黄帝问道：有的病人，并没有穿得太暖或太热，却会出现发热、烦闷的症状，这是什么原因呢？

岐伯回答说：阴气少而阳气胜，所以病人会发热、烦闷。

黄帝问：有的人穿得并不单薄，也没有感受寒邪，却总觉得寒冷从体内生出，这是什么原因呢？

岐伯说：这种人多痹气，阳气少而阴气多，所以经常感觉身体发冷，像从冷水中出来一样。

【原文】

帝曰：人有四支热，逢风寒如炙如[①]火者，何也？

岐伯曰：是人者，阴气虚，阳气盛。四支者阳也。两阳相得[②]而阴气虚少，少水不能灭盛火[③]，而阳独治[④]。独治者，不能生长也，独胜而止耳。逢风而如炙如火者，是人当肉烁[⑤]也。

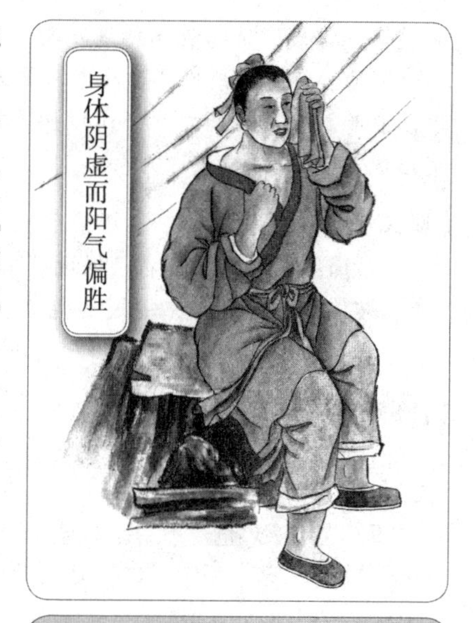

有的人四肢发热，一遇到风寒，就热得更厉害，觉得身体像在被热火熏炙一样。

【注释】

①如：于。新校正：“《太素》云：‘如炙于火。’”②两阳相得：马元台：“四支属阳，风亦属阳，一逢风寒，两阳相得。”两阳，四肢与风邪。③少水：阴气虚衰。盛火：阳气亢盛。④阳独治：阴虚至极，而阳气独旺。治，主宰、旺盛。⑤肉烁：肌肉干枯瘦削。

【译文】

黄帝问：有的人四肢发热，一遇到风寒，就热得更厉害，觉得身体像被热火熏炙一样，这是什么原因呢？

岐伯说：这种人大多身体阴虚，阳气偏胜。四肢属阳，风邪也属阳，属阳的四肢感受属阳的风邪，是两阳相并，所以阳气更加亢盛，阳气益盛则阴气日益虚少，导致衰弱的阴气不能熄灭旺盛的阳火，形成了阳气独旺的局面。阳气独旺，便不能生化成长；阳气独胜，就会导致生机停止。所以，这种四肢遇到风邪就感觉体热、像被火烤一样的人，肌肉必定逐渐消瘦。

【原文】

帝曰：人有身寒，汤火不能热，厚衣不能温，然不冻栗[①]，是为何病？

岐伯曰：是人者，素肾气胜，以水为事[②]，太阳气衰，肾脂枯不长，一水不能胜两火[③]。肾者水也，而生于骨，肾不生则髓不能满，故寒甚至骨也。所以不能冻栗者，肝一阳也，心二阳也[④]，肾孤脏[⑤]也，一水不能胜二火，故不能冻栗，病名曰骨痹，是人当挛节[⑥]也。

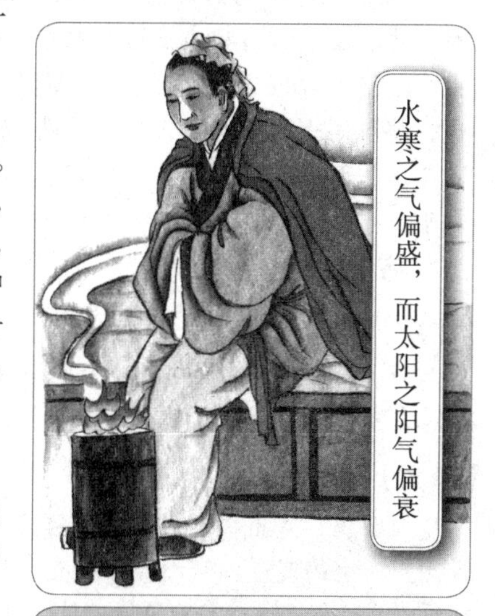

有的人身体寒凉，即使穿很多衣服，或用火烤也感觉不到温暖，却不恶寒战栗。

【注释】

①冻栗：寒冷战栗。②以水为事：指经常接触水湿。③一水不能胜两火：高世栻：“七字在下，误重于此，衍文也。”④“肝一阳”两句：高世栻：“肾水生肝木，肝为阴中之阳，故肝一阳也。少阴合心火，心为阳中之阳，故心二阳也。”阳，即火之意，所以下文云“一水不能胜二火”。⑤肾孤脏：肾为单独一水脏。⑥挛节：骨节拘挛。挛：拘挛。节：骨节。

【译文】

黄帝问：有的人身体寒凉，即使用热水温熨或烤火也无法感到热，多穿衣服也不觉得温暖，却不恶寒战栗，这是什么病呢？

岐伯说：这种人平时就肾水气盛，又经常接近水湿，导致水寒之气偏盛，而太阳之阳气偏衰。太阳之阳气偏衰，肾脂就会枯竭不长。肾是水脏，主生长骨髓。肾脂不生则骨髓不能充满，所以寒冷至骨。之所以不会战栗，是因为肝是一阳，心是二阳，肾是孤脏，一个独阴的肾水，胜不过心肝二阳之火，所以病人虽然寒冷，但不会战栗，这种病叫“骨痹”，病人必定出现骨节拘挛的症状。

【原文】

帝曰：人之肉苛[①]者，虽近衣絮，犹尚苛也，是谓何疾？

岐伯曰：荣气虚，卫气实也[②]，荣气虚则不仁，卫气虚则不用[③]，荣卫俱虚，则不仁且不用，肉如故[④]也。人身与志不相有[⑤]，曰死。

【注释】

① 肉苛：肌肉麻木不仁。② “荣气虚”两句：丹波元简：“下文云：‘荣气虚则不仁，卫气虚则不用，荣卫俱虚，则不仁且不用。’则此七字不相冒，恐是衍文。”③ 不仁、不用：张介宾：“不仁，不知痛痒寒热也。不用，不能举动也。”④ 肉如故：《黄帝内经太素》卷二十八《痹论》作“肉如苛也”。“故”当作“苛”。⑤ 人身与志不相有：人的形体与神志活动不协调。

【译文】

黄帝问：有的人皮肉麻木沉重，即使穿上棉衣，仍然毫无感觉，这是什么病呢？

岐伯说：这是营气虚而卫气实的缘故。营气虚弱会使皮肉麻木不仁；卫气虚弱会使肢体不能举动；营气与卫气都虚弱，就会使身体既麻木不仁，又不能举动，所以皮肉就会更加麻木沉重。如果人的形体与内脏的神志不能协调适应，人就要死亡。

【原文】

帝曰：人有逆气不得卧而息[①]有音者；有不得卧而息无音者；有起居如故而息有音者；有得卧，行而喘者；有不得卧，不能行而喘者；有不得卧，卧而喘者。皆何脏使然？愿闻其故。

岐伯曰：不得卧而息有音者，是阳明之逆也。足三阳者下行，今逆而上行，故息有音也。阳明者胃脉也，胃者六腑之海，其气亦下行。阳明逆，不得从其道，故不得卧也。《下经》曰：“胃不和则卧不安。”此之谓也。夫起居如故而息有音者，此肺之络脉逆也，络脉不得随经上下，故留经而不行。络脉之病人也微，故起居如故而息有音也。夫不得卧，卧则喘者，是水气之客也。夫水者，循津液而流也，肾者水脏，主津液，主卧与喘[②]也。

帝曰：善。

【注释】

① 息：一呼一吸，谓之一息。② 主卧与喘：水气为病，其本在肾，其标在肺，射肺，标本俱病，故喘息不得卧。

【译文】

黄帝说：人出现气逆不顺的病证时，有的不能安卧而且呼吸有声；有的不能安卧但呼吸无声；有的起居如常然而呼吸有声；有的能够安卧，行动则气喘；有的不能安卧，也不能行动，却会气喘；有的不能安卧，躺卧则气喘。是哪些脏腑发病导致出现这样的症状呢？我想知道是什么缘故。

胃不和则卧不安

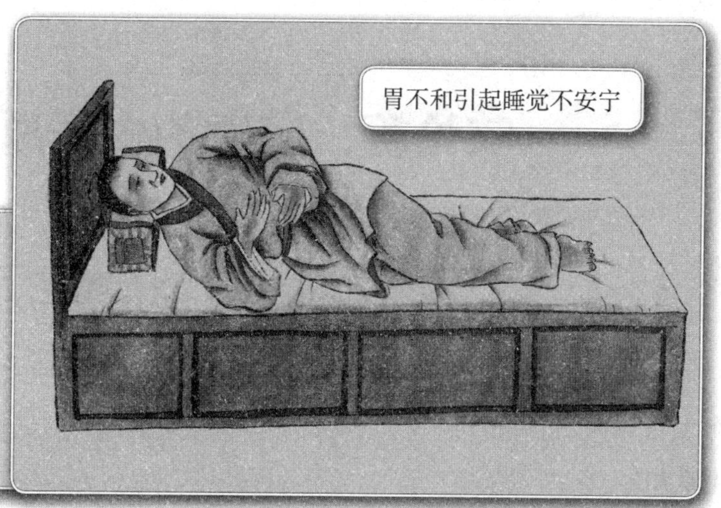

阳明经是胃脉，胃气路线下行。如果阳明气逆，则胃气不能下行，人也就不能平躺了。另外，如果水气侵犯肺脏，也会引起不能平躺的状况

岐伯说：不能安卧而呼吸有声的，是阳明经脉之气上逆。足三阳的经脉，从头到足，都是下行的，现在足阳明经脉之气上逆而行，导致呼吸不畅，喘息有声。阳明是胃脉，胃是六腑之海，胃气也是以下行为顺。如果阳明经脉之气上逆，胃气就不能循常道而下行，所以病人不能平卧。《下经》中所记载的“胃不和则卧不安”，就是这个意思。如果病人起居如常而呼吸有声，则是肺的脉络不顺。络脉不能随着经脉之气上下循行，所以其气滞留于经脉而不能循行于络脉。但络脉生病是比较轻微的，所以病人虽然呼吸不畅，喘息有声，但起居如常。如果不能安卧，躺卧则气喘，则这种情况是水气侵犯肺所致。水气是循着津液流行的道路流动的。肾是水脏，主管津液。如果肾病，不能主水，水气上逆而侵犯肺，人就不能平躺，而且会气喘。

黄帝说：讲得好！

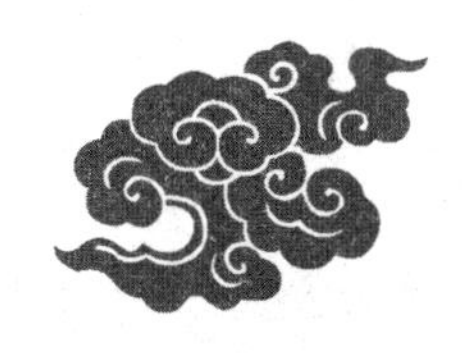

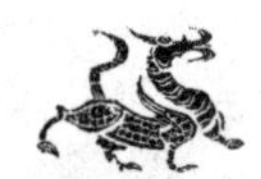

咳论篇：咳嗽的中医原理

【导读】

本篇是关于咳嗽的专篇，所以篇名为“咳论”。篇中系统地论述了各种咳嗽的病因、病机、症状、传变及治疗方法。其中特别指出，咳嗽的病变属于肺，同时五脏六腑的病变又都能影响肺，使之功能失常并引发咳嗽。

【原文】

黄帝问曰：肺之令人咳，何也？

岐伯对曰：五脏六腑皆令人咳，非独肺也。

帝曰：愿闻其状。

岐伯曰：皮毛者，肺之合也。皮毛先受邪气，邪气以从其合也①。其寒饮食入胃，从肺脉上至于肺则肺寒，肺寒则外内合邪②，因而客之，则为肺咳。五脏各以其时受病③，非其时，各传以与之。人与天地相参④，故五脏各以治时⑤感于寒则受病。微则为咳，甚者为泄为痛。乘秋则肺先受邪，乘春则肝先受之，乘夏则心先受之，乘至阴⑥则脾先受之，乘冬则肾先受之。

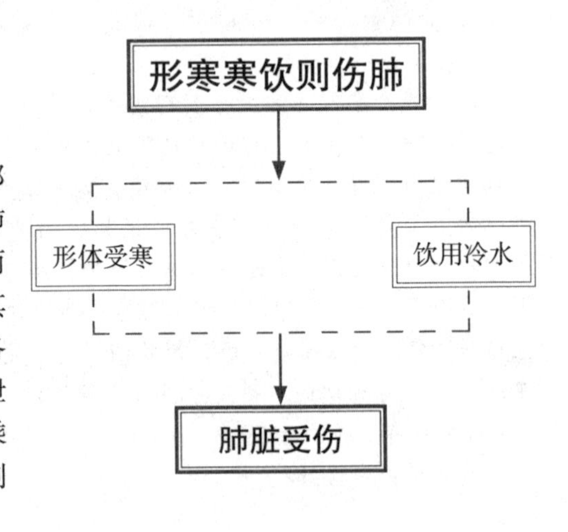

【注释】

①邪气以从其合也：风寒等邪气侵袭于皮毛，再深入肺。②外内合邪：外，皮毛感受风寒邪气。内，胃有寒饮食在内。二者相结合而伤肺，就是“外内合邪”。③五脏各以其时受病：五脏各有所主的时令，如肝主春、心主夏、脾主长夏、肺主秋、肾主冬，各在其所主时容易受病。④相参：相合，相应。⑤治时：指五脏所主的时令，也叫“旺时”。⑥至阴：农历六月为至阴，也称“季夏”。

【译文】

黄帝问道：肺脏有病，能使人咳嗽，这是为什么呢？

岐伯回答说：五脏六腑有病都能使人咳嗽，不只是肺病如此。

黄帝说：希望听您讲讲各种咳嗽的症状。

岐伯回答：皮毛与肺是相应合的。皮毛感受了邪气，邪气就会影响到肺脏。如果喝了冷水或吃了寒冷的食物，胃里的寒气会沿着肺脉上升至肺，也会引起肺寒，这样就使内外寒邪互相结合，停留于肺脏，这是肺咳的情况。五脏在它们各自所主的时令受病，而肺在它所主的时令并未受病，那疾病就是由各脏传给它的。人和自然界是相应合的，所以五脏在其所主的时令受了寒邪，人就会得病。如果寒邪是轻微的，就会发生咳嗽；严重的，寒气侵入体内就会引发腹泻、腹痛等症状。一般情况是，在秋天的时候，肺先受寒；在春天的时候，肝先受寒；在夏天的时候，心先受寒；在长夏太阴所主的时令，脾先受寒；在冬天的时候，肾先受寒。

【原文】

帝曰：何以异之？

岐伯曰：肺咳之状，咳而喘息有音，甚则唾血①。心咳之状，咳则心痛，喉中介介②如梗状，甚则咽肿喉痹。肝咳之状，咳则两胁下痛，甚则不可以转，转则两胠下满。脾咳之状，咳则右胁下痛，阴阴③引肩背，甚则不可以动，动则咳剧。肾咳之状，咳则腰背相引而痛，甚则咳涎④。

【注释】

①唾血：血随着咳唾一起出来。②介介：形容喉中有物如梗塞状。③阴阴：隐隐。④咳涎：咳出黏液。

【译文】

黄帝问：这些咳嗽怎样鉴别呢？

岐伯说：肺咳的症状是，咳嗽时喘息且有声音，严重的会唾血。心咳的症状是，咳嗽时感到心痛，喉中好像有东西堵塞一样，严重的会出现咽喉肿痛闭塞。肝咳的症状是，咳嗽时两侧肋下疼痛，严重的会痛得不能转侧，转侧两脚肋下就会胀满。脾咳的症状是，咳嗽时右胁下疼痛，并隐隐然牵引肩背疼痛，严重的会不能够活动，一动就会使咳嗽加剧。肾咳的症状是，咳嗽时腰背互相牵引作痛，严重的会咳吐痰涎。

【原文】

帝曰：六腑之咳奈何？安所受病？

岐伯曰：五脏之久咳，乃移于六腑。脾咳不已，则胃受之；胃咳之状，咳而呕，呕甚则长虫出。肝咳不已，则胆受之；胆咳之状，咳呕胆汁。肺咳不已，则大肠受之；大肠咳状，咳而遗矢①。心咳不已，则小肠受之；小肠咳状，咳而失气②，气与咳俱失。肾咳不已，则膀胱受之；膀胱咳状，咳而遗溺。久咳不已，则三焦受之，三焦咳状，咳而腹满，不欲食饮。此皆聚于胃，关于肺，使人多涕唾③而面浮肿气逆也。

【注释】

①遗矢：即大便失禁。矢，通“屎”。②失气：当作“矢气”，即放屁。③涕唾：稠痰。

【译文】

黄帝问：六腑咳嗽的症状是怎样的？病情又是如何出现的呢？

岐伯说：五脏咳嗽日久不愈，就会转移到六腑。如果脾咳日久不见好，胃就会受病；胃咳的症状是咳而呕吐，严重的时候甚至会呕出蛔虫。肝咳日久不见好，胆就会受病；胆咳的症状是咳嗽起来会呕出胆汁。肺咳日久不见好，大肠就会受病；大肠咳的症状是咳嗽的时候会大便失禁。心咳日久不见好，小肠就会受病；小肠咳的症状是咳嗽的时候会放屁，咳嗽与放屁往往会同时出现。肾咳日久不见好，膀胱就会受病；膀胱咳的症状是咳嗽的时候会小便失禁。以上各种咳嗽，如果经久不愈，就会使三焦受病；三焦咳的症状是，咳嗽的时候腹内胀满，不想饮食。这些咳嗽，无论源于哪一脏腑的病变，其寒邪一定是在胃中

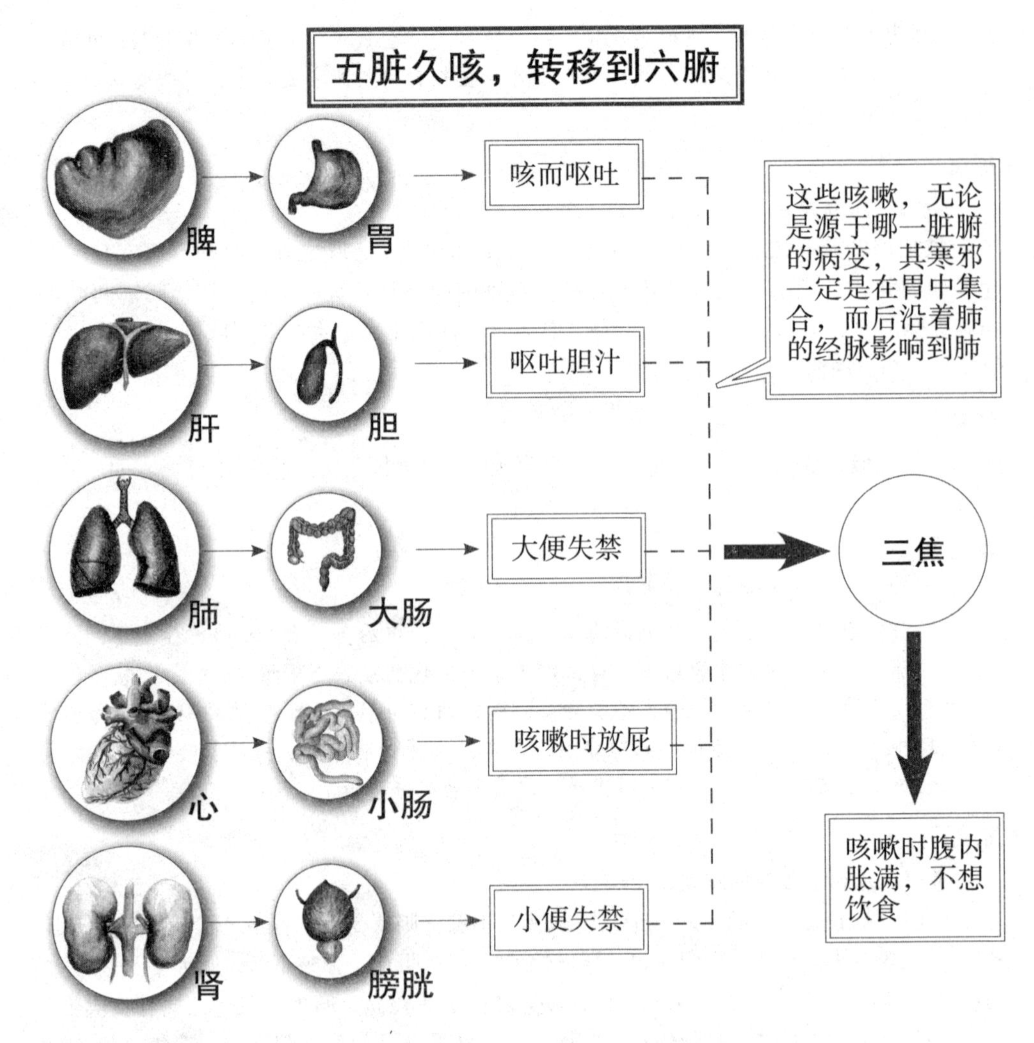

聚合，而后沿着肺的经脉影响到肺，使人多吐稠痰并流鼻涕，面部浮肿，咳嗽气逆。

【原文】

帝曰：治之奈何？

岐伯曰：治脏者，治其俞①；治腑者，治其合②；浮肿者，治其经③。

帝曰：善。

【注释】

①俞：腧穴。②合：合穴。③经：经穴。腧、合、经穴之义，详见本书《九针十二原》篇注。

【译文】

黄帝问：治疗的方法是什么？

岐伯说：治疗五脏的咳嗽，要取其腧穴；治疗六腑的咳嗽，要取其合穴；凡是咳嗽并伴随浮肿的，要取有关脏腑的经穴并分别加以治疗。

黄帝说：讲得好！

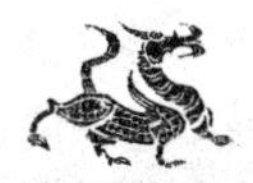

举痛论篇：各种疼痛的病因

【导读】

本篇列举了许多猝痛证候，并对其病因进行了分析，所以篇名为“举痛论”。

本篇的主要内容包括：一是说明各种疼痛的病因都是寒邪侵入经脉；二是说明疼痛的病变主要与气血相关；三是讲述“九气”致病的症状和病机。

【原文】

黄帝问曰：余闻善言天者，必有验于人；善言古者，必有合于今；善言人者，必有厌[①]于己。如此，则道不惑而要数[②]极，所谓明也。今余问于夫子，令言而可知[③]，视而可见[④]，扪而可得[⑤]，令验于己，而发蒙解惑，可得而闻乎？

岐伯再拜稽首对曰：何道之问也？

帝曰：愿闻人之五脏卒痛[⑥]，何气使然？

岐伯对曰：经脉流行不止，环周不休。寒气入经而稽迟[⑦]，泣而不行。客于脉外则血少，客于脉中则气不通，故卒然而痛。

人体的五脏突然作痛，是什么邪气造成的？
寒邪侵入脉中，使脉气停滞不通，就会导致五脏突然作痛。

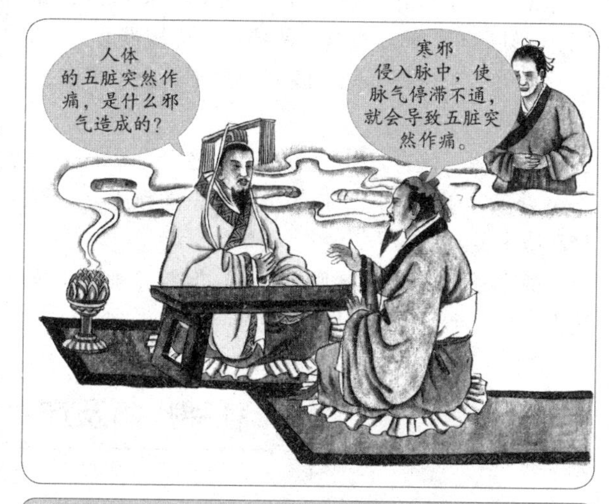

黄帝向岐伯请教人体的五脏突然作痛的病因。

【注释】

①厌：合，指达到标准，言行一致。②要数：要理，最重要的道理。数，理。③言而可知：指问诊，通过询问病人而知晓病情。④视而可见：指望诊，通过望色而知晓病情。⑤扪而可得：指切诊，通过触按而知晓病情。⑥卒痛：突然疼痛。卒，同“猝”。⑦稽（jī）迟：滞留缓慢。

【译文】

黄帝问道：我听说善于谈论天道的，必定能从人事上验证天道；善于谈论往古的，必定能将过去与现在结合起来；善于谈论他人的，必定能结合自己的情况。只有这样，才能掌握事物的规律而不迷惑，十分透彻地了解事物的要理，这就是所谓的明达事理。现在我想请您将问诊所知、望诊所见、切诊所得的情况告诉我，使我有所体验，为我启发蒙昧，解除疑惑。我可以听您讲讲吗？

岐伯再次跪拜，并回答说：您要问的是哪些道理呢？

黄帝问：我想听听，人体的五脏突然作痛，这是由什么邪气造成的呢？

岐伯回答说：人体经脉中的气血周流全身，运行不止，循环不息。如果寒邪侵入经脉，经脉气血循行就会迟滞，凝涩而不畅通。寒邪假如侵袭于经脉之外，就会导致经脉凝涩，血液减少；如果侵入脉中，脉气就会停滞不通，所以五脏会突然作痛。

【原文】

帝曰：其痛或卒然而止者，或痛甚不休者，或痛甚不可按者，或按之而痛止者，或按之无益者，或喘动应手者，或心与背相引而痛者，或胁肋与少腹相引而痛者，或腹痛引阴股[①]者，或痛宿昔而成积者[②]，或卒然痛死不知人，有少间复生者，或痛而呕者，或腹痛而后泄者，或痛而闭不通者。凡此诸痛，各不同形，别之奈何？

岐伯曰：寒气客于脉外则脉寒，脉寒则缩踡[③]，缩踡则脉绌急[④]，绌急则外引小络，故卒然而痛。得炅[⑤]则痛立止；因重中于寒，则痛久矣。

寒气客于经脉之中，与炅气相薄[⑥]则脉满，满则痛而不可按也。寒气稽留[⑦]，炅气从上，则脉充大而血气乱，故痛甚不可按也。

寒气客于肠胃之间，膜原[⑧]之下，血不得散，小络急引故痛，按之则血气散，故按之痛止。

寒气客于侠脊之脉[⑨]则深，按之不能及，故按之无益也。

寒气客于冲脉，冲脉起于关元，随腹直上，寒气客则脉不通，脉不通则气因之，故喘动应手矣。

寒气客于背俞之脉则脉泣[⑩]，脉泣则血虚，血虚则痛。其俞注于心，故相引而痛，按之则热气至，热气至则痛止矣。

各种疼痛及产生原因

寒邪入侵	症机	症痛
寒气客于脉外	经脉收缩，屈曲拘急	得热痛止，重寒痛不休
寒气客于经脉之中	与热相搏，经脉满盛	痛，痛处不能按压
	热气上搏，脉充大而血气乱	剧痛，痛处不能触按
寒气客于肠胃之间、膜原之下	血气凝涩，小络拘急牵引	按之痛止
寒气客于督脉	按之不能及	按之无用
寒气客于冲脉	血气不通	按腹部应手而痛
寒气客于背俞之脉	血脉滞涩，血虚，心背痛	按之痛止
寒气客于厥阴之脉	血脉凝涩，脉道紧急	胁肋、少腹牵引作痛
寒气客于小肠膜原间、络血中	络血凝滞	日久而积为小肠气，痛

脏腑的各种疼痛及产生原因

寒邪入侵	症机	症痛
寒气客于五脏	气逆上行，阴气衰竭，阳气不入	疼痛昏死，阳气恢复则醒
寒气客于肠胃	气逆上行	疼痛，呕吐
寒气客于小肠	阳气不化，水谷不聚	泄泻而腹痛
热气留于小肠	内热伤津	肠中疼痛，口渴，大便不通

寒气客于厥阴之脉，厥阴之脉者，络阴器系于肝，寒气客于脉中，则血泣脉急，故胁肋与少腹相引痛矣。

厥气客于阴股，寒气上及少腹，血泣在下相引，故腹痛引阴股。

寒气客于小肠膜原之间，络血之中，血泣不得注于大经，血气稽留不得行，故宿昔而成积矣。

寒气客于五脏，厥逆上泄⑪，阴气竭，阳气未入，故卒然痛死不知人，气复反⑫则生矣。

寒气客于肠胃，厥逆上出⑬，故痛而呕也。

寒气客于小肠，小肠不得成聚⑭，故后泄⑮腹痛矣。

热气留于小肠，肠中痛，瘅热⑯焦渴，则坚干不得出，故痛而闭不通矣。

【注释】

①阴股：大腿的内侧。②宿昔：经久。成积：指小肠气。③缩踡：收缩不伸。④绌（chù）急：短促拘急。⑤炅（jiǒng）：热。⑥相薄：相互搏结，交迫。⑦稽留：停留。⑧膜原：指胸膜与膈肌之间的部分。一说为肠胃的脂膜。⑨侠脊之脉：指督脉。侠，通“挟”。⑩背俞之脉：足太阳脉。脉泣：血脉凝涩。泣，通“涩”。⑪厥逆上泄：脏气厥逆而上壅。⑫气复反：阳气恢复。⑬厥逆上出：肠胃之气上逆。⑭成聚：指小肠受盛容留水谷的作用。⑮后泄：大便泄泻。⑯瘅热：大热。

【译文】

黄帝说：有的疼痛会突然停止；有的疼痛很剧烈而不停止；有的痛得很剧烈而不能按压；有的疼痛因按压而停止；有的疼痛按压揉搓也不见缓解；有的疼痛痛处跳动应手；有的疼痛同时牵动心和背作痛；有的疼痛是由胁肋和小腹相互牵引所引发；有的疼痛是腹痛并牵引大腿内侧的阴股；有的疼痛日久而积聚成小肠气；有的疼痛很突然，使病人昏死过去不省人事，稍过一会儿又会苏醒过来；有的疼痛使病人呕吐；有的疼痛是腹痛而且病人会泄泻；有的疼痛使病人胸闷不适。以上这些疼痛的情况，表现各不相同，怎样区别呢？

岐伯说：寒气侵袭经脉的外部，经脉就会受寒，经脉受寒就会收缩，经脉收缩就会屈曲拘急，牵引在外的细小脉络，人体就会突然发生疼痛。如果得到了热气，疼痛就会立刻停止。如果再次感受寒邪，卫阳受损，疼痛就不容易好了。

寒邪侵袭到经脉之中，和人体本身的热气相互搏争，经脉就会满盛，满盛就会实，所以会引发疼痛而且痛处不能按压。寒邪停留在脉中，人体本身的热气则随之而上，与寒邪相搏，使经脉充满，气血会运行紊乱，所以疼痛会很剧烈而且痛处不能触按。

寒气侵袭到肠胃之间，膜原之下，就会导致血气凝涩而不能散开，细小的脉络拘急牵引，所以会引发疼痛。如果以手按揉，血气就会散行。所以，按压痛处，疼痛就停止。

寒邪侵袭到了督脉，即使按揉也难以达到病所，所以按揉也没有用。

寒邪侵袭到冲脉之中，冲脉是从小腹关元穴开始，沿着腹部往上循行的。寒气侵入则冲脉的血气不能流通，气就聚集在此处，变得不通畅，所以触压腹部就会应手而痛。

寒气侵袭到背腧足太阳之脉，就会导致血脉流行滞涩，血脉滞涩就会血虚，血虚就会引发疼痛。因为足太阳脉背腧与心相连，所以心与背会相互牵引作痛。通过按揉能使热气积聚，热气积聚寒邪就会消散，所以疼痛就可以停止。

寒邪侵袭到足厥阴之脉，足厥阴之脉沿着大腿内侧阴股进入毛中，连络阴器而抵达小腹,从胁肋部与肝相系。寒邪侵入脉中,则血脉凝涩,脉道紧急,所以胁肋与少腹会牵引作痛。

寒厥之气侵袭到阴股，气血不合并累及少腹，就会导致阴股的血脉凝滞，在下相引，所以腹痛连于阴股。

寒邪侵袭到小肠膜原之间、络血之中，就会使络血凝涩不能流注于大经脉，因为血气滞留不能畅行，所以时间长了就会成为小肠气。

寒邪侵袭到五脏，压迫五脏之气逆而上行，就会使脏气上越外泄，阴气在内衰竭，阳气不能进入，阴阳阻隔不通，所以病人会突然疼痛昏死，不省人事；如果阳气恢复，阴阳能够相接，则病人可以苏醒。

寒邪侵袭到肠胃，就会压迫肠胃之气逆而上行，所以会出现疼痛和呕吐。

寒邪侵袭到小肠，小肠是受盛之腑，一旦失去其受盛作用，受寒而使阳气不化，水谷不得停留，病人就会泄泻，腹痛。

如果是热邪蓄留在小肠，就会发生肠中疼痛。由于内热伤津，病人会感到发热口渴，粪便坚硬难以排出，就会出现腹痛而且大便也会不通。

【原文】

帝曰：所谓言而可知者也，视而可见奈何?

岐伯曰：五脏六腑，固尽有部①，视其五色，黄赤为热，白为寒，青黑为痛，此所谓视而可见者也。

帝曰：扪而可得，奈何?

岐伯曰：视其主病之脉，坚而血及陷下者，皆可扪而得也。

帝曰：善。余知百病生于气也。怒则气上②，喜则气缓③，悲则气消④，恐则气下⑤，寒则气收⑥，炅则气泄⑦，惊则气乱⑧，劳则气耗⑨，思则气结⑩。九气不同，何病之生?

岐伯曰：怒则气逆，甚则呕血及飧泄，故气上矣。喜则气和志达，荣卫通利，故气缓矣。悲则心系急，肺布叶举而上焦不通，荣卫不散，热气在中，故气消矣。恐则精却⑪，却则上焦闭，闭则气还，还则下焦胀，故气不行矣。寒则腠理闭，气不行，故气收矣。

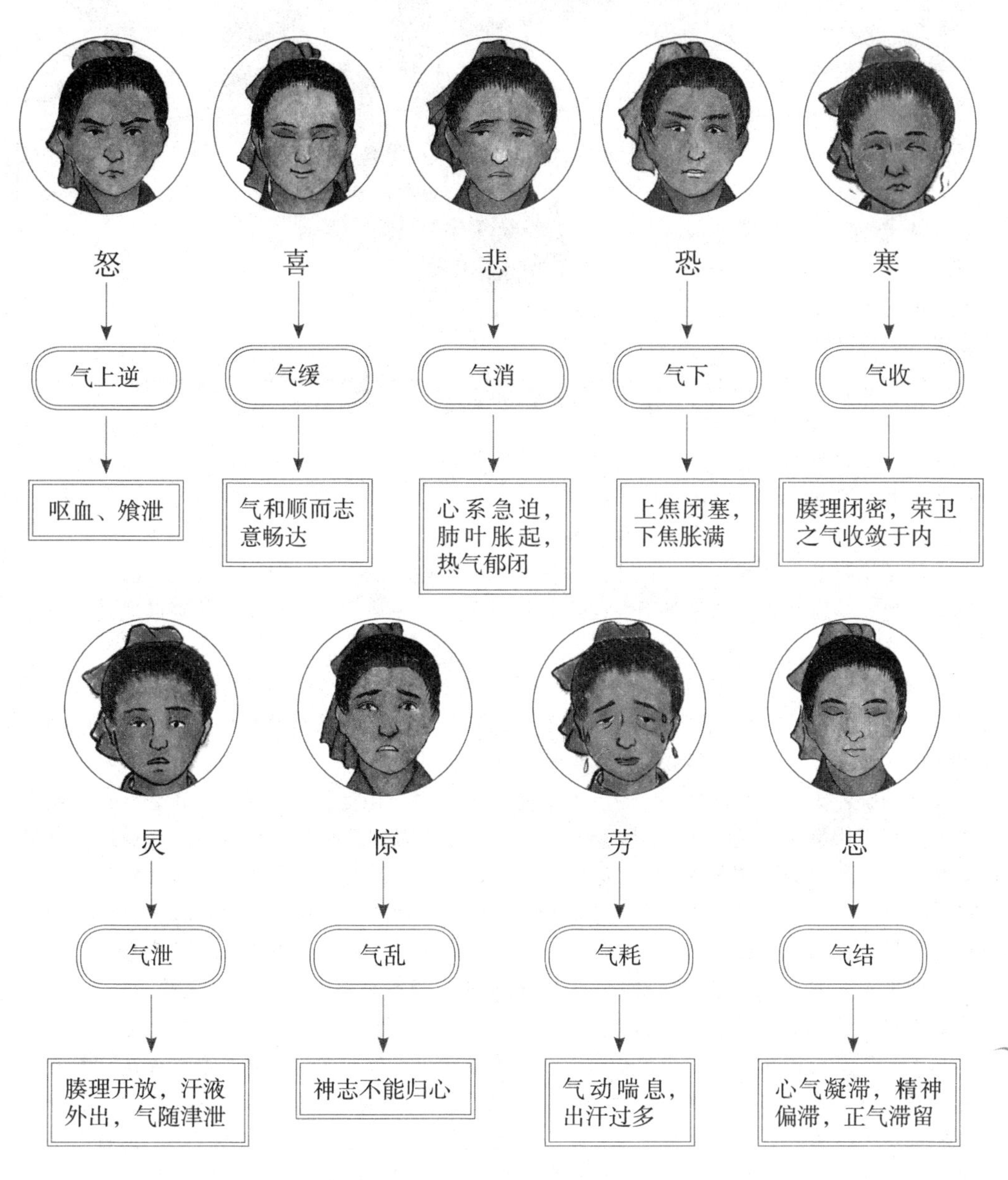

炅则腠理开，荣卫通，汗大泄，故气泄。惊则心无所依，神无所归，虑无所定，故气乱矣。劳则喘息汗出，外内皆越[12]，故气耗矣。思则心有所存，神有所归，正气留而不行，故气结矣。

【注释】

① 固尽有部：面部各有五脏六腑对应的部位。② 气上：气上逆。③ 气缓：气涣散不收。④ 气

消：气消沉。⑤气下：气下陷。⑥气收：气收聚。⑦气泄：气外泄。⑧气乱：气混乱。⑨气耗：气耗散。⑩气结：气郁结。⑪精却：精气衰退。⑫越：散发、耗散。

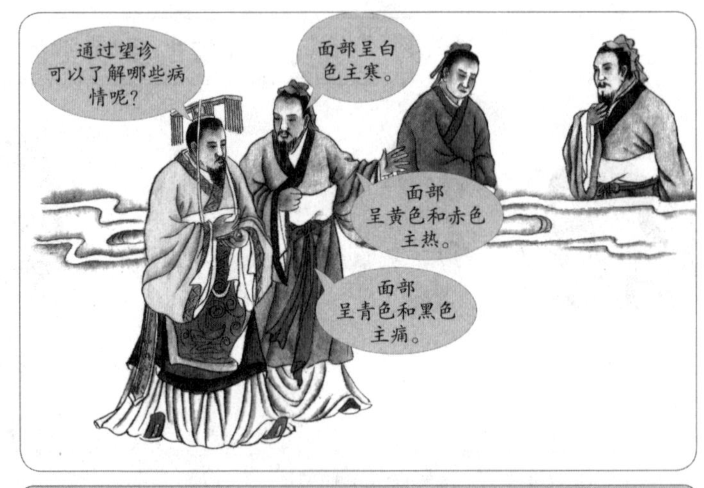

黄帝向岐伯请教怎样通过望诊来了解病情。

【译文】

黄帝问：以上所说的，都可以从问诊中了解到。那么通过望诊可以了解哪些病情呢？

岐伯说：五脏六腑在面部各有其对应的部位，所以医生通过观察面部五色的变化就可以诊断疾病。黄色和赤色主热，白色主寒，青色和黑色主痛，这就是通过望诊可以了解的情况。

黄帝问：通过用手切诊能了解哪些病情呢？

岐伯说：要看主病的经脉，然后以手循按。脉象坚实的，是有邪气结聚；气血滞留的，脉象必定充盛而高起；脉象陷下，表明是气血不足，多属阴证。这些都是可以通过用手触切按循得知的。

黄帝说：讲得好！我已知道许多疾病的产生都是气机失调引起的，如暴怒则气上逆，高兴则气涣散，悲哀则气消散，恐惧则气下陷，遇寒则气收敛，受热则气外泄，受惊则气紊乱，过劳则气耗损，思虑则气郁结。这九种气的变化各不相同，分别会导致什么疾病呢？

岐伯说：大怒就会使肝气上逆，血会随着肝气向上逆行，严重时病人还会呕血，或者会因为肝气乘脾而出现飧泄，所以说是“气上逆”。高兴就会使气和顺而志意畅达，容卫之气通利，所以说是“气缓”。悲哀太过就会心系急迫，因为悲是肺所主的情志，所以悲伤时肺叶就会胀起，又因为上焦闭塞不通，荣卫之气就得不到布散，热气就会郁闭于中，而耗损肺气，所以说是“气消”。恐惧就会使精气下却，精气下却就会升降不交，所以上焦会闭塞，上焦闭塞，气就还归于下，气郁于下，下焦就会胀满，因此说是“气下”。寒冷之气侵袭人体，就会使腠理闭密，荣卫之气无法畅行而收敛于内，所以说是“气收”。火热之气能使人腠理开放，荣卫通畅，汗液大量排出，致使气随津泄，所以说是“气泄”。受惊会使得心悸动而无所依附，神志不能归心，心中疑虑不定，所以说是“气乱”。劳累过度就会气动喘息，出汗过多。喘息就会使内气越，汗出过多就会使外气越。内外之气全部泄越，所以说是“气耗”。忧思过多就会使心气凝滞，精神偏滞，不能畅行周身。这会导致正气滞留而不能运行，所以说是“气结”。

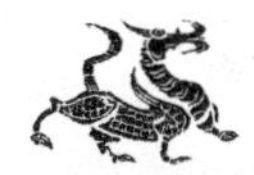

腹中论篇：腹内的多种疾病

【导读】

本篇主要讨论和分析了鼓胀、血枯、伏梁、热中、消中、厥逆、热痛等疾病的病因、病机、症状、治疗方法和禁忌等内容。因为上述疾病都发生在人体的腹中，所以篇名为“腹中论”。

本篇主要论述了各类腹中疾病，还介绍鸡矢醴和四乌贼骨一藘茹丸两个方剂，以及妊娠与腹中疾患的鉴别方法。

【原文】

黄帝问曰：有病心腹满，旦食则不能暮食，此为何病？

岐伯对曰：名为鼓胀[①]。

帝曰：治之奈何？

岐伯曰：治之以鸡矢醴[②]。一剂知，二剂已。

帝曰：其时有复发者，何也？

岐伯曰：此饮食不节，故时有病也。虽然其病且已，时故当病，气聚于腹也。

【注释】

①鼓胀：是一种以腹部胀大如鼓，皮色萎黄，脉络显露为特征的病证。②鸡矢醴：是古人用来治疗鼓胀的药酒方名。矢，通“屎”。醴，酒的一种。此方用鸡屎白，晒干，焙黄一两，米酒三碗，煎数沸，去滓，过滤，澄清，空腹热服，一日两次。

【译文】

黄帝问道：有一种心腹胀满的病，病人早晨吃了饭晚上就不能再进食，这是什么病？

岐伯回答说：这种病叫鼓胀病。

黄帝问：怎样治疗呢？

岐伯说：可以用鸡矢醴来治疗，一剂就能见效，两剂病就好了。

黄帝问：这种病有时还会复发，原因是什么呢？

岐伯说：饮食无节制，所以病就会时常复发。虽然这种病表面上看要痊愈了，但如果病人不注意饮食，邪气就会再次聚集在腹中而导致疾病复发。

【原文】

帝曰：有病胸胁支满者，妨于食，病至则先闻腥臊臭[①]，出清液[②]，先唾血，四支清，目眩，时时前后血，病名为何？何以得之？

岐伯曰：病名血枯，此得之年少时，有所大脱血；若醉入房中，气竭肝伤，故月事衰少不来也。

帝曰：治之奈何？复以何术？

岐伯曰：以四乌鲗骨一藘茹[③]，二物并合之，丸以雀卵[④]，大如小豆。以五丸为后饭，饮以鲍鱼[5]汁，利胁中及伤肝也。

【注释】

①臭（xiù）：气味。②出清液：吐清水。③乌鲗（zé）骨：乌贼骨，又名"海螵蛸"。藘（lǘ）茹：茜草。④雀卵：麻雀卵。气味甘温，能补肾阳，益精血。⑤鲍鱼：鳆鱼，又名"石决明肉"，能补肝肾，益精明目，开胃养营。

【译文】

黄帝问：有一种胸胁支撑胀满的病，妨碍饮食，发病时病人先闻到腥臊的气味，口中吐清水，然后吐血，接着四肢逐渐发冷，头晕目眩，时常大小便出血。这叫什么病，是如何引发的？

岐伯说：这种病的名字叫血枯，得病的原因是病人在少年的时候患过严重的失血病，内脏受到了损伤，或者是醉后肆行房事，肾气耗竭，肝血损伤，以致月经衰少甚至停经。

黄帝问：怎样治疗呢？要用什么方法使其恢复健康？

岐伯说：用四份乌贼骨，一份藘茹，将这两种药混合，用麻雀卵和制成丸，做成如小豆大小的丸药。每次服五丸，饭前服药，以鲍鱼汁送下，这个方法可以补益胁肋和受到损伤的肝脏。

【原文】

帝曰：病有少腹盛[1]，上下左右皆有根，此为何病？可治不？

岐伯曰：病名曰伏梁[2]。

帝曰：伏梁何因而得之？

鼓胀、血枯和伏梁病的症状及治疗

病名	症状			治疗
鼓胀	心腹胀满，早晨吃了饭，晚上就不能再吃			鸡矢醴，一剂见效，两剂病愈
血枯	胸胁支撑胀满，妨碍饮食，病人先闻腥臊气味，口吐清水，后吐血，四肢发冷，头晕目眩，大小便出血			四份乌贼骨，一份藘茹，以麻雀卵和制成小豆大小的丸，饭前以鲍鱼汁送服五粒
伏梁	小腹坚硬盛满，按压时上下左右皆有根	下则排出脓血	顺症病轻	不可按摩求速愈，以免少腹之病发生下夺
		上则产生痈	逆症危重	

注：

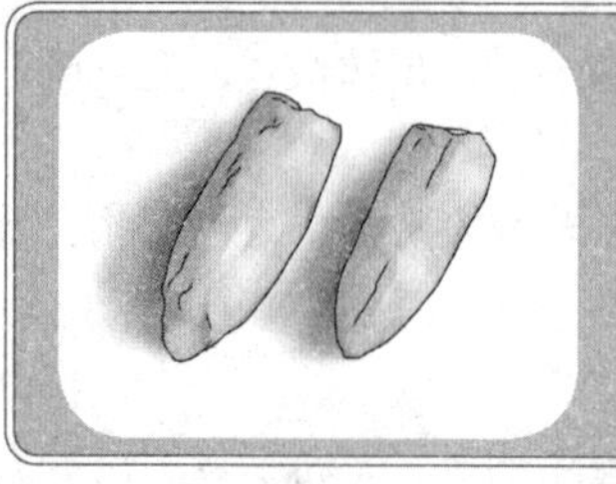

乌贼骨

【方名】乌贼鱼骨丸

【方论】乌贼骨为乌鲗科动物。无针乌鲗或金乌鲗的内壳，能收敛止血，固精益肾，通血脉；藘茹能凉血止血，活血化瘀；麻雀卵能补肾阳，益精血，调冲任；鲍鱼汁能养肝化瘀。四者组合，能固精益血，止血化瘀。

岐伯曰：裹大脓血，居肠胃之外，不可治；治之，每切按之，致死。

帝曰：何以然？

岐伯曰：此下则因[③]阴，必下脓血，上则迫胃脘，生[④]鬲，侠[⑤]胃脘内痈。此久病也，难治。居齐[⑥]上为逆，居齐下为从，勿动亟夺[⑦]。论在《刺法》中。

【注释】

①盛：胀满。②伏梁：古代病名，指脘腹部痞满肿块一类疾患，多是由气血瘀滞所造成的。张介宾："伏，藏伏也。梁，强梁坚硬之谓。"③因：依靠。④生：王冰："生当为出，传文误也。"⑤侠：《太素》卷三十《伏梁病》作"使"。⑥齐：通"脐"，肚脐。⑦勿动亟夺：不要为了立即消除伏梁病而用按摩的方法。亟，急。夺，削除。

【译文】

黄帝问：有一种小腹坚硬盛满的病，按压时，上下左右都有明显的根底，这是什么病呢？能够治疗吗？

岐伯说：病名叫伏梁。

黄帝问：伏梁病是怎样得的呢？

岐伯说：小腹部包裹着大量的脓血，而且脓血位于肠胃之外，这种病不容易治愈。在诊治时，如果重按，常会致死。

黄帝问：为什么会这样呢？

岐伯说；少腹下部是小腹和阴部，如果医生用力按摩会使脓血从下部穿溃排出；上部是胃脘部，医生用力按摩会使脓血向上靠近胃脘，导致横膈与胃脘之间出现痈。痈属于慢性病，很难治疗。一般来说，其病位在脐以上的是危重的逆症，在脐下的则是预后较好的顺症。总之，千万不要为了立即消除疾病而用按摩的方法，以免使少腹之病发生下夺。关于本病的治法，在《刺法》中有具体的论述。

【原文】

帝曰：人有身体髀股胫皆肿，环齐而痛，是为何病？

岐伯曰：病名伏梁，此风根[①]也。其气溢于大肠而著于肓，肓之原[②]在齐下，故环齐而痛也，不可动之，动之为水溺[③]涩之病。

【注释】

①风根：平素感受风寒之邪。②肓之原：脖胦穴，即任脉经的气海穴，位于脐下 1.5 寸处。原，原穴。③水溺：小便。

【译文】

黄帝问：有的人髀、股、胫等部位都发肿，而且脐部周围会疼痛，这是什么病呢？

岐伯说：这种病的名字叫伏梁，这是由平素感受风寒所导致的。风寒之气充溢于大肠而滞留附着在肓膜上，肓的原穴在脐下的气海，所以肚脐周围会痛。这种病不能用攻下的方法治疗，如果误用攻下，就会引发小便涩滞不利的病变。

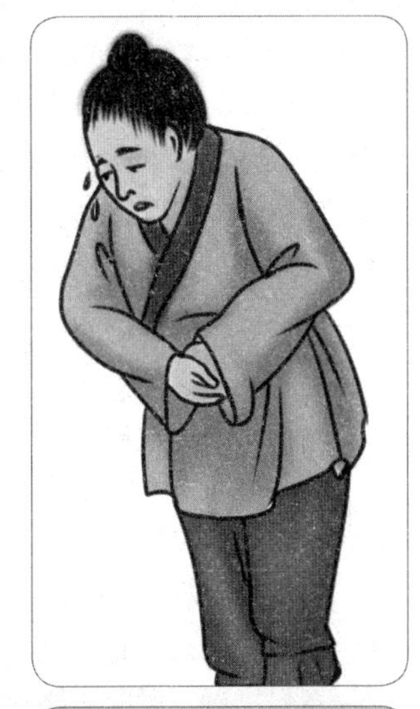

伏梁病会引起病人肚脐周围痛。

【原文】

帝曰：夫子数言热中、消中[1]，不可服膏粱[2]芳草石药，石药发瘨[3]，芳草发狂。夫热中、消中者，皆富贵人也，今禁高粱，是不合其心，禁芳草石药，是病不愈，愿闻其说。

岐伯曰：夫芳草之气美，石药之气悍，二者其气急疾坚劲，故非缓心和人，不可以服此二者。

帝曰：不可以服此二者，何以然？

岐伯曰：夫热气慓悍[4]，药气亦然，二者相遇，恐内伤脾。脾者土也而恶木，服此药者，至甲乙日更论[5]。

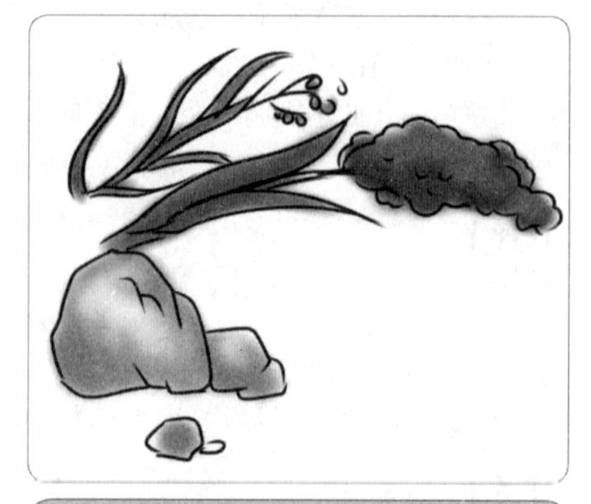

病人如果得了热中、消中病，不可以吃芳草和矿石类的药物。

【注释】

①热中、消中：即后世之人所谓的三消病。王冰："多饮数溲，谓之热中。多食数溲，谓之消中。"②膏粱：肥肉和细粮，泛指美味的饭菜。③瘨："癫"的本字。④慓悍：轻捷峻猛。⑤更论：《甲乙经》卷十一第六作"当愈甚"。

【译文】

黄帝说：您多次说患热中、消中病的人，不可以吃厚味精粮，也不可以吃芳草和矿石类的药物。矿石类药物能使人发癫，芳草类药物能使人发狂。患热中、消中病的多为大富大贵的人，现在禁止他们吃厚味精粮，这不合乎他们的心意；禁止服用芳草、矿石类的药物，有的病又不能治愈。希望您能讲讲其中的道理。

岐伯说：芳草的气味香美，石药的气味刚烈，这两种药物的药性都急疾、坚劲。所以，如果不是性情平和的人，绝不能服用这两种药物。

黄帝问：不能服用这两种药物的原因是什么呢？

岐伯说：内热的性质本来就是慓悍刚烈的，而药物之性也是这样。内热与药热相遇，就可能伤害人的脾气。脾属土，土恶木，因此病人如果服用这类药物，到肝木主令的甲日和乙日时，病情就会更加严重。

【原文】

帝曰：善。有病膺肿、颈痛、胸满、腹胀，此为何病？何以得之？

岐伯曰：名厥逆[1]。

帝曰：治之奈何？

岐伯曰：灸之则瘖[2]，石[3]之则狂。须其气并，乃可治也。

帝曰：何以然？

岐伯曰：阳气重上，有余于上，灸之则阳气入阴，入则瘖[4]；石之则阳气虚，虚则狂[5]。须其气并而治之，可使全也。

帝曰：善。何以知怀子之且生也？

岐伯曰：身有病无邪脉也。

帝曰：病热而有所痛者，何也？

岐伯曰：病热者，阳脉也，以三阳之动⑥也。人迎一盛少阳，二盛太阳，三盛阳明，入阴也。夫阳入于阴，故病在头与腹，乃䐜胀而头痛也。

帝曰：善。

【注释】

①厥逆：张介宾："此以阴并于阳，下逆于上，故病名厥逆。"②瘖：同"暗"，失音。③石：指针刺。王冰："谓以石针开破之。"④"灸之"两句：张介宾："阳气有余于上而复灸之，是以火济火也。阳极乘阴，则阴不能支，故失声为瘖。"⑤"石之"两句：张介宾："阳并于上，其下必虚，以石泄之，则阳气随刺而去，气去则上下俱虚而神失其守，故为狂也。"⑥三阳之动：三阳之脉盛大且搏动剧烈。三阳，少阳、太阳、阳明。

【译文】

黄帝说：讲得好！有人出现膺肿、颈痛、胸满、腹胀，这是什么病，是什么原因引起的呢？

岐伯说：这种病的病名叫厥逆。

黄帝问：怎样治疗呢？

岐伯说：这种病如果用灸法治疗便会使病人失音，用针刺治疗就会使病人发狂，必须等到阴阳之气上下相交合，才可进行治疗。

黄帝问：为什么呢？

岐伯说：上为阳，阳气又逆于上，重阳在上，则上部的阳有余。如果医生用灸法，就是以火补火。阳极乘阴，阴不能上承，所以会发生失音；如果用砭石针刺，阳气随针外泄，阳气虚，精神就会失其所守，所以会发生神志失常的狂证。必须在阳气从上下降，阴气从下上升，阴阳二气交并以后进行治疗，才可以使疾病痊愈。

黄帝说：讲得好！怎样知道妇女怀孕将要分娩呢？

岐伯说：身体不适，好像有某些病的证候，但医生却按切不到病脉。

黄帝问：有病发热而且疼痛是什么原因呢？

岐伯说：阳脉是主热证的，外感发热表明是三阳受寒，所以三阳脉旺盛。要是人迎脉比寸口脉大一倍，表明病在少阳；大两倍，表明病在太阳；大三倍，表明病在阳明，传入三阴。病在三阳，则发热头痛，如果疾病传入三阴，就会引发腹部胀满，所以病人会有腹胀和头痛的症状。

黄帝说：讲得好！

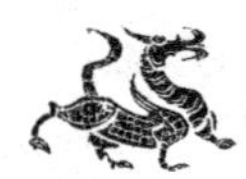

风论篇：风邪侵入人体引发的疾病

【导读】

本篇论述了风邪的性质、致病特点，以及风邪侵入人体引起各种风病的病因、病机、分类、症状和诊疗方法等，因为是专论风病的专篇，所以名为“风论”。

本篇的要点包括：一是论述风邪的致病特点，指出风邪是引起各种疾病的首要因素，病证变化多端；二是介绍多种风病的发病症状和诊治方法；三是介绍五脏风病的面诊部位和面部色泽；四是指出风证普遍具有汗出恶风的共同症状。

【原文】

黄帝问曰：风之伤人也，或为寒热，或为热中，或为寒中，或为疠风[①]，或为偏枯，或为风也。其病各异，其名不同。或内至五脏六腑。不知其解，愿闻其说。

岐伯对曰：风气藏于皮肤之间，内不得通，外不得泄。风者善行而数变，腠理开则洒然[②]寒，闭则热而闷。其寒也则衰食饮，其热也则消肌肉。故使人怢慄[③]而不能食，名曰寒热。

风气与阳明入胃[④]，循脉而上至目内眦[⑤]。其人肥，则风气不得外泄，则为热中而目黄；人瘦则外泄而寒，则为寒中而泣出。

风气与太阳俱入，行诸脉俞，散于分肉之间，与卫气相干。其道不利，故使肌肉愤䐜[⑥]而有疡。卫气有凝而不行，故其肉有不仁也。疠者，有荣气热胕，其气不清，故使其鼻柱坏而色败，皮肤疡溃。风寒客于脉而不去，名曰疠风，或名曰寒热。

以春甲乙伤于风者为肝风，以夏丙丁伤于风者为心风，以季夏戊己伤于邪者为脾风，以秋庚辛中于邪者为肺风，以冬壬癸中于邪者为肾风。

风中五脏六腑之俞，亦为脏腑之风，各入其门户[⑦]，所中则为偏风[⑧]。风气循风府

不同风病的起因及症状

风邪由阳明经入胃	沿经脉上行到目内眦	肥者	不易发泄，稽留体内	热中病	眼珠发黄
		瘦者	容易外泄，人发冷	寒中病	时常流泪
风邪由太阳经侵入人体	流行于各经腧穴，散布在分肉之间，与卫气纠缠在一起	卫气道路不通，肌肉肿胀高起		疮疡	寒热
		卫气凝涩不行，肌肤麻木不知痛痒，营气因热而腐坏，血气污浊不清，鼻柱皮色衰败，皮肤溃烂		疠风	

而上，则为脑风[9]；风入系头，则为目风[10]；眠寒，饮酒中风，则为漏风[11]；入房汗出中风，则为内风[12]；新沐[13]中风，则为首风；久风入中，则为肠风、飧泄；外在腠理，则为泄风。故风者，百病之长也。至其变化，乃为他病也，无常方，然致有风气也。

【注释】

①疠风：相当于现在的麻风病。②洒然：寒冷貌。③怢（tū）慄：发抖。④“风气”句：风气从阳明经入胃。⑤眦（zì）：眼角。⑥愤䐜：肿胀。⑦门户：指五脏六腑之腧穴，为风邪入络、入经、入腑、入脏的通道。⑧偏风：偏枯，即半身不遂。⑨脑风：风邪由风府上入于脑而成为脑风。症状表现为剧烈头痛，甚至发热及神昏抽搐等。⑩目风：风邪侵入目系而成为目风。症状表现为目痛且有冷的感觉，畏风羞明。⑪漏风：又称“酒风”。症状表现为不论冬夏，额上常有汗出，甚至全身大汗，喘息，口渴，不能操劳。⑫内风：房事后汗出，为风邪所伤，咳嗽而面赤。⑬新沐：刚刚洗过头。

【译文】

黄帝问道：风邪侵犯人体，有的引起寒热病，有的引起热中病，有的引起寒中病，有的引起疠风病，有的引起偏枯病。这些病都是由风邪引起的。由于病变表现不同，所以病名也不一样。有的侵入内部，达到五脏六腑之间。我不知道怎样解释，想听您说说。

岐伯回答说：风邪侵犯人体，常常留滞于皮肤之中，使腠理开合失常，经脉不能通调于内，卫气不能发泄于外。风邪来去迅速，变化多端，要是使腠理开张，则阳气外泄而使人恶寒；要是使腠理闭塞，则阳气内郁而使人身热烦闷。恶寒则引起饮食减少，发热则会使肌肉消瘦，所以人会突然感到寒冷，不能饮食，这种病称为寒热病。

风邪由阳明经入胃，沿着经脉上行到目内眦。如果病人身体肥胖，腠理致密，风邪就不易向外发泄，稽留体内，成为内热，导致眼珠发黄；假如病人身体瘦弱，腠理疏松，阳气就容易外泄，人会感到寒冷，患上寒中病，症状是时常流泪。

风邪由太阳经脉侵入人体，流行于各经腧穴，散布在分肉之间，与卫气纠缠在一起。

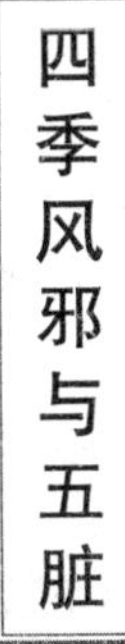

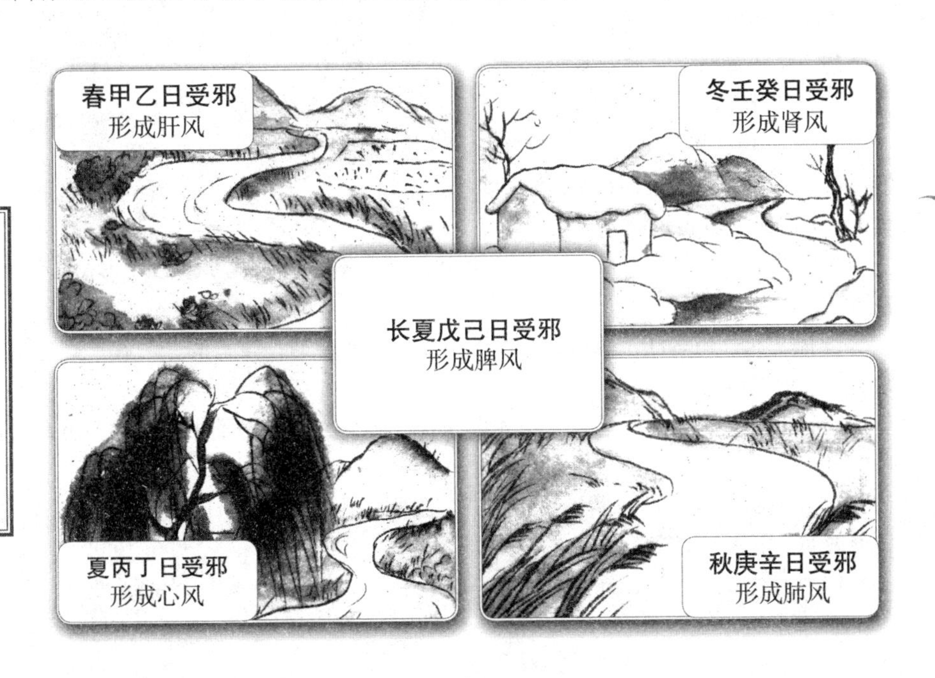

这样，卫气运行的道路不通利，肌肉就会肿胀高起而产生疮疡。如果卫气凝涩而不能运行，肌肤就会麻木不知痛痒。疠风病是因热荣气而腐坏，血气污浊不清所致，所以会导致鼻柱受损，皮色衰败，皮肤溃烂。病是因风寒侵入经脉久留不去而生，所以病名叫疠风，又称寒热。

在春季甲乙日感受风邪的，形成肝风；在夏季丙丁日感受风邪的，形成心风；在长夏戊己日感受风邪的，形成脾风；在秋季庚辛日感受风邪的，形成肺风；在冬季壬癸日感受风邪的，形成肾风。

风邪侵入五脏六腑的腧穴，就会成为五脏六腑的风。无论是络、经、脏、腑，只要风邪从其门户入侵，就会引发偏风。风邪由风府穴上行入脑，就会引发脑风病；风邪侵入头部累及目系，就会引发目风病；睡觉着凉，并且饮酒之后感受风邪，就成为漏风病；行房汗出时感受风邪，就会患内风病；刚洗过头时感受风邪，就会引发首风病；风邪久留不去，伤及脾胃，就会引发肠风飧泄病；风邪停留于腠理，就会引发泄风病。所以，风邪是引起多种疾病的首要因素。它的变化很多，而且侵入人体后也会产生变化，能引起其他各种疾病，没有一定规律。但是，致病的原因，归根到底还是风邪入侵。

【原文】

帝曰：五脏风之形状不同者何？愿闻其诊及其病能[①]。

岐伯曰：肺风之状，多汗恶风，色皏然[②]白，时咳短气。昼日则差[③]，暮则甚。诊在眉上，其色白。

心风之状，多汗恶风，焦绝，善怒吓，赤色。病甚则言不可快。诊在口，其色赤。

肝风之状，多汗恶风，善悲。色微苍，嗌干善怒，时憎女子[④]。诊在目下，其色青。

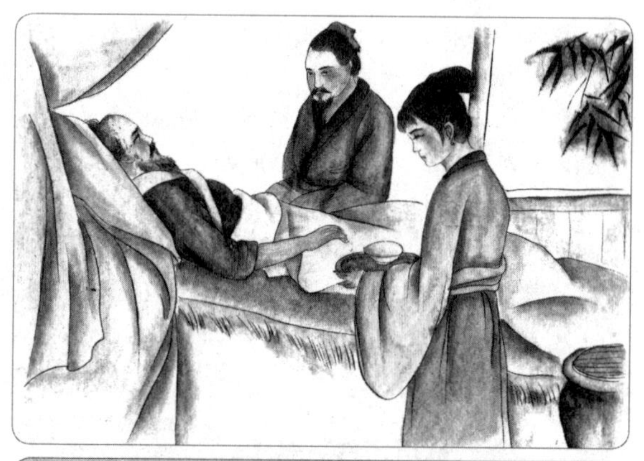

脾风的症状，是多汗恶风，身体疲倦，四肢懒于活动，面色微微发黄，食欲不振。

脾风之状，多汗恶风，身体怠惰，四肢不欲动。色薄微黄，不嗜食。诊在鼻上，其色黄。

肾风之状，多汗恶风，面痝然[⑤]浮肿，脊痛不能正立。其色炲[⑥]，隐曲不利[⑦]。诊在肌上，其色黑。

胃风之状，颈多汗，恶风，食饮不下，鬲塞[⑧]不通，腹善满。失衣[⑨]则䐜胀，食寒则泄。诊形瘦而腹大。

首风之状，头面多汗恶风，当先风一日[⑩]则病甚，头痛不可以出内。至其风日，则病少愈。

漏风之状，或多汗，常不可单衣[⑪]。食则汗出，甚则身汗，喘息恶风。衣常濡[⑫]，口干善渴，不能[⑬]劳事。

泄风[⑭]之状，多汗，汗出泄衣上。口中干，不能劳事，身体尽痛则寒。

帝曰：善。

五脏之风的症状及诊察要点

肺风

症状：多汗恶风，面色淡白，不时咳嗽气短。白天轻，晚上重

心风

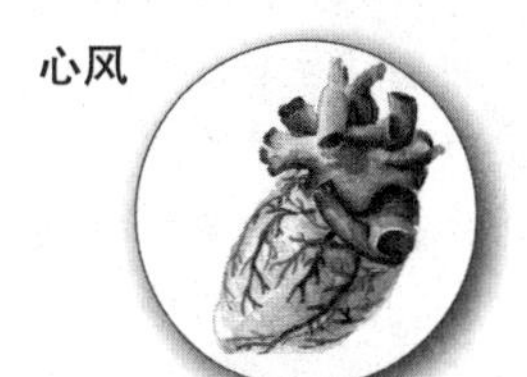

症状：多汗恶风，形体干瘦，容易发怒，面红。病重时，说话不爽利

肝风

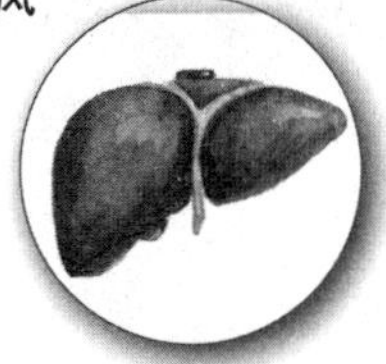

症状：多汗恶风，常悲伤。面色微青，咽喉干燥，容易发怒，有时厌恶女性

脾风

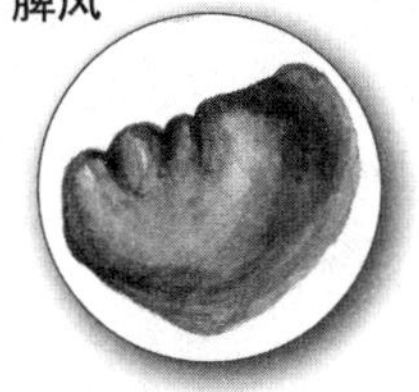

症状：多汗恶风，身体疲倦，四肢懒于活动，面色微微发黄，食欲不振

肾风

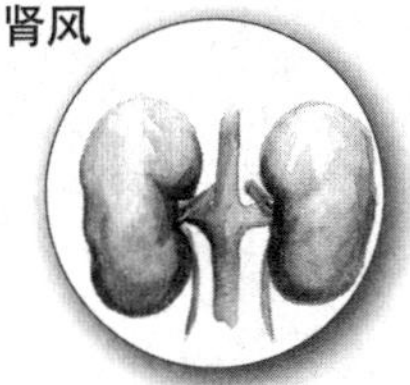

症状：多汗恶风，面部浮肿，腰脊疼痛，不能长时间站立。面色黑，小便不通畅

其他部位	症状
胃风	颈部多汗恶风，吞咽饮食困难，膈部阻塞不通，腹胀满，衣服穿少了易腹胀，吃凉东西则易泄泻
首风	头面部多汗，在起风的前一天病情会加重，起风当日病情反而会减轻
漏风	多汗，不能穿单薄的衣服，一吃饭就出汗，甚至全身汗出喘息，怕风，衣服常被汗浸湿，口干易渴，受不了劳累
内风	多汗，汗多了就会沾湿衣服，口中干燥，受不了劳累，周身疼痛并且怕冷

【注释】

①病能：病态。能，通“态”。②皏（pěng）然：浅白色。③差（chài）：病减轻或痊愈。④憎女子：厌恶女人。⑤痝（máng）然：浮肿貌。⑥炲（tái）：煤烟灰。⑦隐曲不利：小便不通利。⑧鬲塞：胸膈阻塞。鬲，通“膈”。⑨失衣：少穿衣服。⑩当先风一日：发风病的前一天。⑪常不可单衣：穿单衣也会有汗出。⑫濡：湿。⑬不能：不耐受。⑭泄风：内风。

【译文】

黄帝问：五脏风症的临床表现有什么不同？希望你讲讲诊断关键和病症表现。

岐伯说：肺风的症状，是多汗恶风，面色淡白，不时咳嗽气短。白天减轻，傍晚加重。诊察时要注意眉上部位，眉间往往会呈现白色。

心风的症状，是多汗恶风，形体干瘦，容易发怒，面色发红。病重时，说话不爽利。诊察时要注意舌部，舌质往往会呈现红色。

肝风的症状，是多汗恶风，常悲伤，面色微青，咽喉干燥，容易发怒，有时厌恶女性。诊察时要注意目下，眼圈往往会现青色。

脾风的症状，是多汗恶风，身体疲倦，四肢懒于活动，面色微微发黄，食欲不振。诊察时要注意鼻尖部，鼻尖往往会呈现黄色。

肾风的症状，是多汗恶风，面部浮肿，腰脊疼痛，不能长时间站立，面色黑得像烟煤，小便不通畅。诊察时要注意面颊，面部往往会呈现黑色。

胃风的症状，是颈部多汗恶风，吞咽饮食困难，膈部阻塞不通，腹部容易胀满，衣服穿少了腹部就容易胀满，吃了凉东西就要泄泻。诊察时要注意病人形瘦腹大的特点。

头风的症状，是头面部多汗恶风，在起风的前一天病情会加重，甚至头痛得不敢离开室内。等到起风的当日，头痛的情况反而会减轻。

漏风的症状，是多汗，不能穿单薄的衣服，一吃饭就出汗，甚至全身汗出喘息，怕风，衣服常被汗浸湿，口干易渴，受不了劳累。

内风的症状，是多汗，汗多了就会沾湿衣服，口中干燥，禁不住劳累，周身疼痛并且怕冷。

黄帝说：讲得好！

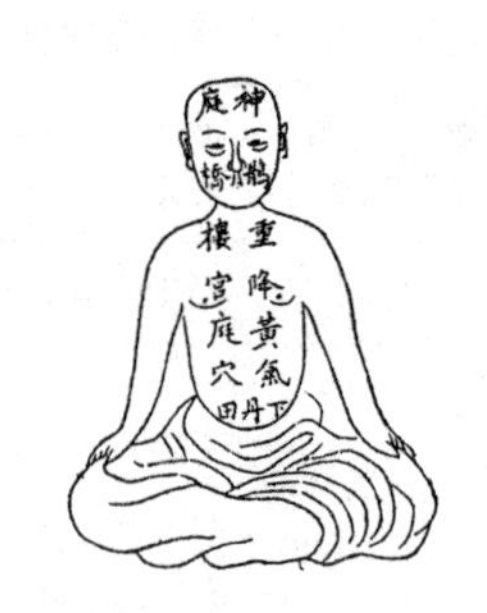

痹论篇：痹病分析与治法

【导读】

本篇主要论述了多种痹病的病因、病机、症状、分类、治疗方法及预后等内容，是论述痹病的专篇，所以名为“痹论”。痹病，是一种由于邪风侵袭于人体肌肉骨节经络之间，导致气血运行不畅或痹阻不通，引起肢体关节疼痛、麻木、活动不便的病证。

本篇的主要内容包括：一是解释痹病的含义，并指出其发病原因；二是从成因、四时、位置等不同角度对痹病进行分类归纳；三是说明痹病的发生与身体内部的血气失调有关；四是讲述痹病的性质、发病部位和预后的关系。

【原文】

黄帝问曰：痹①之安生？

岐伯对曰：风寒湿三气杂至，合而为痹也。其风气胜者为行痹②，寒气胜者为痛痹③，湿气胜者为著痹④也。

【注释】

①痹：闭阻不通。②行痹：病名，又称“风痹”，症状为肢节疼痛，游走不定。③痛痹：病名，又称“寒痹”，症状为肢体疼痛较重，得热则缓，遇冷加剧。④著痹：病名，又称“湿痹”。症状为肢体疼痛严重，固定不移，或肌肉麻木不仁。

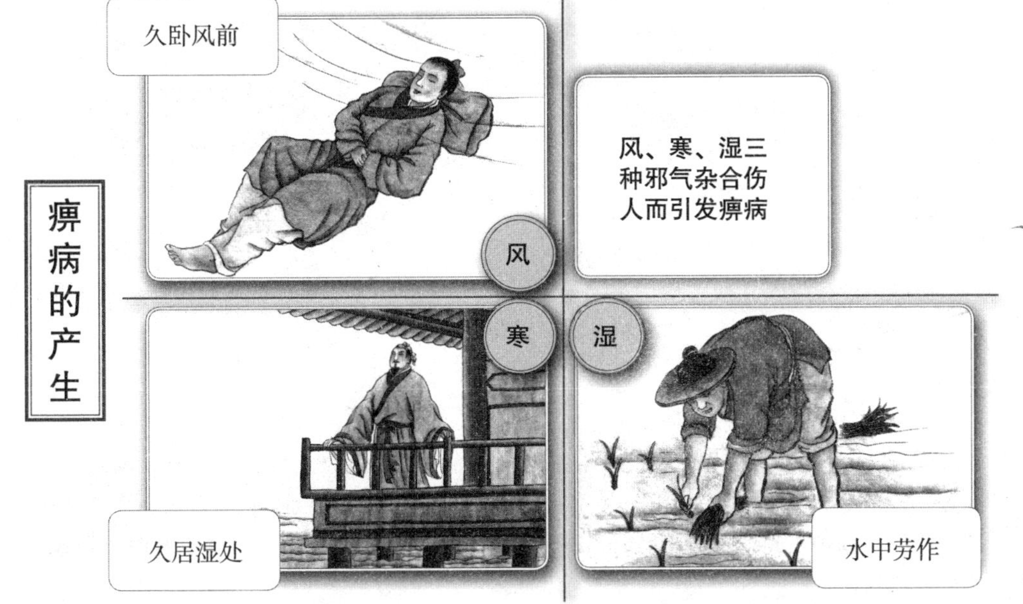

【译文】

黄帝问：痹病是怎样产生的？

岐伯说：是由风、寒、湿三种邪气杂合伤人而引发的。其中，风邪偏胜的叫行痹，寒邪偏胜的叫痛痹，湿邪偏重的叫著痹。

【原文】

黄帝曰：其有五者何也？

岐伯曰：以冬遇此者为骨痹①；以春遇此者为筋痹②；以夏遇此者为脉痹③；以至阴遇此者为肌痹④；以秋遇此者为皮痹⑤。

【注释】

①骨痹：病名，症状表现为骨痛，身重，四肢沉重难举。②筋痹：病名，症状表现为筋脉拘急，关节疼痛，难以屈伸。③脉痹：病名，症状表现为无规律地发热，肌肤有灼热感，疼痛，皮肤或见红斑。④肌痹：病名，症状表现为肌肉麻木，酸痛无力，困倦，汗出等。⑤皮痹：病名，症状表现为皮肤枯槁麻木，微觉痛痒。

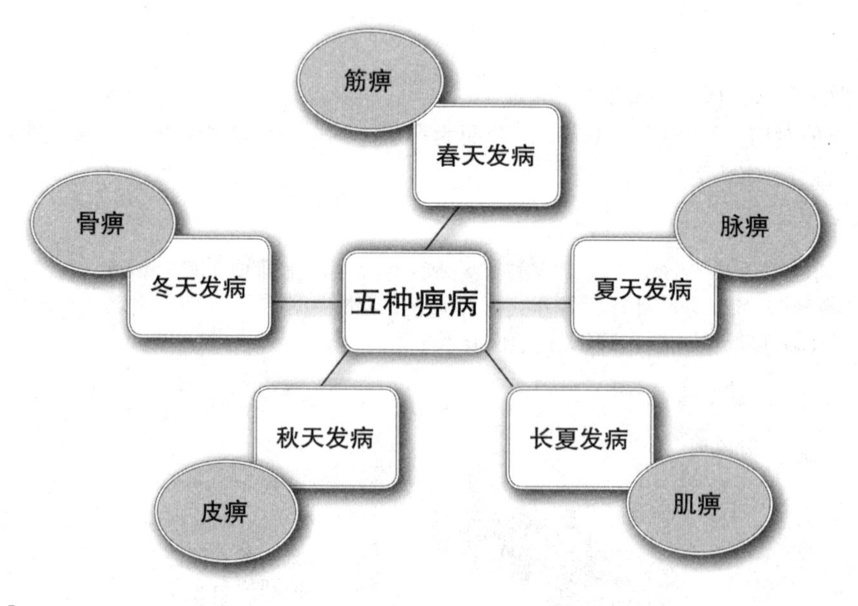

【译文】

黄帝问：痹病又可分为五种，都是什么呢？

岐伯说：在冬天发病的称为骨痹；在春天得病的称为筋痹；在夏天发病的称为脉痹；在长夏发病的称为肌痹；在秋天发病的称为皮痹。

【原文】

帝曰：内舍五脏六腑，何气使然？

岐伯曰：五脏皆有合，病久而不去者，内舍于其合也①。故骨痹不已，复感于邪，内舍于肾；筋痹不已，复感于邪，内舍于肝；脉痹不已，复感于邪，内舍于心；肌痹不已，复感于邪，内舍于脾；皮痹不已，复感于邪，内舍于肺。所谓痹者，各以其时②重感于风寒湿之气也。

【注释】

① 内舍：指病邪留居，潜藏于内。合，五脏与五体内外相应。② 各以其时：指五脏所主的季节，如肝主春，心主夏，脾主长夏，肺主秋，肾主冬。

【译文】

黄帝问：痹病的病邪会侵入人体内部而累及五脏六腑，是什么气使它这样的呢？

岐伯说：五脏都有与其相合的组织器官，病邪要是久留不除，就会侵入与其相应的内脏。所以，骨痹不愈，再感受邪气，就会内藏于肾；筋痹不愈，再感受邪气，就会内藏于肝；脉痹不愈，再感受邪气，就会内藏于心；肌痹不愈，再感受邪气，就会内藏于脾；皮痹不愈，再感受邪气，就会内藏于肺。总之，各脏在所主季节里重复感受了风、寒、湿三气，从而引发了痹证。

【原文】

凡痹之客五脏者，肺痹者，烦满喘而呕；心痹者，脉不通，烦则心下鼓[①]，暴上气而喘[②]，嗌干善噫，厥气上则恐；肝痹者，夜卧则惊，多饮，数小便，上为引如怀；肾痹者，善胀[③]，尻以代踵[④]，脊以代头[⑤]；脾痹者，四支解堕[⑥]，发咳呕汁，上为大塞[⑦]；肠痹者，数饮而出不得，中气喘争[⑧]，时发飧泄；胞痹者，少腹膀胱按之内痛，若沃以汤[⑨]，涩于小便，上为清涕。

【注释】

① 心下鼓：心下鼓动，即心悸。② 暴上气而喘：气逆上冲，导致喘息。③ 胀：肿胀，胀满。④ 尻（kāo）以代踵（zhǒng）：只能用臀部着地，不能用脚站立，即只能坐不能站立行走。⑤ 脊以代头：背曲头俯不能仰，脊骨高耸反过于头。⑥ 四支解堕：四肢懈怠无力。⑦ 大塞：痞塞。⑧ 中气喘争：肠胃之气上迫于肺以致喘息气促。⑨ 若沃以汤：好像浇灌了热水似的。汤，

痹病的不同症状

骨痹	筋痹	脉痹	肌痹	皮痹
身重	屈曲不能伸	血凝涩而不畅	麻木不仁	寒冷
肾痹	肝痹	心痹	脾痹	肺痹
腹部作胀，骨萎而足不能行，脊骨高耸过头	夜眠多惊，饮水多，小便也多，痛引少腹	血脉不通，烦躁心悸，气逆喘息，喉干，易嗳气，易恐惧	四肢倦怠无力，咳嗽，呕吐清水，上腹闭塞	烦闷胀满，喘逆呕吐
肠痹	频频饮水，小便困难，腹中肠鸣，时而发生泄泻			
胞痹	少腹膀胱部位按之疼痛，如灌有热水，小便涩滞不爽，鼻流清涕			

热水。

【译文】

凡痹病侵入到五脏，症状各有不同。肺痹的症状是烦闷胀满，喘逆呕吐；心痹的症状是血脉不通畅，烦躁且心悸，突然气逆上塞会引发喘息，喉咙干，易嗳气，厥阴上逆时会引起恐惧；肝痹的症状是夜眠多惊，饮水多，小便频繁，疼痛沿肝经由上而下牵引少腹如怀孕之状；肾痹的症状是腹部易作胀，骨萎而足不能行，行步时臀部着地，脊柱曲屈畸形，高耸过头；脾痹的症状是四肢倦怠无力，咳嗽，呕吐清水，上腹部闭塞不通；肠痹的症状是频频饮水而小便困难，腹中肠鸣，时而发生完谷不化的泄泻；膀胱痹的症状是少腹膀胱部位按之疼痛，如同灌了热水，小便涩滞不爽，上部鼻流清涕。

【原文】

阴气[①]者，静则神藏，躁则消亡。饮食自倍，肠胃乃伤[②]。淫气喘息，痹聚在肺；淫气忧思，痹聚在心；淫气遗溺，痹聚在肾；淫气乏竭[③]，痹聚在肝；淫气肌绝，痹聚在脾。诸痹不已，亦益内也。其风气胜者，其人易已也。

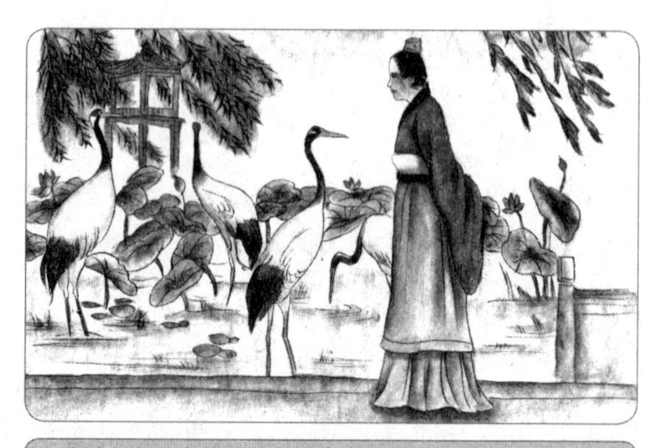

人体的阴气，安静时就会使精神内守。

【注释】

① 阴气：此处指五脏精气。② 饮食自倍，肠胃乃伤：如果饮食过多，肠胃就要受到损伤。自，如果。③ 乏竭：疲乏口渴。

【译文】

人体的阴气，安静时就会使精神内守，躁动时就致使精神易于耗散。如果饮食过量，肠胃就要受损。气失其平和而喘息短促，表明风寒湿的痹证发生在肺；气失平和而忧伤思虑，表明痹证发生在心；气失平和而遗尿，表明痹证发生在肾；气失平和而疲乏口渴，表明痹证发生在肝；气失平和而过饥伤胃，表明痹证发生在脾。总之，各种痹病日久不愈，病症就会进一步向内深入。如果属于风气较胜的，病人就比较容易痊愈。

【原文】

帝曰：痹，其时有死者，或疼久者，或易已者，其故何也？

岐伯曰：其入脏者死，其留连[①]筋骨间者疼久，其留皮肤间者易已。

【注释】

① 留连：流连。

【译文】

黄帝问：患了痹病后，有的死亡，有的疼痛很久也不好，有的很快就好了，这是什么缘故？

岐伯说：痹病内犯到五脏就会使人死亡，缠绵在筋骨间则会使人痛久难愈，停留在皮肤间的容易痊愈。

【原文】

帝曰：其客于六腑者，何也？

岐伯曰：此亦其食饮居处，为其病本也①。六腑亦各有俞②，风寒湿气中其俞，而食饮应之，循俞而入，各舍其府也。

【注释】

①“此亦”句：饮食不节，居处失宜，是出现腑痹病的根本原因。②“六腑”句：六腑各有腧穴。亦，语气助词。

【译文】

黄帝问：痹病有的侵入到六腑，是什么情况？

岐伯说：饮食不加节制，起居失度，这是产生腑痹的根本原因。六腑也各有腧穴，风、寒、湿三气在外侵袭它们的腧穴，而又内伤饮食。外内相应，病邪就沿着腧穴而入，留滞在本腑。

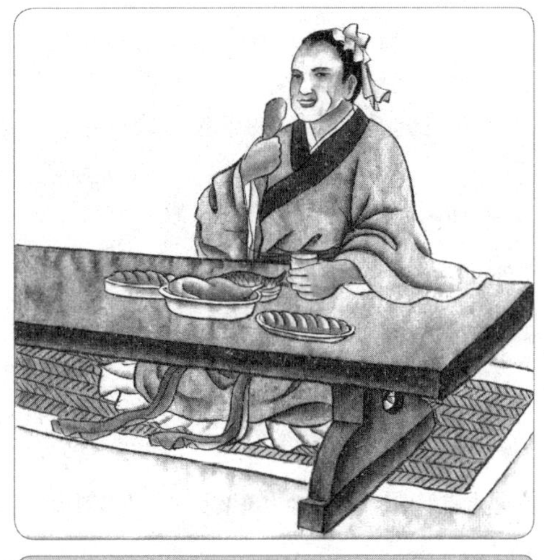

腑痹是由饮食不节制、起居失度引起的。

【原文】

帝曰：以针治之奈何？

岐伯曰：五脏有俞①，六腑有合②，循脉之分，各有所发，各随其过，则病瘳③也。

【注释】

① 五脏有俞：五脏各有腧穴，即肝俞太冲，心俞大陵，脾俞太白，肺俞太渊，肾俞太溪。② 六腑有合：六腑各有合穴，即胃之合三里，胆之合阳陵泉，大肠之合曲池，小肠之合小海，三焦之合委阳，膀胱之合委中。③ 瘳（chōu）：病愈。

【译文】

黄帝问：怎样用针刺治疗痹证呢？

岐伯说：五脏各有腧穴，六腑各有合穴。循着经脉所行的部位，各有发病的部位。只要在发生疾病的地方进行治疗，病就可以痊愈了。

【原文】

帝曰：荣卫之气，亦令人痹乎？

岐伯曰：荣者①，水谷之精气也。和调于五脏，洒陈②于六腑，乃能入于脉也，故循脉上下，贯五脏，络六腑也。卫者，水谷之悍气③也，其气慓疾滑利，不能入于脉也，故循皮肤之中，分肉之间，熏于肓膜④，散于胸腹。逆其气则病，从其气则愈。不与风寒湿气合，故不为痹。

【注释】

① 荣者：指荣气，也称“营气”。② 洒陈：流布、散布。③ 悍气：强悍之气。④ 肓膜：指内脏及腠理之间的筋膜。一说为心下膈上之膜。

【译文】

黄帝问：营气、卫气与风、寒、湿三气相合也会引发痹病吗？

岐伯说：营气是水谷所化生的精气。它协调地运行于五脏，散布于六腑，然后进入脉中，循着经脉的道路上下运行，起到连贯五脏、联络六腑的作用。卫气是水谷所化生的悍气，流动迅疾而滑利，不能进入脉中，所以循行于皮肤肌肉之间，熏蒸于肓膜，聚合于胸腹。要是卫气的循行逆乱，人就会生病，但只要其气顺行，病就会痊愈。总的来说，卫气是不与风、寒、湿三气相合的，所以不会引起痹病。

【原文】

帝曰：善。痹，或痛，或不仁，或寒，或热，或燥，或湿，其故何也？

岐伯曰：痛者，寒气多也，有寒故痛也。其不痛不仁者，病久入深，荣卫之行涩，经络时疏[①]，故不痛；皮肤不营，故为不仁。其寒者，阳气少，阴气多，与病相益，故寒也。其热者，阳气多，阴气少，病气胜，阳遭阴，故为痹热。其多汗而濡者，此其逢湿甚也。阳气少，阴气盛，两气[②]相感，故汗出而濡也。

【注释】

① 疏：通。② 两气：指湿气与阴气。

【译文】

黄帝说：讲得好！痹病，有的表现为疼痛，有的表现为麻木，有的表现为寒，有的表现为热，有的表现为皮肤干燥，有的表现为皮肤湿润，这是为什么呢？

岐伯说：痛表明寒气偏多，有寒气就会疼痛。不痛而麻木，是患病很久的缘故，病邪深入，营卫之气运行涩滞，但经络还能疏通，所以不痛。皮肤得不到营养，所以麻木不仁。表现为寒象，是由于机体阳气不足，阴气偏盛。阴气助长了风寒湿的痹气，所以表现为寒象。表现为热象，是由于机体阳气偏盛，阴气不足。病气过强，阳为阴迫，所以出现热象。多汗，皮肤湿润，是由于感受湿气太甚。阳气不足，阴气偏盛，阴气与湿气相结合，所以病人就会出汗而且皮肤湿润。

【原文】

帝曰：夫痹之为病，不痛何也？

岐伯曰：痹在于骨则重；在于脉则血凝而不流，在于筋则屈不伸，在于肉则不仁，在于皮则寒。故具此五者，则不痛也。凡痹之类，逢寒则急，逢热则纵[①]。

帝曰：善。

【注释】

① 纵：弛缓。

【译文】

黄帝问：痹病有不痛的，这是什么缘故？

岐伯说：痹发生在骨则身重，发生在脉则血凝涩而不畅，发生在筋则曲屈不能伸，发生在肌肉则麻木不仁，发生在皮肤则寒冷。如果有这五种症状，就不会有疼痛。大凡痹病之类，遇寒则筋脉拘急，遇热则筋脉弛缓。

黄帝道：讲得好！

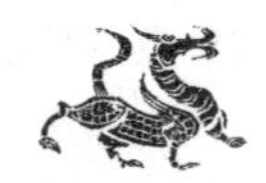

调经论篇：经脉永远都是最重要的

【导读】

调经，即调治经络。本篇主要论述了人体经络发生病变的原理及调治方法，故名“调经论”。

本篇的主要内容有：一是说明人体神、气、血、形、志在有余或不足时所导致的病变和相应的针刺补泻方法；二是论述各种阴阳、虚实、内外病证的发病原理和补虚泻实的针刺方法；三是讲述通过诊察病人的九候来针刺治疗各类病变的道理。

【原文】

黄帝问曰：余闻《刺法》言，有余泻之，不足补之，何谓有余？何谓不足？

岐伯对曰：有余有五，不足亦有五，帝欲何问？

帝曰：愿尽闻之。

岐伯曰：神有余有不足，气有余有不足，血有余有不足，形有余有不足，志有余有不足。凡此十者，其气不等也。

黄帝向岐伯请教什么是《刺法》上所说的有余与不足。

【译文】

黄帝问道：我听《刺法》上说，病属有余的用泻法，病属不足的用补法。但什么是有余，什么是不足呢？

岐伯回答说：病属有余的情况有五种，病属不足的情况也有五种，你要问的是哪一种呢？

黄帝说：我希望你能全部讲给我听听。

岐伯说：神有有余，有不足；气有有余，有不足；血有有余，有不足；形有有余，有不足；志有有余，有不足。这十种情况，随气流变，变化无穷。

【原文】

帝曰：人有精气津液，四支九窍，五脏十六部[①]，三百六十五节[②]，乃生百病，百病之生，皆有虚实。今夫子乃言有余有五，不足亦有五，何以生之乎？

岐伯曰：皆生于五脏也。夫心藏神，肺藏气，肝藏血，脾藏肉，肾藏

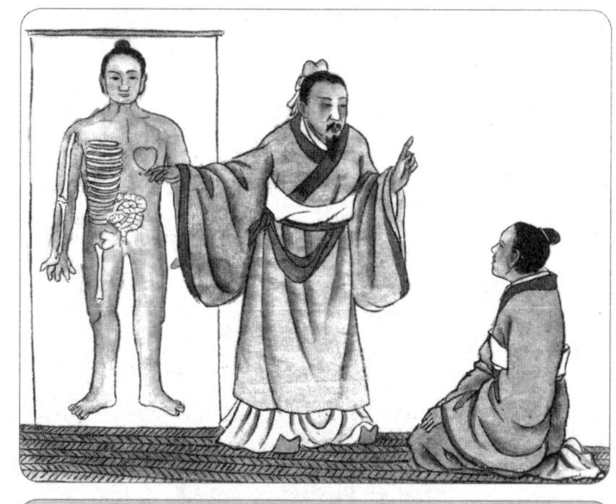

疾病的诊断和治疗，都要以经脉作为依据。

志，而此成形。志意通，内连骨髓，而成身形五脏。五脏之道，皆出于经隧[3]，以行血气。血气不和，百病乃变化而生。是故守经隧焉。

【注释】

① 十六部：指手足十二经脉，跻脉二部，督脉一部，任脉一部。② 三百六十五节：指人的全身关节。③ 经隧：经脉流行的通道。

【译文】

黄帝问：人有精、气、津液、四肢、九窍、五脏、十六部、三百六十五节，能够出现各种疾病，而各种疾病的发生，都有虚实的不同。现在先生说病属有余的情况有五种，病属不足的情况也有五种，它们究竟是怎样发生的呢？

岐伯说：五种有余不足，都是生于五脏的。心藏神，肺藏气，肝藏血，脾藏肉，肾藏志，五脏所藏之神、气、血、肉、志组成了人的形体。但必须保持志意通达，内与骨髓联系，才能使身形与五脏成为一个整体。五脏相互联系的通道都是经脉，血气通过经脉运行。如果人的血气不调和，就会引发各种疾病。所以诊断和治疗，都要以经脉作为依据。

【原文】

帝曰：神有余不足何如？

岐伯曰：神有余则笑不休，神不足则悲。血气未并[1]，五脏安定，邪客于形，洒淅起于毫毛，未入于经络也，故命曰神之微[2]。

帝曰：补泻奈何？

岐伯曰：神有余，则泻其小络之血，出血勿之深斥[3]，无中其大经，神气乃平。神不足者，视其虚络[4]，按而致之，刺而利之，无出其血，无泄其气，以通其经，神气乃平。

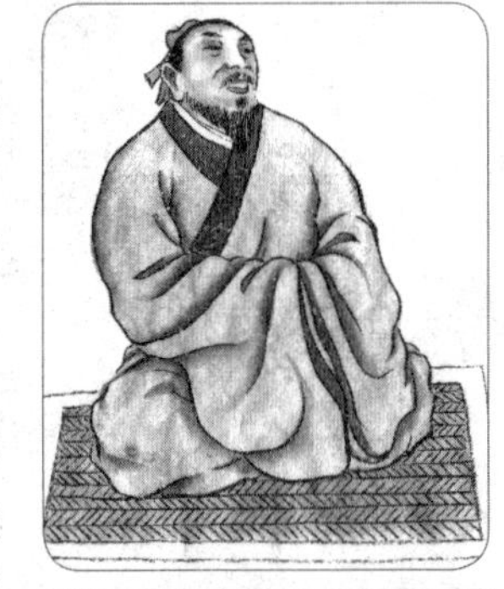

神有余的病人会喜笑不止。

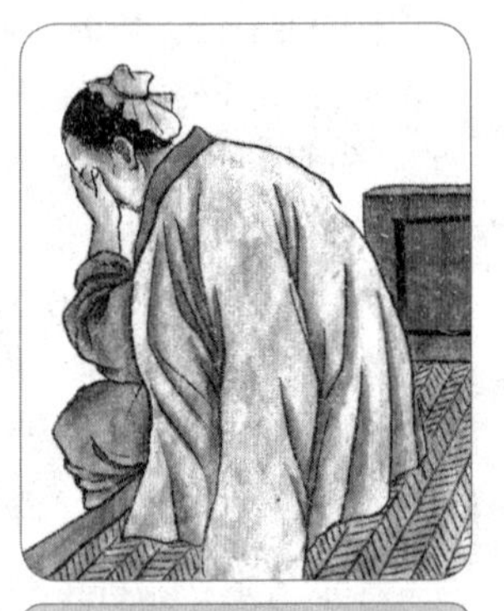

神不足的病人会感到悲哀。

帝曰：刺微奈何？

岐伯曰：按摩勿释，著针勿斥，移气于不足，神气乃得复。

【注释】

① 血气未并：血气尚未偏聚。② 神之微：心经的微邪。心藏神，故有此说。③ 深斥：向深处进针。④ 虚络：指虚而陷下的络脉。

【译文】

黄帝问：神有余和神不足会有什么症状呢？

岐伯说：神有余的病人会喜笑不止，神不足的病人感到悲哀。如果病邪尚未与气血相并，五脏还处于安定状态，还没有出现或笑或悲的现象，就说明邪气只是滞留在了身体的皮肤表面，病人只是觉得肌肤毫毛恶寒，病邪尚未侵入经络，这属于心经的微邪，所以叫作“神之微”。

黄帝问：怎样运用补泻之法进行治疗呢？

岐伯说：神有余的应刺其小络使之出血，但不要向里推针深刺，更不要刺伤大的经脉，这样神气自然就会平复。神不足的其络必虚，要用补法，应当在其虚络处，先用手按摩，使气血充实于虚络，以达病所，再配合使用针刺，以疏利其气血，但不要使之出血，也不要使气外泄，只需疏通它的经脉，神气就可以平复。

黄帝问：针刺微邪应该怎样呢？

岐伯说：按摩的时间要久一些，针刺时不要向里深推，只是引导转移病人之气，使之充足，神气就可以平复。

【原文】

帝曰：善。气有余不足奈何？

岐伯曰：气有余则喘咳上气，不足则息利少气。血气未并，五脏安定，皮肤微病，命曰白气微泄。

帝曰：补泻奈何？

岐伯曰：气有余，则泻其经隧，无伤其经，无出其血，无泄其气。不足，则补其经隧，无出其气。

帝曰：刺微奈何？

岐伯曰：按摩勿释，出针视之，曰故将深之。适人必革，精气自伏，邪气散乱[1]，无所休息，气泄腠理，真气乃相得。

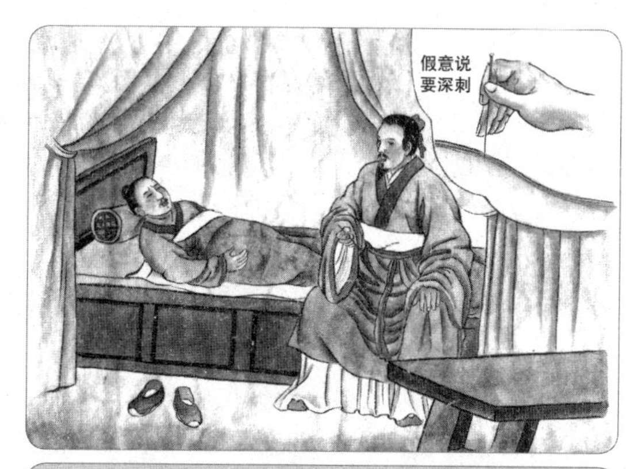

对病人刺微邪时，应当先对病人进行按摩，再假意深刺，这样即可将病人治愈。

【注释】

①“精气”两句：精气贯注于内里，邪气散乱于浅表。

【译文】

黄帝说：讲得好。气有余和气不足会出现什么症状呢？

岐伯说：气有余就会喘咳，上逆；气不足则会呼吸不利，气息短少。如果邪气尚未与气血相并，在五脏还处于安定状态时有邪气侵袭，邪气就只是滞留在皮肤上，导致皮肤出现微病，使肺气微泄，病情尚轻，所以叫作“白气微泄”。

黄帝问：怎样运用补泻之法进行治疗呢？

岐伯说：气有余的应当泻其经髓，但不要伤了经脉，不要使之出血，不要使其气泄。气不足的则应补其经隧，不要使其出气。

黄帝问：怎样刺微邪呢？

岐伯说：应当先按摩病处，时间要久一些，然后拿出针来给病人看，并假意说要深刺，但在刚进针时还是改为浅刺，达到病处即可，这样可使病人的精气深注于内，邪气就会散乱在浅表，无所留止。邪气从腠理外泄了，真气就会通达，再次恢复正常。

【原文】

帝曰：善。血有余不足奈何？

岐伯曰：血有余则怒，不足则恐。血气未并，五脏安定，孙络外溢，则络有留血[1]。

帝曰：补泻奈何？

岐伯曰：血有余，则泻其盛经出其血；不足，则视其虚经，内针其脉中。久留而视，脉大，疾出其针，无令血泄。

帝曰：刺留血奈何？

岐伯曰：视其血络，刺出其血，无令恶血得入于经，以成其疾。

【注释】

①络有留血：络内血行留滞不畅。

【译文】

黄帝说：讲得好。血有余和不足会出现什么症状呢？

岐伯说：血有余的就会发怒，血不足的则会恐惧。如果邪气尚未与气血相并，在五脏还处于安定状态的时候有邪气侵袭，则邪气只是滞留在孙络。孙络盛满外溢则流于经脉，经脉就会有血液留滞。

黄帝问：怎样运用补泻之法进行治疗呢？

岐伯说：血有余的应当泄其充盛的经脉，针刺使其出血。血不足的应当观察其虚弱的经脉，采用补法。在进针刺中经脉后，如果病人脉象正常，就要长时间留针观察；如果病人的脉象出现洪大之象，就要迅速出针，但不要使其出血。

黄帝问：刺留血的方法是怎样的呢？

岐伯说：诊察并看准哪里有流血的血络，刺出其血，但注意不要使恶血回流进入经脉而引起其他疾病。

【原文】

帝曰：善。形有余不足奈何？

岐伯曰：形有余则腹胀，泾溲不利[①]；不足则四支不用。血气未并，五脏安定，肌肉蠕动，命曰微风。

帝曰：补泻奈何？

岐伯曰：形有余则泻其阳经[②]，不足则补其阳络。

帝曰：刺微奈何？

岐伯曰：取分肉间，无中其经，无伤其络，卫气得复，邪气乃索[③]。

【注释】

①泾（jīng）溲不利：大小便不通利。②阳经：和下文的“阳络”，指足阳明经脉、足阳明络脉。③索：离散。

【译文】

黄帝说：讲得好。形有余和形不足会出现哪些症状呢？

岐伯说：形有余的就会腹部胀满，大小便不利；形不足的则四肢不能运动。如果邪气尚未与气血相并，在五脏仍处于安定的时候有邪气侵袭，则邪气只是滞留在肌肉，使肌肉有蠕动的感觉，这叫作“微风”。

黄帝问：怎样运用补泻之法进行治疗呢？

岐伯说：形有余的应当泻足阳明的经脉，使邪气从内外泻；形不足的应当补足阳明的络脉，使气血得以内聚。

黄帝问：怎样针刺微风之病呢？

岐伯说：应当刺病人的分肉之间，不要刺中经脉，也不要伤及脉络。卫气得到恢复后，邪气就能消除。

【原文】

帝曰：善。志有余不足奈何？

岐伯曰：志有余则腹胀飧泄，不足则厥。血气未并，五脏安定，骨节有动[①]。

帝曰：补泻奈何？

岐伯曰：志有余则泻然筋[②]血者，不足则补其复溜[③]。

帝曰：刺未并奈何？

岐伯曰：即取之，无中其经，邪所乃能立虚。

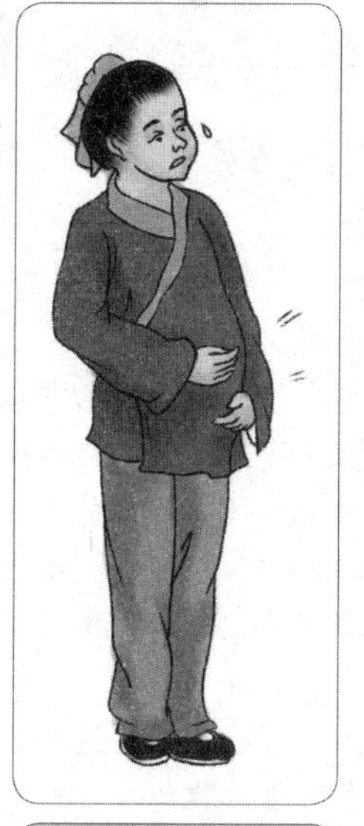

志有余时会出现腹胀飧泄。

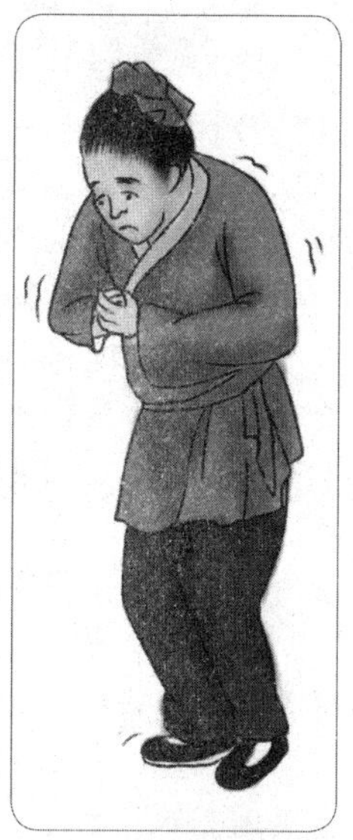

志不足时会出现手足厥冷。

【注释】

①骨节有动：骨节之间有微动感。②然筋：指然谷下筋。③复溜：穴名，在足内踝上二寸处，属足少阴肾经。

【译文】

黄帝说：讲得好。志有余和志不足会出现哪些症状呢？

岐伯说：志有余的就会腹胀飧泄，志不足的则会手足厥冷。如果邪气尚未与气血相并，五脏还处于安定的时候有邪气侵袭，则邪气只是滞留在骨中，使骨节间微微震动，好像里面有东西一样。

黄帝问：怎样运用补泻之法进行治疗呢？

岐伯说：志有余的应当泻然谷并针刺出血，志不足的则应当取复溜穴采用补法。

黄帝问：当邪气尚未与气血相并，邪气只是滞留在骨骼时，应当怎样针刺呢？

岐伯说：应当立即在骨节有鼓动处刺治，但不要伤及经脉，只是针刺邪气滞留的地方，这样邪气就会马上被除去。

【原文】

帝曰：善。余已闻虚实之形，不知其何以生。

岐伯曰：气血以并，阴阳相倾[①]。气乱于卫，血逆于经，血气离居[②]，一实一虚。血并于阴，气并于阳，故为惊狂。血并于阳，气并于阴，乃为炅中[③]。血并于上，气并于下，心烦惋[④]善怒。血并于下，气并于上，乱而喜忘。

帝曰：血并于阴，气并于阳，如是血气离居，何者为实？何者为虚？

岐伯曰：血气者，喜温而恶寒。寒则泣不能流，温则消而去之[⑤]，是故气之所并[⑥]为血虚，血之所并为气虚。

【注释】

①阴阳相倾：阴阳失去平衡。②血气离居：血气失去正常状态。③炅（jiǒng）中：内热。

④ 悗（wǎn）：烦闷。⑤ 温则消而去之：温暖则气血散开，流走。⑥ 并：偏胜。

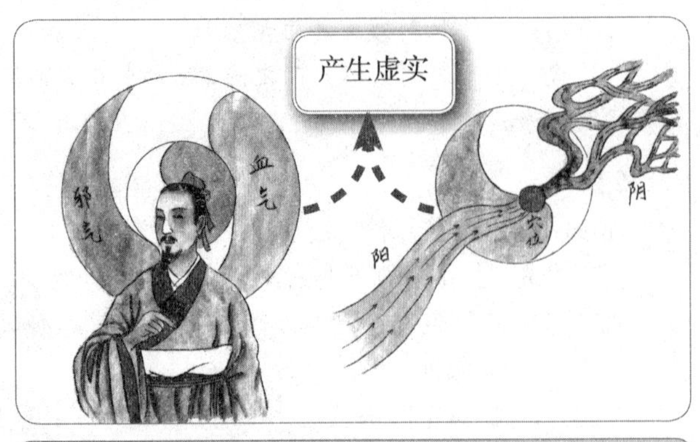

当人体内的血气与邪气相混，阴阳失去平衡时就会产生虚实的变化。

【译文】

黄帝说：讲得好。关于虚实的各种情况我已经知道了，但是还不了解它们是怎样发生的。

岐伯说：虚实之所以会发生，是由于邪气与气血混杂，阴阳间失去协调平衡而有所偏倾，导致气窜乱于卫分，血逆行于经络。血气各自都离开了本位，就形成了一虚一实的现象。如果血与阴邪相混，气与阳邪相混，就会产生惊狂的病证。如果血与阳邪相混，气与阴邪相混，就会产生内热的病证。如果血与邪气在人体的上部混杂，气与邪气在人体的下部混杂，就会产生心中烦闷且易怒的病证。如果血与邪气在人体的下部混杂，气与邪气在人体的上部混杂，则会使人精神散乱，健忘。

黄帝问：血与阴邪混杂，气与阳邪混杂，像这种血气离开各自的本位的病证，怎样算是实，怎样算是虚呢？

岐伯说：血和气都是喜欢温暖而厌恶寒冷的。这是因为寒冷会使气血滞涩，流行不畅，温暖则会使滞涩的气血消散，容易运行。因而，气若偏盛，则血少，就会出现血虚的现象；而血若偏盛，则气少，就会出现气虚的现象。

【原文】

帝曰：人之所有者，血与气耳。今夫子乃言血并为虚，气并为虚，是无实乎？

岐伯曰：有者为实，无者为虚，故气并则无血，血并则无气，今血与气相失①，故为虚焉。络之与孙脉俱输于经，血与气并，则为实焉。血之与气并走于上，则为大厥②，厥则暴死，气复反则生，不反则死。

帝曰：实者何道从来？虚者何道从去？虚实之要，愿闻其故。

岐伯曰：夫阴与阳③皆有俞会。阳注于阴，阴满之外，阴阳匀平，以充其形，九候若一，命曰平人。夫邪之生也，或生于阴，或生于阳。其生于阳者，得之风雨寒暑；其生于阴者，得之饮食居处，阴阳④喜怒。

【注释】

① 血与气相失：血和气失去联系。② 大厥：突然昏倒、中风之类疾病。③ 阴与阳：阴经和阳经。④ 阴阳：指男女。

【译文】

黄帝问：人体最重要的物质就是血和气。现在先生说血偏盛的是虚，气偏盛的也是虚，难道就没有实吗？

岐伯说：多余的就是实，不足的就是虚。所以，气偏盛则血不足，是气实血虚；血偏盛则气不足，是血实气虚。血和气各离本位，失去了正常联系，所以就成为虚的了。人身络脉和孙脉的气血都流注到经脉，如果血与气混杂，就成为实的了。如果血与气混杂后，循着经络上逆，就会产生“大厥”病，使人突然昏厥如同暴死。人患了这种病，如果气血能得以及时下行，则可以生还；如果气血壅于上而不能下行，就会死亡。

黄帝问：实是通过什么渠道来的？虚又是通过什么渠道去的？希望能听您讲一讲虚和实形成的关键。

岐伯说：阴经和阳经都有起到输入和会合作用的腧穴，以互相沟通。如果阳经的气血灌注到阴经，阴经的气血盛满，并充溢流走到其他地方，来保持阴阳平调，使形体得到充足的气血滋养，九候的脉象也表现一致，这就是正常的人。凡由邪气伤人引发的病变，有的发生于阴的内脏，有的发生于阳的体表。病生于阳经在表的，都是由感受了风雨寒暑邪气的侵袭所致；病生于阴经在里的，都是由饮食不节、起居失常、房事过度、喜怒无常所致。

【原文】

帝曰：风雨之伤人奈何？

岐伯曰：风雨之伤人也，先客于皮肤，传入于孙脉，孙脉满则传入于络脉，络脉满则输于大经脉，血气与邪并客于分腠之间，其脉坚大，故曰实。实者外坚充满，不可按之，按之则痛。

帝曰：寒湿之伤人奈何？

岐伯曰：寒湿之中人也，皮肤不收①，肌肉坚紧，荣血泣，卫气去，故曰虚。虚者，聂辟②气不足，按之则气足以温之，故快然而不痛。

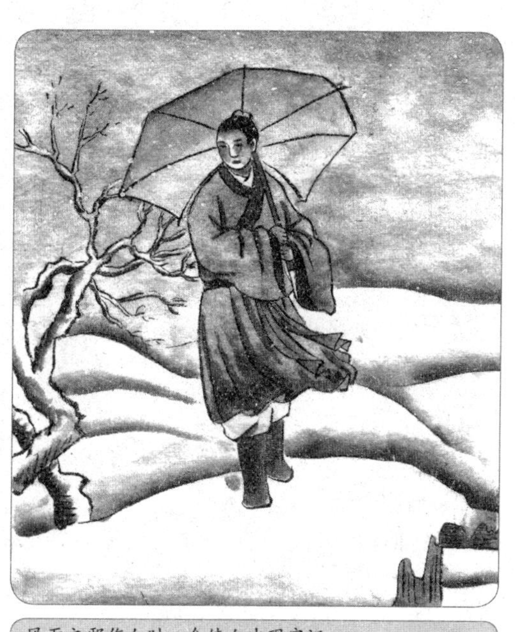

风雨之邪伤人时，会使人出现实证。

【注释】

①不收：不收敛、松弛。②聂（zhé）辟（bì）：折皱，此处指皮肤上的皱纹。聂，通“折”。辟，通“襞”，襞积，指衣服上的皱褶。

【译文】

黄帝问：风雨之邪伤人的情况是怎样的呢？

岐伯说：风雨之邪伤人，先侵入皮肤，然后由皮肤传入孙脉，孙脉满则传入络脉，络脉满则注入大经脉。血气与邪气并聚于分肉腠理之间，其脉象必定坚实而大，所以叫作实证。患实证的，大多表面坚实充满，肌肤不能够触按，按触就会出现疼痛。

黄帝问：寒湿之邪伤人的情况是怎样的呢？

岐伯说：寒湿之邪气伤人，会使皮肤失去收缩功能。肌肉坚紧，营血滞涩，卫气离去，所以叫作虚证。虚证大多会引起皮肤松弛而有皱纹、卫气不足、营血滞涩等症状。按摩可以调气，使气充足，温煦营血，所以按摩会使卫气充实，营血畅行，病人就会觉得舒服，不会再感到痛了。

【原文】

帝曰：善！阴之生实奈何？

岐伯曰：喜怒[1]不节则阴气上逆，上逆则下虚，下虚则阳气走之[2]，故曰实矣。

帝曰：阴之生虚奈何？

岐伯曰：喜则气下，悲则气消。消则脉虚空。因寒饮食，寒气熏满，则血泣气去，故曰虚矣。

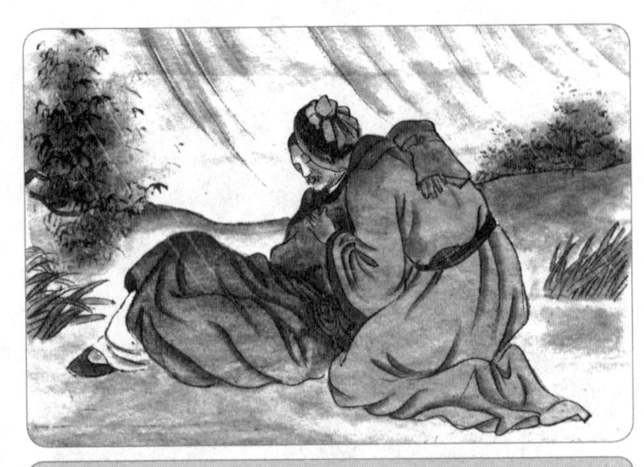
寒湿之邪气伤人时，会使人出现虚证。

【注释】

① 喜怒：偏义复词，意偏指怒。

② 下虚则阳气走之：下部阴气不足，阳气就来相合。

【译文】

黄帝说：讲得好！阴分所引发的实证是怎样的呢？

岐伯说：人如果经常发怒而不加节制，就会使阴气上逆，阴气上逆则下部的阴气就要不足，下部的阴气不足，阳气就要过来填充，所以说是实证。

黄帝问；阴分所引发的虚证是怎样的呢？

岐伯说：人如果过度喜乐，则气易下陷；过度悲哀，则气易消散。气消散则血行迟缓，脉道空虚。如果病人再吃生冷的饮食，寒气乘虚而充满于经脉，就会使血气滞涩而气耗散，所以说是虚证。

【原文】

帝曰：经言阳虚则外寒，阴虚则内热，阳盛则外热，阴盛则内寒。余已闻之矣，不知其所由然也。

岐伯曰：阳受气于上焦，以温皮肤分肉之间。今寒气在外，则上焦不通，上焦不通，则寒气独留于外，故寒栗。

帝曰：阴虚生内热奈何？

岐伯曰：有所劳倦，形气衰少，谷气不盛，上焦不行，下脘不通，胃气热，热气熏胸中，故内热。

帝曰：阳盛生外热奈何？

岐伯曰：上焦不通利，则皮肤致密，腠理闭塞，玄府不通，卫气不得泄越，故外热。

帝曰：阴盛生内寒奈何？

岐伯曰：厥气上逆，寒气积于胸中而不泻，不泻则温气[1]去，寒独留，则血凝泣，凝则脉不通，其脉盛大以涩，故中寒。

【注释】

① 温气：阳气。

【译文】

黄帝说：医经上所说阳虚则产生外寒，阴虚则产生内热，阳盛则产生外热，阴盛则产生内寒。我已听说过这种说法，但不知其中的原因是什么。

岐伯说：诸阳之气，都是受气于上焦，以温煦皮肤分肉之间的。如果寒气侵袭于外，就会使上焦之气不能宣通，阳气不能充分外达于温煦皮肤分肉之间，以致寒气独留在肌肤外表，因而会出现恶寒战栗。

黄帝问：阴虚则产生内热是怎样一回事呢？

岐伯说：过度劳倦则伤脾，脾虚不能运化，形气必定衰少，不能转输水谷的精微，这样上焦就不能宣发五谷气味，下脘也不能布化水谷之精，胃气郁而生热，热气上熏于胸中，因而会出现内热。

黄帝问：阳盛则产生外热是怎样一回事呢？

岐伯说：如果上焦不通利，就会使皮肤致密，腠理闭塞，汗孔不通，这样卫气就不能发泄散越，而是郁而发热，所以会引发外热。

黄帝问：阴盛则产生内寒是怎样的呢？

岐伯说：由于寒厥之气向上逆冲，寒气会积于胸中而不下泄。寒气不泻，阳气就会耗伤。阳气耗伤，而寒气独留，寒性凝敛，营血滞涩，脉行不畅，其脉搏必定出现盛大而涩的脉象，所以会出现内寒。

【原文】

帝曰：阴与阳并，血气以并，病形以成，刺之奈何？

岐伯曰：刺此者取之经隧，取血于营，取气于卫，用形哉，因四时多少高下。

帝曰：血气以并，病形以成，阴阳相倾，补泻奈何？

岐伯曰：泻实者气盛乃内针①，针与气俱内，以开其门，如②利其户。针与气俱出，精气不伤，邪气乃下③。外门④不闭，以出其疾。摇大其道，如利其路，是谓大泻。必切而出，大气乃屈。

帝曰：补虚奈何？

岐伯曰：持针勿置⑤，以定其意。候呼内针，气出针入⑥。针空四塞，精无从去。方实而疾出针，气入针出，热不得还。闭塞其门，邪气布散，精气乃得存。动气候时，近气不失，远气乃来，是谓追之⑦。

【注释】

①气盛乃内针：邪气盛时进针。②如：而。③邪气乃下：邪气刚退。④外门：针孔。⑤持针勿置：持针不立即刺入。⑥气出针入：在呼气时将针刺入。⑦追之：针刺中的补法。

【译文】

黄帝问：当阴与阳相混杂，气与血相混杂，疾病已经形成时，怎样进行刺治呢？

岐伯说：刺治这种疾病，应取其经脉，并刺脉中营血和脉外卫气，同时还要根据病人形体的肥瘦高矮，四时气候的寒热温凉，确定针刺的次数多少和取穴部位的高低。

黄帝问：血气和邪气混杂，疾病已经形成，阴阳失去平衡的，刺治时应怎样用补法

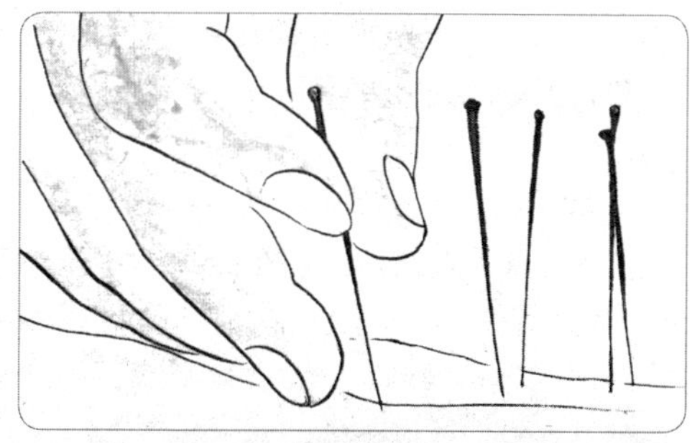

刺治这种疾病时，应根据病人的高矮胖瘦和四季的变化，决定针刺的次数和取穴部位的高低。

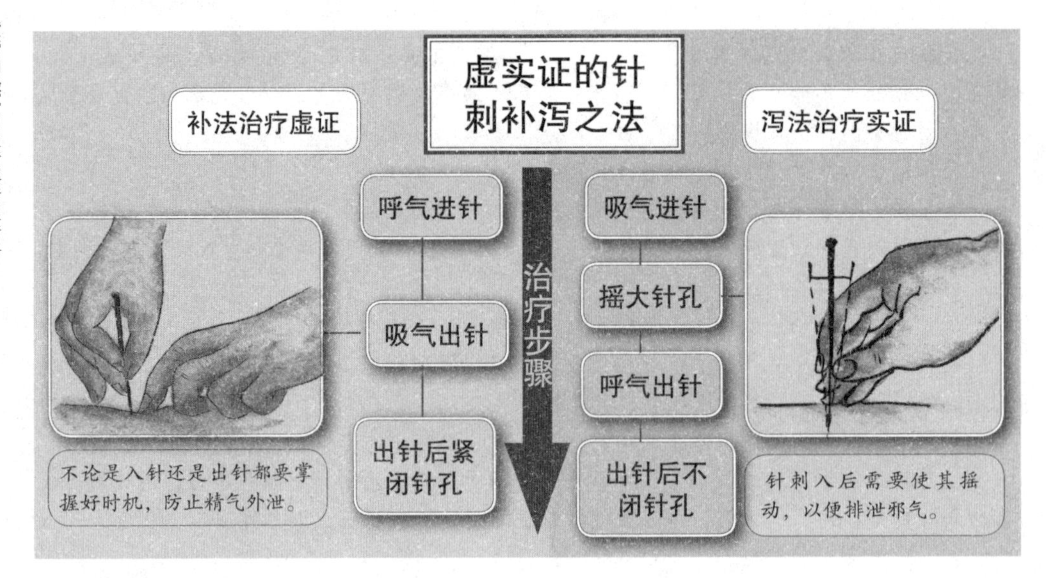

和泻法呢？

岐伯说：泻实证时，应在气盛的时候进针，即在病人吸气时进针，使针与气同时入内，刺其腧穴以开放邪气外泄的门户，并在病人呼气时出针，使针与气同时外出。这样既可使精气不受伤，又能使邪气外泄。在针刺时还要使针孔不要闭塞，以排泄邪气。这就要摇大其针孔，通利邪气外出的道路。这叫作“大泻”。出针时先以左手轻轻切按针孔周围，然后迅速出针，这样亢盛的邪气就会退尽。

黄帝问：补虚的方法又是怎样的呢？

岐伯说：以手持针，不要立即刺入，先安定神气，等到病人呼气时进针。气呼出来了，针也就该已经进去了。这样就能使针孔周围与针体紧密贴合，使精气没有空隙外泄。当气正实时，迅速出针，但要在病人吸气时出针，气入针出。这样就能使针下的热气不能随针而出。出针后立即按闭针孔，堵住精气的散失之路，使精气得以保存。总而言之，针刺时要耐心等待，不论是入针还是出针都要掌握好时机，这样就能使已得之气不会从针孔散失，将远处未至之气引导过来，这就是补法。

【原文】

帝曰：夫子言虚实者有十①，生于五脏，五脏五脉耳。夫十二经脉皆生其病，今夫子独言五脏。夫十二经脉者，皆络三百六十五节，节有病必被②经脉，经脉之病皆有虚实，何以合之？

岐伯曰：五脏者，故③得六腑与为表里，经络支节，各生虚实。其病所居，随而调之。病在脉，调之血；病在血，调之络；病在气，调之卫；病在肉，调之分肉；病在筋，调之筋；病在骨，调之骨。燔针劫刺④其下及与急者。病在骨，焠针药熨；病不知所痛，两跻⑤为上；身形有痛，九候莫病，则缪刺⑥之；痛在于左而右脉病者，巨刺⑦之。必谨察其九候，针道备矣。

【注释】

①虚实者有十：神、气、血、肉、志各有虚实，共有十种情况。②被：波及。③故：通“固”，

本来。④ 燔针劫刺：针刺入后，用微火烧针以劫散寒邪。⑤ 两跻：指阴阳跻脉。⑥ 缪刺：左病刺右，右病刺左，是针刺大络的针法。⑦ 巨刺：左病刺右，右病刺左，是针刺大经的针法。

【译文】

黄帝说：先生说虚证和实证共有十种，都是产生于五脏，具体说就是与五脏相联系的五脉。但五脏只有五条经脉，而人体的十二经脉，每经都能产生各种疾病，先生现在只是谈了五脏。另外，十二经脉又与三百六十五个气穴相联络，每个气穴有病也必然波及经脉，经脉所发生的疾病，又都有虚有实，这些虚证和实证，与五脏的虚证和实证的关系又是怎样的呢？

岐伯说：五脏和六腑，本身有表里的关系。其经络和肢节，各有其虚证和实证。因此，应根据其病变的所在，以及病情的虚实变化，进行适当的调治。如果病在脉，可以调治其血；病在血，可以调治其络脉；病在气分，可以调治其卫气；病在肌肉，可以调治其分肉间；病在筋，可以调治其筋；病在骨，可以调治其骨。可以用火针劫刺其病处和筋脉挛急之处。如果病在骨，可以用火针深刺，并用药温熨病处；如果病人不知疼痛，可以针刺阳跻、阴跻二脉；如果人的身体有疼痛，而九候之脉没有病象，就用缪刺法治疗；如果疼痛在左侧，而右脉却出现病象，就用巨刺法治疗。总之，必须谨慎地诊察九候的脉象，根据病情运用针刺进行调治，只有这样，针刺的道理才算完备。

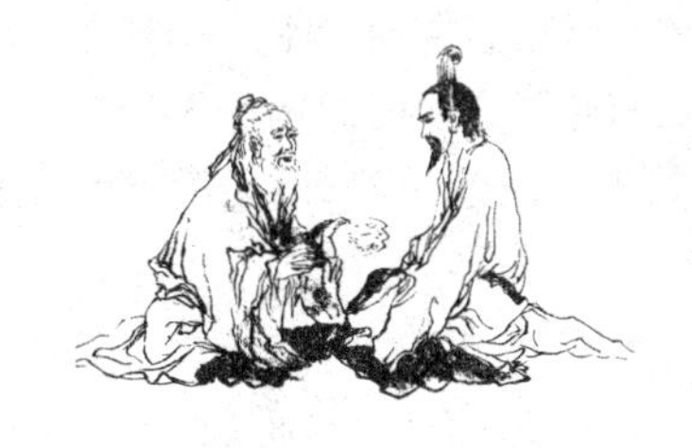

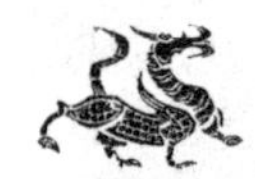

标本病传论篇：疾病的标本与针刺

【导读】

标本，是中医学的重要范畴，其含义非常丰富。本指病机，标则指病状；本指久病，标则指新病；本指病人，标则指医生；等等。病传，即疾病的传变转移。本篇所论以标本和病传两方面内容为主，故名“标本病传论”。

本篇的主要内容为：一是论述疾病诊治过程中的标本和逆从理论；二是讲述各个脏腑发生病变后的传变规律和预后。

【原文】

黄帝问曰：病有标本，刺有逆从①，奈何？

岐伯对曰：凡刺之方，必别阴阳，前后相应，逆从得施②，标本相移③。故曰：有其在标而求之于标，有其在本而求之于本，有其在本而求之于标，有其在标而求之于本。故治有取标而得者，有取本而得者，有逆取而得者，有从取而得者。故知逆与从，正行无问，知标本者，万举万当；不知标本，是谓妄行。

夫阴阳、逆从、标本之为道也，小而大，言一而知百病之害；少而多，浅而博，可以言一而知百也。以浅而知深，察近而知远，言标与本，易而勿及④。

治反为逆，治得为从⑤。先病而后逆者治其本，先逆⑥而后病者治其本，先寒而后生病者治其本，先病而后生寒者治其本，先热而后生病者治其本，先热而后生中满者治其标，先病而后泄者治其本，先泄而后生他病者治其本。必且调之，乃治其他病。先病而后生中满者治其标，先中满而后烦心者治其本。人有客气⑦，有同气⑧。大小不利治其标，小大利治其本。病发而有余⑨，本而标之，先治其本，后治其标；病发而不足，标而本之，先治其标，后治其本。谨察间甚⑩，以意调之，间者并行⑪，甚者独行⑫。先小大不利而后生病者治其本。

【注释】

①“病有”两句：疾病有标病和本病之分，治法有逆治和从治之别。②逆从得施：施行逆治或从治。③标本相移：标病与本病的治疗，可根据具体情况而有所调整。④“言标”两句：标与本的道理讲起来容易，但要掌握应用就不容易了。⑤“治反”两句：逆其病情治疗为逆治，顺其病情治疗为从治。⑥逆：指气血不和。⑦客气：指邪气。⑧同气：指正气。⑨有余：

标病和本病、逆治和从治的分别是什么？
针刺的准则是必须辨别疾病的阴阳属性，懂得治标和治本之间的轻重缓急，这样治疗时就能手到病除。

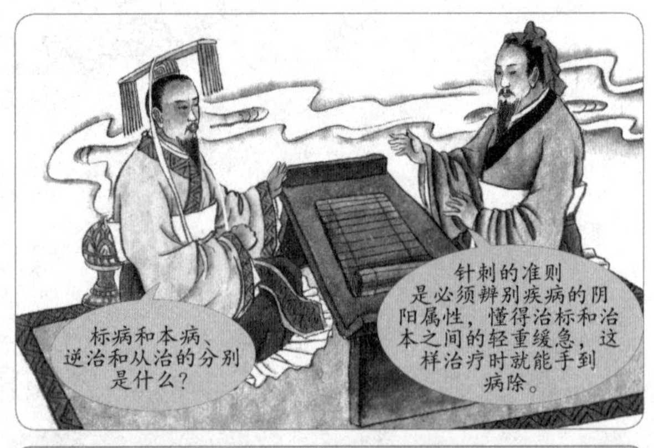

黄帝向岐伯请教标病和本病、逆治和从治的区别。

指邪气有余。⑩间：病轻浅或缓解。甚：病深重或加剧。⑪并行：标本同治。⑫独行：单独用治标或治本的治疗方法。

【译文】

黄帝问道：疾病有标病和本病的分别，刺法有逆治和从治的不同，这是什么意思？

岐伯回答说：大凡针刺的准则，必须辨别疾病的阴阳属性，把病情的前期和后期联系起来研究，然后恰当地运用逆治和从治的方法，灵活地处理治疗中的治标和治本的关系。所以说，有的病在标就治标，有的病在本就治本，有的病在本却治标，有的病在标却治本。所以，在治疗上，有治标而缓解的，有治本而见效的，有逆治而痊愈的，有从治而成功的。懂得了逆治和从治的原则，就能进行正确的治疗而没有疑虑；知道了治标和治本之间的轻重缓急，治疗时就能手到病除，万无一失；如果不懂得标本，就是胡乱施治了。

关于阴阳、逆从、标本的道理，作为一种原则，可以使人由小到大地认识疾病。所以从阴阳标本逆从的道理中，就可以知道许多疾病的利害关系。由少可以推多，执简可以驭繁，所以从一种疾病可以推知许多疾病。从浅显入手可以推知深微，观察目前的现象可以了解它的过去和未来。谈论标本的道理，这两个字容易理解，但真正掌握与熟练运用就不容易做到了。

迎着病邪而泻的方法就是“逆治”，顺应经气而补的方法就是“从治”。先患某病而后发生气血逆乱的，先治它的本病；先气血逆乱而后生病的，也应先治它的本病；先感受寒邪而后生病的，先治它的本病；先有病而后感受寒邪的，也应先治它的本病；先患热病而后生病的，先治它的本病；先患热病而后生中满腹胀的，先治它的标病；先有某病而后发生泄泻的，先治它的本病；先有泄泻而后发生其他疾病的，先治它的本病。必须先把泄泻调治好，然后再治别的病。先患某病而后发生中满腹胀的，先治它的标病；先患中满腹胀而后出现烦心不舒症状的，先治它的本病。人体在发生疾病的时候有邪气和正气相互作用。凡是出现了大小便不利的，先通利大小便以治其标病；大小便通利的，则先治其本病。疾病发作表现为有余的实证，就用“本而标之”的治法，即先祛邪以治其本，而后调理气血，恢复生理功能以治其标病；疾病发作表现为正气不足的虚证，就用“标而本之”的治法，即先固护正气防止虚脱以治其标，而后祛除邪气以治其本。总之，必须谨慎地观察疾病的轻重深浅，以及缓解期与发作期中标本缓急的不同，根据病情用心治疗调理。病轻或处于缓解期的，可以标本同治；病重或处于发作期的，应当专一地采用治本或治标的方法。另外，如果先有大小便不利而后并发其他疾病，应当先治其本病。

【原文】

夫病传者，心病，先心痛，一日而咳，三日胁支痛；五日，闭塞不通，身痛体重，三日不已，死。冬夜半，夏日中[①]。

肺病，喘咳，三日而胁支满痛，一日身重体痛，五日而胀，十日不已，死。冬日入，夏日出[②]。

肝病，头目眩，胁支满，三日体重身痛，五日而胀，三日腰脊少腹痛，胫酸，三日不已，死。冬日入，夏早食[③]。

脾病，身痛体重，一日而胀，二日少腹腰脊痛，胫酸，三日背胆筋痛，小便闭[④]，十日不已，死。冬人定，夏晏食[⑤]。

肾病，少腹腰脊痛，胫瘈，三日背膂筋痛，小便闭，三日腹胀，三日两胁支痛，三日不已，死。冬大晨⑥，夏晏晡⑦。

胃病，胀满，五日少腹腰脊痛，胫酸，三日背胎筋痛，小便闭，五日身体重，六日不已，死。冬夜半后，夏日昳⑧。

膀胱病，小便闭，五日少腹胀，腰脊痛，骨行痠，一日腹胀，一日身体痛，二日不已，死。冬鸡鸣⑨，夏下晡⑩。

诸病以次相传，如是者皆有死期，不可刺；间一脏止，及至三四脏者，乃可刺也。

【注释】

①“冬夜半”两句：在冬天的半夜心火衰弱至极，在夏天的中午心火亢盛至极，都会死亡。张介宾：“心火畏水，故冬则死于夜半；阳邪亢极，故夏则死于日中。盖衰极亦死，盛极亦死。”②“冬日入”二句：虽然冬天的日入属申金，但金气衰弱，不能扶助肺金；夏天的日出属寅木，木气旺而生火，火虽生，但肺气已绝，不能滋生肺金，所以都是肺病的死时。马元台：“冬之日入在申，申虽属金，金衰不能扶也。夏之日出在寅，木旺火将生，肺气已绝，不待火之生也。”③“冬日入”两句：冬天的日入属申金，此时金气旺而木气衰，夏天的早餐时属卯木，木气旺而肝气反绝，都是肝病的死时。马元台：“盖冬之日入在申，以金旺木衰也，夏之早食在卯，以木旺气反绝也。”④背胎（lǚ）筋痛，小便闭：肾与膀胱相表里，肾病传于膀胱，引发背膂筋痛，小便不通，膀胱病变。马元台：“胎、膂同。肾自传于膀胱府，故背胎筋痛，小便自闭。”⑤“冬人定”两句：人定为亥时，即子夜时分，晏时为巳时，即上午八点至十点左右。张介宾：“此巳亥时也。”⑥大晨：天亮时。⑦晏（yàn）晡（bū）：晚饭后，即黄昏时分。⑧日昳（dié）：午后。⑨鸡鸣：半夜后。⑩下晡：午饭后，即下午。

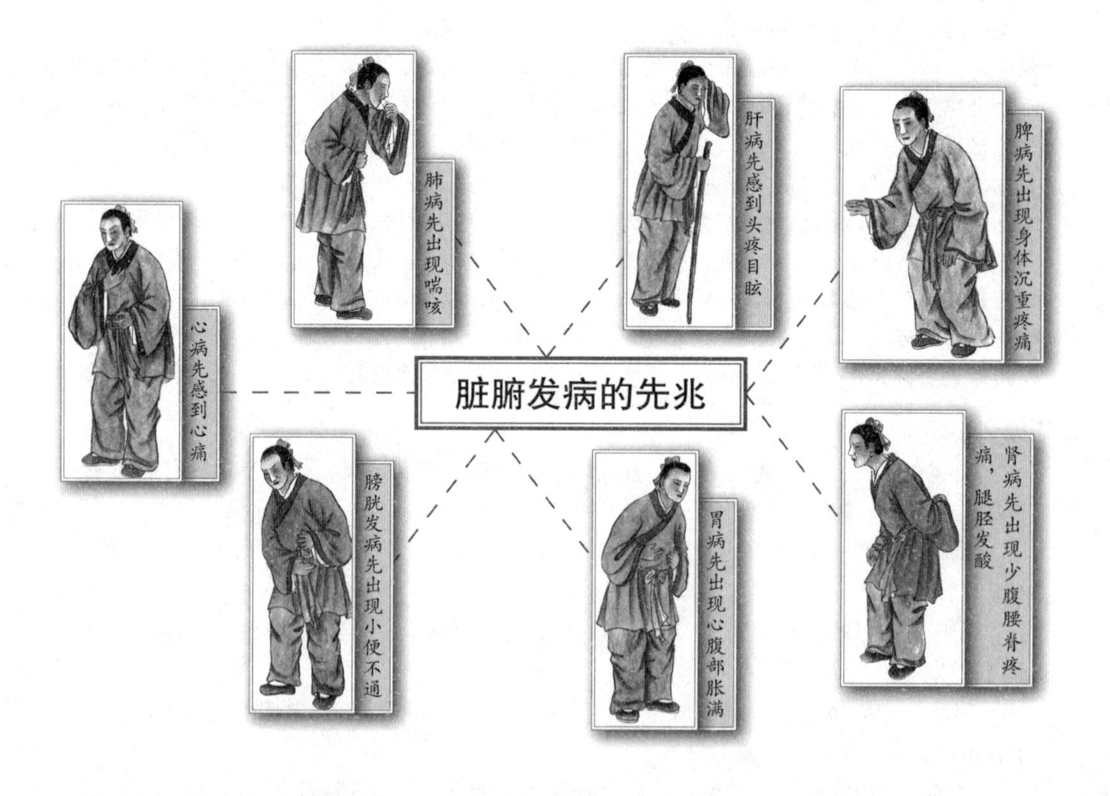

【译文】

大凡疾病的传变规律，心病先感到心痛；过一天病就传入肺而致咳嗽；再过三天病就传入肝而致胁肋胀痛；再过五天病就传入脾而致大便闭塞不通，身体疼痛沉重，再过三天不愈，人就要死亡。冬天死于半夜，夏天死于中午。

肺病则先出现喘咳；三天不好则病传入肝而致胁肋胀满疼痛；再过一天病邪就传入脾，导致身体沉重疼痛；再过五天病邪就传入胃，导致腹胀；再过十天不愈，人就要死亡。冬天死于日落之时，夏天死于日出之时。

肝病则先出现头疼目眩，胁肋胀满；三天后病就传入脾而致身体沉重疼痛；再过五天病就传入胃而致腹胀；再过三天病就传入肾，出现腰脊少腹疼痛，腿胫发酸；再过三天不愈，人就要死亡。冬天死于日落之时，夏天死于吃早饭的时候。

脾病则先出现身体沉重疼痛；一天后病邪就传入胃，导致腹胀；再过二天病邪就传入肾，导致少腹腰椎疼痛，腿胫发酸；再过三天病邪就传入膀胱，导致背脊筋骨疼痛，小便不通；再过十天不愈，人就要死亡。冬天死于申时之后，夏天死于寅时之后。

肾病则先出现少腹腰脊疼痛，腿胫发酸；三天后病邪就传入膀胱，导致背脊筋骨疼痛，小便不通；再过三天病邪就传入胃，产生腹胀；再过三天病邪就传入肝，导致两胁胀痛；再过三天不愈，人就要死亡。冬天死于天亮时，夏天死于黄昏。

胃病则先出现心腹部胀满；五天后病邪就传入肾，导致少腹腰脊疼痛，腿胫发酸；再过三天病邪就传入膀胱，导致背脊筋骨疼痛，小便不通；再过五天病邪就传入脾，导致身体沉重；再过六天不愈，人就要死亡。冬天死于半夜之后，夏天死于午后。

膀胱发病则先出现小便不通；五天后病邪就传入肾，导致少腹胀满，腰脊疼痛，腿胫发酸；再过一天病邪就传入胃，导致腹胀；再过一天病邪就传入脾，导致身体疼痛；再过两天不愈，人就要死亡。冬天死于半夜后，夏天死于下午。

各种疾病按次序相传，正如上面所说的那样，都有一定的死期，不可以用针刺治疗；如果是间脏相传就不易再传下去，即使间传过三脏、四脏，还是可以用针刺治疗的。

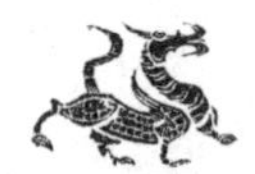

天元纪大论篇：五运六气话养生

【导读】

天元纪，意为本篇所阐述的天地运气是宇宙万物生化的本元和纲纪。大论，意为本篇所论理深篇长、玄妙精微。本篇是论述“五运六气”学说的第一篇。

本篇主要阐述运气学说的基本法则，介绍了五运、六气、四时、形气等概念的含义及其相互之间的关系，说明了运气对宇宙万物的作用和影响。

【原文】

黄帝问曰：天有五行，御五位①，以生寒、暑、燥、湿、风。人有五脏，化五气，以生喜、怒、思、忧、恐。《论》②言：五运相袭而皆治之，终期③之日，周而复始。余已知之矣，愿闻其与三阴三阳之候奈何合之？

鬼臾区④稽首再拜对曰：昭乎哉问也！夫五运阴阳者，天地之道也，万物之纲纪，变化之父母，生杀之本始，神明之府也，可不通乎！故物生谓之化⑤，物极谓之变⑥，阴阳不测谓之神⑦，神用无方谓之圣⑧。夫变化之为用也，在天为玄，在人为道，在地为化。化生五味，道生智，玄生神。神在天为风，在地为木；在天为热，在地为火；在天为湿，在地为土；在天为燥，在地为金；在天为寒，在地为水。故在天为气，在地成形，形气相感而化生万物矣⑨。然天地者，万物之上下也；左右者，阴阳之道路也；水火者，阴阳之征兆也；金木者，生成之终始也⑩。气有多少，形有盛衰，上下相召，而损益彰矣。

【注释】

①御：控制，统御。五位：指东、南、中央、西、北五个方位。②《论》：指《素问·六节脏象论》。③期（jī）：一年。④鬼臾区：人名，黄帝的大臣。⑤物生谓之化：万物的生长是由五运阴阳变化造成的，称为“化”。⑥物极谓之变：万物生长发展到极点而发生变化，称为“变”。⑦阴阳不测谓之神：阴阳变化神妙莫测，称为“神”。出自《易传·系辞》。⑧神用无方谓之圣：神的作用变化无穷，叫作“圣”。方，边的意思。《易传》云：“神无方，而易无体。”⑨“形气”句：在天的无形之气与在地的有形之质（五行）相互感应，从而化生万物。⑩“金木”两句：天地万物大都生发于春，收成于秋，一生一成，而成为万物的终始。金，代指秋。木，代指春。

【译文】

黄帝问道：天有木、火、土、金、水五行，统率东、西、南、北、中五个方位，从而产生寒、暑、燥、湿、风等气候变化。人有五脏，化生五气，从而产生喜、怒、思、忧、恐等情志变化。《六节脏象论》中说道：五运之气递相因袭，各有其固定的顺序，到一年终结的那天是一个周期，然后重新开始循环。这些道理我已经知道了，我还想再听听，五运和三阴三阳这六气是怎样结合的呢？

鬼叟区恭敬地行了两次礼，回答说：你这个问题问得很高明啊！五运和阴阳是自然界变化的根本规律，是自然万物的总的纲领，是事物发展变化的起源和生长毁灭的根本，是

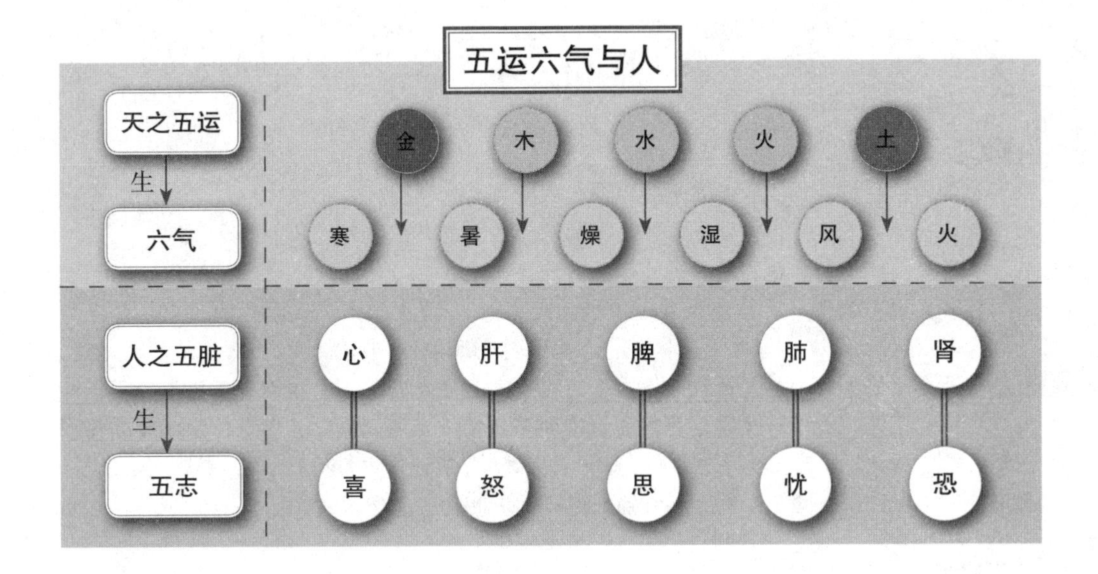

宇宙间无穷尽的变化的根本动力，这些道理怎么能不通晓呢！所以，万物的生长叫作“化”，发展到极点叫作“变”，难以探测的阴阳变化叫作“神”，神的作用变化无边、没有方所叫作“圣”。阴阳变化的作用，在天表现为深远无穷的宇宙，在人表现为社会人事的道理，在地则表现为万物的生化。地能够化生物质，从而产生了万物的五味；人认识了自然规律，就产生了智慧；天深奥难测，所以产生了无穷尽的变化。神明的作用，在天为风，在地为木；在天为热，在地为火；在天为湿，在地为土；在天为燥，在地为金；在天为寒，在地为水。所以在天为无形的六气，在地为有形的五行，形和气交相感应，就能变化和产生万物。天覆于上，地载于下，所以天地是万物的上下范围；阳升于左，阴降于右，所以左右是阴阳升降的道路；水属阴，火属阳，所以水火是阴阳的象征；万物生发于春属木，成实于秋属金，所以秋春是生长收成的终结和开始。阴阳之气并不是一成不变的，它有多寡的不同，有形物质在发展过程中也有旺盛和衰老的区别。在上之气和在下之质交相感应，事物或者强盛，或者衰弱的形象就都显露出来了。

【原文】

帝曰：愿闻五运之主时也何如？

鬼臾区曰：五气运行，各终期日①，非独主时也。

帝曰：请闻其所谓也。

鬼臾区曰：臣积考《太始天元册》②，文曰：太虚廖廓③，肇基化元④，万物资⑤始，五运终天，布气真灵，揔统坤元⑥。九星⑦悬朗，七曜周旋⑧，曰阴曰阳，曰柔曰刚。幽显既位⑨，寒暑弛张。生生化化⑩，品物⑪咸章。臣斯十世，此之谓也。

【注释】

①期日：指一年三百六十日。②《太始天元册》：相传为古代的占候之书，已佚。③太虚寥廓：宇宙苍茫辽阔，无边无际。④肇基化元：化生万物的本原和开始。肇，开始。元，根源、本始。⑤资：依靠。⑥揔（zǒng）统坤元：天之气统辖着生化万物的大地。揔，总。统，统摄、统辖。坤元，大地。⑦九星：指天蓬、天芮、天冲、天辅、天食、天心、天任、天柱、

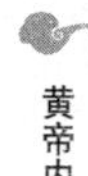

天英九星。⑧ 七曜（yào）周旋：七曜环绕旋转。七曜，古时指日、月、土、火、木、金、水七星。⑨ 幽显既位：昼夜的明暗有固定的规律。幽，暗。显，明。⑩ 生生化化：指万物不断地生长变化。⑪ 品物：指万物。

【译文】

黄帝问：我想听听，关于五运分主四时的情况是怎样的呢？

鬼臾区说：五气运行，每气各尽一年的三百六十五日，并不是只主四时。

黄帝说：请你把其中的道理讲给我听听。

鬼臾区说：臣很早就已经查考过《太始天元册》，里面说：广阔无边的天空，是万物化生的本元和基础，万物依靠它生长。五运终而复始地运行于宇宙之中，布施天地真元之气，统摄大地生化的本元。九星悬照天空，七曜按周天之度旋转，于是在天有了阴阳的不断变化，在地有了柔刚的不同性质。昼夜的幽暗和显明按一定的规律交替出现，寒冷和暑热按一定的季节更替。这些生生不息之机，变化无穷之道，宇宙万物的不同形象，都表现出来了。我家研究道理已经十世了，所研究的就是前面所讲的这些道理。

【原文】

帝曰：善。何谓气有多少，形有盛衰？

鬼臾区曰：阴阳之气，各有多少，故曰三阴三阳也。形有盛衰，谓五行之治，各有太过不及①。故其始也，有余而往，不足随之；不足而往，有余从之。知迎知随，气可与期。应天为天符②，承岁为岁直③，三合④为治。

五运、六气阴阳图

五运	六气		阴阳	称谓
木	风		厥阴	厥阴风木
火	暑、火	君火	少阴	少阴君火
		相火	少阳	少阳相火
土	湿		太阴	太阴湿土
金	燥		阳明	阳明燥金
水	寒		太阳	太阳寒水

【注释】

① 太过不及：阳年为太过，阴年为不及。② 天符：中运与司天之气相符的年份。③ 岁直：中运与年支之气相同的年份，又叫“岁会”。直，通“值”，适逢。④ 三合：中运、司天、年支三者相同的年份，又称“太乙天符”。

【译文】

黄帝说：讲得好。气有多少，形有盛衰指的是什么？

鬼臾区说：阴气和阳气各有多寡的不同。厥阴为一阴，少阴为二阴，太阴为三阴，少阳为一阳，阳明为二阳，太阳为三阳，所以说有三阴三阳。形有盛衰，指天干所主的运气各有太过和不及的区别。比方说，如果开始是太过的阳年，阳年过后，随之而来的就是不及的阴年，不及的阴年过后，随之而来的就是太过的阳年。只要明白了迎之而至的是属于什么气，随之而至的是属于什么气，对一年中运气的盛衰情况，就可以预先知道。一年的中运之气与司天之气相符的，属于“天符”之年；一年的中运之气与年支的五行相同的，属于“岁直”之年；一年的中运之气与司天之气和年支的五行均相合的，则属于“三合”之年，也就是“治”。

【原文】

帝曰：上下相召①，奈何？

鬼臾区曰：寒暑燥湿风火，天之阴阳②也，三阴三阳上奉之。木火土金水，地之阴阳③也，生长化收藏下应之。天以阳生阴长，地以阳杀阴藏。天有阴阳，地亦有阴阳。故阳中有阴，阴中有阳。所以欲知天地之阴阳者。应天之气，动而不息④，故五岁而右迁⑤；应地之气，静而守位，故六期而环会⑥。动静相召，上下相临，阴阳相错，而变由生也。

【注释】

①上下相召：天的六气与地的五行相互配合。马元台：“上者天也，下者地也。上下相召者，天右旋之阴阳加于地下，地左转之阴阳临于天上而相召，以治岁治步也。”②天之阴阳：指风、寒、暑、湿、燥、火六气，这六气分属三阴三阳。③地之阴阳：指主时之气的五行阴阳。④“应天”两句：地之运有五，而天之气有六,五六相合，六多五少，少则动速，所以说“动而不息”。张介宾：“应天之气，五行之应天干也。动而不息，以天加地而六甲周旋也。”⑤五岁而右迁：每五年五运自东向西转换一次。如甲子年为土运，至己巳年又为土运，这就是五岁而右迁。⑥“应地”三句：天之六气与地之五运相合，而六气对五运来说，因其多一，是比较静止的，所以说“静而守位”。六年循环一周，所以说“六期而环会”。张介宾：“应地之气，天气之应地支也，静而守位，以地承天而地支不动也。”

【译文】

黄帝问：天气和地气相互感召的情况是怎样的呢？

鬼臾区说：寒、暑、燥、湿、风、火，是天的阴阳，三阴三阳与之相应。木、火、土、金、水，是地的阴阳，生长化收藏与之相应。天是阳生阴长的，地是阳杀阴藏的。天气有阴阳，地气也有阴阳。因此说，天地相合，阳中有阴，阴中有阳。这就是我们要知道天地之阴阳的原因。五行应于天干而为五运，常动而不息，因此经过五年就右迁一步；六气应于地支，为三阴三阳，其运行较迟，静守其位，因此经过六年才循环一周。动和静互相感召，天气和地气互相加临，阴气和阳气互相交错，运气的变化就产生了。

【原文】

帝曰：上下周纪①，其有数乎？

鬼臾区曰：天以六为节，地以五为制。周天气者，六期为一备；终地纪者，五岁为一周。君火以明，相火以位②。五六相合，而七百二十气为一纪③，凡三十岁；千四百四十气，凡六十岁而为一周④。不及太过，斯皆见矣。

【注释】

①上下周纪：天干在上，五岁为一周；地支在下，七百二十气为一纪。②“君火”两句：张志聪：“是以君火以明而在天，相火以位而在下。盖言地以一火而成五行，天以二火而成六气也。”地之阴阳虽亦有二火，然因为君火主神明，只有相火主运，所以运仅有五，而气有六。明，王冰注文改作“名”。③七百二十气为一纪：气指节气，一年共有二十四个节气，五与六结合，5×6=30年，称为一纪，24气×30=720气。④一周：指一甲子六十年。甲子相合共得

六十个不同的年份，所以六十年为一周。

【译文】

黄帝问：天气和地气，循环周旋，有没有一定的规律呢？

鬼臾区说：司天之气，以六为节；司地之气，以五为制。司天之气，六年循环一周，称为一备；司地之气，五年循环一周，称为一周。主运之气的火运，君火有名而不主令，相火代君宣化火令。六气和五运互相结合，三十年中共有七百二十个节气，称为一纪；经过一千四百四十个节气，共需要六十年，这称为甲子一周。在这六十年中，气和运的太过和不及，都可以显现出来了。

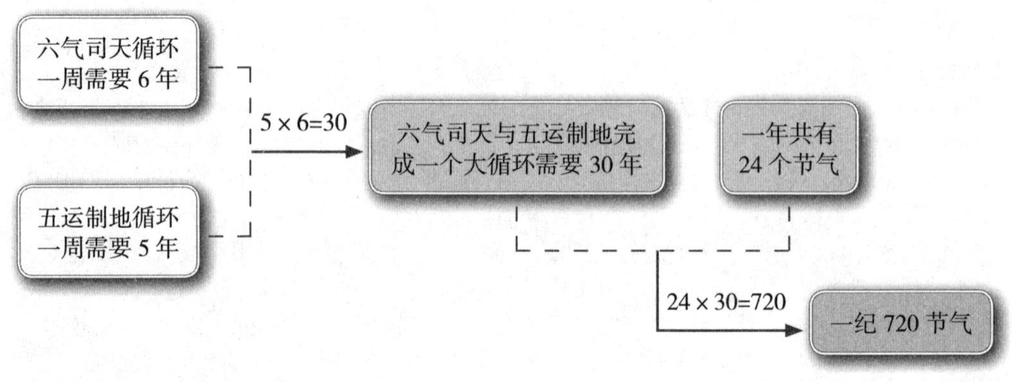

【原文】

帝曰：夫子之言，上终天气，下毕地纪，可谓悉矣。余愿闻而藏之，上以治民，下以治身，使百姓昭著，上下和亲，德泽下流，子孙无忧，传之后世，无有终时。可得闻乎？

鬼臾区曰：至数之机①，迫迮以微②，其来可见，其往可追，敬之者昌，慢之者亡，无道行私，必得夭殃，谨奉天道，请言真要。

【注释】

①至数之机：五运六气交错循环，在六十年中有一定的规律，所以叫作"至数之机"。至数，指五运六气相合的定数。②迫迮（zé）以微：切近而细微。张介宾："谓天地之气数，其精微切近，无物不然也。"

【译文】

黄帝说：先生所谈论的，上则说完了天气，下则穷尽了地理，可以说是很详尽了。我想在听完后把它们牢记心中，并保存下来，上以治疗百姓的疾苦，下以保养自己的身体，使百姓也都明白这些道理，上下和睦亲爱，德泽广泛流行，子孙无忧无虑并传之于后世，并且没有终止的时候，可以再听你谈谈吗？

鬼臾区说：五运六气结合的机制，切近深细且精微奥妙。它来的时候，是可以看见的；它去的时候，是可以追溯的。遵从这些规律，就能保持健康；违背这些规律，就要招致灾害，甚至死亡；不遵守五运六气的规律，只按个人的意志去盲目行事，必然要遇到天降的灾殃。所以，必须谨慎地顺应五运六气的自然天道。现在请让我根据自然规律讲讲其中的至理要道吧。

【原文】

帝曰：善言始者，必会于终；善言近者，必知其远。是则至数极而道不惑，所谓明矣。愿夫子推而次之，令有条理，简而不匮，久而不绝，易用难忘，为之纲纪。至数之要，愿尽闻之。

鬼臾区曰：昭乎哉问！明乎哉道！如鼓之应桴，响之应声也。臣闻之，甲己之岁，土运统之；乙庚之岁，金运统之；丙辛之岁，水运统之；丁壬之岁，木运统之；戊癸之岁，火运统之。

【译文】

黄帝说：凡是善于谈论事物之起始的人，必然也能知道它的结果；善于谈论近处之事情的人，必然也能推及远处的事物。只有这样，对五运六气的道理才不会感到困惑，对其具体方术才能深刻地把握，这就是所谓的彻底明了的境界。请先生把这些道理，进一步加以推演，使其更有条理，简明而又无遗漏，永远相传而不至于绝亡，容易掌握而不会让人忘记，使其成为医道的纲领。五运六气的至理要道，我想听你详细地讲讲。

鬼臾区说：你说的道理很明晰，提的问题也很高明啊！好像鼓槌敲击在鼓上的应声，又好像发出声音立即得到回响一样。臣听说，甲年和己年都是由土运统领；乙年和庚年都是由金运统领；丙年和辛年都是由水运统领；丁年和壬年都是由木运统领；戊年和癸年都是由火运统领。

【原文】

帝曰：其于三阴三阳，合之奈何？

鬼臾区曰：子午之岁，上见少阴[①]；丑未之岁，上见太阴；寅申之岁，上见少阳；卯酉之岁，上见阳明；辰戌之岁，上见太阳；巳亥之岁，上见厥阴。少阴所谓标也，厥阴所谓终也[②]。厥阴之上，风气主之；少阴之上，热气主之；太阴之上，湿气主之；少阳之上，相火主之；阳明之上，燥气主之；太阳之上，寒气主之。所谓本也，是谓六元[③]。

帝曰：光乎哉道！明乎哉论！请著之玉版，藏之金匮，署曰《天元纪》。

【注释】

①“子午”两句：逢子年午年，则少阴司天。因三阴三阳为六气之上奉于天，所以称“上见”。②“少阴”两句：张介宾：“标，首也。终，尽也。六十年阴阳之序，始于子午，故少阴谓标，尽于巳亥，故厥阴为终。”③六元：张介宾：“三阴三阳者，由六气之化为之主，而风化厥阴，热化少阴，湿化太阴，火化少阳，燥化阳明，寒化太阳，故六气谓本，三阴三阳谓标也。然此六者，皆天元一气之所化，一分为六，故曰六元。”

【译文】

黄帝问：三阴三阳与五运是怎样相配合的呢？

鬼臾区说：子年午年是少阴司天；丑年未年是太阴司天；寅年申年是少阳司天；卯年酉年是阳明司天；辰年戌年是太阳司天；巳年亥年是厥阴司天。地支十二，始于子年，终于亥年，子是少阴司天，亥是厥阴司天。按照这个顺序排列，少阴是起首，厥阴是终结。

厥阴司天，以风气为主；少阴司天，以热气为主；太阴司天，以湿气为主；少阳司天，以相火为主；阳明司天，以燥气为主；太阳司天，以寒气为主。因为风、热、湿、火、燥、寒是三阴三阳的本气，它们是天元一气化之为六，所以叫作六元。

黄帝说：您所说的道理真是光明伟大啊！您的论述真是明白真切啊！我将把它刻在玉版上，藏在金匮内，命名为“天元纪”。

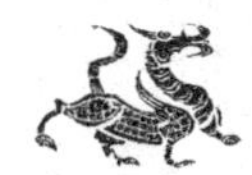

五运行大论篇：五运六气对人的影响

【导读】

五运，即五行之气代表的五运。行，即运行、变化。本篇主要讲述了五运六气的运动变化规律，及其对天地万物生化的重要影响，故名“五运行大论”。

本篇的主要内容包括：一是讲述五运学说的创立原理；二是介绍六气的位置、运行方向和次序；三是指出六气托举大地，并影响着自然气候和万物；四是讲述五运六气对天地万物生化的影响。

【原文】

黄帝坐明堂，始正天纲[①]，临观八极[②]，考建五常[③]，请天师而问之曰：论[④]言天地之动静，神明为之纪；阴阳之升降，寒暑彰其兆。余闻五运之数于夫子，夫子之所言[⑤]，正五气之各主岁尔，首甲定运，余因论之。

鬼臾区曰：土主甲己，金主乙庚，水主丙辛，木主丁壬，火主戊癸。子午之上，少阴主之；丑未之上，太阴主之；寅申之上，少阳主之；卯酉之上，阳明主之；辰戌之上，太阳主之；巳亥之上，厥阴主之。不合阴阳[⑥]，其故何也？

岐伯曰：是明道也，此天地之阴阳也。夫数之可数者，人中之阴阳也，然所合，数之可得者也。夫阴阳者，数之可十，推之可百，数之可千，推之可万。天地阴阳者，不以数推，以象之谓也。

【注释】

① 天纲：指天文学的基本规则，如黄道、二十八宿、地平方位等。② 八极：地之八方。③ 考建五常：观察推求五行运气之大法。张介宾：“考，察也。建，立也。五常，五行气运之常也。”④ 论：经论，指《太始天元册》《阴阳应象大论》《气交变大论》等。⑤ 夫子之所言：指《六节脏象论》中岐伯所讲的话。⑥ 不合阴阳：指三阴三阳之六气与五运与一般说法有不相同之处。

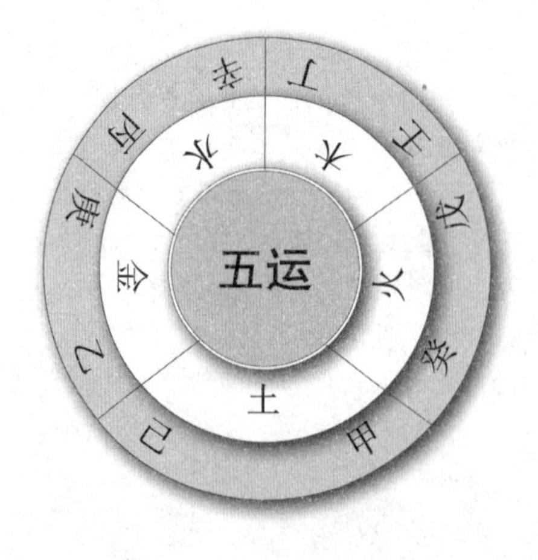

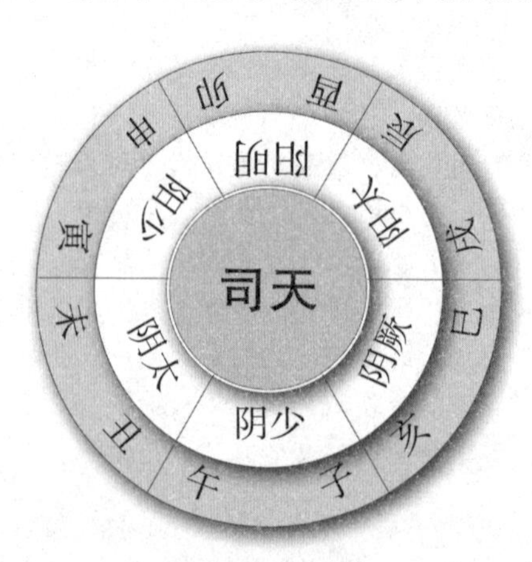

【译文】

黄帝坐在明堂里，开始厘正天之纲纪，观看八方的地理，研究五行运气的阴阳变化，将天师岐伯请来，向他问道：以前的医论中曾经说到，天地的动静，是以自然界中变化莫测的神明为纲纪的；阴阳的升降，是以寒暑的更替显示它的征兆的。我听先生讲过五运的规律，先生只讲了五运之气各主一岁，六十甲子应从甲年开始定运。我曾与鬼臾区进一步讨论过这个问题。

鬼臾区说：土运统领甲、己；金运统领乙、庚；水运统领丙、辛；木运统领丁、壬；火运统领戊、癸。子、午两年是少阴司天；丑、未两年是太阴司天；寅、申两年是少阳司天；卯、酉两年是阳明司天；辰、戌两年是太阴司天；巳、亥两年是厥阴司天。这些与您以前所讲的阴阳之例不相符合，这是什么原因呢？

岐伯说：这个道理很明显，因为五运六气是天地的阴阳。关于阴阳之数，可以数的，是人身中的阴阳。它与天地阴阳相合，是可以用类推的方法求得的。至于阴阳的变化，如果进一步推演，可以从十至百，由千到万。但是天地的阴阳变化，不能用数字去类推，只能用观察自然万象的方法去推知。

【原文】

帝曰：愿闻其所始也。

岐伯曰：昭乎哉问也！臣览《太始天元册》文，丹天①之气，经于牛女戊分②；黅天之气，经于心尾己分③；苍天之气，经于危室柳鬼；素天之气，经于亢氐昴毕；玄天之气，经于张翼娄胃。所谓戊己分者，奎壁角轸，则天地之门户④也。夫候之所始，道之所生，不可不通也。

【注释】

①丹天：下文之“黅（jīn）天”“苍天”“素天”“玄天”与此类同，传说上古之人观天象时，见有五色云气，横亘天空，所以有丹、黅、苍、素、玄五天之气的说法。丹是赤，黅是黄，苍是青，素是白，玄是黑。②经于牛女戊分：经，就是横亘，分布排列。牛、女，以及下文的心、尾、危、室、柳、鬼、亢、氐、昴、毕、张、翼、娄、胃、奎、壁、角、轸等，是二十八宿之名称。二十八宿是古代天文学上的星座位次。戊分，即奎、壁二宿之位。③己分：角宿和轸宿之位。④天地之门户：太阳之视运动，位于奎、壁二宿时，正是由春入夏之时；位于角、轸二宿时，正是由秋入冬之时。夏为阳中之阳，冬为阴中之阴，所以古人称奎、壁、角、轸为“天地之门户”。

【译文】

黄帝说：我想听听运气学说是怎样创立的。

岐伯说：你提的这个问题很高明的啊！我曾阅览《太始天元册》，看到其中记载道：古人观测天象时，看

运气学说是怎样创立的？
时令的开始，是自然规律所产生的。

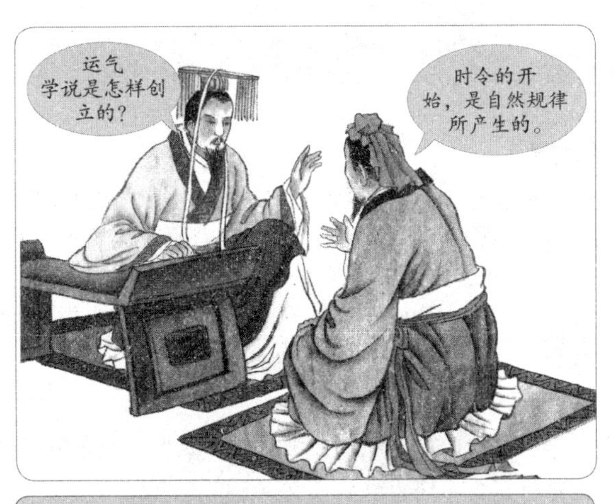

黄帝向岐伯请教运气学说是怎样创立的。

到天空中有赤色的云气，经过牛、女二宿及西北方的戊分之间；黄色的云气，经过心、尾二宿及东南方的己分之间；青色的云气，经过危、室二宿与柳、鬼二宿之间；白色的云气，经过亢、氐二宿与昴、毕二宿之间；黑色的云气，经过张、翼二宿与娄、胃二宿之间。所谓戊分，即奎、壁二宿所在处；己分，即角、轸二宿所在处。奎、壁是在立春到立夏的节气之间，所以称为地户；角、轸是在立秋到立冬的节气之间，是天地阴阳的门户，所以称为天门。时令的开始，也就是推算气候时令的方法，是自然规律所产生的，这不可以不通晓。

【原文】

帝曰：善。《论》言天地者，万物之上下①；左右②者，阴阳之道路，未知其所谓也。

岐伯曰：所谓上下者，岁上下见阴阳之所在也。左右者，诸上见厥阴，左少阴，右太阳；见少阴，左太阴，右厥阴；见太阴，左少阳，右少阴；见少阳，左阳明，右太阴；见阳明，左太阳，右少阳；见太阳，左厥阴，右阳明。所谓面北而命其位③，言其见也。

帝曰：何谓下？

岐伯曰：厥阴在上，则少阳在下，左阳明，右太阴④；少阴在上，则阳明在下，左太阳，右少阳；太阴在上，则太阳在下，左厥阴，右阳明；少阳在上，则厥阴在下，左少阴，右太阳；阳明在上，则少阴在下，左太阴，右厥阴；太阳在上，则太阴在下，左少阳，右少阴。所谓面南而命其位，言其见也。上下相遘⑤，寒暑相临⑥，气相得⑦则和，不相得⑧则病。

帝曰：气相得而病者，何也？

岐伯曰：以下临上，不当位也。

三阴三阳与司天在泉的位置关系例图

三阴三阳	厥阴	少阴	太阴	少阳	阳明	太阳
司天在泉	司天右间气	司天	司天左间气	在泉右间气	在泉	在泉左间气

【注释】

①上：指司天。下：指在泉。②左右：指司天的左右间气。司天的左侧为左间，司天的右侧为右间。③面北而命其位：上为南，下为北。面向南方时的左右和面向北方时的左右恰恰相反，所以经文说明司天的左右是通过面向北方来确定的。④左阳明，右太阴：指在泉的左右间气。⑤上下相遘（gòu）：司天在泉之客气与主时六步之气相交。上指客气，下指主气。遘，遇、交会。⑥寒暑相临：指流行之客气加临于主时之六气。⑦相得：指主客气相生。⑧不相得：相克。

【译文】

黄帝说：讲得好。《天元纪大论》中曾提到，天地是万物的上下；左右是阴阳运行的道路。我还不明白它的含义。

岐伯说：这里所说的“上下”指的是从该年的司天在泉，以见阴阳所在的位置。所说的“左右”指的是司天的左右，凡是在司天的位置见到厥阴时，左间是少阴，右间是太阳；见到少阴时，左间是太阴，右间是厥阴；见到太阴时，左间是少阳，右间是少阴；见到少阳时，左间是阳明，右间是太阴；见到阳明时，左间是太阳，右间是少阳；见到太阳时，左间是厥阴，右间是阳明。这里说的左右，是面向北方时所见的位置。

黄帝说：什么叫作在泉？

岐伯说：厥阴司天，则少阳在泉，在泉的左间是阳明，右间是太阴；少阴司天，则阳明在泉，在泉的左间是太阳，右间是少阳；太阴司天，则太阳在泉，在泉的左间是厥阴，右间是阳明；少阳司天，则厥阴在泉，在泉的左间是少阴，右间是太阳；阳明司天，则少阴在泉，在泉的左间是太阴，右间是厥阴；太阳司天，则太阴在泉，在泉的左间是少阳，右间是少阴。这里所说的左右是面向南方时所见的位置。客气和主气互相交感，寒暑之气互相加临，客主之气相得的就属平和，相克的就会使人生病。

黄帝问：有气相得而使人生病的，又是什么原因呢？

岐伯说：气相得指的气生主气，如果主气生客气，是上下颠倒，叫作下临上，虽然看似相得，但位置不当，所以也会使人生病。

【原文】

帝曰：动静何如？

岐伯曰：上者右行，下者左行[①]，左右周天，余而复会也。

帝曰：余闻鬼臾区曰：应地者静。今夫子乃言下者左行，不知其所谓也，愿闻何以生之乎？

岐伯曰：天地动静，五行迁复，虽鬼臾区其上候[②]而已，犹不能遍明。夫变化之用，天垂象，地成形，七曜纬虚[③]，五行丽地[④]。地者，所以载生成之形类也；虚者，所以列应天之精气也。形精之动，犹根本之与枝叶也，仰观其象，虽远可知也。

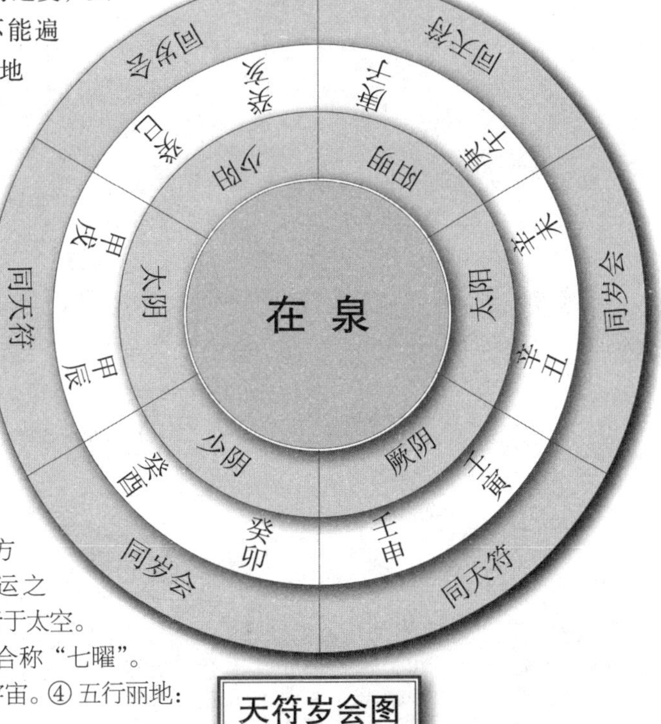

天符岁会图

【注释】

①“上者”两句：张介宾：“上者右行，言天气右旋，自东而西以降于地。下者左行，言地气左转，自西而东以升于天。”这是以面向南方之位置来说的。②上候：天运之候。③七曜纬虚：日月五星循行于太空。七曜，日月与木火土金水五星合称“七曜”。纬，经纬，运行。虚，太虚，宇宙。④五行丽地：五行附着于大地。丽，附着。

【译文】

黄帝问：司天在泉运转的动静是怎样的呢？

岐伯说：司天在上，自东而西是向右运行；在泉在下，自东而西是向左运行。左行和右行旋转一周是一年，然后才回归到原来的位置。

黄帝说：我听鬼臾区说，应地之气是静止而不动的。现在先生却说在下面的在泉地气向左行，我不知道这是怎么一回事，希望听听它是怎样运动的。

岐伯说：对于天地的运动和静止，五行的变换和往复，鬼臾区只是知道了天的运行情况，还缺乏全面的了解。关于天地变化的作用，在天显示的是日月二十八宿等星象，在地形成了有形的万物。日月五星围绕在太空之中，五行之气附着在大地之上。所以，大地是载运各类有形的物质的；天空是布列日月五星这些应天之精气的。地上的有形物质与天上的无形精气之间的关系，就像树的根部和枝叶的关系，抬头仰观星象，虽然距离很远，但仍然可以通晓它们的情况。

【原文】

帝曰：地之为下，否乎？

岐伯曰：地为人之下，太虚之中者也。

帝曰：冯①乎？

岐伯曰：大气举之也。燥以干之，暑以蒸之，风以动之，湿以润之，寒以坚之，火以温之。故风寒在下，燥热在上，湿气在中，火游行其间。寒暑六入②，故令虚而生化也。故燥胜则地干，暑胜则地热，风胜则地动，湿胜则地泥，寒胜则地裂，火胜则地固矣。

【注释】

①冯（píng）：同“凭”，依靠。张介宾：“言地在太虚之中而不坠者，果亦有所依凭否。”

②寒暑六入：六气下临大地，如同自外而入，所以称为“六入”。寒暑，指一年。六，指六气。

【译文】

黄帝问：大地是不是在宇宙的最下面呢？

岐伯说：应该说大地是在人的下面，在宇宙的中间。

黄帝问：它是凭借什么力量存在于太虚之中的呢？

岐伯说：是空间的大气把它托举起来的。燥气使它干燥，暑气使它蒸发，风气使它动荡，湿气使它滋润，寒气使它坚实，火气使它温暖。所以，风寒在下，燥热在上，湿气位于中

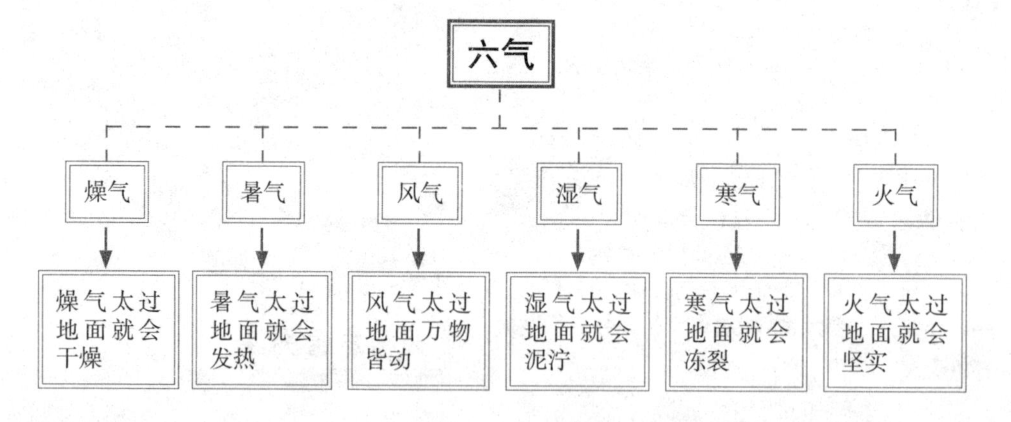

间，火气游行于左右上下。一年之中，寒暑往来，风寒暑湿燥火六气向下进入大地，大地由于感受了六气的影响才化生出万物。所以，燥气太过，地就干燥；暑气太过，地就炽热；风气太过，地就动荡；湿气太过，地就泥泞；寒气太过，地就坼裂；火气太过，地就坚固。

【原文】

帝曰：天地之气①，何以候之？

岐伯曰：天地之气，胜复②之作，不形于诊也。《脉法》曰："天地之变，无以脉诊。"此之谓也。

帝曰：间气③何如？

岐伯曰：随气所在，期于左右④。

帝曰：期之奈何？

岐伯曰：从其气则和，违其气则病，不当其位者病，迭移其位者病，失守其位者危，尺寸反者死，阴阳交者死。先立其年，以知其气，左右应见，然后乃可以言死生之逆顺。

【注释】

①天地之气：指司天、在泉之气。②胜：太过而克贼侵犯。复：报复。③间气：六气中，位于司天及在泉左右的，都称为"间气"。④左右：指左右手的脉搏。张介宾："左右者，左右寸尺也。"

【译文】

黄帝问：司天在泉之气对人的影响，怎样从脉搏上诊察呢？

岐伯说：司天在泉之气，有胜气和复气的发作，但不表现在脉搏上，用脉诊的方法诊察不到。《脉法》上说：司天在泉之气的变化，不能根据脉象进行诊察。说的就是这个意思。

黄帝问：左右间气的反应怎样在脉象上诊察呢？

岐伯说：可以根据间气的位置，从左右手的脉搏上去诊察。

黄帝问：怎样诊察呢？

岐伯说：脉气与岁气相顺应就平和，脉气与岁气相违逆就生病，相应之脉不在其本位而出现在其他部位的要生病，左右脉互移其位的要生病，是相应之脉位反而出现克贼脉象的病情就危重，两手尺脉和寸脉相反的就要死亡，阴阳交错而见的也要死亡。首先要确定该年的司天、在泉，以测知岁气与脉象相应的正常情况，明确左右间气应当出现的位置，然后才可以预测人的生死和病情的逆顺。

【原文】

帝曰：寒暑燥湿风火，在人合之，奈何？其于万物，何以生化？

岐伯曰：东方生风，风生木，木生酸，酸生肝，肝生筋，筋生心。其在天为玄，在人为道，在地为化。化生五味，道生智，玄生神，化生气。神在天为风，在地为木，在体为筋，在气为柔①，在脏为肝。其性为暄②，其德为和，其用为动，其色为苍，其化为荣，其虫③毛，其政为散，其令宣发，其变摧拉，其眚④为陨，其味为酸，其志为怒。怒伤肝，悲胜怒；风伤肝，燥胜风；酸伤筋，辛胜酸。

【注释】

①柔：柔软。②暄（xuān）：温暖。③虫：泛指动物。④眚（shěng）：灾害。

【译文】

黄帝问：天之寒、暑、燥、湿、风、火六气，与人体是怎样应和的呢？对万物的生化，又有什么作用呢？

岐伯说：东方应春而生风气，风气能使木类生长，木类能产生酸味，酸味滋养肝脏，肝滋养筋膜，肝气与筋膜和调，其气又能滋养心脏。六气的变化，在天为深远变化之道，在人为认识事物的变化规律，在地为万物的生化。地有生化，然后才能生成五味；人能认识事物的规律，然后才能生智慧；深远无边的宇宙，生成变化莫测的神明，使天地万物运行不息，从而化生五运六气。天的变化，具体表现为：在天应在风，在地应在木，在人体应在筋，在气应在柔和，在脏应在肝。它的性质是温暖，它的德行是平和，它的功用是运动，它的颜色是青苍，它的变化是繁荣，它在动物是有毛的兽类，它在作用上是升散，它的时令是宣发布舒阳和之气，它的变动为摧折败坏，它的灾害是陨落，它在五味是酸味,它在情志是发怒。愤怒过度会损伤肝,悲哀能抑制怒气；风气过度会损伤肝，燥气能克制风气；酸味过度会损伤筋，辛味能克制酸味。

【原文】

南方生热，热生火，火生苦，苦生心，心生血，血生脾。其在天为热，在地为火，在体为脉，在气为息[①]，在脏为心。其性为暑，其德为显，其用为躁，其色为赤，其化为茂，其虫羽，其政为明，其令郁蒸，其变炎烁，其眚燔焫，其味为苦，其志为喜。喜伤心，恐胜喜；热伤气，寒胜热；苦伤气，咸胜苦。

【注释】

①息：生长。

【译文】

南方应夏而生热，热盛则生火气，火气能生苦味，苦味入心能滋养心脏，心能生血，心气通过血以滋养脾脏。变化莫测的神明，具体表现为：在天应在热，在地应在火，在人体应在脉，在气应在万物生长，在脏器应在心。它的性质是暑热，它的德行是显露光华，它的功用是躁动，它的颜色是红赤，它的变化是使万物茂盛，它在动物是有羽毛的禽类，它在作用上是日照光明，它的时令是使热气上升，它的变动是使万物炎热灼烁，它的灾害是焚烧，它在五味为苦，它在情志为喜。喜乐过度会损伤心，恐惧能抑制喜气；热气过度会损伤气，寒能克制热气；苦味过度会损伤心气，咸味能克制苦味。

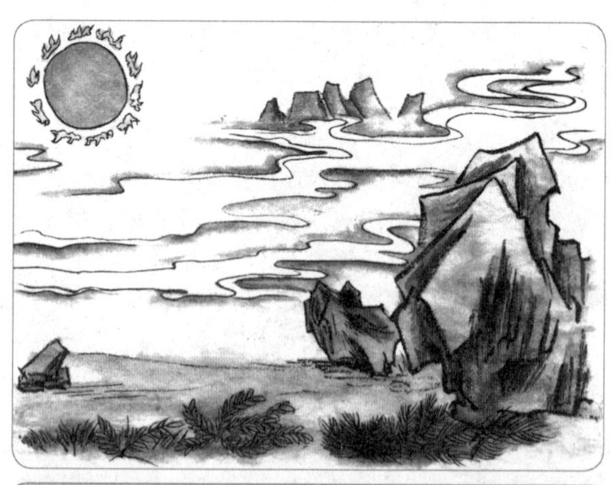
南方应夏而生热，热盛则生火气。

【原文】

中央生湿，湿生土，土生甘，甘生脾，脾生肉，肉生肺。其在天为湿，在地为土，在体为肉，在气为充[①]，在脏为脾。其性静兼[②]，其德为濡，其用为化，其色为黄，其化为盈[③]，其虫倮，其政为谧，其令云雨，其变动注，其眚淫溃，其味为甘，其志为思。思伤脾，怒胜思；湿伤肉，风胜湿；甘伤脾，酸胜甘。

【注释】

①充：充盈丰满。②静兼：宁静而兼容。张志聪："静者，土之性。兼者，土旺四季，兼有寒热温凉之四气也。"③盈：充满丰盛。

【译文】

中央应长夏而生湿，湿能生土气，土气能生甘味，甘味入脾能滋养脾脏，脾能滋养肌肉，脾气通过肌肉滋养肺脏。变化莫测的神明，具体表现为：在天应于湿，在地应于土，在人体应于肉，在气应于物体充盈，在脏应于脾。它的性质是安静能兼化万物，它的德行是使万物濡润，它的功用是生化万物，它的颜色为黄色，它的变化是使万物充盛丰满，它在动物是无毛羽的动物，它的作用是使天气平静，它的时令是布化云雨，它的变化是骤雨暴注或淫雨连绵，它的灾害是大水泛滥，它在五味为甘，它在情志为思。忧思过度会损伤脾，愤怒能抑制思虑；湿气过度会损伤肌肉，风气能克制湿气；甘味过度会损伤脾，酸味能克制甘味。

【原文】

西方生燥，燥生金，金生辛，辛生肺，肺生皮毛，皮毛生肾。其在天为燥，在地为金，在体为皮毛，在气为成[①]，在脏为肺。其性为凉，其德为清，其用为固，其色为白，其化为敛，其虫介[②]，其政为劲[③]，其令雾露，其变肃杀，其眚苍落[④]，其味为辛，其志为忧。忧伤肺，喜胜忧；热伤皮毛，寒胜热；辛伤皮毛，苦胜辛。

【注释】

①成：成熟、成形。高世栻："在气为成者，感秋气而万物成就也。"②虫介：甲壳类动物。介，即"甲"，俗称"壳"。③劲：强劲有力。④苍落：凋谢。

【译文】

西方应秋而生燥，燥能生金气，金气能生辛味，辛味入肺能滋养肺脏，肺能滋养皮毛，肺气通过皮毛又能滋养肾脏。变化莫测的神明，具体表现为：在天应于燥，在地应于金，在人体应于皮毛，在气应于万物成熟，在脏应于肺。它的性质是清凉，它的德行是洁净，它的功用是坚固，它的颜色是白色，它的生化是收敛，它在动物是甲壳类的介虫，它的作用是提供强劲的力量，它的时令是雾露下降，它的变动是严酷摧残，它的灾变是树木枯萎凋落，它在五味为辛，它在情志为忧愁。忧愁过度会损伤肺，喜乐能抑制忧愁；热气会损伤皮毛，寒气能克制热气；辛味会损伤皮毛，苦味能克制辛味。

【原文】

北方生寒，寒生水，水生咸，咸生肾，肾生骨髓，髓生肝。其在天为寒，在地为水，在体为骨，在气为坚[①]，在脏为肾。其性为凛[②]，其德为寒，其用为藏，其色为黑，其化为肃，其虫鳞，其政为静，其令霰雪[③]，其变凝冽[④]，其眚冰雹，其味为咸，其志为恐。恐伤肾，思胜恐；寒伤血，燥胜寒；咸伤血，甘胜咸。

五气更立，各有所先，非其位则邪，当其位则正。

【注释】

① 坚：坚硬。高世栻："在气为坚者，感冬气而万物坚凝也。" ② 凛：严厉寒冷。高世栻："凛，严厉也。冬气严厉而寒，故其性为凛。" ③ 霰（xiàn）雪：原脱，据《吴注素问》补。④ 凝：水结冰。冽：冷极称"冽"。

【译文】

北方应冬而生寒，寒能生水，水能生咸味，咸味入肾能滋养肾脏，肾能滋养骨髓，肾气通过骨髓能滋养肝脏。变化莫测的神明，具体表现为：在天应于寒，在地应于水，在人体应于骨，在气应于物体坚实，在脏应于肾。它的性质是凛冽，它的德行是寒冷，它的功用是闭藏，它的颜色是黑色，它的生化是整肃，它在动物是有鳞片的动物，它的作用是平静，它的时令是寒冷冰雪，它的变动是水冰气寒，它的灾变是冰雹霜雪非时而下，它在五味为咸，它在情志为恐。恐惧过度能损伤肾，思虑能抑制恐惧；寒气过度能损伤血，燥气能克制寒气；咸味过度能损伤血脉，甘味能克制咸味。

五方之气，交替主时，各有先期而至的气候，与时令相反就是邪气，与时令相合就是四时正气。

【原文】

帝曰：病生之变，何如？

岐伯曰：气相得则微，不相得则甚。

帝曰：主岁①何如？

岐伯曰：气有余，则制己所胜②，而侮所不胜；其不及，则己所不胜③侮而乘之，己所胜轻而侮之。侮反受邪，侮而受邪，寡于畏也。

帝曰：善。

【注释】

① 主岁：五行各主一岁。五行主岁称为"五运"。② 己所胜：我所克胜者。③ 所不胜：克胜我者。

【译文】

黄帝问：邪气致病所发生的病变是怎样的呢？

岐伯说：来气与主时的方位相合，病情就轻微；来气与主时的方位不相合，病情就严重。

黄帝问：五气主岁是怎样的呢？

岐伯说：凡气有余，一方面能克制自己所能克制的气，另一方面又会欺侮克制自己的气；气不足，一方面克制自己的气会趁本气不足时来欺侮，另一方面自己所能克制的气也会来欺侮侵犯。由于本气有余而欺侮别气或乘别气之不足而进行欺侮的，本气往往也要受到邪气侵犯。这是因为它无所忌惮而导致自己缺少防御的能力。

黄帝说：讲得好！

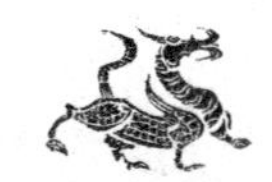

五常政大论篇：引发疾病的多方面原因

【导读】

五常政，即五运正常的政令。本篇主要讨论了五运正常的时令，故以此名篇。

本篇的主要内容包括：一是五运的平气、太过与不及的变化；二是指出四方地势有高低阴阳的差异，以及这种差异对天地万物造成的影响和危害；三是提出一些重要的治疗原则。

【原文】

黄帝问曰：太虚寥廓，五运回薄①，衰盛不同，损益相从②，愿闻平气③，何如而名？何如而纪④也？

岐伯对曰：昭乎哉问也！木曰敷和⑤，火曰升明⑥，土曰备化⑦，金曰审平⑧，水曰静顺⑨。

【注释】

①回薄：回环克胜，循环不息。张介宾："回，循环也。薄，迫切也。"②"衰盛"两句：高世栻："衰损则不及，盛益则太过。"因为衰则损耗，盛则增加，所以说"损益相从"。③平气：正常之气。④纪：此处是"标志"之义。⑤敷和：敷布和畅。以木应春天，木运正常则能散布温和之气，使万物欣欣向荣。敷，散布。和，温和。如果不及，则温和之气不能散布，称"委和"。委，萎靡不振。如果太过，则称为"发生"，指未至其时就生长发育。⑥升明：上升光明。发光而有上升之势，是火的正常特性。如果不及，则火势受抑，称为"伏明"。伏，潜伏，不显著。明亮光耀，称为"赫曦"。升，上升。明，光明。⑦备化：全面生化。土具备生化万物的作用。备，完备。化，生化。如不及，则称为"卑监"。卑，低。监，下。如太过，则称为"敦阜"。敦，厚。阜，高。"卑监"与"敦阜"是反义词。⑧审平：审判公平。张介宾："金主杀伐，和则清宁，故曰审平，无妄刑也。"金有杀伐之象，如果在正常情况下，不致伤及无辜，必审察而行，所以称为"审平"。平，正常。如果不及，就称为"从革"。从，顺从。革，改革。金性坚硬，但在不及的时候就会顺从，改变其形态。如太过，则称为"坚成"，和"从革"是反义词。坚成，坚固不变。⑨静顺：清静柔顺。水，在正常状态下，清静而柔顺。不及则称为"涸流"。涸，指水流枯竭。太过则称为"流衍"。衍，水流满溢。

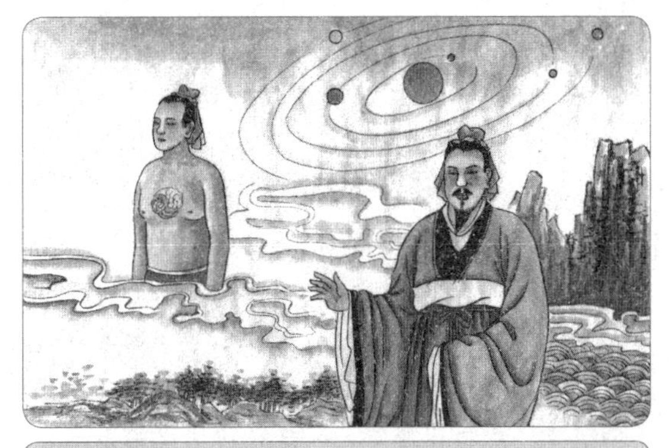

人体健康与否与宇宙中五运的循环变化息息相关。

【译文】

黄帝问道：宇宙深远、广阔、无边，五运循环不息。其中有盛衰的不同，人体随之也会有损益的差别。请您告诉我，五运中的平气，是怎样命名的，是怎样识别的？

岐伯回答说：你问得太高明了！所谓平气，木的平气称为“敷和”，敷布和柔，散布着温和之气，使万物荣华；火的平气称为“升明”，上升而有光明之气，使万物繁茂；土的平气称为“备化”，具备着广布生化之气，使万物具备形体；金的平气称为“审平”，散布清静平和之气，使万物结实；水的平气称为“静顺”，有着静穆顺达之气，使万物归藏。

【原文】

帝曰：其不及奈何？

岐伯曰：木曰委和，火曰伏明，土曰卑监，金曰从革，水曰涸流。

帝曰：太过何谓？

岐伯曰：木曰发生，火曰赫曦，土曰敦阜，金曰坚成，水曰流衍。

【译文】

黄帝问：五运不及是怎样的？

岐伯说：如果不及，木称为“委和”，委曲而少温和之气，使万物萎靡不振；火称为“伏明”，伏藏而少温暖之气，使万物暗淡无光；土称为“卑监”，低下而无生化之气，使万物萎弱无力；金称为“从革”，可革而无坚硬之气，使万物质松无弹力；水称为“涸流”，干涸而无湿润之气，使万物干枯。

黄帝问：太过的怎样？

岐伯说：如果太过，木称为“发生”，过早地散布温和之气，使万物提早发育；火称为“赫曦”，散布着强烈的火气，使万物灼热不安；土称为“敦阜”，有着浓厚坚实之气，反使万物不能成形；金称为“坚成”，有着强硬之气，使万物刚直；水称为“流衍”，有溢满外流之气，使万物漂流而无归宿。

【原文】

帝曰：三气[①]之纪，愿闻其候。

岐伯曰：悉乎哉问也！敷和之纪，木德周行[②]，阳舒阴布[③]，五化宣平[④]。其气端[⑤]，其性随[⑥]，其用曲直[⑦]，其化生荣，其类草木，其政发散，其候温和，其令风，其脏肝，肝其畏清，其主目，其谷麻，其果李，其实核，其应春，其虫毛，其畜犬，其色苍，其养筋，其病里急支满，其味酸，其音角，其物中坚，其数八。

【注释】

①三气：平气、不及之气和太过之气。②周行：敷布畅达于四方上下。高世栻：“木德周布宣行。”③阳舒阴布：阴阳发挥正常作用。④五化：五行的气化。五行之间，相克相成，随着矛盾发展而不断变化。宣平：发挥正常功能。宣，施行。平，和平。⑤端：端正，正直。⑥其性随：张介宾：“柔和随物也。”⑦曲直：指树木发荣的形象，树干枝条有曲有直，自由伸展。

【译文】

黄帝说：希望听您讲讲怎样候察以上平气、太过和不及三气所标志的年份。

岐伯说：你问得真周详啊！敷和的年份，木的德行敷布畅达于四方上下，阳气舒畅，阴气散布，五行的气化都能发挥其正常的功能。其气正直，其性顺从万物，其作用是如树木的枝干一般自由伸展，其生化能使万物繁荣，其属类是草木，其职能是发散，其气候是温和，其职能的表现是风，应于人的内脏是肝。金克木，所以肝畏惧清凉的金气。肝开窍于目，所以关联于目，其在谷类是麻，在果类是李，在果实是核仁。其所应的时令是春，所应的动物，在虫类是毛虫，在畜类是犬。其在颜色是苍，其所充养的是筋，如发病则为里急而胀满，其在五味是酸，在五音是角，在物体属于中坚的一类，在河图成数是八。

【原文】

升明之纪，正阳①而治，德施周普，五化均衡。其气高②，其性速，其用燔灼，其化蕃茂，其类火，其政明曜③，其候炎暑，其令热，其脏心，心其畏寒，其主舌，其谷麦，其果杏，其实络，其应夏，其虫羽，其畜马，其色赤，其养血，其病瘛，其味苦，其音徵，其物脉，其数七。

【注释】

①正阳：南方。火主南方，故称正阳。②高：上升。张介宾："阳主升也。"③明曜：明亮。曜，同"耀"。高世栻："其政明耀，火之光焰也。"

【译文】

升明的年份，南方火运正常行令，其德性普及四方，使五行气化平衡发展。其气上升，其性急速，其作用是燃烧，其在生化能使万物繁荣茂盛，其属类是火，其职能是使光明显耀，其气候炎暑，其职能的表现是热，应于人体内脏是心。水克火，所以心畏惧寒冷的水气。心开窍于舌，所以关联于舌，其在谷类是麦，在果类是杏，在果实是丝络。其所应的时令是夏，所应的动物，在虫类是羽虫，在畜类是马。其在颜色是红，其所充养的是血气，如发病则为身体抽搐，其在五味是苦，在五音是徵，在物体属于脉络一类，在河图成数是七。

【原文】

备化之纪，气协天休①，德流四政②，五化齐修③。其气平，其性顺，其用高下④，其化丰满，其类土，其政安静，其候溽蒸⑤，其令湿，其脏脾，脾其畏风，其主口，其谷稷，其果枣，其实肉，其应长夏，其虫倮，其畜牛，其色黄，其养肉，其病否，其味甘，其音宫，其物肤⑥，其数五。

【注释】

①气协天休：张介宾："气协天休，顺勇调，融洽。"休，吉祥美善。②四政：四方之政。③齐修：平衡完善。④高下：有高下之别。⑤溽（rù）蒸：湿热蒸发。溽，湿气。⑥肤：肌肤。王冰："物禀备化之气，则多肌肉。"

【译文】

备化的年份，天地的气化协调和平，其德性流布于四方，使五行气化都能完善地发挥其作用。其气和平，其性和顺，其作用是能高能下，其生化能使万物成熟丰满，其属类是土，其职能是使万物安静，其气候是湿热交蒸，其职能的表现是湿，应于人体内脏是脾。木克土，所以脾畏惧风。脾开窍于口，所以关联于口，其在谷类是稷，在果类是枣，在果实是果肉。其所应的时令是长夏，所应的动物，在虫类是倮虫，在畜类是牛。其在颜色是黄，其所充养的是肉，如发病则为痞塞，在五味是甘，在五音是宫，在物体属于肌肤一类，在河图生数是五。

【原文】

审平之纪，收而不争①，杀而无犯②，五化宣明。其气洁，其性刚，其用散落③，

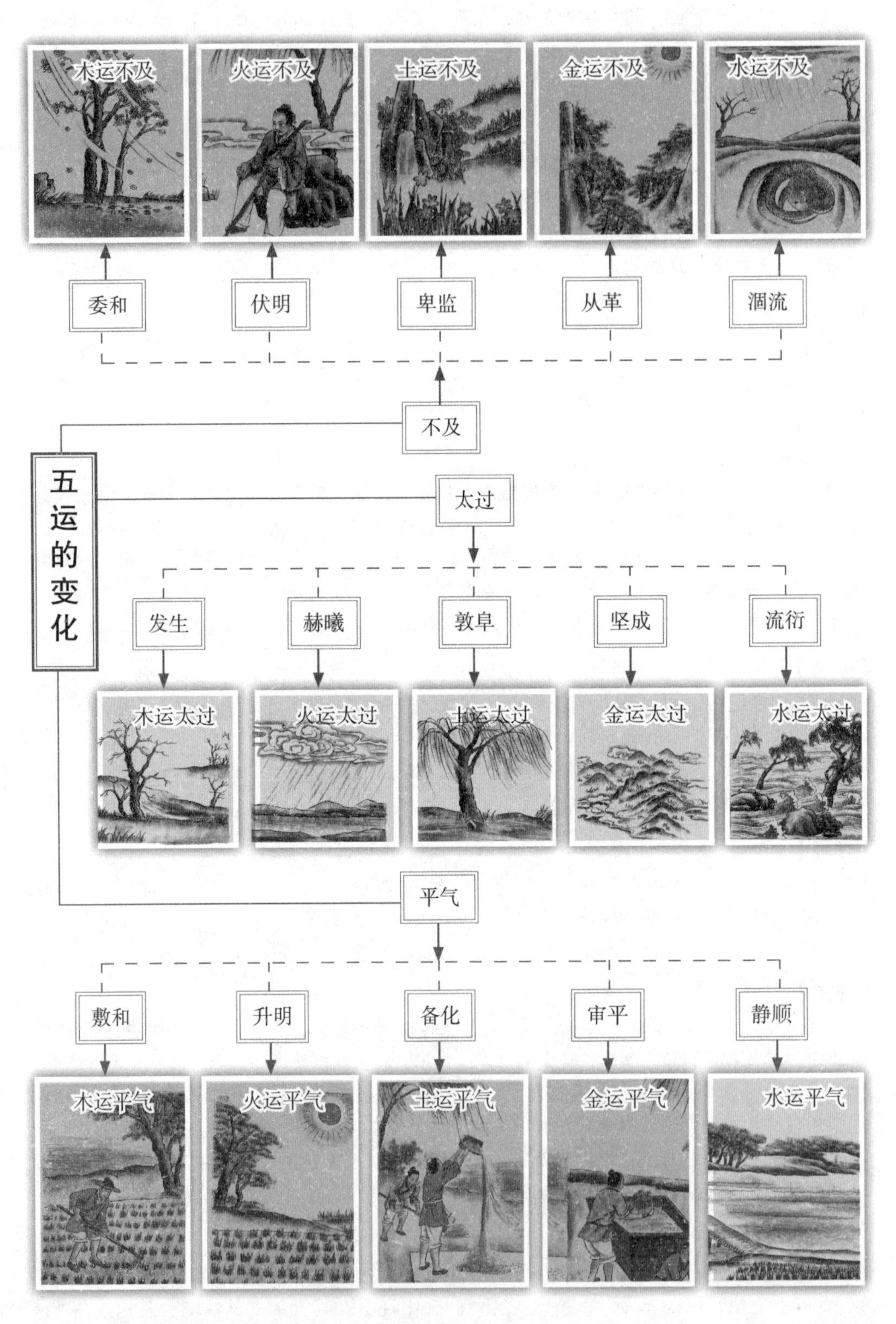

五运的变化
不及
委和
伏明
卑监
从革
涸流
木运不及
火运不及
土运不及
金运不及
水运不及
太过
发生
赫曦
敦阜
坚成
流衍
木运太过
火运太过
土运太过
金运太过
水运太过
平气
敷和
升明
备化
审平
静顺
木运平气
火运平气
土运平气
金运平气
水运平气

其化坚敛，其类金，其政劲肃，其候清切，其令燥，其脏肺，肺其畏热，其主鼻，其谷稻，其果桃，其实壳，其应秋，其虫介，其畜鸡，其色白，其养皮毛，其病咳，其味辛，其音商，其物外坚，其数九。

【注释】

① 争：争夺、剥夺。② 犯：错杀，诛伐太过。张介宾："犯，谓残害于物也。" ③ 散落：成熟掉落。

【译文】

审平的年份，金的气化虽主收敛，但无剥夺的现象；虽主肃杀，但无残害的情况。五行的气化都宣畅清明。其气洁净，其性刚强，其作用是使万物成熟散落，其生化能使万物结实收敛，其属类是金，其职能是清劲严肃，其气候清凉，其职能的表现是燥，应于人体的内脏是肺。火克金，所以肺畏火热。肺开窍于鼻，所以关联于鼻，其在谷类是稻，在果类是桃，在果实是壳。其所应的时令是秋，所应的动物，在虫类是介虫，在畜类是鸡。其在颜色是白，其所充养的是皮毛，如发病则为咳嗽，其在五味是辛，在五音是商，在物体属于位于表面的坚硬外壳一类，在河图成数是九。

【原文】

静顺之纪，藏而勿害，治而善下，五化咸整。其气明，其性下，其用沃衍[1]，其化凝坚[2]，其类水，其政流演[3]，其候凝肃，其令寒，其脏肾，肾其畏湿，其主二阴，其谷豆，其果栗，其实濡，其应冬，其虫鳞，其畜彘，其色黑，其养骨髓，其病厥，其味咸，其音羽，其物濡，其数六。

故生而勿杀，长而勿罚，化而勿制，收而勿害，藏而勿抑。是谓平气。

【注释】

① 沃衍：灌溉溢满。张介宾："沃，灌溉也。衍，溢满也。" ② 凝坚：凝固而坚硬。③ 流演：水流不止。张介宾："演，长流貌。井泉不竭，川流不息。皆流演之义。"

【译文】

静顺的年份，藏气能纳藏而无害于万物，其德性平顺而下行，五行的气化都能完整。其气明净，其性向下，其作用为水流灌溉，其生化为凝固坚硬，其属类为水，其职能是流动不息，其气候为严寒阴凝，其职能的表现是寒，应于人体的内脏是肾。土克水，所以肾怕湿土。肾开窍于二阴，所以关联于二阴，其在谷类是豆，在果类是栗，在果实是液汁。其所应的时令是冬，所应的动物，在虫类是鳞虫，在畜类是猪。其在颜色是黑，其所充养的是骨髓，如发病则为厥，其在五味是咸，在五音是羽，在物体来说属于流动的液体一类，在河图成数是六。

所以，生化收藏的规律不容破坏。万物发生时不杀伤，成长时不削罚，化育时不制止，收敛时不残害，藏储时不抑制。这就叫作平气。

【原文】

委和之纪，是谓胜生[1]。生气不政，化气乃扬，长气自平，收令乃早。凉雨时降，风云并兴，草木晚荣，苍干凋落，物秀而实，肤肉内充。其气敛，其用聚，其动緛戾拘缓[2]，其发惊骇，其脏肝，其果枣李，其实核壳，其谷稷稻，其味酸辛，其色白苍，其畜犬鸡，其虫毛介，其主雾露凄沧，其声角商，其病摇动注恐，从金化也。少角与判商同[3]，上角[4]与正角同，上商与正商同，其病支废，痈肿疮疡，其甘虫[5]，邪伤肝也。上宫与正宫同。萧飋[6]肃杀，则炎赫沸腾，眚于三[7]，所谓复也。其主飞蠹蛆雉，乃为雷霆。

【注释】

①胜生：金克木，抑制生机。马元台："木气不及，金能胜之，是谓胜生。"②緛（ruǎn）戾拘缓：张介宾："緛，缩短也。戾，斜曲也。拘，拘急也。缓，不收也。皆厥阴不及之病。"緛戾，短缩扭曲。拘缓，收缩或弛缓无力。③少角：木运敷和（平气）称为"正角"，委和（不及）称为"少角"，发生（太过）称为"太角"。古人以五音代表五运，又根据正常、不及、太过定出正、少、太三种代号。下面所说的正宫、正商等与此意义相同。判商：指少商。木运不及，金来克木，木气半从金化，所以少角与判商同。判，半、一半。商，属金。④上角：角属木。厥阴风木司天，称为"上角"。上，指司天而言。下面所说的上商、上宫等与此意义相同。⑤甘虫：甘是土味，因木运不及，土反来侮，甘味生虫，所以称为"甘虫"。⑥萧飋（sè）：即萧瑟、肃杀。⑦三：三宫，即东方震位。

【译文】

委和的年份，称为胜生。生气不能很好地行使职权，土之化气于是发扬播散，火之长气自然平静，收令于是提早到来。凉雨不时下降，风云交相变换，草木不能及时繁荣，并且容易干枯凋落，万物早秀早熟，皮肉充实。其气收敛，其作用是聚集，不得曲直伸展，在人体的变动是筋络拘挛或软弱无力，或者易于惊骇，其应于内脏为肝。在果类是枣、李，在果实是核和壳，在谷类是稷、稻，在五味是酸、辛，在颜色是白而苍，在畜类是犬和鸡，在虫类是毛虫和介虫，所主的气候是雾露寒冷之气，在声音是角、商，若发生病变则为摇动和恐惧，这是由于木运不及而从金化的缘故。所以少角等同半商，若逢厥阴风木司天，则不及的木运得司天之助，也可以成为平气，所以委和逢上角，其气可与正角相同；若逢阳明燥金司天，则木运更衰，顺从金气用事，而成为金之平气，所以逢上商便和正商相同。在人体可发生四肢萎弱、痈肿、疮疡、生虫等病，这是由于邪气伤肝的缘故。如正当太阴湿土司天，亦能形成土气用事，而成为土之平气，所以逢上宫则和正宫相同。所以委和的年份，起初是一片肃杀的景象，但随后则为火热蒸腾，其灾害应于东方，这是由于金气克木，迫使火气前来报复。当火气来复，属火的飞虫、蠹虫、蛆虫和雉鸡会应之而出。木郁至极，就会震发而为雷霆。

【原文】

伏明之纪，是谓胜长[1]。长气不宣，脏气反布，收气自政[2]，化令乃衡[3]。寒清数举，暑令乃薄，承化[4]物生，生而不长，成实而稚，遇化已老。阳气屈伏，蛰虫早藏。其气郁，其用暴。其动彰伏[5]变易。其发痛，其脏心，其果栗桃，其实络濡，其谷豆稻，其味苦咸，其色玄丹，其畜马彘，其虫羽鳞，其主冰雪霜寒，其声徵羽，其病昏惑悲忘，从水化也。少徵与少羽同，上商与正商同，邪伤心也。凝惨凛冽，则暴雨霖霪，眚于九[6]。其主骤注雷霆震惊，沉黔淫雨[7]。

【注释】

①胜长：抑制增长。伏明之纪，火运不及，水来克火，金来反侮，长气受制于水、金二气，

所以称为“胜长”。② 自政：自行政令，自行其是。金气因火不足而不受制约，擅自发号施令，行使其权力。③ 衡：平定。土为火之子，火运不及，土气平定而不能发展。④ 承化：秉承化气，万物都秉承土的化气而生。⑤ 彰：表现于外。伏：隐伏于内。⑥ 眚（shěng）于九：灾害发生在南方。眚，灾。九，南方三数。⑦ 沉氵侌（yīn）淫雨：阴云久雨。张介宾：“沉氵侌，阴云蔽日也。淫，久雨也，此皆湿复之变。”氵侌，同“阴”。

【译文】

伏明的年份，称为胜长。火的长气不得发扬，水的藏气反见布散，金的收气也擅自行使职权，土的化气平定而不能发展，寒冷之气常现，暑热之气衰减，万物虽承土的化气而生，但因火运不足，生而不能成长，虽能结实，然而很小，及至长夏生化的时候，已经衰老了。由于阳气伏藏，蛰虫很早就蛰藏起来了。火气郁结，所以当其发作时，必然横暴，其变动隐现不定，无一定之规。在人体病发为痛，其应于内脏为心，其在果类为栗和桃，其所充实的是丝络和汁液，在谷类是豆和稻，在五味是苦和咸，在颜色是玄和丹，在畜类是马和猪，在虫类是羽虫和鳞虫，在气候是冰雪霜寒，在声音是徵、羽，若发生病变则为精神错乱糊涂、悲哀易忘，这是火运不及而从水化的缘故。所以，少徽和少羽相同。若逢阳明燥金司天，因金不畏火，形成金气用事，而成为金之平气，伏明逢上商则与正商相同。所以，所发之病，是由邪气伤心所致。火运衰弱，所以有阴凝惨淡、寒风凛冽的现象，但随后暴雨淋漓不止，其灾害应于南方，这是土气来复。所以，伏明主暴雨下注，雷霆震惊，乌云蔽日，阴雨连绵。

【原文】

卑监之纪，是谓减化[①]。化气不令，生政独彰，长气整[②]，雨乃愆[③]，收气平，风寒并兴，草木荣美，秀而不实，成而粃[④]也。其气散，其用静定[⑤]，其动疡涌分溃[⑥]痈肿，其发濡滞[⑦]，其脏脾，其果李栗，其实濡核，其谷豆麻，其味酸甘，其色苍黄，其畜牛犬，其虫倮毛，其主飘怒[⑧]振发，其声宫角，其病留满否塞，从木化也。少宫与少角同，上宫与正宫同，上角与正角同，其病飧泄，邪伤脾也。振拉[⑨]飘扬，则苍干散落，其眚四维。其主败折虎狼[⑩]，清气乃用，生政乃辱。

【注释】

① 减化：减弱化气。土主长夏之化气。卑监为土运不及，木来克土，水来侮土，以致化气作用减弱，故称“减化”。② 长气整：火主长气。土衰木旺，木能生火，故长气自能完整如常。③ 雨乃愆（qiān）：雨水晚降。因为土运不及，地气不能上升，所以雨水不能及时下降。愆，过期。④ 粃（bǐ）：不饱满的谷粒。⑤ 静定：土性本来安静，不及则静而至定。定即不动，不能发生作用。⑥ 疡涌：疮疡脓汁很多，有如泉涌。分：破裂。溃：溃烂。⑦ 濡滞：水气不行。滞，不畅。⑧ 飘怒：形容旋风和怒风势不可当。⑨ 振拉：风气的振动摧折之势。拉，摧折。⑩ 虎狼：高世栻：“虎狼，西方金兽也。”张介宾：“虎狼多刑伤，皆金复之气所化。”

【译文】

卑监的年份，称为减化。土的化气不得行其政令，而木的生气独旺，长气自能完整如常，雨水不能及时下降，收气平定，风寒并起，草木虽繁荣美丽，但秀而不能成实，所成的只是空壳或不饱满的东西。其气散漫，其作用不足而过于静定，在人体的变动为病发疮疡、脓多、溃烂、痈肿，并发展为水气不行的水肿，其应于内脏为脾，在果类是李和栗，其所充实的是液汁和核仁，在谷类是豆和麻，在五味是酸、甘，在颜色是苍、黄，在畜类是牛和犬，在虫类是倮虫、毛虫。因木胜风动，有振动摧折之势，其在声音是宫、角，若发生病变则为胀满、痞塞不通，这是土运不及而从木化的缘故。所以，少宫和少角相同。若逢太阴湿土司天，虽土运不及，但得司天之助，也可成为平气，所以卑监逢上宫则和正宫相同。若逢厥阴风木司天，则土运更衰，顺从木气用事，而成为木之平气，所以逢上角则和正角相同。从发病情况伤来讲，消化不良而产生泄泻，是邪气伤脾的缘故。土衰木胜，所以能见风势振动，树木摧折飘扬的现象，草木随之干枯凋落。其灾害应于中宫而通于四方。由于金气来复，又主败坏折伤，有如虎狼之势。清气发生作用，生气便被抑制而不能行使职权。

【原文】

从革之纪，是谓折收[①]。收气乃后，生气乃扬，长化合德[②]，火政乃宣，庶类[③]以蕃。其气扬，其用躁切，其动铿禁[④]瞀厥，其发咳喘，其脏肺，其果李杏，其实壳络，其谷麻麦，其味苦辛，其色白丹，其畜鸡羊，其虫介羽，其主明曜炎烁，其声商徵，其病嚏咳鼽衄，从火化也。少商与少徵同，上商与正商同，上角与正角同，邪伤肺也。炎光赫烈，则冰雪霜雹，眚于七。其主鳞伏彘鼠。岁气早至，乃生大寒。

【注释】

①折收：折减收敛之气。金主秋之收气，金运不及，火来克金，木来反侮，因此收气减折，称为“折收”。②长化合德：火之长与土之化相生，二气相合而发挥作用。③庶类：万物。庶，众多。④铿禁：咳嗽或不能发声。张介宾：“铿然有声，咳也。禁，声不出也。”

【译文】

从革的年份，叫作折收。金之收气不能及时而至，生气得以发扬，火之长气和土之化气合而相得，火于是得以施行其职能，万物繁盛。其气发扬，其作用为急躁，在人体的变动为咳嗽失音、烦闷气逆，并会发展为咳嗽气喘，其应于内脏为肺，在果类是李和杏，在果实是外壳和丝络，在谷类是麻和麦，在五味是苦与辛，在颜色是白和朱红，在畜类是鸡和羊，在虫类是介虫和羽虫。因为金虚火胜，火有发光灼热之势，其所主的气候是晴朗炎热，在声音是商、徵，若发生病变则为喷嚏、咳嗽、鼻塞流涕、衄血，这是金运不及而从火化的缘故。所以，少商和少徵相同。若逢阳明燥金司天，则金运虽不及，得司天之助，也能变为平气，所以从革逢上商就和正商相同。若逢厥阴风木司天，因金运不及，木不畏金，亦能形成木气用事而成为木之平气，所以逢上角便和正角相同。其病变缘于邪气伤于肺脏。金衰火旺，所以火势炎热，但随之见冰雪霜雹，其灾害应于西方。这是水气来复，所以其所主如鳞虫伏藏，猪、鼠之阴沉。冬藏之气提早而至，导致大寒发生。

【原文】

涸流之纪，是谓反阳[①]。藏令不举，化气乃昌，长气宣布，蛰虫不藏，土润水泉减，草木条茂，荣秀满盛。其气滞，其用渗泄[②]，其动坚止，其发燥槁，其脏肾，其果枣杏；其实濡肉，其谷黍稷，其味甘咸，其色黅玄，其畜彘牛，其虫鳞倮，其主埃郁昏翳[③]，其声羽宫，其病痿厥坚下[④]，从土化也。少羽与少宫同，上宫与正宫同，其病癃闭，邪伤肾也。埃昏骤雨，则振拉摧拔，眚于一。其主毛显狐狢[⑤]，变化不藏。

故乘危而行[⑥]，不速而至，暴虐无德，灾反及之[⑦]。微者复微，甚者复甚，气之常也。

【注释】

① 反阳：水运不及，火不畏水，火之长气反见宣布，火属阳，所以称为“反阳”。② 渗泄：渗漏外泄。张介宾：“水不畜也。” ③ 埃郁昏翳（yì）：尘土飞扬，遮天蔽日。埃，尘土。昏翳，昏暗。④ 坚下：下部坚硬的肿块类病变。⑤ 毛：毛虫，是木运所主之虫。显：发现，言非其时而发现。狐狢：是一种多疑善变的兽类，像木之动摇不定。⑥ 乘危而行：由于运气不足，便有所胜与所不胜之气，乘衰而至，有喧宾夺主之势。如上文所说“委和之纪”称为“胜生”之义。危，岁运不足。⑦ 灾反及之：胜气横施暴虐，结果自己也受了灾，因为有子来报复。如上面所说的“委和之纪”，当金气萧瑟肃杀之后，反见火令之炎赫沸腾。火是木之子，子来为母报复。

【译文】

涸流的年份，叫作反阳。水之藏气衰弱，不能行使其封藏的职能，土之化气因而昌盛，火之长气乘机宣行而布达于四方，蛰虫应藏而不伏藏，土润泽而泉水减少，草木条达茂盛，万物繁荣秀丽而丰满。藏气不得流畅，故其作用为暗中渗泄，其变动为症结不行，发病为干燥枯槁，其应于内脏为肾，在果类是枣、杏，在果实是汁液和果肉，在谷类是黍和稷，在五味是甘、咸，在颜色是黄、黑，在畜类是猪、牛，在虫类是鳞虫和倮虫。水运衰，土气用事，故有尘土飞扬、天空昏暗的现象。其在声音是羽、宫，在人体的病变为痿厥和下部的症结，这是水运不及而从土化的缘故。所以，少羽和少宫相同。若逢土气司天，则水运更衰，顺从土气用事，所以涸流逢上宫与正宫相同。其病为大小便不畅或闭塞不通，是邪气伤于肾脏所致。水运不及，故尘埃昏蔽，或骤然下雨，但随之反见大风振动，摧折倒拔，其灾害应于北方，这是木气来复，所以又见毛虫像狐狢，善于变动而不主闭藏。

所以，在运气不及的年份，所胜与所不胜之气，就乘其衰弱而行令，好像不速之客，不招自来，暴虐而毫无道德，结果反而使自己受到损害，这是子来报复的缘故。凡施行暴虐轻微的，所受的报复也轻；厉害的，所受到的报复也厉害。这种有胜必有复的情况，是运气中的一种常见现象。

【原文】

发生之纪，是谓启敕[①]。土疏泄[②]，苍气达，阳和布化，阴气乃随，生气淳化[③]，万物以荣。其化生，其气美，其政散，其令条舒。其动掉眩巅疾，其德鸣靡启坼[④]，其变振拉摧拔，其谷麻稻，其畜鸡犬，其果李桃，其色青黄白，其味酸甘辛，其象春，其经足厥阴少阳，其脏肝脾，其虫毛介，其物中坚外坚，其病怒。太角与上商同。上徵则其气逆，其病吐利。不务其德，则收气复，秋气劲切[⑤]，甚则肃杀，清气大至，草木凋零，邪乃伤肝。

【注释】

① 启敕（chén）：启开陈布，推陈出新。张介宾：“启，开也。陈，布也。布散阳和，发生万物之象也。” 敕，古“陈”字。② 疏泄：疏薄发泄。③ 淳化：生发之气雄厚，而能化生万物。淳，厚。④ 鸣靡启坼（chè）：风鸣，柔美，启发，展开，即春天和风舒畅，万物柔美，推陈出新。张介宾：“鸣，风木声也。靡，散也，奢美也。启坼，即发陈之义。” ⑤ 劲切：秋天清劲肃杀的景象。

【译文】

发生的年份，叫作启陈。土气疏松发泄，草木之青气条达发荣，阳气温和布化于四方，阴气随阳气而动，生气淳厚，化生万物，万物因之欣欣向荣。其变化为生发，万物得其气则秀丽。其职能为散布，其职能的表现为舒展畅达，其在人体的变动是眩晕和巅顶部的疾病，其正常的特性是风和日暖，使万物奢靡华丽，推陈出新，若变动则为狂风震怒，把树木摧折拔倒。其在谷类是麻、稻，在畜类是鸡、犬，在果类是李、桃，在颜色是青、黄、白三色杂见，在五味是酸、甘、辛，其象征为春天，在人体的经络是足厥阴、足少阳，其应于内脏为肝、脾，在虫类是毛虫和介虫，在物体属内外坚硬的一类，若发病则为怒。这是木运太过，是为太角，木太过则相当于金气司天，故太角与上商同。若逢上徵，正当火气司天，木运太过亦能生火，火性上逆，木旺克土，故病发气逆、吐泻。木气太过，失去了正常的机能，则金之收气来复，以致发生秋令劲切的景象，甚至有肃杀之气，气候突然清凉，草木凋零。如果人体发生病变，则是由邪气损伤肝脏造成的。

【原文】

赫曦之纪，是谓蕃茂。阴气内化，阳气外荣，炎暑施化，物得以昌。其化长，其气高，其政动，其令鸣显[①]，其动炎灼妄扰，其德暄[②]暑郁蒸，其变炎烈沸腾，其谷麦豆，其畜羊彘，其果杏栗，其色赤白玄，其味苦辛咸，其象夏，其经手少阴太阳，手厥阴少阳，其脏心肺，其虫羽鳞，其物脉濡。其病笑疟疮疡血流狂妄目赤。上羽与正徵同，其收齐[③]，其病痓，上徵而收气后也。暴烈其政，藏气乃复，时见凝惨，甚则雨水霜雹切寒，邪伤心也。

【注释】

①鸣显：声音显露。鸣，声音。显，显露。张介宾："火之声壮，火之光明。"②暄：温暖。③齐：整齐、正常。

【译文】

赫曦的年份，称为蕃茂。少阴之气从内而化，阳气发扬在外，炎暑的气候施行，万物得以昌盛。其生化之气为成长，火气的性质是上升，其职能是闪烁活动，其职能的表现为显露声色，其变动为烧灼发热，并且因为过热而神志缭乱烦扰，其正常的性能是暑热郁蒸，其变化则为热度高涨如烈火，在谷类是麦、豆，在畜类是羊、猪，在果类是杏、栗，在颜色是赤、白、黑，在五味是苦、辛、咸，其象征为夏天，在人体的经脉是手少阴、手太阳和手厥阴、手少阳，其应于内脏为心、肺，在虫类是羽虫和鳞虫，在人体属脉络和津液，在人体的病变是心气实则笑，伤于暑则发生疟疾、疮疡、失血、发狂、目赤。火运太过，若逢太阳寒水司天，水能胜火，适得其平，故赫曦逢上羽，则和正徵相同。水运既平，金不受克，所以收令得以正常。因为水气司天，水受火制，所以在人体的病变为痓。若火运太过又逢火气司天，二火相合，则金气受伤，故逢上徵则收气不能及时行令。由于火运行令，过于暴烈，水之藏气来复，以致时见阴凝惨淡的景象，甚至有雨水霜雹，转为寒冷。如果人体发生病变，多是邪气损伤心脏所致。

【原文】

敦阜之纪，是谓广化[①]。厚德清静，顺长以盈，至阴内实，物化充成，烟埃朦郁[②]，见于厚土[③]，大雨时行，湿气乃用，燥政乃辟，其化圆[④]，其气丰，其政静，其令周备。其动濡积并稸[⑤]，其德柔润重淖，其变震惊飘骤崩溃。其谷稷麻，其畜牛犬，其果枣李，其色黅玄苍，其味甘咸酸，其象长夏，其经足太阴阳明，其脏脾肾，其虫倮毛，其物肌核。其病腹满，四支不举，大风迅至，邪伤脾也。

【注释】

① 广化：广泛散布四方。张志聪："土气盛而化气布于四方，故为广化。" ② 烟埃：指土气。朦郁：形容土气盛，有笼罩之意。③ 厚土：指山陵高丘。④ 圆：土气环绕四方，有圆满之意。⑤ 稸（xù）：同"蓄"，积聚。

【译文】

敦阜的年份，称为广化。其德性浑厚而清静，使万物顺时生长乃至充盈，土的至阴之气充实，则万物能生化而成形。土运太过，则见土气蒸腾如烟，笼罩于山丘之上，大雨时常降下，湿气主事，燥气退避。其生化为运化圆满，其气丰盛，其职能为静，其职能的表现是周密而详备，其变动在人则为湿气积聚，其特性是柔润，使万物不断得到润泽，其变化则为暴雨骤至、雷霆震动、山崩堤溃，在谷类是稷、麻，在畜类是牛、犬，在果类是枣、李，在颜色是黄、黑、青，在五味是甜、咸、酸，其象征为长夏，在人体的经脉是足太阴、足阳明，其应于内脏为脾、肾，在虫类是倮虫和毛虫，在物体属于人体肌肉和植物果核的一类。其在病变为腹中胀满，四肢沉重，举动不便。由于土运太过，木气来复，所以大风迅速而来。如果人体出现病变，多是邪气损伤脾脏所致。

【原文】

坚成之纪，是谓收引[①]。天气洁，地气明，阳气随阴治化，燥行其政，物以司成，收气繁布，化洽不终。其化成，其气削，其政肃，其令锐切，其动暴折疡疰[②]，其德雾露萧瑟，其变肃杀凋零，其谷稻黍，其畜鸡马，其果桃杏，其色白青丹，其味辛酸苦，其象秋，其经手太阴阳明，其脏肺肝，其虫介羽，其物壳络，其病喘喝，胸凭仰息[③]。上徵与正商同。其生齐，其病咳。政暴变，则名木不荣，柔脆焦首，长气斯救，大火流，炎烁且至，蔓将槁，邪伤肺也。

【注释】

① 收引：收敛引退。张志聪："秋令主收，是谓收引。" ② 疡疰：疮疡流注。张介宾："疡疰者，皮肤之疾。" ③ 胸凭仰息：呼吸困难，时而俯卧，时而仰面喘气。

【译文】

坚成的年份，称为收引。天气清爽洁净，地气清静明朗，阳气跟随阴气的职能而生化。因为阳明燥金之气行使职权，于是万物都变得成熟，但金运太过，故秋收之气旺盛四布，以致长夏的化气未尽而顺从收气行令。其生化是提早收成，其气是削伐，其职能是过于严厉肃杀，其职能的表现是尖锐锋利而刚劲急切，其在人体的变动为强烈的折伤，以及疮疡、皮肤病，其正常的机能是散布雾露凉风，其变化则为肃杀凋零的景象，在谷类是稻、黍，在畜类是鸡、马，在果类是桃、杏，在颜色是白、青、丹，其化生的五味是辛、酸、苦，其象征为秋天，在人体上相应的经脉是手太阴、手阳明，在内脏是肺与肝，化生的虫类是介虫和羽虫，生成的物体属于皮壳和筋络的一类，其在人体的病变大多为气喘有声而呼吸困难。若遇金运太过而逢火气司天的年份，因为火能克金适得其平，所以上徵与正商相同。金气得到抑制，则木气不受克制，生气就能正常行令，引发的病变为咳嗽。金运太过的年份剧变暴虐，各种树木受到影响，枯槁而不能发荣，草类柔软脆弱，都会干死，但继之火气来复，好像夏天的气候前来相救，故炎热的天气又流行，蔓草被烧灼而渐至枯槁。如果人体发生病变，多是邪气损伤肺脏所致。

【原文】

流衍之纪，是谓封藏[①]。寒司物化，天地严凝，藏政以布，长令不扬。其化凛，其气坚，其政谧，其令流注，其动漂泄沃涌[②]，其德凝惨寒雰[③]，其变冰雪霜雹，其谷豆稷，其畜彘牛，其果栗枣，其色黑丹黅，其味咸苦甘，其象冬，其经足少阴太阳，其脏肾心，其虫鳞倮，其物濡满，其病胀。上羽而长气不化也。政过则化气大举，而埃昏气交，大雨时降，邪伤肾也。

故曰：不恒其德[④]，则所胜来复，政恒其理，则所胜同化[⑤]。此之谓也。

【注释】

① 封藏：万物封闭收藏。张介宾："水盛则阴气大行，天地闭而万物藏，故曰封藏。" ② 漂泄：泄泻。沃涌：呕吐涎沫。③ 雰（fēn）：同"氛"，雾气。④ 不恒其德：运气太过而失去常度，其性变得暴烈，会欺侮被己所胜者，如木运太过、土气受侮等。不恒，失常。德，指正常的性能。⑤ 所胜同化：在和平的情况下，凡所胜之气能各自相安，与所主的运气同流合化。张介宾："谓安其常，处其顺，则所胜者亦同我之气而与之俱化矣。如木与金同化、火与水齐育之类是也。"

【译文】

流衍的年份，称为封藏。寒气执掌万物的变化，天地间严寒阴凝，闭藏之气行使其职权，火的生长之气不得发扬。其生化为凛冽，其气为坚凝，其职权为安静，其职权的表现是流动灌注，其活动则或为漂浮，或为下泻，或为灌溉，或为外溢，其性能是能产生阴凝惨淡的寒冷雾气，其气候的变化为冰雪霜雹。其在谷类是豆、稷，在畜类是猪、牛，在果类是栗、枣，在颜色为黑、朱红与黄，在五味是咸、苦、甘，其象征为冬天，在人体相应的经脉是足少阴、足太阳，其应于内脏为肾和心，其化生的虫类是鳞虫和倮虫，在物体属于充满汁液、肌肉的一类，如果发生病变则是胀。若逢水气司天，水运更太过，二水相合，火气更衰，故流衍逢上羽，火的生长之气就更不能发挥布化作用。如果水行太过，则土气来复，而化气发动，以致地气上升，大雨不时下降。如果人体出现病变，多是邪气损伤肾脏所致。

以上论及的太过的年份，其所行使的职权失去了正常的机能，故横施暴虐，而欺侮被己所胜者，但结果是必有胜己者前来报复。若行使政令平和，合乎正常的规律，即使是所胜的，也能同化。说的就是这个意思。

【原文】

帝曰：天不足西北，左寒而右凉[①]；地不满东南，右热而左温[②]。其故何也？

岐伯曰：阴阳之气，高下之理，太少之异也。东南方，阳也，阳者其精降于下，故右热而左温；西北方，阴也，阴者其精奉于上，故左寒而右凉。是以地有高下，气有温凉，高者气寒，下者气热，故适[③]寒凉者胀，之[④]温热者疮。下之则胀已，汗之则疮已。此腠理开闭之常，太少之异耳。

【注释】

① 左寒而右凉：西北的右方是西方，属金，气凉。西北的左方是北方，属水，气寒。② 右热而左温：东南的左方是东方，属木，气温。东南的右方是南方，属火，气热。③ 适：前往。④ 之：前往。

【译文】

黄帝问：天气不足于西北，北方寒而西方凉；地气不满于东南，南方热而东方温。这是什么缘故？

岐伯说：天气有阴阳，地势有高低，都因四方疆域大小不同而有差异。东南方属阳，阳气有余，阳精自上而下降，所以南方热而东方温；西北方属阴，阴气有余，阴精自下而上承，所以北方寒而西方凉。因此，地势有高有低，气候有温有凉，地势高的气候寒凉，地势低下的气候温热。所以在西北寒凉的地方人容易患胀病，在东南温热的地方人容易有疮疡。胀病用通利的方法则胀可消，疮疡用发汗的方法则疮疡自愈。这是气候和地理影响人体腠理开闭的一般情况，在治疗时根据病情的不同而改变方法就可以了。

【原文】

帝曰：其于寿夭何如？

岐伯曰：阴精所奉其人寿，阳精所降其人夭。

帝曰：善。其病也，治之奈何？

岐伯曰：西北之气，散而寒之；东南之气，收而温之。所谓同病异治[①]也。故曰：气寒气凉，治以寒凉，行水渍之[②]；气温气热，治以温热，强其内守[③]，必同其气，可使平也。假者反之[④]。

帝曰：善。一州之气，生化寿夭不同，其故何也？

岐伯曰：高下之理，地势使然也。崇高则阴气治之，洿下[⑤]则阳气治之。阳胜者先天，阴胜者后天[⑥]。此地理之常，生化之道也。

帝曰：其有寿夭乎？

岐伯曰：高者其气寿，下者其气夭。地之小大异也，小者小异，大者大异。故治病者，必明天道地理，阴阳更胜，气之先后，人之寿夭，生化之期，乃可以知人之形气矣。

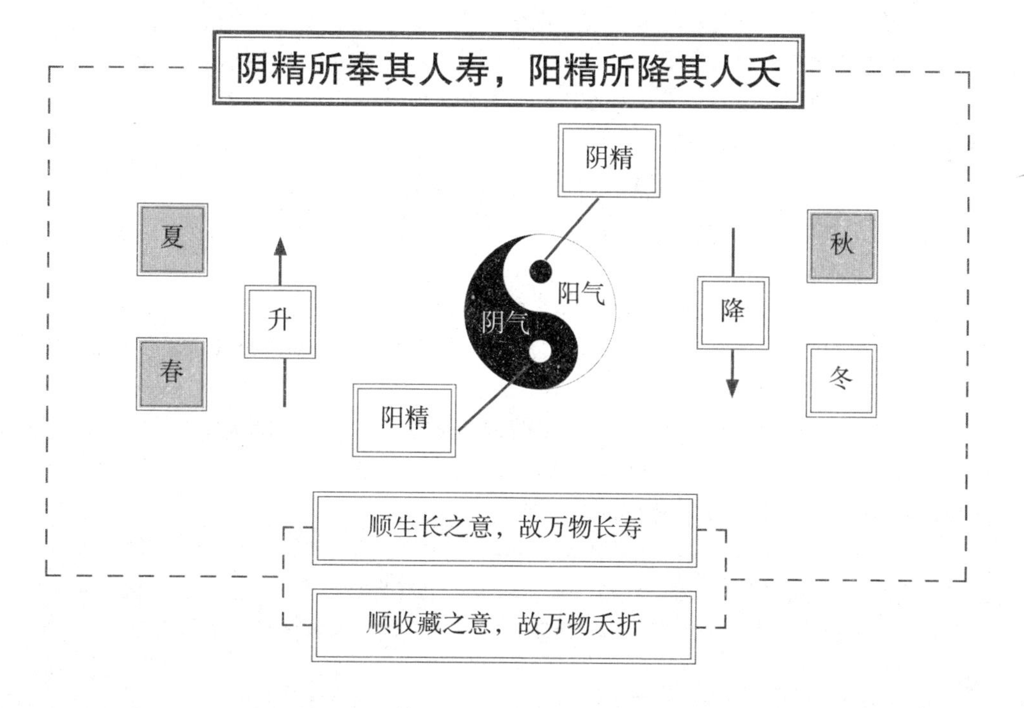

【注释】

① 同病异治：同一种病证，用不同的治法。② 行水渍之：用热汤浸渍，以散其寒。③ 内守：阳气不外泄，固守其中。④ 假者反之：真寒假热和真热假寒的病证应用反治法治疗。⑤ 洿下：低下。⑥“阳胜”两句：阳气太过，四时气候先于天时而至；阴气太过，四时气候后于天时而至。

【译文】

黄帝问：天气寒热与地势高低对于人的寿命长短，有什么影响？

岐伯说：阴精上承的地方，阳气坚固，故人多长寿；阳精下降的地方，阳气常发泄而衰薄，故人多夭折。

黄帝说：讲得好。如果发生病变，应该怎样治疗呢？

岐伯说：西北方天气寒冷，其病多是外寒而里热，故应散其外寒，而凉其里热；东南方天气温热，因阳气外泄而发生内寒，所以应收敛其外泄的阳气，而温其内寒。这就是所谓的“同病异治”，即症状相同而治法不同。所以说，气候寒凉的地方，多内热，可用寒凉药治疗，也可以用汤液浸渍的方法；气候温湿的地方，多内寒，可以温热的方法治疗，必须加强内部阳气的固守，不使真阳外泄。治法必须与该地的气候相应，才能使气机平调，但必须辨别其相反的情况，如西北之人有假热之寒病，东南之人有假寒之热病，这时该用相反的方法治疗。

黄帝说：讲得好。但生活在同一地区的人们，生化寿夭也各有不同，这是什么原因呢？

岐伯说：虽然生活在同一地区，但地势高下也有不同，生化寿夭的不同，正是地势的不同造成的。因为地势高的地方，为阴气所治；地势低的地方，为阳气所治。阳气盛的地方气候温热，万物生化往往先于四时而早至；阴气盛的地方气候寒冷，万物常晚于四时而晚成。这就是地理的高下情况影响生化迟早的一般规律。

黄帝问：那么这与寿夭也有关系吗？

岐伯说：地势高的地方，为阴气所治，所以人们长寿；地势低下的地方，阳气多泄，所以人们容易夭折。而地势高下相差有程度上的不同，相差小的其寿夭差别也小，相差大的其寿夭差别也大。所以治病必须懂得天道、地理、阴阳的相胜、气候的先后、人的寿命长短、生化的时间，然后才能够了解人体的形体和气机啊。

【原文】

帝曰：善。其岁有不病，而脏气不应不用者，何也？

岐伯曰：天气制之，气[①]有所从也。

帝曰：愿卒闻之。

岐伯曰：少阳司天，火气下临，肺气上从，白起金用[②]，草木眚，火见燔焫，革[③]金且耗，大暑以行。咳嚏鼽衄鼻窒，口疡，寒热浮肿。风行于地，尘沙飞扬。心痛胃脘痛，厥逆鬲不通，其主暴速。

阳明司天，燥气下临，肝气上从，苍起木用而立，土乃眚，凄沧数至，木伐草萎。胁痛目赤，掉振鼓栗，筋萎不能久立。暴热至，土乃暑，阳气郁发，小便变，寒热如疟，甚则心痛。火行于槁，流水不冰，蛰虫乃见。

太阳司天，寒气下临，心气上从，而火且明，丹起[④]，金乃眚，寒清时举，胜则水冰[⑤]，火气高明。心热烦，嗌干善渴，鼽嚏，喜悲数欠。热气妄行，寒乃复，霜不时降，善忘，甚则心痛。土乃润，水丰衍，寒客至，沉阴化，湿气变物，水饮内稸，中满不食，皮𤻤肉苛[⑥]，筋脉不利，甚则浮肿，身后痈。

【注释】

①气：五脏之气。②白起金用：燥金之气受火气影响，起而用事。白，燥金之气。③革：变革。金被火克而变革。④丹起：火热之气因寒气下临，起而用事。丹，火色。⑤胜则水冰：寒水之气胜过火热之气，水凝结成冰。⑥痛（qún）：肢体麻痹。苛：消瘦。

【译文】

黄帝说：讲得好。一年之中，有应当病而不病，脏气应当相应而不相应，应当发生作用而不发生作用的时候，这是什么缘故呢？

岐伯说：这是司天之气起到制约作用，人体的五脏之气顺从天气的缘故。

黄帝说：请您详尽地为我讲讲。

岐伯说：少阳相火司天的年份，火气下临于地，人身肺脏之气上从天气，燥金之气起而用事，地上的草木受灾，火热如烧灼，金气为之变革，且被消耗，火气太过故暑热流行。人们发生的病变有咳嗽、打喷嚏、流鼻涕、衄血、鼻塞不通、生口疮、寒热、浮肿。少阳司天则厥阴在泉，故风气流行于地，沙尘飞扬，发生的病变为心痛、胃脘痛、厥逆、胸膈不通，病变急暴快速。

阳明司天的年份，燥气下临于地，人身肝脏之气上从天气，风木之气起而用事，故脾土必受灾害，凄沧清冷之气常见，草木被克伐而枯萎。人们发生的病变为胁痛、目赤、眩晕、摇动、战栗、筋萎不能久立。阳明司天则少阴君火在泉，故暴热至，地气变为暑热蒸腾，在人则阳气郁于内而发病，小便不正常，寒热往来如疟疾，重则发生心痛。火气流行于冬令草木枯槁之时，气候不寒，流水不得结冰，蛰虫外见不藏。

太阳司天的年份，寒水之气下临于地，人身心脏之气上从天气，火气照耀显明，火热之气起而用事，则肺金必然受伤，寒冷之气非时而出现，寒气太过则水结成冰，火气被迫而应从天气。人们发生的病变为心热烦闷、咽喉干、常口渴、流鼻涕、打喷嚏、易于悲哀、时常哈欠。热气妄行于上，故寒气报复于下，寒霜不时下降，寒复则神气伤，发病为善忘，重则心痛。太阳司天则太阴湿土在泉，土能制水，所以土气滋润，水流丰盛。太阳司天则寒水之客气加临，太阴在泉则湿土之气加临，水湿相合而从阴化，万物因寒湿而发生变化，发生在人身上的病变为水饮内蓄、腹中胀满、不能饮食、皮肤麻痹、肌肉麻木不仁、筋脉不利，甚至浮肿、背部生痈。

【原文】

厥阴司天，风气下临，脾气上从，而土且隆，黄起[①]，水乃眚，土用革。体重，肌肉萎，食减口爽[②]。风行太虚，云物摇动，目转耳鸣。火纵其暴，地乃暑，大热消烁，赤沃下[③]。蛰虫数见，流水不冰，其发机速。

少阴司天，热气下临，肺气上从，白起金用，草木眚。喘呕寒热，嚏鼽衄鼻窒。大暑流行，甚则疮疡燔灼，金烁石流[④]。地乃燥清，凄沧数至。胁痛，善太息。肃杀行，草木变。

太阴司天，湿气下临，肾气上从，黑起水变[⑤]，火乃眚[⑥]，埃冒云雨。胸中不利，阴痿气大衰，而不起不用。当其时[⑦]，反腰脽[⑧]痛，动转不便也，厥逆。地乃藏阴，大寒且至，蛰虫早附[⑨]，心下否痛。地裂冰坚。少腹痛，时害于食。乘金则止水[⑩]增，味乃咸，行水⑪减也。

【注释】

①黄起：湿土之气起而用事。黄，湿土之色。②口爽：口不辨味。③赤沃下：大小便出血或赤带等病。④金烁石流：热势盛极，金石熔化。⑤黑起水变：因太阴湿土之气下临，寒水之气起而用事，故发生变化。黑是寒水之色。⑥火乃眚：原无，据新校正语补。⑦当其时：指土旺之时。⑧脽（shuí）：指臀部肌肉。⑨附：归附。⑩止水：井中不动的水。⑪行水：河中流动的水。

物候	物候	物候
大寒将至，蛰虫很早就潜伏，河中流水减少	草木受灾，火热如同烧灼，暑热流行	凄怆清冷，草木枯萎，下半年暑热蒸腾，水不结冰，蛰虫外见不藏
人体	**人体**	**人体**
胸中不爽，阴萎，阳气大衰，不起不用，腰臀疼痛，转动不便，厥逆，心下痞塞疼痛，少腹痛	咳嗽，打喷嚏，流鼻涕，衄血，鼻塞，生口疮，寒热，浮肿，心痛，胃脘痛，厥逆，胸膈不通	胁痛，目赤，眩晕，摇动，战栗，筋萎不能久立，小便不正常，寒热往来，重则心痛

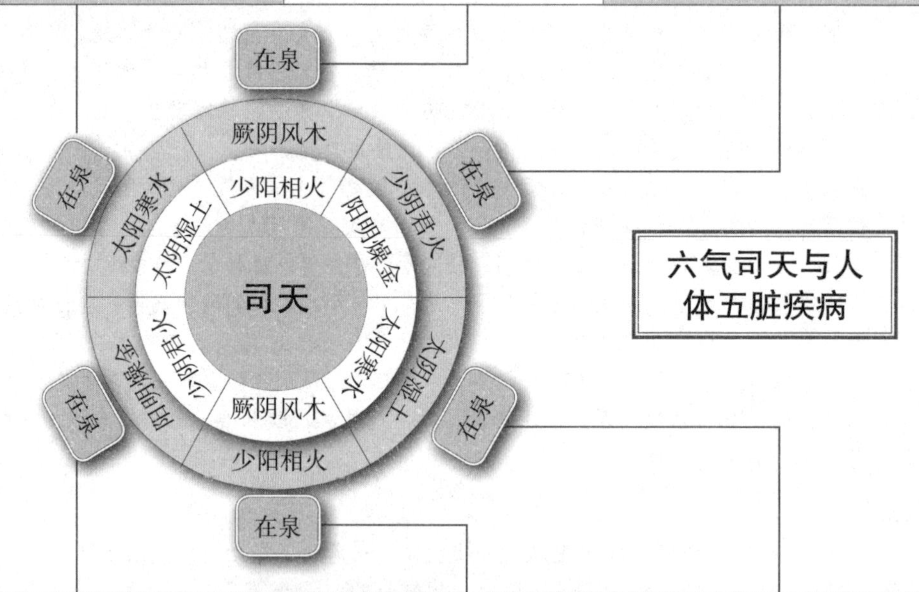

物候	物候	物候
暑热如同火焰，草木受损，干燥清净，寒凉之气常至	气候温热，蛰虫不藏，流水不结冰	寒冷之气非时而出现，水结成冰，寒霜不时下降，下半年湿寒，万物发生变化
人体	**人体**	**人体**
气喘，呕吐，寒热，打喷嚏，流鼻涕，衄血，鼻塞，疮疡，胁痛，好叹息	身体沉重，肌肉枯萎，饮食减少，口败无味，目眩耳鸣，大热而消烁津液，血水下流	心热烦闷，咽干口渴，流鼻涕，打喷嚏，易悲，哈欠，腹胀不能饮食，肌肉麻木不仁，筋脉不利

【译文】

厥阴司天的年份，风木之气下临于地，人身脾脏之气上从天气，土气兴起而隆盛，湿土之气起而用事，于是水气必受损，土从木化而受其克制，其功用亦为之发生变易。发生的病变为身体沉重、肌肉枯萎、饮食减少、口败无味。风气运行于宇宙之间，云气与万物为之动摇，人体出现的病变为目眩、耳鸣。厥阴司天则少阳相火在泉，风火相扇，故火气横行，地气变为暑热，人体则会出现大热而消烁津液、血水下流的症状。因气候温热，故蛰虫不藏而常见于外，流水不能成冰，所发的病变急速。

少阴君火司天的年份，火热之气下临于地，人身肺脏之气上从天气，燥金之气起而用事，则草木必然受损。人们身上发生的病变为气喘、呕吐、寒热、打喷嚏、流鼻涕、衄血、鼻塞不通。暑热流行，甚至病发疮疡、高热。暑热如火焰，有熔化金石之状。少阴司天则阳明燥气在泉，故地气干燥而清净，寒凉之气常至，病变多为胁痛、好叹息。肃杀之气行令，草木性质就会发生变化。

太阴司天的年份，湿气下临于地，人身肾脏之气上从天气，寒水之气起而用事，火气必然受损，人体多胸中不爽，阴痿，阳气大衰，不能振奋，失去作用。在土旺之时，人会感到腰臀部疼痛，转动不便，或是发生厥逆。太阴司天则太阳寒水在泉，故地气阴凝闭藏，大寒将至，蛰虫很早就伏藏，人们发病则为心下痞塞疼痛。如果寒气太过则土地冻裂，冰冻坚硬，病发为少腹痛，常常影响饮食。水气上乘肺金，则寒水外化，所以水气增多，口味变咸，这是河中流水减少的缘故。

【原文】

帝曰：岁有胎孕不育，治之不全①，何气使热？

岐伯曰：六气五类②，有相胜制也。同者盛之，异者衰之③。此天地之道，生化之常也。故厥阴司天④，毛虫静，羽虫育，介虫不成；在泉⑤，毛虫育，倮虫耗，羽虫不育。少阴司天，羽虫静，介虫育，毛虫不成；在泉，羽虫育，介虫耗不育。太阴司天，倮虫静，鳞虫育，羽虫不成；在泉，倮虫育，鳞虫不成。少阳司天，羽虫静，毛虫育，倮虫不成；在泉，羽虫育，介虫耗，毛虫不育。阳明司天，介虫静，羽虫育，介虫不成；在泉，介虫育，毛虫耗，羽虫不成。太阳司天，鳞虫静，倮虫育；在泉，鳞虫耗，倮虫不育。诸乘所不成之运，则甚也⑥。故气主有所制，岁立有所生。地气制己胜⑦，天气制胜己⑧；天制色⑨，地制形⑩。五类衰盛，各随其气之所宜也，故有胎孕不育，治之不全，此气之常也，所谓中根⑪也。根于外者亦五，故生化之别，有五气、五味、五色、五类、五宜⑫也。

帝曰：何谓也？

岐伯曰：根于中者，命曰神机，神去则机息。根于外者，命曰气立，气止则化绝。故各有制，各有胜，各有生，各有成。故曰：不知年之所加，气之同异，不足以言生化。此之谓也。

【注释】

①治之不全：指胎孕和不育有不同的情况。治，治理，指主宰气运。②六气：司天、在泉的六气。五类：五行所属的五类动物，如毛、羽、倮、介、鳞。③同者、异者：指六气与运气相同或不同。④司天：是轮值主司天气之令的意思。刘温舒说："司天者，司之为言，值也。言行天之令，上之位也。"上之位，即正南方位。这里指司天之气的位置在正南方主气的三之

气上。⑤ 在泉：与司天相对之气叫“在泉”。在泉的位置在正北，即主气的终之气上。司天和在泉是在这一年主事的统称，司天管上半年，在泉管下半年。⑥“诸乘”两句：六气与五运相乘，不成的岁运，则孕育更不得成。诸，指六气。运，指五运。不成之运，即不能孕育的岁运。⑦ 地气制已胜：在泉之气制约它所胜的岁气。地气，在泉之气。⑧ 天气制胜已：司天之气制约胜它的岁气。⑨ 天制色：司天之气可制约所胜的一方。天，指司天的气。色，指白、苍、丹、黄、黑五色，代表其所属的五运之气。⑩ 地制形：在泉之气可制约所胜的一方。地，指在泉之气。形，指倮、羽、毛、介、鳞五类动物。⑪ 中根：五运在中，是万物生化的根本。⑫ 五宜：五行相适宜。张介宾：“无论动植之物，凡在生化中者，皆有五行之别。如臊焦香腥腐，五气也；酸苦甘辛咸，五味也；青赤黄白黑，五色也。物各有类，不能外乎五者。物之类殊，故各有互宜之用。”

【译文】

黄帝问：在同一年中，有的动物能胎孕繁殖，有的却不能生育。这种生化的不同情况，究竟是什么气导致的呢？

岐伯说：六气和五行所化的五类动物之间，有相胜、制约的关系。如果六气与动物的五行相同，动物的生育力就强盛；如果不同，其生育力就衰弱。这是天地孕育的道理常规，万物生化的自然规律。所以，逢厥阴风木司天，毛虫不生育，亦不耗损。厥阴司天则少阳相火在泉，羽虫同地之气，故可以生育，因火能克金，故介虫不能生成；如果厥阴在泉，毛虫同其气，则多生育，因木克土，故倮虫遭受损耗，羽虫静而不育。少阴君火司天，羽虫同其气，故羽虫不生育，亦不耗损。少阴司天则阳明燥金在泉，介虫同地之气，故可以生育，金克木，故毛虫不能生成；少阴在泉，羽虫同其气，则多生育，火克金，故介虫遭受损耗且不能生育。太阴湿土司天，倮虫同其气，故倮虫不生育，亦不耗损。太阴司天则太阳寒水在泉，鳞虫同地之气，故鳞虫多生育，水克火，故羽虫不能生成；太阴在泉，倮虫同其气，则多生育，土克水，故鳞虫不能生成。少阳相火司天，羽虫同其气，故羽虫不能生育，亦不耗损。少阳司天则厥阴风木在泉，毛虫同地之气，故多生育，木克土，故倮虫不能生成；少阳在泉，羽虫同其气，则多生育，火克金，故介虫遭受损耗，而毛虫静而不育。阳明燥金司天，介虫同天之气，故介虫静而不生育。阳明司天则少阴君火在泉，羽虫同地之气，则多生育，火克金，故介虫不得生成；阳明在泉，介虫同其气，则多生育，金克木，故毛虫损耗，而羽虫不能生成。太阳寒水司天，鳞虫同天之化，故鳞虫静而不育。太阳司天则太阴湿土在泉，倮虫同地之气，故多生育；太阳在泉，则鳞虫遭到消耗，倮虫不能生育。凡五运被六气所乘的时候，被克之年所应的虫类，更不能孕育。所以，六气所主的司天在泉，各有其制约的作用，自甲相合，而岁运在中，秉五行而立，万物都有所生化。在泉之气制约我所胜者，司天之气制约岁气之胜我者；司天之气制色，在泉之气制形。五类动物的繁盛和衰微，各自随着天地六气的不同而相应。因此，有胎孕和不育的分别，生化的情况也不能完全一致，这是运气的一种正常现象，我们称之为“中根”。“中根”之外的六气，同样根据五行而施化，所以万物的生化有臊、焦、香、腥、腐五气，酸、苦、辛、咸、甘五味，青、黄、赤、白、黑五色，毛、羽、倮、鳞、介五类的分别，它们在万物之中随五运六气各得其宜。

黄帝问：这是什么道理呢？

岐伯说：根于中的叫作神机，是生化作用的主宰。所以，一旦神离去了，那么生化的功能就会停止。根于外的叫作气立，假如没有六气在外，则生化也随之而断绝。所以说，运各有制约，各有相胜，各有所生，各有所成。因此，如果不知道当年的岁运、六气的加临，以及六气和岁运的异同，就不能够谈论生化。就是这个道理。

【原文】

帝曰：气始而生化，气散而有形，气布而蕃育，气终而象变，其政一也。然而五味所资[1]，生化有薄厚，成熟有少多，终始不同，其故何也？

岐伯曰：地气制之也，非天不生，地不长也。

帝曰：愿闻其道。

岐伯曰：寒热燥湿，不同其化也。故少阳在泉，寒毒不生，其味辛，其治苦酸，其谷苍丹。阳明在泉，湿毒不生，其味酸，其气湿，其治辛苦甘，其谷丹素。太阳在泉，热毒不生，其味苦，其治淡咸，其谷黅秬[2]。厥阴在泉，清毒不生，其味甘，其治酸苦，其谷苍赤，其气专，其味正[3]。少阴在泉，寒毒不生，其味辛，其治辛苦甘，其谷白丹。太阴在泉，燥毒不生，其味咸，其气热，其治甘咸，其谷黅秬。化淳[4]则咸守，气专则辛化而俱治。

【注释】

①资：禀受。②黅（jīn）：黄色。秬（jù）：黑黍。③正：纯正。④化淳：气化淳厚。

在泉与饮食五味

在泉之气	少阳相火	阳明燥金	太阳寒水	厥阴风木	少阴君火	太阴湿土
不生之物	寒毒之物	湿毒之物	热毒之物	清毒之物	寒毒之物	燥毒之物
所克之味	辛味	酸味	苦味	甘味	辛味	咸味
所主之味	苦、酸	辛、苦、甘	淡、咸	酸、苦	辛、苦、甘	甘、咸
谷类颜色	青色、红色	红色、白色	土黄色、黑色	青色、红色	白色、红色	黄色、黑色
比如，太阳寒水在泉之年，不宜用苦味药，应用淡味药和咸味药，所用谷类应为土黄色和黑色的						

【译文】

黄帝问：万物开始受气而生化，气分散就能造就物体的形质，气敷布就能繁殖，气终了的时候形象便发生变化。万物虽不同，但这种情况是一致的。然而五味所禀受之气，生化有厚有薄，成熟有少有多，开始和结果也有不同，这是什么缘故呢？

岐伯说：这是由于受在泉之气所控制，因此生化有厚薄多少的差异，其生化非天气则不生，非地气则不长。

黄帝说：请您告诉我其中的道理。

岐伯说：寒、热、燥、湿等气，其气化作用各有不同。所以，少阳相火在泉，则寒毒之物不能生长，金从火化，所以味辛，其所主之味是苦和酸，在谷类属青色和火红色的一类。阳明燥金在泉，则湿毒之物不能生长，木从金化，所以味酸，其所主之味是辛、苦、甘，在谷类属于火红色和素色的一类。太阳寒水在泉，则热毒之物不生，火从水化，所以味苦，其所主之味是淡和咸，在谷类属土黄色和黑色的一类。厥阴风木在泉，则清毒之物不生，土从木化，所以味甘，其所主之味是酸、苦，在谷类属于青色的和红色的一类。厥阴在泉，则少阳司天，上阳下阴，木火相合，故其气化专一，其味纯正。少阴君火在泉，则寒毒之物不生，金从火化，所以味辛，其所主之味是辛、苦、甘，在谷类属于白色和火红色的一类。太阴湿土在泉，燥毒之物不生，水从土化，所以味咸，其所主之味是甘和咸，在谷类属于土黄色和黑色的一类。太阴在泉，是土居地位，所以其气化淳厚，足以制水，故咸味得以内守，其气专精而能生金，所以辛味也得以生化，能与湿土同治。

【原文】

故曰：补上下者从之[①]，治上下者逆之[②]，以所在寒热盛衰而调之。故曰：上取下取[③]，内取外取，以求其过。能毒者以厚[④]药，不胜毒者以薄药，此之谓也。气反者，病在上，取之下；病在下，取之上；病在中，傍取之。治热以寒，温而行之；治寒以热，凉而行之；治温以清，冷而行之；治清以温，热而行之。故消之削之，吐之下之，补之泻之，久新同法。

治热病
用寒药
用温服法
治寒病
用热药
用凉服法
治温病
用凉药
用冷服法
治清冷的病
用温药
用热服法

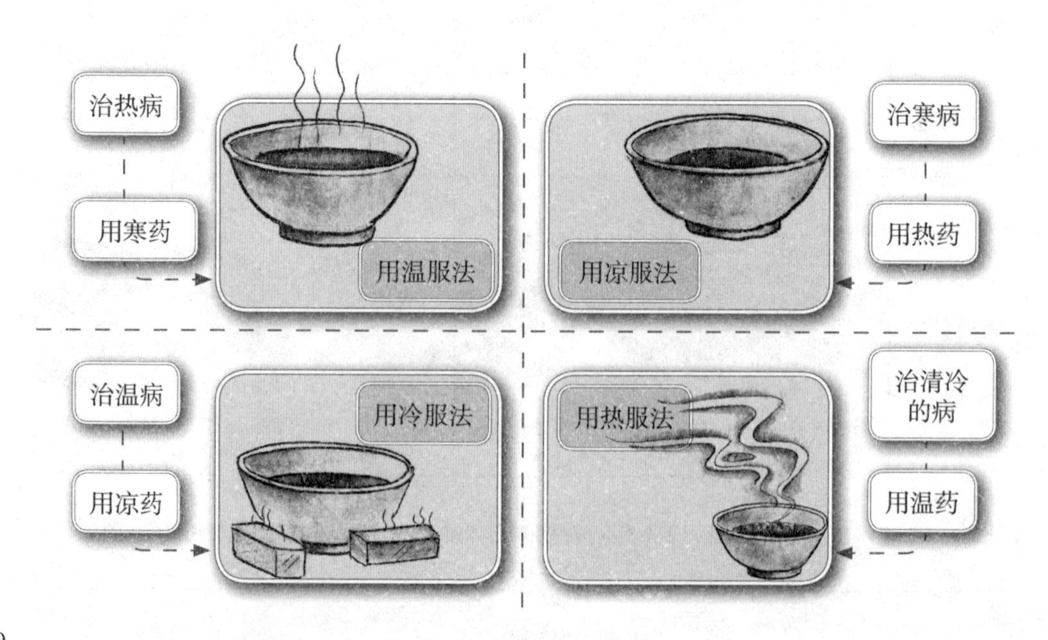

【注释】

①补上下者从之：因司天、在泉之气不及而引起的疾病应该用补法，补要顺其气而补。上下，指司天、在泉之气。从，循顺。②逆之：因司天、在泉之气太过而引起的疾病，应当逆其气而治之。③上取：指以药制有过之气。下取：指迅速以药祛除在下之病。④厚：指药性气味的厚薄。

【译文】

所以说：因司天在泉之气不及而引起的疾病，应当用补法，顺其气而补；因司天在泉之气太过而引起的疾病，应当用逆治法，治疗时应当逆其气。要根据其寒热盛衰进行调治。所以说，无论从上、从下、从内、从外取治，都要先探求致病的原因，之后再治疗。身体强壮能耐受毒药的就给以性味厚的药物，身体柔弱不能耐受毒药的就给以性味薄的药物，说的就是这个道理。如果病气相反，则病在上的，治其下；病在下的，治其上；病在中的，治其四旁。治热病用寒药，要用温服法；治寒病用热药，要用凉服法；治温病用凉药，要用冷服法；治清冷的病用温药，要用热服的方法。病人的虚实不同，制方就不同，所以要用消法通积滞，用削法攻坚积，用吐法治上部之实，用下法治下部之实，用补法治虚证，用泻法治实证。无论久病新病，都可根据这些原则进行治疗。

【原文】

帝曰：病在中而不实不坚，且聚且散，奈何？

岐伯曰：悉乎哉问也！无积者求其脏，虚则补之，药以祛之，食以随之，行之渍之，和其中外，可使毕已。

【译文】

黄帝问：如果病在内部，不实也不坚硬，有时聚而有形，有时散而无形，应当怎样治疗呢？

岐伯说：您问得真仔细！如果没有积滞，应当从内脏方面去探求病因。虚的用补法，有邪的可先用药驱其邪，然后用饮食加以调养，或以水渍法用热汤浴渍其肌肤，调和其内外，这样就可使疾病痊愈。

【原文】

帝曰：有毒无毒，服有约乎？

岐伯曰：病有久新，方有大小，有毒无毒，固宜常制矣。大毒治病，十去其六；常毒治病，十去其七；小毒治病，十去其八；无毒治病，十去其九。谷肉果菜，食养尽之，无使过之，伤其正也。不尽，行复如法，必先岁气，无伐天和。无盛盛[①]，无虚虚[②]，而遗人夭殃；无致邪[③]，无失正[④]，绝人长命。

帝曰：其久病者，有气从不康[⑤]，病去而瘠[⑥]，奈何？

岐伯曰：昭乎哉圣人之问也！化不可代，时不可违。夫经络以通，血气以从，复其不足，与众齐同，养之和之，静以待时，谨守其气，无使倾移，其形乃彰，生气以长，命曰圣王。故《大要》曰：无代化[⑦]，无违时，必养必和，待其来复。此之谓也。

帝曰：善。

【注释】

①盛盛：实证用补法，使邪气更盛。②虚虚：虚证用泻法，使虚者更虚。③致邪：实证误补，

有毒之药和无毒之药

了解岁气的偏胜	大毒之药	病去十分之六	不可或不必再服	用谷类、肉类、果类、蔬菜等饮食调养，使邪去正复，疾病痊愈
	一般毒药	病去十分之七		
	小毒之药	病去十分之八		
	无毒之药	病去十分之九		

使邪气更盛。④失正：虚证误泻，使正气更虚。⑤气从不康：气血已和顺，但病人仍未恢复健康。⑥瘠：瘦弱。⑦无代化：不可用人力代替天地气化。

【译文】

黄帝问：有毒的药和无毒的药，服用时有什么规定吗？

岐伯说：病有新有久，处方有大有小，药物有有毒有无毒，服用时当然有一定的规则。凡大毒之药，病去十分之六，不可再服；毒性一般的药，病去十分之七，不可再服；小毒的药物，病去十分之八，不可再服；没有毒的药，病去十分之九，也不可再服。之后就用谷类、肉类、果类、蔬菜等饮食调养，使邪去正复，让疾病痊愈，不要用药过度，以免损伤了正气。如果邪气未尽，再次用药时仍按上法服药。必须首先知道该年气候的偏胜情况，不能违反天人相应的规律而攻伐天和。不要在治疗实证时误用补法使其重实，或在治疗虚证时误用泻法使其重虚，造成使人生命夭折的灾祸。总之，一方面不要误用补法而使邪气更盛，另一方面不要误用泻法而损伤人体正气，断送了病人的性命。

黄帝问：有久病的人，气机虽已调顺但身体并未康复，病虽已去但形体依然瘦弱，应当怎样处理呢？

岐伯说：您所问得真高明啊！要知道，天地之气化，是不可用人力来代替的；四时运行的规律，是不可以违反的。因此，必须顺应天地四时的气化，使其经络畅通，血气和顺，慢慢恢复正气的不足，使其与平常人一样；必须注意保养，协调阴阳，耐心等待时机，谨慎守护真气，不使其有所消耗。这样，病人的形体就可以强壮，生气就可以一天天增长起来，这就是圣王的法度。所以《大要》上说：不要以人力来代替天地的气化，不要违反四时的运行规律，必须善于调养，调和阴阳，等待真气的恢复。说的就是这个意思。

黄帝说：讲得好！

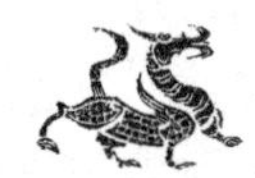

至真要大论篇：人体与天地变化

【导读】

至真要，意为本篇所论极为精深、重要。至，极致之意。真，精深、精微。要，重要、切要。本篇总括前面八篇内容的精义，所论内容精深、重要，故以此名篇。

本篇的主要内容有：一是论述六气司天、在泉，有正化、胜复的规律；二是讲述六气运行所致疾病的病状、诊断和治疗，包括标本寒热、调治逆从、五味阴阳、制方奇偶等内容。

【原文】

黄帝问曰：五气①交合，盈虚更作②，余知之矣。六气分治③，司天地者，其至何如？

岐伯再拜对曰：明乎哉问也！天地之大纪④，人神之通应⑤也。

帝曰：愿闻上合昭昭⑥，下合冥冥⑦，奈何？

岐伯曰：此道之所主，工之所疑也。

【注释】

① 五气：风、火、湿、燥、寒五种气候变化。② 盈虚更作：五运的太过、不及，相互更替。③ 六气分治：指风、寒、湿、热、燥、火六气分时主治。④ 天地之大纪：天地变化的主要规律。⑤ 人神之通应：人体与自然变化相适应。神，指自然观象。⑥ 昭昭：指司天之气。⑦ 冥冥：指在泉之气。

【译文】

黄帝问道：五运之气相互交和主岁，太过与不及交替为用，我已经知道了。六气分时主治，其主管的司天、在泉之气到来时引起的变化是怎样的？

岐伯行礼再拜，回答说：您的提问太高明了！这是天地变化的基本规律，也是人体的功能活动与天地变化相适应的规律。

黄帝说：我希望您讲讲人体与司天在泉之气相适应的情况，怎么样？

岐伯说：这是医学至理中的核心部分，也是一般医生会感到疑惑不解的地方。

【原文】

帝曰：愿闻其道也。

岐伯曰：厥阴司天，其化以风；少阴司天，其化以热；太阴司天，其化以湿；少阳司天，其化以火；阳明司天，其化以燥；太阳司天，其化以寒。以所临脏位①，命其病者也。

【注释】

① 所临脏位：六气下临所应的脏器。如初之气是厥阴风木之位，也就是肝脏起适应活动的脏位。客气加临于主气，就等于客气加临于人体的内脏，从而对内脏产生影响。

【译文】

黄帝说：我想听听其中的道理。

岐伯说：厥阴司天，气从风化；少阴司天，气从热化；太阴司天，气从湿化；少阳司天，气从火化；阳明司天，气从燥化；太阳司天，气从寒化。根据客气所临的脏位，来确定疾病的名称。

【原文】

帝曰：地化奈何？

岐伯曰：司天同候，间气皆然。

帝曰：间气何谓？

岐伯曰：司左右者，是谓间气也。

帝曰：何以异之？

岐伯曰：主岁者纪岁，间气者纪步也。

【译文】

黄帝问：在泉之气的气化是怎样的？

岐伯说：与司天遵循同一规律，间气也是如此。

黄帝问：什么是间气呢？

岐伯说：间隔于司天和在泉之气左右的，就叫作间气。

黄帝问：它与司天、在泉之气有何分别？

岐伯说：司天、在泉之气是主岁之气，主管一年的气化，间气则主一步（六十日）的气化。

【原文】

帝曰：善。岁主奈何？

岐伯曰：厥阴司天为风化，在泉为酸化，司气[①]为苍化，间气为动化。少阴司天为热化，在泉为苦化，不司气化，居气[②]为灼化。太阴司天为湿化，在泉为甘化，司气为黅化，间气为柔化。少阳司天为火化，在泉为苦化，司气为丹化，间气为明化。阳明司天为燥化，在泉为辛化，司气为素化，间气为清化。太阳司天为寒化，在泉为咸化，司气为玄化，间气为藏化。故治病者，必明六化分治，五味五色所生，五脏所宜，乃可以言盈虚，病生之绪也。

一岁主气情况分析表

三阴三阳	岁运	司天	在泉	间气
厥阴	苍化	风化	酸化	动化
少阴	气化	热化	苦化	灼化
太阴	黅化	湿化	甘化	柔化
少阳	丹化	火化	苦化	明化
阳明	素化	燥化	辛化	清化
太阳	玄化	寒化	咸化	藏化

【注释】

①司气：指五运之气。张介宾："司气，言五运之气也。木运司气，故色化青苍，丁壬年是也。"②居气：间气，特指少阴君火，无所不居。新校正："少阴不曰间气，而

云居气者，盖称君火无所不居，不当间之也。”

【译文】

黄帝说：讲得对。一岁之中气化的情况是怎样的呢？

岐伯说：厥阴司天为风化，在泉为酸化，岁运为苍化，间气为动化。少阴司天为热化，在泉为苦化，岁运不司为气化，间气为灼化。太阴司天为湿化，在泉为甘化，岁运为黅化，间气为柔化。少阳司天为火化，在泉为苦化，岁运为丹化，间气为明化。阳明司天为燥化，在泉为辛化，岁运为素化，间气为清化。太阳司天为寒化，在泉为咸化，岁运为玄化，间气为藏化。所以，作为治病的医生，必须清楚六气所司的气化，以及五味、五色的产生与五脏的所宜，然后才能够理清气化的太过、不及和疾病之间的关系。

【原文】

帝曰：厥阴在泉而酸化先，余知之矣。风化之行也，何如？

岐伯曰：风行于地，所谓本也[①]，余气同法。本乎天[②]者，天之气也；本乎地者，地之气也。天地合气，六节[③]分，而万物化生矣。故曰：谨候气宜[④]，无失病机。此之谓也。

【注释】

①“风行”两句：风气运行于地，本于地之气而为风化。②本乎天：与下文的“本乎地”相应。张介宾：“六气之在天，即为天之气，六气之在地，即为地之气。上下之位不同，而气化之本则一。”③六节：主气一年所分之六步，每步为六十日八十七刻半。④气宜：六气所宜的时令。

【译文】

黄帝说：厥阴在泉而从酸化，我已经知道了。风的气化运行情况又是怎样的呢？

岐伯说：风气行于地，是本于地之气而为风化，另外火、湿、燥、热、寒诸气也是这样。因为六气本属于天的就是天之气，本属于地的就是地之气，天地之气相互化合，六节之气划分，而后万物才能化生。所以说，要谨慎地审查六气适宜的时令，不可违反病机。说的就是这个意思。

【原文】

帝曰：其主病[①]，何如？

岐伯曰：司岁备物[②]，则无遗主矣。

帝曰：先岁物，何也？

岐伯曰：天地之专精[③]也。

帝曰：司气者，何如？

岐伯曰：司气者主岁同，然有余不足也。

帝曰：非司岁物，何谓也？

岐伯曰：散也，故质同而异等也。气味有薄厚，性用有躁静，治保有多少[④]，力化[⑤]有浅深。此之谓也。

【注释】

①主病：指主治疾病的药物。②司岁备物：根据司岁之气采备药物。③专精：精专、精粹。张介宾：“岁物者，得天地精专之化，气全力厚。”④治保有多少：张志聪：“谓治病保真之药

食，或宜多用，或宜少用也。”治保，治病保真的药物。⑤ 力化：指药力作用。

【译文】

黄帝问：那些主治疾病的药物是怎样的？

岐伯说：根据岁气来采备其所生化的药物，药物就不会有所遗漏了。

黄帝问：要采备岁气所生化的药物，这是为什么？

岐伯说：因为得岁气的药物能得到天地纯净之精气，药效最佳。

黄帝问：司岁运的药物是怎样的？

岐伯说：司岁运的药物与主岁气的药物相同，其不同之处在于岁运有太过与不及的区别。

黄帝问：不得司岁之气生化的药物，情况是怎样的呢？

岐伯说：其气分散，不精专，与得司岁之气化的药物相比，形质虽然相同，却有等级、品质的差别。气味有厚薄的不同，性能有躁静的不同，用量有多少的不同，药力所及也有深浅的区别。说的就是这个道理。

【原文】

帝曰：岁主脏害[①]，何谓？

岐伯曰：以所不胜命之，则其要也。

帝曰：治之奈何？

岐伯曰：上淫于下，所胜平之[②]；外淫于内，所胜治之。

帝曰：善。平气何如？

岐伯曰：谨察阴阳所在而调之，以平为期。正者正治，反者反治[③]。

【注释】

① 岁主脏害：五运之气异常可向内伤及五脏。张志聪：“岁主者，谓六气之主岁。脏，五脏也。盖言五脏内属五行，而外合五运，五运之气，受胜制之所伤，则病入五脏而为害矣。”② 平之：治之。③ “正者”两句：王冰：“阴病阳不病，阳病阴不病，是为正病，则正治之，谓以寒治热，以热治寒也。阴位已见阳脉，阳位已见阴脉，是为反病，则反治之，谓以寒治寒，以热治热也。”

【译文】

黄帝问：主岁之气伤害五脏，这应当怎样来理解？

岐伯说：用脏气所不胜之气来说明，就是这个问题的要领。

黄帝问：治疗的方法是怎样的？

岐伯说：司天之气淫胜于下的，以其所胜之气来平调；在泉之气淫胜于内的，以其所胜之气来治疗。

黄帝说：讲得好。但也有岁气平和之年得病的，应该如何治疗？

岐伯说：仔细观察阴阳病变的所在，并加以调整，使其达到平衡。正病用正治法，反病用反治法。

【原文】

帝曰：夫子言察阴阳所在而调之，论言人迎与寸口相应，若引绳小大齐等，命曰平。阴之所在寸口，何如？

岐伯曰：视岁南北[①]，可知之矣。

帝曰：愿卒闻之。

岐伯曰：北政之岁，少阴在泉，则寸口不应；厥阴在泉，则右不应；太阴在泉，则左不应。南政之岁，少阴司天，则寸口不应；厥阴司天，则右不应；太阴司天，则左不应。诸不应者，反其诊[②]，则见矣。

帝曰：尺候何如？

岐伯曰：北政之岁，三阴在下，则寸不应；三阴在上，则尺不应。南政之岁，三阴在天，则寸不应；三阴在泉，则尺不应。左右同。故曰：知其要者，一言而终；不知其要，流散无穷。此之谓也。

【注释】

① 南北：即下文所说的南政、北政。南政、北政有二说：一说认为五运中除甲己土运为南政外，其他均为北政；另一说认为戊癸火运为南政，其他为北政。② 反其诊：用相反的方法诊脉。如仰手而沉，覆其手则沉为浮。

【译文】

黄帝说：先生说通过观察阴阳之所在来调治，医论中说人迎和寸口脉相应，像牵引绳索一样大小相等的，称为平脉。那么阴脉在寸口的脉象是怎样的呢？

岐伯说：看主岁的是南政还是北政，而后就可以得知了。

黄帝说：请您详尽地讲给我听。

岐伯说：北政的年份，少阴在泉，则寸口脉沉伏而不应于指；厥阴在泉，则右寸口脉沉伏而不应于指；太阴在泉，则左寸口脉沉伏而不应于指。南政的年份，少阴司天，则寸口脉沉伏而不应于指；厥阴司天，则右寸口脉沉伏而不应于指；太阴司天，则左寸口脉沉伏而不应于指。凡是寸口脉沉伏而不应于指的，尺寸倒候或覆其手就可以诊见了。

黄帝问：尺部的脉候是怎样的呢？

岐伯说：北政的年份，三阴在泉，则寸口不应；三阴司天，则尺部不应。南政的年份，三阴司天，则寸口不应；三阴在泉，则尺部不应。左右脉是相同的。所以说，能掌握其要领的，用很少的语言就可以概括。如果不知其要领，就会茫然无头绪。说的就是这个道理。

【原文】

帝曰：善。天地之气，内淫而病，何如？

岐伯曰：岁厥阴在泉，风淫所胜，则地气不明，平野昧，草乃早秀。民病洒洒[①]振寒，善伸数欠，心痛支满，两胁里急，饮食不下，鬲咽不通，食则呕，腹胀善噫，得后与气，则快然如衰，身体皆重。

岁少阴在泉，热淫所胜，则焰浮川泽，阴处反明。民病腹中肠鸣，气上冲胸，喘，不能久立，寒热，皮肤痛，目瞑，齿痛，颇肿，恶寒发热如疟，少腹中痛，腹大。蛰虫不藏。

岁太阴在泉，草乃早荣，湿淫所胜，则埃昏岩谷，黄反见黑[②]，至阴之交[③]，民病饮积，心痛，耳聋，浑浑焞焞[④]，嗌肿喉痹，阴病血见，少腹痛肿，不得小便，病冲头痛，目似脱，项似拔，腰似折，髀不可以回，腘如结，腨如别。

【注释】

① 洒（xiǎn）洒：寒冷战栗的样子。② 黄反见黑：土色反见于北方水之处。张志聪："黄乃土色，黑乃水色，土胜浸淫，故黄反见黑。" ③ 至阴之交：指土色见于水位，与至阴之气色交合。张志聪："乃三气四气之交，土司令也。" ④ 浑浑焞焞（tūn）：形容听觉模糊不清，头目不清明。浑浑，浑浊不清的样子。焞焞，星光暗弱的样子。

【译文】

黄帝说：讲得好。司天在泉之气，向内侵入人体而发病的情况是怎样的？

岐伯说：厥阴在泉之年，风气淫盛，则地气不明，原野昏暗不清，草类提前繁茂。人们多患洒洒然振栗、恶寒、常常伸腰哈欠、心痛而有撑满感、两侧胁里拘急不舒、饮食不下，胸膈咽部不利、进食后呕吐、腹胀、多嗳气、大便或放屁后感觉轻松、全身沉重这样的疾病。

少阴在泉之年，热气淫盛，河川湖泽中阳气蒸腾，阴处反觉光明。人们多患腹中时常鸣响、逆气上冲胸脘、气喘不能久立、寒热、皮肤痛、视力模糊、牙痛、面颊肿、恶寒发热如疟状、少腹疼痛、腹部胀大等病。此时因为气候温热，虫类迟迟不伏藏。

太阴在泉之年，草类提早繁茂，湿气淫盛，山岩峡谷之间昏暗浑浊，黄色见于水位，水湿与至阴土气相交和。人们多患痰饮积聚、心痛、耳聋、头目不清、咽喉肿胀、喉痹、阴病出血、少腹疼痛、小便不通、气上冲而致头痛、眼痛如欲脱出、项部似拔、腰似折断、大腿不能转动、膝弯积滞不灵、小腿肚好像裂开了一样等疾病。

【原文】

岁少阳在泉，火淫所胜，则焰明郊野，寒热更至。民病注泄赤白，少腹痛，溺赤，甚则血便。少阴同候[①]。

岁阳明在泉，燥淫所胜，则霿雾清瞑。民病喜呕，呕有苦，善太息，心胁痛，不能反侧，甚则嗌干面尘，身无膏泽，足外反热。

岁太阳在泉，寒淫所胜，则凝肃惨慄。民病少腹控睾、引腰脊，上冲心痛，血见，嗌痛颔肿。

【注释】

① 少阴同候：张介宾："其余诸病，皆与前少阴在泉同候。"

【译文】

少阳在泉之年，火气淫盛，则郊野火焰明照，天气时寒时热。人们多患泄泻如注、下痢赤白、少腹疼痛、小便赤色甚至便血这样的疾病。其余症候与少阴在泉之年相同。

阳明在泉之年，燥气淫盛，则雾气清冷昏暗。人们所患的疾病多为经常呕吐、呕吐苦水、经常叹息、心胁部疼痛、不能转侧、甚至咽喉干燥、面部暗如蒙尘、身体干枯而无光泽、足外侧反热。

太阳在泉之年，寒气淫盛，则天地间有凝肃惨栗之象。人们所患疾病多为少腹疼痛牵引睾丸、腰脊、向上冲心而痛、出血、咽喉疼痛、颌部肿。

【原文】

帝曰：善。治之奈何？

岐伯曰：诸气在泉，风淫于内，治以辛凉，佐以苦，以甘缓之，以辛散之。热淫于内，治以咸寒，佐以甘苦，以酸收之，以苦发之。湿淫于内，治以苦热，佐以酸淡，以

六气在泉的症状

风气太过而侵入人体

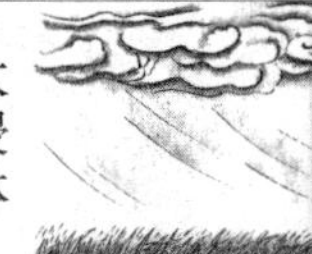

厥阴在泉

振栗恶寒、常打呵欠、心痛、胁里拘急不舒等

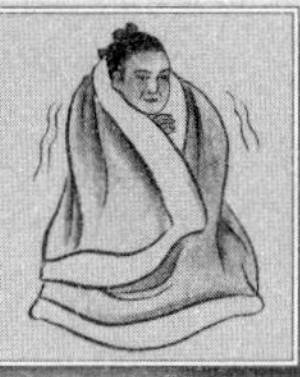

治以辛凉，佐以苦，以甘缓之，以辛散之

热气太过而侵入人体

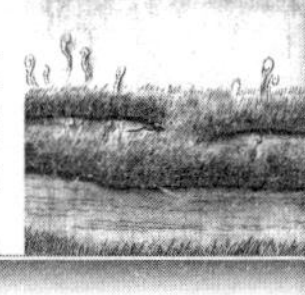

少阴在泉

腹中鸣响、逆气上冲胸脘、寒热气喘、牙痛等

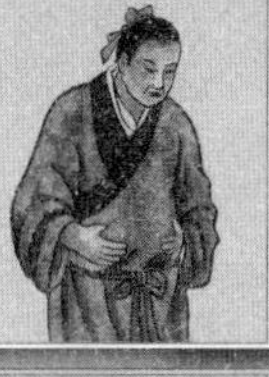

治以咸寒，佐以甘苦，以酸收之，以苦发之

湿气太过而侵入人体

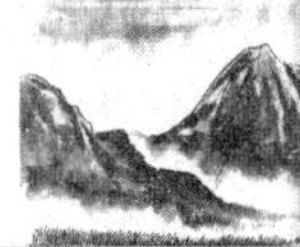

太阴在泉

痰饮积聚、心痛、耳聋、头目不清、喉痹等

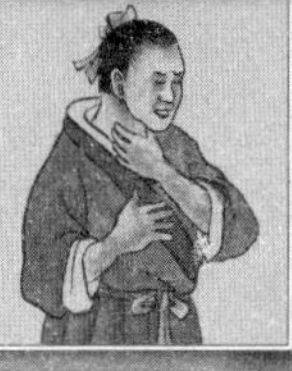

治以苦热，佐以酸淡，以苦燥之，以淡泄之

治以咸冷，佐以苦辛，以酸收之，以苦发之

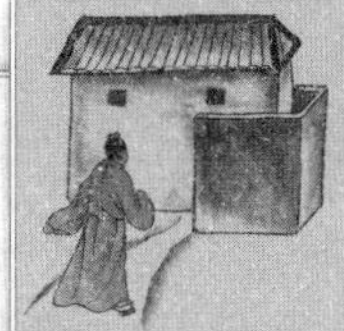

少阳在泉

泄泻如注、下痢赤白、少腹疼痛、小便赤色等

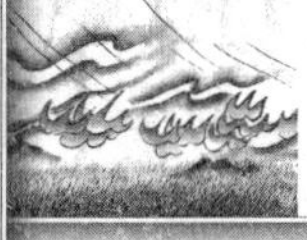

火气太过而侵入人体

治以苦温，佐以甘辛，以苦下之

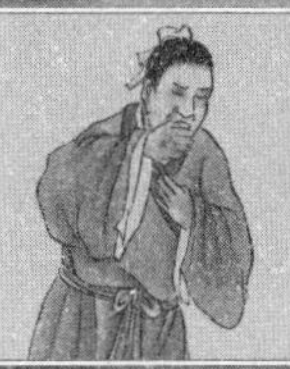

阳明在泉

呕吐苦水、经常叹息、心胁疼痛不能反侧等

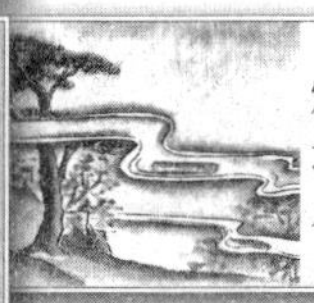

燥气太过而侵入人体

治以甘热，佐以苦辛，以咸泻之，以辛润之，以苦坚之

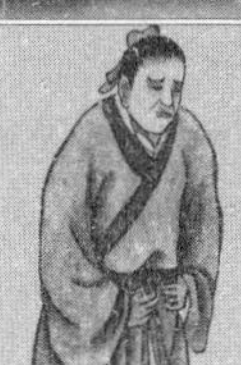

太阳在泉

少腹疼痛牵引睾丸和腰脊、心痛、出血等

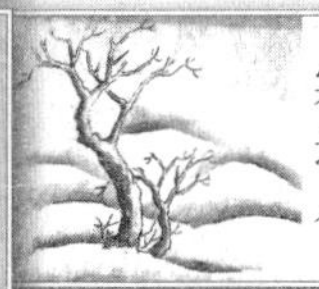

寒气太过而侵入人体

苦燥之，以淡泄之。火淫于内，治以咸冷，佐以苦辛，以酸收之，以苦发之。燥淫于内，治以苦温，佐以甘辛，以苦下之。寒淫于内，治以甘热，佐以苦辛，以咸泻之，以辛润之，以苦坚之。

【译文】

黄帝说：讲得好。应该怎样治疗呢？

岐伯说：凡是在泉之气，风气太过而侵入人体的，主治用辛凉药，辅佐用苦味药，以甘味药缓和肝木，以辛味药疏散风邪。热气太过而侵入人体的，主治用咸寒药，辅佐用甘苦药，以酸味药收敛阴气，以苦味药发泄热邪。湿气太过而侵入人体的，主治用苦热药，辅佐用酸淡药，以苦味药燥湿，以淡味药渗泄湿邪。火气太过而侵入人体的，主治用咸冷药，辅佐用苦辛药，以酸味药收敛阴气，以苦味药发泄火邪。燥气太过而侵入人体的，主治用苦温药，辅佐用甘辛药，以苦味药泄下。寒气太过而侵入人体的，主治用甘热药，辅佐用苦辛药，以咸味药泻水寒，以辛味药来温润，以苦味药巩固阳气。

【原文】

帝曰：善。天气之变，何如？

岐伯曰：厥阴司天，风淫所胜，则太虚埃昏，云物以扰，寒生春气，流水不冰，蛰虫不去。民病胃脘当心而痛，上支两胁，鬲咽不通，饮食不下，舌本强，食则呕，冷泄腹胀，溏泄，瘕，水闭，病本于脾。冲阳绝，死不治。

少阴司天，热淫所胜，怫热，大雨且至，火行其政。民病胸中烦热，嗌干，右胠满，皮肤痛，寒热咳喘，唾血血泄，鼽衄嚏呕，溺色变，甚则疮疡浮肿，肩背臂臑及缺盆中痛，心痛，肺䐜，腹大满，膨膨而咳喘，病本于肺。尺泽绝，死不治。

太阴司天，湿淫所胜，则沉阴且布，雨变枯槁。浮肿，骨痛，阴痹。阴痹者，按之不得，腰脊头项痛，时眩，大便难，阴气不用，饥不欲食，咳唾则有血，心如悬，病本于肾。太溪绝，死不治。

【译文】

黄帝说：讲得好。司天之气的变化又是怎样的呢？

岐伯说：厥阴司天，风气淫胜，则天空尘埃昏暗，云雾为风鼓荡而扰动不宁，寒季行春令，流水不能结冰，蛰虫不去潜伏。人们多患胃脘、心部疼痛上撑两胁、咽膈不通利、饮食不下、舌本强硬、食则呕吐、冷泻、腹胀、大便溏泄、气聚成瘕、小便不通、发病的根源在脾脏。如果冲阳脉绝，多属不治的死证。

少阴司天，热气淫胜，则天气郁热，君火行其政令，热极则大雨降下。人们多患胸中烦热、咽喉干燥、右胁胀满、皮肤疼痛、寒热、咳喘、唾血、便血、衄血、鼻塞流涕、喷嚏、呕吐、小便颜色异常，严重时会患疮疡、浮肿，肩、背、臂、臑以及缺盆等处疼痛，心痛，肺胀，腹部胀满，气喘咳嗽。发病的根源在肺脏。如果尺泽脉绝，多属不治的死证。

太阴司天，湿气淫胜，则天气阴沉，乌云满布，雨多反使草木枯槁。人们多患浮肿、骨痛、阴痹而按之不知痛处、腰脊和头项疼痛、经常眩晕、大便困难、阳痿、饥饿而不欲进食、咳唾则有血、心悸如悬。发病的根源在肾脏。如果太溪脉绝，多属不治的死证。

【原文】

少阳司天，火淫所胜，则温气流行，金政不平。民病头痛，发热恶寒而疟，热上，皮肤痛，色变黄赤，传而为水，身面浮肿，腹满仰息，泄注赤白，疮疡，咳唾血，烦心，胸中热，甚则鼽衄，病本于肺。天府绝，死不治。

阳明司天，燥淫所胜，则木乃晚荣，草乃晚生。筋骨内变，大凉革候，名木敛，生菀于下，草焦上首，蛰虫来见。民病左胠胁痛，寒清于中，感而疟，咳，腹中鸣，注泄鹜溏，心胁暴痛，不可反侧，嗌干，面尘，腰痛，丈夫㿗疝，妇人少腹痛，目昧[①]疡眦，疮痤痈，病本于肝。太冲绝，死不治。

太阳司天，寒淫所胜，则寒气反至，水且冰，运火炎烈，雨暴乃雹。民病血变于中，发为痈疡，厥心痛，呕血，血泄，鼽衄，善悲，时眩仆，胸腹满，手热，肘挛，掖肿，心澹澹大动，胸胁胃脘不安，面赤目黄，善噫，嗌干，甚则色炲[2]，渴而欲饮，病本于心。神门绝，死不治。所谓动气，知其脏也。

【注释】

①眛（mò）：冒。②炲（tái）：烟尘形成的黑色。

【译文】

少阳司天，火气淫胜，则温热之气流行，秋金之令失其清肃。人们多患头痛、发热恶寒而发疟疾、热气上行、皮肤疼痛、小便黄赤、水病、身面浮肿、腹部胀满、仰面喘息、暴注下泻、赤白下痢、疮疡、咳嗽吐血、心烦、胸中热，甚至鼻流涕出血。发病的根源在肺脏。如果天府脉绝，多属不治的死证。

阳明司天，燥气淫胜，则树木繁荣推迟，草类生长较晚。在人体则筋骨发生变化，大凉之气使天气反常，树木生发之气被抑制而郁伏于下，草类的花叶均现焦枯，应该蛰伏的虫类反而外出活动。人们多患左胠胁疼痛，感受寒凉清肃之气之后则为疟疾，咳嗽，腹中鸣响，暴注下泻，大便稀溏，心胁突然剧痛不能转侧，咽喉干燥，面色如蒙尘，腰痛，男子癞疝，妇女少腹疼痛，眼目昏昧不明，眼角疼痛，疮疡痈痤。发病的根源在肝脏。如果太冲脉绝，多属不治的死证。

太阳司天，寒气淫胜，则寒气非时而至，水多结冰，如遇戊癸火运炎烈，则有暴雨冰雹。人们多患血脉变化于内，发生痈疡、厥逆心痛、呕血、便血、衄血、鼻塞流涕、善悲、时常眩晕仆倒、胸腹胀满、手热、肘臂挛急、腋部肿、心悸不安、胸胁胃脘不舒、面赤目黄、善嗳气、咽喉干燥，甚至面黑如炲、口渴欲饮。发病的根源在心脏。如果神门脉绝，多属不治的死证。所以说，由脉气的搏动，可以测知其脏器的发病情况。

【原文】

帝曰：善。治之奈何？

岐伯曰：司天之气，风淫所胜，平[1]以辛凉，佐以苦甘，以甘缓之，以酸泄之。热淫所胜，平以咸寒，佐以苦甘，以酸收之。湿淫所胜，平以苦热，佐以酸辛，以苦燥之，以淡泄之。湿上甚而热，治以苦温，佐以甘辛，以汗为故而止。火淫所胜，平以咸冷，佐以苦甘，以酸收之，以苦发之，以酸复之，热淫同。燥淫所胜，平以苦温，佐以酸辛，以苦下之。寒淫所胜，平以辛热，佐以甘苦，以咸泻之。

【注释】

①平：治疗、平抑。

【译文】

黄帝说：讲得好。应该怎样治疗呢？

岐伯说：司天之气，风气淫胜，治疗用辛凉药，佐以苦甘药，以甘味药缓其急，以酸味药泻其邪。热气淫胜，治疗用咸寒药，佐以苦甘药，以酸味药收敛阴气。湿气淫胜，治疗用苦热药，佐以酸辛药，以苦味药燥湿，以淡味药泄湿邪。如果湿邪甚于上部而有热，治疗用苦味温性之药，佐以甘辛药，以汗解法恢复其常态即可。火气淫胜，治疗用咸冷药，佐以苦甘药，以酸味药收敛阴气，以苦味药发泄火邪，以酸味药复其真气。热淫与火淫所胜相同。燥气淫胜，治疗用苦温药，佐以酸辛药，以苦味药泄下其燥结。寒气淫胜，治疗用辛热药，佐以苦甘药，以咸味药泄其寒邪。

【原文】

帝曰：善。邪气反胜①，治之奈何？

岐伯曰：风司于地②，清反胜之③，治以酸温，佐以苦甘，以辛平之。热司于地，寒反胜之，治以甘热，佐以苦辛，以咸平之。湿司于地，热反胜之，治以苦冷，佐以咸甘，以苦平之。火司于地，寒反胜之，治以甘热，佐以苦辛，以咸平之。燥司于地，热反胜之，治以平寒，佐以苦甘，以酸平之，以和为利。寒司于地，热反胜之，治以咸冷，佐以甘辛，以苦平之。

【注释】

① 邪气反胜：本气反被己所不胜之气克胜。如风木司天，反被燥金之气克胜。② 风司于地：厥阴风木在泉。③ 清反胜之：张介宾："凡寅中岁，厥阴风木在泉，而或气有不及，则金之清气反胜之。"清，清凉的金气。

平以咸寒，佐以苦甘，以酸收之

平以辛凉，佐以苦甘，以甘缓之，以酸泄之

平以苦热，佐以酸辛，以苦燥之，以淡泄之

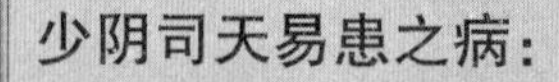

少阴司天易患之病：

胸中烦热、咽喉干燥、右胁胀满、皮肤疼痛、寒热咳喘、唾血、便血等

厥阴司天易患之病：

胃脘、心部疼痛，上撑两胁、咽膈不通、饮食不下，食则呕吐、冷泻、腹胀、大便溏泄等

太阴司天易患之病：

浮肿、骨痛、阴痹而不知痛处、腰脊和头项疼痛，经常眩晕、大便困难，饥饿而不欲进食等

司天过胜的症状和治疗

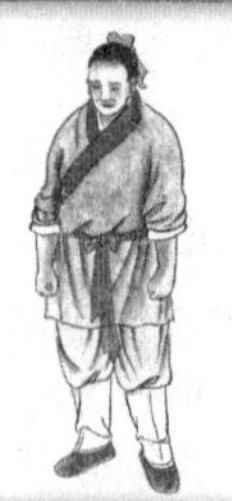

太阳司天易患之病：

血脉变化于内，发生痈疡、厥逆、心痛、呕血、便血、衄血、鼻塞流涕、善悲等

少阳司天易患之病：

头痛、发热恶寒而发疟疾、皮肤疼痛、小便黄赤、身面浮肿、腹部胀满、喘息、泄泻等

阳明司天易患之病：

左胁疼痛、疟疾、咳嗽，腹中鸣响、泄泻暴注、大便稀溏等

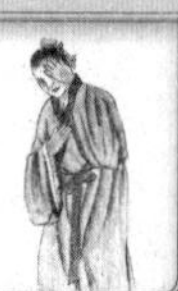

平以辛热，佐以甘苦，以咸泻之

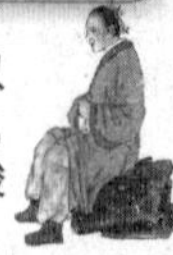

平以咸冷，佐以苦甘，以酸收之，以苦发之，以酸复之

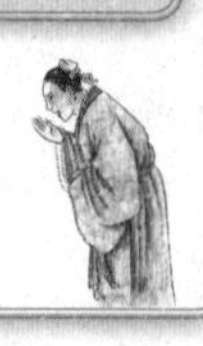

平以苦湿，佐以酸辛，以苦下之

【译文】

黄帝说：讲得好。本气不足而邪气反胜所致之病，应当怎样治疗？

岐伯说：风气在泉，反而被清气胜的，用酸温药治疗，佐以苦甘药，以辛味药平调之。热气在泉，而寒气反胜的，治疗用甘热药，佐以苦辛药，以咸味药平调之。湿气在泉，而热气反胜的，治疗用苦冷药，佐以咸甘药，以苦味药平调之。火气在泉，而寒气反胜的，治疗用甘热药，佐以苦辛药，以咸味药平调之。燥气在泉，而热气反胜的，治疗用平寒药，佐以苦甘药，以酸味药平调之，以冷热平和为方制所宜。寒气在泉，而热气反胜的，治疗用咸冷药，佐以甘辛药，以苦味药平调之。

【原文】

帝曰：其司天邪胜[1]，何如？

岐伯曰：风化于天[2]，清反胜之，治以酸温，佐以甘苦。热化于天，寒反胜之，治以甘温，佐以苦酸辛。湿化于天，热反胜之，治以苦寒，佐以苦酸。火化于天，寒反胜之，治以甘热，佐以苦辛。燥化于天，热反胜之，治以辛寒，佐以苦甘。寒化于天，热反胜之，治以咸冷，佐以苦辛。

【注释】

① 司天邪胜：司天之气被邪气反胜。② 风化于天：风气司天。

【译文】

黄帝问：司天之气被邪气反胜所致之病，应当怎样治疗？

岐伯说：风气司天而清凉之气反胜的，治疗用酸温药，佐以甘苦药。热气司天而寒水之气反胜的，治疗用甘温药，佐以苦酸辛药。湿气司天而热气反胜的，治疗用苦寒药，佐以苦酸药。火气司天而寒气反胜的，治疗用甘热药，佐以苦辛药。燥气司天而热气反胜的，治疗用辛寒药，佐以苦甘药。寒气司天而热气反胜的，治疗用咸冷药，佐以苦辛药。

【原文】

帝曰：六气相胜，奈何？

岐伯曰：厥阴之胜，耳鸣头眩，愦愦欲吐，胃鬲如寒，大风数举，倮虫不滋，胠胁气并，化而为热，小便黄赤，胃脘当心而痛，上支两胁，肠鸣，飧泄，少腹痛，注下赤白，甚则呕吐，鬲咽不通。

少阴之胜，心下热，善饥，脐下反动，气游三焦。炎暑至，木乃津，草乃萎。呕逆烦躁，腹满痛，溏泄，传为赤沃[1]。

太阴之胜，火气内郁，疮疡于中，流散于外，病在胠胁，甚则心痛，热格[2]，头痛，喉痹，项强，独胜则湿气内郁，寒迫下焦，痛留顶，互引眉间，胃满。雨数至，湿化乃见，少腹满，腰脽重强，内不便，善注泄，足下温，头重，足胫浮肿，饮发于中，浮肿于上。

【注释】

① 赤沃：赤痢之类。张介宾："赤沃者，利血、尿赤也。" ② 热格：热气阻格于上。

【译文】

黄帝问：六气偏胜引起人体发病的情况是怎样的？

岐伯说：厥阴风气偏胜，症见耳鸣头眩、胃中翻腾欲吐、胃脘横膈处寒冷。大风屡起，倮虫不能滋生，人们多患胠胁气滞化而成热、小便黄赤、胃脘当心处疼痛、向上支撑两胁胀满、肠鸣飧泄、少腹疼痛、下痢赤白，甚至呕吐、咽膈之间堵塞不通。

少阴热气偏胜，症见心下热、常觉饥饿、脐下有动气上逆、热气游走三焦。炎暑到来，树木因之流津，草类因之枯萎。人们患呕逆、烦躁、腹部胀满疼痛、大便溏泄甚至血痢。

太阴湿气偏胜，火气郁结于内则酿成疮疡，流散在外则病生于胠胁，甚则心痛，热气阻格在上部，所以发生头痛、喉痹、颈项强硬等症状。如果单纯由于湿气偏胜而内郁，寒迫下焦，就会出现头顶疼痛并牵引至眉间，以及胃中满闷。多雨之后，湿化之象开始出现，人们就会患少腹满胀、腰臀部沉重而强直、房事不利、泄泻如注、足下温暖、头部沉重、足胫浮肿、水饮发于内而浮肿出现于上部等疾病。

【原文】

少阳之胜，热客于胃，烦心心痛，目赤欲呕，呕酸善饥，耳痛溺赤，善惊谵妄，暴热消烁，草萎水涸，介虫乃屈，少腹痛，下沃赤白。

阳明之胜，清发于中，左胠胁痛，溏泄，内为嗌塞，外发癞疝。大凉肃杀，华英改容，毛虫乃殃，胸中不便，嗌塞而咳。

太阳之胜，凝溧且至，非时水冰，羽乃后化。痔疟发，寒厥入胃，则内生心痛，阴中乃疡[1]，隐曲不利，互引阴股，筋肉拘苛，血脉凝泣，络满色变，或为血泄，皮肤否肿，腹满食减，热反上行，头项囟顶，脑户中痛，目如脱，寒入下焦，传为濡泻。

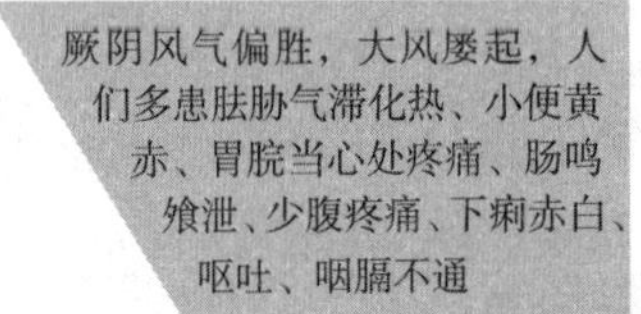
厥阴风气偏胜，大风屡起，人们多患胠胁气滞化热、小便黄赤、胃脘当心处疼痛、肠鸣飧泄、少腹疼痛、下痢赤白、呕吐、咽膈不通

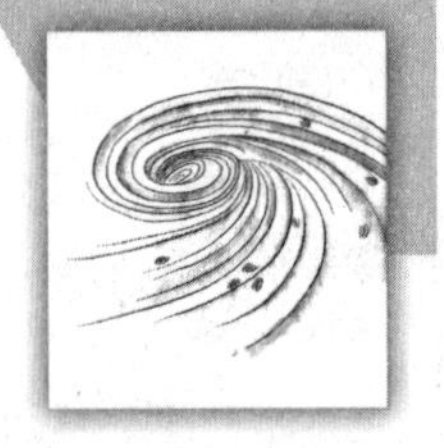

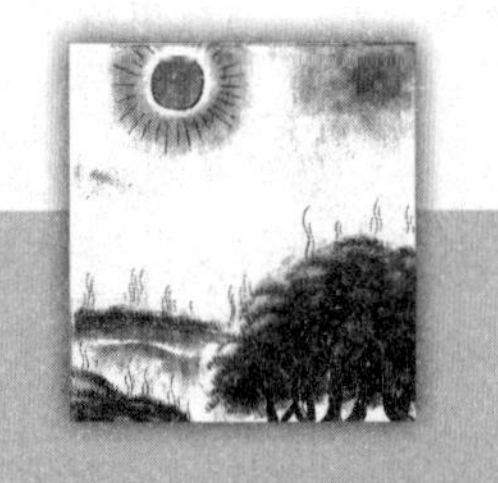
少阴热气偏胜，炎暑到来，人们多患呕逆、烦躁、腹部胀满疼痛、大便溏泄甚至转变成血痢

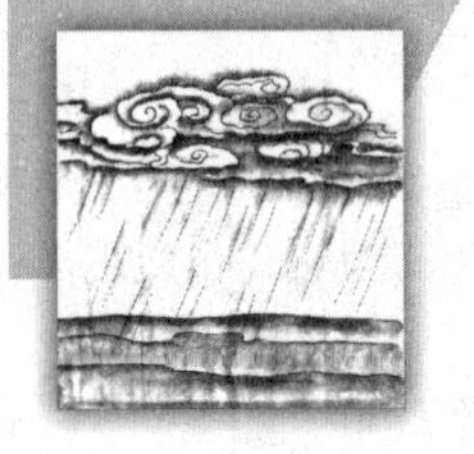
太阴湿气偏胜，天气多雨，人们多患少腹满胀、腰臀部沉重而强直、房事不利、泄泻如注、足下温暖、头部沉重、足胫浮肿等

六气相胜的疾病

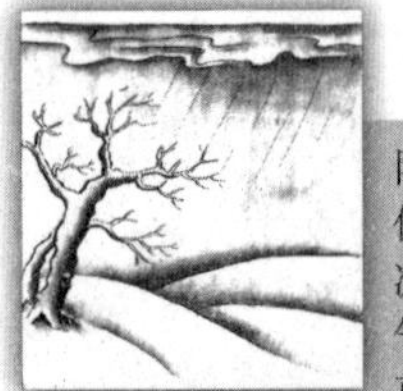
阳明燥金偏胜，大凉肃杀之气施布，草木之花叶改色，有毛的虫类死亡，人们多患胸中不舒、咽喉窒塞而咳嗽

少阳火气偏胜，暴热之气消烁津液，草木萎枯，河水干涸，介虫屈伏不动，人们多患少腹疼痛、下痢赤白

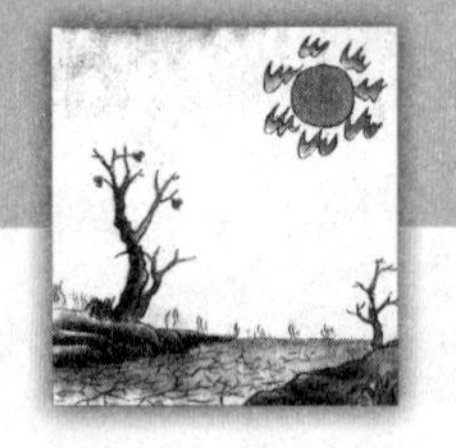

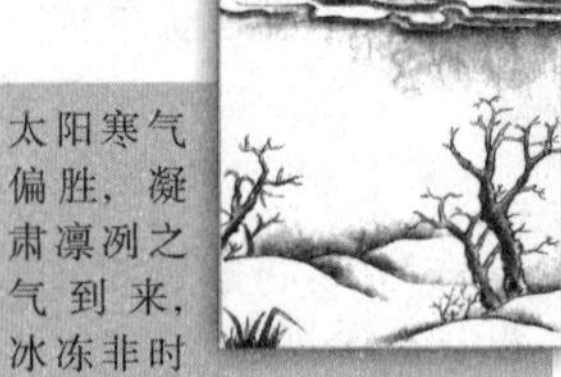
太阳寒气偏胜，凝肃凛冽之气到来，冰冻非时而出现，羽类之虫延迟生化，人们多患痔疮、疟疾、寒气入胃等

【注释】

①阴中乃疡：阴部生疮疡。

【译文】

少阳火气偏胜，热气侵入胃中，人们易患烦心、心痛、目赤、欲呕、呕酸、易饥饿、耳痛、小便赤色、易惊、谵妄等病。暴热之气消烁津液，草木萎枯，河水干涸，介虫屈伏不动，人们多患少腹疼痛、下痢赤白等病。

阳明燥金偏胜，则清凉之气发于内，导致人出现左胠胁疼痛、大便溏泄，在内则表现为咽喉窒塞、呼吸吞咽不利，在外则为㿗疝。大凉肃杀之气施布，草木之花叶改色，有毛的虫类死亡，人们多患胸中不舒、咽喉窒塞而咳嗽等病。

太阳寒气偏胜，凝肃凛冽之气到来，冰冻非时而出现，羽类之虫延迟生化。人们多发痔疮、疟疾，寒气入胃则发心病，阴部生疮疡，房事不利，疼痛连及两股内侧，筋肉拘急麻木，血脉凝滞，所以络脉郁滞充盈而色变，或为便血，皮肤因气血郁塞而肿胀，腹中胀满，饮食减少，热气上逆，因而头项巅顶脑户等处疼痛，眼珠疼如脱出，寒气侵入下焦，传变成为水泻。

【原文】

帝曰：治之奈何?

岐伯曰：厥阴之胜，治以甘清，佐以苦辛，以酸泻之。少阴之胜，治以辛寒，佐以苦咸，以甘泻之。太阴之胜，治以咸热，佐以辛甘，以苦泻之。少阳之胜，治以辛寒，佐以甘咸，以甘泻之。阳明之胜，治以酸温，佐以辛甘，以苦泻之。太阳之胜，治以甘热，佐以辛酸，以咸泻之。

【译文】

黄帝问：怎样治疗这些疾病?

岐伯说：厥阴风气偏胜致病，治疗用甘清药，佐以苦辛药，用酸味药泻其胜气。少阴热气偏胜致病，治疗用辛寒药，佐以苦咸药，用甘味药泻其胜气。太阴湿气偏胜致病，治疗用咸热药，佐以辛甘药，用苦味药泻其胜气。少阳火气偏胜致病，治疗用辛寒药，佐以甘咸药，用甘味药泻其胜气。阳明燥金偏胜致病，治疗用酸温药，佐以辛甘药，用苦味药泻其胜气。太阳寒气偏胜致病，治疗用甘热药，佐以辛酸药，用咸味药泻其胜气。

【原文】

帝曰：六气之复，何如?

岐伯曰：悉乎哉问也！厥阴之复，少腹坚满，里急[①]暴痛。偃木飞沙，倮虫不荣。厥心痛，汗发呕吐，饮食不入，入而复出，筋骨掉眩，清厥，甚则入脾，食痹而吐。冲阳绝，死不治。

少阴之复，燠热内作，烦躁鼽嚏，少腹绞痛，火见燔焫，嗌燥，分注时止，气动于左，上行于右，咳，皮肤痛，暴瘖心痛，郁冒不知人，乃洒淅恶寒，振慄谵妄，寒已而热，渴而欲饮，少气骨痿，隔肠不便，外为浮肿，哕噫。赤气后化[②]，流水不冰，热气大行，介虫不复。病痱胗疮疡，痈疽痤痔。甚则入肺，咳而鼻渊。天府绝，死不治。

太阴之复，湿变乃举，体重中满，食饮不化，阴气上厥，胸中不便，饮发于中，咳喘有声。大雨时行，鳞见于陆。头顶痛重，而掉瘛尤甚，呕而密默，唾吐清液，甚则入肾，窍泻无度。太溪绝，死不治。

【注释】

① 里急：腹内拘急。王冰："腹胁之内也。" ② 赤气后化：火气行令推迟。赤气，火气。

【译文】

黄帝问：六气报复而致病的情况是怎样的？

岐伯说：您问得真详细啊！厥阴风气之复，在人则病发为少腹部坚满，腹胁之内拘急暴痛。在自然界则表现为树木被吹倒，尘沙飞扬，倮虫不得繁荣。人们易患厥心痛、多汗、呕吐、饮食不下或食入后又吐出、筋脉抽痛、眩晕、手足逆冷等病，甚至会出现风邪入脾，食入痹阻不能消化而吐出。如果冲阳脉绝，多属不治的死证。

少阴火气来复，则懊恼烦热从内部发生，出现烦躁、鼻塞流涕、喷嚏、少腹绞痛等症状，火势旺盛而现于外，则会咽喉干燥，大便时泄时止，动气生于左腹部而向上逆行于右侧，咳嗽，皮肤疼痛，突然失音，心痛，昏迷不省人事，甚至恶寒，振栗寒战，谵语妄动，寒退而发热，口渴欲饮水，少气，骨软萎弱，肠道梗塞而大便不通，肌肤浮肿，呃逆，嗳气。少阴火热之气生化推迟，因此流水不能结冰，热气流行过甚，介虫不蛰伏，人们多患痱疹、疮疡、痈疽、痤、痔等外证，甚至会出现热邪入肺、咳嗽、鼻渊等症状。如果天府脉绝，多属不治的死证。

太阴湿气来复，则湿气变化而流行，在人体多发生身体沉重、胸腹满闷、饮食不消化、阴气上逆、胸中不爽、水饮生于内、咳喘有声等病。大雨时常降下，洪水淹没田地，鱼类游行于陆地。人体会出现头顶疼痛而沉重、头部掉摇抽掣加剧、呕吐、神情默默、口吐清水，甚至会出现湿邪入肾、泄泻频仍不止的症状。如果太溪脉绝，多属不治的死证。

【原文】

少阳之复，大热将至，枯燥燔爇，介虫乃耗，惊瘛咳衄，心热烦躁，便数憎风，厥气上行，面如浮埃，目乃瞤瘈，火气内发，上为口糜呕逆，血溢血泄，发而为疟，恶寒鼓慄，寒极反热，嗌络焦槁，渴引水浆，色变黄赤，少气脉萎，化而为水，传为浮肿，甚则入肺，咳而血泄。尺泽绝，死不治。

阳明之复，清气大举，森木苍干，毛虫乃厉。病生胠胁，气归于左，善太息，甚则心痛否满，腹胀而泄，呕苦，咳哕，烦心，病在鬲中，头痛，甚则入肝，惊骇筋挛。太冲绝，死不治。

太阳之复，厥气上行，水凝雨冰，羽虫乃死，心胃生寒，胸膈不利，心痛否满，头痛善悲，时眩仆，食减，腰脽反痛，屈伸不便，地裂冰坚，阳光不治，少腹控睾，引腰脊，上冲心，唾出清水，及为哕噫，甚则入心，善忘善悲。神门绝，死不治。

【译文】

少阳热气来复，则大热将要到来，干燥灼热，有介虫死亡，人们多患惊恐瘛疭、咳嗽、衄血、心热烦躁、小便频数、怕风、厥逆之气上行、面如土色、眼跳不止等病。火气内生则上为口腔糜烂、呕逆、吐血，下为便血，发为疟疾，就会有恶寒鼓栗、寒极转热、咽喉干燥、口渴多饮、小便黄赤、少气、筋脉萎弱等病。气蒸热化则形成水病，传变为浮肿，甚则邪气入肺、咳嗽、便血。如果尺泽脉绝，多属不治的死证。

阳明燥金来复，则清肃之气流行，树木苍老干枯，兽类因之多发生疫病。人们的疾病

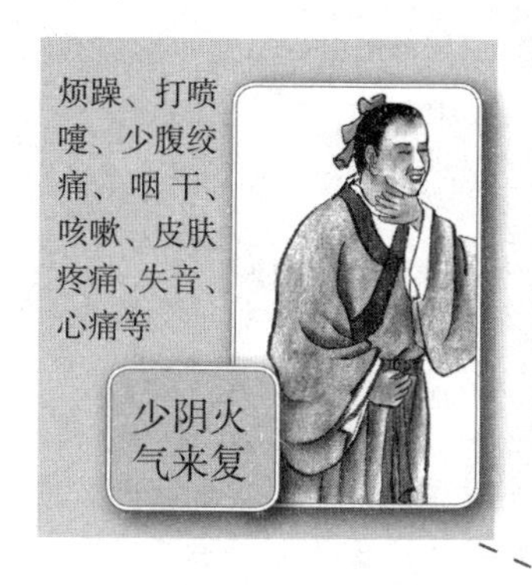

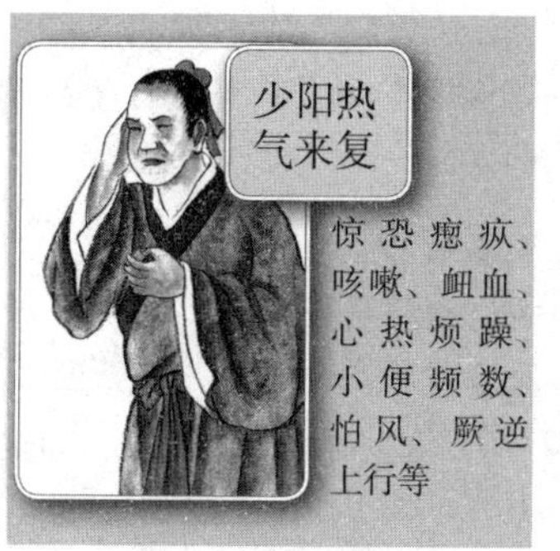

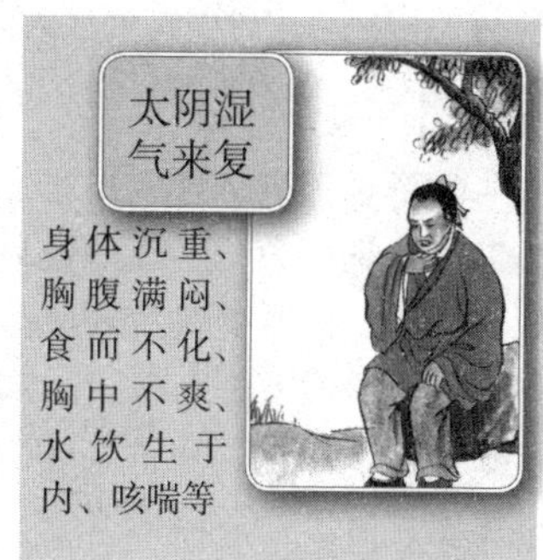

六气为复的病症

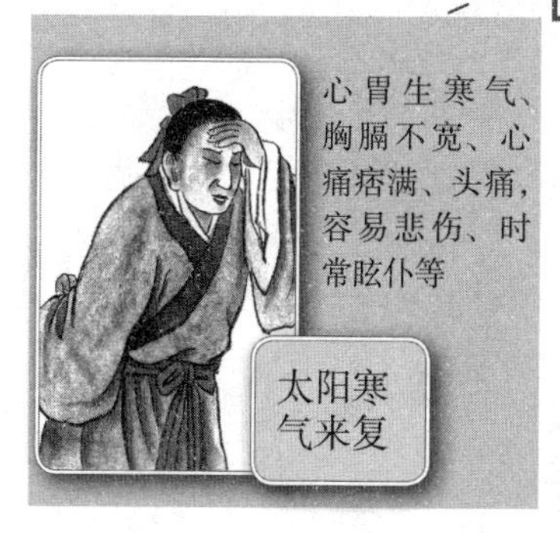

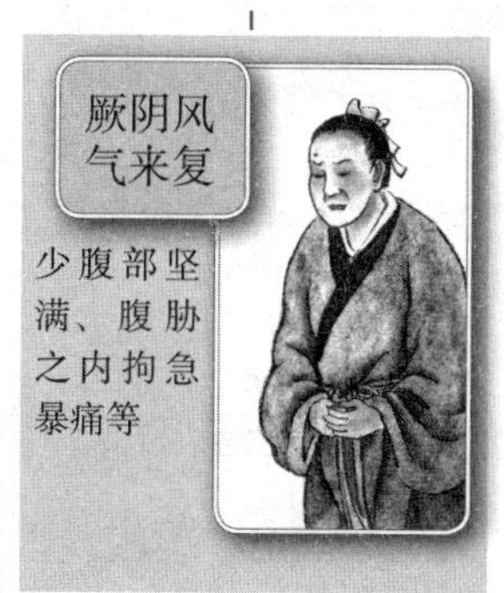

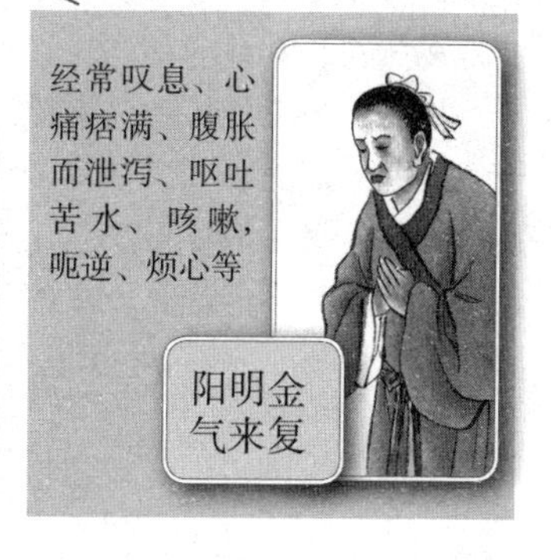

多发生于胠胁，燥气偏行于左侧，会出现经常叹息，甚则心痛痞满、腹胀而泄泻、呕吐苦水、咳嗽、呃逆、烦心、病在膈中、头痛，甚则邪气入肝，引发惊骇、筋挛等病。如果太冲脉绝，多属不治的死证。

太阳寒气来复，则寒气上行，雨水凝结成冰雹，禽类因此死亡。人们所患疾病多为心胃生寒气、胸膈不宽、心痛痞满、头痛、容易悲伤、时常眩仆、饮食减少、腰臀部疼痛、屈伸不便。大地裂坼，冰厚而坚，阳光不温暖，人们就多患少腹痛牵引睾丸并连及腰脊，逆气上冲于心口，以致唾出清水或呃逆嗳气，甚则邪气入心，善忘善悲。如果神门脉绝，多属不治的死证。

【原文】

帝曰：善。治之奈何？

岐伯曰：厥阴之复，治以酸寒，佐以甘辛，以酸泻之，以甘缓之。少阴之复，治以咸寒，佐以苦辛，以甘泻之，以酸收之，辛苦发之，以咸软之。太阴之复，治以苦热，佐以酸辛，以苦泻之，燥之，泄之。少阳之复，治以咸冷，佐以苦辛，以咸软之，以酸收之，辛苦发之。发不远热[①]，无犯温凉。少阴同法。阳明之复，治以辛温，佐以苦甘，以苦泄之，以苦下之，以酸补之。太阳之复，治以咸热，佐以甘辛，以苦坚之。治诸胜复，寒者热之，热者寒之，温者清之；清者温之，散者收之，抑者散之，燥者润之，急者缓之，坚者软之，脆者坚之，衰者补之，强者泻之。各安其气，必清必静，则病气衰去，归其所宗[②]。此治之大体也。

【注释】

① 发不远热：用发散表邪的药不用规避热天。② 归其所宗：气各归其类属进而恢复正常。

【译文】

黄帝说：讲得好。应该怎样治疗呢？

岐伯说：厥阴复气所致的病，治疗用酸寒药，佐以甘辛药，以酸味药泻其邪，以甘味药缓其急。少阴复气所致的病，治疗用咸寒药，佐以苦辛药，以甘味药泻其邪，以酸味药收敛，以辛苦味药发散，以咸味药软坚。太阴复气所致的病，治疗用苦热药，佐以酸辛药，以苦味药泻其邪，燥其湿，泄其湿。少阳复气所致的病，治疗用咸冷药，佐以苦辛味药，以咸味药软坚，以酸味收敛，以辛苦味药发汗。发汗之药不必避忌热天，但不要触犯温凉的药物。少阴复气所致的病，用发汗药物时与此法相同。阳明复气所致的病，治疗用辛温药，佐以苦甘药，以苦味药渗泄，以苦味药通下，以酸味药补虚。太阳复气所致的病，治疗用咸热药，佐以甘辛药，以苦味药坚其脆弱。凡治疗各种胜气复气所致之病，寒病用热药，热病用寒药，温病用凉药，凉病用温药。元气耗散的用收敛药，气机抑郁的用发散药，干燥的用滋润药，气急的用缓和药，坚硬的用柔软药，脆弱的用坚固药，衰弱的补虚，亢盛的泻邪。用各种方法安定正气，使其清静安宁，邪气就能消退，余气各归其类属，自然就没有偏胜之害。这是治疗的基本方法。

少阴复气所致的病：
治以咸寒，佐以苦辛，以甘泻之，以酸收之，辛苦发之，以咸软之
厥阴复气所致的病：
治以酸寒，佐以甘辛，以酸泻之，以甘缓之
太阴复气所致的病：
治以苦热，佐以酸辛，以苦泻之，燥之，泄之
六气为复的治疗
太阳复气所致的病：
治以咸热，佐以甘辛，以苦坚之
少阳复气所致的病：
治以咸冷，佐以苦辛，以咸软之，以酸收之，辛苦发之
阳明复气所致的病：
治以辛温，佐以苦甘，以苦泄之，以苦下之，以酸补之

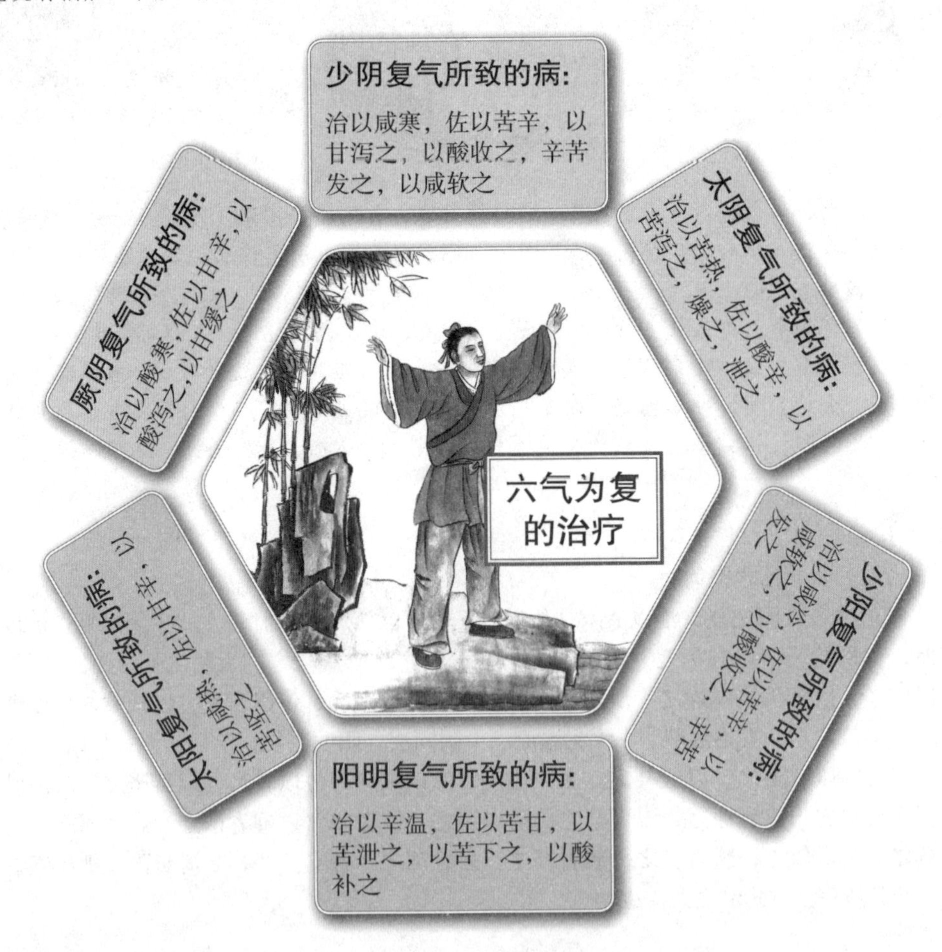

【原文】

帝曰：善。气之上下，何谓也？

岐伯曰：身半以上，其气三[①]矣，天之分也，天气主之；身半以下，其气三矣，地之分也，地气主之。以名命气，以气命处，而言其病。半，所谓天枢也[②]。故上胜而下俱病者，以地名之[③]；下胜而上俱病者，以天名之[④]。所谓胜至，报气屈伏而未发也。复至则不以天地异名，皆如复气为法也。

【注释】

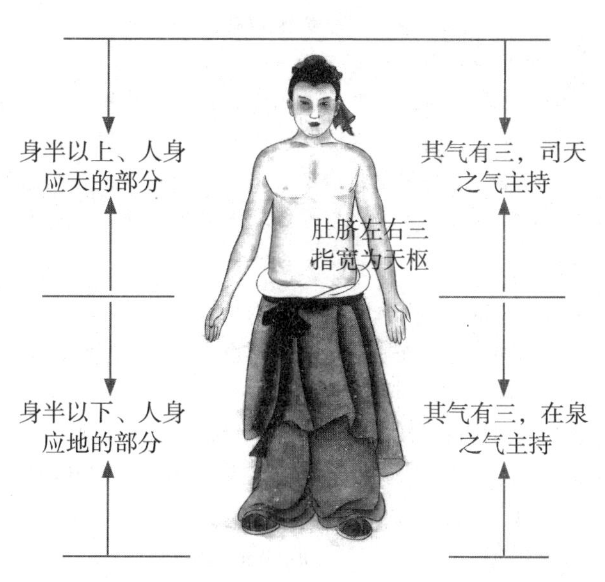

① 其气三：身半以上之“其气三”，指初之气至三之气，为司天所主。身半以下之“其气三”，指四之气至终之气，为在泉所主。② 半，所谓天枢也：半，指身体正中当脐处。王冰：“当伸臂指天，舒足指地，以绳量之，中正当脐也。故又曰半，所谓天枢也。天枢，正当脐两傍，同身寸之二寸也。”人体脐两旁二寸的腧穴叫天枢穴。此部位正为人身之半，为人体之枢纽。③ 以地名之：以地气之名来命名人身受病之脏气。张志聪：“如身半以上之木火气胜，而身半以下之土金水三气俱病者，以地名之，谓病之在地也。”④ 以天名之：以天气之名来命名人身受病之脏气。张志聪：“如身半以下之土金水胜，而身半以上之木火气病者，以天名之，谓病之在天也。”

【译文】

黄帝说：讲得好。人体之气有上下之分，是什么意思？

岐伯说：身半以上，气有三，是人身应天的部分，所以是司天之气所主持的；身半以下，气也有三，是人身应地的部分，所以是在泉之气所主持的。用上下来指明它的胜气和复气，用六气来指明人身部位以说明疾病。“半”就是指天枢。所以上部的三气胜而下部的三气都病的，以地气之名来命名人身受病的脏气；下部的三气胜而上部的三气都病的，以天气之名来命名人身受病的脏气。以上所说，是就胜气已经到来，而复气还屈伏未发时而言的。如果复气已经到来，就不能以司天在泉之名来区别了，而应当以复气的情况为准则。

【原文】

帝曰：胜复之动，时有常乎？气有必乎？

岐伯曰：时有常位，而气无必也[①]。

帝曰：愿闻其道也。

岐伯曰：初气终三气，天气主之，胜之常也。四气尽终气，地气主之，复之常也。有胜则复，无胜则否。

帝曰：善。复已而胜，何如？

岐伯曰：胜至而复，无常数也，衰乃止耳。复已而胜，不复则害，此伤生也。

【注释】

①“时有”两句：四时有一定的常位，而胜复之气并不是一定的。

【译文】

黄帝问：胜复之气的来与不来，有一定的时间吗？胜复之气的运动，有一定的规律吗？

岐伯说：四时有一定的常位，而胜复之气的到来，却不是必然的。

黄帝说：希望听听其中的道理。

岐伯说：初之气至三之气，是司天之气所主，是胜气常见的时位；四之气到终之气，是在泉之气所主，是复气常见的时位。有胜气才有复气，没有胜气就没有复气。

黄帝说：讲得好。复气已退而又有胜气发生，是怎样的情况？

岐伯说：有胜气就会有复气，没有一定的次数限制，直到气衰才会停止。复气衰退之后又会有胜气发生，如果没有复气发生，就会有灾害，这是因为万物的生机受到了破坏。

【原文】

帝曰：复而反病，何也？

岐伯曰：居非其位，不相得也①。大复其胜，则主胜之，故反病也。所谓火燥热也②。

帝曰：治之何如？

岐伯曰：夫气之胜也，微者随之，甚者制之。气之复也，和者平之，暴者夺之。皆随胜气，安其屈伏，无问其数，以平为期。此其道也。

帝曰：善。客主之胜复，奈何？

岐伯曰：客主之气，胜而无复也。

帝曰：其逆从，何如？

岐伯曰：主胜逆，客胜从，天之道也。

【注释】

①“居非”两句：复气到来时，不是它的时令正位，气与位不能相得。张志聪：“如火气复而乘于金位，金气复而乘于火位，皆居非其位，不相得也。”②火燥热也：马元台：“如少阴为君

司大之气所主的初之气至三之气的时位，五行之一亢盛而引发的超常的气候叫胜气；在泉之气所主的四之气到终之气的时位，所引发的与上半年相反的气候叫复气
“胜”
是主动的，可以理解为强势
何为胜复之气
四时有一定的常位，而胜复之气的到来却并非必然的。有胜气就会有复气，直到气衰为止，如果没有复气发生，就会有灾害
“复”
是被动的，可理解为报复

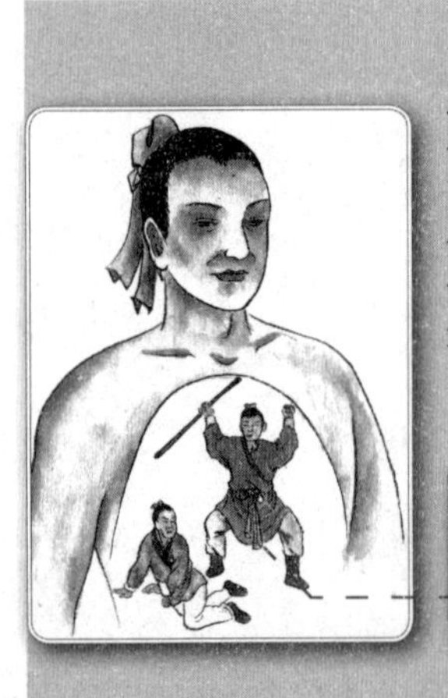

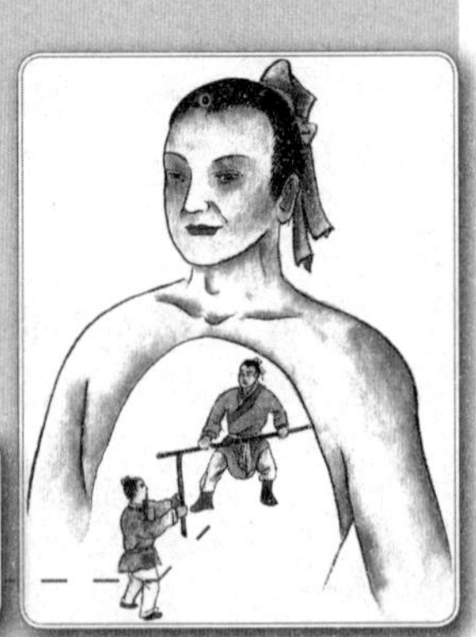

火，阳明为燥金，少阳为暑热。今少阴少阳在泉，则火居水位，阳明司天，则金居火位。故火复其胜，则水主胜之，金复其胜，则火主胜之。此正居非其位，气不相得，而大复其胜，则主反胜之之谓。唯火燥热之三气乃尔也。”

【译文】

黄帝问：复气反而致病，是什么道理呢？

岐伯说：复气到来之时，不是它时令的正位，与主时之气不能相得。所以，如果复气大复其胜气，则由于复气本身就虚，反过来会被主时之气所胜，因此反而致病。这是就火、燥、热三气来说的。

黄帝问：治疗之法是怎样的？

岐伯说：六气之胜所致的疾病，轻微的随顺它，严重的制止它。复气所致的疾病，和缓的平调它，暴烈的消弱它。对这些病，都要随着胜气来安定其被抑伏之气，不论用药次数多少，都以达到和平为目的。这是治疗的一般规则。

黄帝说：讲得好。客气与主气的胜复是怎样的情况？

岐伯说：客气与主气二者之间，只有胜没有复。

黄帝问：其逆与顺怎样区别？

岐伯说：主气胜是逆，客气胜是顺，这是天道自然的规律。

【原文】

帝曰：其生病，何如？

岐伯曰：厥阴司天，客胜则耳鸣掉眩，甚则咳；主胜则胸胁痛，舌难以言。少阴司天，客胜则鼽嚏，颈项强，肩背瞀热，头痛少气，发热，耳聋目瞑，甚则浮肿血溢，疮疡咳喘；主胜则心热烦躁，甚则胁痛支满。

太阴司天，客胜则首面浮肿，呼吸气喘；主胜则胸腹满，食已而瞀。

少阳司天，客胜则丹胗[①]外发，及为丹熛[②]疮疡，呕逆喉痹，头痛嗌肿，耳聋血溢，内为瘈疭；主胜则胸满，咳，仰息，甚而有血，手热。

阳明司天，清复内余[③]，则咳衄嗌塞，心鬲中热，咳不止，面白血出者死。

太阳司天，客胜则胸中不利，出清涕，感寒则咳；主胜则喉嗌中鸣。

【注释】

①丹胗（zhēn）：麻疹类疾病。胗，同“疹”。②丹熛（biāo）：丹毒之类的疾病。③清复内余：因阳明司天为金（客气）居火位（主气），无客胜之名，而清（金）气仍复内余。张志聪：“清肃之客气入于内，而复有余于内也。”

【译文】

黄帝问：客气与主气相胜所致之病是怎样的？

岐伯说：厥阴司天，客气胜则引发耳鸣、眩晕，甚至咳嗽；主气胜则引发胸胁疼痛、舌强难以说话。少阴司天，客气胜则引发鼻塞流涕、喷嚏、颈项强硬、肩背部闷热、头痛、少气、发热、耳聋、视物不清，甚至浮肿、出血、疮疡、咳嗽气喘；主气胜则会引发心热烦躁，甚则胁痛、支撑胀满。

太阴司天，客气胜则引发头面浮肿、呼吸气喘；主气胜则引发胸腹满、食后精神昏沉。

少阳司天，客气胜则导致赤疹发于皮肤，进而发为赤游丹毒，并出现疮疡、呕吐气逆、喉痹、头痛、咽喉肿、耳聋、血溢等症状，内症为手足抽搐之症；主气胜则导致胸满、咳嗽、仰息，甚至咯血、两手发热。

阳明司天，清气复胜而有余于内，则引发咳嗽、衄血、咽喉窒塞、心膈中热。如果出现咳嗽不止、面白吐血的情况，病人就会死亡。

太阳司天，客气胜则病胸闷不利，鼻流清涕，一旦受寒即咳嗽；主气胜则导致喉有痰鸣的声响。

【原文】

厥阴在泉，客胜则大关节不利，内为痉强拘瘛，外为不便；主胜则筋骨繇并[①]，腰腹时痛。

少阴在泉，客胜则腰痛，尻股膝髀腨䯒足病，瞀热以酸，浮肿不能久立，溲便变；主胜则厥气上行，心痛发热，鬲中众痹皆作，发于胠胁，魄汗不藏，四逆而起。

太阴在泉，客胜则足痿下重，便溲不时，湿客下焦，发而濡泻，及为肿，隐曲之疾；主胜则寒气逆满，食饮不下，甚则为疝。

少阳在泉，客胜则腰腹痛，而反恶寒，甚则下白，溺白[②]；主胜则热反上行，而客于心，心痛发热，格中而呕。少阴同候。

阳明在泉，客胜则清气动下，少腹坚满，而数便泻，主胜则腰重腹痛，少腹生寒，下为鹜溏，则寒厥于肠，上冲胸中，甚则喘，不能久立。

太阳在泉，寒复内余[③]，则腰尻痛，屈伸不利，股胫足膝中痛。

【注释】

①繇（yáo）并：摇动收束。繇，通“摇”。②下白，溺白：马元台：“大便下白，而溺亦下白。”溺，尿、小便。③寒复内余：张介宾：“丑未年太阳在泉，以寒水之客，而加于金水之主。水居水位故不言客主之胜。”因为水居水位，无主客之胜的分别，故不说主胜、客胜，而统以“寒复内余”概之。

【译文】

厥阳在泉，客气胜则引发大关节不利，内为痉强、拘挛、瘛疭，外为运动不便；主气胜则引发筋骨振摇强直、腰腹时常疼痛。

少阴在泉，客气胜则引发腰痛，尻、股、膝、髀、小腿肚、足部发病，还会出现闷乱烦热、浮肿不能久立、大小便失常的症状；主气胜则引发逆气上冲、心痛发热、膈内及诸痹都发作，病发于胠胁，汗出不止，四肢厥冷。

太阴在泉，客气胜则引发足痿、下肢沉重、大小便不时排泄，如果湿侵下焦，则发为濡泻、浮肿，以及前阴病变；主气胜则引发寒气上逆而痞满、饮食不下，甚至疝痛。

少阳在泉，客气胜则病腰腹痛而恶寒，甚至下痢白沫，小便清白；主气胜则热反上行而侵犯到心胸，引发心痛、发热、中焦格拒而呕吐等病。其他症状与少阴在泉所致者相同。

阳明在泉，客气胜则清凉之气扰动于下部，少腹坚满而频频腹泻；主气胜则引发腰重、腹痛、少腹生寒、大便溏泄、寒气逆于肠、上冲胸中，甚至气喘不能久立。

太阳在泉，寒气复胜而有余于内，则引发腰、尻疼痛，屈伸不便，以及股、胫、足、膝中疼痛。

【原文】

帝曰：善。治之奈何？

岐伯曰：高[①]者抑之，下者举之，有余折之，不足补之。佐以所利，和以所宜。必安其主客，适其寒温。同者逆之，异者从之[②]。

【注释】

① 高：指气上逆。张志聪："谓主气之逆于上也。" ②"同者"两句：主气客气相同。张介宾："客主同气者，可逆而治之，客主异气者，或从于客，或从于主也。"

【译文】

黄帝说：讲得好。应该怎样治疗呢？

岐伯说：上冲的抑之使其下降，陷下的举之使其上升，有余的折其盛势，不足的补其虚弱。以有利于正气的药物来辅助，以适宜的药食来调和。必须使主客之气安泰，适其寒温。客主之气相同的用逆治法，相反的用从治法。

【原文】

帝曰：治寒以热，治热以寒。气相得者逆之，不相得者从之。余以知之矣。其于正味[①]，何如？

岐伯曰：木位之主[②]，其泻以酸，其补以辛。火位之主，其泻以甘，其补以咸。土位之主，其泻以苦，其补以甘。金位之主，其泻以辛，其补以酸。水位之主，其泻以咸，其补以苦。

厥阴之客，以辛补之，以酸泻之，以甘缓之。少阴之客，以咸补之，以甘泻之，以酸收之。太阴之客，以甘补之，以苦泻之，以甘缓之。少阳之客，以咸补之，以甘泻之，以咸软之。阳明之客，以酸补之，以辛泻之，以苦泄之。太阳之客，以苦补之，以咸泻之，以苦坚之，以辛润之。开发腠理，致津液，通气也。

【注释】

① 正味：正治的药味。张介宾："五行气化，补泻之味，各有专主，故曰正味。此不特客主之气为然，凡治诸胜复者皆同。" ② 木位之主：就是初之气厥阴风木主气之时。王冰："木位，春分前六十一日，初之气也。" 主，是主气。木位，即初之气厥阴风木之位。下文火、土、金、水之主同此。

【译文】

黄帝说：治疗寒病用热药，治疗热病用寒药，主客之气相同的用逆治法，相反的用从治法。这些我已经知道了。五行补泻应该怎样运用适宜的药物性味呢？

岐伯说：厥阴风木主气之时，其泻用酸味药，其补用辛味药。少阴君火与少阳相火主气之时，其泻用甘味药，其补用咸味药。太阴湿土主气之时，其泻用苦味药，其补用甘味药。阳明燥金主气之时，其泻用辛味药，其补用酸味药。太阳寒水主气之时，其泻用咸味药，其补用苦味药。

厥阴客气为病，补用辛味药，泻用酸味药，缓用甘味药。少阴客气为病，补用咸味药，泻用甘味药，收用酸味药。太阴客气为病，补用甘味药，泻用苦味药，缓用甘味药。少阳客气为病，补用咸味药，泻用甘味药，软坚用咸味药。阳明客气为病，补用酸味药，泻用辛味药，泄用苦味药。太阳客气为病，补用苦味药，泻用咸味药，坚用苦味药，润用辛味药。这样就能开发腠理，使津液和利，阳气通畅。

【原文】

帝曰：善。愿闻阴阳之三也，何谓？

岐伯曰：气有多少，异用也。

帝曰：阳明，何谓也？

岐伯曰：两阳合明①也。

帝曰：厥阴，何也？

岐伯曰：两阴交尽②也。

【注释】

①两阳合明：高世栻："有少阳之阳、太阳之阳，两阳相合而明，则中有阳明也。"②两阴交尽：高世栻："由太而少，则终有厥阴。有太阴之阴、少阴之阴，两阴交尽，故曰厥阴。"

【译文】

黄帝说：讲得好。请问阴阳各分为三，是什么意思？

岐伯说：因为阴阳之气各有多寡，作用也各有不同。

黄帝问：为什么称为阳明？

岐伯说：太阳和少阳相合而明，所以称为阳明。

黄帝问：为什么称为厥阴？

岐伯说：太阴和少阴交尽，所以称为厥阴。

【原文】

帝曰：气①有多少，病有盛衰，治有缓急，方有大小，愿闻其约奈何？

岐伯曰：气有高下，病有远近，证有中外，治有轻重，适其至所②为故也。《大要》曰：君一臣二，奇③之制也；君二臣四，偶之制也；君二臣三，奇之制也；君二臣六，偶之制也。故曰，近者奇之，远者偶之；汗者不以奇，下者不以偶；补上治上制以缓，补下治下制以急；急则气味厚，缓则气味薄。适其至所，此之谓也。病所远，而中道气味乏者，食而过之，无越其制度也。是故平气之道，近而奇偶，制小其服也；远而奇偶，制大其服也。大则数少，小则数多。多则九之，少则二之。奇之不去则偶之，是谓重方④。偶之不去，则反佐⑤以取之，所谓寒热温凉，反从其病也。

【注释】

①气：阴阳之气。②适其至所：指药力达到病所。③奇：指奇方，即单方。下文"偶"，指偶方，即复方。④重方：复方。⑤反佐：从治。

【译文】

黄帝问：六气有太过和不及的不同，疾病有盛衰的不同，治疗方法有缓急的不同，方剂有大小的不同，请问其中的划分标准是怎样的？

岐伯说：病气有高下之别，病位有远近之分，症状有内外之异，治法有轻重的不同，总之以药气到达病所为准则。《大要》说：君药一味，臣药二味，是奇方的规制；君药二味，臣药四味，是偶方的规制；君药二味，臣药三味，是奇方的规制；君药二味，臣药六味，是偶方的规制。所以说，病在近处用奇方，病在远处用偶方；发汗者不用奇方，攻下者不用偶方；补益与治疗上部的方制宜缓，补益与治疗下部的方制宜急；药性迅急的药物气味厚，药性舒缓的药物气味薄。方制用药要恰到病处，正是就此而言的。如果病位远，药物运行到中途药力就已不足，就应考虑在饭前或饭后服药，不要违反这个准则。所以，适当的治疗方法在于，病位近，无论用奇方还是偶方，其制方服量都要小；病位远，无论用奇方还是偶方，其制方服量都要大。方剂大的是药的味数少而量重，方制小的是药的味数多而量轻。味数多的可至九味，味数少的可用两味。假如用奇方而病不去，则用偶方，这叫作重方。用偶方而病不去，则用相反的药味来反佐，以达到治疗的目的。所谓反佐，就是佐药的性味反而与病情的寒热温凉相同。

【原文】

帝曰：善。病生于本①，余知之矣。生于标②者，治之奈何？

岐伯曰：病反其本，得标之病；治反其本，得标之方。

帝曰：善。六气之胜，何以候之？

岐伯曰：乘其至也。清气大来，燥之胜也，风木受邪，肝病生焉。热气大来，火之胜也，金燥受邪，肺病生焉。寒气大来，水之胜也，火热受邪，心病生焉。湿气大来，土之胜也，寒水受邪，肾病生焉。风气大来，木之胜也，土湿受邪，脾病生焉。所谓感邪而生病也。乘年之虚③，则邪甚也。失时之和，亦邪甚也。遇月之空④，亦邪甚也。重感于邪，则病危矣。有胜之气，其来必复也。

【注释】

①本：张志聪："本者，生于风热湿火燥寒六气。"②标：张志聪："标者，生于三阴三阳之气也。"如太阳为诸阳之首，而本于寒水等。③年之虚：张志聪："主岁之气不及也。"④月之空：月轮中空的初八以前和二十三以后。王冰："谓上弦前，下弦后，月轮中空也。"

【译文】

黄帝说：讲得好。病生于风、热、湿、火、燥、寒六气，我已经知道了。那么生于三阴三阳之标的应该怎样治疗？

岐伯说：知道了与本病相反，就会明白病生于标。与治疗本

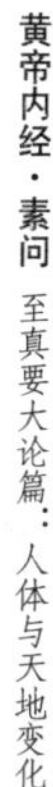

病的方法相反的，就是治疗标病的方法。

黄帝说：讲得好。如果六气偏胜，应该如何诊察疾病？

岐伯说：在胜气到来的时候进行候察。清气大来是燥气之胜，风木受邪，肝病就要发生。热气大来是火气之胜，燥金受邪，肺病就要发生。寒气大来，是水气之胜，火热受邪，心病就要发生。湿气大来，是土气之胜，寒水受邪，肾病就要发生。风气大来，是木气之胜，土湿受邪，脾病就要发生。这些都是因感受胜气之邪而生病的情况。如果遇到运气不足之年，则邪气更重。如果主时之气不和，邪气也会更重。遇到月廓空虚的时候，所感受的邪气也会更重。重复感受邪气，其病就危重了。有了胜气，其后必然有复气。

【原文】

帝曰：其脉至，何如？

岐伯曰：厥阴之至，其脉弦；少阴之至，其脉钩；太阴之至，其脉沉；少阳之至，大而浮；阳明之至，短而涩；太阳之至，大而长[①]。至而和则平，至而甚则病，至而反者病，至而不至者病，未至而至者病，阴阳易者危[②]。

【注释】

①“太阳”句：张志聪：“问曰：‘太阳主冬令之水，则脉当沉。今大而长，不无与时相反耶？’

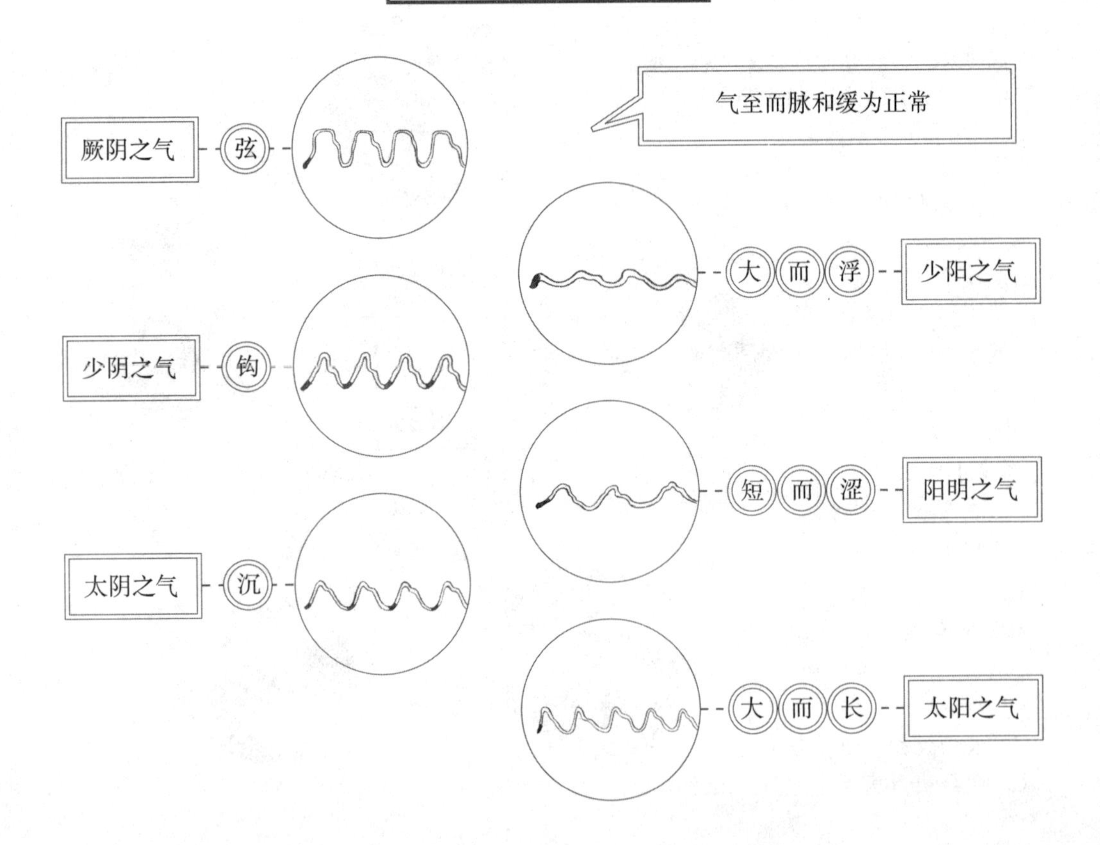

曰：‘所谓脉沉者，肾脏之脉也。太阳者，巨阳也，上合司天之气，下合在泉之水，故其大而长者，有上下相通之象。’” ② 阴阳易者危：王冰：“阴位见阳脉，阳位见阴脉，是易位而见也，二气之乱，故气危。”

【译文】

黄帝问：六气到来时的脉象是怎样的呢？

岐伯说：厥阴之气到来，其脉为弦；少阴之气到来，其脉为钩；太阴之气到来，其脉为沉；少阳之气到来，其脉为大而浮；阳明之气到来，其脉为短而涩；太阳之气到来，其脉为大而长。气至而脉和缓的是平和之态，气至而脉过甚的是病态，气至而脉相反的是病态，气至而脉不至的是病态，气未至而脉已至的是病态，阴阳更易而脉位交错的是病情危重。

【原文】

帝曰：六气标本，所从不同，奈何？

岐伯曰：气有从本者，有从标本者，有不从标本者也。

帝曰：愿卒闻之。

岐伯曰：少阳、太阴从本①，少阴、太阳从本从标②，阳明、厥阴，不从标本，从乎中也③。故从本者，化生于本；从标本者，有标本之化；从中者，以中气为化也。

帝曰：脉从而病反者，其诊何如？

岐伯曰：脉至而从，按之不鼓，诸阳皆然。

帝曰：诸阴之反，其脉何如？

岐伯曰：脉至而从，按之鼓甚而盛也。

【注释】

① 少阳、太阴从本：王冰：“少阳之本火，太阴之本湿，本末同，故从本也。” ② 少阴、太阳从本从标：王冰：“少阴之本热，其标阴，太阳之本寒，其标阳。本末异，故从本从标。” ③ “阳明”三句：王冰：“阳明之中太阴，厥阴之中少阳，本末与中不同，故不从标本，从乎中也。”

六气标本的概念
在运气学中，本气指的是天之风、热、湿、燥、寒、火六气
中气处于本气之上、标气之下，亦即标本之间
标气指的是人体的少阳、太阳、阳明、少阴、太阴、厥阴三阴三阳之气

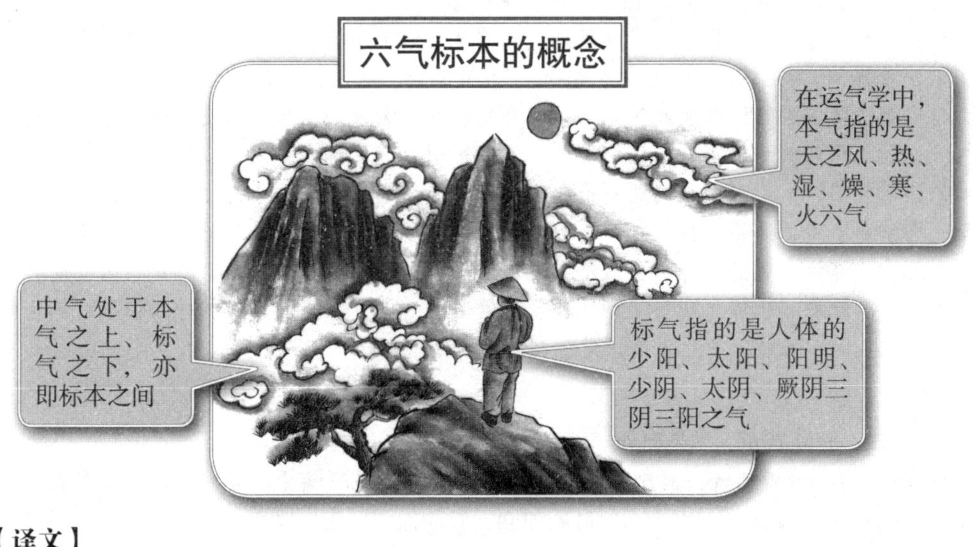

【译文】

黄帝问：六气的标本，从化不同，是什么原因？

岐伯说：六气有从本化的情况，有从标本的情况，有不从标本的情况。

黄帝说：我希望听您详细地讲讲。

岐伯说：少阳、太阴从本化，少阴、太阴既从本又从标，阴明、厥阴不从标本而从其中气。所以，从本的病化生于本，从标的病化生于标，从中气的病化生于中气。

黄帝问：脉象与病证看似相同而实际上相反的，应该怎样诊察呢？

岐伯说：脉象与病证看似符合，但按而无力不能应指而搏，好像阳证又不是阳证，就是各种真寒假热证，其脉象和疾病本质不一致。

黄帝问：在各种阴证中，如果脉象和病证相反，如何根据脉象诊察？

岐伯说：脉象和病证看似符合，但切按以后脉搏有力，就是各种真热假寒证，其脉象和疾病本质不相符。

【原文】

是故百病之起，有生于本者，有生于标者，有生于中气者。有取本而得者，有取标而得者，有取中气而得者，有取标本而得者，有逆取而得者，有从取而得者。逆，正顺也；若顺，逆也。故曰：知标与本，用之不殆，明知逆顺，正行无问。此之谓也。不知是者，不足以言诊，足以乱经。故《大要》曰：粗工嘻嘻，以为可知，言热未已，寒病复始。同气异形，迷诊乱经。此之谓也。夫标本之道，要而博，小而大，可以言一，而知百病之害。言标与本，易而勿损；察本与标，气可令调。明知胜复，为万民式。天之道，毕矣。

【译文】

所以，各种疾病发生时，有的发生于六气之本，有的发生于三阴三阳之标，有的发生于中气。在疾病的治疗方面，病生于本的治其本就能痊愈，病生于标的治其标就能痊愈，病生于中气的治其中气就能痊愈，病生于标本的治其标本就能痊愈，有的病逆治可以痊愈，有的病从治就会痊愈。逆，是指逆其病气而治，其实是顺治；顺，是指顺从标本病气而治，其实是逆治。所以说，通晓了标本理论，临证治疗时就不会有困难；明白了逆治和顺治，就能够正确地进行治疗而不会产生疑惑。说的就是这个道理。不明白这些理论的人，就不足以谈论诊法，而且会扰乱经旨。所以，《大要》说：医术低劣的医生，沾沾自喜，自以为什么都懂得了，临证时刚刚说是热证，可寒性证候又开始出现了。病人感受了同一病邪之气，所患疾病的临床表现却完全不同。如果不明白六气标本逆从的道理，就不可能对疾病做出正确的诊断，对经义的理解也会错乱。就是这个道理。关于标本的理论，简要而广泛，精细而博大，只要掌握其中的要领，就能知晓各种疾病的诊断和治疗方法。所以，掌握了标本的理论，就能治疗得当而不会造成伤害；查明了标本的变化，就能根据气候和发病规律正确地调理机体。明白了胜气、复气的道理，就可以将其当作指导人们进行养生防病的准则。天地自然的变化之道，就能彻底明白了。

【原文】

帝曰：胜复之变，早晏何如？

岐伯曰：夫所胜者，胜至已病，病已愠愠①，而复已萌也。夫所复者，胜尽而起，得位而甚。胜有微甚，复有少多。胜和而和，胜虚而虚。天之常也。

帝曰：胜复之作，动不当位②，或后时而至，其故何也？

岐伯曰：夫气之生，与其化，衰盛异也。寒暑温凉，盛衰之用，其在四维[③]。故阳之动，始于温，盛于暑；阴之动，始于清，盛于寒。春夏秋冬，各差其分。故《大要》曰：彼春之暖，为夏之暑，彼秋之忿，为冬之怒。谨按四维，斥候[④]皆归，其终可见，其始可知。此之谓也。

【注释】

①愠愠（yǔn）：蕴蓄、积聚。②位：时位。③四维：张介宾："辰、戌、丑、未之月也。"指春之温在三四月，夏之暑在五六月，秋之凉在九十月，冬之寒在十二月与正月。④斥候：侦察，伺望，此指迹象、兆头。

【译文】

黄帝问：胜气复气的变化，时间的早晚是怎样的？

岐伯说：胜气的致病情况是，胜气到来就发病，等到病气积聚之时，复气就开始萌动了。复气的致病情况是，在胜气终了时疾病就开始发作，得其气之时位则加剧。胜气有轻重之分，复气也有多少之别。胜气和缓，复气也和缓；胜气虚，复气也虚。这是天道自然变化的常规。

黄帝问：胜复之气的发作，萌动之时不当其时位，或后于时位而出现，是什么缘故？

岐伯说：因为气的发生和变化、盛衰有所不同。寒、暑、温、凉盛衰的作用，表现在辰、戌、丑、未四季月之时。所以，阳气的发动，始于温而盛于暑；阴气的发动，始于凉而盛于寒。春、夏、秋、冬四季之间，有一定的时差。所以，《大要》说：春天的温暖，成为夏天的暑热；秋天的肃杀，成为冬天的凛冽。谨慎体察四季月的变化，就能察知气候回归的规律，由此既可以见到六气变化的结束，又可以知道六气变化的开始。说的就是这个意思。

【原文】

帝曰：差有数乎？

岐伯曰：又凡三十度也。

帝曰：其脉应，皆何如？

岐伯曰：差同正法，待时而去也。《脉要》曰：春不沉，夏不弦，冬不涩，秋不数，是谓四塞。沉甚曰病，弦甚曰病，涩甚曰病，数甚曰病；参见曰病，复见曰病；未去而去曰病，去而不去曰病，反者死。故曰：气之相守司也，如权衡之不得相失也。夫阴阳之气，清净则生化治，动则苛疾起。此之谓也。

【译文】

黄帝问：四时之气候的时差有常数吗？

岐伯说：大多三十天。

黄帝问：其在脉象上的表现是怎样的？

岐伯说：时差的脉象与正常时的脉象变化相同。当令的气候过去时，应时的脉象也随之消失。《脉要》说：春脉无沉象，夏脉无弦象，冬脉无涩象，秋脉无数象，是四时的气候互不相通的缘故。春天沉而太过的是病脉，夏天弦而太过的是病脉，冬天涩而太过的是病脉，秋天数而太过的是病脉；脉象参差错乱的是病脉，脉象反复出现的是病脉；气未去而脉先去的是病脉，气去而脉不去的是病脉，脉与气相反的是死脉。所以说，季节的气候变化与人体的脉象变化是完全一致的，就像秤杆和秤砣，只有相互协调才能维持平衡。阴阳之气清静和缓，消长平衡，生机就能协调平治；阴阳之气扰动不宁，消长失衡，就会引发疾病。说的就是这个道理。

【原文】

帝曰：幽明何如？

岐伯曰：两阴[①]交尽，故曰幽；两阳[②]合明，故曰明。幽明之配，寒暑之异也。

帝曰：分至[③]何如？

岐伯曰：气至之谓至，气分之谓分；至则气同，分则气异[④]。所谓天地之正纪也。

【注释】

① 两阴：太阴与少阴。② 两阳：太阳与少阳。③ 分至：春分、秋分，夏至、冬至。④ "至则"两句：夏至当三气之中，冬至当终气之中，所以说"至则气同"。秋分位于四气与五气之间，春分位于初气与二气之间，所 以说"分则气异"。

【译文】

黄帝问：什么是幽和明呢？

岐伯说：太阴和少阴两阴相交至尽的时位就是幽；太阳和少阳两阳相接合明的时位就是明。幽和明与阴阳相配，就有了寒与暑的分别。

黄帝问：什么是分和至呢？

岐伯说：阴阳之气至而盛极的季节就叫作至，阴阳之气平分均等的季节就叫作分。冬至、夏至的时候，前后季节的气候变化和时令是一致的；春分、秋分的时候，前后季节的气候变化有明显的区别。所以，冬至、夏至二至和春分、秋分二分是天地间气候变化的纲纪。

【原文】

帝曰：夫子言春秋气始于前，冬夏气始于后，余已知之矣。然六气往复，主岁不常也，其补泻奈何？

岐伯曰：上下所主[①]，随其攸利[②]，正其味，则其要也。左右同法。《大要》曰：少阳之主，先甘后咸；阳明之主，先辛后酸；太阳之主，先咸后苦；厥阴之主，先酸后辛；少阴之主，先甘后咸；太阴之主，先苦后甘。佐以所利，资以所生，是谓得气。

【注释】

① 上下所主：指司天、在泉之气所主之时。② 攸利：所宜。

【译文】

黄帝说：先生说春分、秋分气候始于交节之前，冬至、夏至气候始于交节之后，这些道理我已经明白了。然而六气往复循环，主岁却不是固定不变的，那么应当怎样选择补法用药和泻法用药呢？

岐伯说：要根据该年司天、在泉之气的变化选用治疗用药，根据六气所宜，选择适宜的药味，这是临床用药的准则。左右间气的用药，也应遵循这一准则。《大要》说：少阳相火主令的时候，先用甘味药，后用咸味药；阳明燥金主令的时候，先用辛味药，后用酸味药；太阳寒水主令的时候，先用咸味药，后用苦味药；厥阴风木主令的时候，先用酸味药，后用辛味药；少阴君火主令的时候，先用甘味药，后用咸味药；太阴湿土主令的时候，先用苦味药，后用甘味药。六气主时发病的治疗，除了上述主要用药规律外，还应适当选用相关的辅佐药物，资助其化生的本源之气，这样就完全掌握了六气发病的治疗用药规律了。

【原文】

帝曰：善。夫百病之生也，皆生于风寒暑湿燥火，以之化之变[①]也。经言盛者泻之，虚则补之。余锡[②]以方士，而方士用之，尚未能十全，余欲令要道必行，桴鼓相应，犹拔刺雪污[③]，工巧神圣，可得闻乎？

岐伯曰：审察病机，无失气宜，此之谓也。

【注释】

①以之化之变：进而出现正常的演化或异常的变异。②锡：同“赐”，给予。③雪污：洗涤污秽。

【译文】

黄帝说：讲得好。疾病的发生，都是由风、寒、暑、湿、燥、火六气的气化和变化所造成的。医经上说，实证用泻法治疗，虚证用补法治疗。我把这些治疗原则传教给医生们，但是他们在临床上运用以后，还是不能达到十全的效果。我想使这些重要的理论能得到广泛的运用，使其疗效准确显著，达到如同用槌敲鼓、用手拔刺、用水洗污一样有把握的程度，使他们都能成为技巧娴熟、医术高明的医生，您能讲给我听听吗？

岐伯说：要仔细地分析病机，诊断准确无误，不违背六气平和的准则，说的就是这个道理。

【原文】

帝曰：愿闻病机何如？

岐伯曰：诸风掉眩，皆属于肝。诸寒收引，皆属于肾。诸气膹郁[①]，皆属于肺。诸湿肿满[②]，皆属于脾。诸热瞀瘛[③]，皆属于火。诸痛痒疮[④]，皆属于心。诸厥固泄[⑤]，皆属于下[⑥]。诸痿喘呕，皆属于上[⑦]。诸禁鼓慄[⑧]，如丧神守[⑨]，皆属于火。诸痉[⑩]项强，皆属于湿。诸逆冲上，皆属于火。诸胀腹大，皆属于热。诸躁狂越[⑪]，皆属于火。诸暴强直，皆属于风。诸病有声，鼓之如鼓，皆属于热。诸病浮肿，疼酸惊骇，皆属于火。诸转反戾[⑫]，水液[⑬]浑浊，皆属于热。诸病水液，澄彻清冷，皆属于寒。诸呕吐酸，暴注下迫[⑭]，皆属于热。故《大要》曰：谨守病机，各司其属，有者求之，无者求之，盛者责之，虚者责之，必先五胜[⑮]，疏其血气，令其调达，而致和平。此之谓也。

【注释】

①膹（fèn）郁：烦满郁闷。膹，满。②肿满：发肿胀满。③瞀（mào）瘛（chì）：视物不清，手足筋脉拘急抽搐。④疮：痈、疽、疡、疖的通称。⑤固：指二便不通。泄：指二便泻利不止。⑥下：指下焦。⑦上：指上焦。⑧禁：通“噤”，牙关紧，口不能张开。鼓慄：战栗发抖，上下牙齿碰击。⑨如丧神守：心神烦乱不安。⑩痉：身体僵直，筋脉拘急。⑪躁：躁动不安。狂：神志狂乱。越：举止失常。⑫诸转反戾：指筋脉急的三种不同现象。转，转筋。反，角弓反张。戾，身曲不直。⑬水液：指人体排出的液体，如尿、汗、痰、涕、涎等。⑭暴注：猛然急泄。下迫：里急后重。⑮五胜：五气中何气所胜，五脏中何脏受病。

【译文】

黄帝说：我想听您讲讲，病机的内容是什么？

岐伯说：凡是因风病而出现震颤、摇动、眩晕等症状的，病位都在肝。凡是因寒病而出现收敛、缩挛、牵引等症状的，病位都在肾。凡是因气病而出现喘急、胀满、郁闷等症状的，病位都在肺。凡是因湿病而出现水肿、胀满等症状的，病位都在脾。凡是因热病而出现视物昏花、肢体抽搐等症状的，病因都属于火。凡是出现疼痛、瘙痒、疮疡等症状的，病位都在心。凡是出现厥逆、二便固涩或下泄等症状的，病位都在下焦。凡是出现痿病、喘息、呕吐等症状的，病位都在上焦。凡是出现口噤、战栗、口齿叩击、神志不安等症状的，病因都属于火。凡是出现痉病项强等症状的，病因都属于湿。凡有逆气上冲的症状的，病因都属于火。凡有胀满腹大等症状的，病因都属于热。凡有躁动不安、发狂妄动的症状的，病因都属于火。凡有身体突然强直的症状的，病因都属于风。凡是腹胀、触诊时发现响如鼓声的症状，病因都属于热。凡是局部红肿疼痛、惊骇不宁的症状，病因都属于火。凡是筋脉拘挛、尿液混浊的症状，病因都属于热。凡是尿液清亮、寒冷的症状，病因都属于寒。凡是呕吐酸水、急剧泄泻而里急后重的症状，病因都属于热。所以，《大要》说：要谨慎地遵守病机理论，根据疾病的属性，对已出现的症状，要推求为什么有这样的症状；对未出现的症状，要推求为什么不会出现这些症状；对属实证的疾病要探求为什么会发生实证；对属虚证的疾病要探求为什么会发生虚证。在分析病机的过程中，首先要明确五运之气的哪一气偏胜了，五脏中的哪一脏发病了，然后再疏通人体气血，使气血调和畅达，回归平和。说的就是这个道理。

【原文】

帝曰：善。五味阴阳之用，何如？

岐伯曰：辛甘发散为阳，酸苦涌泄[①]为阴，咸味涌泄为阴，淡味渗泄[②]为阳。六者，或收或散，或缓或急，或燥或润，或软或坚，以所利而行之，调其气，使其平也。

帝曰：非调气而得者，治之奈何？有毒无毒，何先何后，愿闻其道。

岐伯曰：有毒无毒，所治为主，适大小为制[③]也。

帝曰：请言其制。

岐伯曰：君一臣二，制之小也；君一臣三佐五，制之中也；君一臣三佐九，制之大也。寒者热之，热者寒之，微者逆之，甚者从之，坚者削之，客者除之，劳者温之，结者散之，留者攻之，燥者濡之，急者缓之，散者收之，损者温之，逸者行之，惊者平之，上之下之，摩之浴之，薄之劫之，开之发之，适事为故[④]。

【注释】

①涌：呕吐。泄：泻下。②渗泄：通利小便及通窍。③适大小为制：根据病情轻重确定剂量的大小。④适事为故：以适宜病情为原则。

【译文】

黄帝说：讲得好。药物的五味阴阳属性及其作用又是怎样的呢？

岐伯说：辛味、甘味的药物具有发散作用，属性为阳；酸味、苦味的药物具有催吐导泻作用，属性为阴；咸味药具有催吐导泻作用，属性为阴；淡味药具有渗利作用，属性为阳。分别具有辛、甘、酸、苦、咸、淡这六种性味的药物，有的能收敛，有的能发散，有的缓和，有的迅急，有的能燥湿，有的能滋润，有的能软坚，有的能坚阴。临证选用时，要根据它们的功能来选用，以调整气机，使其恢复平衡。

黄帝问：有的疾病不是调气所能治好的，应当如何治疗呢？有毒药物和无毒的药物，哪种先用、哪种后用呢？我想听一听其中的规则。

岐伯说：有毒药物和无毒药物的运用，以能治疗疾病为标准，要根据病情的轻重来确定方剂的制方大小。

黄帝说：请你讲一讲制方的原则。

岐伯说：君药一味，臣药二味，是小方的组成原则；君药一味，臣药三味，佐药五味，是中等方剂的组成原则；君药一味，臣药三味，佐药九味，是大方的组成原则。寒性病，要用热药治疗；热性病，要用寒药治疗。病情轻的，要逆其病气性质来治疗；病情严重的，就要顺从病气性质来治疗；病邪坚实的，用削减的方法治疗；病邪停留在体内的，用驱除邪气的方法治疗；病属劳损气虚的，用温养的方法治疗；病属结滞不畅的，用疏散的方法治疗；病邪滞留的，用攻伐邪气的方法治疗；病属干燥的，就用滋润的方法治疗；病属拘急的，就用缓解的方法治疗；病属气血耗散的，用收敛方法治疗；病属损伤阳气的，用温补的方法治疗；病属留止逸滞的，用行滞疏通的方法治疗；病属惊悸不安的，用镇静的方法治疗；邪气上逆的，用散越的方法治疗；病位在下的，用下泻的方法治疗。或用按摩的方法，或用汤浴的方法，或用敷贴的方法，或用截断制止的方法，或用宣通开泄的方法，或用发散的方法。运用时都要适合病情，酌情而定。

【原文】

帝曰：何谓逆从？

岐伯曰：逆者正治，从者反治[①]，从少从多，观其事也。

帝曰：反治何谓？

岐伯曰：热因寒用，寒因热用，塞因塞用[②]，通因通用[③]。必伏其所主，而先其所因。其始则同，其终则异。可使破积，可使溃坚，可使气和，可使必已。

帝曰：善。气调而得者，何如？

岐伯曰：逆之，从之，逆而从之，从而逆之，疏气令调，则其道也。

帝曰：善。病之中外何如？

岐伯曰：从内之外者调其内；从外之内者治其外；从内之外而盛于外者，先调其内而后治其外；从外之内而盛于内者，先治其外而后调其内；中外不相及则治主病。

【注释】

①“逆者”两句：逆其病情治疗为正治法，顺从病情治疗为反治法。②塞因塞用：反治法之一，指用补益收敛的药物治疗有壅滞假象的疾病。③通因通用：反治法之一，指用通利药物治疗有通利假象的疾病。

【译文】

黄帝问：什么叫作逆治和从治呢？

岐伯说：逆治法就是正治，从治法就是反治，要根据具体病情确定药物用量的多少。

黄帝问：什么是反治呢？

岐伯说：用热性药物治疗具有假热症状的病证，用寒性药物治疗具有假寒症状的病证，用补益药物治疗虚性闭塞不通的病证，用通利的药物治疗实性通泻的病证。要想制服疾病的根本，必须先找出致病的原因。反治方法的用药，开始时看似与病情的寒热性质相同，

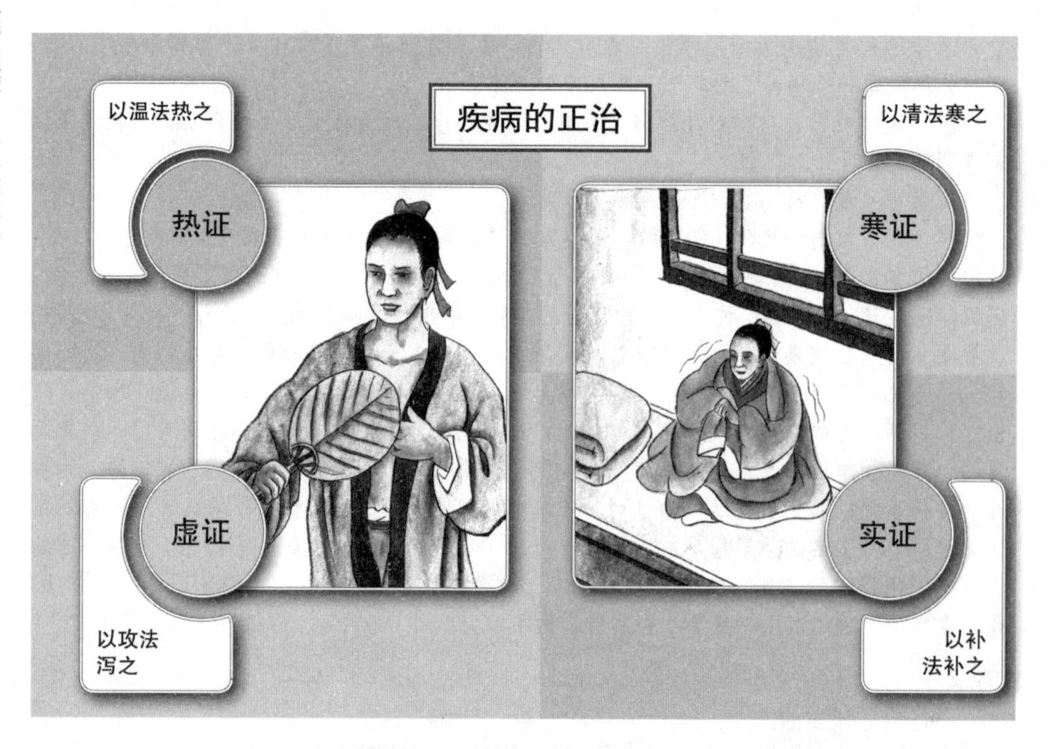

疾病的反治

寒证	用寒性药物治疗	具有假寒症状的病证，实际上是因热盛而生的，所以应该用寒性药物去除内热
热证	用热性药物治疗	具有假热症状的病证，实际上是因寒盛而生的，所以应该用热性药物去除内热
虚证	用通利的药物治疗	下泄若为实热停滞所致，应用下泄法去实热
实证	用补益的药物治疗	闭塞不通之证，若为脾虚所致，应用补虚法补足脾气，消除胀满

但是所得的结果却并不相同。这样的治疗，可以破除积滞，消散坚块，调和气机，治愈疾病。

黄帝说：讲得好。那么，应和六气变化而患的病，应当如何治疗呢？

岐伯说：有的用逆治法，有的用从治法，也有先用逆治法而后又用从治法的，也有先用从治法而后又用逆治法的，目的都是疏通气血、调和气机，这就是治病的原则。

黄帝说：讲得好。应当怎样治疗内外相互影响的疾病呢？

岐伯说：体内病证发展为体表病证时，体内的病证以原发病为本，所以先调治体内病证；体表病证发展为体内病证时，体表病证以原发病为本，所以先治体表病证；如果体内病证发展为体表病证，而且体表病证偏盛有余，治疗时先调治体内病证，再调治体表病证；如果体表病证发展为体内病证，而且体内病证偏盛有余，治疗时先调治体表病证，再调治体内病证；如果体表病证与体内病证不相关联，就治疗其主要病证。

【原文】

帝曰：善。火热复，恶寒发热，有如疟状，或一日发，或间数日发，其故何也？

岐伯曰：胜复之气，会遇之时，有多少也。阴气多而阳气少，则其发日远；阳气多而阴气少，则其发日近。此胜复相薄，盛衰之节。疟亦同法。

【译文】

黄帝说：讲得好。火热为复气时发病，病人恶寒发热，好像疟疾症状，有的一天发作一次，有的间隔几天发作一次，这是什么缘故呢？

岐伯说：这是胜气、复气相遇时，阴阳之气的多少不同所造成的。如果是阴气多而阳气少，症状发作间隔的时间就较长；如果是阳气多而阴气少，症状发作间隔的时间就短。这是胜气、复气相互搏击，阴气、阳气互有盛衰的缘故。疟疾病的发作规律与此相同。

【原文】

帝曰：论言治寒以热，治热以寒，而方士不能废绳墨①而更其道也。有病热者寒之而热，有病寒者热之而寒，二者②皆在，新病复起，奈何治？

岐伯曰：诸寒之而热者取之阴，热之而寒者取之阳，所谓求其属也。

帝曰：善。服寒而反热，服热而反寒，其故何也？

岐伯曰：治其王气③，是以反也。

帝曰：不治王而然者何也？

岐伯曰：悉乎哉问也！不治五味属也。夫五味入胃，各归所喜，故酸先入肝，苦先入心，甘先入脾，辛先入肺，咸先入肾。久而增气，物化之常也；气增而久，夭之由也。

【注释】

①绳墨：规矩。②二者：指寒与热。③王气：旺气、旺盛之气。

【译文】

黄帝说：医论曾说，治疗寒性病用热性药物，治疗热性病用寒性药物，医生们不能废弃这个治疗准则而违反原则。但是，有的热证用寒药进行治疗反而更热，有的寒证用热药治疗反而更寒。原来的寒证热证还在，又发生新病，这应当怎样治疗呢？

岐伯说：凡是热性病用寒药治疗反而发热的，应当用养阴的方法治疗；寒性病用热性药物治疗反而出现寒象的，应当用补阳的方法治疗。这就是治疗寒证、热证时寻求各自属类的方法。

黄帝说：讲得好。服用寒药反而发热，服用热药反而有寒象，是什么原因呢？

岐伯说：只治疾病的旺盛之气，没有兼顾脏腑本气，所以结果会适得其反。

黄帝说：已经做到了治求其属，而不是只治旺盛之气，但有时仍然会出现这种相反的结果，是什么原因呢？

岐伯说：您问得很全面啊！这种情况，是由对药物的五味运用不当造成的。五味进入肠胃之后，各自有其作用的部位，所以酸味的药物先作用于肝，苦味的药物先作用于心，甘味的药物先作用于脾，辛味的药物先作用于肺，咸味的药物先作用于肾。长期服用，能够增强脏腑之气，这是气机生化的一般规律。如果长期地增补某一脏气，使某一脏气长期处于偏盛状态，就一定会引发疾病，这就是导致病夭的原因。

【原文】

帝曰：善。方制君臣何谓也？

岐伯曰：主病之谓君，佐君之谓臣，应臣之谓使，非上中下三品之谓也。

帝曰：三品何谓？

岐伯曰：所以明善恶之殊贯[①]也。

【注释】

① 善恶之殊贯：王冰："此明药善恶不同性用也。"张志聪："谓药有有毒无毒之分。"

【译文】

黄帝说：讲得好。方剂组成中的君臣是什么意思呢？

岐伯说：治病的主要药物就是君药，辅佐君药的药物就是臣药，辅助臣药发挥作用的药物就是使药，并不是上、中、下三品的意思。

黄帝问：什么是药物的上、中、下三品呢？

岐伯说：药物的上、中、下三品是用以区分药物毒性的有无、大小的。

【原文】

帝曰：善。病之中外何如？

岐伯曰：调气之方[①]，必别阴阳，定其中外，各守其乡[②]，内者内治，外者外治，微者调之，其次平之，盛者夺[③]之。汗之下之，寒热温凉，衰之以属，随其攸利。谨道如法，万举万全，气血正平，长有天命。

帝曰：善。

【注释】

① 调气之方：调病理气的方法。② 乡：处所，此指病之所在。③ 夺：用攻夺之法迅速将病邪排出体外。

【译文】

黄帝说：讲得好。疾病的内外及其治疗原则是怎样的呢？

岐伯说：调治病气的方法在于，必须分辨疾病的阴阳属性，确定病位的内外，依其各自所属的病位，内病就从内治疗，外病就从外治疗，病情轻微就用调和之法治疗，病情较重就用平定之法治疗，病势急重就用攻夺之法治疗。病在体表的用发汗法治疗，病在内里的用攻下法治疗。要分辨疾病的寒热温凉性质，根据疾病的属性，随其所宜，使病邪减退。谨慎地遵守这些治疗法则，就能取得全效，使病人气血和平，安享天年。

黄帝说：讲得好！

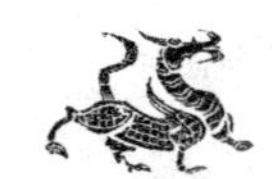

疏五过论篇：面面俱到治病最合理

【导读】

疏，梳理陈述。五过，五种过错。本篇主要论述了诊治疾病的五种过错，所以名为“疏五过论”。

本篇的主要内容有：一是讲述在诊治过程中，医生容易犯下的不结合病人的饮食、情志、贫富、贵贱、脉象、本末等因素诊治的各类错误；二是在篇末讲述诊治的几项关键要领。

【原文】

黄帝曰：呜呼远哉！闵闵①乎若视深渊，若迎浮云。视深渊尚可测，迎浮云莫知其际。圣人之术，为万民式②，论裁③志意，必有法则。循经守数④，按循医事，为万民副⑤。故事有五过，汝知之乎？

雷公避席再拜曰：臣年幼小，蒙愚以惑⑥，不闻五过，比类形名，虚引其经，心无所对。

【注释】

①闵闵：茫茫，深远貌。此处形容医道的深奥无穷。②“圣人”两句：圣人的医术，是众人的楷模和典范。③论裁：讨论确定。④循经守数：遵守常规和法则。⑤为万民副：为众人谋福。⑥蒙愚以惑：愚笨而又不明事理。

【译文】

黄帝说：哎呀！真是深远奥妙啊！研究医学的道理就好像在俯视幽深的渊谷，好像在仰视天空的浮云。俯视渊谷尚可测量其深度，仰视浮云，却不能测知其边际。圣人的医术，可作为百姓依循的典范。其讨论决定医学上的认识，必定有一定的法则。遵守自然的常规和法则，依照医学的原则治疗疾病，从而为百姓造福。所以，医事上有五过的说法，你知道吗？

雷公离开座位再拜，回答说：我年少识浅，天资愚笨，见闻不广，没有听说过五过的说法，只能在疾病的表象和名称上进行比类，空洞地引用经文，而实际上却无法回答您所提出的问题。

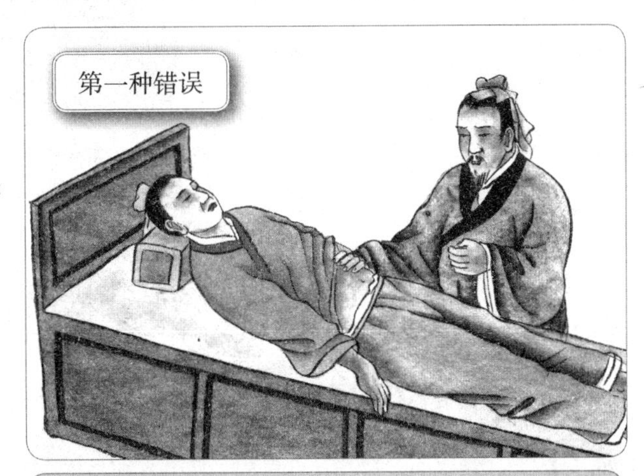

粗陋的医生在看病时，容易犯的第一种错误是，因为不了解病情而误诊。

【原文】

帝曰：凡诊病者，必问尝贵后贱，虽不中邪，病从内生，名曰脱营[①]。尝富后贫，名曰失精。五气[②]留连，病有所并。医工诊之，不在脏腑，不变躯形，诊之而疑，不知病名。身体日减，气虚无精，病深无气，洒洒然[③]时惊。病深者，以其外耗于卫，内夺于荣。良工所失，不知病情。此亦治之一过也[④]。

【注释】

①脱营：血少脉虚。与下文的"失精"，皆病证名，都是情志郁结所致。②五气：五脏之气，指五脏所生之情志。③洒（xiǎn）洒然：恶寒貌。④"此亦"句：这在诊治上是第一种过失。亦，句中助词。过，过失。

【译文】

黄帝说：凡在诊病的时候，必须询问患者的职业情况和职位高低。如果以前地位高而后来失势，病人即使不中外邪，疾病也会由内而生，这种病叫"脱营"。如果是因以前富裕而后来破产贫困而发病的，病名就叫"失精"。这两种病都是情志不舒，五脏的邪气郁结，致使病势有所兼并而日趋深重所造成的。医生在为其诊察时，发现病位不在脏腑，躯体形态也没有明显变化，所以就容易产生疑惑，不能确定是什么病，但患者的身体却日渐消瘦，气虚精竭，病势深重，到时候就会出现阳气消散、恶寒、时常惊骇不安。这种病之所以会逐渐深重，是情志郁结，在外则耗损了卫气，在内则劫夺了营血的缘故。医生在诊治疾病时，因为不了解病情而出现失误。这是诊治上的第一种易犯的过失。

【原文】

凡欲诊病者，必问饮食居处。暴乐暴苦，始乐后苦，皆伤精气，精气竭绝，形体毁沮[①]。暴怒伤阴，暴喜伤阳，厥气上行，满脉去形[②]。愚医治之，不知补泻，不知病情，精华日脱，邪气乃并[③]。此治之二过也。

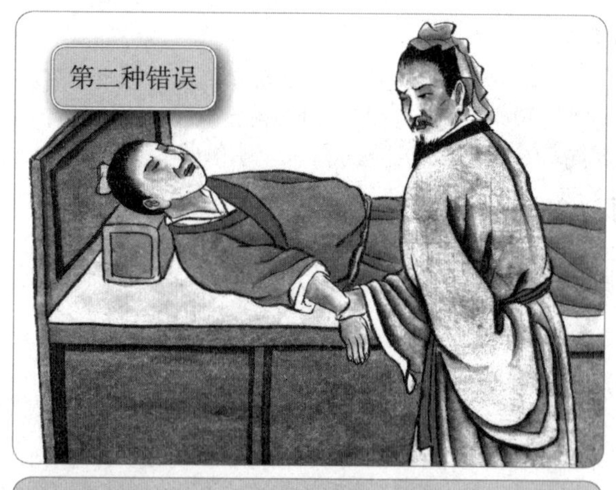

粗陋的医生在看病时，容易犯的第二种错误是，不知该用补法还是泻法而误诊。

【注释】

①毁沮：毁坏。②满脉：张脉，经脉张满。去形：形体羸瘦。一说为神气离开形体。③邪气乃并：邪气更加盛实。

【译文】

凡是诊察病人，必须先问其饮食起居和周围环境的状况。精神上的突然的欢乐，或是突然的痛苦，或是先欢乐而后痛苦，都会耗伤精气，使人精气衰竭，形体败坏。暴怒会损伤阴气，暴喜会损伤阳气。阴阳有伤，则厥逆之气上行，充满经脉，就会使人形体羸瘦。愚陋粗浅的医生诊治这些疾病时，不知道该用补法还是用泻法，也不了解病情，以致病人五脏的精气日渐耗脱，邪气乘虚而更加坚实。这是诊治上的第二种易犯的过失。

【原文】

善为脉者，必以比类、奇恒[①]、从容知之。为工而不知道，此诊之不足贵，此治之三过也。

【注释】

①比类：取类相比，以求同中之异或异中之同。奇：指异常的。恒：指正常的。

【译文】

善于诊脉的医生，必然能够别异比类，分析奇恒，细致深入地掌握疾病的变化规律。作为医生，如果不懂得这个道理，那他的诊疗技术就难称高明。这是诊治上的第三种易犯的过失。

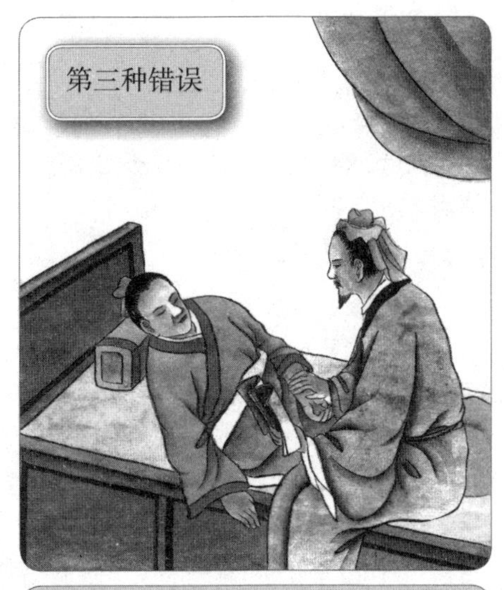

粗陋的医生在看病时，容易犯的第三种错误是，因为不懂得比类、奇恒和疾病的变化规律而误诊。

【原文】

诊有三常[①]，必问贵贱。封君败伤，及欲侯王。故贵脱势，虽不中邪，精神内伤，身必败亡。始富后贫，虽不伤邪，皮焦筋屈，痿躄[②]为挛。医不能严，不能动神，外为柔弱，乱至失常[③]，病不能移[④]，则医事不行。此治之四过也。

【注释】

①三常：这里指贵贱、贫富、苦乐三种情况。②躄（bì）：足痿弱而不能行走。③乱至失常：诊治上违背常法。乱，反训为“治”。④病不能移：疾病不能去除。

【译文】

诊察疾病时，对病人的贫贱、富贵、苦乐三种情况，必须询问清楚。比如有的人原来是封君公侯，丧失了原来的封地，还有的想封侯称王而未能成功。原来官高爵显的人，一旦失势，即使没有被外邪所伤，精神上也已先伤，所以会身体败坏，甚至死亡。如果是原来富有而后来贫穷的人，即使没有外邪侵袭，也会发生皮毛枯焦、筋脉拘急的情况，进而出现痿躄和拘挛。对这类疾病，如果医生不能认真对待，不去转变患者的精神状态，而仅是顺从病人之意，敷衍诊治，以致在治疗上丢掉法度，就会导致治疗失败，疾病不能治愈。这是诊治上的第四种易犯的过失。

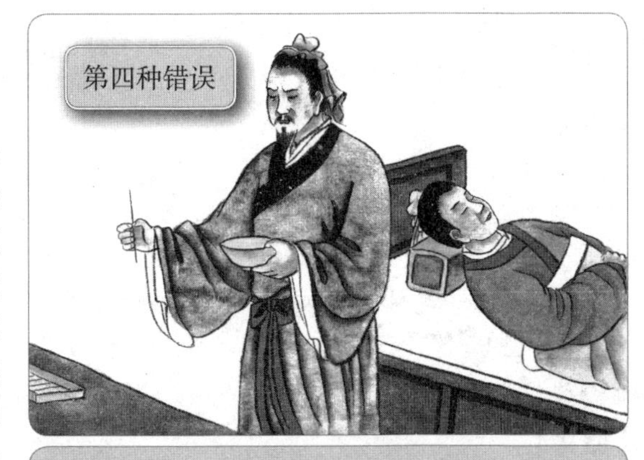

粗陋的医生在看病时，容易犯的第四种错误是，因为不认真对待病患，敷衍治疗而导致治疗失败。

【原文】

凡诊者，必知终始，有知余绪[①]。切脉问名[②]，当合男女，离绝菀结[③]，忧恐喜怒。五脏空虚，血气离守。工不能知，何术之语！尝富大伤，斩筋绝脉，身体复行，令泽不息[④]，故伤败结，留薄归阳，脓积寒炅。粗工治之，亟刺阴阳，身体解散，四肢转筋，死日有期。医不能明，不问所发[⑤]，唯言死日，亦为粗工。此治之五过也。

【注释】

①余绪：末端。②问名：询问症状。③离绝：指生离死别。一说男女不能交合。菀（yùn）结：情志郁结。菀，通“蕴”。④令泽不息：导致津液不能滋生。⑤不问所发：不询问发生疾病的原因。

【译文】

凡是诊察疾病，必须了解发病的原因和全过程，并掌握疾病的相关情况。在切脉诊病时，应注意男女的生理特点和病理差异，以及生离死别、情绪郁结、忧愁恐惧喜怒等情志变化情况。这些都能使五脏空虚，气血离散。如果医生不知道这些，还谈什么诊疗技术呢！比如原来富有的人，失去了财势，身心受到了大的伤害，以致筋脉消损衰绝，却仍勉强劳作，以致津液不能滋生，所以形体伤败，气血内结，郁而从阳化热，使肌肉腐烂而生痈脓，或是出现寒热病。粗陋的医生治疗时，总是针刺阴阳经脉，使气血更加消散，导致病人的身体不能自如运动，四肢拘挛转筋，这样，病人的死期也就不远了。所以，不能明辨病情、不问疾病发生的缘由，只能看到疾病的预后不良的，也是粗陋的医生。这是诊治上的第五种易犯的过失。

【原文】

凡此五者，皆受术不通，人事不明也。故曰：圣人之治病也，必知天地阴阳，四时经纪，五脏六腑，雌雄表里[①]，刺灸砭石，毒药所主。从容人事，以明经道，贵贱贫富，各异品理[②]，问年少长，勇惧之理，审于分部，知病本始，八正九候，诊必副矣。

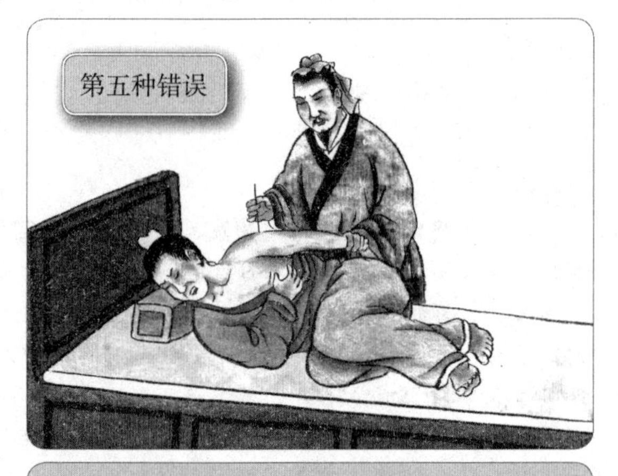

粗陋的医生在看病时，容易犯的第五种错误是，在不明病情，也不问病因的情况下盲目地针刺阴阳经脉，这样会导致病人死亡。

【注释】

①雌雄表里：此处是对经脉而言。如六阴为雌，六阳为雄，阳脉行表，阴脉行里。②“贵贱”两句：由于社会地位和贵贱贫富的不同，体质也有差异。

【译文】

以上所述的五种过失，都是由于医生医术不精深，又不懂得人情世事而产生的。所以说，医术高明的医生在诊治疾病时，必须知道天地阴阳的变化，四时寒暑的变迁，五脏六腑间的相互关系，经脉的阴阳表里，刺灸、砭石、毒药等治疗方法各自适宜的主要病证。联系人事的情况，掌握诊治的常规，了解病人的贵贱贫富、体质强弱、年龄长幼、个性勇怯，然后审察疾病的部位，就可以了解发病的根本原因；再结合一年中八个重要节气的气候变化和人体三部九候的脉象，就能准确无误地诊治疾病。

【原文】

治病之道，气内为宝[①]，循求其理。求之不得，过在表里。守数据治，无失俞理。

能行此术，终身不殆。不知俞理，五脏菀热[②]，痈发六腑。诊病不审，是谓失常。谨守此治，与经相明。《上经》《下经》，揆度阴阳，奇恒五中[③]，决以明堂[④]，审于终始[⑤]，可以横行[⑥]。

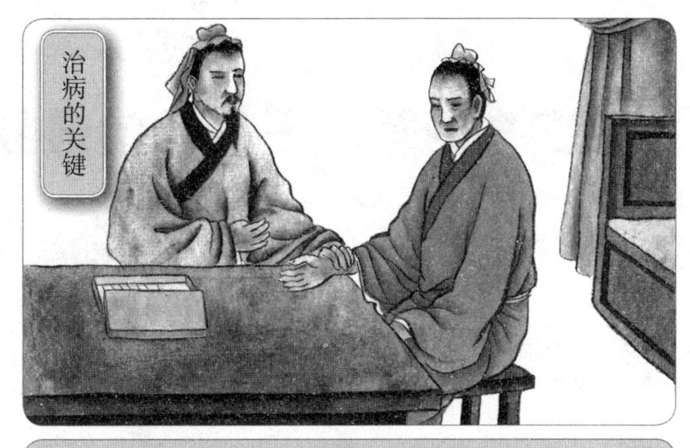

想要在治病时得心应手就必须懂得以下几点：1. 治疗前洞察病情；2. 治疗时循经守则；3. 了解取穴的理法，不盲目针灸；4. 研究揆度、阴阳和奇恒之道。

【注释】

① 气内为宝：指探明病人元气的强弱是治病的关键。张介宾："气内，气之在内者，即元气也。" ② 菀热：郁热。③ 五中：五脏，脏腑在体内，故也称"五中"。这里指五脏的气色。④ 明堂：为古时朝廷议政的大堂，一般位居皇宫中央。鼻位居面部中央，故以明堂喻鼻。这里泛指面部颜色。⑤ 终始：始是发病的开始，终是时下的病况。⑥ 横行：遍行，任意行走。

【译文】

治病的关键，在于洞察病人体内元气的强弱，寻求邪正变化的机制。如果不能切中，其过失就在于不能正确认识表里的关系。治疗时应循经守则，不能搞错取穴的原则。能够这样来治疗，就可避免医疗上的过错。如果不明白取穴的理法，妄用刺灸，就会使五脏郁热不散，痈疡发于六腑。诊病不能审慎详密，就叫作失常。谨守这些常规来治疗，自然就会和经旨相符。《上经》《下经》二书，都是论述揆度、阴阳、奇恒之道的。五脏之病，表现于气色，取决于颜色。能通过望诊了解病的终始并进行治疗，就可以得心应手、无往而不利了。

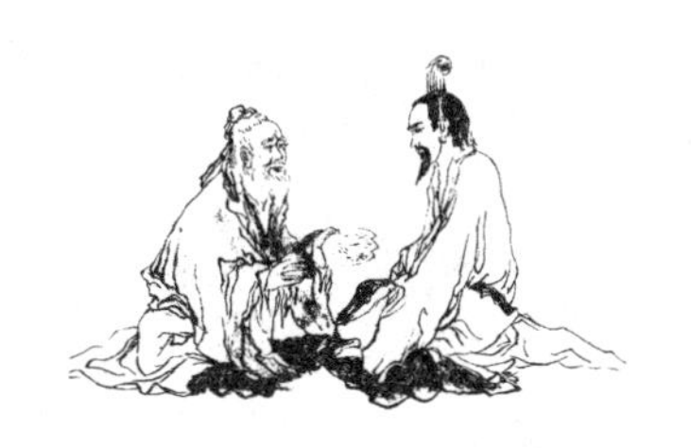

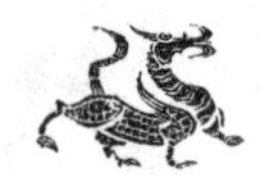

征四失论篇：医生诊治最易犯四种错误

【导读】

征，通“惩”，即惩罚、惩戒。四失，即四种过失。本篇主要讨论了医生在治疗疾病时常犯的不懂得阴阳逆从之道、学业未完就妄加诊治、不懂得病情分析方法、不询问发病原因这四种过失，提醒医生应当引以为戒，故名“征四失论”。

【原文】

黄帝在明堂，雷公侍坐。黄帝曰：夫子所通书受事，众多矣。试言得失之意，所以得之，所以失之。

雷公对曰：循经受业，皆言十全，其时有过失者，请闻其事解也。

【译文】

黄帝坐在明堂里，雷公在一旁侍坐。黄帝说：先生所读医书和所历医事，已经相当多了。请你谈谈你对治病的成功与失败的看法，能够治愈和不能治愈的原因。

雷公回答说：依据医经上的记载和老师的传授，按理说可以收到十全的完善疗效，但在治疗时还是经常会有无法治愈的情况。希望听听您对此有何解释。

【原文】

帝曰：子年少智未及邪？将言以杂合耶？夫经脉十二，络脉三百六十五，此皆人之所明知，工之所循用也。所以不十全者，精神不专，志意不理，外内相失，故时疑殆。诊不知阴阳逆从之理。此治之一失也。

受师不卒，妄作杂术，谬言为道，更名自功，妄用砭石，后遗身咎。此治之二失也。

不适贫富贵贱之居，坐之薄厚①，形之寒温，不适饮食之宜，不别人之勇怯，不知比类，足以自乱，不足以自明。此治之三失也。

诊病不问其始，忧患饮食之失节，起居之过度，或伤于毒。不先言此，卒持寸口，何病能中？妄言作名，为粗所穷。此治之四失也。

【注释】

① 坐之薄厚：居住环境的好坏。坐，古人席地而坐。

【译文】

黄帝说：你是由于年轻，智力不足呢，还是由于杂合各家学说，缺乏分析判断的能力呢？十二经脉和三百六十五络脉，这是人人都明白了解的，也是医生所经常遵循应用的。之所以不能得到十全的疗效，是由于精神不能集中，不加以分析研究，不能把外在症状和内在病机结合起来，因此时常产生疑问和困难，在临床诊治时，不懂得阴阳逆从的道理。这是治疗失败的第一个原因。

从师学习尚未毕业，学业未精，就盲目地用各种疗法，以荒谬之说为真理，巧立名目来夸耀自己，乱用砭石，这样不但治不好病，反而会给病人留下终生痛苦。这是治疗失败的第二个原因。

临床诊治，不了解贫富贵贱之人的各种生活状态，不区分其居住环境的好坏，不注意其形体的寒温，不考虑其饮食的宜忌，不区别其性情的勇怯，不懂得用比类异同的方法进行分析，就会使自己头脑混乱，无法有清楚明白的认识。这是治疗失败的第三个原因。

诊断疾病，不问病人病起于何时，是否有精神方面的刺激和饮食方面的不节制，生活起居方面有无违背常规，是否中毒。不问清楚这些情况，就草率地切脉，怎能明确诊断、切中病情呢？于是只好信口胡言，杜撰病名。这样一来，医生就会因为医术低劣而陷入困境。这是治疗失败的第四个原因。

【原文】

是以世人之语者，驰千里之外，不明尺寸之论，诊无人事治数之道、从容之葆，坐持寸口，诊不中五脉，百病所起，始以自怨，遗师其咎。是故治不能循理，弃术于市，妄治时愈，愚心自得。呜呼！窈窈冥冥，孰知其道？道之大者，拟于天地，配于四海。汝不知道之谕，受以明为晦。

【译文】

所以，有些医生说起话来，夸大到千里之外，却根本不明白尺寸的理论，诊治疾病时不考虑人情事理，也缺乏沉着从容的态度，仅仅知道如何诊察寸口诊治，不能确诊五脏之脉，更不知道百病的起因，医疗时遇到了困难，先是自怨所学不精，继而便归罪于老师传授得不好。所以，他们治病不能以医学道理作为指导，虽然开业行医，却毫无技术，妄加治疗，偶然治愈，便又自鸣得意。唉！医学理论是十分奥妙精深的，有谁能彻底了解其中的道理呢？医学的理论，犹如天地之远大，四海之深广，因此必须反复研究。你不明白这些道理，即使老师讲得十分明白，你也还是糊涂的。

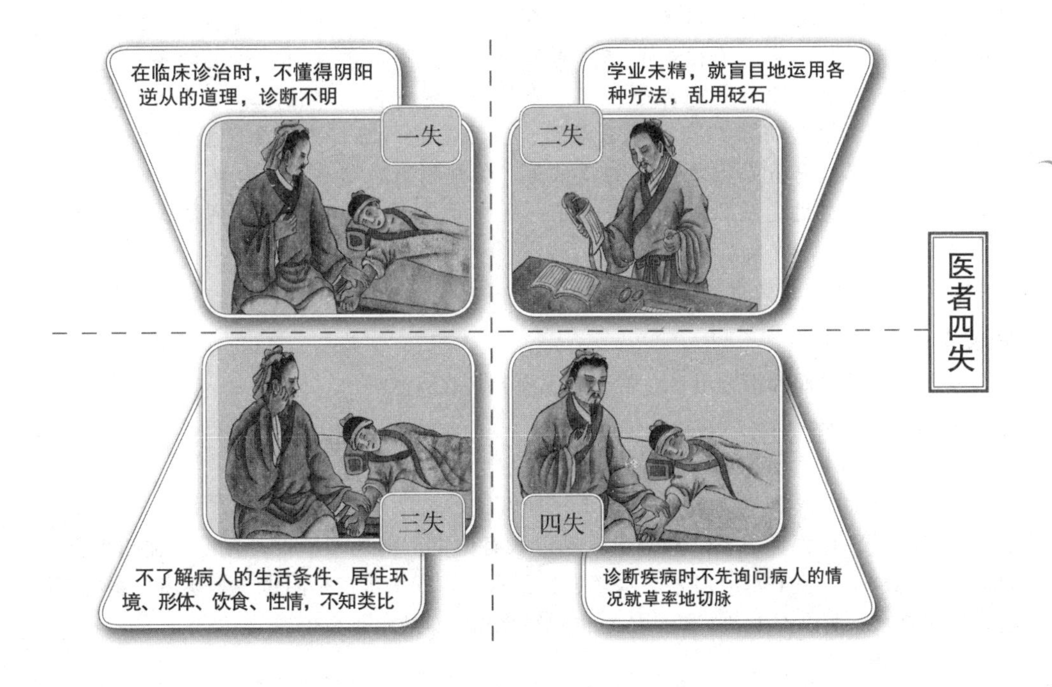

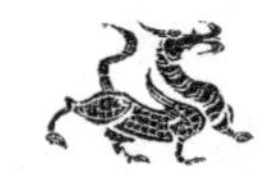

解精微论篇：为什么会迎风流泪

【导读】

解，解释。精微，精深微妙之意。本篇主要阐释了哭泣涕泪的产生机理。这些内容看似微小，却与精神情志、水火阴阳有着内在的联系，其中的原理精深微妙，所以篇名为“解精微论”。

【原文】

黄帝在明堂，雷公请曰：臣受业传之，行教以经论，从容形法，阴阳刺灸，汤液所滋。行治有贤不肖，未必能十全。若先言悲哀喜怒，燥湿寒暑，阴阳妇女，请问其所以然者，卑贱富贵，人之形体所从，群下通使①，临事以适道术，谨闻命矣。请问有毚愚仆漏之问②，不在经者，欲闻其状。

帝曰：大矣。

【注释】

①群下：雷公的弟子。通使：全面了解。②毚（chán）愚仆漏之问：自谦之词，指琐碎简陋的问题。张介宾：“毚，妄也。漏，当作‘陋’，问不在经，故毚愚仆陋，自谦之辞。仆，全元起本作‘朴’，于义为妥。”

【译文】

黄帝坐在明堂里，雷公向他请教说：我接受了您所传授的医道，并将它传授给弟子，我是按照古代医经的理论来对他们进行教育的，内容包括诊病刺治的各种方法，以及汤药的临床作用等。由于遵循这些方法施治的人有贤愚的差别，在临证时不一定都能完全地把病人治好。我首先告诉他们悲哀喜怒等各种感情、燥湿寒暑等不同气候与诊治疾病的关系，以及阴阳妇女施治等事宜，然后在他们问到为何要了解这些情况时，再向他们讲述卑贱富贵及人之形体的适从等，使他们通晓这些理论，通过临证适当地加以运用，这些在过去我已经听您讲过了。现在我还有一些很浅陋的问题，在医经中找不到相关的论述，想向您请教一下。

黄帝说：这个问题提得很深刻啊！

【原文】

公请问：哭泣而涕泪皆出者，若出而少涕，其故何也？

帝曰：在经有也。

复问：不知水①所从生，涕所从出也？

帝曰：若问此者，无益于治也，工之所知，道之所生也。夫心者，五脏之专精②也；目者，其窍也；华色者，其荣也。是以人有德也，则气和于目；有亡，忧知于色。是以悲哀则泣下，泣下水所由生。水宗者，积水也。积水者，至阴也。至阴者，肾之精也。宗精之水，所以不出者，是精持之也。辅之裹之，故水不行也。

【注释】

① 水：此指眼泪。② 专精：五脏之精气由心来统辖。

【译文】

雷公请问说：人在哭泣时鼻涕和眼泪都会流出，如果眼泪流出了但鼻涕流出很少，这是为什么呢？

黄帝说：这个问题在医经中有记载。

雷公又问：眼泪是怎样产生的？鼻涕是从哪里来的？

黄帝说：你问的这些问题，对治疗没有什么帮助，但医生应该知道它是怎么一回事，因为这是建立医学理论的基础。心为五脏之专精，两目是它的外窍，光华色泽是它的外荣。所以，一个人在心里有得意的事，则神气和悦显露于两目；如果心中有失意之事，则会表现出忧愁的面色。因此，悲哀就会哭泣，泣下的泪是由水所产生的。水的来源，是体内积聚的水液。积聚的水液，是至阴。所谓至阴，就是肾藏之精。来源于肾精的水液，平时之所以不出，是由于受到肾精的持守。肾精能辅助和裹藏水液，所以泪水不会外流。

【原文】

夫水之精为志，火之精为神，水火相感，神志俱悲，是以目之水生也。故谚言曰：心悲名曰志悲。志与心精，共凑于目也，是以俱悲则神气传于心精，上不传于志而志独悲，故泣出也。泣涕者，脑也，脑者，阴也，髓者，骨之充也。故脑渗为涕。志者，骨之主也，是以水流而涕从之者，其行类也。夫涕之与泣者，譬如人之兄弟，急则俱死，生则俱生，其志以早悲，是以涕泣俱出而横行也。夫人涕泣俱出而相从者，所属之类也。

雷公曰：大矣。

【译文】

肾水的精气是志，心火的精气是神，水火相互交感，神志俱悲，泪水就流出来了。所以，谚语说：心悲叫作志悲，因为肾志与心精，同时上凑于双目。所以，心肾俱悲，则神气传于心精，而不传于肾志。肾志独悲，水失去了精的约制，泪水就出来了。哭泣时有鼻涕流出，其故在脑。脑属阴，骨髓充于骨孔并且藏于脑，而鼻窍通于脑，所以脑髓渗漏而成涕。肾志是骨之主，之所以泪水出而鼻涕也随之而出，是因为鼻涕和眼泪是同类。涕之与泪，好比兄弟，危急则同死，安乐则共存。肾志先悲而脑髓随之，所以涕随泣出而涕泪横流。涕泪所以俱出而相随，是涕泪同属水类的缘故。

雷公说：您讲的道理真博大！

【原文】

请问：人哭泣而泪不出者，若出而少，涕不从之，何也？

帝曰：夫泣不出者，哭不悲也。不泣者，神不慈也。神不慈，则志不悲，阴阳相持，泣安能独来？夫志悲者，惋，惋则冲阴，冲阴则志去目，志去，则神不守精，精神去目，涕泣出也。且子独不诵不念夫经言乎？厥则目无所见。夫人厥则阳气并于上，阴气并于下。阳并于上，则火独光也；阴并于下，则足寒，足寒则胀也。夫一水不胜五火，故目眦盲。

是以冲风，泣下而不止。夫风之中目也，阳气内守于精，是火气燔目，故见风则泣下也。有以比之，夫火疾风生，乃能雨，此之类也。

【译文】

雷公请问说：有人哭泣却没有眼泪流出，或虽出而量少，而且鼻涕不随之而出，这是什么原因?

黄帝说：哭而没有眼泪，代表内心并不悲伤。不出眼泪，原因是心神没有被感动。神不感动，则志亦不悲。心神与肾志相持而不能相互交感，眼泪怎么能流出来呢？大凡志悲者，内心都会有凄惨之意，凄惨之意冲于脑，则肾志离目而去，肾志去目，则神不守精，精和神都离开了眼睛，眼泪和鼻涕才能流出。你难道没有读过或没有记住医经上所说的话吗？人患了厥症,则眼睛一无所见。当一个人患了厥症的时候,阳气并走于上部，阴气并走于下部。阳气并于上则上部亢热；阴气并于下则足冷，足冷则发胀。因为一水不胜五火，所以眼睛就看不见了。

所以，迎风就会流泪不止。因为风邪中于目，阳气内守于精，也就是火气燔目，所以遇到风吹，人就会流泪。这就好像火热之气炽甚而风生，风生而有雨一样。

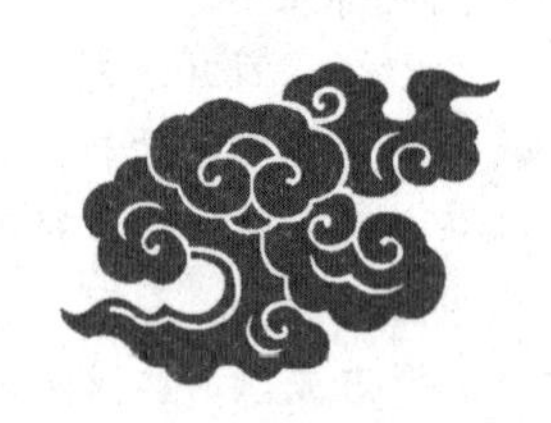

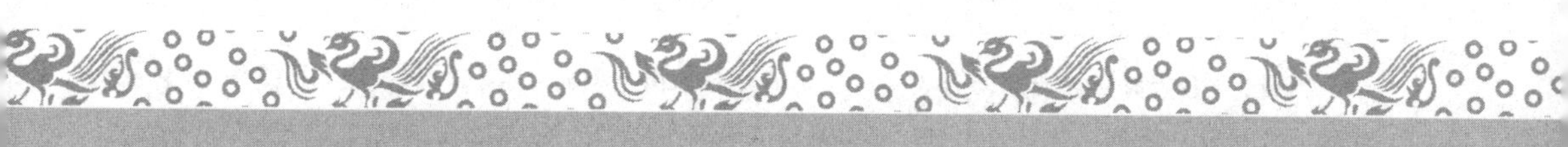

黄帝内经·灵枢

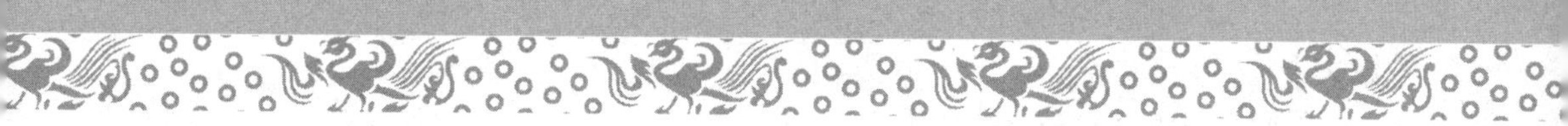

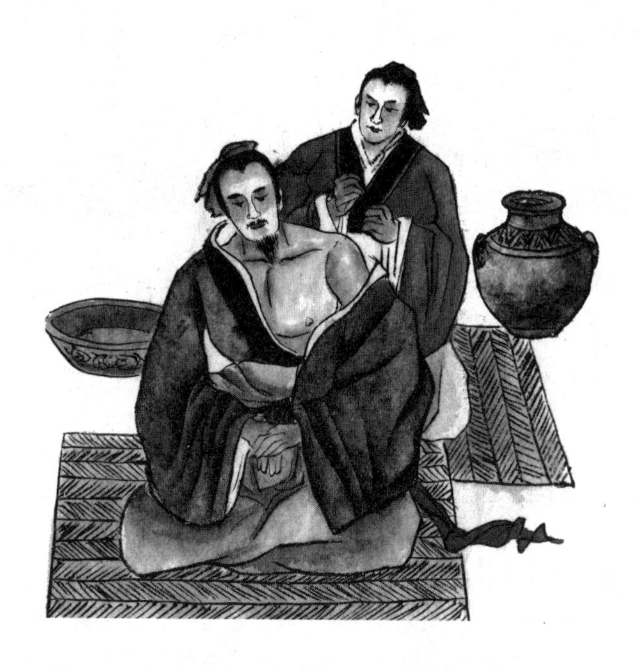

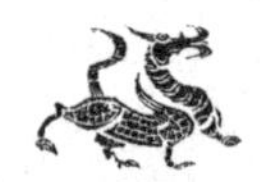

九针十二原：针刺的一般规律

【导读】

九针，是指古时医生针刺治疗疾病时所用的九种不同形制的针具，即镵针、员针、鍉针、锋针、铍针、员利针、毫针、长针、大针。十二原，是指十二原穴，即五脏各二原穴，以及膏之原穴和肓之原穴。十二原穴，是治疗脏腑疾病的十二个腧穴。原穴之“原”，通“源”，是本源的意思。本篇主要论述了“九针”和“十二原”两方面的内容，所以篇名为“九针十二原”。

本篇的主要内容包括：一是论述针刺补泻的原理和疾、徐、开、合等各种精巧手法；二是详细地介绍九针的名称、形制及其不同的治疗用途；三是简要概括针刺的取穴、深浅、补泻的原理，并指出针刺的关键是“得气”；四是介绍十二原穴的名称及其所对应的脏腑，以及脏腑发病时取相应原穴进行治疗的道理。

【原文】

黄帝问于岐伯曰：余子万民[①]，养百姓[②]，而收其租税。余哀其不给，而属[③]有疾病。余欲勿使被毒药[④]，无用砭石，欲以微针通其经脉，调其血气，营其逆顺出入之会。令可传于后世，必明为之法。令终而不灭，久而不绝，易用难忘，为之经纪[⑤]。异其章，别其表里，为之终始，令各有形，先立《针经》。愿闻其情。

我想编撰一部《针经》，想听您详细讲解。
好的，我将把我所知道的全告诉您。

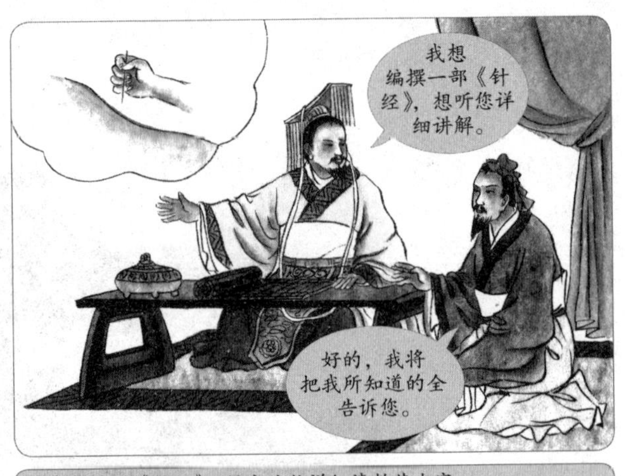

黄帝想编写《针经》，便向岐伯详细请教其内容。

【注释】

① 子万民：将百姓视为自己的子女，即爱护百姓。② 百姓：指百官。③ 属（zhǔ）：接连不断，经常。④ 被：遭受。毒药：泛指治病的药物。⑤ 经纪：此指规矩准绳。直者为经，周者为纪。

【译文】

黄帝向岐伯问道：我将百姓视为自己的子女，养育百官，而征收他们的钱粮赋税。我怜悯他们时常不能终其天年，还接连不断地生病。在治疗各种疾病时，我想使他们避免遭受药物、砭石的伤害，而仅用微小的针，刺入肌肤，达到疏通经脉、调和气血的目的，使气血在经脉中逆顺运行，出入离合循行无阻，从而治愈疾病。同时，为了把这种疗法流传后世，就必须明确地制定出针经大法。为了使它永远不会湮没，历久而不失传，容易运用而不容易忘记，就必须使其有纲有纪，制定出微针使用的准则。另外，还要清楚地分出章节，阐明表里关系，明确气血终而复始的循行规律，也要规定出所用针具的具体的形状。为此，我想综合以上的内容先编成一部《针经》。现在，我希望听到实际内容。

【原文】

岐伯答曰：臣请推而次之，令有纲纪，始于一，终于九焉。请言其道。小针[①]之要，易陈而难入[②]。粗守形，上守神[③]。神乎神，客在门[④]。未睹其疾，恶知其原？刺之微，在速迟。粗守关，上守机[⑤]。机之动，不离其空[⑥]。空中之机，清静而微。其来不可逢，其往不可追[⑦]。知机之道者，不可挂以发[⑧]；不知机道，叩之不发[⑨]。知其往来，要与之期。粗之暗乎，妙哉！工独有之。往者为逆，来者为顺，明知逆顺，正行无问。逆而夺之，恶得无虚？追而济之，恶得无实？迎之随之，以意和之，针道毕矣。

【注释】

① 小针：也称“微针”，即今天的毫针。② 易陈而难入：粗浅了解容易，深入掌握困难。③ 粗守形，上守神：医术低下的医生拘泥于有形的刺法，而高明的医生却能够把握气血变化和神气的变化而施针。④ 神乎神，客在门：人身气血精神的运行通道，也是客邪侵入人体的门户。⑤ 粗守关，上守机：医术粗劣的医生只拘泥于病变部位附近的穴位施针，高明的医生则等待经气的到来，并施以补泻手法。⑥ 不离其空（kǒng）：经气的变化不会离开腧穴。空，中医用语，这里指腧穴。⑦ “其来”两句：当邪气正盛时，不可迎而补之；当邪气衰，正气未复时，不可用泻法。⑧ 不可挂以发：在运用针刺补泻时要抓住时机，失之毫厘，差之千里。此处以发射弓弩的技术比喻针刺。诸家都认为“不可挂以发”指针刺技术精深之义，但对其本意未有确解。“不可挂以发”与“叩之不发”意正相反，后者意为虽箭在弦上却不能射出，而

针刺的相关概念
医术高明者
医术低下者
针刺的一般道理
懂得根据病人的精神活动以及气血盛衰的情况诊治疾病
拘泥于观察病人的形体，单从表面上辨别病情
针刺的巧妙
根据病人经络中气机的变化，选取相应的穴位来进行治疗
依据症状而取用关节附近的若干与症状相对应的穴位来进行治疗
针刺与气的结合
懂得气机的往来运行变化，并据此掌握时机进行针刺
昏昧无知，自然不明白这点

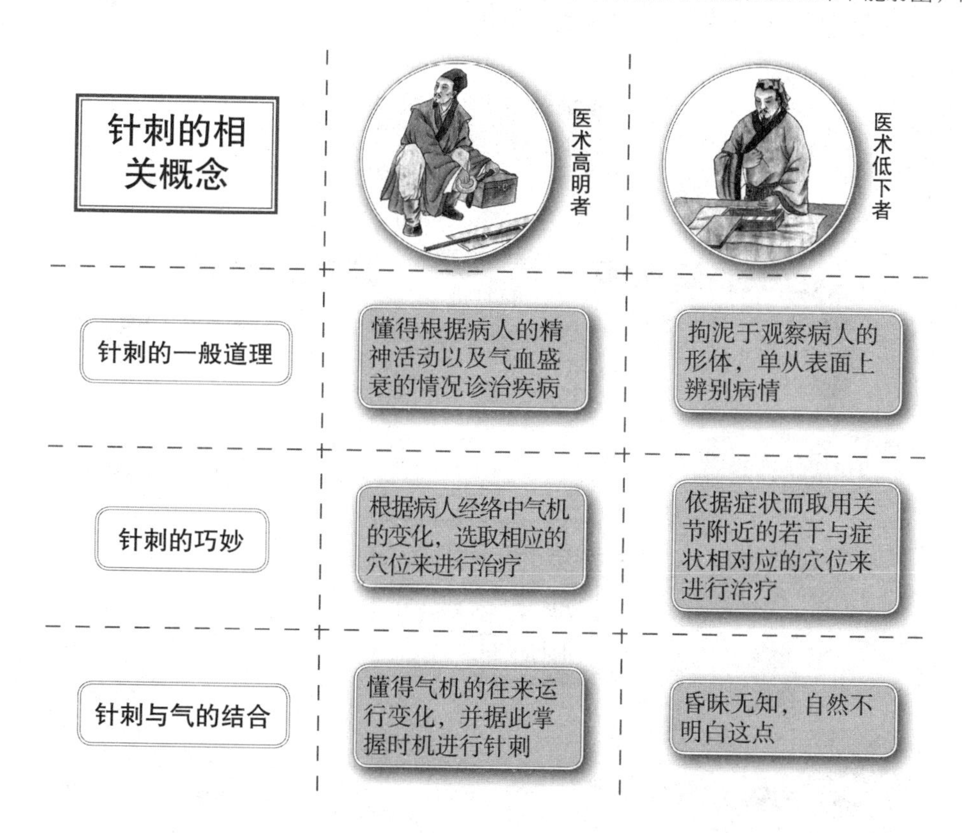

前者应当意为要掌握好时机，不出现任何偏差。⑨叩之不发：当刺而不刺，失去时机。叩，同“扣”，如箭扣在弦上却不能发射出去。

【译文】

岐伯回答说：请让我按照顺序，从第一针到第九针，条理清晰地一一论述。现在让我首先来谈一谈关于用针治病的一般道理。运用小针治病，说起来比较容易，可是要达到精妙的境界就不容易了。通常医术粗浅的医生，只是拘泥于观察病人的形体，单从外表上辨别病情，而医术高明的医生却懂得根据病人的精神活动以及气血盛衰的情况诊治疾病。高明的医生可以辨别病人神气的盛衰，还能了解客居在人体内的外邪往来出入的门户所在。气血循行经脉，出入有一定的门户，病邪可以从门户侵入体内。没有看出疾病的性质，怎么能知道疾病的来源，而施以适当的治疗呢？至于针刺的巧妙，关键在于正确使用疾徐的不同手法。在这方面，粗率的医生仅仅会依据症状取用关节附近的若干与症状相对应的穴位来进行治疗，只有高明的医生才会根据病人经络中气机的变化，选取相应的穴位来进行治疗。人体经络气机的变化与穴位的空窍是息息相关的。这些空窍，所反映出的气血虚实盛衰的变化，是至清至静且微妙的。当邪势正盛的时候，切不可迎其势而用补法；而当邪气已去时，则不宜再用泻法去驱逐邪气。了解气机变化之理的医生，能小心把握气之来去的时机，及时运用补泻之法，不会有丝毫的差失；不懂得气机运行之理的医生，到了应该补泻的时候不能及时治疗，就好像是箭扣在弦上，应当发射而不发射一样。用针的人必须懂得气机的往来运行变化，并据此掌握时机进行针刺，这样才能取得良好的疗效。粗率的医生自然不明白这一点，只有高明的医生才能体察到其中的妙用。至于气的逆顺，正气已去的，脉气虚而小，为逆；正气来复的，脉气平而和，为顺。清楚地了解气的往来逆顺变

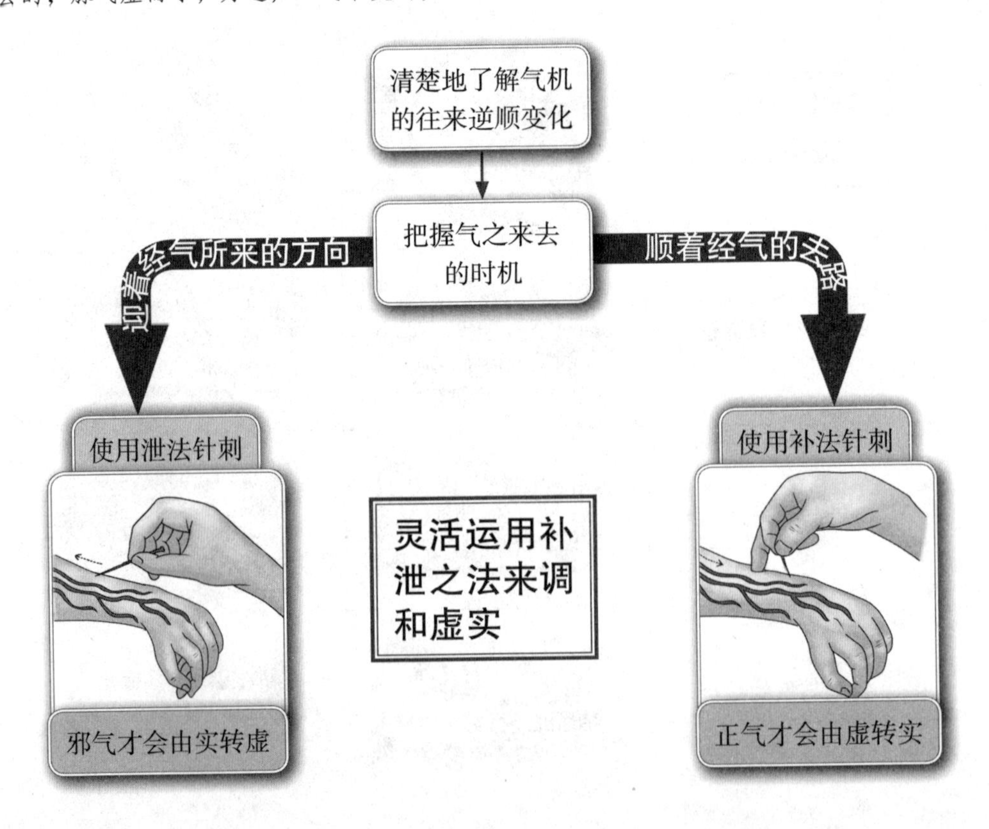

化，就可以准确无误地及时施行针法了。根据经气的循行方向，迎着经气所来的方向刺针，与它的来势相逆，用泻法夺其有余，邪气怎么会不由实转虚呢？随着经气的去路进针，和它的去势相顺，用补法济其不足，正气怎么会不由虚转实呢？所以，迎而夺之的泻法，和随而济之的补法，都应当在用心体察过气机变化后，再灵活运用，这样才能调和虚实。掌握了这个要领，也就明白了针法的主要道理。

【原文】

凡用针者，虚则实之，满则泄之，宛陈则除之①，邪胜则虚之。《大要》曰：徐而疾则实②，疾而徐则虚③。言实与虚，若有若无④。察后与先⑤，若存若亡⑥。为虚与实，若得若失⑦。虚实之要，九针最妙。补泻之时，以针为之。泻曰：必持内之，放而出之⑧，排阳得针⑨，邪气得泄。按而引针，是谓内温⑩，血不得散，气不得出也。补曰：随之，意若妄之⑪，若行⑫若按⑬，如蚊虻止，如留如还，去如弦绝。令左属右⑭，其气故止，外门以闭，中气乃实。必无留血，急取诛之。持针之道，坚者为宝⑮，正指直刺，无针左右，神在秋毫，属意病者，审视血脉，刺之无殆。方刺之时，必在悬阳⑯，及与两卫⑰，神属勿去，知病存亡。血脉者，在腧横居，视之独澄⑱，切之独坚。

【注释】

①宛（yù）陈则除之：血气瘀滞日久则应当将其排除。宛，通“蕴”，积聚。②徐而疾则实：进针慢，出针快，出针后立即按住针孔的刺法，就是补法。③疾而徐则虚：进针快，出针慢，出针后不按闭针孔的刺法，就是泻法。④“言实”两句：针下有气为实，无气为虚。有气指针刺后在刺穴周围产生的酸麻胀痛之感，甚至沿经脉传导，在医生手下有紧滞感。无气则为针刺后没有感觉，医生下针如刺豆腐。气本无形，故云若有若无。⑤察后与先：诊察疾病的缓急，从而确定治疗的先后顺序。⑥若存若亡：根据气之虚实，决定是否留针及留针的时间长短。⑦“为虚”两句：形容针刺补泻手法的作用。实证，泻而取之，使患者若有所失；虚证，补而实之，使患者若有所得。⑧放而出之：摇大针孔，以使邪气得以排出。⑨排阳得针：有三说：一、阳指皮肤浅表部位，治疗时排开浅表部位，使邪气随针外泄；二、阳指表阳，治疗时排开表阳，以去邪气；三、排阳，推扬，转针。⑩内温：气血蕴于内。温，通“蕴”。⑪随之，意若妄之：随意而为，好像漫不经心的样子。⑫行：行针导引经气。⑬按：按压孔穴以下针。⑭令左属右：右手出针，左手急按针孔。⑮坚者为宝：针刺时要坚固有力。⑯悬阳：指卫气。卫气居表，属阳，卫护于外，如同太阳悬挂在天空，所以称为悬阳。⑰两卫：一说为卫气在阳，护卫肌表。一说为脾气在阴，护卫脏腑。二者皆神气所居，不可触犯，所以针刺时必须小心谨慎。⑱视之独澄：看得非常清楚。

【译文】

凡是运用针法，属于虚证的，应当用补法，使正气充实；属于实证的，应当用泻法，以疏泄病邪；对于因瘀血郁积日久而引起疾病的，应当采用泻血法，以排除壅滞的病邪；对于病邪亢盛，邪胜于正的，也应当采用泻法，以使邪气外泄，由实转虚。古代医经中的《大要》篇曾说：徐缓进针而疾速出针，则能使正气充实，不致外泄，这属于补法；疾速进针而徐缓出针，则能使邪气随针外泄，由盛而虚，这属于泻法。所谓实与虚，是在针下得气之后所感觉到的，针下有气为实，针下无气为虚。得气的时候，气的来去迅疾无形，此时必须细心体察才能感觉到。根据针刺后得气的或后或先，就可以体会出正气的虚实、邪气的存在或消亡，并予以相应的治疗。运用补泻之法的时候，一般而言，对于正气虚的，要

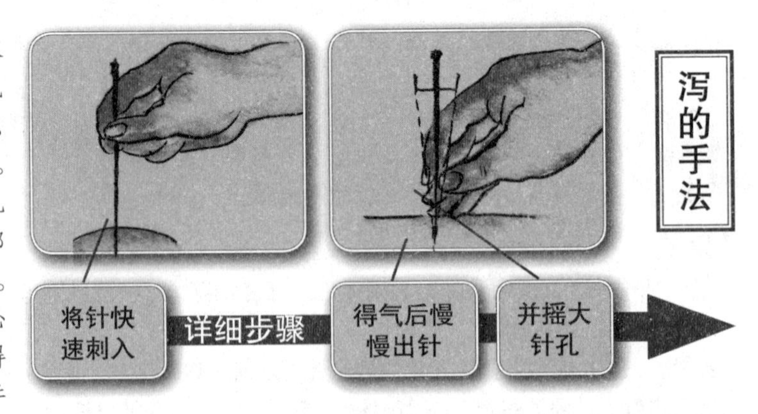

补之令其实，使其好像有所得一样；对于邪气盛的，要泻之令其虚，使其好像有所失一样。虚实补泻的要点，以九针最为奇妙。补和泻都可以利用针刺来实现。所谓泻的手法，就是必须很快地持针刺入，得气后要徐徐地出针，并摇大针孔。这样做主要是为了在属阳的体表部位，通过针刺打开一条出路，使邪气得以随针外泄。如果病证当用泻法，而反用按住针孔后出针的手法，就会使血气怫郁在内，这就是通常所说的“内温”。内温会造成瘀血不得泄散、邪气不得外出的后果。所谓补的手法，主要是随着经气将去的方向进针，以补其气。像这样在气去之后随之行针，医者的意念、手法可轻松随意。而在行针导气和按穴下针时，又要非常轻巧，如同蚊子叮在皮肤上一样，似有似无。在留针与出针时，则要像蚊子叮完皮肤后悄然飞去，感觉它似乎仍旧停留在那里一样轻妙。出针时，又要像箭离开了弓弦那样干脆、迅疾。当右手施行出针手法时，左手应当随即按闭针孔，借以阻止中气外出，这就好像把在外面的门户关闭起来一样，这样中气自然就充实了。使用这种补正祛邪的疗法时，应当防止留滞恶血之弊。如果在络脉上留有恶血，应当尽快采取刺络放血法将其除掉。持针的要领，以坚定有力最为贵。进针时用右手拇、示、中三指夹持针具，要直针而下，切不可偏左或偏右。在操作过程中，必须聚精会神地体察针下的感觉，明察秋毫，同时还要凝神注意病人神态的变化，并细心观察病人血脉的虚实。只有这样，才不致发生不良的后果。刚开始针刺的时候，必须先刺到表阳所主的卫分，然后再刺到脾阴所主的肌肉，并由此体察病者的神气及其各脏腑之气是否有散失，这样便可知道疾病的存在或消失。至于血脉横结在经穴之间的病证，尤其容易看得清楚。用手去按切时，由于外邪的结聚，有病的部位必定显得特别坚实。

【原文】

九针之名，各不同形：一曰镵针①，长一寸六分；二曰员针，长一寸六分；三曰鍉针②，长三寸半；四曰锋针，长一寸六分；五曰铍针③，长四寸，广二分半；六曰员利针，长一寸六分；七曰毫针，长三寸六分；八曰长针，长七寸；九曰大针，长四寸。镵针者，头大末锐，去泻阳气；员针者，针如卵形，揩摩分间，不得伤肌肉，以泻分气；鍉针者，锋如黍粟之锐，主按脉勿陷，以致其气；锋针者，刃三隅，以发痼疾；铍针者，末如剑锋，以取大脓；员利针者，尖如氂④，且员且锐，中身微大，以取暴气；毫针者，尖如蚊虻喙，静以徐往，微以久留之而养，以取痛痹；长针者，锋利身长，可以取远痹；大针者，尖如梃⑤，其锋微员，以泻机关之水也。九针毕矣。

【注释】

①镵（chán）针：因其针形尖锐，所以叫“镵针”。镵，锐利。②鍉（dī）针：因其针形似箭头而得名。鍉，通“镝”，箭头。③铍（pī）针：因其针锋如剑而得名。铍，两刃小刀。④氂（máo）：牦牛的尾巴，也指马的尾巴。⑤尖如梃（tǐng）：大针尖如折竹之锐。梃，专指竹梃，

初识九针

九针之所以称为九针，而不叫八针或十针，恐怕与古人对“九”这个数字的情有独钟有很大关系。九是最大的数字，在古人的观念里，万物始于一而终于九，九象征着全面和完备。九针是针灸的基础工具，所以全局以九针为第一篇

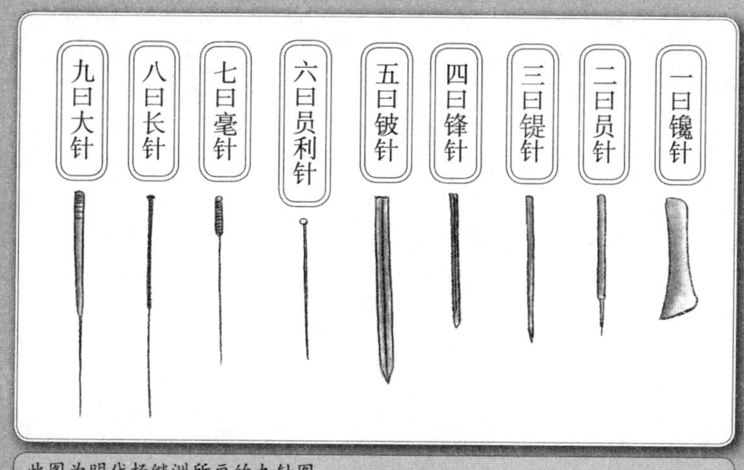

此图为明代杨继洲所画的九针图。

九针的长度和形状各不相同，其用途区别也很大，各有其施治的病症，治疗时应根据不同的病情而适当选用。比方说，病在浅表的，都不宜深刺，如果针刺太深，就会引邪入内而加重病情，可以选择一寸六分长的锋针

九针形状用途表

名称	形状	用途
镵针	长一寸六分，头大而针尖锐利	泻肌表邪热
员针	长一寸六分，针形如卵	疏泄肌肉间的邪气
鍉针	长三寸半，其锋如小米粒一样微圆而尖	按摩经脉，流通气血
锋针	长一寸六分，三面有刃	治疗顽固的旧疾
铍针	长四寸，针尖像剑锋一样锐利	可刺痈排脓
员利针	长一寸六分，针尖像长毛，针的中部稍粗	治疗急性病
毫针	长三寸六分，针形像蚊虻的嘴	治疗痛痹
长针	长七寸，针尖锐利，针身细长	治疗日月久积的痹症
大针	长四寸，针尖像折断后的竹茬，其锋稍圆	泻导关节积水

一说为木棒。

【译文】

九针的名称和形状都各不相同。第一种叫镵针，长一寸六分；第二种叫员针，长一寸六分；第三种叫鍉针，长三寸半；第四种叫锋针，长一寸六分；第五种叫铍针，长四寸，宽二分半；第六种叫员利针，长一寸六分；第七种叫毫针，长三寸六分；第八种叫长针，长七寸；第九种叫大针，长四寸。镵针，针头大而针尖锐利，适用于浅刺，以泻除皮肤肌表的邪热。员针，针尖椭圆如卵形，可作按摩之用，主治邪在分肉之间的疾患，用时既不会损伤肌肉，又可以疏泄分肉之间的气血。鍉针，针尖像黍粟一样圆而微尖，不致刺入皮肤，主要用作按摩经脉，流通气血，但用时不宜陷入肌肉，否则会损伤正气。锋针，针锋锐利，三面有锋棱，适用于热毒痈疡或经络久痹的顽固性疾患。铍针，针尖如剑锋，适用于痈疡等疾患，可作刺破排脓之用。员利针，针尖大如牦尾，圆且锐利，针身略粗，能用于治疗急性病。毫针，针尖纤细如蚊虻之喙，可用于静候气的徐缓到来；针身微细，适宜于持久留针，以扶养真气，同时还适宜于治疗痛痹。长针，针尖锋利而针身细薄，可以用来治疗久治不愈的痹证。大针，针体如杖，粗而且巨，针尖略圆，可用来治疗水气停留于关节而致浮肿的疾患，作泻水之用。九针的名称、形状与主治作用，尽在于此了。

【原文】

夫气之在脉也，邪气在上①；浊气在中②，清气在下③，故针陷脉则邪气出④，针中脉则浊气出⑤，针太深则邪气反沉⑥，病益。故曰：皮肉筋脉，各有所处，病各有所宜，各不同形，各以任其所宜。无实无虚，损不足而益有余，是谓甚病，病益甚。取五脉⑦者死，取三脉者恇⑧。夺阴者死，夺阳者狂。针害毕矣。刺之而气不至，无问其数；刺之而气至，乃去之，勿复针。针各有所宜，各不同形，各任其所为。刺之要，气至而有效。效之信，若风之吹云，明乎若见苍天。刺之道毕矣。

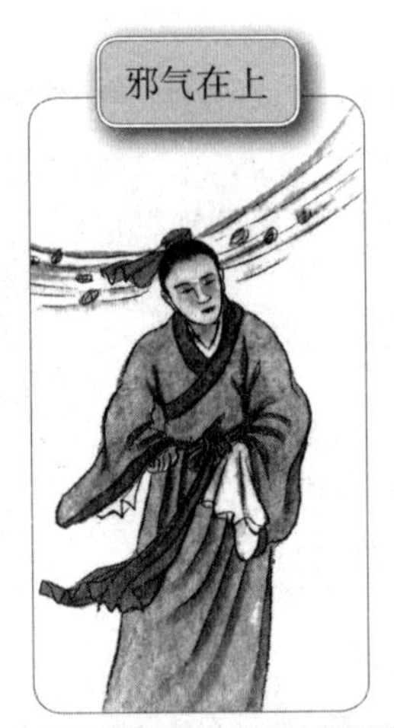

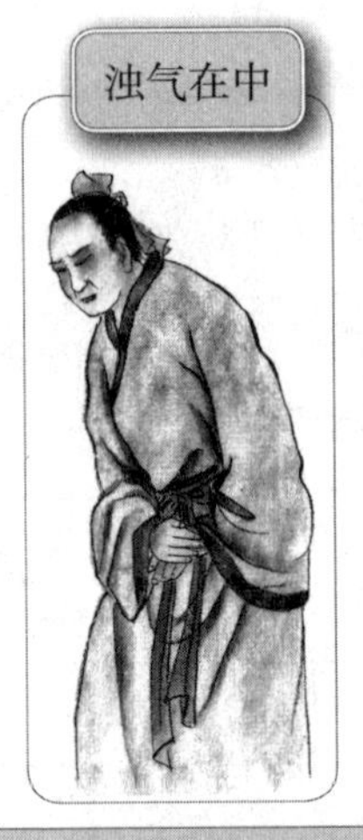

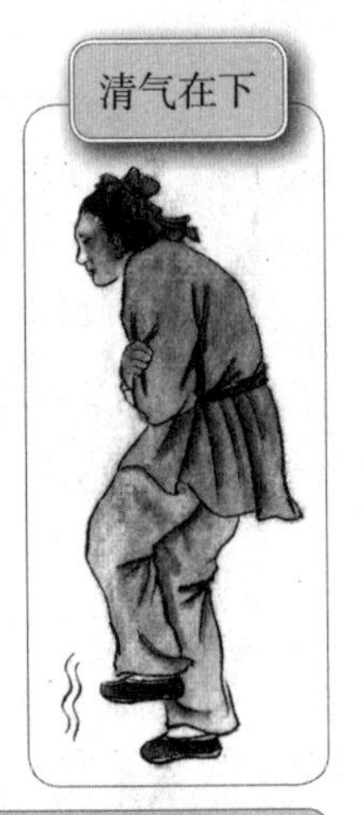

由邪气入侵经脉而导致疾病的三种情况。

【注释】

① 邪气在上：贼风邪气侵犯人体上部。② 浊气在中：寒温不适，饮食不节，浊气留于肠胃。浊气，饮食不节导致的积滞之气。③ 清气在下：清冷寒湿之邪，侵入人体大多从足部开始。④ 针陷脉则邪气出：各经腧穴多在人体凹陷部位，若驱寒邪，需刺各经陷脉，经气行，则邪气出，所以取阳邪在上部。陷脉，针对穴位而言，人体的穴位躲在经脉骨陷之中，所以称为陷脉。⑤ 针中脉则浊气出：针刺足三里可排除肠胃浊气。中脉，中部阳明之合穴，即足三

里穴。⑥“针太深”句：应浅刺之病，深刺反而会引邪深入。⑦五脉：五脏的腧穴。⑧取三脉者恇（kuāng）：泻手足三阳经穴，导致形气虚弱。三脉，手足三阳脉。

【译文】

邪气侵犯经脉引起疾病的情况，一般是这样的：贼风邪气，常常由头部侵入，所以说邪气在上；由饮食不节所致的浊气，往往滞留在肠胃里，所以说浊气在中；清冷寒湿之邪，大多从足部侵入，所以说清气在下。在针刺的时候，上部取筋骨陷中的各经腧穴，则能使贼风邪气随针而出。针刺中土的经脉足阳明胃经，就可以排除滞留在肠胃中的浊气。凡是病在浅表的，都不宜深刺；如果刺得过深，邪气反而会随之深入，加重病情。所以说，皮、肉、筋、脉各有自己一定的部位，而每种病也各有与之相适应的治疗方法。九针之形状各不相同，各有其适应的病证，所以要根据病情适当选用。实证不可以用补法，虚证不可以用泻法。如果正气不足的反用了泻法，或是邪气有余的反用了补法，就会使病情更加严重，这就是所谓的病上加病。在病重的时候，如果误泻了五脏阴经的经气，就会造成病人死亡；而如果误泻了六腑阳经的经气，就会使病人形体衰败，难以恢复。误泻阴经，使脏气耗竭，就会导致病人死亡；误泻阳经，损耗阳气，就会使人发狂。这些都是误用补泻的害处。进针之后，如果没有得气的感觉，就说明气还没有至，应当继续施行针刺手法，而不必拘泥于针刺的次数，总的来说，要以达到气至为度。如果进针之后，有了得气的感觉，则说明气至，这时就可以出针，不必再行针刺和留针了。九针各有它的适应证，因而针的形状也各不相同，要根据病情选用，才能适应治疗的需要。针刺的要领，就在于达到气至，有了气至的感觉就表明有了疗效。疗效确切的，就好像风吹云散，立刻明朗地看到了青天一样。针刺的主要道理，全在这里了。

【原文】

黄帝曰：愿闻五脏六腑所出之处[①]。

岐伯曰：五脏五腧，五五二十五腧[②]；六腑六腧，六六三十六腧[③]。经脉十二，络脉十五[④]。凡二十七气，以上下。所出为井[⑤]，所溜为荥[⑥]，所注为输[⑦]，所行为经[⑧]，所入为合[⑨]。二十七气所行，皆在五腧也。节之交，三百六十五会[⑩]。知其要者，一言而终；不知其要，流散无穷。所言节者，神气之所游行出入也，非皮肉筋骨也。

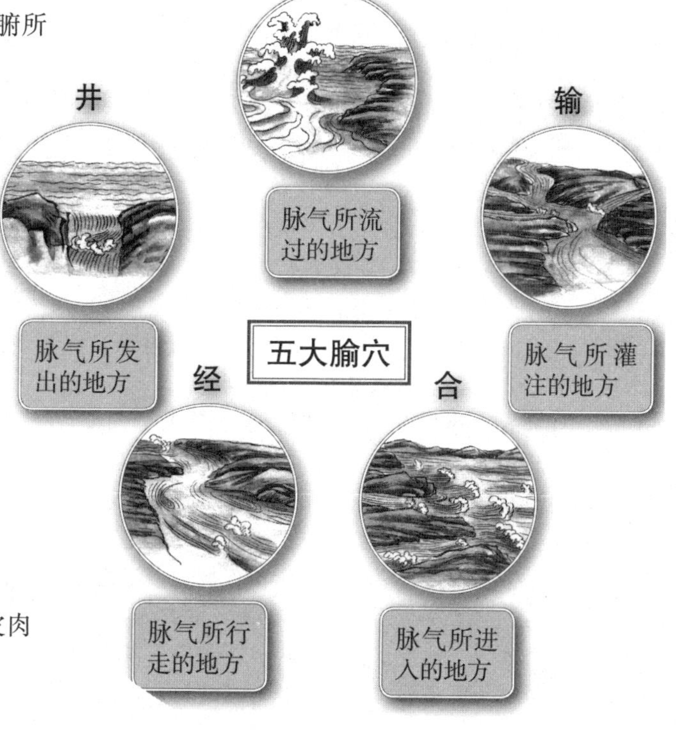

五大腧穴表

名称	作用
井	如泉水的源头，如手太阴肺经所属的少商穴
荥	像刚涌出泉眼的细小水流，如手太阴肺经所属的鱼际穴
输	如同汇聚的水流，其气逐渐盛大，如手太阴肺经所属的太渊穴
经	像迅速涌过的大股水流，气势强盛，如手太阴肺经所属的经渠穴
合	像百川归海，气势磅礴，如手太阴肺经所属的尺泽穴

【注释】

① 五脏六腑所出之处：脏腑各自连属的经脉脉气所发出的部位。② 二十五腧：五脏各有井、荥、输、经、合五个腧穴，五脏共二十五穴。③ 三十六腧：六腑各有井、荥、输、原、经、合六个腧穴，六腑共三十六腧穴。④ 络脉十五：十二经各有一络脉，加任、督及脾之大络，共十五络。⑤ 所出为井：泉源出水之处为井。人之血气，出于四肢，所以脉出处为井。⑥ 所溜为荥（xíng）：形容脉气流过的地方，像刚从泉源流出的小水流。《说文·水部》："荥，绝小水也。"⑦ 所注为输：形容脉气流注到这里后又灌注到他处。注，灌注。输，"腧"的本字，运输。脉注于此处而输于他处，它的气渐渐旺盛。⑧ 所行为经：脉气由此通过。经，通。⑨ 所入为合：形容脉气汇合处。⑩ "节之交"两句：节之交，人体关节等部交接处的间隙。这些间隙共有三百六十五个，为经脉中气血渗灌各部的汇合点。

【译文】

黄帝说：我想听您讲一讲五脏六腑的经气是从什么地方发出来的。

岐伯说：五脏各有其经脉，每条经脉各有井、荥、输、经、合五个腧穴，五条经脉各五个腧穴，共有二十五个腧穴。六腑也各有其经脉，每条经脉各有井、荥、输、原、经、合六个腧穴，六条经脉各有六个腧穴，共有三十六个腧穴。人体共有十二条经脉、十五条络脉，合起来共有二十七条经络，从经络的脉气来讲，总计有二十七气。这二十七气在全身上下循行出入。脉气所发出的地方，如同泉水的源头，称作井；脉气所流过的地方，像刚涌出泉眼的微小水流，称作荥；脉气所灌注的地方，像水流渐渐汇聚输注于深处一样，叫作输；脉气所行走的地方，像大的水流迅速流过一样，叫作经；脉气所进入的地方，如同百川会合入海，叫作合。十二经脉和十五络脉的二十七气所出入、流注、运行的地方，就是在这井、荥、输、经、合的五腧穴之中。周身关节相交部位的间隙处，共有三百六十五个腧穴。如果掌握了其特点，懂得了其中的要领，那么一句话就可以将它说明白；如果不懂得其中的要领，就会摸不着边际，对这么多腧穴也就无法完全了解了。必须说明的是，这里所说的关节间隙之处，指的是神气运行活动、出入内外的处所，着重于内部功能的反映，而并非指皮、肉、筋、骨的局部形态。

【原文】

睹其色，察其目，知其散复；一其形，听其动静，知其邪正。右主推之①，左持而御之②，气至而去之③。凡将用针，必先诊脉，视气之剧易，乃可以治也。五脏之气已绝于内，而用针者反实其外，是谓重竭。重竭必死，其死也静。治之者辄反其气，取腋与膺。五脏之气已绝于外，而用针者反实其内，是谓逆厥。逆厥则必死，其死也躁。治之者反取四末。刺之害，中而不去，则精泄；不中而去，则致气。精泄则病益甚而恇，致气则生为痈疡。

【注释】

① 右主推之：右手进针。张介宾："右主推之，所以入针也。"② 左持而御之：用左手护持针身。张介宾："左持而御之，所以护持也。"③ 气至而去之：得气之后就出针。张介宾："邪气去而谷气至，然后可以出针。"

【译文】

在进行针刺时，医生必须先观察病人的气色，注意病人的眼神，以了解病人的精神及正气是处于涣散状态还是有所恢复，力求使疾病的内在变化与反映在形体上的病象相一致，同时还要通过诊脉，通过脉象的动静辨明邪正的盛衰情况。在进针时，右手持针，进针；左手以两指夹持住针身，防止其倾斜和弯曲。针刺入后，等到针下有了得气的感觉，即可考虑出针。凡是在用针刺进行治疗之前，医生都必须首先诊察脉象，只有以脉气所呈现出的病情轻重情况为根据，才可以制定相应的治疗措施。如果病人在内的五脏之气已经虚绝，就是阴虚证，若医生反用针去补在外的阳经，就会使阳愈盛，使阴愈虚，这叫"重竭"。脏气重竭的病人必死。因为病人是因五脏之气虚竭而死，所以临死前的表现是安静的。形成"重竭"的主要原因是医生误治，违反了脏气阴虚理应补脏的原则，误泻了腋下和胸前的腧穴，促使脏气逐渐趋于虚竭。至于五脏之气已虚于外的病人，属于阳虚，如果医

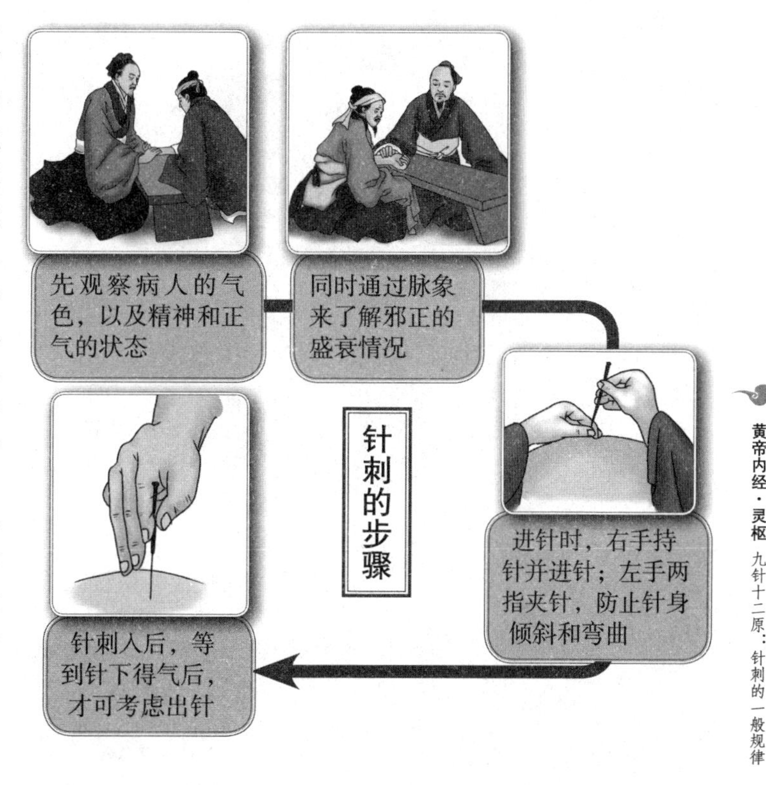

者反去补在内的阴经，那么助阴则阳气愈竭，这会造成阴阳气不相顺接的病变，叫作“逆厥”。有逆厥证的病人也必死。因为五脏之气有余，所以病者在临死前会表现得烦躁。这也是由于医者误治，违反了阳气已虚理应补阳的原则，误泻四肢末梢的穴位，促使阳气逐渐趋于虚竭。凡针刺用泻法的，已刺中了病邪的要害，但仍然留针而不出，就会使精气耗损；刺中了要害，但未经运用适当的针刺手法，就立即出针，会使邪气留滞，进而郁壅。如果出针太迟，损耗了精气，病情就会加重，甚至使形体衰败。如果出针太快，邪气留滞于气分，就会使肌肤发生痈疡。

【原文】

五脏有六腑，六腑有十二原，十二原出于四关①，四关主治五脏。五脏有疾，当取之十二原。十二原者，五脏之所以禀三百六十五节之会也。五脏有疾也，应出十二原，而原各有所出，明知其原，睹其应，而知五脏之害矣。

阳中之少阴，肺也，其原出于太渊，太渊二。阳中之太阳，心也，其原出于大陵，大陵二。阴中之少阳，肝也，其原出于太冲，太冲二。阴中之至阴，脾也，其原出于太白，太白二。阴中之太阴，肾也，其原出于太溪，太溪二。膏之原，出于鸠尾，鸠尾一。肓之原，出于脖胦②，脖胦一。凡此十二原者，主治五脏六腑之有疾者也。胀取三阳，飧泄取三阴。

针灸铜人

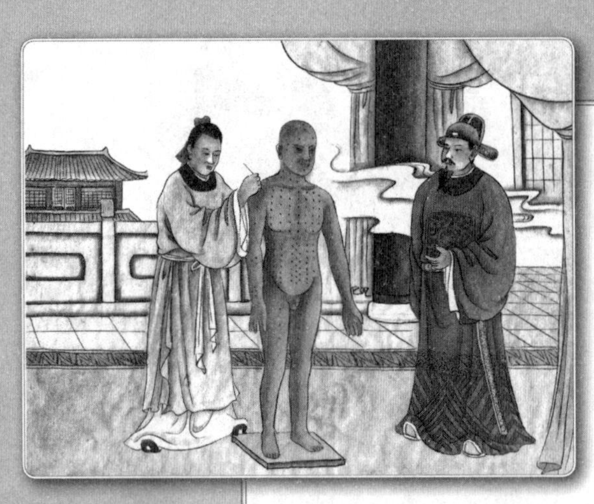

针灸铜人是用青铜浇铸而成的人体经络腧穴模型，在中国古代用于针灸教学，始于北宋天圣年间，明清及现代均有制作。北宋针灸铜人为天圣五年（1027）宋仁宗诏命制造，其高度与正常成年人相近，胸背可以开合，体内雕有脏腑器官。铜人表面镂有穴位，穴旁刻题穴名。铜人为医师考试时使用，用时以黄蜡封涂铜人外表的孔穴，以水注其内。如取穴准确，针入而水流出；取穴不准，针不能刺入。明代针灸铜人是明英宗诏命仿北宋铜人重新铸造的。

五脏六腑与十二原穴

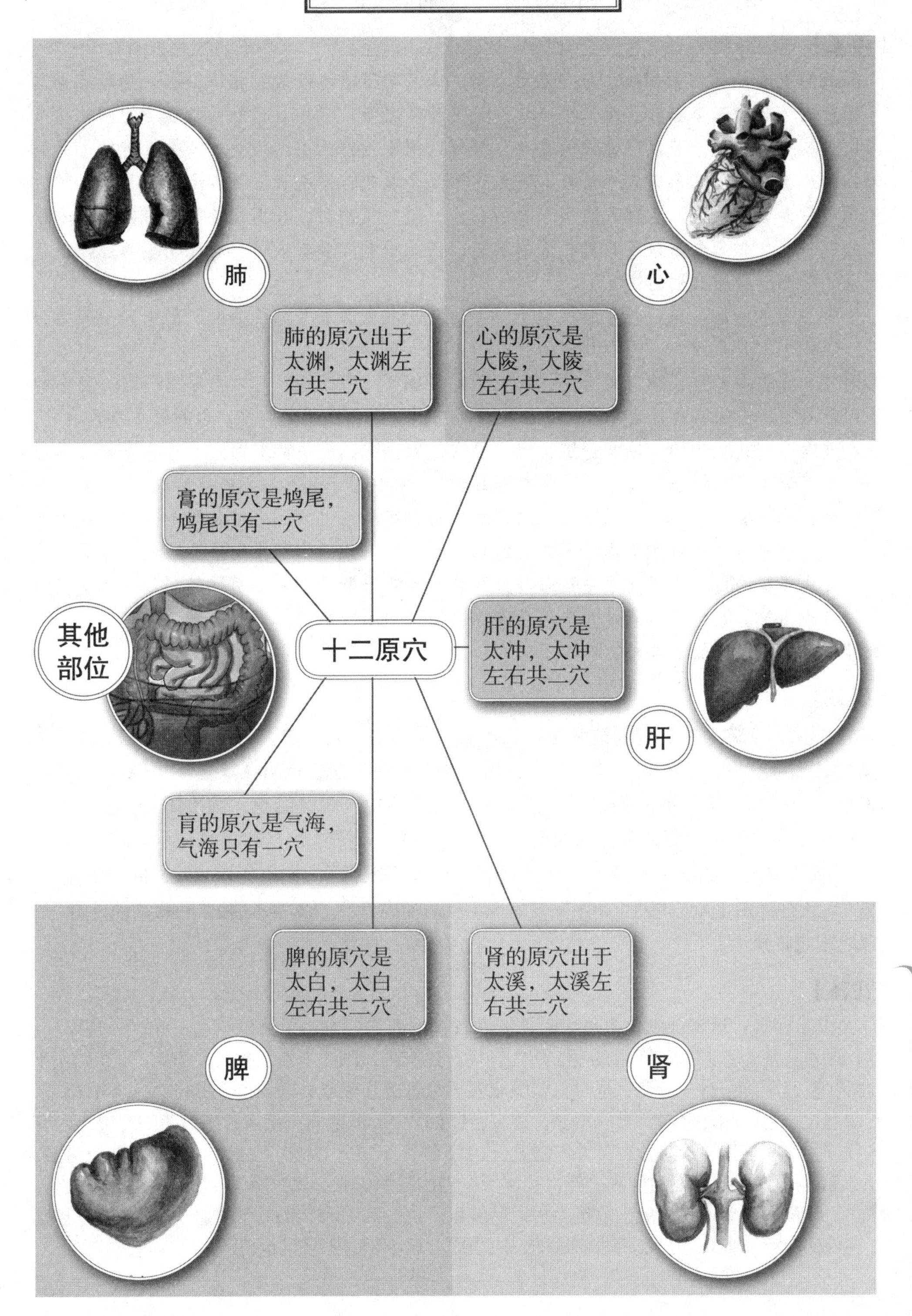

肺
心
肺的原穴出于太渊，太渊左右共二穴
心的原穴是大陵，大陵左右共二穴
膏的原穴是鸠尾，鸠尾只有一穴
其他部位
十二原穴
肝的原穴是太冲，太冲左右共二穴
肝
肓的原穴是气海，气海只有一穴
脾的原穴是太白，太白左右共二穴
肾的原穴出于太溪，太溪左右共二穴
脾
肾

【注释】

① 四关：指两肘、两膝的四个关节。② 脖胦（yāng）：指任脉的气海穴。

【译文】

五脏有在外的六腑相应，与之互为表里。六腑与五脏之气表里相通，跟六腑与五脏之气相应的还有十二个原穴。十二个原穴的经气输注之源，多出自两肘两膝以下的四肢关节部位。这些在四肢关节以下部位的腧穴，都可以用来治疗五脏的疾病。凡是五脏发生的病变，都应当取用十二个原穴来治疗。因为这十二个原穴，是全身三百六十五节禀受五脏的气化与营养而将精气注于体表的部位。所以，五脏有疾病时，其变化就会反映在十二个原穴的部位上。十二个原穴各有其相应的脏腑，因此根据其各自穴位上所反映出的现象，就可以了解相应脏腑的受病情况了。

五脏中的心肺二脏，位于胸膈以上。上为阳，其中又有阴阳的分别。阳中的少阴是肺脏，它的原穴是太渊穴，左右共有两穴；阳中的太阳是心脏，它的原穴是大陵穴，左右共有两穴。五脏中的肝、脾、肾三脏，都位于胸膈以下。下为阴，其中再分出阴阳。阴中的少阳是肝脏，它的原穴是太冲穴，左右共有两穴；阴中的至阴是脾脏，它的原穴是太白穴，左右共有两穴；阴中的太阴是肾脏，它的原穴是太溪穴，左右共有两穴。在胸腹部脏器附近，还有膏和肓的两个原穴。膏的原穴是鸠尾穴，属任脉，只有一穴；肓的原穴是气海穴，属任脉，也只有一穴。以上五脏共十穴，加上膏和肓各有一穴，合计共有十二穴。这十二个原穴，都是脏腑经络之气输注于体表的部位，医生可以用它们来主治五脏六腑的各种疾患。凡患腹胀病的，应当取用足三阳经，即取足太阳膀胱经、足阳明胃经、足少阳胆经的穴位进行治疗。凡患完谷不化的泄泻证的，应当取用足三阴经，即取足太阴脾经、足少阴肾经、足厥阴肝经的穴位进行治疗。

【原文】

今夫五脏之有疾也，譬犹刺也，犹污也，犹结也，犹闭也。刺虽久，犹可拔也；污虽久，犹可雪也；结虽久，犹可解也；闭虽久，犹可决也。或言久疾之不可取者，非其说也。夫善用针者，取其疾也，犹拔刺也，犹雪污也，犹解结也，犹决闭也。疾虽久，犹可毕也。言不可治者，未得其术也。

刺诸热者，如以手探汤[①]；刺寒清者，如人不欲行[②]。阴有阳疾者[③]，取之下陵三里[④]。正往无殆[⑤]，气下乃止，不下复始也。疾高而内者[⑥]，取之阴之陵泉；疾高而外者[⑦]，取之阳之陵泉也。

【注释】

① 如以手探汤：形容针刺各类热病时，针法宜轻捷而浅，像用手试探热水一样，一触即起。汤，热水。张介宾："如以手探汤者，用在轻扬。热属阳，阳主于外，故治宜如此。" ② 如人不欲行：形容深刺留针，静待气至时，要像旅人不愿意离开家乡一样。张介宾："如人不欲行者，有留恋之意也。阴寒凝滞，得气不易，故宜留针如此。" ③ 阴有阳疾者：阴分为阳邪侵入而有热象。④ 下陵三里：足三里穴。《本输》云："下陵膝下三寸。" ⑤ 正往无殆：不要疏忽懈怠。⑥ 疾高而内者：指病位出现在上部，且属于在内的脏病。张介宾："疾高者，在上者也，当下取之。然高而内者属脏，故当取足太阴之阴陵泉。" ⑦ 疾高而外者：指病位出现在上部，且属于在外的腑病。张介宾："高而外者属腑，故当取之足少阳之阳陵泉也。"

初识经络

足太阳
膀胱经
手太阳
小肠经
手阳明
大肠经
足少阴肾经
手厥阴心包经
足少阴肾经
足少阳胆经
足厥阴肝经
手太阴肺经
足阳明胃经
足太阴脾经

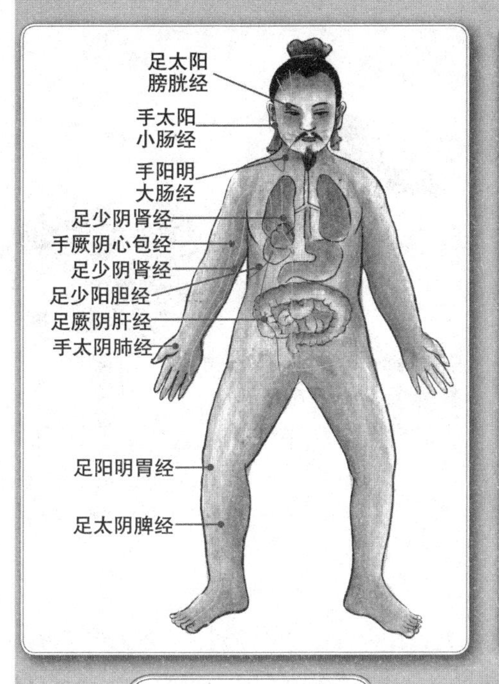

孙思邈仰人明堂图

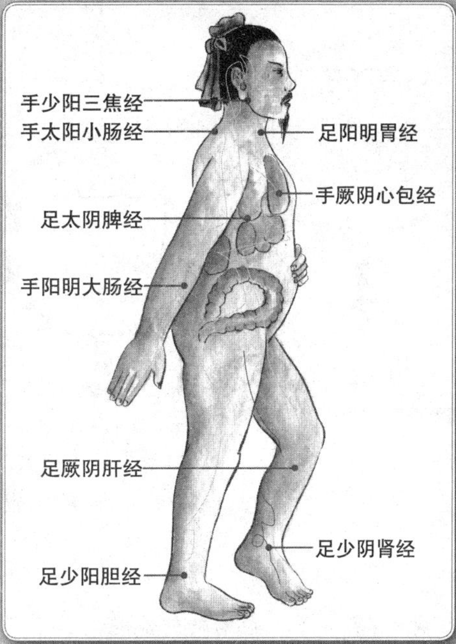

手少阳三焦经
手太阳小肠经
足阳明胃经
手厥阴心包经
足太阴脾经
手阳明大肠经
足厥阴肝经
足少阴肾经
足少阳胆经

孙思邈侧人明堂图

经络学说是中医学的一个重要组成部分，也是《灵枢》卷中重要的理论之一。它贯穿于中医的生理、病理、诊断和治疗等各个方面，不仅指导着中医各科的临床实践，而且是人们养生祛病的重要依据。经络是经脉和络脉的总称，人体上有一些纵贯全身的路线，古人称之为经脉；这些大干线有一些细小的分支，古人称之为络脉。在中医眼中，人体是一个不可分割的整体，将身体的各个部位联系在一起的网络就是经络。和现代的医学挂图一样，古人也有这样的人体结构图，明堂图就是古人描绘人体经络和脏腑的一种挂图

足少阳胆经
手少阳三焦经
手太阳小肠经
手太阳膀胱经

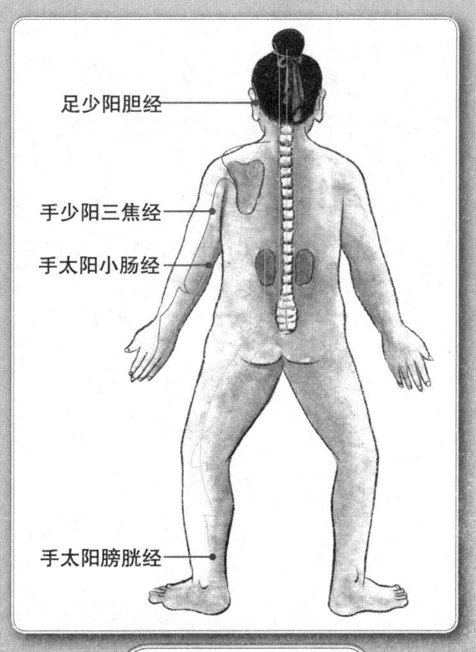

孙思邈伏人明堂图

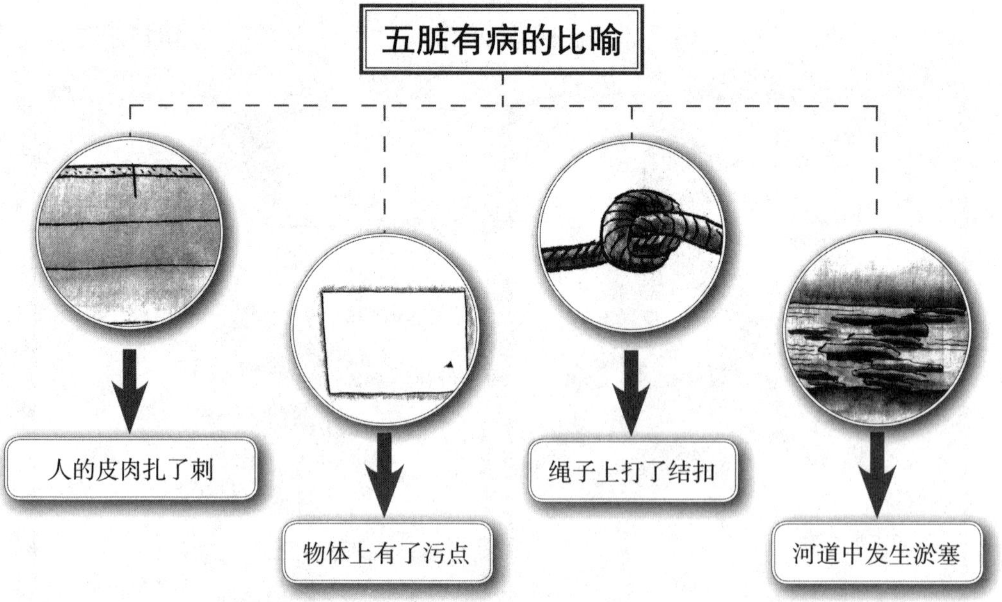

五脏有病的比喻

人的皮肉扎了刺

物体上有了污点

绳子上打了结扣

河道中发生淤塞

【译文】

现在来说一说五脏有病的情况。五脏有病，就好比人的皮肉扎了刺，物体上有了污点，绳子上打了结扣，河道中发生了淤塞一样。扎刺的日子虽久，但仍可以拔掉它；沾染污点的日子虽久，但仍可以洗掉它；打上结扣的日子虽久，但仍可以解开它；河道淤塞的日子虽久，但仍可以疏通它。有些人认为久病是不能治疗的，这种说法是不对的。善于用针的医生，治疗疾病就好像拔刺、洗污点、解绳结、疏通河道一样，无论病人患病的日子多么久，都可以治愈。有的人之所以会说久病不能救治，是因为他没有掌握好针灸的治疗方法。

针刺治疗各种热病，适宜用浅刺法，手法轻捷迅疾，就好像用手去试探沸腾的热水一样，一触即起；针刺治疗寒性和肢体清冷的病证，适宜用深刺留针法，静待气至，就好像旅人留恋着家乡不愿离开一样。在内的阴分为阳邪侵入而有热象的，应当取用足阳明胃经的足三里穴进行治疗。要正确地进行治疗，不要松懈疏忽，直到气至而邪气衰退之时，方可停针；如果邪气不退，则应持续治疗。如果证候出现在上部，且属于在内的脏病，应当取用足太阴脾经的合穴阴陵泉穴进行治疗；如果证候出现在上部，且属于在外的腑病，则应该取用足少阳胆经的合穴阳陵泉穴进行治疗。

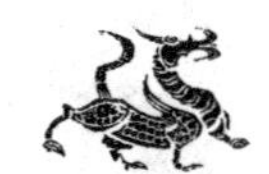

邪气脏腑病形：邪气对脏腑的侵袭

【导读】

本篇的篇名中有三个关键概念：邪气，指致病的原因；脏腑，指疾病发生的部位；病形，即疾病的症状表现。篇中主要讨论了邪气侵害人体脏腑，引发病变，并表现出一定的症状的相关问题，故以此名篇。

本篇的主要内容包括：一是论述邪气侵犯人体的原因和部位，以及侵入阴阳二经的区别；二是阐述察色、切脉、问病、诊察尺肤等诊法的重要性，以及色、脉、尺肤的相应情况；三是讲述五脏发生病变的脉象、症状和针刺治疗原则；四是讲述六腑发生病变的症状和针刺方法。

【原文】

黄帝问于岐伯曰：邪气之中人也，奈何？

岐伯答曰：邪气之中人高也。

黄帝曰：高下有度乎？

岐伯曰：身半已上者，邪中之也；身半已下者，湿中之也。故曰：邪之中人也，无有常。中于阴则溜于腑，中于阳则溜①于经。

【注释】

①溜：流、淌。

【译文】

黄帝向岐伯问道：外邪伤人的情况是怎样呢？

岐伯回答说：外邪伤人，大多是侵犯于人体的上部。

黄帝问：邪气侵袭部位在上在下，有一定的规律吗？

岐伯回答说：在上半身发病的，是感受了风寒等外邪；在下半身发病的，是感受了湿邪。但这只是一般的规律，事实并非绝对如此。因为邪气还有一个流变的过程，所以说外邪侵犯了人体，发病的部位并不一定固定在它侵入的地方。外邪侵袭了五脏的阴经，会流传到属阳的六腑；外邪侵袭了阳经，就会直接流传到这条经循行的通路上，引发疾病。

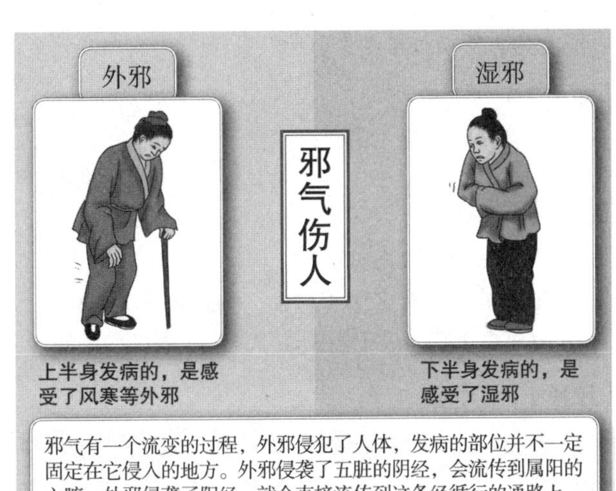

【原文】

黄帝曰：阴之与阳也，异名同类[①]，上下相会，经络之相贯，如环无端。邪之中人，或中于阴，或中于阳，上下左右，无有恒常，其故何也？

岐伯曰：诸阳之会，皆在于面。中人也，方乘虚时，及新用力，若饮食汗出，腠理开，而中于邪。中于面则下阳明，中于项则下太阳，中于颊则下少阳，中于膺背两胁亦中其经。

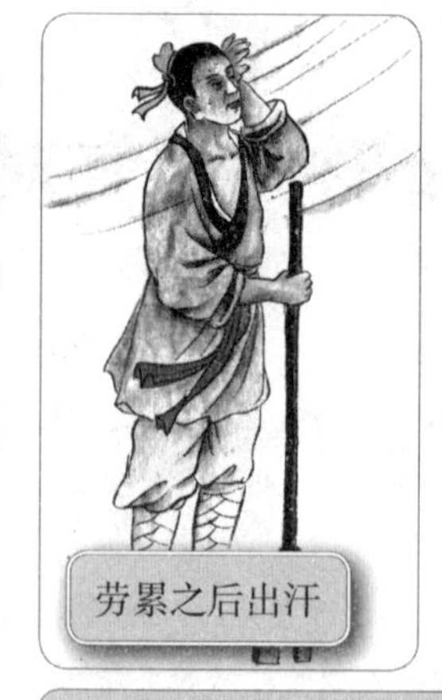

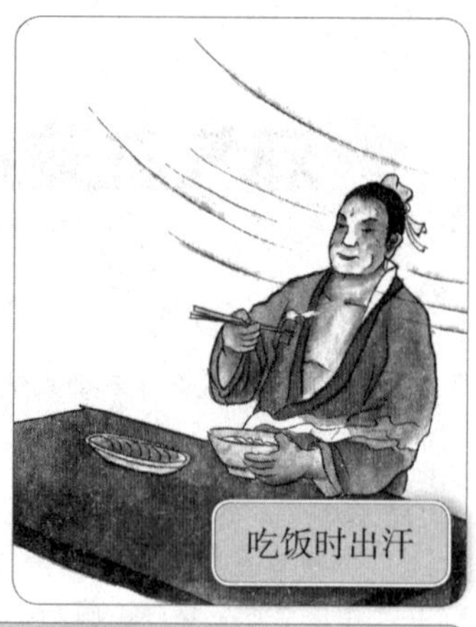

以上两种情况都会使人容易被邪气侵袭。

【注释】

① 异名同类：人体三阴三阳之脉虽然名称各不相同，但都是由气血流行所贯通的。

【译文】

黄帝问：阴经和阳经，虽然名称不同，但都同属于经络系统，是运行气血的组织，它们分别在人体的上部或下部相会合，使经络之间相互贯通，像圆形的环一样没有尽头。外邪侵袭人体时，有的侵袭于阴经，有的侵袭于阳经，而其病所又或上或下或左或右，没有固定的部位，这是什么缘故呢？

岐伯说：手足三阳经的会合之处，都是在头面部。邪气侵袭人体，往往是在人体正气不足、病邪有虚可乘的时候，如一个人在劳累之后出汗，或因在吃饭时出汗，会导致腠理开泄，这时他就容易被邪气所侵袭。因为足三阳经的循行通路，都是由头至足，自上而下的，所以邪气侵入面部，就由此下入于足阳明胃经；邪气侵入项部，就由此下入于足太阳膀胱经；邪气侵入颊部，就会由此下入于足少阳胆经。外邪并没有侵入头面部，而是直接侵入了在前的胸膺、在后的脊背以及在两侧的胁肋部，也会分别侵入上述三阳经，并会在其各自所属的循行通路上引发疾病。

【原文】

黄帝曰：其中于阴，奈何？

岐伯答曰：中于阴者，常从臂胻[①]始。夫臂与胻，其阴皮薄，其肉淖泽[②]，故俱受于风，独伤其阴。

黄帝曰：此故伤脏乎？

岐伯答曰：身之中于风也，不必动脏。故邪入于阴经，则其脏气实，邪气入而不能客，故还之于腑。故中阳则溜于经，中阴则溜于腑。

【注释】

① 胻（héng）：足胫。② 淖（nào）泽：柔润之意，在这里作“柔软”解。

【译文】

黄帝问：外邪侵袭阴经的情况是怎样的？

岐伯回答说：外邪侵入阴经，通常是从手臂或足胫的内侧开始的。因为在手臂和足胫的内侧这些地方，皮肤较薄，肌肉也较为柔润，所以当身体各部位都同样感受到风邪时，这些部位最容易受伤。

黄帝问：外邪侵袭了阴经之后，会使五脏受到伤害吗？

岐伯回答说：虽然身体感受了风邪，但五脏却不一定受到影响。由此而言，外邪侵入阴经后，若是五脏之气充实，即使有邪气侵入了，也不能够停留，而只能从五脏退还到六腑。因此，阳经感受了邪气，病变就会直接在本经上出现；而阴经感受了邪气，若是脏气充实，邪气就会由里出表，流传到和五脏相表里的六腑，进而引发病变。

【原文】

黄帝曰：邪之中人脏，奈何？

岐伯曰：愁忧恐惧则伤心，形寒寒饮则伤肺①。以其两寒相感，中外皆伤，故气逆而上行。有所堕坠，恶血留内，若有所大怒，气上而不下，积于胁下则伤肝。有所击仆，若醉入房，汗出当风则伤脾。有所用力举重，若入房过度，汗出浴水则伤肾。

黄帝曰：五脏之中风，奈何？

岐伯曰：阴阳俱感，邪气乃往。

黄帝曰：善哉。

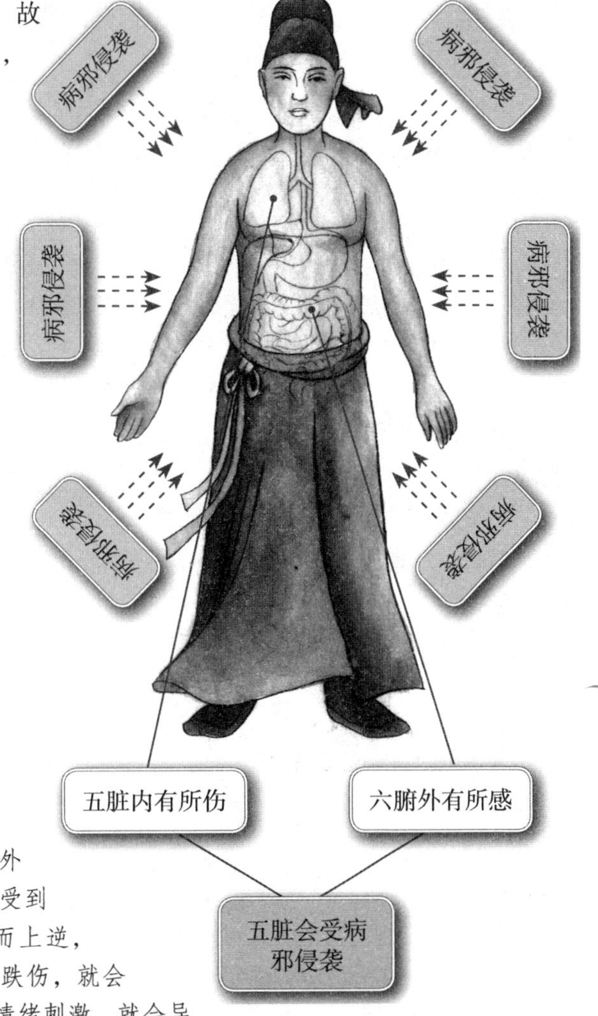

【注释】

① 形寒寒饮则伤肺：喻昌："肺气外达皮毛，内行水道。形寒则外寒，从皮毛而入；饮冷则水冷从肺上溢，遏抑肺气，不令外扬下达，其治节不行，周身之气，无所禀仰而肺病矣。"

【译文】

黄帝问：病邪侵袭人体五脏的情形是怎样的？

岐伯说：愁忧、恐惧等情绪变化过久过激，就会使心脏受伤。形体受寒，又饮冷水，两寒相迫，就会使肺脏受伤。因为此表里两种寒邪内外相应，使在内之肺脏和在外之皮毛都受到伤害，所以就会导致肺气失于肃降而上逆，进而引发喘、咳等病变。从高处坠落跌伤，就会使瘀血留滞在内，若此时又有大怒的情绪刺激，就会导致气上逆而不下，血亦随之上行，郁结于胸胁之下，从而使肝脏受伤。倘若被击打或跌倒于地，或醉后行房事以致汗出后受风着凉，就会使脾脏受伤。倘若用力提举过重的物品，房事过度，或者出汗后用冷水沐浴，就会使肾脏受伤。

黄帝问：五脏为风邪所侵袭，其情形是怎样的呢？

岐伯说：一定是属阴的五脏内有所伤，属阳的六腑外有所感，以致在内外俱虚的情形下，风邪内侵五脏。

黄帝说：讲得好！

【原文】

黄帝问于岐伯曰：首面与身形也，属骨连筋，同血合于气耳。天寒则裂地凌冰，其卒寒，或手足懈惰，然而其面不衣，何也？

岐伯答曰：十二经脉，三百六十五络，其血气皆上于面而走空窍，其精阳气上走于目而为睛，其别气走于耳而为听，其宗气上出于鼻而为臭，其浊气出于胃走唇舌而为味，其气之津液皆上熏于面，而皮又厚，其肉坚，故热甚，寒不能胜之也。

【译文】

黄帝向岐伯问道：人的头面和全身上下各部，所有筋骨密切相连，气血相合运行。但是当天气寒冷的时候，大地冻裂，冰雪凌人，此时若是天气猝然变冷，人们往往缩手缩脚，懒于活动，而面部却能露在外面，并不像身体那样必须穿上衣服才能御寒，这是什么缘故？

岐伯回答说：周身的十二经脉以及与之相通的三百六十五络脉，其所有的血气都是上达于头面部而分别入于各个孔窍之中的。其阳气的精微上注于眼目，使眼能够视；其旁行的经气从两侧上注于耳，使耳能够听；其积于胸中的宗气上出于鼻，使鼻能够嗅；还有胃腑之谷气，从胃上达于唇舌，使舌能够辨别五味；尤其是各种气化所产生的津液，都上行熏蒸于面部，加之面部的皮肤较厚，肌肉也坚实，所以即使在极冷的天气里，它也仍能抗拒寒气，不畏寒冷。

【原文】

黄帝曰：邪之中人，其病形何如？

岐伯曰：虚邪[①]之中身也，洒淅动形；正邪[②]之中人也微，先见于色，不知于身，若有若无，若亡若存，有形无形，莫知其情。

黄帝曰：善哉。

【注释】

① 虚邪：四时反常的邪风，即贼风邪气。② 正邪：四时正常的风气，也能乘人之虚，侵袭人体而引起疾病。

【译文】

黄帝问：外邪侵袭人体，其显露在外表上的病状情形是怎样的？

岐伯说：虚邪侵袭人体，发病比较严重，病人有恶寒战栗的病象表现于外。正邪侵袭人体，发病比较轻微，起初只在气色上略有所见，而在身体上是没有什么感觉的。好像有病，又好像没有，所感受的病邪好像早已消失，又好像仍存留在体内。同时，在表面上可能会有一些病症的形迹表现出来，但也有毫无形迹的，所以其病情就不容易被察觉。

黄帝说：说得好！

【原文】

黄帝问于岐伯曰：余闻之，见其色，知其病，命曰明；按其脉，知其病，命曰神；问其病，知其处，命曰工。余愿闻见而知之，按而得之，问而极之，为之奈何？

岐伯答曰：夫色脉与尺之相应也，如桴鼓[①]影响之相应也，不得相失也。此亦本末根叶之殊候也，故根死则叶枯矣。色脉形肉不得相失也，故知一则为工，知二则为神，知三则神且明矣。

黄帝曰：愿卒闻之。

岐伯答曰：色青者，其脉弦[②]也；赤者，其脉钩[③]也；黄者，其脉代[④]也；白者，其脉毛[⑤]也；黑者，其脉石[⑥]也。见其色而不得其脉，反得其相胜之脉[⑦]则死矣；得其相生之脉[⑧]则病已矣。

【注释】

①桴（fú）鼓：比喻事物相应，就像用鼓槌击鼓而相应有声一样。桴，鼓槌。②弦：弦脉端直而长，如弓弦，为肝脉。③钩：钩脉来盛去衰，为心脉。④代：代脉软而弱，为脾脉。⑤毛：毛脉轻虚而浮，为肺脉。⑥石：石脉沉实而滑，为肾脉。⑦相胜之脉：相胜就是相克，如肝病见肺之毛脉，是金克木，就是相胜之脉。⑧相生之脉：如肝病见肾之石脉，是水生木，即为相生之脉。

【译文】

黄帝向岐伯问道：我听说，通过观察病人气色就能够了解病情的，叫作明；通过切按病人的脉象而了解病情的，叫作神；通过询问病人的病情而了解病痛所在的，叫作工。我希望听您说说，为什么通过望诊就可以了解病情，通过切诊就可以晓得病况，通过问诊就可以彻底了解病痛的所在？

岐伯回答说：由于病人的气色、脉象和尺肤，都与疾病有一定的关系，就好像看到木槌击鼓，随即就会听到响声一样，是不会有差错的。这也好似树木的根与树木的枝叶之间的关系，树根死了，枝叶也必然枯萎。病人的面色、脉象以及形体肌肉的变化，也是相一致的，它们都是内在疾病在体表上的反映。因此，在察色、辨脉和观察尺肤这三方面，能够掌握其中之一的就可以称为工；掌握了其中两者的就可以称为神；能够完全掌握这三方面并参合运用的，就可以称为神而明的医生了。

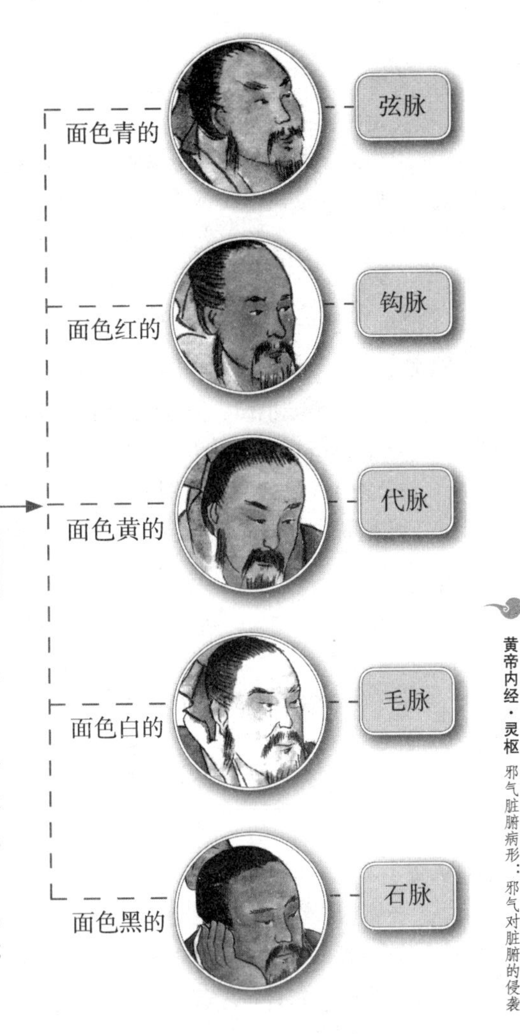

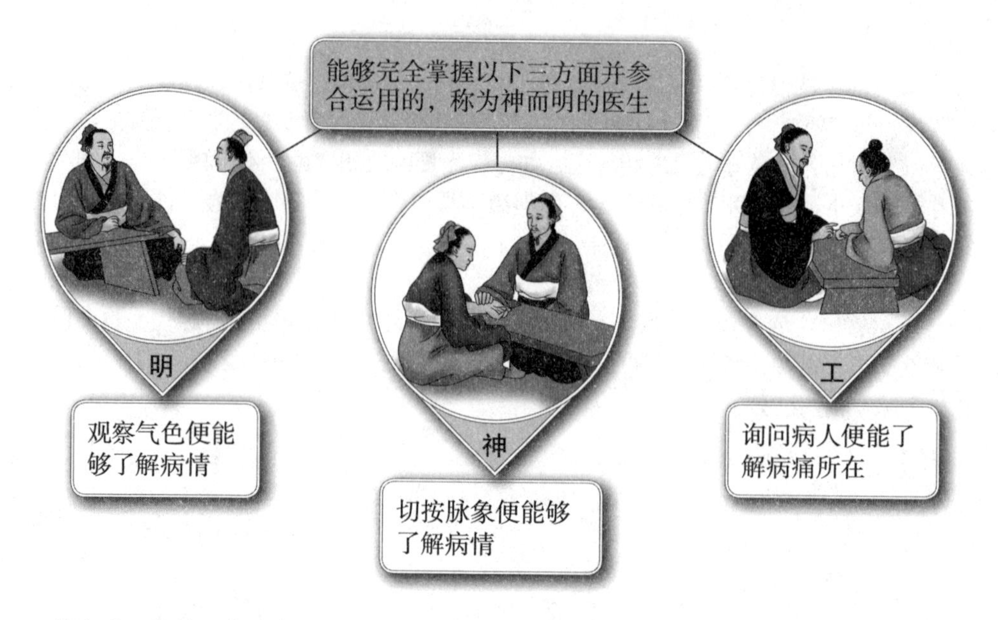

黄帝说：有关面色脉象方面的问题，我希望听您详尽地解释一下。

岐伯说：若病程中病人所呈现出的面色是青色，则与其相应的脉象应该是端直而长的弦脉；红色，与其相应的脉象应该是来盛去衰的钩脉；黄色，与其相应的脉象应该是软而弱的代脉；白色，与其相应的脉象应该是浮虚而轻的毛脉；黑色，与其相应的脉象应该是沉坚的石脉。以上是面色和脉象相应的关系，如果诊察到了面色，却不能诊得与之相应的脉象，反而诊得了相克的脉象，那么这就是死脉，预示着病危或是死亡；倘若诊得了相生的脉象，则即使有病也会很快痊愈的。

【原文】

黄帝问于岐伯曰：五脏之所生，变化之病形，何如？

岐伯答曰：先定其五色五脉之应，其病乃可别也。

黄帝曰：色脉已定，别之奈何？

岐伯说：调其脉之缓急、小大、滑涩，而病变定矣。

【译文】

黄帝向岐伯问道：五脏所发生的疾病，以及它的内在变化和反映于体表的病状，是怎样的？

岐伯回答说：先确定五脏与五色、五脉的对应关系，才可以辨别五脏的病情。

黄帝问：确定了气色和脉象与五脏对应的关系之后，怎么就能够判别病情了呢？

岐伯说：只要再诊察出脉象的缓急、大小、滑涩等情况，就可以确定病人患的是什么病证了。

【原文】

黄帝曰：调之奈何？

岐伯答曰：脉急者，尺之皮肤亦急；脉缓者，尺之皮肤亦缓；脉小者，尺之皮肤亦减而少气；脉大者，尺之皮肤亦贲①而起；脉滑者，尺之皮肤亦滑；脉涩者，尺之皮肤亦涩。凡此变者，有微有甚，故善调尺者，不待于寸；善调脉者，不待于色。能参合而行之者，可以为上工，上工十全九；行二者为中工，中工十全七；行一者为下工，下工十全六。

【注释】

① 贲（fén）：高起而大。

【译文】

黄帝问：怎样来诊察这些脉象的情况呢？

岐伯回答说：脉来急促，则尺部的皮肤也会显得绷紧；脉来徐缓，则尺部的皮肤也会显得松弛。脉象小，则尺部的皮肤也会显得瘦薄而少气；脉象大，则尺部的皮肤也会显得好像要隆起似的。脉象滑，则尺部的皮肤也会显得滑润；脉象涩，则尺部的皮肤也会显得枯涩。大凡这一类的变化，有显著的也有不甚显著的。所以，善于观察尺肤的医生，有时可以不必诊察寸口的脉象；善于诊察脉象的医生，有时也可以不必察望面色。能够将察色、辨脉以及观察尺肤这三者结合起来进行诊断的医生，就可以称为上工。上工治病，十个病人可以治愈九个。对色、脉、尺肤这三方面的诊察，能够运用其中两种的医生称为中工。中工治病，十个病人可以治愈七个。对色、脉、尺肤这三方面的诊察，仅能进行其中之一的医生称为下工。下工治病，十个病人只能治愈六个。

五脏与五色的关系

五色	青	赤	黄	白	黑
五脏	肝	心	脾	肺	肾

【原文】

黄帝曰：请问脉之缓急、小大、滑涩之病形，何如？

岐伯曰：臣请言五脏之病变也。心脉急甚者，为瘛疭[①]；微急，为心痛引背，食不下。缓甚，为狂笑；微缓，为伏梁[②]，在心下，上下行，时唾血。大甚，为喉吤[③]；微大，为心痹引背，善泪出。小甚，为善哕；微小，为消瘅。滑甚，为善渴；微滑，为心疝引脐，小腹鸣。涩甚，为瘖；微涩，为血溢，维厥[④]，耳鸣，巅疾。

【注释】

① 瘛（chì）疭（zòng）：手足抽搐。瘛，筋脉拘急而缩。疭，筋脉缓疭而伸。② 伏梁：病名，伏梁之名是以病证的形态来命名的，表现为腹部包块，突起如大臂，如伏在心下至脐的横梁。杨上善："心脉微缓，即知心下热聚，以为伏梁之病，大如人臂，从脐上至于心，伏在心下，下至于脐，如彼桥梁，故曰伏梁。" ③ 喉吤（jiè）：喉中如有物梗阻堵塞。④ 维厥：四肢厥逆。维，四维，指四肢。

【译文】

黄帝问：请问缓、急、小、大、滑、涩这些脉象所对应的病状情形是怎样的？

岐伯回答说：让我就五脏所对应的这些脉象的病变分别来说明吧。心脉急甚的，会出现手足搐搦的症状；微急的，会出现心痛牵引后背、饮食不下的症状。心脉缓甚的，会出现神散而狂笑不休的症状；微缓的，是患了气血凝滞成形、伏于心胸之下的伏梁病，其滞塞感或上或下，能升能降，有时会出现唾血。心脉大甚的，会见到喉中如有物阻而梗塞不利；微大的，是患了血脉不通的心痹病，会出现心痛牵引肩背，并时时流出眼泪这样的症状。心脉小甚的，会有呃逆时作；微小的，是患了多食善饥的消瘅病。心脉滑甚的，血热而燥，会时时口渴；微滑的，会出现心疝，其病会牵引脐周作痛，并伴有少腹部的肠鸣。心脉涩甚的，会出现喑哑而不能说话的症状；微涩的，会出现血溢

脉象与皮肤的关系

急：脉来急促，则尺部皮肤也绷紧

缓：脉来徐缓，则尺部皮肤也松弛

涩：脉象涩，则尺部皮肤也涩

滑：脉象滑，则尺部皮肤也滑润

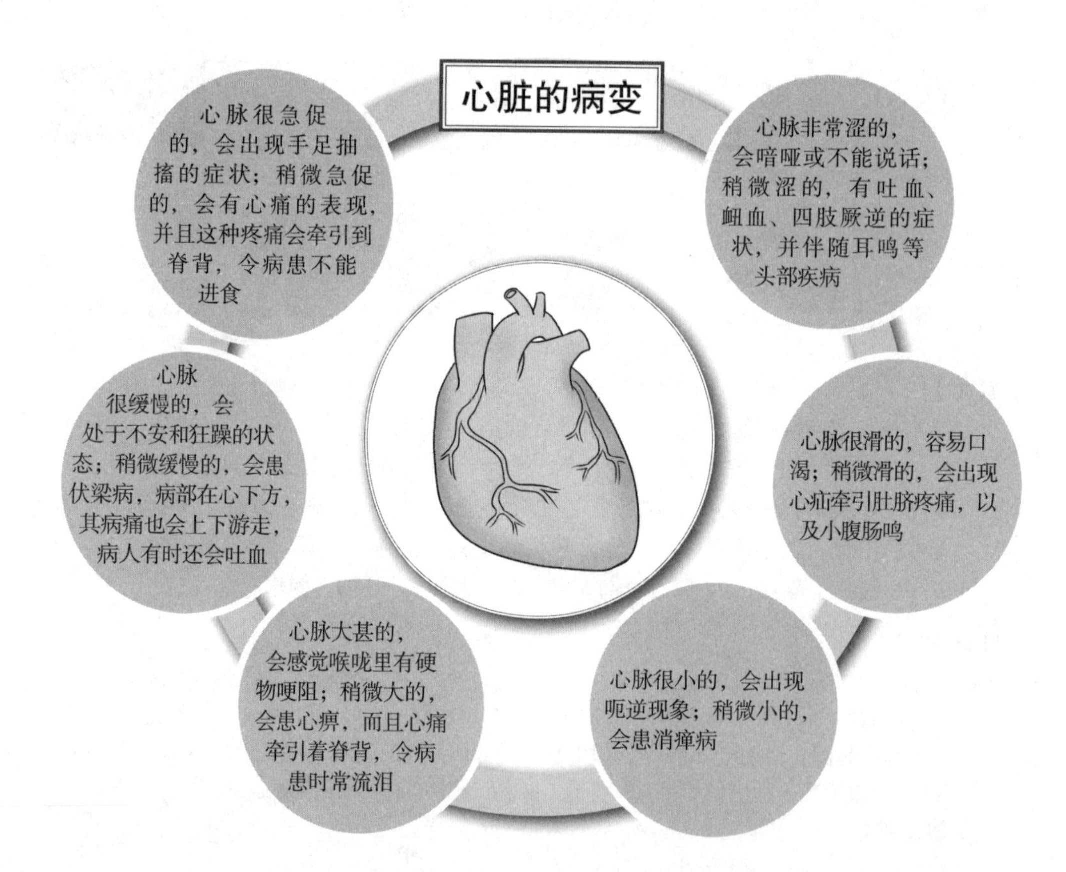

且吐血、衄血之类的病证，还会出现四肢逆厥，并伴有耳鸣等头部疾病。

【原文】

肺脉急甚，为癫疾；微急，为肺寒热，怠惰，咳唾血，引腰背胸，若鼻息肉不通。缓甚，为多汗；微缓，为痿瘘①、偏风，头以下汗出，不可止。大甚，为胫肿；微大，为肺痹，引胸背，起恶日光。小甚，为泄；微小，为消瘅。滑甚，为息贲②上气；微滑，为上下出血。涩甚，为呕血；微涩，为鼠瘘，在颈支腋之间，下不胜其上，其应善痠矣。

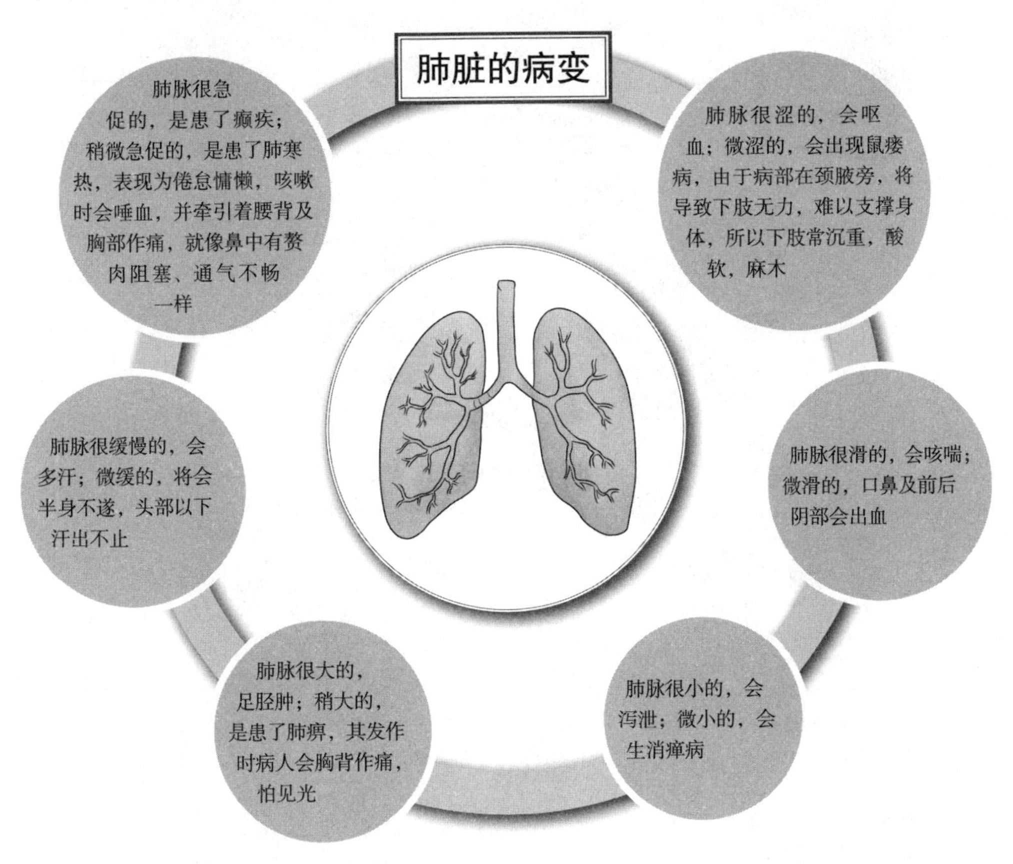

【注释】

① 瘘：肺瘘、瘘蹩等。瘘：鼠瘘等。② 息贲：病名，喘息之意，肺之积聚所致。因肺气郁结，症见喘息上奔，故称“息贲”。贲，意同“奔”。

【译文】

肺脉急甚，是癫疾的脉象表现；微急，说明肺中有寒热并存的病证，症状有倦怠乏力，咳而唾血，并牵引腰背胸部作痛，或者鼻中有息肉而导致鼻腔阻塞不通，呼吸不畅。肺脉缓甚的，会表虚而多汗；微缓的，是患了手足软弱无力的痿证、瘘疮病、半身不遂或者头部以下汗出不止的证候。肺脉大甚的，足胫部会肿胀；微大的，是患了烦满喘息而呕吐的肺痹病，其发作时会牵引胸背作痛，且病人怕见日光。肺脉小甚的，是患了阳气虚而腑气不固的泄泻病；微小的，是患了多食善饥的消瘅病。肺脉滑甚的，会出现喘息气急、肺气上逆的症状；微滑的，会出现口鼻与二阴出血的症状。肺脉涩甚的，会呕血；微涩的，是患了因气滞而形成的鼠瘘病，其病发于颈项

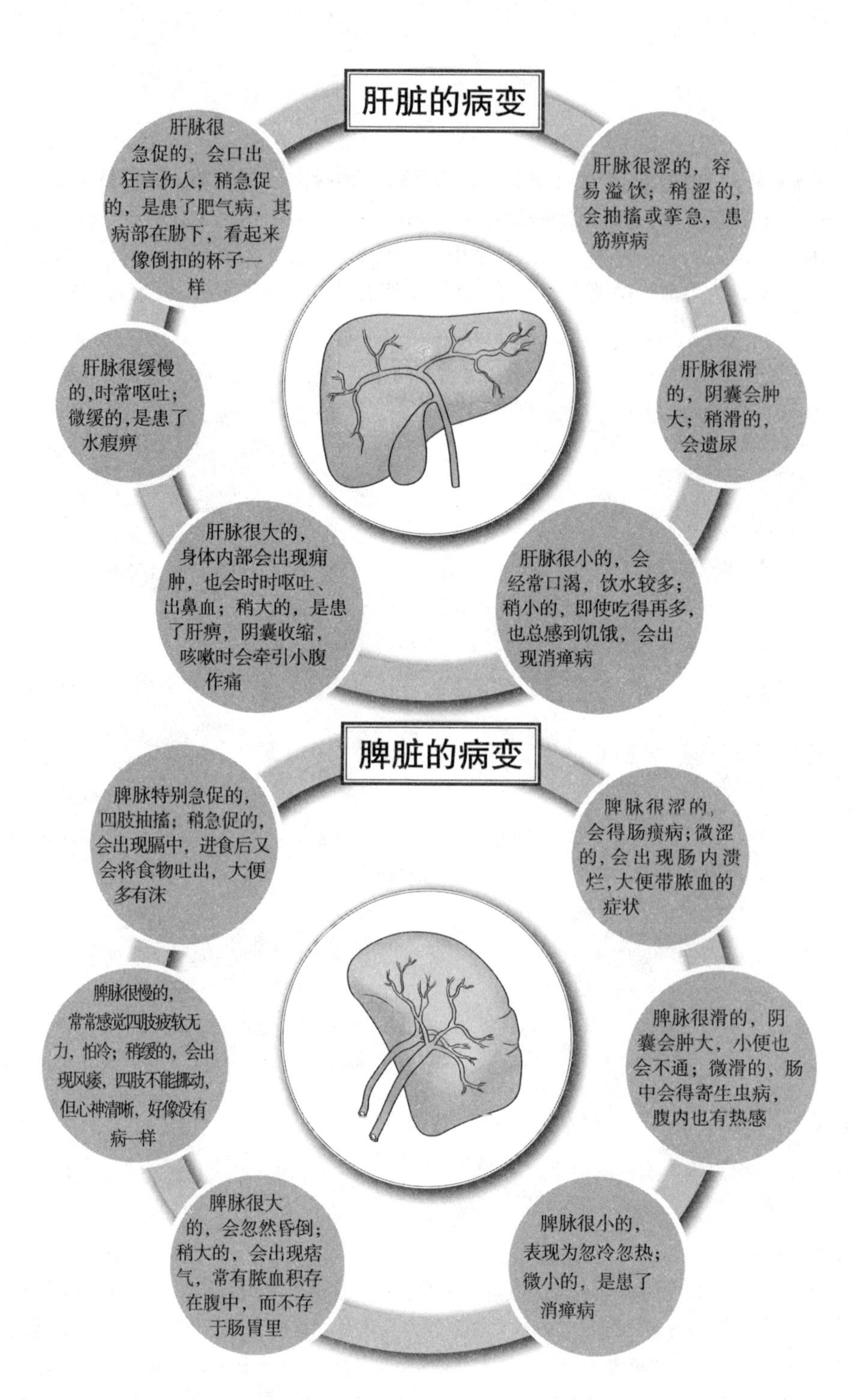

及腋肋之间，同时还会伴有下肢轻而上肢重的感觉，此外患者还常常会感到下肢酸软无力。

【原文】

肝脉急甚，为恶言；微急，为肥气①，在胁下，若复杯。缓甚，为善呕；微缓，为水瘕痹[②]也。大甚，为内痈，善呕，衄；微大，为肝痹，阴缩，咳引小腹。小甚，为多饮；微小，为消瘅。滑甚，为㿗疝[③]；微滑，为遗溺。涩甚，为溢饮；微涩，为瘛挛筋痹。

【注释】

①肥气：病名，为左胁下有肿块突起，形状如同反扣的茶杯，故名“肥气”，日久则会引发咳嗽喘逆。②水瘕痹：就是水结在胸胁下，结聚成形，痹阻不通，小便不通利。水瘕，即因积水而结聚成形。瘕，是瘕聚一类的病，假物成形，聚散无常，故名“瘕”。痹，闭阻。③㿗疝：七疝之一，症见阴囊肿大。

【译文】

肝脉急甚的，会口出恶言恶语；微急的，是患了由肝气积聚于胁下所导致的肥气病，其状隆起如肉，就好像倒扣着的杯子一样。肝脉缓甚的，会不时呕吐；微缓的，是患了由水积胸胁所致的水瘕痹病，同时还会出现小便不利。肝脉大甚的，肝气郁盛而内发痈肿，其病会有时常呕吐和出鼻血的症状；微大的，是患了肝痹病，生这种病阴器会收缩，咳嗽时牵引少腹部作痛。肝脉小甚的，会出现血不足且口渴多饮的症状；微小的，是患了多食善饥的消瘅病。肝脉滑甚的，是患了阴囊肿大的㿗疝病；微滑的，是患了遗尿病。肝脉涩甚的，是患了水湿溢于肢体的溢饮病；微涩的，是患了因血虚所致的筋脉拘挛不舒的筋痹病。

【原文】

脾脉急甚，为瘈疭；微急，为膈中[①]，食饮入而还出，后沃沫[②]。缓甚，为痿厥；

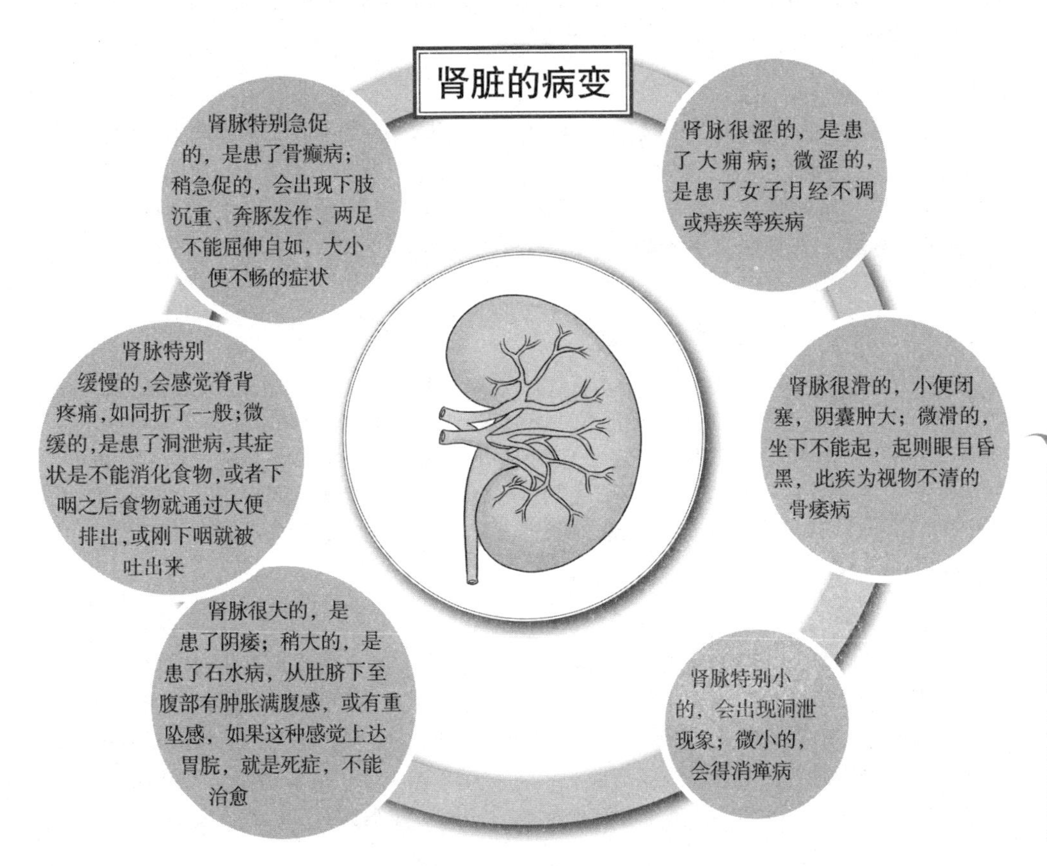

微缓，为风痿，四肢不用，心慧然若无病。大甚，为击仆；微大，为疝气[3]，腹里大脓血，在肠胃之外。小甚，为寒热；微小，为消瘅。滑甚，为㿗癃。微滑，为虫毒蛕蝎[4]，腹热。涩甚，为肠㿗[5]；微涩，为内㿗，多下脓血。

【注释】

①膈中：为肝邪乘脾，脾失健运所致，主要症状是进食就吐。②后沃沫：大便多涎沫。③疝气：应作“痞气”。《难经・五十六难》：“脾之积，名曰痞气，在胃脘，覆大如盘，久不愈，令人四肢不收，发黄疸，饮食不为肌肤。”④虫毒蛕（huí）蝎：泛指各种胃肠道寄生虫病。蛕，同“蛔”，即蛔虫。蝎，为木虫、蠹虫。⑤肠㿗（tuí）：广肠脱出的病。杨上善：“脉涩，气少血多而寒，故冷气冲下，广肠脱出，名曰肠㿗。”

【译文】

脾脉急甚的，会手足搐搦；微急的，是患了膈中病，会出现因脾气不能上通而致饮食入胃后复吐出、大便多泡沫等症状。脾脉缓甚的，会出现四肢痿软无力而厥冷的症状；微缓的，是患了风痿，会出现四肢偏废的症状，但因其病在经络而不在内脏，所以病人心里明白，神志清楚，就好像没有病一样。脾脉大甚的，是患了猝然昏仆的病证，其病状就好像突然被击倒在地一样；微大的，是患了痞气，其病乃是由脾气壅滞导致的，腹中有大脓血，且在肠胃之外。脾脉小甚的，是患了寒热往来的病证；微小的，是患了多食善饥的消瘅病。脾脉滑甚的，是患了阴囊肿大兼见小便不通的㿗癃病；微滑的，是患了由腹中之湿热熏蒸于脾导致的各种虫病。脾脉涩甚的，是患了大肠脱出的肠㿗病；微涩的，是患了肠腑溃烂腐败的内㿗病，其病大便中会有很多脓血。

【原文】

肾脉急甚，为骨癫疾[1]；微急，为沉厥[2]，奔豚[3]，足不收，不得前后。缓甚，为折脊；微缓，为洞，洞者，食不化，下嗌还出。大甚，为阴痿；微大，为石水[4]，起脐已下至小腹，腄腄然[5]，上至胃脘，死不治。小甚，为洞泄；微小，为消瘅。滑甚，为癃㿗；微滑，为骨痿，坐不能起，起则目无所见；涩甚，为大痈；微涩，为不月，沉痔[6]。

【注释】

①骨癫疾：指病邪深在骨的癫证。病深至骨，脾肾两败，有汗出烦闷、呕吐涎沫等症状。②沉厥：为下肢沉重厥冷之证。杨上善：“微急者，肾冷发沉厥之病，足脚沉重逆冷不收。”③奔豚：病名，为肾之积，发自少腹，上至胸咽，若豚之奔突，或上或下，令人疼痛难忍，故名。④石水：病名，水肿病的一种，由阴盛阳衰，水气内聚所致，以腹水、腹部胀满为主要症状。⑤腄（chuí）腄然：形容小腹胀满下坠的样子。⑥沉痔：日久不愈的痔疾。

【译文】

肾脉急甚的，是患了病邪深入于骨的骨癫疾；微急的，是患了肾气沉滞以致失神昏厥的病证以及肾脏积气的奔豚证，还会出现两足难以屈伸、大小便不通等症状。肾脉缓甚的，是患了脊背痛不可仰的病证；微缓的，是患了洞泄病，洞泄的症状，是食物下咽之后，还未消化即吐出。肾脉大甚的，是患了火盛水衰的阴痿病；微大的，是患了气停水积的石水病，症状是肿胀起于脐下，其肿势下至少腹，而使少腹胀满下坠，若肿势上至胃脘，则是不易治疗的死证。肾脉小甚的，是患了直泻无度的洞泄病；微小的，是患了多食善饥的消瘅病。

肾脉滑甚的，是患了小便癃闭，兼见阴囊肿大的癃㿉病；微滑的，是患了热伤肾气的骨痿病，症状是能坐而不能起，起则双目昏黑，视物不清，若无所睹。肾脉涩甚的，会出现气血阻滞以致外发大痈的症状；微涩的，是患了妇女月经不调的病证，或是日久不愈的痔疾。

【原文】

黄帝曰：病之六变者，刺之奈何？

岐伯曰：诸急①者多寒；缓者多热；大者多气少血；小者血气皆少；滑者阳气盛，微有热；涩者多血少气，微有寒。是故刺急者，深内②而久留之；刺缓者，浅内③而疾发针，以去其热；刺大者，微泻其气，无出其血；刺滑者，疾发针而浅内之，以泻其阳气而去其热；刺涩者，必中其脉，随其逆顺而久留之。必先按而循之，已发针，疾按其痏④，无令其血出，以和其脉；诸小者，阴阳形气俱不足，勿取以针，而调以甘药⑤也。

【注释】

①急：紧脉。急、缓、大、小、滑、涩等脉象，代表内脏的六种病变。②深内：深刺。内，同“纳”，指进针。③浅内：浅刺。④痏（wěi）：泛指针孔而言。⑤甘药：指具有健脾和胃作用的甘温之药。

【译文】

黄帝问：对于在疾病变化过程中出现上述六种脉象的情况，应该怎样进行相应的针刺治疗呢？

岐伯回答说：各种出现急脉的病证，大多是寒性的；出现缓脉的病证，大多是热性的；出现大脉的病证，属于阳盛而气有余，阴衰而血不足；出现小脉的病证，属于阳虚阴弱，气血皆少；出现滑脉的病证，属于阳气盛实而微有热；出现涩脉的病证，属于气滞，且阳气不足而微有寒。所以，在针刺治疗出现急脉的病证时，因其多寒，且寒从阴而难去，要深刺，并长时间留针；在针刺治疗出现缓脉的病变时，因其多热，且热邪从阳而易散，要

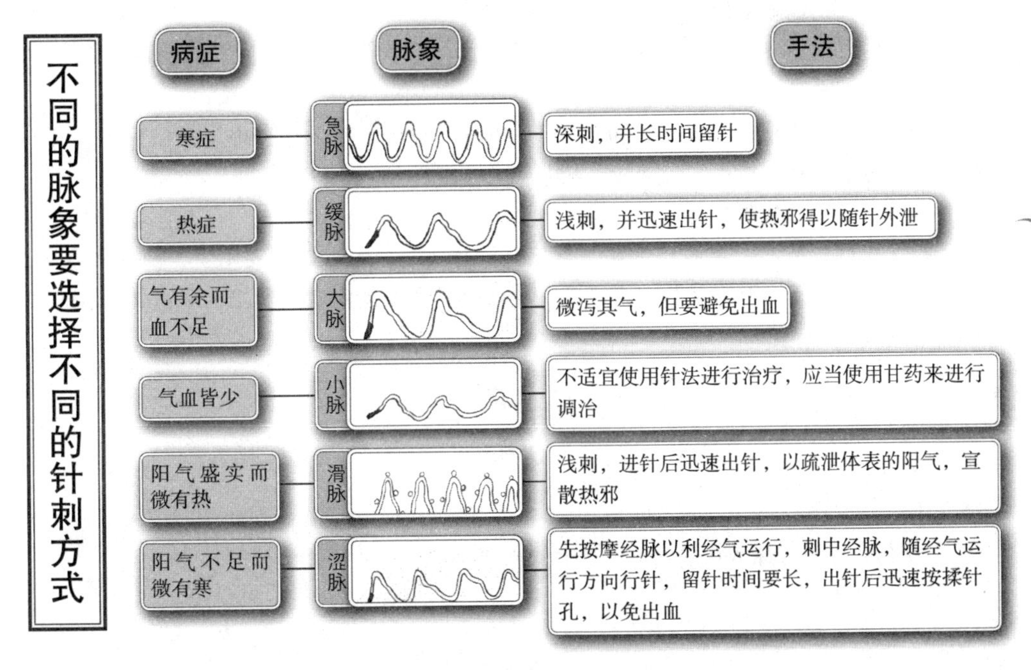

浅刺，并迅速出针，使热邪得以随针外泄；在针刺治疗出现大脉的病变时，因其阳盛而多气，可以微泻其气，但要避免出血；在针刺治疗出现滑脉的病变时，因其阳气盛实而微有热，应当在进针后迅速出针，且进针亦宜较浅，以疏泄体表的阳气，宣散热邪；在针刺治疗出现涩脉的病变时，因其气滞而不易得气，在针刺时必须刺中患者的经脉，并且要随着经气的运行方向行针，还要长时间地留针。此外，在针刺之前，还必须先按摩经脉的循行通路，使其气血流通以利经气运行；在出针之后，更要迅速地按揉针孔，避免出血，从而使经脉中的气血调和。至于各种出现小脉的病证，因其阳虚阴弱，气血皆少，内外的形气都已不足，不适宜使用针法进行治疗，而应当使用甘药来进行调治。

【原文】

黄帝曰：余闻五脏六腑之气，荥输所入为合，令何道从入，入安连过？愿闻其故。

岐伯答曰：此阳脉之别入于内，属于腑者也。

黄帝曰：荥输与合，各有名乎？

岐伯曰：荥输治外经，合治内腑。

【译文】

黄帝说：我听说五脏六腑的脉气，都出于井穴，流注于荥、输等穴，最后进入合穴，那么，这些脉气是从那条通路进入合穴的？在进入合穴后，又和哪些脏腑经脉相连属呢？我想听您讲讲其中的道理。

岐伯回答说：您所说的，是手足各阳经的别络入于内部，再连属于六腑的情况。

黄帝问：荥穴、输穴与合穴，都各有其特定的治疗作用吗？

岐伯说：荥穴、输穴，脉气都浮显在较浅的部位，故适用于治疗显现在体表和经脉上的病证；合穴的脉气深入于内，故适用于治疗内腑的病变。

【原文】

黄帝曰：治内腑奈何？

岐伯曰：取之于合。

黄帝曰：合各有名乎？

岐伯答曰：胃合于三里，大肠合入于巨虚上廉，小肠合入于巨虚下廉，三焦合入于委阳，膀胱合入于委中央，胆合入于阳陵泉。

黄帝曰：取之奈何？

岐伯答曰：取之三里者，低跗①取之；巨虚者，举足取之；委阳者，屈伸而索之；委中者，屈而取之；阳陵泉者，正竖膝，予之齐，下至委阳之阳取之；取诸外经者，揄申而从之。

【注释】

①低跗：让足背低下着地。跗，足背部。马元台："取三里者，将足之跗面低下著地而取之，不使之举足。"

【译文】

黄帝问：在治疗体内的腑病时，怎样取穴呢？

岐伯说：应取合穴。

黄帝问：合穴各有名称吗?

岐伯回答说：胃腑的腑气合于本经的合穴足三里穴；大肠腑的腑气合于足阳明胃经的上巨虚穴；小肠腑的腑气合于足阳明胃经的下巨虚穴；三焦腑的腑气合于足太阳膀胱经的委阳穴；膀胱腑的腑气合于本经的合穴委中穴；胆腑的腑气合于本经的合穴阳陵泉穴。

黄帝问：这些下合穴的取穴方法，是怎样的呢?

岐伯回答说：取足三里穴时，要使足背低平才能取之；取上、下巨虚穴时，要举足才能取之；取委阳穴时，要屈伸下肢以判断出腘窝横纹的位置后，再到腘窝横纹的外侧部去寻找它；取委中穴时，要屈膝才能取之；取阳陵泉穴时，要正身蹲坐，竖起膝盖，然后再沿着膝盖外缘直下，至委阳穴的外侧部，即腓骨小头前下方取之。另外，在取用浅表经脉上的荥、腧各穴来治疗外经的疾患时，也应牵拉伸展四肢，使经脉舒展，待气血畅通之后，再行取穴。

【原文】

黄帝曰：愿闻六腑之病。

岐伯答曰：面热者，足阳明病；鱼络血者①，手阳明病；两跗之上脉竖陷者，足阳明病。此胃脉也。

大肠病者，肠中切痛而鸣濯濯②，冬日重感于寒即泄，当脐而痛，不能久立。与胃同候，取巨虚上廉。

【注释】

①鱼络血者：指手掌上手鱼的部位血脉郁滞不通或有瘀斑。②濯（zhuó）濯：水在肠中流动鸣响的声音，今称肠鸣。

【译文】

黄帝说：希望听您讲讲六腑的病变情况。

岐伯回答说：颜面发热，是足阳明胃腑发生病变的反映；手鱼际部位之络脉出现瘀血，是手阳明大肠腑发生病变的反映；在两足跗之上（冲阳穴处）的动脉出现坚实而隐伏的情况，也都是足阳明胃腑病变的反映。这一动脉（冲阳脉）还是用来观察胃气的要脉所在。

大肠腑病变的症状，表现为肠中阵阵切痛，并伴有因水气在肠中往来冲激而发出的肠鸣。在冬天寒冷的季节里，如果再感受了寒邪，就会立即引发泄泻，脐周会出现疼痛，其痛难忍，病人不能久立。大肠的证候与胃密切相关，所以应该取用大肠腑的下合穴，即足阳明胃经的上巨虚穴来进行治疗。

【原文】

胃病者，腹䐜胀，胃脘当心而痛，上支两胁，膈咽不通，食饮不下，取之三里也。

小肠病者，小腹痛，腰脊控睾而痛，时窘之后①，当耳前热，若寒甚，若独肩上热甚，及手小指次指之间热，若脉陷者，此其候也。手太阳病也，取之巨虚下廉。

三焦病者，腹气满，小腹尤坚，不得小便，窘急，溢则水，留即为胀。候在足太阳之外大络，大络在太阳少阳之间，亦见于脉，取委阳。

【注释】

① 时窘之后：疼痛厉害，窘急难忍而欲大便。后，大便的避讳语。

六腑的病变

部位	病症	治疗穴位
大肠	肠中阵阵切痛，并伴有肠鸣；如果再感受了寒邪，就会立即引发泄泻，脐周出现疼痛，其痛难忍，病人不能久立	足阳明胃经的上巨虚穴
胃	腹部胀满，中焦胃脘部的心窝处发生疼痛，支撑两旁的胸胁作痛，胸膈与咽喉间阻塞不通，以致饮食不能下咽	足阳明胃经的足三里穴
小肠	少腹部作痛，腰脊牵引睾丸发生疼痛，大小便不利，耳前发热或发冷，或肩部、手小指与无名指之间发热，或络脉虚陷不起	足阳明胃经的下巨虚穴
三焦	腹气胀满，少腹部尤为满硬坚实，小便不通而尿意窘急，水液泛溢于肌肤形成水肿，或停留在腹部形成胀病	足太阳膀胱经的委阳穴
膀胱	少腹部偏肿且疼痛，按揉痛处则立即产生尿意，却又尿不出来	足太阳膀胱经的委中穴
胆	时时长叹，口中发苦，因胆汁上溢而呕出苦水；心神不宁，胆怯心跳，咽部如有物梗阻，多次想把它吐出来，却什么也吐不出	足少阳胆经循行通路起讫点处，或血气不足所导致的经脉陷下之处；有寒热往来症状则取用足少阳胆经的阳陵泉穴

【译文】

胃腑病变的症状，表现为腹部胀满，在中焦胃脘部的心窝处发生疼痛，且痛势由此而上，支撑两旁的胸胁作痛，胸膈与咽喉间阻塞不通，导致饮食不能下咽。胃腑的病变，当取用胃腑的下合穴，即本经（足阳明胃经）的足三里穴来进行治疗。

小肠腑病变的症状，表现为少腹部作痛，腰脊牵引睾丸发生疼痛，并时常会出现小便窘急以及里急后重等大小便不利的情况，同时在小肠经的循行通路上还会出现耳前发热，或耳前发冷，或唯独肩部发热，以及手小指与无名指之间发热，或是络脉虚陷不起等现象。这些证候，都是属于小肠腑病变的症状表现。手太阳小肠腑的病变，当取用小肠腑在下肢的下合穴，即足阳明胃经的下巨虚穴来进行治疗。

三焦腑病变的症状，表现为气滞所致的腹气胀满，少腹部尤为满硬坚实，小便不通而尿意窘急。小便不通则水道不利，水道不利则水液无所出。若水液泛溢于肌肤，就会形成水肿；若水液停留在腹部，就会形成胀病。三焦腑的病候变化，会在足太阳膀胱经外侧的大络上反映出来，此大络在足太阳膀胱经与足少阳胆经之间。此外，其病候变化，也会在其本经（手少阳三焦经）的经脉上反映出来。三焦腑有病，当取用三焦腑在下肢的下合穴，即足太阳膀胱经的委阳穴来进行治疗。

【原文】

膀胱病者，小腹偏肿①而痛，以手按之，即欲小便而不得，肩上热若脉陷，及足小指外廉及胫踝后皆热。若脉陷，取委中央。

胆病者，善太息，口苦，呕宿汁，心下澹澹②恐人将捕之，嗌中吤吤然③，数唾。在足少阳之本末，亦视其脉之陷下者灸之，其寒热者取阳陵泉。

【注释】

①小腹偏肿：指小腹部肿。中医以脐下三寸以下为小腹。②澹（dàn）澹：水波动貌，这里指心慌心跳。③嗌中吤（jiè）吤然：咽喉中如有异物作梗，咯吐不舒。

【译文】

膀胱腑病变的症状，表现为少腹部偏肿且疼痛，若用手按揉痛处，就会立即产生尿意，却又尿不出来，膀胱经循行通路上出现肩背部发热，或是肩背部的经脉所在处陷下不起，以及足小趾的外侧、胫骨与足踝后都发热，或是这些部位的经脉循行处陷下不起。这些病证，都可以取用膀胱腑的下合穴，即本经（足太阳膀胱经）的委中穴，来进行治疗。

胆腑病变的症状，表现为时时长叹，口中发苦，因胆汁上溢而呕出苦水，心神不宁，胆怯心跳，就好像害怕有人要逮捕他一样，咽部如有物梗阻，多次想把它吐出来，却什么也吐不出。对于这些病变，可以在足少阳胆经循行通路的起点处或终点处取穴来进行治疗；也可以找到血气不足所导致的经脉陷下之处，在那里施行灸法来进行治疗；出现寒热往来症状的，就应当取用胆腑的下合穴，即本经（足少阳胆经）的阳陵泉穴，来进行治疗。

【原文】

黄帝曰：刺之有道乎？

岐伯答曰：刺此者，必中气穴①，无中肉节②。中气穴则针游于巷，中肉节即皮肤痛。补泻反则病益笃，中筋则筋缓，邪气不出，与其真相搏，乱而不去，反还内著。用针不审，以顺为逆也。

【注释】

①气穴：泛指全身所有的腧穴。腧穴和经气相通，故称气穴。②肉节：肌肉之间的节界。张介宾：“肉有节界，是谓肉节。”

针刺各穴时遵循的原则

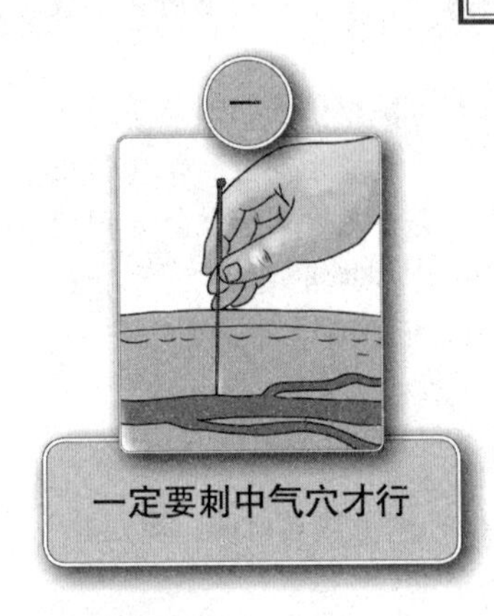

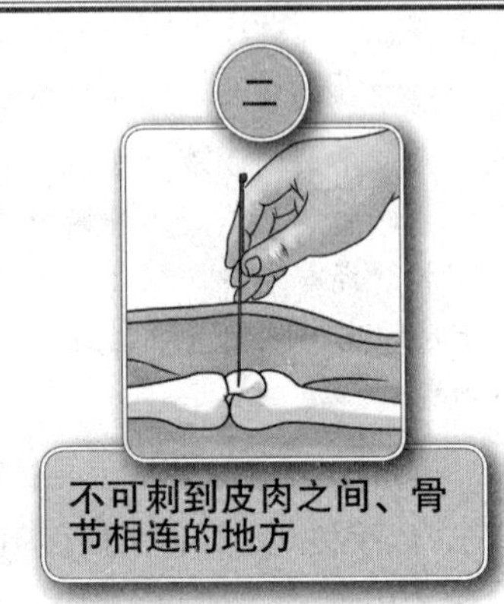

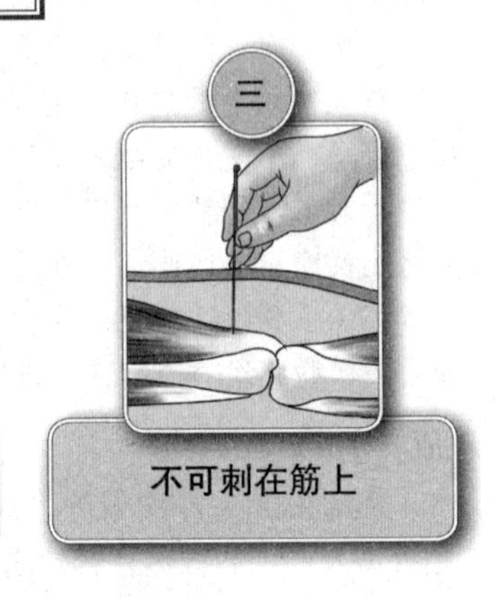

【译文】

黄帝问：针刺以上各穴，有一定的原则吗？

岐伯回答说：针刺这些穴位时，一定要刺中气穴才行，切不可刺到皮肉之间、骨节相连的地方。若是刺中了气穴，医者手下就会感觉到针尖好像游行于空巷之中，针体进出自如；若是误刺在皮肉骨节相连之处，则不但医者手下会感觉到针体进出涩滞，而且患者也会有皮肤疼痛的感觉。倘若该用补法的却反用了泻法，而该用泻法的却反用了补法，病情都会更加严重。倘若误刺在筋上，筋脉就会受损，变得弛缓不收，而病邪也不能被驱出体外。邪气和真气在体内相互斗争，就会使气机逆乱，倘若邪气依旧未能祛除，反而深陷于体内，就会使病情更加严重。这些都是用针不审慎、错识病性、乱用刺法而造成的恶果。

寿夭刚柔：寿命与体质

【导读】

寿夭，即寿命的长短。夭，夭折、夭亡之意。刚柔，指人体不同的刚柔体质类型，包括形体的缓急、元气的盛衰、皮肤的厚薄、肌肉的坚脆、骨骼的大小、脉气的坚弱等方面。本篇主要论述了如何根据人的体质刚柔类型，判断人体的发病情况，预测人的生死寿夭，所以篇名为“寿夭刚柔”。

本篇的主要内容包括：一是论述人体不同的刚柔体质类型，以及人体内外的阴阳属性；二是说明要根据病邪性质和发病部位确定相应的治疗方法；三是提出刺法有“三变”，并详细介绍用药熨治疗寒痹的制方和功用。

【原文】

黄帝问于少师①曰：余闻人之生也，有刚有柔，有弱有强，有短有长，有阴有阳，愿闻其方。

少师答曰：阴中有阴，阳中有阳，审知阴阳，刺之有方，得病所始，刺之有理，谨度病端②，与时相应。内合于五脏六腑，外合于筋骨皮肤，是故内有阴阳，外亦有阴阳。在内者，五脏为阴，六腑为阳；在外者，筋骨为阴，皮肤为阳。故曰病在阴之阴者③，刺阴之荥输；病在阳之阳者④，刺阳之合；病在阳之阴者⑤，刺阴之经；病在阴之阳者⑥，刺络脉。故曰病在阳者名曰风，病在阴者名曰痹，阴阳俱病名曰风痹。病有形而不痛者，阳之类也；无形而痛者，阴之类也。无形而痛者，其阳完而阴伤之也，急治其阴，无攻其阳；有形而不痛者，其阴完而阳伤之也，急治其阳，无攻其阴。阴阳俱动，乍有形，乍无形，加以烦心，命曰阴胜其阳，此谓不表不里，其形不久⑦。

【注释】

①少师：相传为黄帝的大臣。②谨度（duó）病端：意谓谨慎地推测疾病发生的原因。度，推测，衡量。端，有“本”“始”的含义。③病在阴之阴者：指病变的部位在脏。内为阴，五脏为阴中之阴。④病在阳之阳者：指病变的部位在皮肤。外为阳，皮肤为外之阳，故云“阳之阳”。⑤病在阳之阴者：指病变的部位在筋骨。外为阳，筋骨为外之阴。⑥病在阴之阳者：指病变的部位在腑。内为阴，六腑为阴中之阳。⑦其形不久：指

只有先掌握阴阳的规律，才能很好地运用针刺的治疗方法。
你讲讲，人体先天素质的差别和应当采取的针刺方法吧！

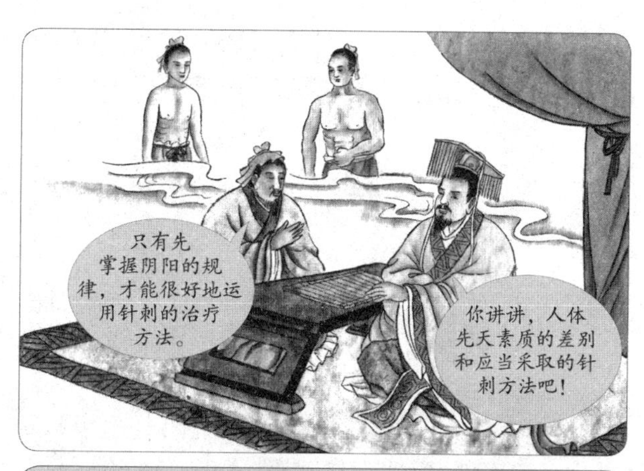

少师向黄帝详细讲述怎样根据人体先天素质的不同而采取不同的针刺方法。

预后不良。

【译文】

黄帝向少师问道：我听说人体的先天素质不同，有刚柔、强弱、长短、阴阳的区别，想听你谈谈其中的差别和应当采取的针刺方法。

少师回答说：人体的上下表里可以用阴阳来划分，并且阴阳之中还有阴阳，即阴中还有阴，阳中还有阳。只有先掌握阴阳的规律，才能很好地运用针刺的治疗方法。同时，还要了解发病的情况，这样才能合理用针。要细心推测导致发病的因素，以及人体与四时气候的相应关系。人体的阴阳，在内与五脏六腑相应和，在外与筋骨皮肤相应和，所以体内有阴阳，体表也有阴阳。在体内，五脏为阴，六腑为阳；在体表，筋骨为阴，皮肤为阳。因而在临证治疗时，病在阴中之阴的五脏，可刺阴经的荥穴和输穴；病在阳中之阳的皮肤，可刺阳经的合穴；病在阳中之阴的筋骨，可刺阴经的经穴；病在阴中之阳的六腑，可刺阳经的络穴。这是根据阴阳内外与疾病的关系选取针刺穴位的基本法则。因此，疾病的性质因发病部位不同而不同。病在体表，由于外感邪气引起的属阳，称为“风”；病在体内，因病邪在内，使气血阻滞不畅的属阴，称为“痹”；如果表里阴阳俱病，则称为“风痹”。再从疾病的症状上来分析，如果外在形体有症状而内脏没有疼痛的，多属于阳病；外在形体没有症状而内脏有疼痛的，多属于阴病。如果体表没有形态变化而内脏疼痛，应该迅速对属阴的五脏六腑进行治疗，不要治疗属阳的皮肉筋骨；如果内脏没有症状而体表受伤，应当迅速对属阳的皮肉筋骨进行治疗，不要治疗属阴的五脏六腑。如果表里同时发病，症状一会儿出现于体表，一会儿出现在内脏，病人还会有心情烦躁不安的情况，就说明阴阳俱伤，内脏病甚于体表病。这就说明病邪不单纯在表，也不单纯在里，这属于表里同病，病人很容易死亡。

【原文】

黄帝问于伯高[①]曰：余闻形气，病之先后、外内之应，奈何？

伯高答曰：风寒伤形，忧恐忿怒伤气。气伤脏，乃病脏。寒伤形，乃应形。风伤筋脉，筋脉乃应。此形气外内之相应也。

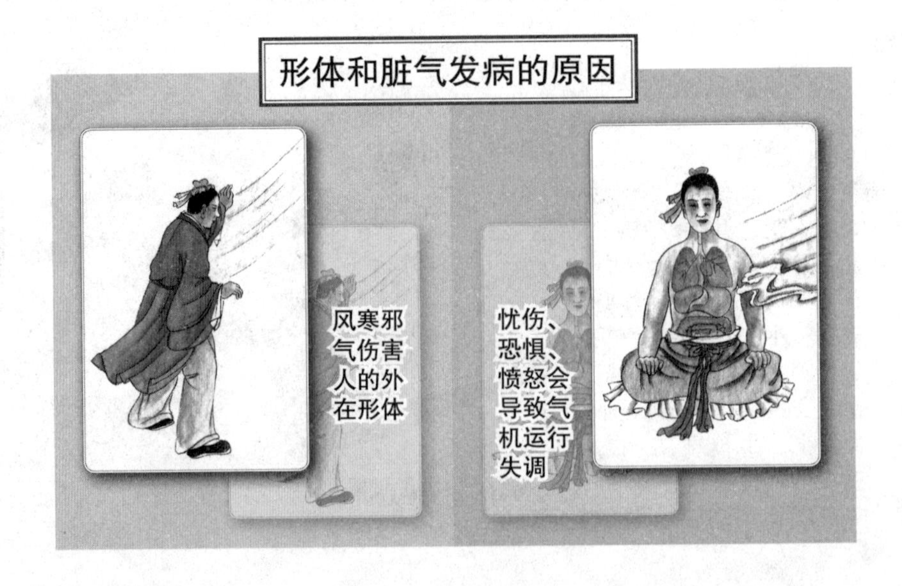

黄帝曰：刺之奈何？

伯高答曰：病九日者，三刺而已；病一月者，十刺而已。多少远近，以此衰之[②]。久痹不去身[③]者，视其血络，尽出其血。

黄帝曰：外内之病，难易之治，奈何？

伯高答曰：形先病而未入脏者，刺之半其日；脏先病而形乃应者，刺之倍其日。此外内难易之应也。

【注释】

①伯高：相传为黄帝的大臣。②以此衰之：按比数递减。衰之，在此有“减少”的含义。马元台：“人之感病不同，日数各有多少远近，以此大略，病三日而刺一次者之法，等而杀之。”③久痹不去身：病邪内侵，经久不愈。

【译文】

黄帝向伯高问道：我听说人体的形气与发病有先后内外的相应关系，这是怎么一回事呢？

伯高回答说：风寒的邪气，一般先伤害人的外在形体；忧伤、恐惧、愤怒等情绪的激烈刺激，则会导致人的气机运行失调。气机运行失调伤及内脏，病变部位就会出现在内脏。外感寒邪伤害形体，疾病就会发生在形体之上。外感风邪直接伤及筋脉，则筋脉也就相应地发生病变。这就是人体的形气与外在邪气内外相应的发病规律。

黄帝问：如何恰当地进行针刺治疗呢？

伯高回答说：患病九天的，针刺三次就会痊愈；患病一个月的，针刺十次就可以痊愈。针刺次数的多少，可以根据“患病三天针刺一次”的方法来计算。如果病人患痹病时间已经很久，且依然没有康复，那么就要仔细观察病人的血络，针刺血络把里面的恶血放尽。

黄帝问：人体体表与内脏的病变，在治疗上的难易情况是怎样的？

伯高回答说：外形先发病而尚未伤及内脏的，针刺的次数可以依照患病的天数减半计算。如果内脏先发病而后症状又出现在外部形体上，针刺次数则应当加倍计算。这就是说，疾病部位有内外先后的不同，而且治疗上也有难易的区别。

【原文】

黄帝问于伯高曰：余闻形有缓急，气有盛衰，骨有大小，肉有坚脆，皮有厚薄，其以立寿夭，奈何？

伯高答曰：形与气相任[①]则寿，不相任则夭；皮与肉相裹则寿，不相裹则夭；血气经络胜形[②]则寿，不胜形则夭。

黄帝曰：何谓形之缓急？

伯高答曰：形充而皮肤缓者则寿，形充而皮肤急者则夭。形充而脉坚大者顺也，形充而脉小以弱者气衰，衰则危矣。

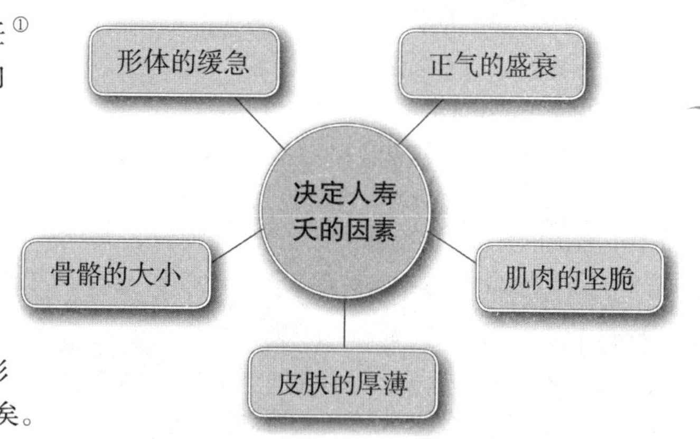

若形充而颧不起者骨小，骨小则夭矣。形充而大肉䐃[3]坚而有分者肉坚，肉坚则寿矣；形充而大肉无分理不坚者肉脆，肉脆则夭矣。此天之生命，所以立形定气而视寿夭者。必明乎此，立形定气，而后以临病人，决死生。

【注释】

①相任：相当、相应，彼此相协调。②胜形：血气经络不但要与外形相称，而且要更为强盛才能使人长寿。③䐃（jùn）：肌肉突起处。

【译文】

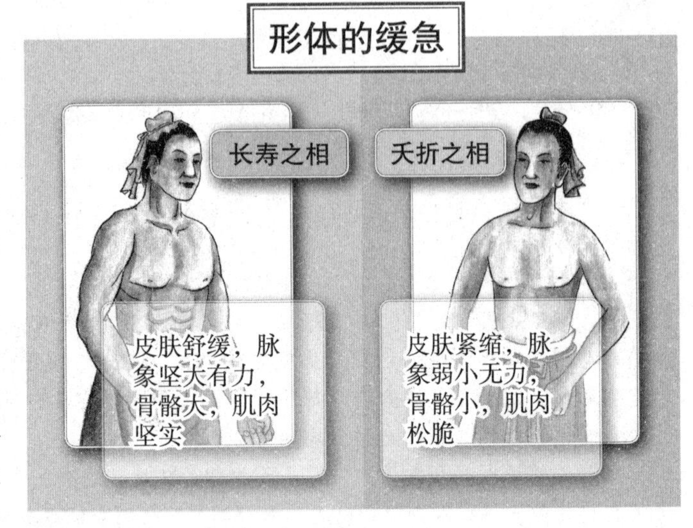

黄帝向伯高问道：我听说人的形体有缓急之别，元气有盛衰之别，骨骼有大小之别，肌肉有坚脆之别，皮肤有厚薄之别，如何从这些方面来判断人的寿命长短呢？

伯高回答说：外形与元气相称的人多长寿，不相称的就容易夭亡；皮肤与肌肉结合紧密的人多长寿，结合不紧密的就容易夭亡；内在血气经络强盛胜过外形的多长寿，血气经络衰弱而不能胜过外形的就容易夭亡。

黄帝问：什么叫作形体的缓急？

伯高回答说：外形充实而皮肤舒缓的人多长寿，外形充盛而皮肤紧缩的人多夭折。外形壮实而且脉象坚大有力为正常，外形虽充实而脉象弱小无力为气衰，气衰就非常危险了。如果外形充盛但颧骨低下，说明全身的骨骼小，骨骼小的多夭亡。如果外形壮实而且臀部的肌肉丰腴，全身大的肌肉块整齐明显，就称为肌肉坚实，肌肉坚实的人多长寿；外形充实但肌肉不整齐坚实，就称为肌肉松脆，肌肉松脆的人多夭亡。以上所说，是自然界赋予人的先天禀赋。可以根据形气的不同情况来衡量体质的强弱，从而推断出人的寿命长短。作为医生必须明白这些道理，在临证时将形气的不同情况，作为判断病人预后吉凶的根据。

【原文】

黄帝曰：余闻寿夭，无以度之。

伯高答曰：墙基卑，高不及其地者[1]，不满三十而死；其有因加疾者，不及二十而死也。

黄帝曰：形气之相胜，以立寿夭奈何？

伯高答曰：平人而气胜形者寿；病而形肉脱，气胜形者死，形胜气者危矣。

【注释】

①“墙基卑”两句：这是以比喻的方法来说明面部形态。墙基，在此指耳边下部。地，指耳前肌肉。大意是说面部肌肉陷下，四周骨骼显露。

【译文】

黄帝问：我听了关于寿夭的道理，可还是不知道应该怎样推测。

伯高回答说：凡是面部的肌肉低陷，而四周骨骼显露的，不满三十岁就会死亡。如果有疾病的影响，不到二十岁就会死亡。

黄帝问：根据形体与元气相互胜出的情况，如何来确定人的寿夭呢？

伯高回答说：健康无病的人，元气胜过外形就能够长寿；病人的形体肌肉已经极度消瘦，即使元气胜过外形，他也终将死亡；病人虽然形体尚可，但如果外形胜过元气，也是很危险的。

【原文】

黄帝曰：余闻刺有三变，何谓三变？

伯高答曰：有刺营者，有刺卫者，有刺寒痹之留经者。

黄帝曰：刺三变者，奈何？

伯高答曰：刺营者，出血；刺卫者，出气；刺寒痹者，内热[①]。

黄帝曰：营卫寒痹之为病，奈何？

伯高答曰：营之生病也，寒热少气，血上下行。卫之生病也，气痛时来时去，怫忾贲响[②]，风寒客于肠胃之中。寒痹之为病也，留而不去，时痛而皮不仁。

黄帝曰：刺寒痹内热，奈何？

伯高答曰：刺布衣者，以火焠[③]之。刺大人者，以药熨[④]之。

【注释】

①内热：指温其经脉，使热气入于内，血脉流通。内，同“纳”。②怫（fú）忾贲响：气郁满闷，窜动作响。怫，郁闷不舒。忾，气满。贲，通“奔”。③焠（cuì）：烧，即烧针法。④药熨（wèi）：把药物烘热敷患处。

【译文】

黄帝问：我听说刺法有“三变”之说，什么叫“三变”呢？

伯高回答说：即刺营分、刺卫分、刺寒痹留于经络三种针刺方法。

黄帝问：这三种刺法是怎样的呢？

伯高回答说：刺营分时，要刺出恶血；刺卫分时，要祛除邪气；刺寒痹时，要采用针后药熨的方法，使热气进入内里。

黄帝问：营分、卫分、寒痹的病状是什么样的？

伯高回答说：营分有病，多出现寒热交替、气短不畅、血上下妄行的症状。卫分有病，其症状为疼痛没有固定之处，也不定时，胸腹会感到满闷或者鸣动作响，这是风寒侵袭进入肠胃所致。寒痹的产生，多是由病邪久留而不去导致的，因此病人时常感到筋骨关节作痛，同时伴有皮肤麻木不仁的感觉。

黄帝问：刺寒痹怎样才能使躯体内部产生热感？

伯高回答说：对体质比较好的普通百姓，可用烧红的火针刺治。对养尊处优而体质较差的王公显贵，则多用药熨的方法。

【原文】

黄帝曰：药熨奈何？

伯高答曰：用淳酒[1]二十斤，蜀椒一斤，干姜一斤，桂心一斤，凡四种，皆㕮咀[2]，渍[3]酒中。用绵絮一斤，细白布四丈，并内酒中。置酒马矢煴[4]中，盖封涂，勿使泄。五日五夜，出布绵絮，曝干之，干复渍，以尽其汁。每渍必晬其日[5]，乃出干。干，并用滓与绵絮，复布为复巾[6]，长六七尺，为六七巾。则用之生桑炭[7]炙巾，以熨寒痹所刺之处，令热入至于病所，寒复炙巾以熨之，三十遍而止。汗出以巾拭身，亦三十遍而止。起步内中[8]，无见风。每刺必熨，如此病已矣。此所谓内热也。

【注释】

① 淳酒：气味浓厚纯正的烈酒。② 㕮（fǔ）咀（jǔ）：古人加工药物有用牙齿嚼碎的方法，后世改用刀剑，仍通称"㕮咀"。③ 渍（zì）：沤，浸泡的意思。④ 马矢煴（yūn）：用干马粪点燃郁烟。煴，没有火苗的火堆。⑤ 晬（zuì）其日：一整天。晬，婴儿满百日或满周岁。⑥ 复布为复巾：用双层布做成的夹袋，能放入药滓与棉絮。复，重叠。复巾，双层布。⑦ 生桑炭：新鲜的桑木烧成的木炭。⑧ 起步内中：起身在房间内行走。

【译文】

黄帝问：药熨的方法是怎样的？

伯高回答说：用醇酒二十升，蜀椒一升，干姜、桂心各一斤，共四种药材，将后三种药材㕮碎，浸泡在酒中。再用丝绵一斤，细白布四丈，一起放到酒中。把酒器加上盖，并用泥封牢固，不使其泄气，之后放在燃着的干马粪内煨烘。五天五夜之后，将细布与丝绵取出晒干，干后再浸入酒内，如此反复地将药酒浸干为度。每次浸泡细布与丝棉的时间要达到一整天，然后拿出来再晒干。等酒浸干后，将布做成夹袋，每个长六到七尺，一共做六七个，将药渣与丝绵装入袋内。用时取生桑炭火，将夹袋放在上面烘热，后熨敷于寒痹所刺的地方，使得热气能深透于病处，夹袋凉了再将其烘热，如此熨敷三十次，每次都使患者出汗。出汗后用手巾揩身，一共要擦三十遍。然后让患者在室内行走，但不能见风。每次针治时，都以这样的方法加用熨法，病就会好了。这就是"内热"的方法。

药熨的方法

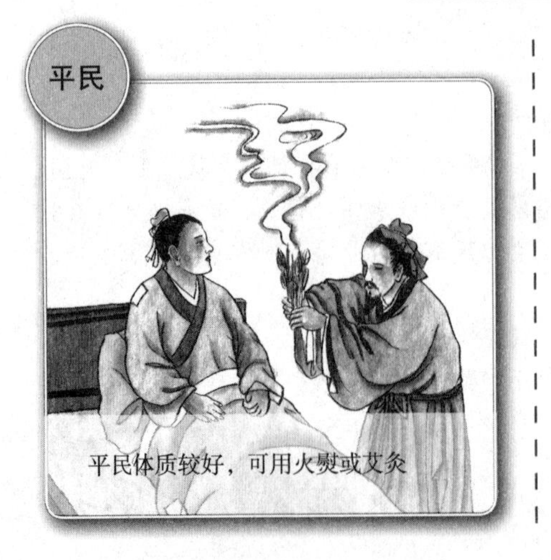

平民体质较好，可用火熨或艾灸

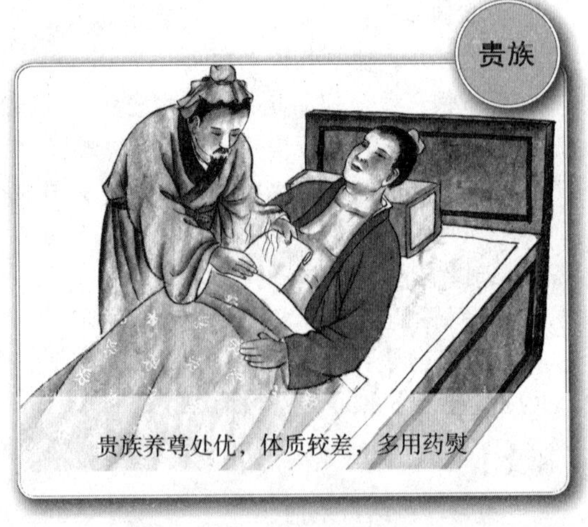

贵族养尊处优，体质较差，多用药熨

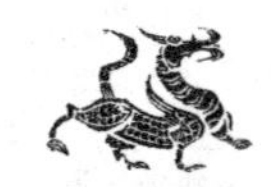

本神：“神”是人体的根本

【导读】

本，即以之为本，探究本源的意思。神，即人的精神活动。狭义的神专指心所主的功能，广义的神则包括五脏所主的精、神、魂、魄、意、志、思、虑等各类精神思维活动。本篇主要讨论了人的精神活动对五脏的影响，指出必须先了解病人的精神活动，然后才能进行针刺治疗，所以篇名为“本神”。

本篇的主要内容有：一是阐述神的含义及其重要性，提出要注意调摄心神的养生主张；二是讲述五脏各自所藏的精神情志，及其引发疾病的情况；三是叙述各类情志疾病的症状及其调治原则。

【原文】

黄帝问于岐伯曰：凡刺之法，先必本于神[①]。血、脉、营、气、精、神，此五脏之所藏也。至其淫泆离脏[②]则精失，魂魄飞扬[③]，志意恍乱[④]，智虑去身者，何因而然乎？天之罪与？人之过乎？何谓德、气[⑤]、生、精、神、魂、魄、心、意、志、思、智、虑？请问其故。

岐伯答曰：天之在我者，德也；地之在我者，气也。德流气薄[⑥]而生者也。故生之来谓之精，两精相搏[⑦]谓之神，随神往来者谓之魂，并精而出入者谓之魄，所以任[⑧]物者谓之心，心之所忆谓之意，意之所存谓之志，因志而存变谓之思，因思而远慕谓之虑，因虑而处物谓之智。

什么叫作德、气、生、精、神、魂、魄、心、意、志、思、智、虑？请您告诉我其中的道理。
德、气、生、精、神、魂、魄、
心、意、志、思、智、虑、

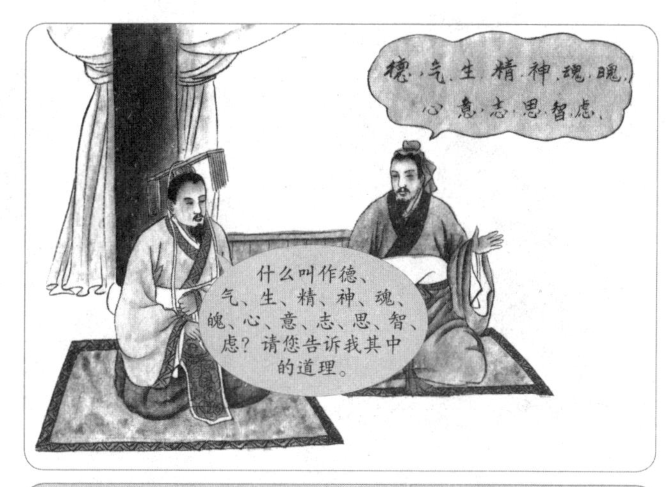

黄帝向岐伯请教德、气、生、精、神、魂、魄、心、意、志、思、智、虑的相关知识。

故智者之养生也，必顺四时而适寒暑，和喜怒而安居处，节阴阳而调刚柔，如是则僻邪不至，长生久视[⑨]。

【注释】

① 神：这是广义的神，概括了整个的人体生命活动现象，是各种精神意志活动的总称，包括下文所讲“血、脉、营、气、精、神”等生理活动的内容。神是内里脏腑功能活动的外在表现，神气的有无，代表着内里脏腑功能的正常与否，影响着治疗效果的好坏。② 淫泆（yì）离脏：指七情过度，任性恣纵，可使五脏的精气散失。泆，恣纵。③ 魂魄飞扬：神魂飘荡不安。魂，是精神活动之一，属广义的神的范围，属阳，藏于血中，与肝关系密切，在神的支配下主精神

意识活动。魄，是先天的本能，主本能的感觉、运动，如眨眼反射、婴儿吮乳等，属阴，与肺关系密切。飞扬，飘荡不安。《左传·昭公七年》孔颖达疏：“形气既殊，魂魄各异，附形之灵为魄，附气之神为魂也。附形之灵者，谓初生之时，耳目心识，手足运动，啼呼为声，此则魄之灵也；附气之神者，谓精神性识，渐有所知，此则附气之神也。”④志意悦乱：精神混乱，茫然无主。⑤德、气：古代哲人认为万物由天之气、地之形和合化生。有时天气也称为“天德”，包括上文所提到的精、神、魂、魄等。人死后，精神魂魄又回到了天上，所以古人祭祀祖先，是相信祖先的灵魂在天上存在。现在的很多注家把德理解为四时气候以及日光、雨露等自然界的正常变化。这样理解虽然有其合理性，但与古人的原意并不符合。《管子·内业》：“凡人之生也，天出其精，地出其形，合此以为人。”⑥德流气薄：在天之德下流，在地之气上交。薄，迫近、附着。⑦两精相搏：男女交媾，两精结合。精，此处指男女两性生殖之精。张介宾：“两精者，阴阳之精也。搏，交结也。”⑧任：担任、主管。⑨长生久视：寿命延长，不易衰老之意。《吕氏春秋》有“莫不欲长生久视”，注云：“视，活也。”《老子·五十九章》有“是谓深根固柢，长生久视之道”。

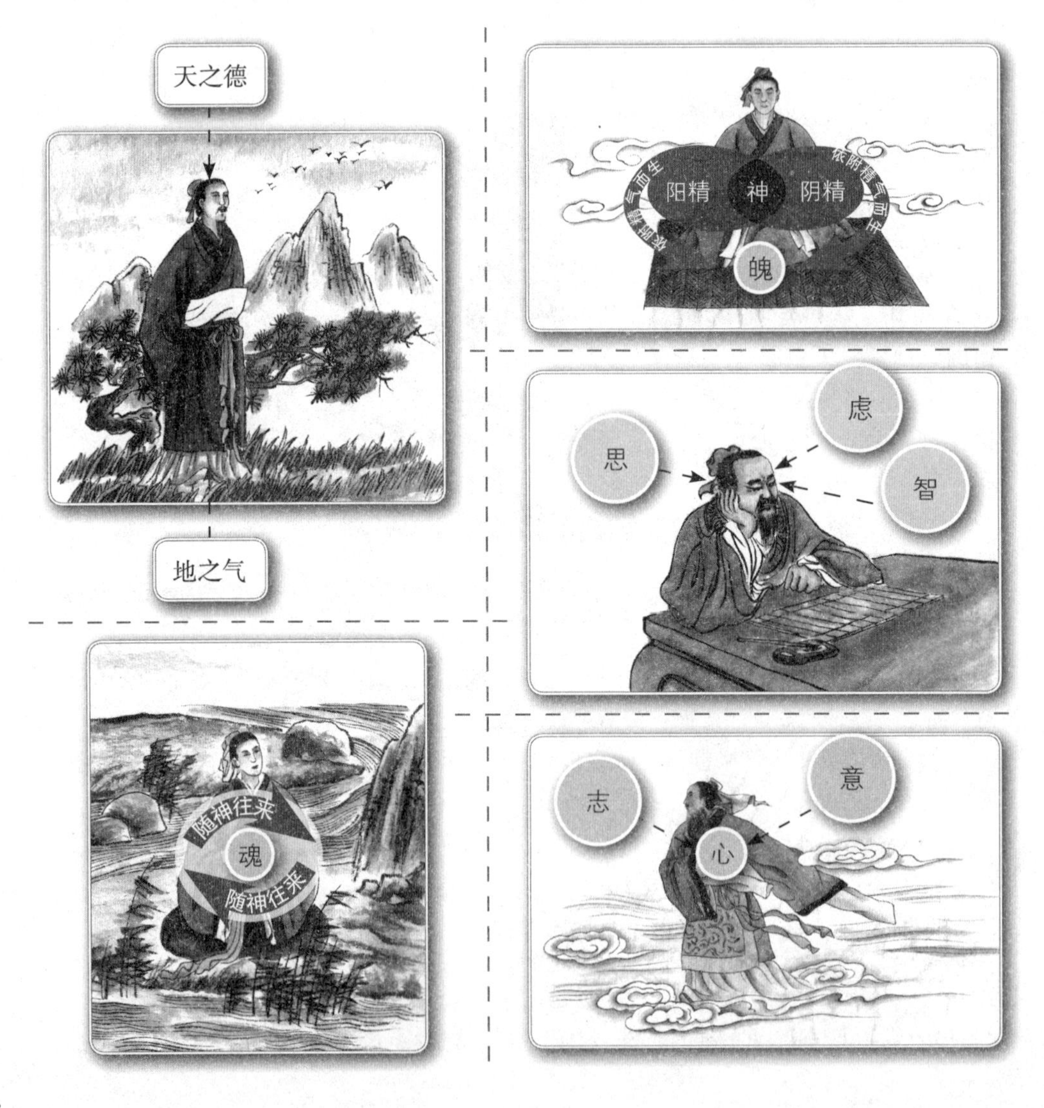

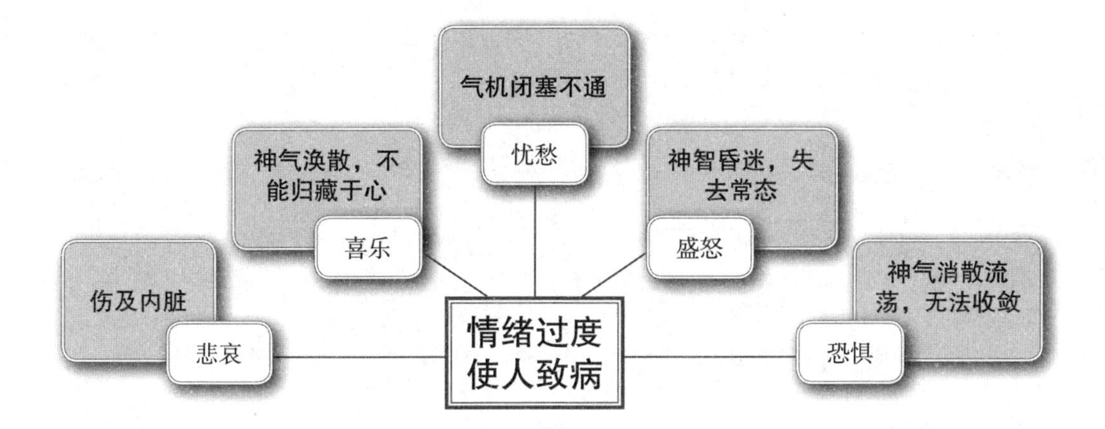

【译文】

黄帝向岐伯问道：运用针刺的法则时，必须以人的精神活动为诊断根据。因为血、脉、营、气、精、神，都属五脏所藏的维持生命活动的物质本原和精神动力。如果七情过度，任情放恣，它们就会与内脏分离，精气就会随之散失，魂魄飞扬，飘荡不安，志意无主，精神错乱，思考和决断能力丧失，这是什么原因造成的呢？究竟是上天的责罚，还是人为的过失呢？什么叫作德、气、生、精、神、魂、魄、心、意、志、思、智、虑？请您告诉我其中的道理。

岐伯回答说：天所赋予人类的是德，地所赋予人类的是气。因此，天之德下行，地之气上交，阴阳相结合，使万物化生成形，人才能生存。组成人体生命的原始物质，叫作精；阴阳交媾，两精结合而成的生机，叫作神；随神气往来的知觉机能，叫作魂；依附精气的运动机能，叫作魄；可以主宰支配外在事物的，叫作心；心里有所思忆而留下的印象，叫作意；意念所在，形成了认识，叫作志；根据认识反复研究事物的变化，叫作思；思考范围由近及远的推想，叫作虑；通过考虑来确定处理事物的方法，叫作智。

因此，智慧的人保养身体，必定顺从四时节令变化以适应寒暑气候，调和喜怒而不使其过度，注意正常的饮食起居，节制房事，调剂阴阳刚柔的活动。这样，病邪就不能侵袭人体，人就能够延长寿命，不易衰老。

【原文】

是故怵惕①思虑者则伤神，神伤则恐惧，流淫而不止②。因悲哀动中者，竭绝而失生③。喜乐者，神惮散而不藏④。愁忧者，气闭塞而不行。盛怒者，迷惑而不治⑤。恐惧者，神荡惮而不收⑥。

心，怵惕思虑则伤神，神伤则恐惧自失，破䐃脱肉，毛悴色夭，死于冬。

脾，愁忧而不解则伤意，意伤则悗乱⑦，四肢不举，毛悴色夭，死于春。

肝，悲哀动中则伤魂，魂伤则狂忘不精，不精则不正，当人阴缩而挛筋，两胁骨不举，毛悴色夭，死于秋。

肺，喜乐无极则伤魄，魄伤则狂，狂者意不存人，皮革焦，毛悴色夭，死于夏。

肾，盛怒而不止则伤志，志伤则喜忘其前言，腰脊不可以俯仰屈伸，毛悴色夭，死于季夏。

恐惧而不解则伤精，精伤则骨痠痿厥，精时自下。是故五脏主藏精者也，不可伤，伤则失守而阴虚，阴虚则无气，无气则死矣。是故用针者，察观病人之态，以知精神魂魄之存亡，得失之意，五者以伤，针不可以治之也。

【注释】

①怵（chù）惕：恐惧不安的样子。怵，恐惧。惕，惊恐不安。②流淫而不止：此处指滑精带下。张介宾："流淫谓流泄淫溢。如下文所云恐惧而不解则伤精，精时自下者是也。"③竭绝而失生：包络逐渐断绝导致生命消亡。张介宾："悲则气消，悲哀太甚则胞络绝，故至失生。竭者绝之渐，绝则尽绝无余矣。"④神惮（dàn）散而不藏：神气耗散而不能归藏于心。张介宾："喜发于心，乐散在外，暴喜伤阳，故神气惮散而不藏。惮，惊惕也。"⑤迷惑而不治：张介宾："怒则气逆，甚者心乱，故至昏迷惶惑而不治。不治，乱也。"⑥荡惮而不收：张介宾："恐惧则神志惊散，故荡惮而不收。上文言喜乐者，神惮散而不藏，与此稍同。但彼云不藏者，神不能持而流荡也；此云不收者，神为恐惧而散失也。所当详辨。"⑦悗（mán）：闷，胸膈苦闷。乱：烦乱。

【译文】

因此，过度地恐惧，惊骇，忧愁，思虑，就会损伤心神，损伤心神就会恐惧，使阴精流失不止。如果悲哀过度，就会伤及内脏，导致元气耗竭，生命消亡。喜乐如果过度，就会使神气涣散而不能归藏于心。忧愁如果过度，就会使气机闭塞不通。盛怒的人，会神智昏迷而失去常态。恐惧的人，会使神气消散流荡而无法收敛。

心过度恐惧和思虑，就会伤及神，神伤便会使人时时恐惧，不能自主，久而久之就会使人肌肉瘦削，毛发干枯，面色黯淡，死于冬季。

脾过度忧愁而不能解除，就会伤及意，意伤便会使人烦乱苦闷，手足无力而不能抬起，毛发干枯，肤色黯然，死于春季。

肝过度悲哀影响内脏，就会伤及魂，魂伤便会使人神情狂乱，举动失常，前阴萎缩，筋脉拘挛，两胁不能舒张，毛发干枯，面色黯淡，死于秋季。

肺过度喜乐，就会伤及魄，魄伤便会使人行为癫狂，思维混乱，语无伦次，毛发干枯，面色黯淡，死于夏季。

肾大怒不止，就会伤及志，志伤便会使人记忆力衰退，腰脊不能俯仰转动，毛发干枯，面色黯淡，死于夏季。

过度恐惧而不能解除就会伤精，精伤就会使人骨节酸软痿弱，四肢发冷，经常遗精。所以说，五脏是主藏精气的，不能被损伤，如果五脏受损，就会导致精气不藏而形成阴虚，阴虚则阳气耗散，气耗人就会死亡。因此，运用针刺治病时，应当仔细察看病人的神情与形态，从而了解其精、神、魂、魄、意、志各方面的旺盛或衰亡状况，如果五脏所藏的精气已经受损，就不能再用针刺治疗了。

【原文】

肝藏血，血舍魂①。肝气虚则恐，实则怒。脾藏营，营舍意。脾气虚则四肢不用，五脏不安，实则腹胀，经溲不利②。心藏脉，脉舍神。心气虚则悲，实则笑不休。肺藏气，气舍魄。肺气虚，则鼻塞不利，少气；实则喘喝，胸盈仰息。肾藏精，精舍志。肾气虚则厥，实则胀，五脏不安。必审五脏之病形，以知其气之虚实，谨而调之也。

【注释】

①血舍魂：倒装句，意即魂的功能凭依于肝所藏的血。舍，有住宿、寄居的含义。②经溲不

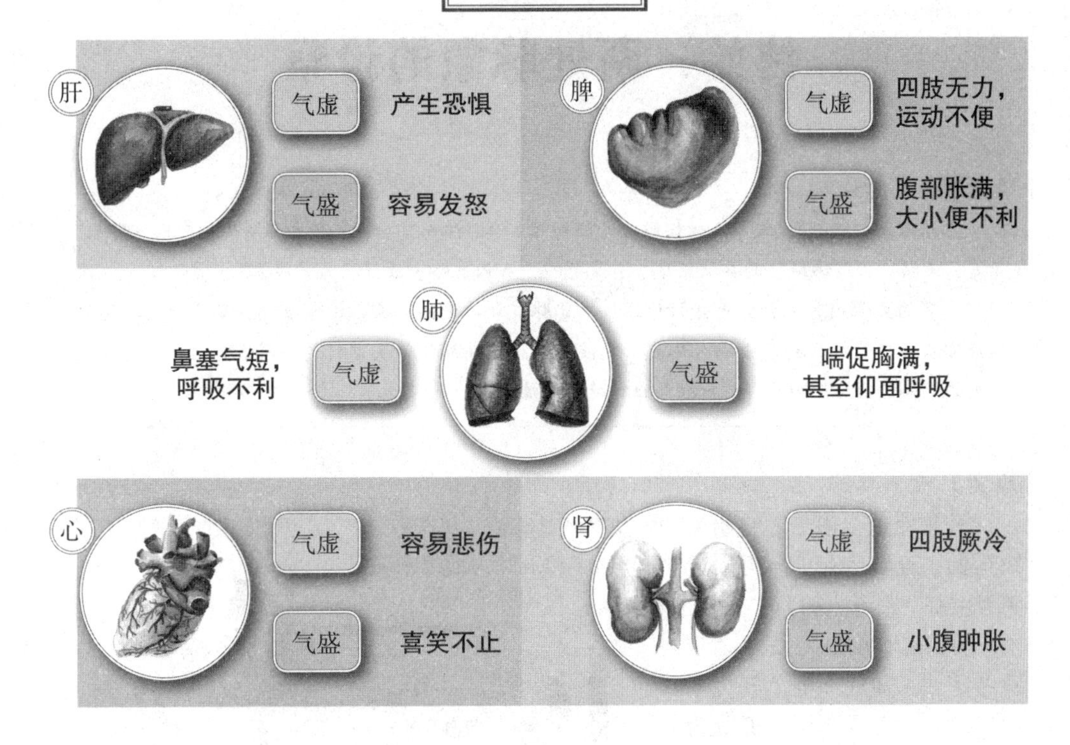

利：大小便不利。经，《甲乙经》作“泾”（jīng）。《素问·调经论》王冰注：“经，大便；溲，小便也。”

【译文】

血气藏于肝脏，魂依附于血液。肝气虚则容易使人产生恐惧，肝气盛则容易使人发怒。营气藏于脾脏，意依附于营气。脾气虚则使人四肢无力，运动不便，五脏缺乏营气而不能发挥正常的功能，脾气壅塞导致腹部胀满、大小便不利。血液的运行受心脏支配，神依附于血液。心气虚就容易使人感到悲伤，心气盛就会使人喜笑不止。真气藏于肺脏，魄依附于真气。肺气虚就会使人鼻塞气短，呼吸不利，肺气壅塞进而喘促胸满，甚至仰面呼吸。阴精藏于肾脏，志依附于阴精。肾气虚就会使人四肢厥冷，肾气实则会使人小腹肿胀，五脏功能不能安和。因此，在诊治时，必须仔细审察五脏之疾的症状，了解人体元气的盛衰，并谨慎地进行调治。

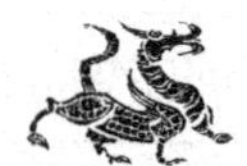

终始：两处脉象的诊察

【导读】

本篇所谓“终始”，既指人体经脉之气的循环不息、终而复始，又指本篇所论内容以“终始”开篇，又以“六经终绝”的症状结尾，首尾呼应，有始有终。故篇名为“终始”。

本篇的主要内容包括：一是讨论通过对比脉口和人迎的脉象，诊断疾病并确定针刺补泻的治疗方法；二是指出要根据病人体质、气候寒温和发病部位等决定针刺的深浅先后；三是说明针刺的十二种禁忌；四是详述六经气血终绝时的症状。

【原文】

凡刺之道，毕于《终始》。明知终始，五脏为纪[①]，阴阳定矣。阴者主脏，阳者主腑。阳受气于四末，阴受气于五脏[②]。故泻者迎之，补者随之。知迎知随，气可令和。和气之方，必通阴阳。五脏为阴，六腑为阳。传之后世，以血为盟[③]。敬之者昌，慢之者亡。无道行私，必得夭殃[④]。

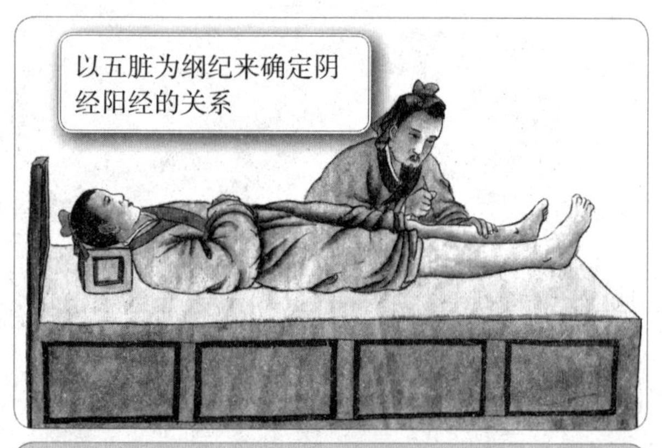

医生在给病人治疗疾病时，切不可胡乱针刺，否则会造成严重后果，严重的会导致病人死亡。

【注释】

① 五脏为纪：意谓“终始”的内容，以五脏为纲领。纪，总要。② “阳受气”两句：意为手足三阳经脉，在四肢末端接受脉气。阳，指手足三阳经脉。四末，即四肢指（趾）端。马元台：“阳在外，受气于四肢；阴在内，受气于五脏。”③ 以血为盟：是古人盟誓时一种极其庄重的仪式，即宰杀牲畜取血，由参加盟誓的人共同吸饮或涂于口旁，以此表示决不背信弃约。④ “无道”两句：不懂得医学至道，自以为是，妄加诊治，就会招致使病人夭折死亡的祸殃。夭殃，夭折死亡的祸害。张介宾：“不明至道，而强不知以为知，即无道行私也。”

【译文】

针刺的所有原理和方法，在《终始》篇中有详尽的阐释。如果要准确地了解人体阴阳经脉气血运行的终始，就必须以五脏为纲纪，确定阴经阳经的关系。五脏与人的阴经相通，六腑与人的阳经相通。阳经承接四肢中运行的脉气，阴经承接五脏中运行的脉气。所以，在采用泻法刺治时，要迎着经脉之气进针；采用补法刺治时，要顺着经脉之气进针。掌握了迎随补泻的要领，就可以使阴阳之气调和。而调和阴阳之气的要点，在于了解阴阳规律。五脏在内为阴，六腑在外为阳。如果想要将这些理论传授给后世，那么在传授时应歃血盟誓，严肃恭敬地对待这件事。如果能够重视并恭敬地对待这些原理，就能将其发扬光大，救治百姓；如果不重视并轻慢地对待这些原理，就会导致其散失消亡。如果不懂装懂，一意孤行地胡乱针刺，必定会让病人的生命受到危害，造成严重的后果。

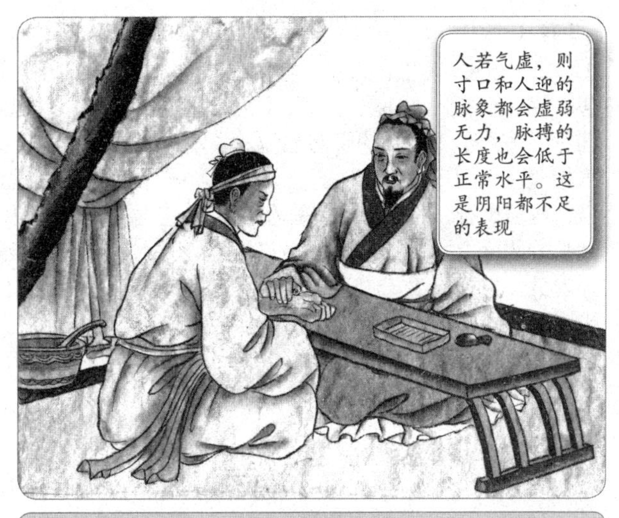

人若气虚，则寸口和人迎的脉象都会虚弱无力，脉搏的长度也会低于正常水平。这是阴阳都不足的表现
医生应懂得根据终始之义和平人的脉象来判断人是否健康。

【原文】

谨奉天道，请言终始！终始者，经脉为纪。持其脉口人迎，以知阴阳，有余不足，平与不平。天道毕矣。所谓平人者不病。不病者，脉口人迎应四时也，上下相应而俱往来也，六经之脉不结动也，本末之寒温之相守司也，形肉血气必相称也，是谓平人。少气者，脉口人迎俱少，而不称尺寸也。如是者，则阴阳俱不足。补阳则阴竭，泻阴则阳脱。如是者，可将以甘药，不可饮以至剂。如是者，弗灸。不已者，因而泻之，则五脏气坏矣。

【译文】

恭谨地顺应天地间阴阳盛衰的变化规律，让我根据这些规律，来谈谈针刺的终始意义。所谓终始，就是以十二经脉为纲纪，诊察寸口脉和人迎脉两处的脉象，以了解人体阴阳的虚实盛衰，以及上下之脉相应的平衡情况。这样，天道阴阳的变化规律也就能大致掌握了。所谓平人，就是健康无病的人。健康无病之人的寸口和人迎两处的脉象是和四时的阴阳变化相符合的，脉气也上下相应，往来不息；六经的脉搏既无结涩和不足的现象，也没有疾病和有余的现象；人体的内脏之本和肢体之末，在四时寒温变化时都能够保持协调平衡；形体、肌肉和血气也能保持协调一致。这就是健康无病的人。气虚的人，寸口和人迎都会表现出虚弱无力的脉象，并且脉搏的长度低于正常水平。这就属于阴阳都不足的病证。治疗时，如果补阳，就会导致阴气衰竭，泄阴又会导致阳气脱泄。因此，这样的病人，只能用甘缓的药剂加以调补，不能服用峻猛的药物来攻泻。这样的病也不能用针灸治疗。如果对久病不愈的病人采用泻法治疗，病人五脏的真气就会受到损害而败坏。

【原文】

人迎一盛[①]，病在足少阳；一盛而躁，病在手少阳。人迎二盛，病在足太阳；二盛而躁，病在手太阳。人迎三盛，病在足阳明；三盛而躁，病在手阳明。人迎四盛，且大且数，名曰溢阳[②]，溢阳为外格[③]。脉口一盛，病在足厥阴；一盛而躁，在手心主。脉口二盛，病在足少阴；二盛而躁，在手少阴。脉口三盛，病在足太阴；三盛而躁，在手太阴。脉口四盛，且大且数者，名曰溢阴[④]，溢阴为内关。内关不通，死不治。人迎与太阴脉口俱盛四倍以上，命曰关格[⑤]。关格者，与之短期。

【注释】

① 人迎一盛：人迎之脉大于寸口之脉一倍。下文二盛、三盛、四盛，就是大二倍、三倍、四倍。“脉口一盛、二盛、三盛、四盛”，与上同义。② 溢阳：因六阳之气偏盛而盈溢于外，人迎脉显著大于寸口脉的阳盛之脉。溢，盈满。③ 外格：六阳之气盛实，格拒于外，不能与阴气相交，阴阳表里相离决。格，格拒。张介宾：“人迎盛至四倍，且大且数者，乃六阳偏盛之极，盈溢于府，格拒六阴，是为外格。” ④ 溢阴：因六阴之气偏盛而盈溢，寸口脉显著大于人迎脉的阴盛之脉。张介宾：“脉口四盛，且大且数者，乃六阴偏盛，盈溢于脏，表里隔绝，是为内关，主死不治。” ⑤ 关格：阴盛极为关，即关闭阴于内；阳盛极为格，即阳气格拒于外。阴阳俱盛不协调，内外阴阳相互格拒而脱节，为关格。张介宾：“人迎主阳，脉口主阴，若俱盛至四倍以上，则各盛其盛，阴阳不交，故曰关格，可与言死期也。”

【译文】

人迎脉比寸口脉大一倍的，病在足少阳胆经；大一倍而又有躁动症状的，病在手少阳三焦经。人迎脉比寸口脉大两倍的，病在足太阳膀胱经；大两倍而又有躁动症状的，病在手太阳小肠经。人迎脉比寸口脉大三倍的，病在足阳明胃经；大三倍而又有躁动症状的，病在手阳明大肠经。人迎脉比寸口脉大四倍，并且脉象又大又快的，称为“溢阳”，溢阳之所以会产生，是因为阳气偏盛，格拒六阴在外，而不能与阴气相交，所以称为“外格”。寸口脉比人迎脉大一倍的，病在足厥阴肝经；大一倍而又有躁动症状的，病在手厥阴心包

脉象病情表

脉　象	发病部位
人迎脉比寸口脉大一倍	病在足少阳胆经，若兼有躁动症状，则病在手少阳三焦经
人迎脉比寸口脉大两倍	病在足太阳膀胱经，若兼有躁动症状，则病在手太阳小肠经
人迎脉比寸口脉大三倍	病在足阳明胃经，若兼有躁动症状，则病在手阳明大肠经
人迎脉比寸口脉大四倍，并且脉象又大又快	叫作“溢阳”，阳气偏盛，格拒六阴在外，而不能与阴气相交，所以称为“外格”
寸口脉比人迎脉大一倍	病在足厥阴肝经，若兼有躁动症状，则病在手厥阴心包络经
寸口脉比人迎脉大两倍	病在足少阴肾经，若兼有躁动症状，则病在手少阴心经
寸口脉比人迎脉大三倍	病在足太阴脾经，若兼有躁动症状，则病在手太阴肺经
寸口脉比人迎脉大四倍，并且脉象又大又快	叫作“溢阴”，阴气偏盛，泛滥于内，而不能与阳气相交，所以称为“内关”，这是阴阳之气不能相交的死证
人迎脉与寸口脉都比平常大四倍以上	叫作“关格”，人在短期内就会死亡

络经。寸口脉比人迎脉大两倍的，病在足少阴肾经；大两倍而又有躁动症状的，病在手少阴心经。寸口脉比人迎脉大三倍，病在足太阴脾经；大三倍而又有躁动症状的，病在手太阴肺经。寸口脉比人迎脉大四倍，并且脉象又大又快的，称为“溢阴”。溢阴之所以会产生，是因为阴气偏盛，泛滥于内，而不能与阳气相交，所以称为“内关”。内关是阴阳之气不能相交的死证。人迎脉与寸口脉都比平常大四倍以上的，叫作“关格”。出现了关格的脉象，人就会在短期内死亡。

【原文】

人迎一盛，泻足少阳而补足厥阴，二泄一补，日一取之，必切而验之，疏取之上[①]，气和乃止。人迎二盛，泻足太阳，补足少阴，二泻一补，二日一取之，必切而验之，疏取之上，气和乃止。人迎三盛，泻足阳明而补足太阴，二泻一补，日二取之，必切而验之，疏取之上，气和乃止。脉口一盛，泻足厥阴而补足少阳，二补一泻，日一取之，必切而验之，疏而取之上，气和乃止。脉口二盛，泻足少阴而补足太阳，二补一泻，二日一取之，必切而验之，疏取之上，气和乃止。脉口三盛，泻足太阴而补足阳明，二补一泻，日二取之，必切而验之，疏而取之上，气和乃止。所以日二取之者，太阴主脾，阳明主胃，大富于谷气，故可日二取之也。人迎与脉口俱盛三倍以上，命曰阴阳俱溢，如是者不开，则血脉闭塞，气无所行，流淫于中，五脏内伤。如此者，因而灸之，则变易而为他病矣。

【注释】

① 疏取之上：马元台：“疏而取穴于胆肝二经之上，盖彼此之穴相间之谓疏也。”《太素》卷十四作“躁”，文义较为通顺。

【译文】

人迎脉比寸口脉大一倍的，应当泻足少阳胆经，而补足厥阴肝经，用二分泻一分补的方法，每天针刺一次，施针时必须按切人迎脉与寸口脉，以观察病势的进退。如果有躁动不安的情况，应取上部的穴位，等到脉气调和了才能停止针刺。人迎脉比寸口脉大两倍的，应当泻足太阳膀胱经，补足少阴肾经，用二分泻一分补的方法，每两天针刺一次，施针时还应按切人迎脉与寸口脉，以观察病势的进退。如果同时有躁动不安的现象，应取用上部的穴位，等到脉气调和了才能停止针刺。人迎脉比寸口脉大三倍的，应当泻足阳明胃经，补足太阴脾经，用二分泻一分补的方法，每天针刺两次，施针时还应按切人迎脉与寸口脉，以观察病势的进退。如果出现躁动不安的情况，就取上部的穴位，等到脉气调和了才能停止针刺。寸口脉比人迎脉大一倍的，应当泻足厥阴肝经，而补足少阳胆经，用二分泻一分补的方法，每天针刺一次，施针时还应按切寸口脉与人迎脉，以观察病势的进退。如果有躁动不安的情况，就应取上部的穴位，等到脉气调和了才能停止针刺。寸口脉比人迎脉大两倍的，应当泻足少阴肾经，而补足太阳膀胱经，用二分泻一分补的方法，每两天针刺一次，施针时还应按切寸口脉与人迎脉，以观察病势的进退。如果有躁动不安的情况，应取上部的穴位，等到脉气调和了才能停止针刺。寸口脉比人迎脉大三倍的，应当泻足太阴脾经，而补足阳明胃经，用二分泻一分补的方法，每天针刺两次，施针时还应按切寸口脉与人迎脉，以观察病势的进退。如果有躁动不安的情况，应取上部的穴位，等到脉气调和了才能停止针刺。之所以每天针刺两次，是因为足太阴脾经和足阳明胃经互为表里，二者是吸收谷气的重要脏腑，脉气和血气最为充盛。人迎脉和寸口脉的脉象都比平常大三倍以上的，叫作“阴阳俱溢”，这样的病如果不加以疏理，血脉就会闭塞，气血就不能流通，五脏就会受损。在这种情况下，如果误用了灸法，就会导致疾病发生变异，引发其他的疾病。

【原文】

凡刺之道，气调而止。补阴泻阳，音气益彰，耳目聪明。反此者，血气不行。

所谓气至而有效①者，泻则益虚。虚者，脉大如其故而不坚也。坚如其故者，适虽言快，病未去也。补则益实。实者，脉大如其故而益坚也。夫如其故而不坚者，适虽言快，病未去也。故补则实，泻则虚。痛虽不随针，病必衰去。必先通十二经脉之所生病，而后可得传于终始矣。故阴阳不相移，虚实不相倾，取之其经。

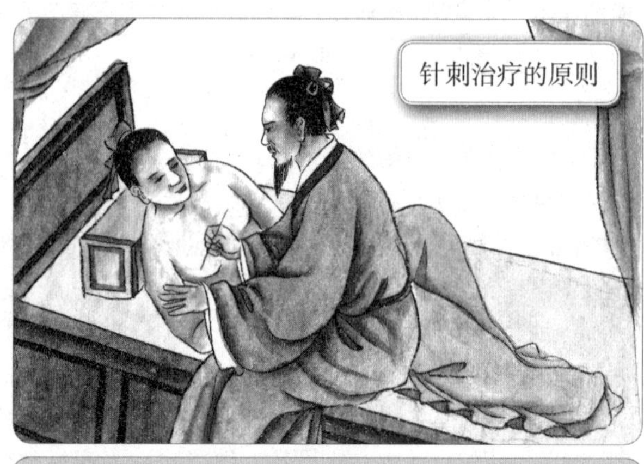

医生为病人针刺是以调和阴阳之气为目的的。

【注释】

① 气至而有效：中医以针刺治病取效的关键在于得气，即“气至”。人体生命活动的关键在于气血的畅通周流。疾病之所以发生，就是因为气血出了问题。医生在治疗时也是以调动和恢复气血的功能为目标。所以，只有“气至”了，即有了酸、麻、胀、痛及循经感传的现象，才会有疗效。气至，即得气，也称有针感，指将针刺入穴位后产生了经气感应，医生感到针下有徐缓或沉紧感，病人则感到针下有酸、麻、胀、痛的感觉，这种感觉会沿着一定的部位和方向扩散传导。

【译文】

大凡针刺治疗，都以使病人的阴阳之气得到调和为目的。等病人的阴阳之气恢复平衡后，就应该停止针刺。人体的阴阳通常是阳气有余、阴气不足，所以还要注意补阴泻阳，这样才能使人声音洪亮，元气充盛，耳聪目明。如果违反了这个原则，就会导致血气不能正常运行。

所谓针刺后得气而获得疗效，是说治疗实证时，通过泻法将邪气渐渐祛除，就会使病证由实转虚。其脉象虽然与原来的大小相同，但已变得不坚实了。如果脉象仍然坚实，虽然病人一时感到轻快，但病邪实质上并未祛除。同样的道理，治疗虚证时，应通过补法使正气渐渐充实。其脉象虽然与原来的大小相同，却已变得坚实有力。如果经过针刺，脉象还与以前大小一样，却虚软而不坚实，虽然患者一时觉得舒服，但病邪实质上也未除去。所以，应正确运用补泻的方法，补法能充实正气，泻法能祛除邪气。虽然病痛不能随着出针立即消失，但病势却必然会减轻。针刺前，必须先了解十二经脉与各类疾病之间的关系，这样才能领悟《终始》篇的含义。所以，阴经阳经各有固定的循环运行部位，不会相互改变；各种疾病都有着各自的虚实属性，不会相互颠倒。只要根据病人的疾病情况，选择正确的经脉和穴位进行医治就可以了。

【原文】

凡刺之属，三刺[①]至谷气。邪僻妄合[②]，阴阳易居。逆顺相反，沉浮异处[③]。四时不得[④]，稽留淫泆。须针而去。故一刺则阳邪出，再刺则阴邪出，三刺则谷气至，谷气至而止。所谓谷气至者，已补而实，已泻而虚，故以知谷气至也。邪气独去者，阴与阳未能调，而病知愈也。故曰补则实，泻则虚。痛虽不随针，病必衰去矣。

【注释】

① 三刺：指针刺皮肤、肌肉、分肉三种深浅不同的刺法。② 邪僻妄合：指不正之气即邪气与人体的血气混合。③ 沉浮异处：脉气当沉而反浮之在表，当浮而反沉之在里。杨上善："春脉或沉，冬脉或浮，故曰异处。" ④ 四时不得：脉气不能与四时相顺应。张志聪："四时不得者，不得其升降浮沉也。"

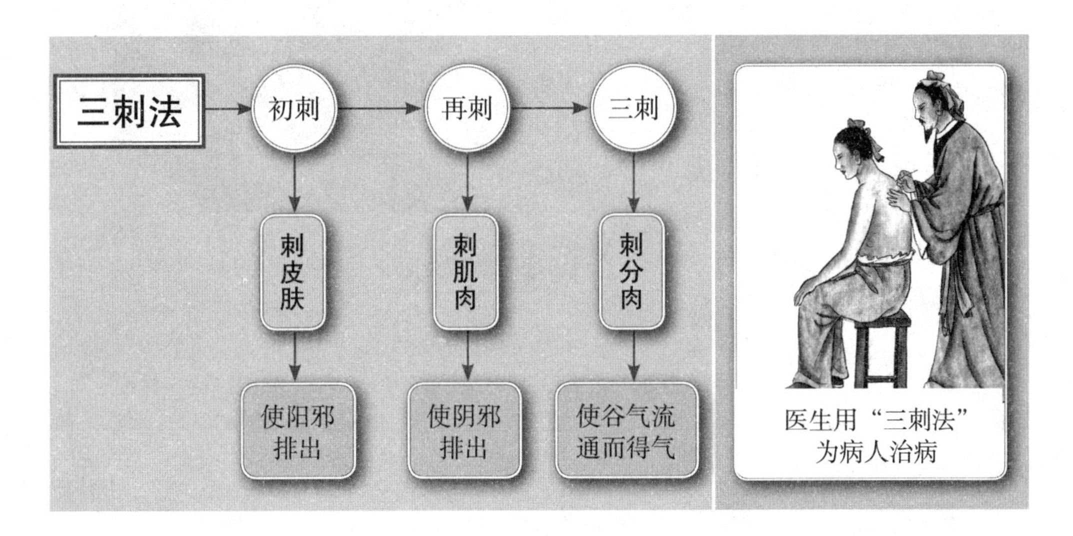

医生用"三刺法"为病人治病

【译文】

凡是适于用针刺治疗的疾病，都应当用"三刺法"，由浅入深地分成三个步骤来针刺，使正气徐徐而来。邪气侵入经脉后会与血气相妄合，从而扰乱阴阳之气原有的位置。气血运行的顺逆方向颠倒，脉象的沉浮异常。脉象与四时不相对应，邪气就会滞留在体内，淫溢流散。所有病变，都可用针刺的方法去治疗。初刺是刺皮肤，以使浅表的阳邪排出；二刺是刺肌肉，以使阴分的邪气排出；三刺是刺分肉，以使谷气流通而能得气，得气后就可以出针了。所谓谷气至，是说在用了补法之后，病人就会感觉到正气充实了；在用了泻法之后，病人会感觉到病邪被排出了。由此就可以判断出谷气已至。经过针刺，邪气被排出后，虽然阴阳血气还没有完全调和，但我们已知道疾病即将痊愈。所以说，正确地使用补法，正气就可以得到充实；正确地使用泻法，邪气就会衰退。虽然病痛不会随着出针立即消失，但病势一定会逐渐减轻并最终痊愈。

【原文】

阴盛而阳虚，先补其阳，后泻其阴而和之。阴虚而阳盛，先补其阴，后泻其阳而和之。

【译文】

阴经的邪气旺盛，阳经的正气虚弱，应当先补足阳经的正气，再泻去阴经的邪气，以调和阴阳的有余和不足。阴经的正气虚弱，阳经的邪气充盛，应该先补足阴经的正气，再泻去阳经的邪气，从而调和阴阳的不足和有余。

【原文】

三脉[①]动于足大指之间，必审其实虚。虚而泻之，是谓重虚。重虚，病益甚。凡刺此者，以指按之，脉动而实且疾者则泻之，虚而徐者则补之。反此者，病益甚。其动也，阳明在上，厥阴在中，少阴在下。膺腧中膺，背腧中背。肩膊虚者，取之上[②]。重舌[③]，刺舌柱[④]以铍针也。手屈而不伸者，其病在筋；伸而不屈者，其病在骨。在骨守骨，在筋守筋。

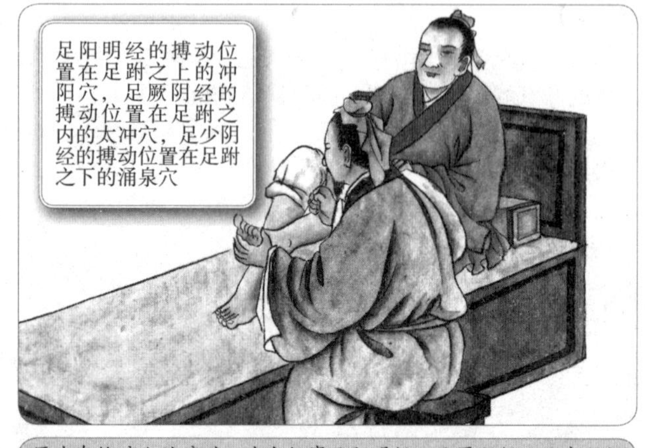

医生在给病人治疗时，应当细察足阳明经、足厥阴经、足少阴经这三条脉络的虚实，然后根据不同的经脉选择不同部位的腧穴进行针刺治疗。

【注释】

① 三脉：指足阳明、足厥阴、足少阴三脉。马元台：“阳明动于大指次指之间，凡厉兑、陷谷、冲阳、解溪，皆在足跗上也。厥阴动于大指次指之间，正以大敦、行间、太冲、中封，在足跗内也。少阴则动于足心，其穴涌泉，乃足跗之下也。”② “膺腧（shù）”四句：张介宾：“凡肩膊之虚软而痛者，病有阴经阳经之异。阴经在膺，故治阴病者，当取膺腧而必中其膺；阳经在背，故治阳病者，当取背腧而必中其背。病在手经，故取之上。上者，手也。如手太阴之中府、云门，手厥阴之天池，皆膺腧也。手少阳之肩髎、天髎，手太阳之天宗、曲垣、肩外俞，皆背腧也。咸主肩膊虚痛等病。”③ 重舌：舌下的血脉胀起，形如小舌，似为两舌相重，故称“重舌”。④ 舌柱：舌下的筋，其形如柱，故称“舌柱”。

【译文】

足阳明经、足厥阴经、足少阴经这三条脉络，都有动脉布散于足大趾和第二趾之间，针刺时应当仔细审察这三条经脉的虚实。如果虚证误用了泻法，就叫作重虚。虚而更虚，病情就会更加严重。凡是用针刺治疗这类病证时，要先按切其脉搏，脉象搏动坚实而急速的，就应当用泻法，脉象搏动虚弱而缓慢的，就应当用补法。如果用了与此相反的补泻方法，病情就会更重。至于这三条经脉搏动的位置，足阳明经在足跗之上的冲阳穴，足厥阴经在足跗之内的太冲穴，足少阴经在足跗之下的涌泉穴。阴经的运行经过膺部，阴经有病的，应针刺胸部的腧穴；阳经的运行经过背部，阳经有病的，应刺背部的腧穴。肩膊部出现酸、麻、胀、痛等虚证的，应当取上肢经脉的腧穴进行针刺。对于患重舌病的患者，应当用铍针刺舌下根柱部，并排出恶血。手指弯曲而不能伸直，说明病在筋腱；手伸直而不能弯曲，说明病在骨上。病在骨上，就应当取主骨的各个穴位去治疗；病在筋腱，就应当取主筋的各个穴位去治疗。

【原文】

泻一方实，深取之，稀按其痏[①]，以极出其邪气；补一方虚，浅刺之，以养其脉，疾按其痏[②]，无使邪气得入。邪气来也紧而疾，谷气来也徐而和。脉实者，深刺之，以泄其气；脉虚者，浅刺之，使精气无得出，以养其脉，独出其邪气。刺诸痛者，其脉皆实。

【注释】

①稀按其痏（wěi）：针刺后不马上按住针孔，以使邪气得以外泄。痏，原指针刺后留下的瘢痕，在此指针孔。杨上善："希，迟也。迟按针伤之处，使气泄也。"②疾按其痏：针刺后马上按闭针孔，以使正气不外泄。杨上善："按针伤之处，急关其门，使邪气不入，正气不出也。"

【译文】

用针刺的方法补泻时，必须注意：脉象坚实有力，就用深刺的方法，出针后也不要很快按住针孔，以使邪气尽量排出；脉象虚弱乏力，就用浅刺的方法，以保养所取的经脉，出针时，则应迅速按住针孔，以防止邪气侵入。邪气来时，针下会感觉到坚紧而疾速；谷气来时，针下会感觉徐缓而柔和。脉象坚实的，应当用深刺的方法，以使邪气外泄；脉气虚弱的，应当用浅刺的方法，以使精气不外泄，从而养护其经脉，仅将邪气泄出。对各种疼痛的病证，大多用深刺的方法，因为疼证的脉象大多坚实有力。

针刺注意事项一：脉象

脉象情况	针刺方法	注意事项
坚实有力	深刺	出针后不要太快按住针孔，以使邪气尽量排出
虚弱乏力	浅刺	出针时迅速按住针孔，以防止邪气侵入

【原文】

故曰：从腰以上者，手太阴阳明皆主之；从腰以下者，足太阴阳明皆主之。病在上者下取之，病在下者高取之，病在头者取之足，病在腰者取之腘。病生于头者头重，生于手者臂重，生于足者足重。治病者，先刺其病所从生者也。

【译文】

所以说：腰以上的病，都属于手太阴肺经和手阳明大肠经的主治范围；腰以下的病，都属于足太阴脾经和足阳明胃经的主治范围。病在上部的，可以取下部的穴位；病在下部的，可以取上部的穴位；病在头部的，可以取足部的穴位；病在足部的，可以取腘窝部的穴位。病在头部的，会觉得头很沉重；病在手上的，会觉得手臂很沉重；病在足部的，会觉得足很沉重。治疗这些病证时，应当先找出最先发病的部位，然后再进行针刺。

【原文】

春，气在毛；夏，气在皮肤；秋，气在分肉；冬，气在筋骨。刺此病者各以其时为齐①。故刺肥人者，以秋冬之齐；刺瘦人者，以春夏之齐。病痛者，阴也。痛而以手按之不得者，阴也，深刺之②。痒者，阳也，浅刺之③。病在上者，阳也；病在下者，阴也。

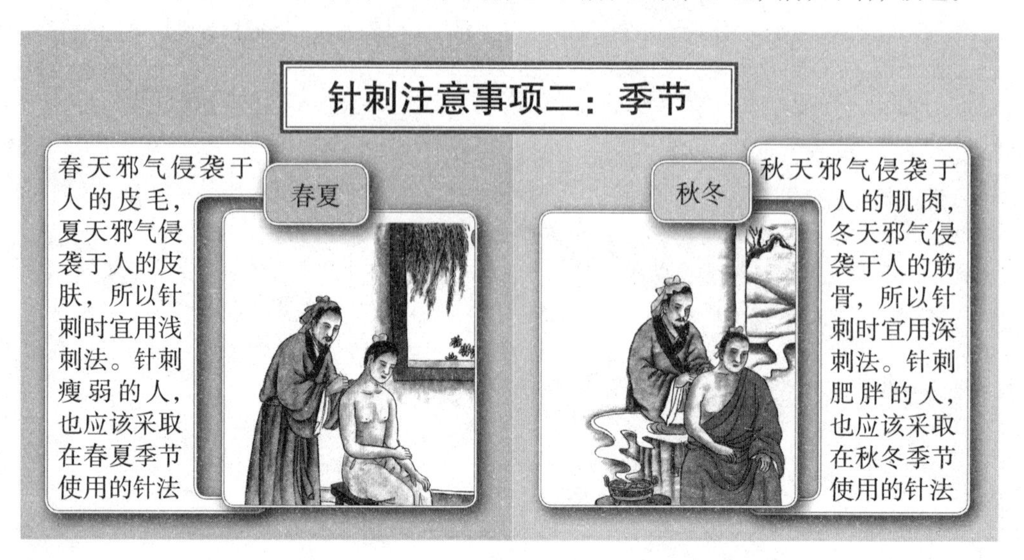

【注释】

①齐：同“剂”。在此可理解为针刺的深浅、补泻的标准。②“病痛者”五句：张介宾：“凡病痛者，多由寒邪滞逆于经，及深居筋骨之间，凝聚不散，故病痛者为阴也。按之不得者，隐藏深处也，是为阴邪，故刺亦宜深。然则痛在浮浅者，由属阳邪可知也。但诸痛属阴者多耳。”③痒者，阳也，浅刺之：张介宾：“痒者，散动于肤腠，故为阳。”

【译文】

春天，邪气侵袭于人的皮毛；夏天，邪气侵袭于人的皮肤；秋天，邪气侵袭于人的肌肉；冬天，邪气侵袭于人的筋骨。在治疗这些与季节时令相关的病证时，针刺的深浅，应该根据季节的变化而有所不同。针刺肥胖的人，应采取在秋冬季节使用的深刺法；针刺瘦弱的人，应采取在春夏季节使用的浅刺法。有疼痛症状的病人，所患疾病多属阴证。感觉疼痛但无法用按压的方法确定痛处的，所患疾病也属于阴证，应当用深刺的方法。身体发痒，说明病邪在皮肤，属阳证，应采用浅刺的方法。病在上部的属阳证，病在下部的属阴证。

【原文】

病先起阴者，先治其阴而后治其阳；病先起阳者，先治其阳而后治其阴。刺热厥者，留针，反为寒；刺寒厥者，留针，反为热。刺热厥者，二阴一阳；刺寒厥者，二阳一阴。所谓二阴者，二刺阴也；一阳者，一刺阳也。久病者，邪气入深。刺此病者，深内而久留之，间日而复刺之。必先调其左右，去其血脉。刺道毕矣。

【译文】

病起于阴经的，应当先治疗阴经，然后再治疗阳经；病起于阳经的，应当先治疗阳经，然后再治疗阴经。刺治热厥，进针后应当留针，以使热象转寒；刺治寒厥，进针后应当留针，以使寒象转热。刺治热厥，应当采用二阴一阳法；刺治寒厥，应当采用二阳一阴法。所谓二阴，是指在阴经针刺二次；所谓一阳，是指在阳经针刺一次。久病的人，病邪已经深入脏腑。刺治这类疾病，必须深刺，而且留针时间要长，每隔一日就应当针刺一次。必须先调和人体左右的脉气，并去掉血脉中的郁结。掌握了上述原则和方法，也就大致通晓了针刺之理。

【原文】

凡刺之法，必察其形气。形肉未脱，少气而脉又躁，躁疾者，必为缪刺之。散气可收，聚气可布[①]。深居静处，占神往来；闭户塞牖，魂魄不散。专意一神，精气之分，毋闻人声，以收其精，必一其神，令志在针。浅而留之，微而浮之，以移其神，气至乃休。男内女外，坚拒勿出。谨守勿内，是谓得气。

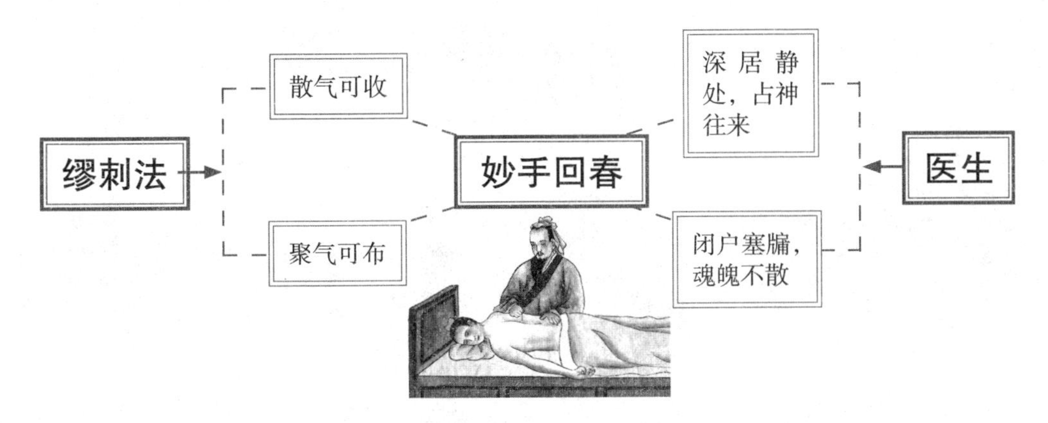

【注释】

① 散气可收，聚气可布：杨上善："缪刺之益，正气散而收聚，邪气聚而可散也。"

【译文】

使用针刺之法时，必须先诊察病人形体的强弱和元气盛衰的情况。如果形体肌肉并不显得消瘦，只是元气衰少而脉象躁动，那么就应当用缪刺法治疗这种脉象躁动而厥逆的疾病。这样能使耗散的真气得以收敛，使积聚的邪气得以散去。针刺时，医生必须神定气静，如同深居幽静之处一样，诊察病人的精神活动；还必须意识内守，如同紧闭门窗与世隔绝一样。要全神贯注，毫不分神，丝毫听不到外界的声响，精神专一，心无旁骛地进行针刺。用浅刺而留针的方法，或用轻微浮刺的方法，以转移病人的注意力，消除其紧张情绪，直到针下得气为止。针刺之时，不论病人是男是女，不论针刺是深是浅，都要坚决持守正气而不让其泻出，同时谨防邪气而不使其侵入。这就是得气的含义。

【原文】

凡刺之禁：新内[①]勿刺，新刺勿内；已醉勿刺，已刺勿醉；新怒勿刺，已刺勿怒；新劳勿刺，已刺勿劳；已饱勿刺，已刺勿饱；已饥勿刺，已刺勿饥；已渴勿刺，已刺勿渴；大惊大恐，必定其气，乃刺之；乘车来者，卧而休之，如食顷乃刺之；出行来者，坐而休之，如行十里顷乃刺之。

凡此十二禁者，其脉乱气散，逆其营卫，经气不次。因而刺之，则阳病入于阴，阴病出为阳，则邪气复生。粗工勿察，是谓伐身[②]。形体淫泆，乃消脑髓，津液不化，脱其五味，是谓失气也。

【注释】

①新内：内，指房事。新内，即行房事后不久。②伐身：削伐身体，即对身体造成伤害。

【译文】

针刺的禁忌是：行完房事不久的人不要进行针刺，针刺后不久的人不要行房事；醉酒的人不要进行针刺，已经针刺的人不要紧接着就醉酒；正在发怒的人不要进行针刺，针刺后的人不要发怒；劳累的人不要进行针刺，已经针刺的人不要过度劳累；刚吃饱饭的人不要进行针刺，已经针刺的人不要饮食过饱；饥饿的人不要进行针刺，已经针刺的人不可以饥饿；口渴的人不要进行针刺，已经针刺的人不可以口渴；异常惊恐或愤怒的人，应等其

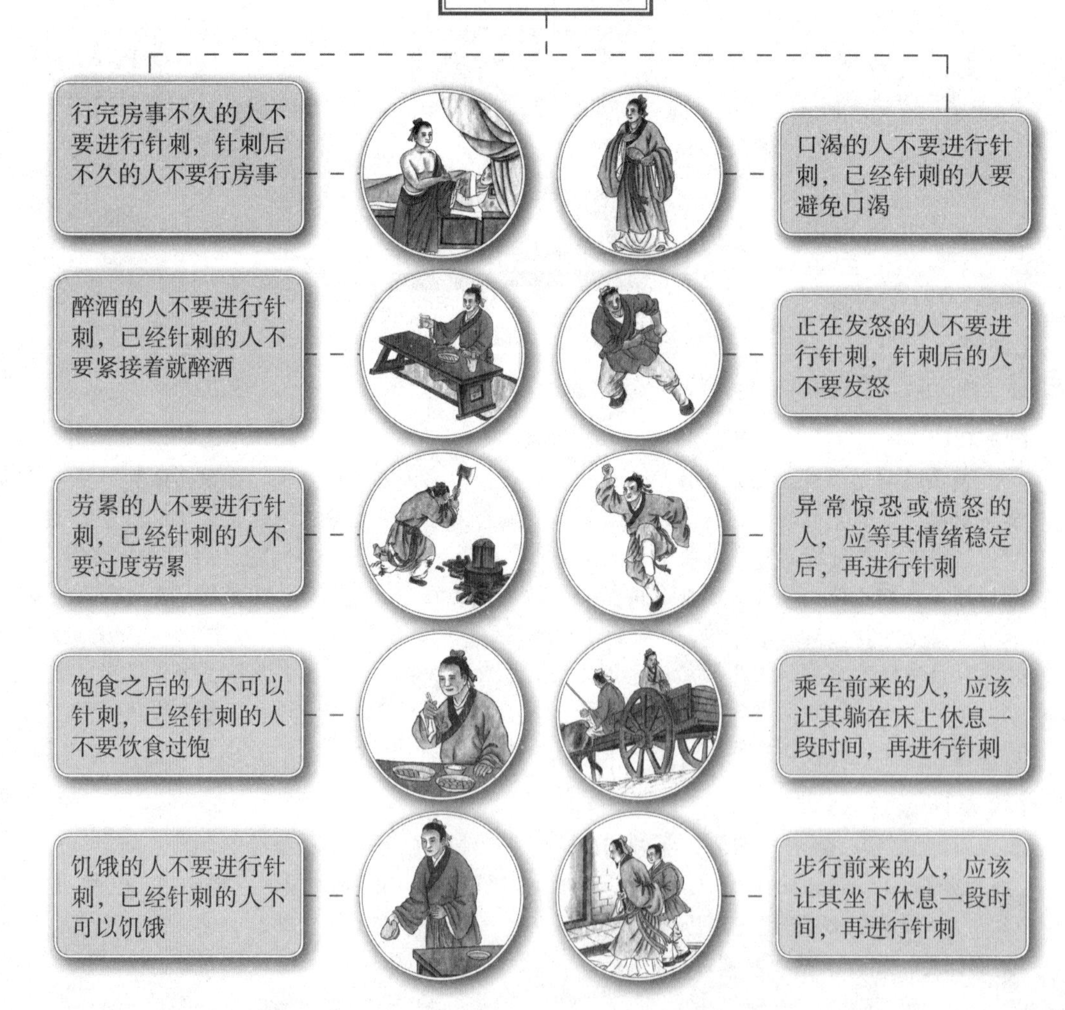

情绪稳定之后，再进行针刺；乘车前来的人，应该让其躺在床上休息大约一顿饭的工夫，再进行针刺；步行前来的病人，应该让其坐下休息大约走十里路所需的时间，再进行针刺。

在遇到以上十二种情况之时，要禁止针刺。之所以如此，是因为病人在这些情况下会脉象紊乱，正气耗散，营卫失调，经脉之气不能依次运行。如果此时草率地进行针刺，就会使阳经的病侵入内脏，阴经的病流淫于阳经，使邪气重新得以滋生，导致病情加重，出现新的病变。医术低劣的庸医不能体察这些禁忌而乱用针刺，叫作“伐身”，这样做就是在摧残病人的身体。这会导致病人形体损伤，脑髓被消耗，津液不能布散，五谷不能化生为精微之气，造成真气消亡，这就是所谓的“失气”。

【原文】

太阳之脉，其终也，戴眼、反折①、瘈疭，其色白，绝皮乃绝汗②。绝汗，则终矣。少阳终者，耳聋，百节尽纵，目系③绝。目系绝，一日半则死矣。其死也，色青白，乃死。阳明终者，口目动作④，喜惊，妄言，色黄，其上下之经盛而不行，则终矣。少阴终者，面黑，齿长而垢⑤，腹胀闭塞，上下不通，而终矣。厥阴终者，中热嗌干，喜溺心烦，甚则舌卷，卵上缩⑥，而终矣。太阴终者，腹胀闭，不得息，气噫，善呕，呕则逆，逆则面赤，不逆则上下不通。上下不通，则面黑皮毛燋，而终矣。

【注释】

① 戴眼：两目上翻，不能转动。反折：角弓反张。人体头与两足向后折，胸腹向前挺出的症状。② 绝汗：暴汗出，汗出如油且大如珠，附着在身上，不易流动滴落，是病人在临死前出的汗，表示病人的经脉之气将要终绝，故称“绝汗”。《素问·诊要经终论》论“经终”的内容与此大致相同。③ 目系：眼球向后连属于脑的脉络。④ 口目动作：口眼歪斜且相互牵引抽动。⑤ 齿长：牙龈萎缩，外露的牙齿看上去变长了。垢：指牙齿污垢而无光泽。⑥ 卵上缩：阴囊与睾丸上缩。

【译文】

手足太阳经脉的脉气将要终绝时的症状表现是：病人的眼睛上视而不能转动，角弓反张，手足抽搐，面色苍白，皮肤没有血色，汗水暴下。绝汗一出，人也就快死亡了。手足少阳经脉的脉气将要终绝时的症状表现是：病人会出现耳聋，周身关节松弛无力，目系脉气竭绝，眼珠不能转动。目系已经竭绝的，过一天半的时间就会死亡，临死时会面色青白。手足阳明经脉的脉气将要终绝时的症状表现是：病人会出现口眼抽动歪斜，容易惊恐，胡言乱语，面色发黄，手足阳明经脉循行的部位上脉象躁动而盛实，血气不行。这时，人也就要死亡了。手足少阴经脉的脉气将要终绝时的症状表现是：病人会面色发黑，牙齿变长且多污垢、没有光泽，腹部胀满，气机阻塞，上下不通。这时，人就接近死亡了。手足厥阴经脉的脉气将要终绝时的症状表现是：病人会出现胸中发热，咽喉干燥，小便频数，心中烦乱，甚至舌卷、阴囊上缩，这时，人很快会死亡。手足太阴经脉的脉气将要终绝时的症状表现是：病人会腹部胀闷，呼吸不利，嗳气，常常呕吐，呕吐时气机上逆。气机上逆，面色就会发赤；如果气不上逆，就会上下不通，上下不通面色就会发黑，皮毛焦枯，这就是病人将要死亡的征兆。

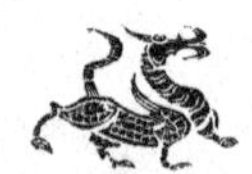

经脉：主要经脉的介绍

【导读】

本篇详细叙述了人体十二经脉在全身的分布、起止、循行部位、发病症状和治疗原则，以及十五络脉的名称、循行路线和病证表现。因为篇中所论以十二经脉为主，并在开篇即指出经脉具有“决生死、处百病、调虚实”的重要作用，所以篇名为“经脉”。

【原文】

雷公问于黄帝曰：《禁服》之言，凡刺之理，经脉为始。营[①]其所行，制其度量。内次五脏，外别六腑。愿尽闻其道。

黄帝曰：人始生，先成精[②]，精成而脑髓生；骨为干，脉为营[③]，筋为刚，肉为墙；皮肤坚而毛发长。谷入于胃，脉道以通，血气乃行。

雷公曰：愿卒闻经脉之始生。

黄帝曰：经脉者，所以能决死生，处百病，调虚实，不可不通。

【注释】

① 营：裁度之意。② 精：指在身体形成之前就存在的、能够发育成形体的先天之精。③ 营：营运的意思。

【译文】

雷公向黄帝问道：《禁服》篇中曾说过，要掌握针刺的原理，首先就应该了解经脉系统，明白经脉循行的部位和起止所在，知道经脉的长短、大小，清楚经脉在内依次与五脏相属，在外分别与六腑相通的关系。对于这些道理，我希望听您详细、全面地讲解一下。

黄帝说：人最初生成，首先形成精，精形成之后再生成脑髓，此后人体才会逐渐成形。人体以骨骼作为支柱，以脉道作为营藏气血的处所，以筋的刚劲来约束和强固骨骼，以肌肉作为保护内在脏腑和筋骨血脉的墙壁。等到皮肤坚韧之后，毛发就会生长出来，这样人的形体就长成了。人出生以后，五谷进入胃中，化生精微之气并营养全身，就会使全身的脉

我想
知道《禁服》篇
中提及的经脉的起始
及在周身的分布
情况。
禁服
经脉除了能够
运行气血、濡养周
身以外，还可以用来
决断死生、调和虚
实、治疗疾病。

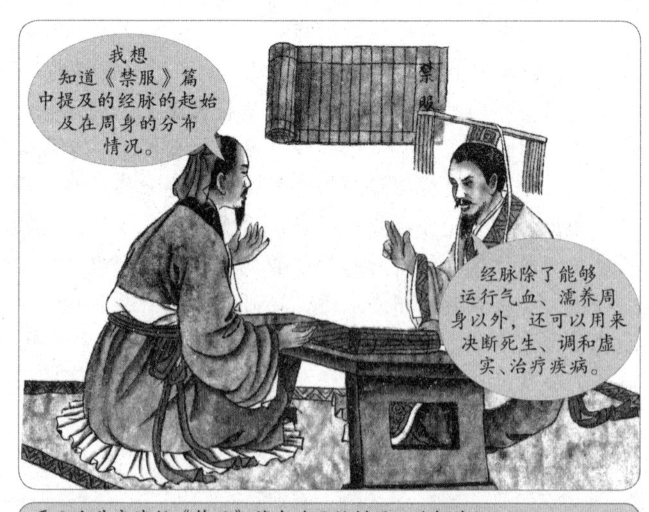

雷公向黄帝请教《禁服》篇中关于针刺原理的相关知识。

道得以贯通，由此血气才能在脉道中运行不息，滋养全身，而使生命运转不息。

雷公说：我希望能够全面地了解经脉的起始所在及其在周身循行分布的情况。

黄帝说：经脉除了能够运行气血、濡养周身以外，还可以用来决断死生、诊断百病、调和虚实、治疗疾病，所以不能不通晓有关它的知识。

【原文】

肺手太阴之脉，起于中焦[①]，下络[②]大肠，还循胃口[③]，上膈属[④]肺。从肺系[⑤]横出腋下，下循臑内[⑥]，行少阴心主之前，下肘中，循臂内，上骨下廉[⑦]，入寸口，上鱼[⑧]，循鱼际[⑨]，出大指之端；其支者，从腕后直出次指内廉，出其端。

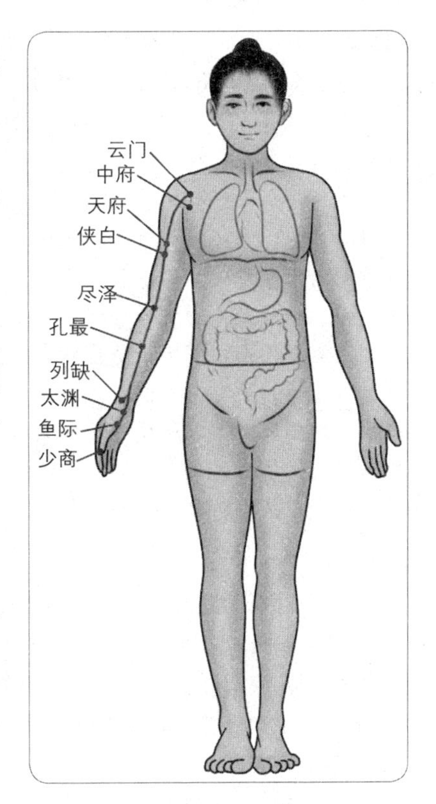

【注释】

①中焦：中脘部位。②络：连络。经脉均连络于与本经相表里的脏腑。③还：指经脉循行去而复返。循：沿着。胃口：指胃上口贲门与下口幽门。④属：连接、隶属。凡经脉连于其本经的脏腑均称“属”。⑤肺系：指与肺相联系的气管、喉头等组织。⑥臑（nào）：上臂。⑦廉：边缘、边侧。⑧鱼：手大指本节后掌侧肌肉隆起的部位，形状如鱼，故名。⑨鱼际：手掌上“鱼”的边缘为鱼际。

【译文】

肺的经脉手太阴经，起始于中焦胃脘部，向下循行，连络于与本经相表里的脏腑大肠腑，然后自大肠返回，循行环绕胃的上口，向上穿过横膈膜，连属于本经所属的脏腑肺脏，接着从气管横走并由腋窝部出于体表，沿着上臂的内侧，在手少阴心经与手厥阴心包络经的前面下行，至肘部内侧，再沿着前臂的内侧和桡骨的下缘，入于桡骨小头内侧，至动脉搏动处的寸口部位，之后上行至手大指本节后手掌肌肉隆起处的鱼际，再沿鱼际的边缘到达手大拇指的指端；另有一条支脉，从手腕后方分出，沿着示指拇侧直行至示指的桡侧前端，与手阳明大肠经相连接。

肺经与病变

外邪所致疾病	所主治之病
肺部胀满，气喘，咳嗽，缺盆部疼痛，重者双臂按胸，眼花目眩，视物不清，是为臂厥病	咳嗽气逆，呼吸急迫，感到口渴，心中烦乱，胸部满闷，上臂内侧前缘的部位疼痛，厥冷，手掌心发热

【原文】

是动[①]则病肺胀满，膨膨[②]而喘咳，缺盆中痛，甚则交两手而瞀[③]，此为臂厥[④]。是主肺所生病者，咳，上气喘渴，烦心胸满，臑臂内前廉痛厥，掌中热。气盛有余，则肩背痛，风寒，汗出中风，小便数而欠。气虚，则肩背痛寒，少气不足以息，溺色变。为此诸病，盛则泻之，虚则补之，热则疾之，寒则留之，陷下则灸之，不盛不虚，以经取之。盛者寸口大三倍于人迎，虚者则寸口反小于人迎也。

【注释】

① 是动：动、变动。由外因影响经脉所导致的疾病，称为“是动病”。张志聪：“夫是动者，病因于外。”下文“是主……所生病”，指与本经相连属的脏腑影响经脉所导致的疾病。“是动”与“是主”所论角度不同，二者相辅相成，不可强分。十二经都有“是动”和“是主……所生病”。② 膨膨：气郁不畅。③ 瞀（mào）：烦乱，在此指胸部满闷不舒。④ 臂厥：病名，手臂所行经脉之气逆乱所导致的病证，症见肺胀、喘喝、缺盆中痛、咽干心痛、口渴欲饮以及两手交叉于胸部且视物不清。

【译文】

如果外邪侵犯，导致手太阴肺经的经气发生异常的变动，病人就会出现肺部胀满、气喘、咳嗽、缺盆部疼痛等症状。严重时，在咳嗽剧烈的时候，病人常常会交叉双臂按住胸前，并感到眼花目眩、视物不清，这就是臂厥病。如果手太阴肺经所主的肺脏发生病变，病人会咳嗽气逆，呼吸急迫，感到口渴，心中烦乱，胸部满闷，上臂内侧前缘的部位疼痛，厥冷，手掌心发热。本经经气过盛，就会出现肩背部遇风寒而作痛、汗出而易感风邪，以及小便次数增多而尿量减少等症状。本经经气不足时，就会出现肩背部遇寒而痛、呼吸气短而不能接续、小便颜色改变等症状。治疗上面这些疾病时，属于经气充盛的要用泻法，属于经气不足的要用补法；属于热证的要用速针法，属于寒证的要用留针法；属于阳气内衰以致脉道虚陷不起的要用灸法；既不属于经气充盛，也不属于经气虚乏，而仅仅是经气运行失调的，就要取用本经所属的腧穴来调治。属于本经经气亢盛的，寸口脉的脉象要比人迎脉的脉象大三倍；属于本经经气虚弱的，寸口脉的脉象反而会比人迎脉的脉象小。

【原文】

大肠手阳明之脉，起于大指次指之端，循指上廉，出合谷两骨之间①，上入两筋之中②，循臂上廉，入肘外廉，上臑外前廉，上肩，出髃骨③之前廉，上出于柱骨之会上④，下入缺盆⑤络肺，下膈属大肠；其支者，从缺盆上颈贯颊，入下齿中，还出挟口，交人中，左之右，右之左，上挟鼻孔。

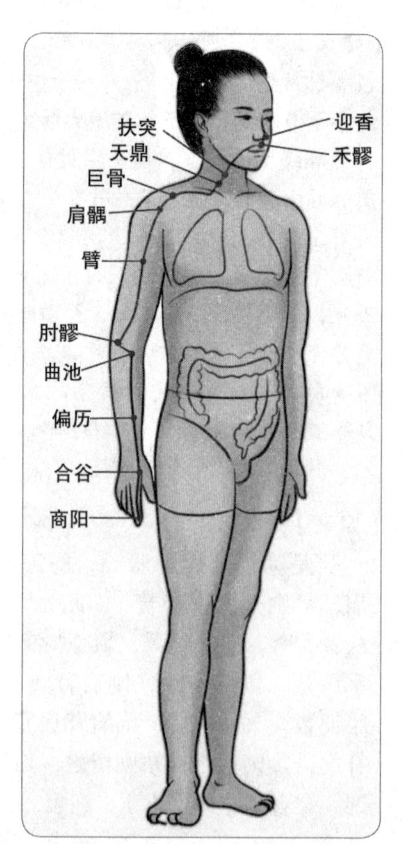

【注释】

① 两骨之间：第一掌骨和第二掌骨之间，俗名“虎口”，又名“合谷”。② 两筋之中：指手腕背侧，拇长伸肌腱与拇短伸肌腱两筋间陷中，即阳溪穴处。③ 髃（yú）骨：为肩胛骨与锁骨相连接的地方，即肩前骨。④ 柱骨之会上：肩胛骨上，颈骨隆起处，即大椎穴处。因诸阳脉会于大椎，故称“会上”。⑤ 缺盆：锁骨窝。

【译文】

大肠的经脉手阳明经，从示指的前端开始，顺着示指拇侧的上缘，通过拇指、示指歧骨之间的合谷穴，向上行至拇指后方、腕部外侧前缘两筋之中的凹陷处，再沿前臂外侧的上缘，进入肘外侧，然后沿上臂的外侧前缘，上行至肩，出于肩峰的前缘，再向后上走到脊柱骨之上而与诸阳经会合于大椎穴，然后再折向前下方，进入缺盆，并下行而连络于与本经相表里的脏腑肺脏，再向下贯穿膈膜，连属于本经所属的脏腑大肠腑；另有一条支脉，从缺盆处向上走至颈部，并贯通颊部，进入下齿龈中，其后再从口内回转而绕行于口唇旁，左右两脉在人中穴处相交会，相交之后，左脉走到右边，右脉走到左边，再向上挟行于鼻孔两侧，在鼻翼旁的迎香穴处与足阳明胃经相连接。

大肠经与病变

外邪所致疾病	所主治之病
牙齿疼痛，颈部肿大	津液出现异常，眼睛发黄、口中发干、鼻流清涕或出鼻血、喉头肿痛以致气闭，肩前与上臂作痛，拇指示指疼痛而不能动弹
经气过盛，就会出现经脉所过之处肿热的病象；经气不足，就会出现发冷颤抖、不易回暖等病象	

【原文】

是动则病齿痛颈肿。是主津液所生病者，目黄，口干，鼽衄[①]，喉痹，肩前臑痛，大指次指痛不用。气有余，则当脉所过者热肿；虚，则寒栗不复[②]。为此诸病，盛则泻之，虚则补之，热则疾之，寒则留之，陷下则灸之，不盛不虚，以经取之。盛者人迎大三倍于寸口，虚者人迎反小于寸口也。

【注释】

①鼽（qiú）：鼻流清涕。衄（nù）：鼻出血。②寒栗：发寒战栗。不复：不易恢复温暖。

【译文】

如果外邪侵犯，导致手阳明大肠经的经气发生异常的变动，就会出现牙齿疼痛、颈部肿大等症状。如果手阳明大肠经所主的大肠发生病变，则津液也会出现异常，其症状是眼睛发黄，口中发干，鼻流清涕或出鼻血，喉头肿痛以致气闭，肩前与上臂作痛，拇指示指疼痛而不能动弹。本经经气过盛，就会出现经脉所过之处发热而肿的病象；本经经气不足时，就会出现发冷颤抖、不易回暖等病象。治疗上述疾病时，属于经气充盛的要用泻法，属于经气不足的要用补法；属于热证的要用速针法，属于寒证的要用留针法；属于阳气衰竭而导致脉道虚陷不起的要用灸法；既不属于经气亢盛，也不属于经气虚弱，而仅仅是因为经气循行异常的，就要取用本经所属的腧穴来调治。属于本经经气亢盛的，人迎脉的脉象要比寸口脉的脉象大三倍；而属于本经经气虚弱的，人迎脉的脉象反而会比寸口脉的脉象小。

【原文】

胃足阳明之脉，起于鼻之交中頞[①]，旁纳太阳之脉，下循鼻外，入上齿中，还出挟口，环唇，下交承浆，却循颐[②]后下廉，出大迎，循颊车，上耳前，过客主人，循发际，至额颅[③]；其支者，从大迎前下人迎，循喉咙，入缺盆，下膈，属胃，络脾；其直者，从缺盆下乳内廉，下挟脐，入气街[④]中；其支者，起于胃口，下循腹里，下至气街中而合，以下髀关，抵伏兔，下膝膑中，下循胫外廉，下足跗，入中指内间；其支者，下廉三寸而别，下入中趾外间；其支者，别跗上，入大指间，出其端。

【注释】

①頞（è）：鼻梁。②颐：在口角的外下方，腮的前下方。③额颅：即前额骨部，在发下眉上处。④气街：经穴名，又叫“气冲”，位于腹中线脐下五寸，旁开两寸处。

【译文】

胃的经脉足阳明经，从鼻孔两旁的迎香穴开始，上行于鼻根部左右相交，并缠束旁侧的足太阳膀胱经的经脉，到达内眼角睛明穴之后再向下行，沿鼻的外侧，入于上齿龈内，继而回转出来挟行于口旁，并环绕口唇，再向下交会于口唇下方的承浆穴处，然后再沿腮部后方的下缘退行而出于大迎穴，又沿着下颌角部位的颊车，上行至耳的前方，通过足少阳胆经所属的客主人穴，沿着发际，上行至额颅部；它有一条支脉，从大迎穴的前方，向下行至颈部的人迎穴处，再沿喉咙进入缺盆，向下贯穿横膈膜，连属于本经所属的脏腑胃腑，并连络于与本经相表里的脏腑脾脏；其直行的经脉，从缺盆处下行至乳房的内侧，再向下挟行于脐的两侧，最后进入阴毛毛际两旁气街部位的气冲穴；另有一条支脉，起始于胃的下口处，再顺着腹部的内侧下行，到达气街的部位，与前面所讲的那条直行的经脉相会合，再由此下行，沿着大腿外侧的前缘到达髀关穴处，而后直达伏兔穴，接着再下行至膝盖，并沿小腿胫部外侧的前缘，下行至足背部，最后进入足次趾的外侧间，即足中趾的内侧部；还有一条支脉，在膝下三寸的地方分出，下行到足中趾的外侧间；又有一条支脉，从足背面的冲阳穴别行而出，向外斜走至足厥阴肝经的外侧，进入足大趾，并直行到大趾的末端，与足太阴脾经相连接。

【原文】

是动则病洒洒[①]振寒，善伸，数欠，颜黑，病至则恶人与火，闻木声则惕然而惊，心欲动，独闭户塞牖而处，甚则欲上高而歌，弃衣而走，贲响[②]腹胀，是为骭厥[③]。是主血所生病者，狂瘧，温淫汗出[④]，鼽衄，口㖞，唇胗，颈肿，喉痹，大腹水肿，膝膑肿痛，循膺、乳、气街、股、伏兔、骭外廉、足跗上皆痛，中指不用。气盛，则身以前皆热，其有余于胃，则消谷善饥，溺色黄。气不足，则身以前皆寒栗，胃中寒则胀满。为此诸病，盛则泻之，虚则补之，热则疾之，寒则留之，陷下则灸之，不盛不虚，以经取之。盛者，人迎大三倍于寸口；虚者，人迎反小于寸口也。

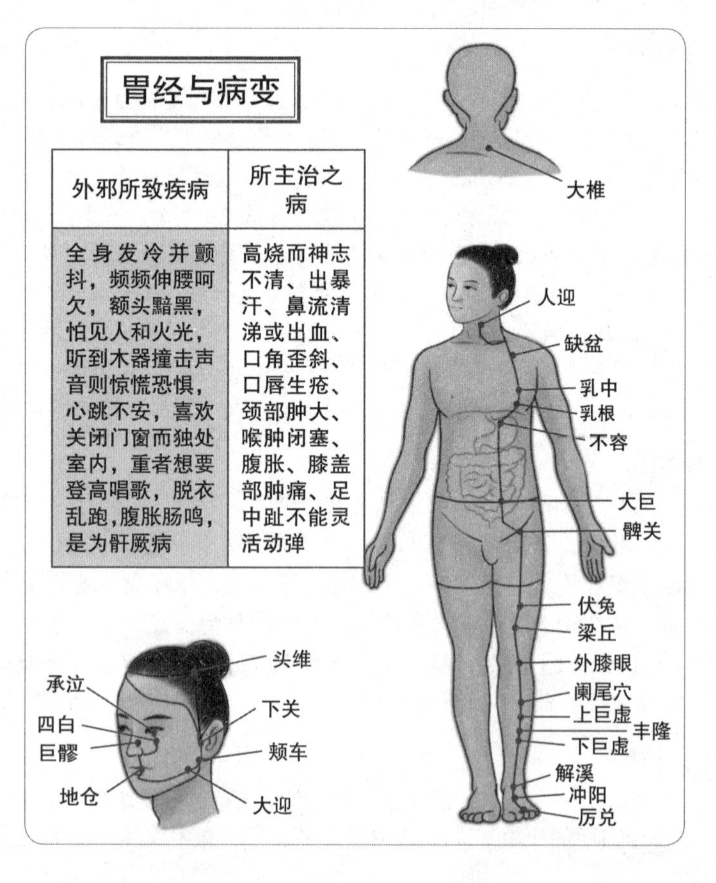

外邪所致疾病	所主治之病
全身发冷并颤抖，频频伸腰呵欠，额头黯黑，怕见人和火光，听到木器撞击声音则惊慌恐惧，心跳不安，喜欢关闭门窗而独处室内，重者想要登高唱歌，脱衣乱跑，腹胀肠鸣，是为骭厥病	高烧而神志不清、出暴汗、鼻流清涕或出血、口角歪斜、口唇生疮、颈部肿大、喉肿闭塞、腹胀、膝盖部肿痛、足中趾不能灵活动弹

【注释】

① 洒（xiǎn）洒：寒冷战栗的样子。② 响：腹胀肠鸣，如水沸腾有声。③ 骭（gàn）厥：病证名。主要症状是登高而歌、弃衣而走、贲响腹胀。古人认为这种疾病是足胫部之气上逆所致，故称“骭厥”。④ 温淫汗出：热气淫泆而导致汗出。

【译文】

如果外邪侵犯，导致足阳明胃经的经气发生异常的变动，病人就会出现全身发冷并颤抖，就好像被冷水淋湿过一样，以及频频伸腰、不停地打呵欠、额头黯黑等症状。病人发病时怕见人和火光，听到木器撞击所发出的声音就会惊慌恐惧，心跳不安，所以病人喜欢关闭门窗，独处室内。在病情严重时，病人就会出现想要爬到高处去唱歌、脱了衣服乱跑，以及腹胀肠鸣等症状，这种疾病叫作骭厥病。如果足阳明胃经所主的血分发生病变，就会引发发高烧而神志不清的疟疾，热邪过胜就会导致病人出暴汗，鼻流清涕或鼻出血，口角歪斜，口唇生疮，颈部肿大，喉肿闭塞，腹部因水停而肿胀，膝盖部肿痛，足阳明胃经沿着胸膺、乳部、气街、大腿前缘、伏兔、胫部外缘、足背等处循行的部位都发生疼痛，足中趾不能灵活动弹。本经经气过盛时，就会出现胸腹发热的病状；如果气盛而充于胃腑，使胃腑之气有余，就会出现胃热所导致的谷食易消而时常饥饿，以及小便颜色发黄等症状。本经经气不足时，就会出现胸腹部发冷而战栗的症状；如果胃中阳虚有寒，以致运化无力，水谷停滞中焦,就会出现胀满的病象。上述这些病证在治疗时,经气亢盛所导致的要用泻法，经气不足所导致的要用补法；属于热证的要用速针法，属于寒证的要用留针法；属于阳气内衰以致脉道虚陷不起的要用灸法；既不属于经气亢盛，也不属于经气虚弱，而仅仅是经气运行失调的，就要取用本经所属的腧穴来调治。属于本经经气亢盛的，人迎脉的脉象要比寸口脉的脉象大三倍；属于本经经气虚弱的，人迎脉的脉象反而会比寸口脉的脉象小。

【原文】

脾足太阴之脉，起于大指之端，循指内侧白肉际①，过核骨②后，上内踝前廉，上踹③内，循胫骨后，交出厥阴之前，上膝股内前廉，入腹属脾络胃，上膈，挟咽，连舌本④，散舌下；其支者，复从胃，别上膈，注心中。

【注释】

① 白肉际：赤白肉际，是手足两侧阴阳界面的分界处。手掌、手指、足掌、足趾的阳面为赤肉，阴面为白肉。② 核骨：指足大趾本节后内侧凸起的形如果核的圆骨。③ 踹（chuài）：小腿肚。④ 舌本：舌根。

【译文】

脾的经脉足太阴经，从足大趾的末端开始，顺着足大趾内侧的白肉处，经过足大趾本节后方的核骨，上行到达内踝的前缘，再上行至小腿的内侧，然后顺着胫骨的后缘，与足厥阴肝经相交会并穿行至其前方，然后再上行经过膝部、大腿之内侧的前缘，进入腹内，连属于本经所属的脏腑脾脏，并连络于与本经相表里的脏腑胃腑，然后再向上穿过横膈膜，挟行于咽喉两侧，连于舌根，并散布于舌下；它的支脉，在胃腑处分出，上行穿过隔膜，进入心脏与手少阴心经相连接。

【原文】

是动则病舌本强，食则呕，胃脘痛，腹胀善噫，得后与气①，则快然如衰，身体皆重。是主脾所生病者，舌本痛，体不能动摇，食不下，烦心，心下急痛，溏、瘕泄[②]、水闭，黄疸，不能卧，强立，股膝内肿、厥，足大指不用。为此诸病，盛则泻之，虚则补之，热则疾之，寒则留之，陷下则灸之，不盛不虚，以经取之。盛者，寸口大三倍于人迎；虚者，寸口反小于人迎也。

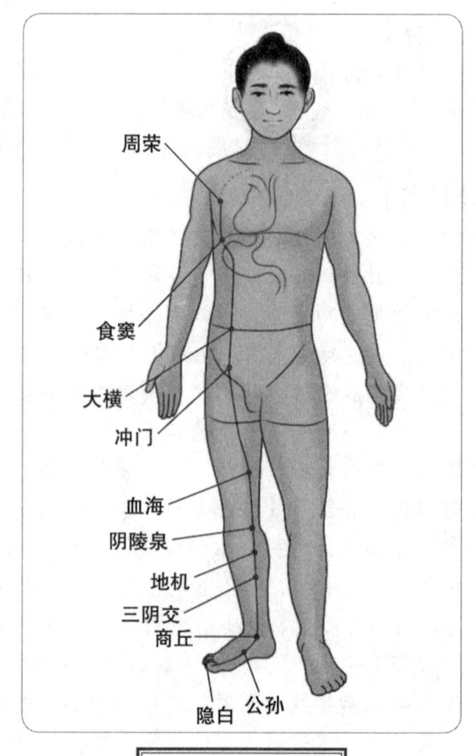

脾经与病变

外邪所致疾病	所主治之病
舌根僵直、食后呕吐、胃脘疼痛、腹部胀闷、经常嗳气、在排出大便或矢气后，就会感到脘腹轻松，就好像病已祛除了一样，以及全身上下都感觉沉重	舌根疼痛、身体不能活动、食难下咽、心中烦躁、心下牵引作痛、大便溏薄、生痢疾、小便不通、黄疸、不能安眠、勉强站立时股膝内侧经脉所过之处肿胀而厥冷、足大趾无法动弹

【注释】

①后：大便的避讳语。气：矢气，俗称放屁。②溏（tánɡ）：大便稀薄。瘕泄：痢疾。

【译文】

如果外邪侵犯，导致足太阴脾经的经气发生异常的变动，病人就会出现舌根僵直、食后呕吐、胃脘疼痛、腹部胀闷、经常嗳气等症状，在排出大便或矢气后，就会感到脘腹轻松，就好像病已祛除了一样，此外还会出现全身上下都感觉沉重等病状。足太阴脾经所主的脾脏发生病变，病人就会出现舌根疼痛、身体不能活动、食物不能下咽，心中烦躁、心下牵引作痛、大便溏薄、生痢疾、水闭于内以致小便不通、患面目皮肤发黄的黄疸、不能安静睡卧、勉强站立时股膝内侧经脉所过之处肿胀而厥冷的病象，此外还有足大趾无法动弹等症状。治疗上述这些疾病时，由经气充盛所导致的要用泻法，由经气不足所导致的要用补法；病性属于热证的要用速针法，属于寒证的要用留针法；属于阳气内衰以致脉道虚陷的要用灸法；既不属于经气亢盛，也不属于经气虚弱，而仅仅是经气运行失调的，就要取用本经所属的腧穴来调治。属于本经经气亢盛的，寸口脉的脉象要比人迎脉的脉象大三倍；属于本经经气虚弱的，病人寸口脉的脉象小于人迎脉的脉象。

【原文】

心手少阴之脉，起于心中，出属心系[①]，下膈络小肠；其支者，从心系上挟咽，系目系[②]；其直者，复从心系却上肺，下出腋下，下循臑内后廉，行手太阴心主之后，下肘内，循臂内后廉，抵掌后锐骨[③]之端，入掌内后廉，循小指之内出其端。

【注释】

①心系：指心脏与其他脏器相联系的脉络。张介宾：“心当五椎之下，其系有五，上系连肺，肺下系心，心下三条，连脾肝肾，故心通五脏之气而为之主也。”②目系：眼球内连于脑的脉络。③锐骨：指掌后小指侧的高骨。

【译文】

心的经脉手少阴经，从心脏出来以后连属于心的脉络，然后就向下贯穿横膈膜，连络于与本经相表里的脏腑小肠腑；它的支脉，从心的脉络向上行，并挟行于咽喉的两旁，然后再向上行，与眼球连络于脑的脉络相联系；它直行的经脉，沿心的脉络上行至肺部，然后再向下行而横出于腋窝下，此后再向下沿着上臂内侧的后缘走行，且循行于手太阴肺经和手厥阴心包络经的后方，一直下行而至肘内，再沿着前臂内侧的后缘循行，直达掌后小指侧高骨的尖端，并进入手掌内侧的后缘，再顺着小指内侧到达小指的尖端，与手太阳小肠经相连接。

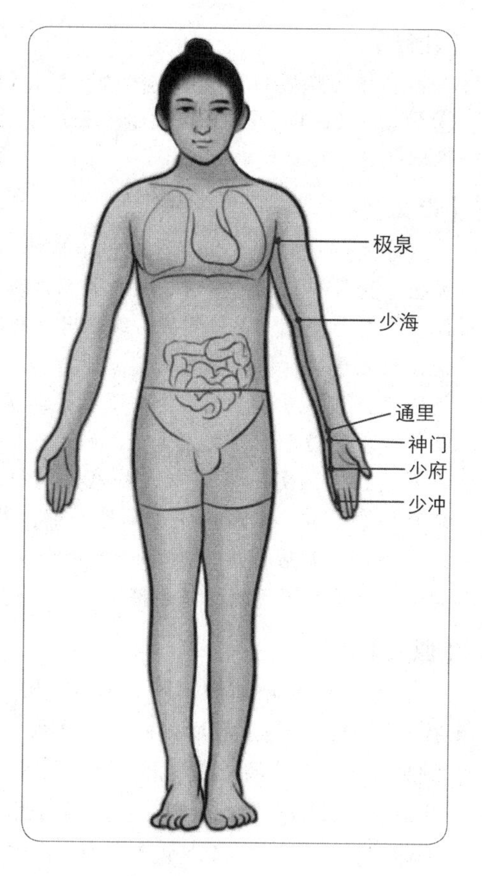

【原文】

是动则病嗌干心痛，渴而欲饮，是为臂厥。是主心所生病者，目黄胁痛，臑臂内后廉痛厥，掌中热痛。为此诸病，盛则泻之，虚则补之，热则疾之，寒则留之，陷下则灸之，不盛不虚，以经取之。盛者，寸口大再倍于人迎；虚者，寸口反小于人迎也。

【译文】

如果外邪侵犯，导致手少阴心经的经气出现不正常的变化，病人就会出现咽喉干燥、心痛、口渴等症状，这样的病证就叫作臂厥证。手少阴心经所主的心脏发生病变时，病人出现的症状是眼睛发黄、胁肋疼痛、上臂及下臂的内侧后缘处疼痛、手足冰冷但掌心处发热并灼痛。治疗上面这些病证时，经气充盛所导致的要用泻法，经气不足所导致的要用补法；病性属于热证的就要用速针法，属于寒证的要用留针法；属于阳气内衰以致脉道虚陷不起的要用灸法；既不属于经气亢盛，也不属于经气虚弱，而仅仅是经气运行失调的，就要取用本经所属的腧穴来调治。属于本经经气亢盛的，寸口脉的脉象要比人迎脉的脉象大两倍；属于本经经气虚弱的，寸口脉的脉象反而会比人迎脉的脉象小。

心经与病变

外邪所致疾病	所主治之病
咽喉干燥，心痛，口渴，是为臂厥证	眼睛发黄、胁肋疼痛、上下臂的内侧后缘处疼痛、手足冰冷但掌心处发热并灼痛

【原文】

小肠手太阳之脉，起于小指之端，循手外侧上腕，出踝[①]中，直上循臂骨下廉，出肘内侧两筋之间，上循臑外后廉，出肩解[②]，绕肩胛，交肩上，入缺盆络心，循咽下膈，抵胃属小肠；其支者，从缺盆循颈上颊，至目锐眦[③]，却入耳中；其支者，别颊上颇[④]，抵鼻，至目内眦[⑤]，斜络于颧。

【注释】

①踝：指手腕后方小指侧突出的圆形高骨。②肩解：肩后侧偏后的骨缝，即肩胛关节处。③目锐眦（zì）：眼外角。④颇（zhuō）：眼眶的下方，包括颧骨内连及上牙床的部位。⑤目内眦：眼内角。

【译文】

小肠的经脉手太阳经，从手小指外侧的末端开始，顺着手外侧循行而向上到达腕部，并出于腕后小指侧的高骨，由此再沿着前臂尺骨的下缘直行而上，出于肘后内侧两筋的中间，再向上顺着上臂外侧的后缘，出于肩后的骨缝处，绕行肩胛部，再前行并相交于肩上，继而进入缺盆，深入体内，连络于与本经相表里的脏腑心脏，此后再沿着食管下行并贯穿横膈膜，到达胃部，最后再向下行，连属于本经所属的脏腑小肠腑；它的一条支脉，从缺盆部分出，沿着颈部向上走行，到达颊部，再从颊部行至外眼角，最后从外眼角斜下而进入耳内；它的另一条支脉，从颊部别行而出，走至眼眶下方，从眼眶下方到达鼻部，然后抵达内眼角，最后再从内眼角向外斜行并络于颧骨部，与足太阳膀胱经相连接。

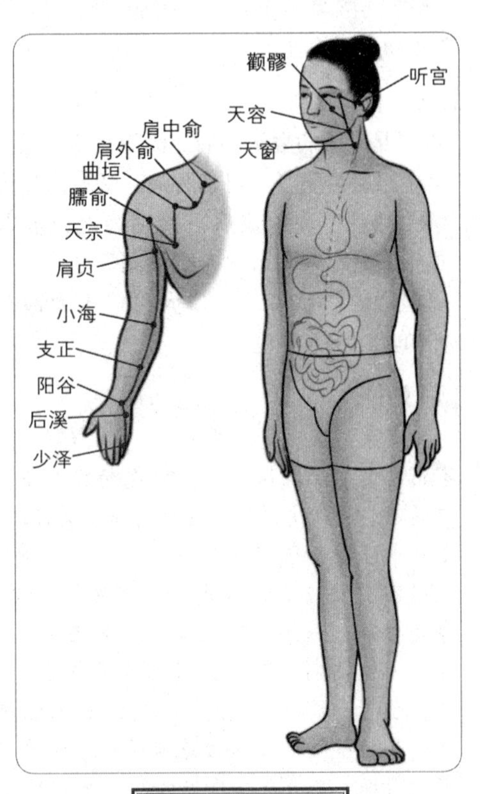

【原文】

是动则病嗌痛颔[①]肿，不可以顾，肩似拔，臑似折。是主液所生病者，耳聋、目黄、颊肿，颈、颔、肩、臑、肘、臂外后廉痛。为此诸病，盛则泻之，虚则补之，热则疾之，寒则留之，陷下则灸之，不盛不虚，以经取之。盛者，人迎大再倍于寸口；虚者，人迎反小于寸口也。

【注释】

①颔（hàn）：颈的前上方，相当于颏部的下方，结喉的上方柔软处。

【译文】

如果外邪侵犯，导致手太阳小肠经的经气发生异常的变动，病人就会出现咽喉疼痛、颔部发肿、颈项难以转动而不能回头、肩部疼痛像在被人拉扯、上臂部就像被折断一样剧痛难忍等症状。手太阳小肠经所主的液发生病变，症状是耳聋、眼睛发黄、面颊肿胀，以及颈部、颔部、肩部、上臂、肘部、前臂等部位的外侧后缘处发痛。治疗上面这些病证时，属于经气充盛的要用泻法，属于经气不足的要用补法；病性属于热证的要用速针法，属于寒证的要用留针法；属于阳气内衰以致脉道虚陷不起的就

小肠经与病变

外邪所致疾病	所主治之病
咽喉疼痛、颔部发肿、颈项难以转动而不能回头、肩部疼痛像在被人拉扯、上臂部就像被折断一样剧痛难忍	耳聋，眼睛发黄，面颊肿胀，以及颈部、颔部、肩部、上臂、肘部、前臂等部位的外侧后缘处发痛

要用灸法；既不属于经气亢盛，也不属于经气虚弱，而仅仅是经气运行失调的，就要取用本经所属的腧穴来调治。属于本经经气亢盛的，人迎脉的脉象要比寸口脉的脉象大两倍；属于本经经气虚弱的，人迎脉的脉象反而会比寸口脉的脉象小。

【原文】

膀胱足太阳之脉，起于目内眦，上额交巅①；其支者，从巅至耳上角②；其直者，从巅入络脑，还出别下项，循肩髃③内，挟脊抵腰中，入循膂④，络肾属膀胱；其支者，从腰中下挟脊贯臀，入腘中；其支者，从髆内左右，别下，贯胛，挟脊内，过髀枢⑤，循髀外，从后廉下合腘中，以下贯踹内，出外踝之后，循京骨⑥，至小指外侧。

【注释】

① 巅：指头顶正中最高点，即百会穴处。② 耳上角：指耳的上部。③ 肩髃（yú）：肩胛骨。④ 膂（lǚ）：挟脊两旁的肌肉。张介宾："夹脊两旁之肉曰膂。" ⑤ 髀（bì）枢：指股骨上端的髋关节，即环跳穴处。为髀骨所嵌入的地方，有转枢作用，故称"髀枢"。⑥ 京骨：足外侧小趾本节后突出的半圆骨，也是穴名。京，本意为高地、高处。

【译文】

膀胱的经脉足太阳经，从内眼角开始，向上经过额部而交会于头部的最高处，即巅顶；它的一条支脉，从巅顶下行至耳的上角；它直行的经脉，从巅顶向内走行，与脑髓相接，然后返还出来，下行到达颈项的后部，然后就沿着肩胛的内侧，挟行于脊柱的两旁，抵达腰部，再沿着脊柱旁的肌肉深入腹内，连络于与本经相表里的脏腑肾脏，并连属于本经所属的脏腑膀胱；另有一条支脉，从腰部分出，沿挟脊柱的两侧下行并贯穿臀部，直入于膝部的腘窝中；还有一条支脉，从左右的肩胛骨处分出，向下贯穿肩胛骨，再沿着挟脊柱的两侧，在体内下行，通过髀枢部，然后再沿着大腿外侧的后缘向下走行，与先前进入腘窝的那条支脉在腘窝中相会合，由此再向下走行，经过小腿肚的内部，出于外踝骨的后方，再沿着足小趾本节后的圆骨，到达足小趾外侧的末端，与足少阴肾经相连接。

【原文】

是动则病冲头痛，目似脱，项似拔，脊痛，腰似折，髀不可以曲，腘如结，踹如裂，是为踝厥。是主筋所生病者，痔、疟、狂、癫疾，头囟项痛，目黄、泪出、鼽衄，项、背、腰、尻、腘、踹、脚皆痛，小指不用。为此诸病，盛则泻之，虚则补之，热则疾之，寒则留之，陷下则灸之，不盛不虚，以经取之。盛者，人迎大再倍于寸口；虚者，人迎反小于寸口也。

【译文】

如果外邪侵犯，导致足太阳膀胱经的经气发生异常的变化，病人就会出现气上冲而感头痛，眼睛疼痛得好像要从眼眶中脱出一样，颈项就好像在被拉扯般疼痛，脊柱和腰部就好像已被折断一样疼痛难忍，髋关节不能屈伸，膝腘窝部就好像已被捆绑住一样紧涩结滞而不能运动自如，小腿肚疼痛得就好像要裂开一样，这种病就叫作踝厥病。足太阳膀胱经所主的筋发生病变时，病人就会出现痔疮、疟疾、狂病、癫病，以及头、囟门与颈部疼痛，还有眼睛发黄、流泪、鼻流清涕或鼻出血，项、背、腰、尻、腘窝、小腿肚、脚等部位都发生疼痛，甚至足小趾不能动弹的症状。治疗上面这些疾病时，由经气亢盛导致的要用泻法，由经气不足导致的要用补法；病性属于热证的要用速针法，属于寒证的要用留针法；属于阳气内衰以致脉道虚陷不起的要用灸法；既不属于经气充盛，也不属于经气虚弱，而仅仅是经气运行失调的，就要取用本经所属的腧穴来调治。属于本经经气亢盛的，人迎脉的脉象要比寸口脉的脉象大两倍；属于本经经气虚弱的，人迎脉的脉象反而会比寸口脉的脉象小。

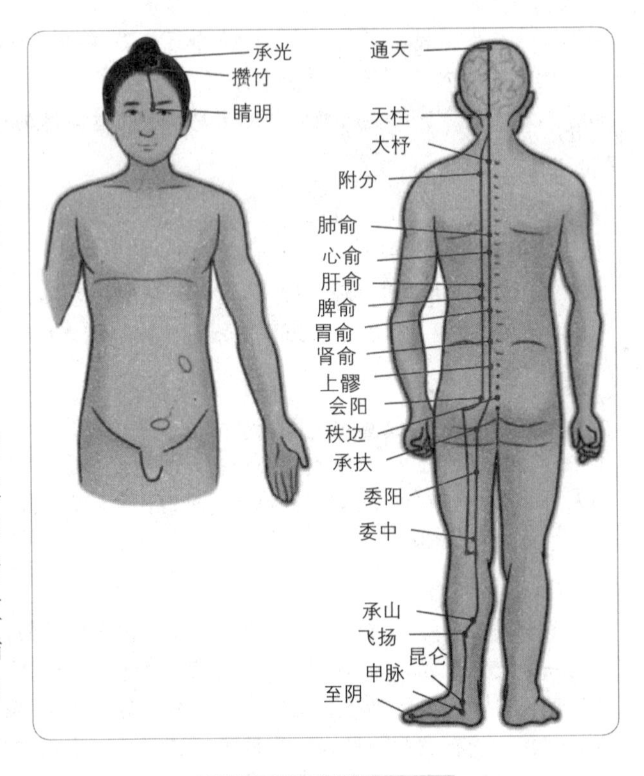

【原文】

肾足少阴之脉，起于小指之下，邪[①]走足心，出于然谷之下，循内踝之后，别入跟中，以上踹内，出腘内廉，上股内后廉，贯脊，属肾，络膀胱；其直者，从肾上贯肝膈，入肺中，循喉咙，挟舌本；其支者，从肺出络心，注胸中。

【注释】

① 邪：同“斜”，偏斜。

【译文】

肾的经脉足少阴经，从足小趾的下方开始，斜行走向足心部，在内踝前下方然谷穴处出，然后顺着内踝的后方，别行向下，入于足跟部，再由足跟部上行至小腿肚的内侧，并出于腘窝的内侧，此后再沿着大腿内侧的后缘，贯穿脊柱，连属于本经所属的脏腑肾脏，并连络于与本经相表里的脏腑膀胱；其直行的经脉，从肾脏向上行，贯穿肝脏和横膈膜，进入肺脏，再从肺脏沿着喉咙上行并最终挟傍于舌的根部；另有一条支脉，从肺脏发出，连络于心脏，并贯注于胸中与手厥阴心包络经相连接。

膀胱经与病变

外邪所致疾病	所主治之病
气上冲，头痛，眼睛疼痛犹如要从眼眶中脱出，颈项好像在被拉扯般疼痛，脊柱和腰部好像被折断一样疼痛难忍，髋关节不能屈伸，膝腘窝部好像已被捆绑住一样紧涩结滞而不能运动自如，小腿肚疼痛得好像要裂开一样，是为踝厥病	痔疮、疟疾、狂病、癫病，以及头、囟门与颈部疼痛，还有眼睛发黄、流泪、鼻流清涕或鼻出血，项、背、腰、尻、腘窝、小腿肚、脚等部位都发生疼痛，甚至足小趾不能动弹

【原文】

是动则病饥不欲食，面如漆柴[①]，咳唾则有血，喝喝而喘，坐而欲起，目𥆨𥆨[②]，如无所见，心如悬，若饥状；气不足则善恐，心惕惕，如人将捕之，是为骨厥。是主肾所生病者，口热舌干，咽肿上气，嗌干及痛，烦心，心痛，黄疸，肠澼，脊股内后廉痛，痿厥嗜卧，足下热而痛。为此诸病，盛则泻之，虚则补之，热则疾之，寒则留之，陷下则灸之，不盛不虚，以经取之。灸则强食生肉[③]，缓带披发[④]，大杖重履[⑤]而步。盛者，寸口大再倍于人迎；虚者，寸口反小于人迎者。

【注释】

① 面如漆柴：面瘦如柴，色如黑漆。漆柴，霉烂的黑色木材。漆，黑色。② 𥆨（huāng）𥆨：指眼花，视物不清，即目眩。③ 灸则强食生肉：杨上善："豕肉温肾补虚，人有患脚风气，食生猪肉，得食者众，故灸肾病，须食助之。" ④ 缓带：杨上善："带若急，则肾气不适，故须缓带，令腰肾通畅，火气宣行。" 披发：杨上善："足太阳脉，从顶下腰至脚。今灸肾病，须开顶被发，阳气上通，火气宣流。" ⑤ 大杖：杨上善："足太阳脉循于肩髀，下络于肾。今疗肾病，可策大杖而行，牵引肩髀，火气通流。" 重履：杨上善："燃磁石，疗肾气，重履引腰脚。故为履重者，可用磁石，分著履中，上弛其带令重，履之而行。以为轻者，可渐加之令重，用助火气。若得病愈，宜渐去之，此为古之疗肾要法。"

【译文】

如果外邪侵犯，导致足少阴肾经的经气出现不正常的变化，病人就会虽觉饥饿却不想进食，脸色像漆柴一样黯黑无泽，咳唾带血，喘息有声，刚坐下去就想站起来，视物模糊，就好像看不见东西一样，而且忐忑不安，心像悬在空中一样，看上去饥肠辘辘，气虚不足，常常会有恐惧感，就好像有人要来逮捕他一样，这种病就叫作骨厥病。足少阴肾经所主的肾脏发生病变时，出现的病状有口热、舌干、咽肿、气息上逆、喉咙干燥而疼痛、心中烦乱、心痛、黄疸、痢疾、脊柱及大腿内侧后缘疼痛、足部无力而发寒、嗜睡、足底发热并疼痛等。治疗上面这些疾病时，由经气充盛所导致的要用泻法，由经气不足导致的要用补法；病性属于热证的要用速针法，属于寒证的要用留针法；属于阳气内衰以致脉道虚陷不起的要用灸法；既不属于经气充盛，也不属于经气虚弱，而仅仅是经气运行失调的，就要取用本经所属的腧穴来调治。使用灸法治疗的病人，都应当加强饮食以促进肌肉生长，同时还要适当地调养，放松身上缠束的衣带，披散头发，不必扎紧，

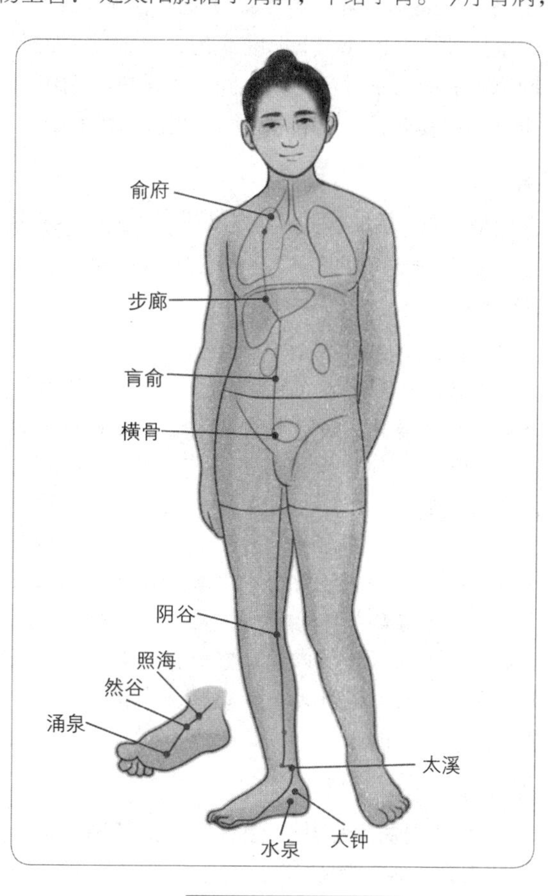

肾经与病变

外邪所致疾病	所主治之病
饥饿却不想进食，脸色黯黑无泽，咳唾带血，喘息有声，刚坐下去就想站起来，视物模糊，忐忑不安，心像悬在空中一样，看上去饥肠辘辘，气虚不足，常有恐惧感，心中忧惧不安，就好像有人要来逮捕他一样，是为骨厥病	口热、舌干、咽肿、气息上逆、喉咙干痛、心烦、心痛，黄疸、痢疾、脊柱及大腿内侧后缘疼痛、足部无力而发寒、嗜睡、足底发热并疼痛

从而使周身气血得以通畅。此外，即使疾病尚未痊愈，病人也要经常起床，手扶较粗的拐杖，足穿重履，缓步行走，作轻微的活动，使全身筋骨得以舒展。属于本经经气充盛的，寸口脉的脉象要比人迎脉的脉象大两倍；属于本经经气虚弱的，寸口脉的脉象反而会比人迎脉的脉象小。

【原文】

心主手厥阴心包络之脉，起于胸中，出属心包络，下膈，历络三焦[①]；其支者，循胸出胁，下腋三寸，上抵腋，下循臑[②]内，行太阴少阴之间，入肘中，下臂行两筋之间，入掌中，循中指出其端；其支者，别掌中，循小指次指出其端。

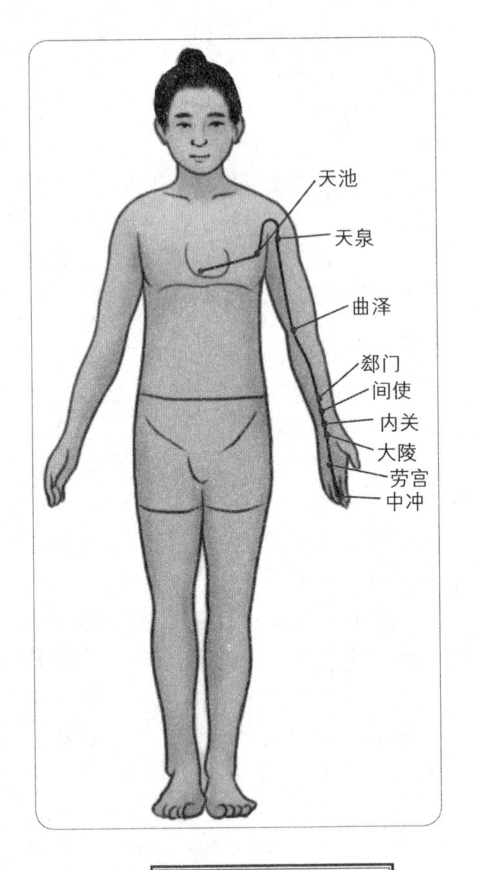

【注释】

① 历络三焦：指手厥阴心包络从胸至腹依次连络上中下三焦。② 臑（nào）：上臂。

【译文】

心主的经脉手厥阴心包络经，经从胸中开始，向外走行，连属于本经所属的脏腑心包络，然后下行贯穿横膈膜，经过并连络于与本经相表里的脏腑三焦；它的一条支脉，从胸中横出至胁部，再走行到腋下三寸处，然后再向上循行，抵达腋窝部，然后再沿着上臂的内侧，在手太阴肺经与手少阴心经这两条经脉的中间向下循行，进入肘中，再沿着前臂内侧两筋的中间下行，入于掌中，然后沿着中指直达其末端；它的另一条支脉，从掌心别行而出，沿着无名指走行，在指端与手少阳三焦经相连接。

【原文】

是动则病手心热，臂肘挛急，腋肿，甚则胸胁支满，心中澹澹[①]大动，面赤目黄，喜笑不休。是主脉所生病者，烦心心痛，掌中热。为此诸病，盛则泻之，虚则补之，热则疾之，寒则留之，陷下则灸之，不盛不虚，以经取之。盛者，寸口大一倍于人迎；虚者，寸口反小于人迎也。

心包经与病变

外邪所致疾病	所主治之病
掌心发热、臂肘关节拘挛、腋下肿胀、胸部和胁肋部支撑满闷、心跳剧烈、面赤、眼黄、嘻笑不止	心中烦躁、心痛、掌心发热

【注释】

① 澹（dàn）澹：心中动荡不安的样子。澹，水动貌。

【译文】

如果外邪侵犯，导致手厥阴心包络经的经气发生异常的变动，病人就会出现掌心发热、臂肘关节拘挛、腋下肿胀等症状，甚至胸部和胁肋部支撑满闷，以及心中惊惧不宁而致使心脏跳动剧烈、面赤、眼黄、嘻笑不止。由手厥阴心包络经所主的脉发生病变时，病人出现的病状是心中烦躁、心痛、掌心发热。治疗上述这些病证时，由经气充盛导致的要用泻法，由经气不足导致的要用补法；病性属于热证的要用速针法，属于寒证的要用留针法；属于阳气内衰以致脉道虚陷不起的要用灸法；既不属于经气亢盛，也不属于经气虚弱，而仅仅是经气运行失调的，就要取用本经所属的腧穴来调治。属于本经经气亢盛的，寸口脉的脉象要比人迎脉的脉象大一倍；属于本经经气虚弱的，寸口脉的脉象反而会比人迎脉的脉象小。

【原文】

三焦手少阳之脉，起于小指次指之端，上出两指之间，循手表腕①，出臂外两骨之间，上贯肘，循臑外，上肩，而交出足少阳之后，入缺盆，布膻中，散落心包，下膈，循属三焦；其支者，从膻中上出缺盆，上项，系耳后直上，出耳上角，以屈下颊至䪼；其支者，从耳后入耳中，出走耳前，过客主人前，交颊，至目锐眦。

【注释】

① 手表腕：指手与腕的背面。

【译文】

三焦的经脉手少阳经，从无名指的末端开始，向上走行而出于小指与无名指的中间，再顺着手背，并出于前臂外侧两骨的中间，再向上循行，穿过肘部，沿着上臂的外侧，上行至肩部，与足少阳胆经相交叉，并走行于足少阳胆经的后方，此后再进入缺盆，分布于两乳之间的膻中处，并散布连络于与本经相表里的脏腑心包络，再向下穿过横膈膜，依次连属于本经所属的脏腑上、中、下三焦；它的一条支脉，从胸部的膻中处上行，出于缺盆，并向上走行到颈项，连系于耳后，再直上而出于耳上角，并由此屈折下行，绕颊部，到达眼眶的下方；它的另一条支脉，从耳的后方进入耳中，再走行至耳的前方，经过足少阳胆经所

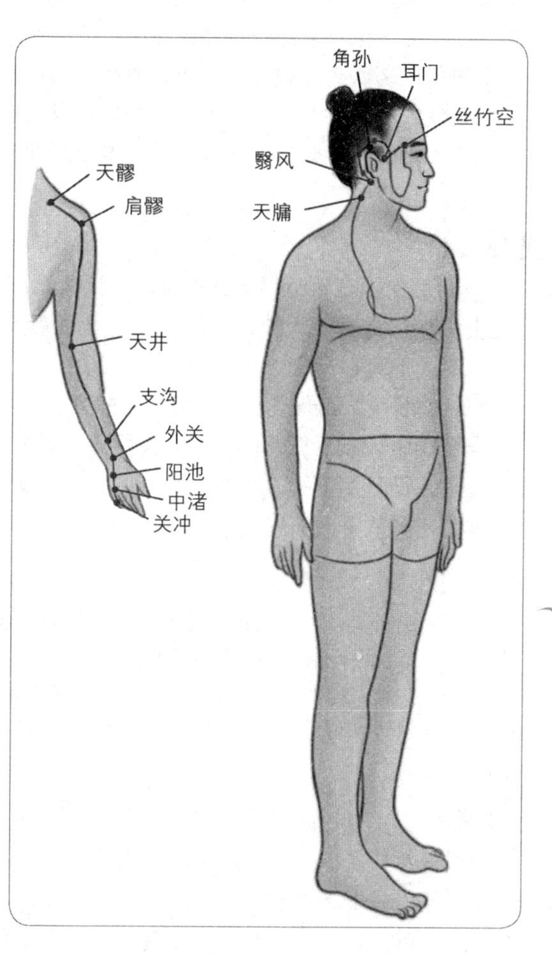

三焦经与病变

外邪所致疾病	所主治之病
耳聋、听不清声音、咽喉肿痛、喉咙不畅	汗出、外眼角疼痛、面颊作痛，以及耳后、肩部、上臂、肘部、前臂等部位的外缘处都发生疼痛，还有无名指不能动弹

属之客主人穴的前方，与前一条支脉交会于颊部，由此再上行至外眼角，与足少阳胆经相连接。

【原文】

是动则病耳聋浑浑焞焞[1]，嗌肿喉痹。是主气所生病者，汗出，目锐眦痛，颊痛，耳后肩臑肘臂外皆痛，小指次指不用。为此诸病，盛则泻之，虚则补之，热则疾之，寒则留之，陷下则灸之，不盛不虚，以经取之。盛者，人迎大一倍于寸口；虚者，人迎反小于寸口也。

【注释】

① 浑浑焞（tūn）焞：形容听觉模糊不清，耳内出现轰轰的响声。浑浑，模糊不清貌。焞焞，暗弱貌。

【译文】

如果外邪侵犯，导致手少阳三焦经的经气发生异常的变动，病人就会出现耳聋、听不清声音、咽喉肿痛、喉咙不畅等症状。由手少阳三焦经所主的气发生病变时，病人出现的症状是汗出，外眼角疼痛、面颊作痛，以及耳后、肩部、上臂、肘部、前臂等部位的外缘处都发生疼痛，还有无名指不能动弹。治疗上面这些病证时，由经气亢盛所导致的要用泻法，由经气不足所导致的要用补法；病性属于热证的要用速针法，属于寒证的要用留针法；属于阳气内衰以致脉道虚陷不起的要用灸法；既不属于经气亢盛，也不属于经气虚弱，而仅仅是经气运行失调的，就要取用本经所属的腧穴来调治。属于本经经气亢盛的，人迎脉的脉象要比寸脉的脉象大一倍；属于本经经气虚弱的，人迎脉的脉象反而会比寸口脉的脉象小。

【原文】

胆足少阳之脉，起于目锐眦，上抵头角，下耳后，循颈行手少阳之前，至肩上，却交出手少阳之后，入缺盆；其支者，从耳后入耳中，出走耳前，至目锐眦后；其支者，别锐眦，下大迎，合于手少阳，抵于䪼，下加颊车，下颈合缺盆，以下胸中，贯膈络肝属胆，循胁里，出气街，绕毛际[1]，横入髀厌[2]中；其直者，从缺盆下腋，循胸过季胁，下合髀厌中，以下循髀阳[3]，出膝外廉，下外辅骨[4]之前，直下抵绝骨[5]之端，下出外踝之前，循足跗上，入小指次指之间；其支者，别跗上，入大指之间，循大指歧骨内出其端，还贯爪甲，出三毛[6]。

【注释】

① 毛际：指耻骨部生阴毛处。② 髀（bì）厌：就是髀枢，即环跳部。③ 髀阳：指大腿的外侧。髀，大腿部。阳，指外侧。④ 外辅骨：腓骨。小腿骨有胫骨、腓骨两支，胫骨为主，腓骨为辅，且在外侧，故称“外辅骨”。⑤ 绝骨：在外踝直上三寸许腓骨的凹陷处。因以手按摸此处，腓骨已不明显，似已绝断，故称“绝骨”。⑥ 三毛：又名“丛毛”，指足大趾爪甲后生毛的部位。

【译文】

胆的经脉足少阳经，从外眼角开始，上行到额角，再折而下行，绕至耳的后方，然后沿着颈部，在手少阳三焦经的前方向下走行，到达肩上，再与手少阳三焦经相交叉并走行到其后方，进入缺盆；它的一条支脉，从耳的后方进入耳中，再出行至耳的前方，最后到达外眼角的后方；它的另一条支脉，从外眼角处别出，下行至大迎穴处，再由此上行，与手少阳三焦经相会合，并到达眼眶的下方，折行，到达颊车的部位，再向下循行至颈部，并与上面所说的本经的主干会合于缺盆部，然后再由缺盆部下行至胸中，穿过横膈膜，连络于与本经相表里的脏腑肝脏，并连属于本经所属的脏腑胆腑，然后再沿着胁部的里面向下走行，出于少腹两侧的气街部，再绕过阴毛的边缘，横行进入环跳穴所在的部位；其直行的经脉，从缺盆部下行至腋部，再沿着胸部通过季胁，并与前一支脉相会合于环跳穴所在的部位，由此向下行，沿着大腿的外侧到达膝部的外缘，再下行到腓骨的前方，然后一直下行，抵达外踝上方之腓骨末端的凹陷处，再向下行，出于外踝的前方，并由此沿着足背，进入足的第五趾与第四趾的中间；还有一条支脉，从足背别行而出，进入足的大趾与次趾的中间，并沿着足大趾的外侧——靠近次趾的那一侧，行至其末端，然后再回转过来，穿过足大趾的爪甲部分，出于趾甲后方的三毛部位，与足厥阴肝经相连接。

【原文】

是动则病口苦，善太息，心胁痛，不能转侧，甚则面微有尘[①]，体无膏泽，足外反热，是为阳厥[②]。是主骨所生病者，头痛颔痛，目锐眦痛，缺盆中肿痛，腋下肿，马刀侠瘿[③]，汗出振寒，疟，胸、胁、肋、髀、膝外至胫绝骨外踝前及诸节皆痛，小指次指不用。为此诸病，盛则泻之，虚则补之，热则疾之，寒则留之，陷下则灸之，不盛不虚，以经取之。盛者，人迎大一倍于寸口；虚者，人迎反小于寸口也。

【注释】

①面微有尘：面色灰暗，好像蒙着一层灰尘。②阳厥：病证名，为足少阳之气厥逆所致，主要症状是口中发苦、经常叹息、心胁疼痛、

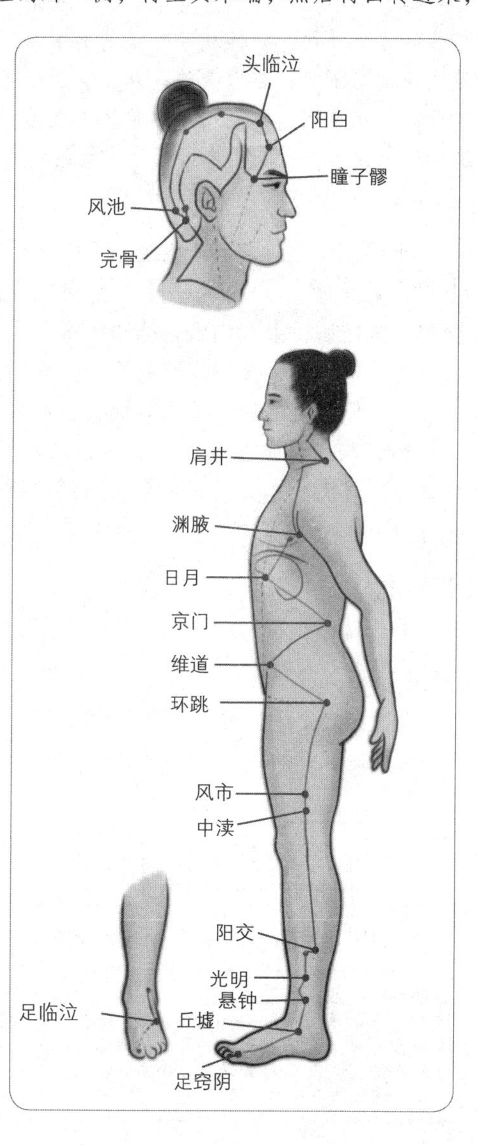

胆经与病变

外邪所致疾病	所主治之病
口苦，常常叹气，胸胁部疼痛而导致身体不能转动，严重时面部像有如灰尘蒙罩着一样黯淡无光，全身皮肤干燥，足外侧发热，是为阳厥病	头、颔部、外眼角痛，缺盆肿痛，腋下肿胀，腋下或颈部生瘰疬，出汗，畏寒，疟疾，胸胁、肋部、大腿、膝盖等部位外侧至小腿外侧、绝骨、外踝前等部位以及胆经各关节疼痛，足第四趾不能动弹

不可以转侧、面如尘土、肤色没有光泽、足外侧发热等。③ 马刀侠瘿：指生于颈、腋下的淋巴结结核，中医又称为瘰疬。生于腋下，质地坚硬，形似马刀的叫“马刀”；生于颈部，形如串珠的叫“侠瘿”。

【译文】

如果外邪侵犯，导致足少阳胆经的经气发生异常的变动，病人就会出现口苦、常常叹气、胸胁部疼痛而导致身体不能转动等症状。病情严重时，病人还会出现面部像有灰尘蒙罩着一样黯淡无光、全身皮肤干燥、足外侧发热等症状，这种病就叫作阳厥病。足少阳胆经所主的骨发生病变时，病人出现的症状是头疼，颔部作痛，外眼角痛，缺盆中肿痛，腋下肿胀，腋下或颈部病发瘰疬，汗出而战栗畏寒，疟疾，胸胁、肋部、大腿、膝盖等部位的外侧至小腿外侧、绝骨、外踝前等部位以及胆经经脉循行所经过的各个关节都发生疼痛，足的第四趾不能动弹。治疗上面这些病证时，由经气充盛所导致的要用泻法，由经气不足导致的要用补法；病性属于热证的要用速针法，属于寒证的要用留针法；属于阳气内衰以致脉道虚陷不起的要用灸法；既不属于经气亢盛，也不属于经气虚弱，而仅仅是经气运行失调的，就要取用本经所属的腧穴来调治。属于本经经气亢盛的，人迎脉的脉象要比寸口脉的脉象大一倍；属于本经经气虚弱的，人迎脉的脉象反而会比寸口脉的脉象小。

【原文】

肝足厥阴之脉，起于大趾丛毛[①]之际，上循足跗上廉，去内踝一寸，上踝八寸，交出太阴之后，上腘内廉，循股阴入毛中，过阴器，抵小腹，挟胃属肝络胆，上贯膈，布胁肋，循喉咙之后，上入颃颡，连目系，上出额，与督脉会于巅；其支者，从目系下颊里，环唇内；其支者，复从肝别贯膈，上注肺。

【注释】

① 丛毛：同上文“三毛”。

【译文】

肝的经脉足厥阴经，从足大趾趾甲后方的丛毛的边缘开始，然后顺着足背的上缘向

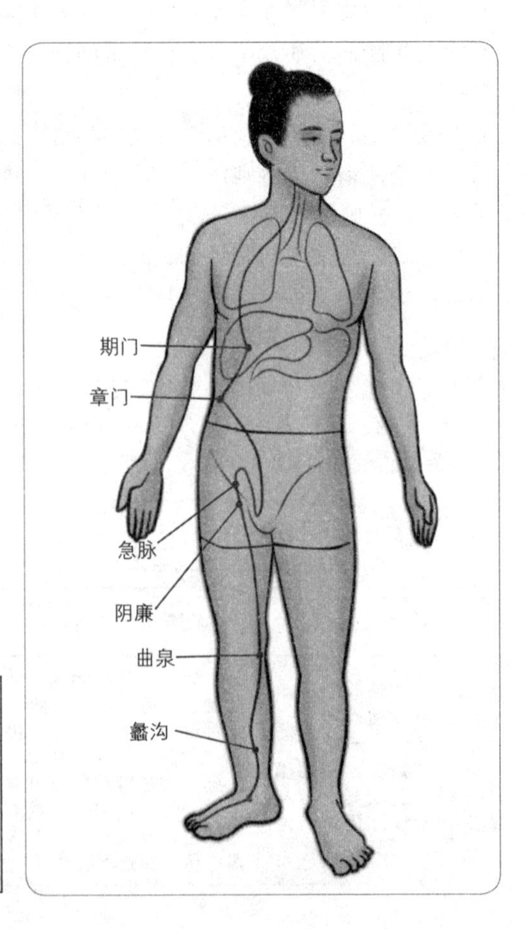

肝经与病变

外邪所致疾病	所主治之病
腰部疼痛以致不能前后俯仰、男子病发㿗疝、女子少腹肿胀、严重时喉咙干燥、面部像蒙着灰尘一样黯淡无光	胸中满闷、呕吐气逆、完谷不化的泄泻、疝气、遗尿、小便不通

上走行，到达内踝前一寸的地方，再向上循行至内踝上方八寸的部位，与足太阴脾经相交叉并走行到其后方，此后再上行至膝部腘窝的内缘，并沿着大腿的内侧，进入阴毛之中，然后环绕并经过阴器，抵达少腹部，由此再夹行于胃的两旁，连属于本经所属的脏腑肝脏，再连络于与本经相表里的脏腑胆腑，此后再向上走行，贯穿横膈膜，并散布于胁肋，然后再沿着喉咙的后方，向上进入于鼻腔后部之鼻后孔处，由此再向上走行，与眼球连络于脑的脉络相联系，再向上行，出于额部，与督脉会合于头顶百会穴所在的部位；它的一条支脉，从眼球连络于脑的脉络处别行而出，向下行至颊部的内侧，再环绕口唇的内侧；它的另一条支脉，从肝脏别行而出，贯穿横膈膜，再向上走行并注于肺脏，与手太阴肺经相连接。

【原文】

是动则病腰痛不可以俯仰，丈夫㿗疝①，妇人少腹肿，甚则嗌干，面尘脱色。是主肝所生病者，胸满呕逆，飧泄狐疝②，遗溺闭癃。为此诸病，盛则泻之，虚则补之，热则疾之，寒则留之，陷下则灸之，不盛不虚，以经取之。盛者，寸口大一倍于人迎；虚者，寸口反小于人迎也。

【注释】

①㿗疝：疝气之一由邪气侵犯足厥阴肝经所致，主要症状是睾丸肿痛下坠。②狐疝：病证名，也称小肠气，疝气之一，由肝经之气失调所致，主要症状是阴囊胀痛，时大时小。其病站立时阴囊胀大，躺卧时变小，时大时小，如狐狸之出没无常，故称狐疝。

【译文】

如果外邪侵犯，导致足厥阴肝经的经气发生异常的变动，病人就会出现腰部疼痛以致不能前后俯仰、男子病发㿗疝、女子少腹肿胀的症状。病情严重时，病人还会出现喉咙干燥、面部像蒙着灰尘一样黯淡无光等症状。足厥阴肝经所主的肝脏发生病变时，出现的症状有胸中满闷、呕吐气逆、完谷不化的泄泻、疝气、遗尿、小便不通等。治疗上面这些疾病时，由经气亢盛导致的要用泻法，由经气不足导致的要用补法；病性属于热证的要用速针法，属于寒证的要用留针法；属于阳气内衰以致脉道虚陷不起的要用灸法；既不属于经气亢盛，也不属于经气虚弱，而仅仅是经气运行失调的，就要取用本经所属的腧穴来调治。属于本经经气亢盛的，寸口脉的脉象要比人迎脉的脉象大一倍；属于本经经气虚弱的，寸口脉的脉象反而会比人迎脉的脉象小。

【原文】

手太阴气绝，则皮毛焦。太阴行气，温于皮毛者也。故气不荣，则皮毛焦；皮毛焦，则津液去皮节；津液去皮节者，则爪枯毛折；毛折者，则毛先死。丙笃丁死，火胜金也。

手少阴气绝，则脉不通。少阴者，心脉也；心者，脉之合也。脉不通，则血不流；血不流，则髦①色不泽。故其面黑如漆柴者，血先死。壬笃癸死，水胜火也。

足太阴气绝者，则脉不荣肌肉。唇舌者，肌肉之本也。脉不荣，则肌肉软；肌肉软，则舌萎，人中满；人中满，则唇反；唇反者，肉先死。甲笃乙死，木胜土也。

足少阴气绝，则骨枯。少阴者，冬脉也，伏行而濡骨髓者也。故骨不濡，则肉不能著也；骨肉不相亲，则肉软却；肉软却，故齿长而垢，发无泽；发无泽者，骨先死。戊笃已死，土胜水也。

足厥阴气绝，则筋绝。厥阴者，肝脉也；肝者，筋之合也；筋者，聚于阴器，而脉络于舌本也。故脉弗荣，则筋急；筋急，则引舌与卵。故唇青，舌卷，卵缩，则筋先死。庚笃辛死，金胜木也。

【注释】

①髦（máo）：头发。

【译文】

如果手太阴肺经的经气衰竭，人的皮毛就会憔悴枯槁。因为手太阴肺经能够运行气血，进而温润肌表的皮肤和毫毛，所以如果肺经的经气不足，气血就无法运行，皮毛就会焦枯；出现了皮毛焦枯的病象，就表明皮毛已经失去了津液的滋养；皮毛没有津液的滋养，就会出现爪甲枯槁、毫毛断折脱落等现象；出现了毫毛断折脱落的现象，就代表毫毛已经死亡，肺经经气衰绝了。这种病证，逢丙日就会加重，逢丁日人就会死亡，原因是丙、丁属火，肺属金，火能克金。

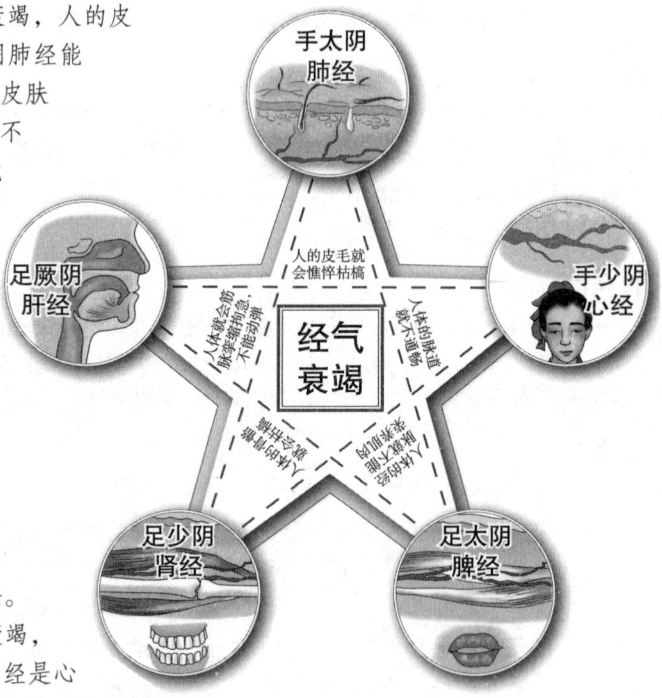

如果手少阴心经的经气衰竭，人体的脉道就不通畅。手少阴经是心脏的经脉，而心是与血脉相配合的。脉道不通畅，血液就不能流行；血液不能流行，头发和面色就会没有光泽。因此，如果病人的面色黯黑，好像烧焦的木炭一样，就代表血脉已经枯竭，心经精气衰绝了。这种病证，逢壬日就会加重，逢癸日人就会死亡，原因是壬、癸属水，心属火，水能克火。

如果足太阴脾经的经气衰竭，人体的经脉就不能输布水谷精微以荣养肌肉。脾主肌肉，唇舌是肌肉的根本。因为足太阴经脉连于舌本，散于舌下，因而通过唇舌就能够观察出肌肉的状态，所以说唇舌为肌肉的根本。经脉不能输布水谷精微来滋养肌肉，肌肉就会松软；肌肉松软，就会导致舌体萎缩，人中部肿满；人中部肿满，口唇就会外翻；出现了口唇外翻的病象，就代表肌肉已经萎缩，脾经精气衰绝了。这种病，逢甲日就会加重，逢乙日人就会死亡，原因是甲、乙属木，脾属土，木能克土。

如果足少阴肾经的经气衰竭，人体的骨骼就会枯槁。足少阴肾经是与冬季相应的经脉，它走行于人体深部，荣养骨髓。所以，足少阴肾经的经气竭绝，骨髓就会得不到滋养，进而就会导致骨骼枯槁。如果骨骼得不到滋养而变得枯槁，肌肉也就不能再附着于骨骼之上；骨与肉分离而不能相互结合，肌肉就会松软萎缩；肌肉松软萎缩，牙齿就会显得很长，并且上面积满污垢，同时还会出现头发失去光泽等现象；出现了头发枯槁无泽的病象，就说明骨骼已经衰败，肾经经气衰绝了。这种病证，逢戊日就会加重，逢己日人就会死亡，原因是戊、己属土，肾属水，土能克水。

如果足厥阴肝经的经气竭绝，人体就会筋脉挛缩拘急，不能动弹。因为足厥阴肝经是络属于肝脏的经脉，而肝脏外合于筋，所以足厥阴肝经与筋的活动有着密切的联系。同时，各条经筋都会聚于生殖器部，而其脉又都连络于舌根。如果足厥阴肝经的经气不足，以致不能滋养筋脉，筋脉就会拘急挛缩；筋脉拘急挛缩，就会导致舌体卷屈以及睾丸上缩。所以，如果出现了唇色发青、舌体卷屈以及睾丸上缩等病象，就说明筋脉已经衰败，肝经经气衰绝了。这种病证，逢庚日就会加重，逢辛日人就会死亡，原因是庚、辛属金，肝属木，金能克木。

【原文】

五阴气俱绝，则目系转，转则目运。目运者，为志先死。志先死，则远一日半死矣。六阳气绝，则阴与阳相离，离则腠理发泄，绝汗乃出。故旦占①夕死，夕占旦死。

【注释】

① 占：占卜、预测。

【译文】

如果五脏所主的五条阴经的经气都已衰竭，人体中眼球和脑相连的脉络就会扭转；眼球连络于脑的脉络扭转，就会使人的眼睛上翻；出现了这种眼睛上翻的病象，就表明病人的神志已经先行败绝了。病人如果神志已经败绝，那么最多一天半后就会死亡。如果六腑所主的六条阳经的经气都已竭绝，阴气和阳气就会相互分离；阴阳分离，就会使皮表不固，经气外泄，从而出现如串珠般大小、凝滞不流的绝汗，这是人体精气败绝的病象。病人如果在早晨出现了这种病象，那么当天晚上就会死亡；病人如果在晚上出现了这种病象，就将在第二天早晨死亡。

【原文】

经脉十二者，伏行分肉之间，深而不见；其常见者，足太阴过于外踝之上①，无所隐故也。诸脉之浮而常见者，皆络脉也。六经络手阳明少阳之大络，起于五指间，上合肘中。饮酒者，卫气先行皮肤，先充络脉，络脉先盛，故卫气已平，营气乃满，而经脉大盛。脉之卒然动者，皆邪气居之，留于本末，不动则热。不坚则陷且空，不与众同，是以知其何脉之动也。

【注释】

①“足太阴”句：张介宾：“足太阴当作手太阴，经脉深而直行，故手足十二经脉，皆伏行分肉之间，不可得见。其有见者，惟手太阴一经，过于手外踝之上，因其骨露皮浅，故不能隐。下文云‘经脉者，常不可见也，其虚实也，以气口知之’，正谓此耳。”张氏之说可从。

【译文】

手足阴阳十二经脉，大多隐伏在人体内部并运行于分肉之间，它们所处的位置都较深，所以不能在体表看到。用肉眼可以看见的，只有手太阴肺经之脉经过手外髁骨之上的那一部分，这是因为该处的皮肤较薄，经脉无法隐匿。因此，大多数浮现在浅表、平常可以看见的，都是络脉。在手足阴阳六经的络脉之中，最明显突出、易于诊察的就是手阳明大肠经和手少阳三焦经这两条经脉的大络，它们分别起于手部五指之间，由此再向上会合于肘窝之中。饮酒之后，酒气因为具有剽疾滑利之性，会先随着卫气行于皮肤，充溢于浅表的络脉，而使络脉首先满盛起来。此后，在外的卫气如果已经充溢有余，就会使在内的营气也随之满盛，进而就会使经脉中的血气也大大地充盛起来。如果没有饮酒，人体的经脉突然充盛起来，发生异常的变动，就说明有邪气侵袭于内，并停留在了经脉自本至末的循行通路上。外邪侵袭人体，都是先入络后入经，所以如果经脉没有出现异常的变动，就说明外邪尚在浮浅的络脉，此时邪气不能走窜，就会郁而发热，从而使脉形变得坚实。如果络脉的脉形不坚实，就说明邪气已经深陷于经脉，并使络脉之气空虚衰竭了。凡是被邪气所侵袭了的经脉，都会出现与其他正常经脉不同的异常表现，由此也就可以测知是哪一条经脉被邪气入侵而发病了。

【原文】

雷公曰：何以知经脉之与络脉异也？

黄帝曰：经脉者常不可见也，其虚实也，以气口知之。脉之见者，皆络脉也。

雷公曰：细子无以明其然也。

黄帝曰：诸络脉皆不能经大节之间，必行绝道[①]而出，入复合于皮中，其会皆见于外。故诸刺络脉者，必刺其结上[②]。甚血者虽无结，急取之以泻其邪而出其血，留之发为痹也。凡诊络脉，脉色青则寒且痛，赤则有热。胃中寒，手鱼之络多青矣；胃中有热，鱼际络赤。其暴黑者，留久痹也；其有赤有黑有青者，寒热气也；其青短者，少气也。凡刺寒热者皆多血络。必间日而一取之，血尽而止，乃调其虚实。其小而短者少气，甚泻之则闷，闷甚则仆，不得言。闷则急坐之也。

【注释】

① 绝道：指络脉循行的通道。因络脉所行之处是经脉不能到达之处，故称绝道。② 结上：络脉之上有血液瘀结处。

【译文】

雷公问：怎样才能知道是经脉还是络脉发生了病变呢？

怎样才能判断是经脉还是络脉发生了病变呢？
经脉潜伏在人体内部，在体表是看不到其病变的，只能从气口部位的脉象变化来测知。络脉的病变是可以在体表看到的。

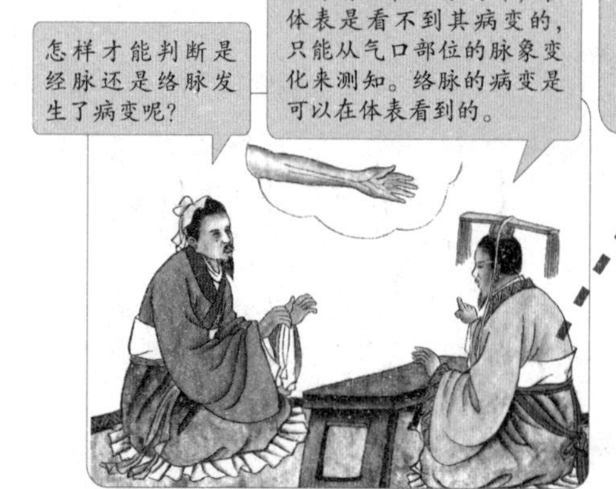

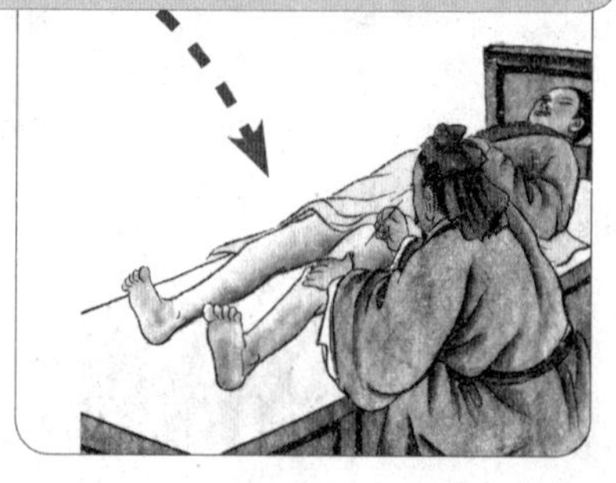

黄帝说：经脉潜伏在人体内部，就算它发生了病变，通常在体表也是看不到的。其虚实的变化情况只能从气口部位的脉象变化来测知。在体表可以看到的那些经络的病变，其实都是络脉的病变。

雷公说：我还是不明白其中的道理。

黄帝说：任何络脉都不能通过大关节所在的部位，因此在走行到大关节的部位时，就会经过经脉所没有到达的地方，出于皮表，越过大关节后，再入皮中与经脉会合。此外，它们相合的部位都会在皮表部显现出来。因此，在针刺络脉的病变时，必须刺中其有瘀血结聚的地方，才能取得良好的疗效。而对血气郁积的病证，既是它还没有出现瘀血结聚的现象，但也应该尽快采用刺络的方法去进行治疗，以泻除其病邪，放出其恶血。如果把恶血留在体内，就会导致血络凝滞、闭塞不通的痹证。在诊察络脉病变的时候，如果络脉所在的部位呈现青色，就表明属于寒邪凝滞于内、气血不通而痛的病证；如果络脉所在的部位呈现红色，就表明这属于体内有热的病证。例如，胃中有寒的病人，手鱼部的络脉大多都会呈现出青色；而胃中有热的病人，鱼际部的络脉会呈现出红色。络脉所在部位突然呈现出黑色，就说明这是留滞已久的痹病；络脉所在部位的颜色时而发红，时而发黑，又时而发青，就说明这是寒热相兼的病证；颜色发青且脉络短小，则是元气衰少的征象。一般在针刺邪在浅表以致寒热并作的病证时，因为病邪尚未深入于经，所以应该多刺浅表的血络。而且，还必须隔日一刺，直到把恶血完全泻尽才能停止，然后才可以根据病证的虚实来进行调治。络脉色青且脉形短小的，是属于元气衰少的病证。如果对元气衰少很严重的病人使用了泻法，就会使其感到心胸烦闷，烦闷至极就会出现昏厥倒地、不能言语等症状。因此，对这种病人，在他已有烦闷感但尚未昏厥倒地的时候，就应该立即将他扶起，让他静坐，然后马上对其进行救治。

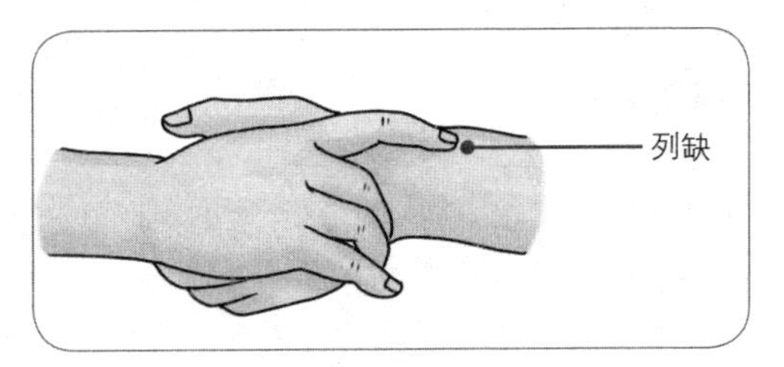

【原文】

手太阴之别[①]，名曰列缺。起于腕上分间，并太阴之经直入掌中，散入于鱼际。其病实，则手锐[②]掌热；虚，则欠㰦，小便遗数。取之，去腕寸半。别走阳明也。

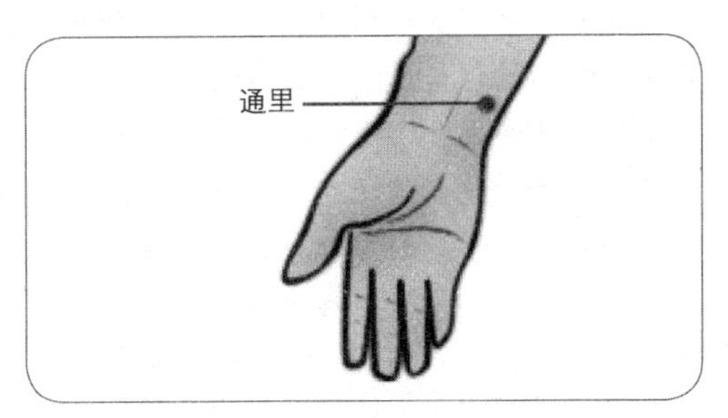

手少阴之别，名曰通里。去腕一寸半，别而上行，循经入于心中，系舌本，属目系。其实则支隔[③]，虚则不能言。取之掌后一寸。别走太阳也。

手心主之别，名曰内关。去腕二寸，出于两筋之间，别走少阳。循经以上，系于心，包络心系。实则心痛，虚则为头强。取之两筋间也。

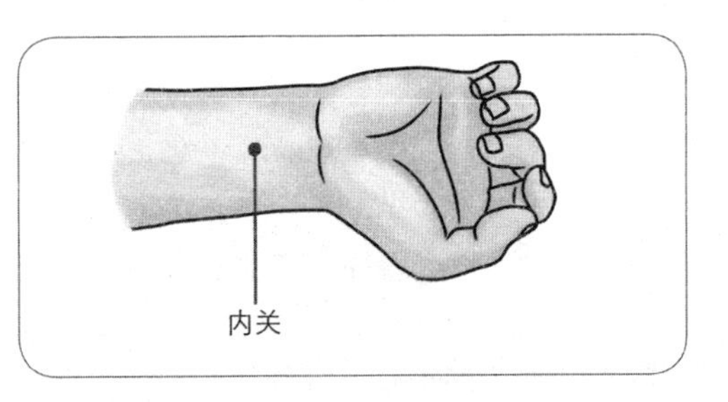

手太阳之别，名曰支正。上腕五寸，内注少阴；其别者，上走肘，络肩髃。实则节弛肘废，虚则生肬[④]，小者如指痂疥[⑤]。取之所别也。

手阳明之别，名曰偏历。去腕三寸，别入太阴；其别者，上循臂，乘肩髃，上曲颊偏齿；其别者，入耳，合于宗脉⑥。实则龋齿耳聋，虚则齿寒痹隔⑦。取之所别也。

手少阳之别，名曰外关。去腕二寸，外绕臂，注胸中，合心主。病实则肘挛，虚则不收。取之所别也。

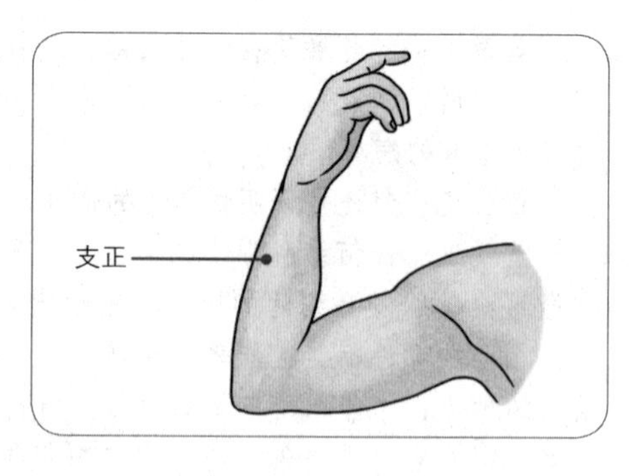

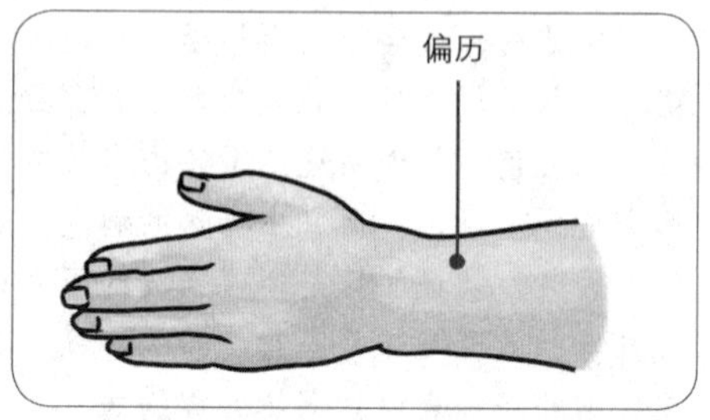

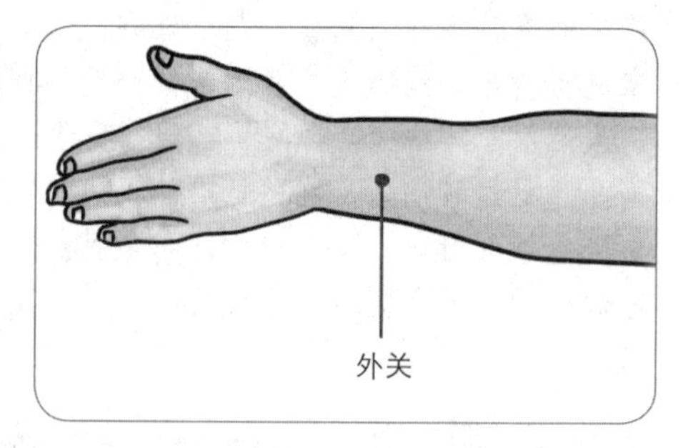

【注释】

①别：指本经别出的络脉，"别"与"络"义同，又称"别络"。马元台："夫不曰络而曰别者，以此穴由本经而别走邻经也。"②手锐：手的锐骨部，即手掌后小指侧的高骨。③支隔：胸膈间支撑不舒。④肬："疣"的异体字，生于皮肤的赘肉。⑤小者如指痂疥：丹波元简："此谓肬之多生，如指间痂疥之状。"⑥宗脉：分布在耳、眼等器官、由很多经脉汇聚而成的大脉。杨上善："宗，总也。耳中有手太阳、手少阳、足少阳、足阳明络四脉总合之处，故曰宗脉。"⑦痹隔：指肠胃闭塞不通的病证。痹，闭塞。隔，阻隔。

【译文】

手太阴肺经的别出络脉，名叫列缺。它从手腕上部的分肉之间开始，与手太阴肺经的正经并行，直入于手掌内侧，并于鱼际处广泛散布。如果列缺发生病变，属于实证的，病人就会出现腕后的锐骨部与手掌部发热的症状；而属于虚证的，病人就会出现打哈欠、小便失禁或频数等症状。对以上这些病证，都可以取用位于腕后一寸半处的列缺穴来进行治疗。这条络脉就是手太阴肺经走向并连络于手阳明大肠经的主要分支。

手少阴心经的别出络脉，名叫通里。它从手掌后方距离腕关节一寸处别行分出，沿着手少阴心经的正经向上走行，进入心中，然后再向上循行，系于舌根，并连属于眼球内连于脑的脉络。如果通里发生病变，属于实证的，病人就会出现胸膈间支撑不舒的症状；而属于虚证的，病人就会出现不能言语的症状。对以上这些病证，都可以取用位于手掌后方一寸处的通里穴来进行治疗。这条络脉就是手少阴心经走向并连络于手太阳小肠经的主要分支。

手厥阴心包络经的别出络脉，名叫内关。它在距离腕关节两寸处，从两筋的中间别行分出，沿着手厥阴心包络经的正经向上走行，系于心，并包绕连络于心脏与其他脏腑相联系的脉络。如果内关发生病变，属于实证的，病人就会出现心痛的症状；属于虚证的，病人就会出现头颈部僵硬强直的症状。对以上这些病证，都可以取用位于手掌后方、两筋之间的内关穴来进行治疗。

手太阳小肠经的别出络脉，名叫支正。它从腕关节上方五寸的地方别行分出，向内走行而注于手少阴心经之中；它有一条别行的支脉，在支正穴处别行而出，然后向上走行，到达肘部，再向上循行，连络于肩髃穴所在的部位。如果支正发生病变，属于实证的，病人就会出现骨节弛缓、肘关节痿废而不能活动等症状；而属于虚证的，病人就会皮生赘疣，其中小的就像指头中间干结作痒的痂疥一样大小。对以上这些病证，都可以取用手太阳小肠经的络脉从其本经所别出之处的络穴支正穴来进行治疗。

手阳明大肠经的别出络脉，名叫偏历。它在手掌后方距离腕关节三寸的部位从本经分出，别行并进入手太阴肺经的经脉；它的一条别行的支脉，在偏历穴处别行而出，然后就沿着手臂上行，经过肩髃穴所在的部位，再向上走行，到达曲颊的部位，进而斜行到牙根部并连络之；它的另一条别出的支脉，进入耳中，而与耳部的宗脉相会合。如果偏历发生病变，属于实证的，病人就会患龋齿、耳聋等病证；而属于虚证的，病人就会出现牙齿发冷、膈间闭塞不畅等症状。对以上这些病证，都可以取用手阳明大肠经的络脉从其本经所别出之处的络穴偏历穴来进行治疗。

手少阳三焦经的别出络脉，名叫外关。它在手掌后方距离腕关节两寸的部位从本经分出，向外绕行于臂部，然后向上走行，注于胸中，与手厥阴心包络经相会合。如果外关发生病变，属于实证的，病人就会出现肘关节拘挛的症状；而属于虚证的，病人就会出现肘关节弛缓不收的症状。对以上这些病证，都可以取用手少阳三焦经的络脉从其本经所别出之处的络穴外关穴来进行治疗。

【原文】

足太阳之别，名曰飞扬。去踝七寸，别走少阴。实则鼽窒，头背痛；虚则鼽衄。取之所别也。

足少阳之别，名曰光明。去踝五寸，别走厥阴，下络足跗。实则厥，虚则痿躄[①]，坐不能起。取之所别也。

足阳明之别，名曰丰隆。去踝八寸，别走太阴；其别者，循胫骨外廉，上络头项，合诸经之气，下络喉嗌。其病气逆则喉痹瘁瘖[②]。实则狂癫，虚则足不收，胫枯。取之所别也。

足太阴之别，名曰公孙。去本节之后一寸，别走阳明；其别者，入络肠胃。厥气上逆则霍乱[③]。实则肠中切痛，虚则鼓胀。取之所别也。

足少阴之别，名曰大钟。当踝后绕跟，别走太阳；其别者，并经上走于心包，下贯腰脊。其病气逆

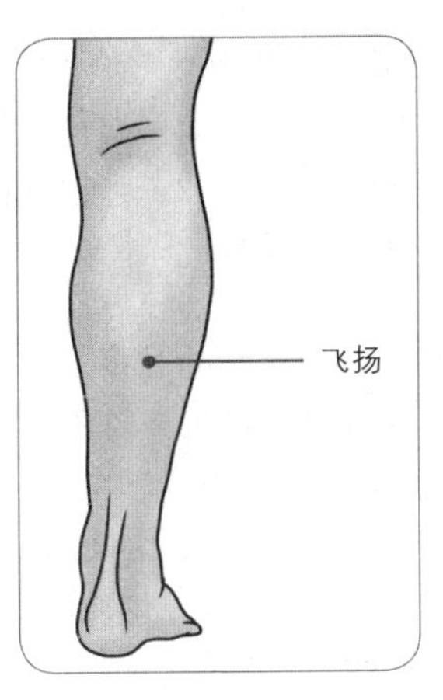

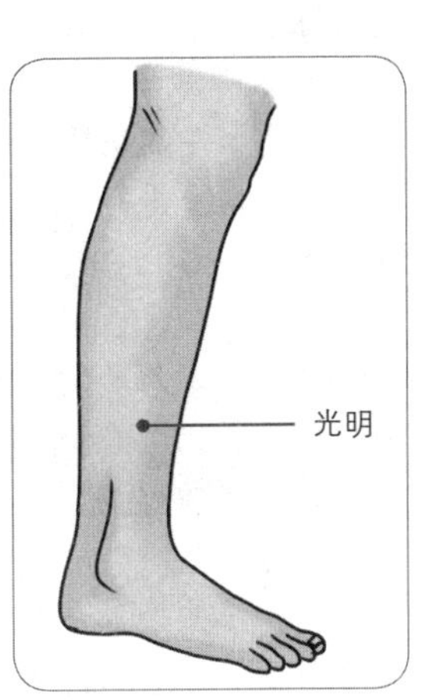

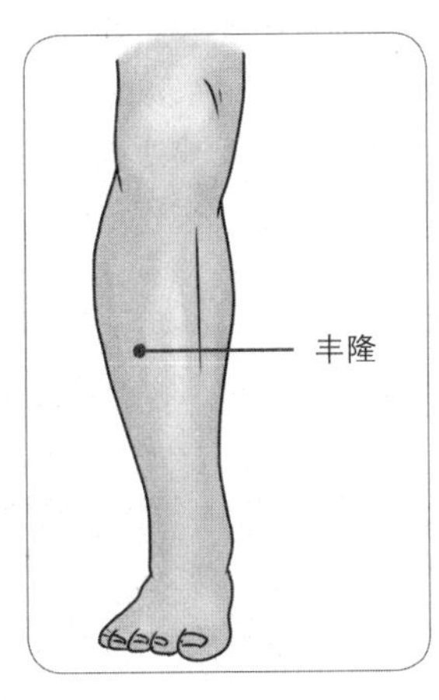

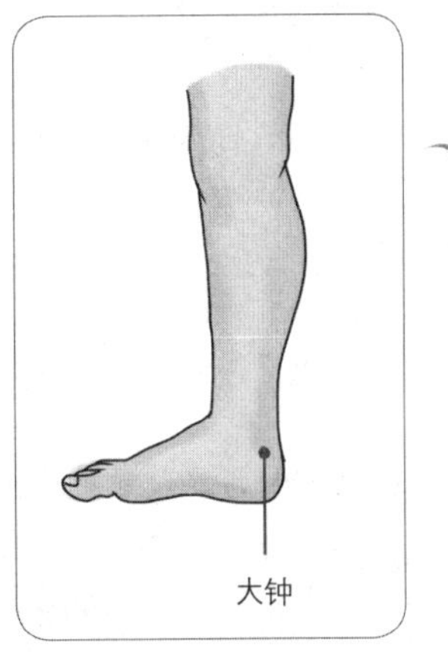

则烦闷，实则闭癃，虚则腰痛。取之所别者也。

足厥阴之别，名曰蠡沟。去内踝五寸，别走少阳；其别者，经胫上睾，结于茎。其病气逆则睾肿卒疝。实则挺长，虚则暴痒。取之所别也。

【注释】

① 痿躄（bì）：下肢痿软无力，不能行走。② 瘁瘖（yīn）：突然失音，不能讲话。马元台：“瘁，当作猝。”③ 厥气上逆则霍乱：张介宾：“厥气者，脾气失调而或寒或热，皆为厥气。逆而上行则为霍乱，本经入腹属脾络胃，故其所病如此。”

【译文】

足太阳膀胱经的别出络脉，名叫飞扬。它在足之上方距离外踝七寸的部位从本经分出，别行并走向足少阴肾经的经脉。如果飞扬发生病变，属于实证的，病人就会出现鼻塞不通、头背部疼痛等症状；而属于虚证的，病人就会出现鼻流清涕或鼻出血的症状。对以上这些病证，都可以取用足太阳膀胱经的络脉从其本经所别出之处的络穴飞扬穴来进行治疗。

足少阳胆经的别出络脉，名叫光明。它在足之上方距离外踝五寸的部位从本经分出，别行并走向足厥阴肝经的经脉，然后再向下走行，连络于足背部。如果光明发生病变，属于实证的，病人就会出现下肢厥冷的症状；而属于虚证的，病人就会出现下肢痿软无力以致难以步行，以及坐下后就不能再起立等症状。对以上这些病证，都可以取用足少阳胆经的络脉从其本经所别出之处的络穴光明穴来进行治疗。

足阳明胃经的别出络脉，名叫丰隆。它在足之上方距离外踝八寸的部位从本经分出，别行并走向足太阴脾经的经脉；它有一条别行的支脉，在丰隆穴处别行而出，然后沿着胫骨的外缘向上走行，一直走到头项部，与其他各经的经气相会合，然后再向下走行，最终连络于咽喉部。它的脉气如果向上逆行，就会导致咽喉肿闭、突然失音而不能言语等症状。如果它的经脉发生病变，属于实证的，病人就会出现神志失常的癫狂证；而属于虚证的，病人就会出现两足弛缓不收、小腿部肌肉枯痿等症状。对以上这些病证，都可以取用足阳明胃经的络脉从其本经所别出之处的络穴丰隆穴来进行治疗。

足太阴脾经的别出络脉，名叫公孙。它在足大趾本节后方一寸远的地方从本经分出，别行并走向足阳明胃经的经脉；它有一条别行的支脉，向上走行，进入腹部并连络于肠胃。它的脉气如果厥逆上行，就会导致吐泻交作的霍乱证。如果它的经脉发生病变，属于实证的，病人就会出现腹部痛如刀绞的症状；而属于虚证的，病人就会出现腹胀如鼓的症状。对于以上这些病证，都可以取用足太阴脾经的络脉从其本经所别出之处的络穴公孙穴来进行治疗。

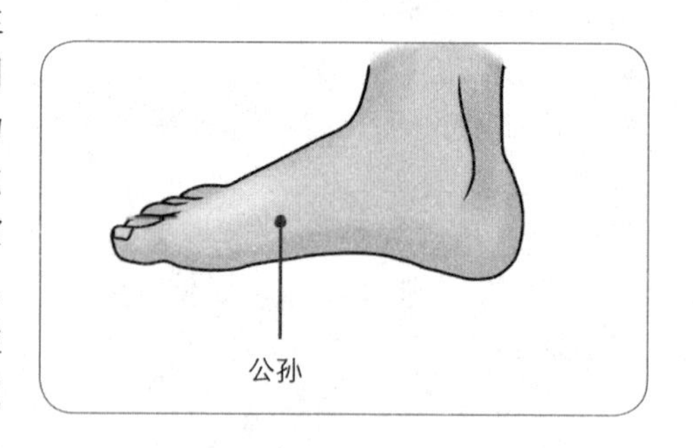

足少阴肾经的别出络脉，名叫大钟。它从足内踝的后方别行分出，由此环绕足跟至足的外侧，走向足太阳膀胱经的经脉；它有一条别行的支脉，与足少阴肾经的正经并行而上，抵达心包络，然后再向外下方走行，贯穿腰脊。如果它的脉气上逆，就会使病人出现心烦胸闷的症状。如果它的经脉发生病变，属于实证的，病人就会出现二便不通的症状；而属于虚证，就会出现腰痛的症状。对以上这些病证，都可以取用足少阴肾经的络脉从其本经所别出之处的络穴大钟穴来进行治疗。

足厥阴肝经的别出络脉，名叫蠡沟。它在足上方距离内踝五寸的部位从本经分出，别行并走向足少阳胆经的经脉；它有一条别行的支脉，经过胫部，上行至睾丸，并聚结于阴茎。它的脉气如果上逆，就会导致睾丸肿大，突发疝气。如果它的经脉发生病变，属于实证的，病人就会出现阴茎勃起而不能回复的症状；属于虚证的，病人就会出现阴部奇痒难忍等症状。对以上这些病证，都可以取用足厥阴肝经的络脉从其本经所别出之处的络穴蠡沟穴来进行治疗。

【原文】

任脉之别，名曰尾翳[①]。下鸠尾，散于腹。实则腹皮痛，虚则痒搔。取之所别也。

督脉之别，名曰长强。挟膂上项，散头上，下当肩胛左右，别走太阳，入贯膂。实则脊强，虚则头重。高摇之，挟脊之有过者。取之所别也。

脾之大络，名曰大包。出渊腋下三寸，布胸胁。实则身尽痛，虚则百节尽皆纵。此脉若罗络之血者[②]，皆取之脾之大络脉也。

【注释】

①尾翳（yì）：指鸠尾穴。杨上善："尾则鸠尾，一名尾翳，是心之蔽骨。"②罗络之血者：张介宾："言此大络，包罗诸络之血。"

【译文】

任脉的别出络脉，名叫尾翳。它起始于胸骨下方的鸠尾处，由此向下散于腹部。如果尾翳发生病变，属于实证的，病人就会出现腹部皮肤疼痛的症状；而属于虚证的，病人就会出现腹部皮肤瘙痒的症状。对以上这些病证，都可以取用任脉的络脉从其本经所别出之处的络穴尾翳穴来进行治疗。

督脉的别出络脉，名叫长强。它起始于

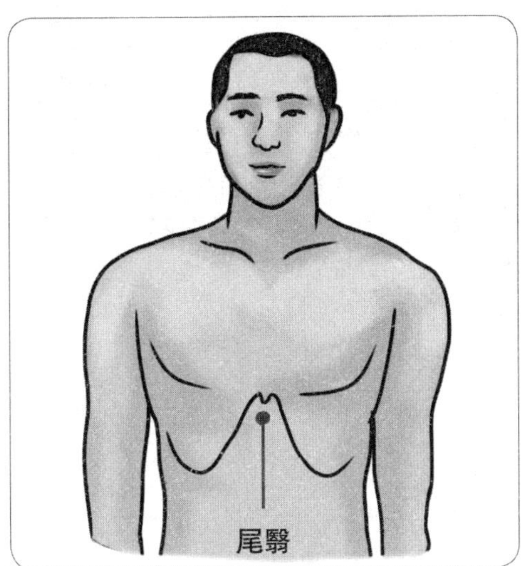

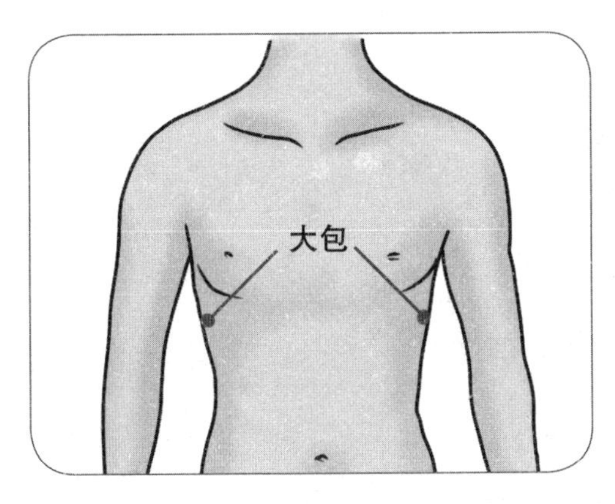

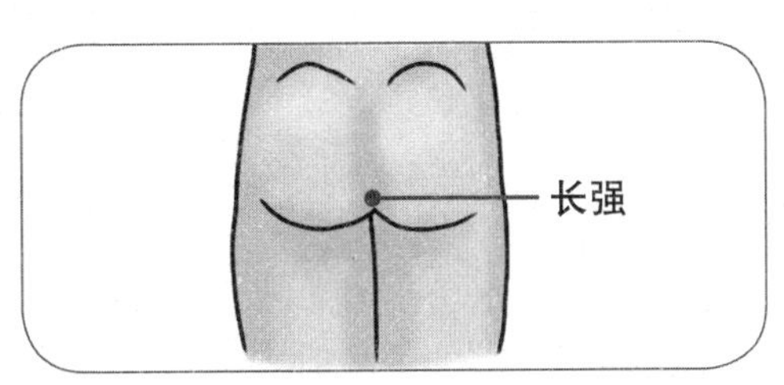

尾骨尖下方的长强穴处，由此夹着脊柱两旁的肌肉向上走行到项部，并散于头上，然后再向下走行到肩胛部的附近，此后就别行走向足太阳膀胱经，并深入体内，贯穿脊柱两旁的肌肉。如果长强发生病变，属于实证的，病人就会出现脊柱强直以致不能俯仰的症状；而属于虚证的，病人就会出现头部沉重、 振摇不定等症状。以上这些症状都是由本条络脉之夹行于脊柱两侧的部分发生病变而引起的。对这些病证，都可以取用督脉的络脉从其本经所别出之处的络穴长强穴来进行治疗。

脾脏的大络，名叫大包。它起始于渊腋穴下方三寸处，由此散布于胸胁。如果大包发生病变，属于实证的，病人就会出现全身各处都疼痛的症状；而属于虚证的，病人就会出现周身骨节都弛纵无力的症状。这一络脉能够包罗诸络脉之血，所以对以上这些病证，都可以取用脾之大络从其本经所别出之处的络穴大包穴来进行治疗。

【原文】

凡此十五络者，实则必见，虚则必下。视之不见。求之上下。人经不同，络脉亦所别也。

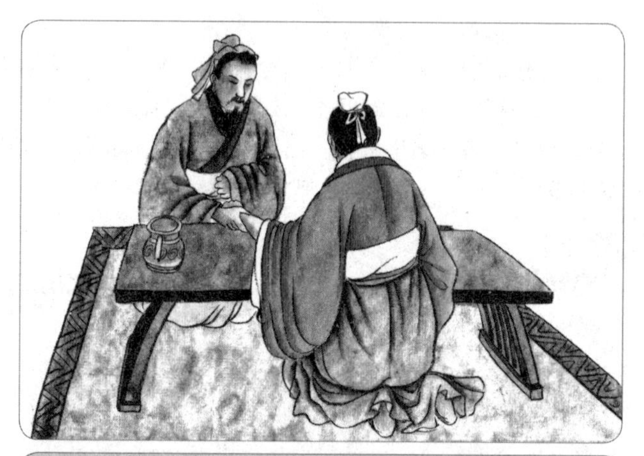

医生在对病人进行诊察时，必须仔细观察络脉及其所在部位有可能存在的异常现象。

【译文】

上面所述的十五条络脉，在发病时，凡是由于脉气旺盛所引起的实证，脉络必定都会变得明显突出而容易被看到；凡是由于脉气虚弱所引起的虚证，脉络必定都会变得空虚下陷而不易被察知。如果在络穴所在部位的体表处看不到丝毫异常的现象，就应当到该穴所在部位周围仔细观察。人的形体有高矮胖瘦的区别，所以经脉会有长短的不同，而其络脉所别行分出的部位也会有一些差异，因此，医生在诊察病情时必须仔细体察。

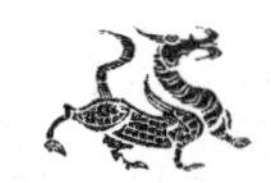

营卫生会：营卫与气血

【导读】

营卫，即人体的营气和卫气。生会，即生成与会合。本篇对人体内营气和卫气的生成和会合情况进行了详述，所以名为“营卫生会”。

本篇的主要内容包括：一是论述营卫二气的生成和会合情况；二是介绍三焦的功能和特点。之所以要介绍三焦，是因为营卫的功用和三焦有着密切的关系。

【原文】

黄帝问于岐伯曰：人焉受气？阴阳焉会？何气为营？何气为卫？营安从生？卫于焉会？老壮不同气，阴阳异位，愿闻其会。

岐伯答曰：人受气于谷。谷入于胃，以传与肺，五脏六腑，皆以受气。其清者为营，浊者为卫①。营在脉中，卫在脉外。营周不休，五十度而复大会。阴阳相贯，如环无端。卫气行于阴二十五度，行于阳二十五度，分为昼夜。故气至阳而起，至阴而止。故曰：日中而阳陇为重阳，夜半而阴陇为重阴。故太阴主内，太阳主外。各行二十五度，分为昼夜。夜半为阴陇，夜半后而为阳衰，平旦阴尽，而阳受气矣。日中而阳陇②，日西而阳衰。日入阳尽，而阴受气矣。夜半而大会，万民皆卧，命曰合阴。平旦阴尽而阳受气。如是无已，与天地同纪。

【注释】

①清者为营，浊者为卫：水谷精微中清柔的部分进入脉中，为营气；水谷精微中刚悍的部分行于脉外，为卫气。张介宾：“谷气出于胃，而气有清浊之分。清者，水谷之精气也；浊者，水谷之悍气也。诸家以上下焦言清浊者皆非。清者属阴，其性精专，故化生血脉，而周行于经隧之中，是为营气；浊者属阳，其性慓疾滑利，故不循经络，而直达肌表，充实于皮毛分肉之间，是为卫气。”②陇：通“隆”，隆盛的意思。

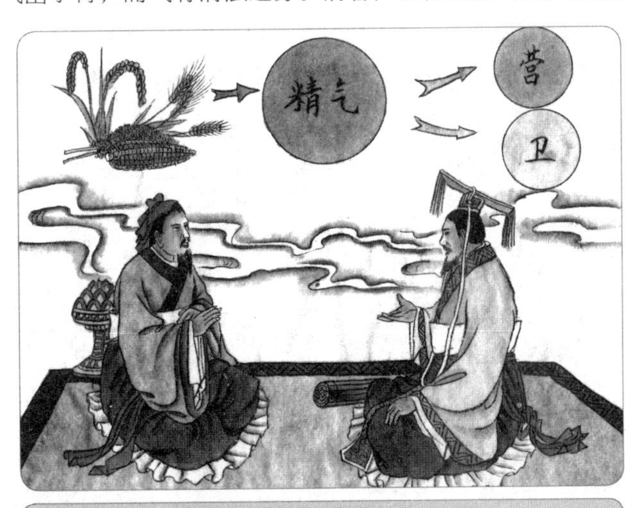

黄帝向岐伯请教精气和营卫二气的相关知识。

【译文】

黄帝向岐伯问道：人体的精气来自何处？阴阳之气是怎样交汇的？什么气叫“营”？什么气叫“卫”？“营”和“卫”是怎样生成的？二者又是怎样

相会的？老年人与壮年人营卫二气的盛衰不同，昼夜气行的部位也不同，我想听您讲讲它们交会的道理。

岐伯回答说：人体的精气，来源于饮食五谷。饮食入胃，经过消化，再由脾吸收其精微之气，然后向上注入肺，从而使得五脏六腑都能得到精微之气的供养。这些精气中，精粹清纯的部分叫作"营"，剽悍滑利的部分叫作"卫"。营气运行于经脉之内，卫气运行于经脉之外。营卫二气在周身运行不止，各自运行五十周次后在手太阴交会一次。阴分和阳分互相贯通，终而复始，就像圆环一样没有始终。卫气夜间在人体内的阴经运行二十五周次，白天在阳经也运行二十五周次，这是以白天和黑夜来划分的。所以，卫气的循行，从属阳的头部开始，到手足阴经为止。因此，卫气行于阳经，当中午阳气隆盛时，称为"重阳"；到半夜阴气隆盛时，称为"重阴"。太阴主管人体内部，太阳主管人体外表。营卫在其中各运行二十五周次，都是以昼夜来划分的。半夜是行于阴分的阴气最隆盛的时候，自半夜以后，行于阴分之气就逐渐衰减。到早晨时，行于阴分之气已尽，而阳分开始受气，阳气继起。中午是行于阳分的阳气最隆盛的时候，从太阳西斜开始，行于阳分之气就逐渐衰减。到日落时，行于阳分之气已尽，而阴分开始受气，阴气继起。在半夜的时候，阴阳之气相会合，此时人们均已入睡，这称为"合阴"。到早晨，行于阴分之气已尽，而阳分开始受气，阳气又继起了，如此循环不息，和自然界昼夜阴阳的变化规律相一致。

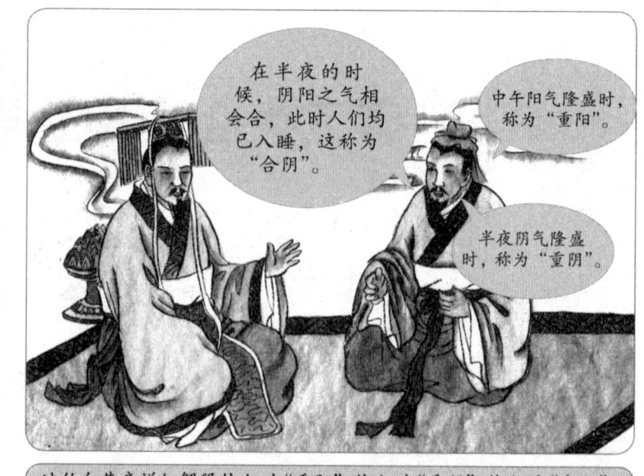

岐伯向黄帝详细解释什么叫"重阳"，什么叫"重阴"，什么叫"合阴"。

【原文】

黄帝曰：老人之不夜瞑者，何气使然？少壮之人，不昼瞑者，何气使然？

岐伯答曰：壮者之气血盛，其肌肉滑，气道通，营卫之行，不失其常，故昼精[①]而

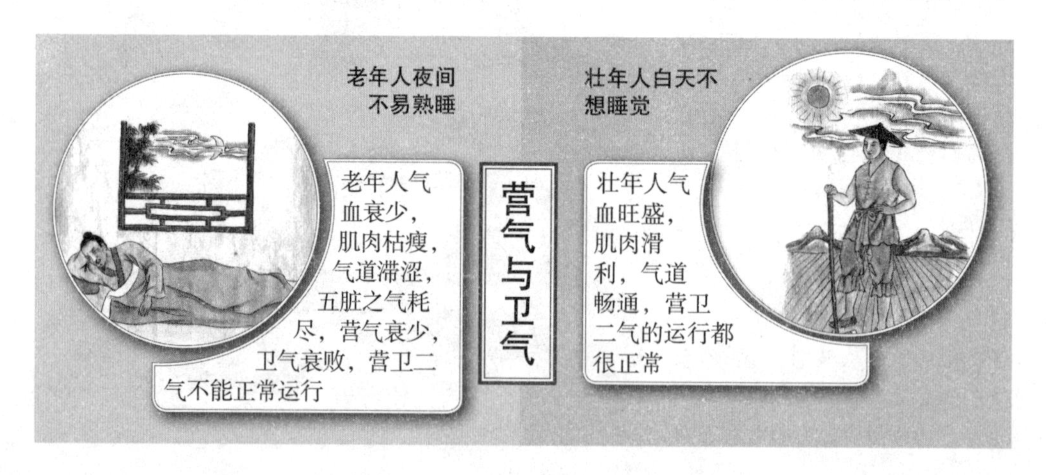

夜瞑。老者之气血衰，其肌肉枯，气道涩，五脏之气相博，其营气衰少而卫气内伐[②]，故昼不精，夜不瞑。

【注释】

① 精：此指神清气爽，精神饱满。② 伐：伐扰以致衰败。

【译文】

黄帝问：老年人往往在夜间不易熟睡，是什么原因使他们这样的？壮年人在白天往往不想睡觉，又是什么原因使他们这样的？

岐伯回答说：壮年人气血旺盛，肌肉滑利，气道畅通，营卫二气的运行都很正常，所以白天精神饱满，晚上也睡得很熟。老年人气血衰少，肌肉枯瘦，气道滞涩，五脏之气耗损，营气衰少，卫气衰败，营卫二气不能正常运行，所以白天精神不振，晚上也不能熟睡。

【原文】

黄帝曰：愿闻营卫之所行，皆何道从来？

岐伯答曰：营出于中焦，卫出于下焦[①]。

黄帝曰：愿闻三焦之所出。

岐伯答曰：上焦出于胃上口，并咽以上，贯膈而布胸中，走腋，循太阴之分而行，还至阳明，上至舌，下足阳明。常与营俱行于阳二十五度，行于阴亦二十五度，一周也。故五十度而复大会于手太阴[②]矣。

黄帝曰：人有热，饮食下胃，其气未定，汗则出，或出于面，或出于背，或出于身半，其不循卫气之道而出，何也？

岐伯曰：此外伤于风，内开腠理，毛蒸理泄，卫气走之，固不得循其道。此气慓悍滑疾，见开而出，故不得从其道，故命曰漏泄。

【注释】

①“营出”两句：营气是水谷精微所化，水谷精微来自中焦脾胃。又，营气运行始于手太阴肺经，手太阴肺经起于中焦，所以说，营出于中焦。张介宾：“营气者，由谷入于胃，中焦受气取汁，化其精微，而上注于肺，乃自手太阴始，周行于经隧之中，故营气出于中焦。卫气者，出其悍气之慓疾，而先行于四末分肉皮肤之间，不入于脉，故于平旦阴尽，阳气出于目，循头项，始阳膀胱经，而行于阳分，日西阳尽，则始于足少阴肾经，而行阴分，其气自膀胱与肾由下而出，故卫气出于下焦。”② 大会于手太阴：张介宾：“上焦之气，常与营气俱行于阳二十五度，阴亦二十五度。阳阴者，言昼夜也。昼夜周行五十度，至次日寅时，复会于手太阴肺经，是为一周，然则营气虽出于中焦，而施化则由于上焦也。”

【译文】

黄帝问：我想问一下，营气与卫气的运行是从什么部位发出来的？

岐伯回答说：营气出于中焦，卫气出于下焦。

黄帝说：我想了解一下三焦之气的发出部位。

岐伯回答说：上焦之气出自胃的上口贲门，与食道并行向上至咽喉，贯穿膈膜而分布于胸中，再横向走至腋下，沿着手太阴经的路线循行，返回到手阳明经，向上到舌，向下流注于足阳明经，沿着足阳明经走行。卫气与营气一样，都是白天在阳经运行二十五周次，夜间在阴经运行二十五周次，一昼夜为一个大循环。所以，卫气运行五十个周次而行遍全身，然后再与营气会合于手太阴肺经。

黄帝问：有内热的人，在饮食刚刚入胃，还没有化成精微之气的时候，就已经出汗。汗有出于面部的，有出于背部的，有出于半身的，并不按照卫气通常的运行路线而出，这是什么缘故呢？

岐伯说：这是由于外表受了风邪的侵袭，以致腠理舒张开发，毛窍为风热所蒸，腠理疏泄，卫气运行到体表疏松的部位，就不能沿着常规路线而运行了。卫气的性质是剽悍滑利的，见到何处舒张开来，就会走向何处，所以不一定按着卫气循行的正常路线而出，这种出汗过多的情况，名叫“漏泄”。

【原文】

黄帝曰：愿闻中焦之所出。

岐伯答曰：中焦亦并胃中，出上焦之后，此所受气者，泌糟粕，蒸津液，化其精微，上注于肺脉，乃化而为血。以奉生身，莫贵于此。故独得行于经隧，命曰营气。

黄帝曰：夫血之与气，异名同类，何谓也？

岐伯答曰：营卫者，精气也；血者，神气也。故血之与气，异名同类焉。故夺血者无汗，夺汗者无血。故人生有两死，而无两生①。

【注释】

① 人生有两死，而无两生：人体夺血会致死亡，夺汗也会致死亡，所以说“有两死”。血与汗两者缺一则不能生，所以说“无两生”。

【译文】

黄帝说：我想再听您讲讲中焦的出处。

岐伯回答说：中焦之气也是发自胃，在上焦之气发出部位的下方，也就是胃的中脘部。这个部位的功能是吸收精气，通过泌去糟粕、蒸腾津液来化生精微，然后向上注之于肺脉，再化为血液。人体以它来奉养周身，这是人体内最宝贵的物质。所以，它能够独行于经脉之内，称为“营气”。

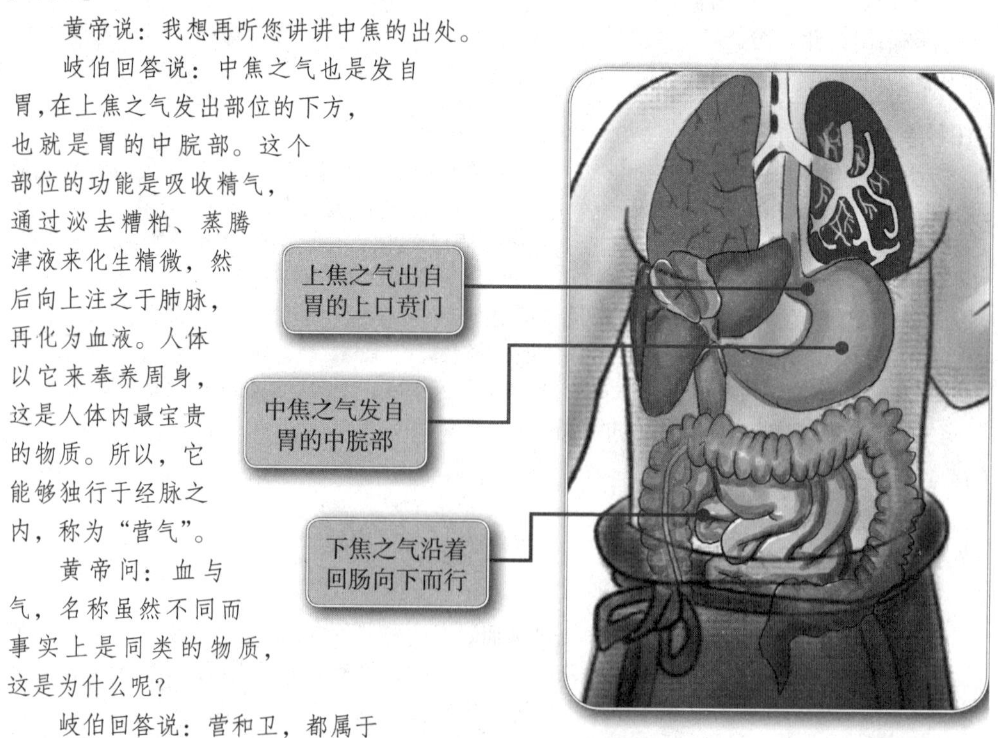

黄帝问：血与气，名称虽然不同而事实上是同类的物质，这是为什么呢？

岐伯回答说：营和卫，都属于

水谷化成的精气，而血是精气所化生的最宝贵的物质，因此称作“神气”。所以说，血与气的名称虽然不同，而实质上是同类物质。凡失血过多的人，其汗也少，在这种情况下医生就不能再采用发汗的治疗方法了；出汗过多的人，其血也少，这时医生就不能使用放血的治疗方法了。所以说，病人夺血或夺汗都会死亡，血与汗二者缺一则不能生存。

【原文】

黄帝曰：愿闻下焦之所出。

岐伯答曰：下焦者，别回肠，注于膀胱，而渗入焉。故水谷者，常并居于胃中，成糟粕而俱下于大肠，而成下焦。渗而俱下，济泌别汁，循下焦而渗入膀胱焉。

黄帝曰：人饮酒，酒亦入胃，谷未熟而小便独先下，何也?

岐伯答曰：酒者，熟谷之液也，其气悍以清，故后谷而入，先谷而出焉。

黄帝曰：善。余闻上焦如雾，中焦如沤，下焦如渎，此之谓也。

【译文】

黄帝说：我想再听您讲讲下焦的出处。

岐伯回答说：下焦之气沿着回肠曲折向下而行，可将糟粕输送到回肠，又将水液注于膀胱并渗入其中。所以，水谷同在脾胃之中，经过消化吸收以后，糟粕进入大肠，这就是下焦的主要功能。至于水液，也会向下渗灌，排去其水，保留清夜，其中的浊秽部分，会沿着下焦渗入于膀胱。

黄帝问：人饮酒后，酒液也会进入胃中，为什么五谷尚未消化，而酒液却先通过小便独自排出呢?

岐伯回答说：酒是谷类蒸熟发酵而酿成的液体，其性剽悍而质清稀。因此，酒液虽在五谷之后入胃，但经过脾胃的迅速吸收，多余的水分反在五谷消化之前排出体外。

黄帝说：讲得好。我听说上焦的作用是输送精气，像雾露蒸腾一样；中焦的作用是腐熟水谷，像沤渍东西一样；下焦的作用是排泄废料，像沟渠排水一样。就是这个道理吧!

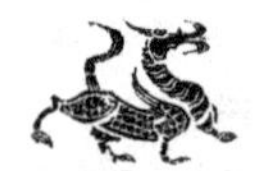

口问：生活小病的治疗

【导读】

口问，即口述问答之意。本篇主要论述了欠、哕、唏、振寒、噫、嚏、亸、泣涕、太息、涎、耳鸣、啮舌十二种奇邪之病，它们都是日常生活中常见的、无痛苦的症状，医书中很少提及，仅是岐伯从其先师的口述中得来的，所以篇名为“口问”。

本篇的主要内容有：一是论述疾病的发病原因，包括外感六淫、内伤七情和生活起居失常三方面的内容；二是叙述上述十二种病证的病因、病机、症状和治疗方法。

【原文】

黄帝闲居，辟①左右而问于岐伯，曰：余已闻九针之经，论阴阳逆顺，六经已毕，愿得口问。

岐伯避席再拜曰：善乎哉问也！此先师之所口传也。

黄帝曰：愿闻口传。

岐伯答曰：夫百病之始生也，皆生于风雨寒暑②，阴阳喜怒③，饮食居处④，大惊卒恐。则血气分离，阴阳破败，经络厥绝，脉道不通，阴阳相逆，卫气稽留，经脉虚空，血气不次⑤，乃失其常。论不在经者，请道其方。

【注释】

①辟：通“避”，退避、避开的意思。②风雨寒暑：泛指外感六淫之邪。③阴阳喜怒：泛指七情不和。④饮食居处：饮食失节，起居失常，即生活作息没有规律。⑤不次：指血气循环不按一定的次序。次，次序、依次。

【译文】

黄帝在闲居之时，屏退左右，然后向岐伯问道：我已经了解了医经上所论述的关于九针针术知识，也能够判断阴阳经脉的顺逆走向，对手足六条经脉的道理也很熟悉了，我还想学习一些你从先师的问答口授中学到的医学知识。

岐伯听后，连忙离开座席，对黄帝行礼再拜，说：您问得很好啊！这些知识都是先师口述传授给我的。

我很想听您讲讲您的先师口头传授给您的医学知识。
您问得很好，我将把先师口述传授给我的医学知识为您详细讲述。

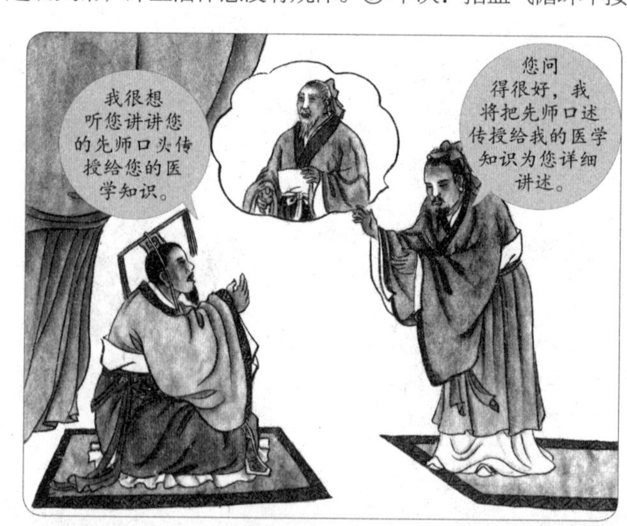

黄帝希望岐伯能够详细讲述岐伯的先师口头传授的医学知识。

黄帝说：我很想听您讲一讲这些口传的医学知识。

岐伯回答说：各种疾病的发生，都是由风雨寒暑从外部侵袭、房事不节制、喜怒过度、饮食失调、起居无常，或者突然受到惊吓等原因造成的。这些都会导致人体内的血气分离逆乱，阴阳失去平衡，经络闭塞，脉道不通，脉气阴阳失常，卫气不能正常地在外分布而滞留于内，经脉空虚，气血循行紊乱，人体失去正常的平衡和运转，从而引发疾病。这些内容在古代医经上没有记载，下面就请让我讲述这些道理。

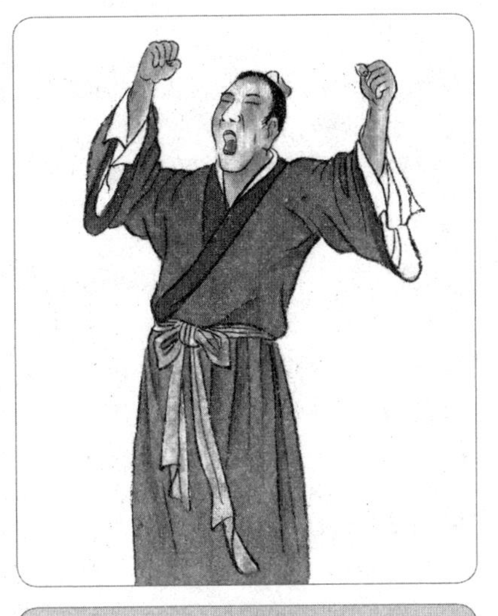

人打哈欠是夜间人体内的阴阳之气相互牵引所引起的。

【原文】

黄帝曰：人之欠者[①]，何气使然？

岐伯答曰：卫气昼日行于阳，夜半[②]则行于阴。阴者主夜，夜者卧。阳者主上，阴者主下。故阴气积于下，阳气未尽，阳引而上，阴引而下，阴阳相引，故数欠。阳气尽，阴气盛，则目瞑；阴气尽而阳气盛，则寤矣。泻足少阴，补足太阳。

【注释】

①欠：打哈欠。张介宾："欠者，张口呵吸，或伸臂展腰，以阴阳相引而然也。"②半：见《甲乙经》卷十二第一。

【译文】

黄帝问：人打哈欠，是什么气造成的呢？

岐伯回答说：卫气白天在人体的阳分运行，夜间在人体的阴分运行。阴气主于夜间，夜间人的主要生命活动是睡眠。阳气主升发而向上，阴气主沉降而向下。因此，人在夜间将睡之时，阴气沉积于下，阳气开始入于阴分，但还没有完全进入。阳气引导阴气向上，而阴气也开始引导阳气向下，阴阳上下相引，于是人不停地哈欠。入夜之后，阳气已完全入于阴分，阴气大盛，所以人能够安静地睡眠；到黎明时阴气将尽，而阳气渐盛，人就会醒来。对于这样的症状，治疗时应该泻足少阴肾经以抑制阴气，补足太阳膀胱经以扶助阳气。

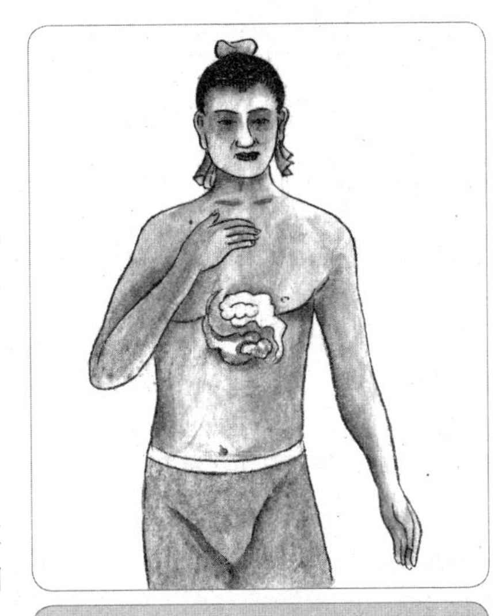

人出现呃逆的现象是胃中的寒气与水谷的精微之气相搏而上逆，注到胸膈所致。

【原文】

黄帝曰：人之哕[①]者，何气使然？

岐伯曰：谷入于胃，胃气上注于肺。今有故寒气与新谷气俱还入于胃，新故[②]相乱，真邪相攻，气并[③]相逆，复出于胃，故为哕。补手太阴，泻足少阴[④]。

【注释】

①哕：呃逆。②新故：指新入的水谷之气与故有的寒气。③气并：新入的水谷之气与固有的寒气相互博结。④“补手太阴”两句：张介宾：“寒气自下而升，逆则为哕，故当补肺于上以壮其气，泻肾于下以引其寒。盖寒从水化，哕之标在胃，哕之本在肾也。”

【译文】

黄帝问：人出现呃逆的现象，是什么气造成的呢？

岐伯说：正常情况下，食物水谷进入胃中，经过胃的腐熟和消化，再由脾气推动，将精微物质向上注入肺部。如果胃中本来就有寒气，饮食水谷进入胃中之后，新生的水谷精微之气与原有的寒气相搏，正邪相攻，二气混杂而上逆，再从胃中逆行而出，上注入胸膈，就会引发呃逆。对于这样的症状，治疗时应该补手太阴肺经，泻足少阴肾经。

【原文】

黄帝曰：人之唏[①]者，何气使然？

岐伯曰：此阴气盛而阳气虚，阴气疾而阳气徐，阴气盛而阳气绝，故为唏。补足太阳，泻足少阴[②]。

【注释】

①唏（xī）：悲泣后的哽咽抽泣之声。②“补足太阳”两句：张介宾：“补太阳之申脉，阳跻所出也；泻少阴之照海，阴跻所出也。”

【译文】

黄帝问：人有时会出现哽咽唏嘘的现象，是什么气造成的呢？

岐伯说：这是阴气盛而阳气虚，阴气运行快速而阳气受阻，运行缓慢，导致阴气亢盛而阳气衰微所造成的。对于这样的症状，治疗时应该补足太阳膀胱经，并泻足少阴肾经。

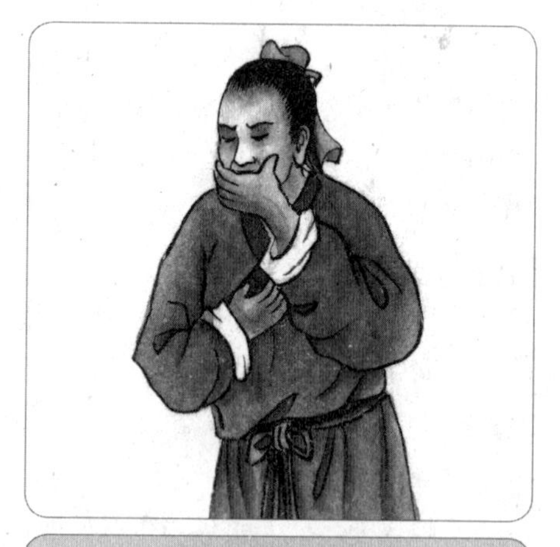

人出现哽咽唏嘘的现象是阴盛阳虚，导致阴气亢盛而阳气衰微所致。

【原文】

黄帝曰：人之振寒者[①]，何气使然？

岐伯曰：寒气客于皮肤，阴气盛，阳气虚，故为振寒寒栗。补诸阳[②]。

【注释】

①振寒：恶寒战栗。②补诸阳：杨上善：“以阳虚阴盛，阳虚故皮肤虚，阴盛故寒客皮肤，故振寒寒栗，宜补三阳之脉。”张介宾：“补诸阳者，凡手足三阳之原合及阳跻等穴，皆可酌而用之。”

【译文】

黄帝问：人有时出现振寒的现象，是什么气

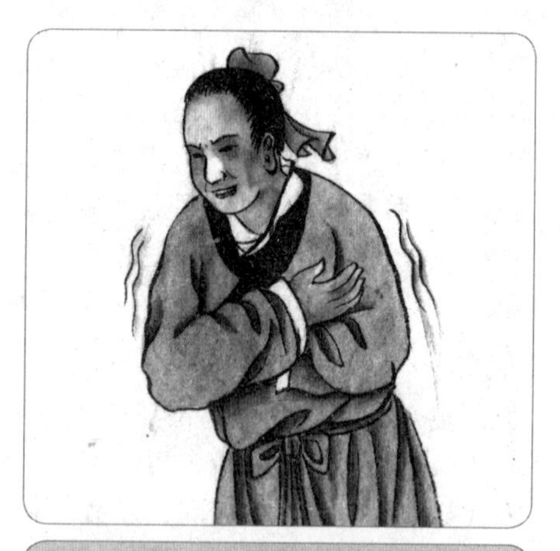

人有时出现振寒的现象是阴寒之气滞留在皮肤上，阴气盛而阳气虚所致。

造成的呢？

岐伯说：这是由于阴寒之气滞留在皮肤上，阴气盛而阳气虚，因此就出现了振寒、寒栗的症状。对于这样的症状，治疗时应当采用温补各阳经以振奋阳气的方法。

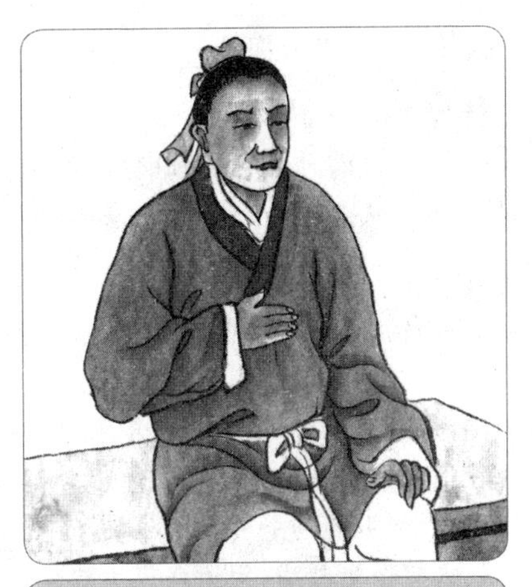

人有时出现嗳气的现象是寒气侵入胃，引起胃气不能通降而发生上逆，从胃中由下向上扩散出来所致。

【原文】

黄帝曰：人之噫[①]者，何气使然？

岐伯曰：寒气客于胃，厥逆从下上散，复出于胃，故为噫。补足太阴、阳明。

【注释】

①噫（ài）：嗳气。

【译文】

黄帝问：人有时会出现嗳气的现象，是什么气造成的呢？

岐伯说：寒气侵入胃中，扰乱了胃气，胃气不能通降而发生上逆，厥逆之气从下向上扩散，再从胃中出来，就会引发嗳气。对于这样的症状，治疗时应当补足太阴脾经和足阳明胃经。

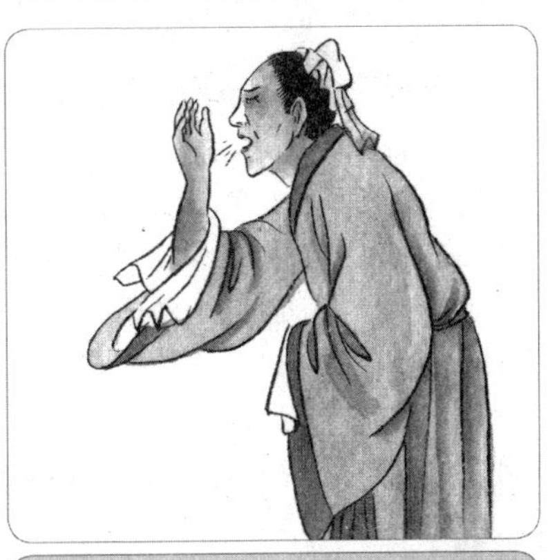

人打喷嚏，是阳气和利，满布于胸，并从鼻中而出所致。

【原文】

黄帝曰：人之嚏者，何气使然？

岐伯曰：阳气和利，满于心[①]，出于鼻，故为嚏。补足太阳荣、眉本[②]。

【注释】

①心：孙鼎宜："'心'当作'胸'，字误。"②荣：通"荥"。杨上善："太阳荥在通谷，足指外侧本节前陷中。"眉本：指足太阳膀胱经的攒竹穴。攒竹穴位于眉内侧的眉头凹陷处。

【译文】

黄帝问：人打喷嚏，是什么气造成的呢？

岐伯说：阳气和利，满布于胸中，并向上从鼻中出来，就会成为喷嚏。对于这样的症状，治疗时应该补足太阳膀胱经的荥穴通谷穴，并针刺眉根的攒竹穴。

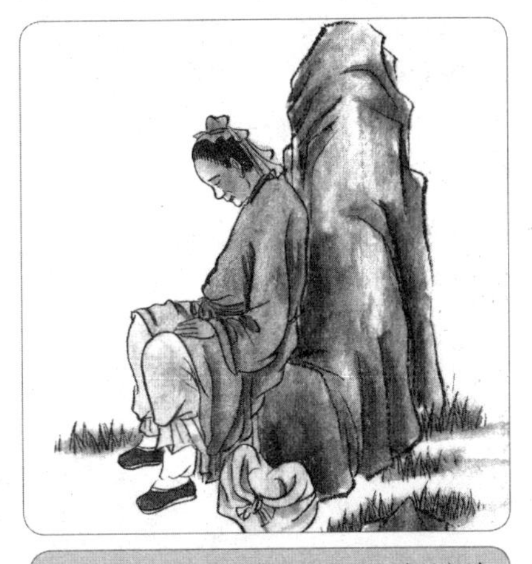

人患䘔病，是胃气虚，经血不足时强行进行房事，造成元气大伤而无法马上恢复所致。

【原文】

黄帝曰：人之䘔者，何气使然？

岐伯曰：胃不实则诸脉虚，诸脉虚则筋脉懈惰，筋脉懈惰则行阴用力，气不能复，故为䘔[①]。

因其所在，补分肉间。

【注释】

①亸（duǒ）：病名，症见肢体疲困，全身懈惰无力，甚至头部低垂，眼、面、口部的肌肉下垂。

【译文】

黄帝问：人出现全身无力、疲惫懈怠的症状，是什么气造成的呢？

岐伯说：胃气发虚，人体经脉气血不足，筋骨肌肉失去营养，就会导致懈怠无力。在这种情况下，再强行进行房事，元气大损而不能马上恢复，人就会患亸病。因为病变主要发生在肌肉之间，所以对于这样的症状治疗时应该根据疾病发生的具体部位，在分肉之间用补法进行针刺治疗。

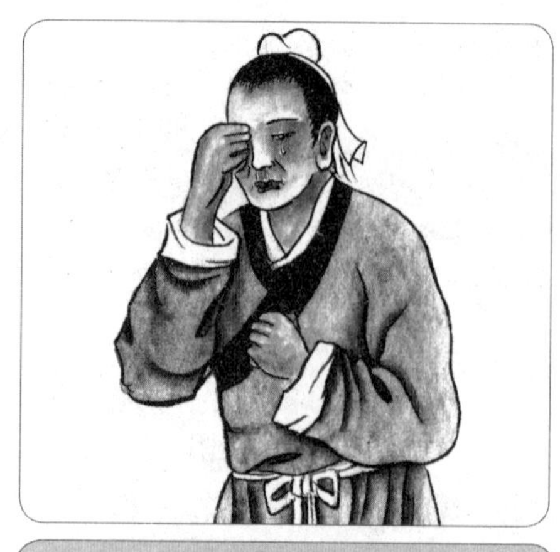

人在哀伤时流鼻涕和眼泪是因为情绪变化会扰动心神，心神不安就会使经脉波动，经脉波动会造成津液的通道开放。

【原文】

黄帝曰：人之哀而泣涕出者，何气使然？

岐伯曰：心者，五脏六腑之主也；目者，宗脉之所聚也[①]，上液之道也；口鼻者，气之门户也。故悲哀愁忧则心动，心动则五脏六腑皆摇，摇则宗脉感，宗脉感则液道开，液道开，故泣涕出焉。液者，所以灌精濡空窍者也，故上液之道开则泣，泣不止则液竭，液竭则精不灌，精不灌则目无所见矣，故命曰夺精。补天柱经侠颈。

【注释】

①"目者"二句：五脏六腑诸经脉之精气，皆上注于目而为之精，所以说，目者，宗脉之所聚也。宗脉，众多的经脉。杨上善："手足六阳及手少阴、足厥阴等诸脉凑目，故曰宗脉所聚。大小便为下液之道，涕泣以为上液之道。"

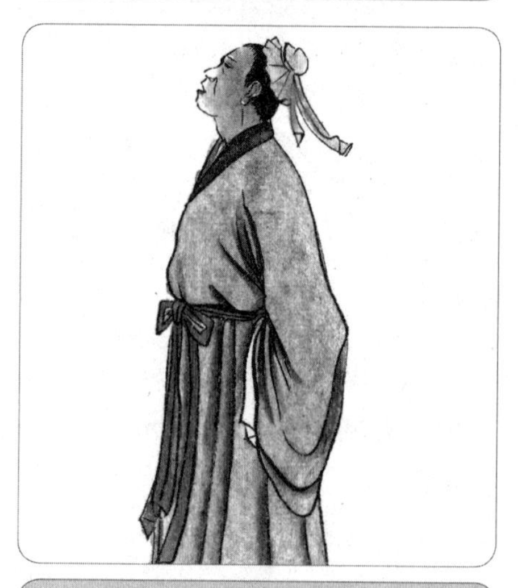

人不断叹息是因为过于忧思会引起心系拘急，进而造成气道受到约束，气行不畅。

【译文】

黄帝问：人在哀伤的时候鼻涕和眼泪都会流出，这是什么气造成的呢？

岐伯说：心是五脏六腑的主宰；眼睛是诸多经脉汇聚的地方，也是津液在上部外泻的通道，因为五脏六腑的经气向上注入目中；口鼻则是气出入的门户。所以，大凡悲伤、哀怨、愁苦、忧伤等情绪变化，都会扰动心神。心神不安就会使五脏六腑皆受影响而出现不安，继而波及各条经脉。经脉的波动使得各条排泄液体的通道全部开放。津液的通道开放，所以鼻涕和眼泪会同时流出。人体中的液体，有灌输精微物质以滋养各个孔窍的作用，所以当津液上流的通道开放、眼泪流出的时候，精液就会损耗，哭泣不止就会把精液耗光，使其无法输布精微物质以滋养孔窍，这会导致双目失明，这种现象称为"夺精"。对于这样的症状，治疗时应当补足太阳膀胱经挟颈部的天柱穴。

【原文】

黄帝曰：人之太息[①]者，何气使然？

岐伯曰：忧思则心系急，心系急则气道约，约则不利，故太息以伸出之。补手少阴、心主、足少阳，留之也。

【注释】

① 太息：长出气，即叹息、叹气。

【译文】

黄帝问：人有时会不断叹息，是什么气造成的呢？

岐伯说：过于忧思会造成心系拘急，心系拘急就会使气道受到约束，气道受到约束就会导致气行不畅，因此深长地呼吸才能使得气机得以舒缓。对于这样的症状，治疗时应当补手少阴心经、手厥阴心包经、足少阳胆经，并采用留针法。

【原文】

黄帝曰：人之涎下者，何气使然？

岐伯曰：饮食者皆入于胃，胃中有热则虫动，虫动则胃缓，胃缓则廉泉[①]开，故涎下。补足少阴。

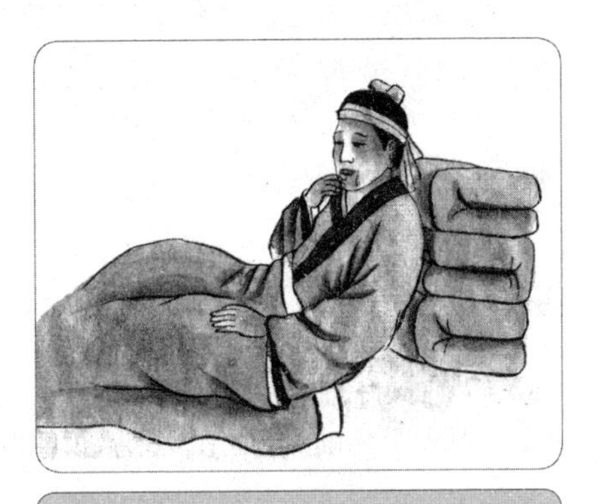

人有时会流涎，是因为胃热让胃中的寄生虫因受热而蠕动，引起胃气迟缓，导致舌下的廉泉穴开张。

【注释】

① 廉泉：穴名，位于舌下舌根处，属任脉，是唾液分泌的通道。足少阴之脉亦上挟舌本，主涎。杨上善："廉泉，舌下孔，通涎道也。人神守，则其道不开，若为好味所感，神者失守，则其孔开，涎出也；亦因胃热虫动，故廉泉开，涎因出也。"

【译文】

黄帝问：人有时会流涎，是什么气造成的呢？

岐伯说：饮食水谷进入胃中，胃中就会出现热象，胃中的寄生虫因受热而蠕动，就会使胃气迟缓。胃与口相通，胃气迟缓就会使得舌下的廉泉穴开张，导致口张开而收不住流涎。对于这样的症状，治疗时应当针刺足少阴肾经以补充肾水。

【原文】

黄帝曰：人之耳中鸣者，何气使然？

岐伯曰：耳者，宗脉之所聚也。故胃中空则宗脉虚，虚则下，溜脉[①]有所竭者，故耳鸣。补客主人[②]，手大指爪甲上与肉交者也。

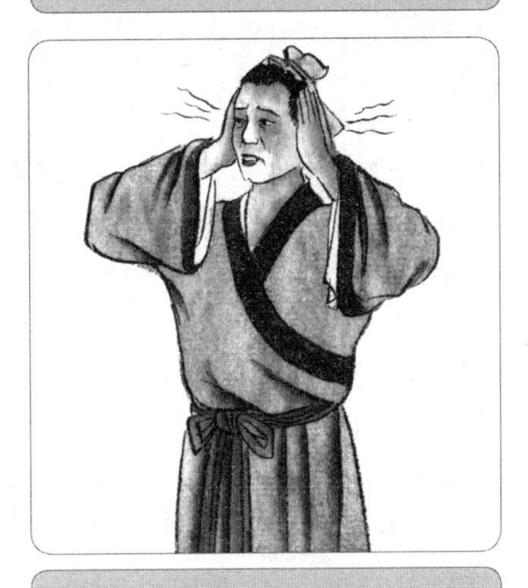

人出现耳鸣的症状是因为胃虚，水谷精微供给不足，宗脉得不到滋养引起脉虚，阳气下陷不升，导致耳中的经血脉气因得不到充养而耗损受伤。

【注释】

① 溜脉：流行的经脉，在此指头面部与耳目相通的经脉。溜，流。杨上善："溜脉，入耳之脉，溜行之

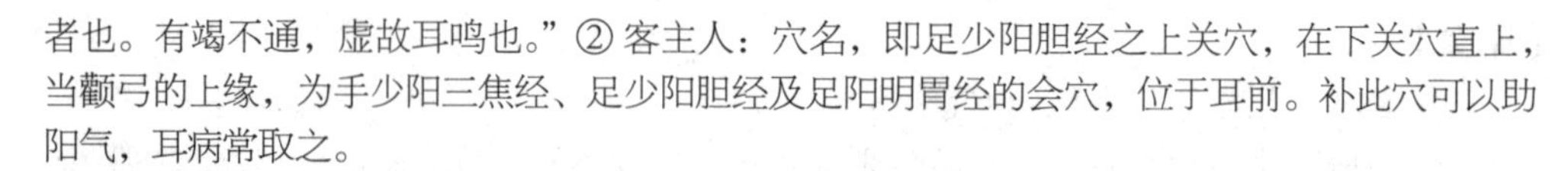

者也。有竭不通，虚故耳鸣也。”②客主人：穴名，即足少阳胆经之上关穴，在下关穴直上，当颧弓的上缘，为手少阳三焦经、足少阳胆经及足阳明胃经的会穴，位于耳前。补此穴可以助阳气，耳病常取之。

【译文】

黄帝问：人出现耳鸣的症状，是什么气造成的呢？

岐伯说：耳部是人身宗脉聚集的地方。如果胃中空虚，水谷精微供给不足，宗脉就不会得到滋养，脉中也会空虚。宗脉虚弱则阳气下陷不升，精微不能够向上送达，进入耳中的经脉气血就会因得不到充养而耗损受伤，就会导致耳鸣发生。对于这样的症状，治疗时应当取用足少阳胆经的客主人穴及位于手大指爪甲角的手太阴肺经的少商穴，以补法进行针刺。

【原文】

黄帝曰：人之自啮舌者，何气使然？

岐伯曰：此厥逆走上，脉气辈至也①。少阴气至则啮舌，少阳气至则啮颊，阳明气至则啮唇矣。视主病者，则补之。

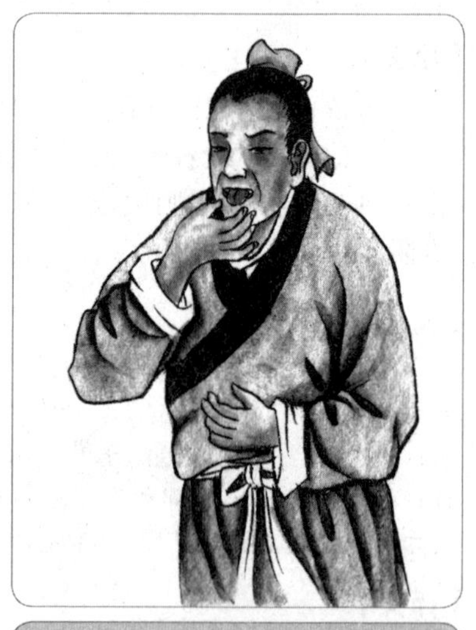

人咬到自己的舌头是厥气上逆，影响到各条经脉的脉气而使之分别上逆所致。

【注释】

①“此厥逆”两句：张介宾：“厥逆走上则血涌气腾，至生奇疾，所至之处，各有其部。如少阴之脉行舌本，少阳之脉循耳颊，阳明之脉环唇口，故或为肿胀，或为怪痒，各因其处，随而啮之，不独止于舌也。”

【译文】

黄帝问：人有时会咬到自己的舌头，这是什么气造成的呢？

岐伯说：这类疾病是厥气上逆，影响到各条经脉的脉气而使之分别上逆导致的。如果是少阴脉气上逆，由于足少阴肾经通于舌的根部，病人就会咬到自己的舌头；如果是少阳经脉气上逆，由于少阳经脉行于两颊的部位，病人就会咬到自己的面颊内部；如果是阳明经脉气上逆，由于阳明经脉环绕口唇部，病人就会咬到嘴唇。对于这样的症状，治疗时应当根据发病的部位，确定病在哪一条经脉，然后用扶正祛邪的方法进行针刺治疗。

【原文】

凡此十二邪者，皆奇邪①之走空窍者也。故邪之所在，皆为不足。故上气不足，脑为之不满，耳为之苦鸣，头为之苦倾，目为之眩；中气不足，溲便为之变，肠为之苦鸣；下气不足，则乃为痿厥心悗。补足外踝下，留之。

【注释】

①奇邪：非常之邪，其所致的病证也不同于一般的疾病，此处指以上十二种邪气侵害人体的部位和发病方式有异于一般的病邪。奇，异常。

【译文】

以上提到的这十二种病邪，都是由邪气侵入孔窍所导致的。邪气之所以能侵入这些部位，是因为正气不足。凡是上焦气不足的病证，都会使脑髓不充实，有空虚的感觉，耳鸣，头部支撑无力而低垂，双目晕眩；中焦气不足，就会使人大小便不调，肠中鸣响；下焦气不足，就会使人两足软弱无力而发冷，心中窒息烦闷。治疗时，应该用留针的补益方法针刺足太阳经位于足外踝后部的昆仑穴。

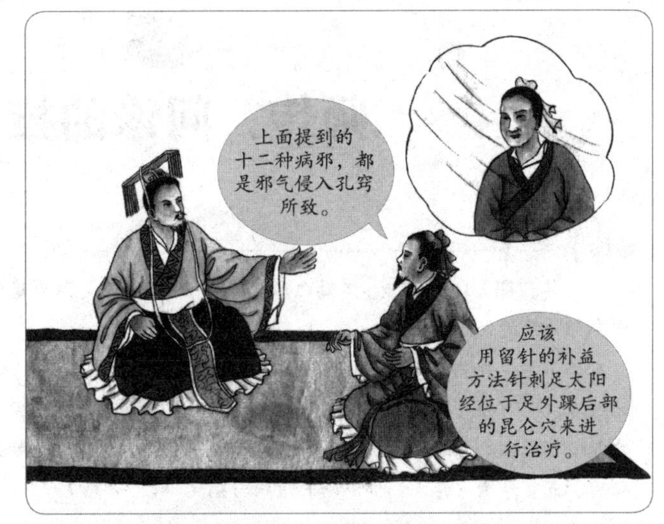

正气不足会引起邪气侵入人体的孔窍导致疾病产生。

【原文】

黄帝曰：治之奈何？

岐伯曰：肾主为欠，取足少阴。肺主为哕[①]，取手太阴、足少阴。唏者，阴盛阳绝，故补足太阳，泻足少阴。振寒者，补诸阳。噫者，补足太阴、阳明。嚏者，补足太阳、眉本。亸，因其所在，补分肉间。泣出，补天柱经侠颈，侠颈者，头中分也。太息，补手少阴、心主、足少阳，留之。涎下，补足少阴。耳鸣，补客主人，手大指爪甲上与肉交者。自啮舌，视主病者则补之。目眩头倾，补足外踝下留之。痿厥心悗，刺足大指间上二寸[②]留之，一曰足外踝下，留之。

【注释】

①肺主为哕：张介宾："上文言哕出于胃，此言哕出于肺，盖寒气上逆而为哕，气病于胃而主于肺也。" ②足大指间上二寸：指足厥阴经之太冲穴，或足太阴经之太白穴。

【译文】

黄帝问：上述各类疾病，应当如何治疗呢？

岐伯说：以上诸病中，肾气所主的哈欠病，应泻足少阴肾经，补足太阳膀胱经；肺气所主的呃逆病，应补手太阴肺经以及足少阴肾经；哽咽是阴盛阳衰的病证，应补足太阳膀胱经，泻足少阴肾经；身上发冷的振寒证，应补足各条阳经上的穴位；嗳气病，应补足太阴脾经和足阳明胃经的穴位；经常打喷嚏，应补足太阳膀胱经的通谷穴，并针刺攒竹穴；肢体懈怠无力的亸病，要根据所在经脉的不同而分别取经脉的分肉之间，用补法治疗；哭泣而涕泪同出的，应当补位于颈项之后中行两旁的足太阳膀胱经的天柱穴；经常叹气的，应补手少阴心经、手厥阴心包经以及足少阳胆经，针刺后要留针；口角流涎，应补足少阴肾经；耳鸣，应补足少阳胆经的客主人穴，以及位于手大指爪甲角部的手太阴肺经的少商穴；咬自己舌头和颊部的，应当根据发病部位所属经脉分别使用补法；双目眩晕、头垂无力的，应当补足外踝后的昆仑穴，用留针法；肢体痿弱无力而厥冷、心胸窒闷的，应刺足大趾本节之后二寸处，用留针的方法针刺，一说可在足外踝后的昆仑穴针刺，并用留针的方法。

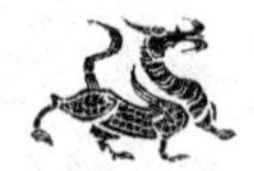

师传：问诊的技巧

【导读】

师传，即先师的心传。本篇之所以名为“师传”，是因为篇中所论在医书中没有记载，乃是由先师传授的经验。

本篇的主要内容有：一是强调医生临床思维方法的重要性，提出医生应当懂得“顺”和“便”的道理，能够顺应人之常情和自然规律，同时要“临病人问所便”，只有与患者达成良好的合作，才能做出正确的诊断与合理的治疗；二是说明望诊的重要性，指出医生要根据病人的身形、肢节、肌肉、五官等情况，来测候脏腑的情状与病变。

【原文】

黄帝曰：余闻先师，有所心藏，弗著于方①。余愿闻而藏之，则而行之。上以治民，下以治身，使百姓无病。上下和亲，德泽下流。子孙无忧，传于后世。无有终时，可得闻乎？

岐伯曰：远乎哉问也！夫治民与自治，治彼与治此，治小与治大，治国与治家，未有逆而能治之也，夫惟顺而已矣。顺者，非独阴阳脉论气之逆顺也，百姓人民皆欲顺其志也。

【注释】

①方：方版，古代书写用的木板。

【译文】

黄帝说：我听说先师有许多宝贵的心得，但没有在著作中记载下来。我希望听听这些心得并牢记于心，将其作为准则来执行，从大的方面讲，可以用其治理天下百姓；从小的方面讲，可以保养自己的身体，使百姓不为疾病所困，上下和睦亲善，恩德教泽向下流传，让子子孙孙不为疾病所扰，并让这些经验永传后世。所有这些，您可以为我讲述吗？

岐伯说：您问得真深远啊！不论治民还是治身，治彼还是治此，治小还是治大，治国还是治家，从来都没有用倒行逆施的方法能治理好的，只有顺应自然规律才行得通。所谓顺，不仅仅是指医学上阴阳、经脉、气血的逆顺，还指对待百姓时，也要顺应他们的民心意愿。

【原文】

黄帝曰：顺之奈何？

岐伯曰：入国问俗，入家问讳，上堂问礼，临病人问所便①。

黄帝曰：便病人奈何？

岐伯曰：夫中热消瘅则便寒，寒中之属则便热。胃中热则消谷，令人悬心善饥。脐以上皮热，肠中热，则出黄如糜。脐以下皮寒，肠中寒，则肠鸣飧泄。胃中寒，肠中热，则胀而且泄。胃中热，肠中寒，则疾饥，小腹痛胀。

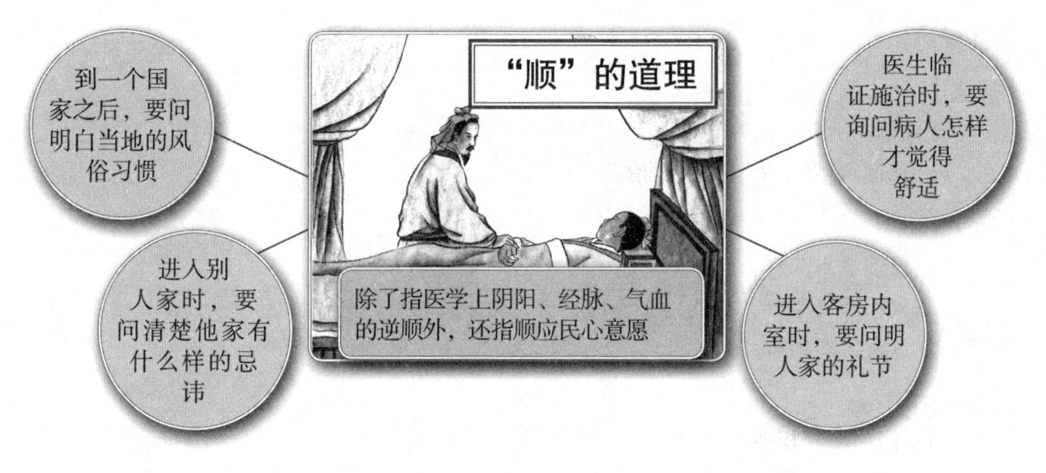

【注释】

①便：指为病者“喜爱”或“相宜”的意思。张介宾：“便者，相宜也。有居处之宜否，有动静之宜否，有阴阳之宜否，有寒热之宜否，有性情之宜否，有味气之宜否。临病人而失其宜，施治必相左矣。故必问病人之所便，是皆取顺之道也。”

【译文】

黄帝问：怎样才能做到顺呢？

岐伯说：到一个国家之后，先要问明白当地的风俗习惯；进入别人家时，先要问清楚他家有什么样的忌讳；进入客房内室时，要问明人家的礼节；临证施治时，也要询问病人怎样才觉得舒适。

黄帝问：要想使病人觉得舒适，应当怎样做呢？

岐伯说：由于内热而导致多食易饥的消渴病，适宜于寒的治法；属于寒邪内侵一类的病证，就适宜于热的治法。胃里有热邪，就会很快地消化谷物，使人心似悬空，总有饥饿感。脐以上的皮肤有热感，说明肠中有热邪，病人会排出像稀粥一样的粪便。脐以下的皮肤感觉寒冷，就表明肠中有寒气，病人会出现肠鸣腹泻的症状。如果胃中有寒气，肠中有热邪，就会导致腹胀腹泻。胃中有热邪，肠中有寒气，病人就会容易饥饿，小腹也会胀痛。

【原文】

黄帝曰：胃欲寒饮，肠欲热饮，两者相逆，便之奈何？且夫王公大人血食之君，骄恣纵欲，轻人，而无能禁之，禁之则逆其志，顺之则加其病，便之奈何？治之何先？

岐伯曰：人之情，莫不恶死而乐生。告之以其败，语之以其善，导之以其所便，开之以其所苦。虽有无道之人，恶有不听者乎？

【译文】

黄帝说：胃热宜食寒性的食物，肠寒宜食热性的食物，寒热两者性质相反，应该怎样治疗呢？尤其是那些王公贵族，肉食之君，都是性情骄傲、恣意妄行、轻视别人的人。医生无法劝阻他们，如果劝阻，就会违背他们的意志，但如果顺从他们的意志，就会导致病情加重。在这种情况下，应当如何处理呢？治疗时又应先从哪里着手呢？

岐伯说：怕死而乐生是人之常情。如果医生能告诉他哪些对身体有害，哪些对身体有益，并指导他应该怎样做，解开他们心中的苦痛，那么即使病人是不太懂情理的人，也不会不听劝告吧？

【原文】

黄帝曰：治之奈何？

岐伯曰：春夏先治其标，后治其本；秋冬先治其本，后治其标。

【译文】

黄帝问：应当怎样治疗呢？

岐伯说：春夏季节，应先治在外的标病，后治在内的本病；秋冬季节，应先治在内的本病，后治在外的标病。

【原文】

黄帝曰：便其相逆[①]者奈何？

岐伯曰：便此者，食饮衣服，亦欲适寒温。寒无凄怆[②]，暑无出汗。食饮者，热无灼灼[③]，寒无沧沧[④]，寒温中适。故气将持，乃不致邪僻也。

【注释】

①便其相逆：张介宾："谓于不可顺之中，而复有不得不委曲，以便其情者也。"②凄怆：身体寒冷。③灼灼：形容食物过热。灼，烧。④沧沧：形容食物过凉。沧，寒冷。

【译文】

黄帝问：对那种性情与病情相矛盾的病人，应当怎样根据病人的喜好来适应其病情呢？

岐伯说：对于这样的病人，在日常的饮食穿着上，应注意使他寒温适中。天冷时，要加厚衣服，不要使他受冻发抖；天热时，要减少衣服，不要使他发热出汗。在饮食方面，不要让他吃过热或过凉的食物，寒温要适中。这样真气就能内守，邪气也就无法侵入人体而致病了。

【原文】

黄帝曰：《本脏》[①]以身形支节䐃肉，候五脏六腑之小大焉。今夫王公大人，临朝即位之君而问焉，谁可扪循之而后答乎？

岐伯曰：身形支节者，脏腑之盖[②]也，非面部之阅[③]也。

【注释】

①《本脏》：指《黄帝内经》的《本脏》篇。②脏腑之盖：身体肢节是覆盖脏腑的。盖，覆盖。③阅：察看。

【译文】

黄帝说：《本脏》篇认为，根据人的形体、四肢、关节、肌肉等情况，

通过观察人的身形肢节和诊察面部，都能了解五脏精气的情况。
如果王公贵族以及君主想知道自己的身体状况，有谁敢在他们的身上随便按摸检查，来了解他们的身体情况呢？

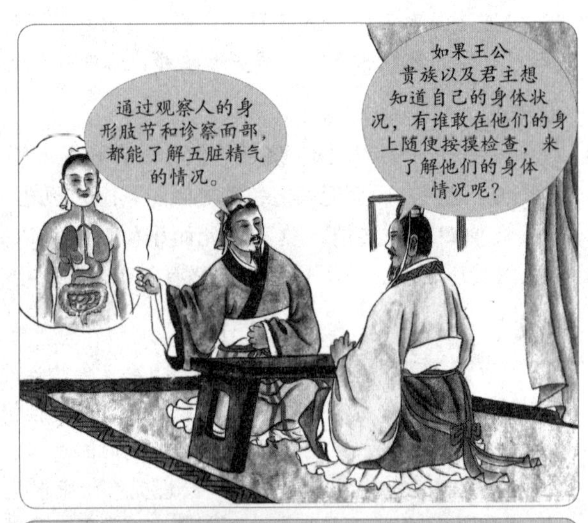

岐伯说，通过观察人的身形肢节也能够了解五脏六腑的情况。

可以测知五脏六腑的形态大小。如果王公贵族以及临朝即位的君主想知道自己的身体状况，有谁敢在他们的身上随便按摸检查，然后再予以回答呢？

岐伯说：人的身形肢节，覆盖在五脏六腑的外部，生理上与脏腑相通，因而观察它们也能了解五脏精气的情况，而不是只有依靠诊察面部才能行。

【原文】

黄帝曰：五脏之气，阅于面者，余已知之矣，以肢节而阅之奈何？

岐伯曰：五脏六腑者，肺为之盖，巨肩陷咽，候见其外[①]。

黄帝曰：善。

岐伯曰：五脏六腑，心为之主，缺盆为之道，𩩲[②]骨有余，以候。

黄帝曰：善。

岐伯曰：肝主为将，使之候外，欲知坚固，视目小大。

黄帝曰：善。

岐伯曰：脾主为卫，使之迎粮[③]，视唇舌好恶，以知吉凶。

黄帝曰：善。

岐伯曰：肾主为外，使之远听，视耳好恶，以知其性。

【注释】

①“巨肩”两句：张介宾：“肩高胸突，其喉必缩，是为陷咽。”马元台：“凡巨肩陷咽者，肺之小大高下、坚脆偏正可候矣。”②𩩲（guā）：两锁骨内侧的肩端骨。③使之迎粮：使其受纳饮食物。

【译文】

黄帝说：五脏精气的情况，可以通过观察人的面部来得知，我已经懂得了这个道理。但从形体肢节来察知内脏的情况，应该怎样做呢？

岐伯说：五脏当中，肺所处的部位最高，如同伞盖一样。根据肩的上下运状动态和咽喉的高突凹陷情况，就能测知肺脏的情况。

黄帝说：讲得好。

怎样从外在形体判断五脏的情况

判断依据	能测知的内脏
肩的上下运动态态和咽喉的高突凹陷情况	肺脏
观察两肩端骨距离的远近	心脏
观察眼睛的大小	肝脏
了解唇舌胃口的好坏	脾脏
观察耳的听力的强弱	肾脏

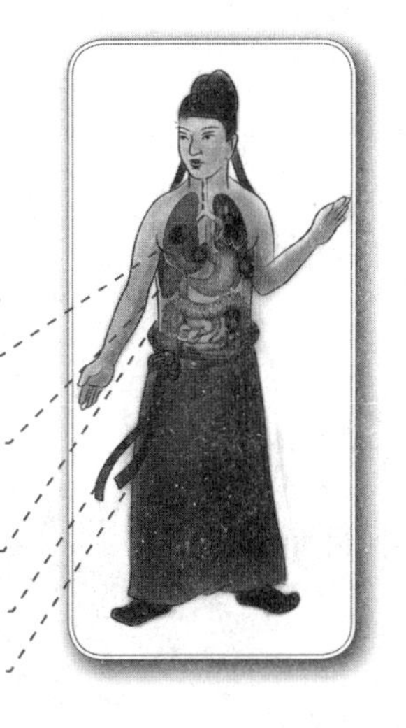

岐伯说：五脏当中，心是主宰，以缺盆作为血脉的通道。观察两肩端骨距离的远近，就可测知缺盆骨的部位，从而了解心脏的大小。

黄帝说：讲得好。

岐伯说：五脏当中，肝像将军，能够守护身体使其不受侵害。肝开窍于目，要从外面测知肝是否坚固，就应观察眼睛的大小。

黄帝说：讲得好。

岐伯说：脾脏捍卫全身，接受水谷的精微，并将其输送到身体的各个部位。所以只要了解唇舌胃口的好坏，就可以知道脾病的吉凶。

黄帝说：讲得好。

岐伯说：肾脏主水液，通于耳而主外，人们用它来听到远处的声音。所以只要观察耳的听力的强弱，就可以测知肾脏的功能如何。

【原文】

黄帝曰：善。愿闻六腑之候。

岐伯曰：六腑者，胃为之海，广骸①、大颈、张胸，五谷乃容；鼻隧以长，以候大肠；唇厚、人中长，以候小肠；目下果②大，其胆乃横；鼻孔在外，膀胱漏泄③，鼻柱中央起，三焦乃约。此所以候六腑者也。上下三等④，脏安且良矣。

【注释】

①广骸：形容骨骼宽大。骸，骨骸、骨骼。②目下果：下眼睑。果，同“裹”。③“鼻孔”两句：谓鼻孔偏向外翻，则膀胱失于内固而小便滴漏。④上下三等：指面部的上、中、下三停及身体的上、中、下三停均匀正常。面部的上、中、下三停，发际至印堂为上停，鼻根至鼻尖为中停，人中至下颏为下停。人身体的上、中、下三停，头部为上停，头以下至腰部为中停，腰以

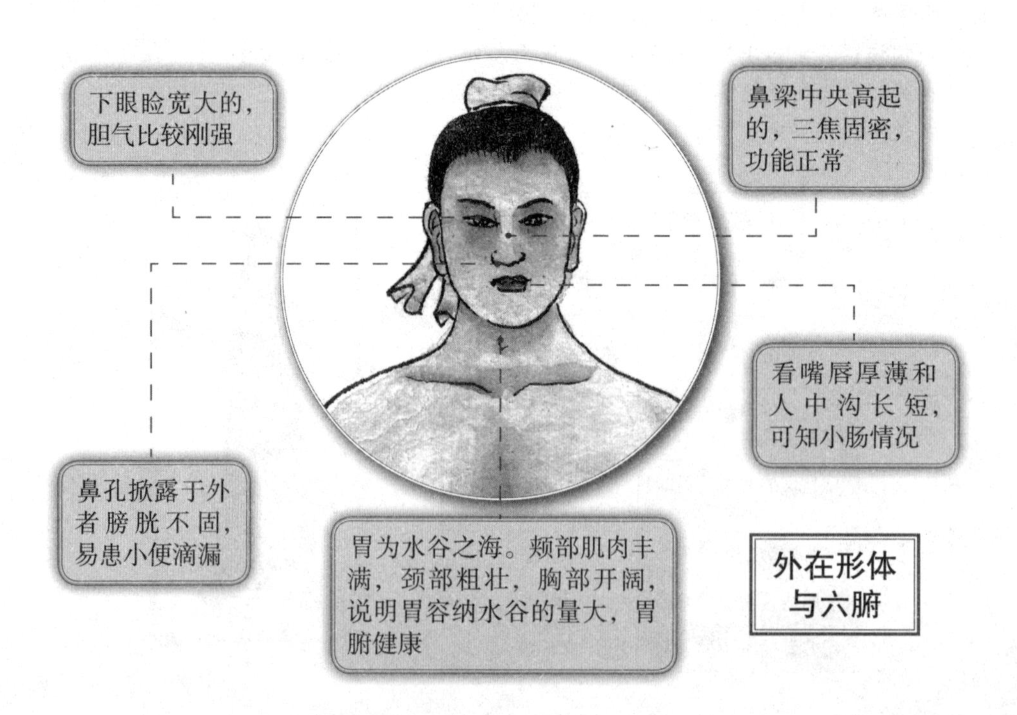

下至足部为下停。

【译文】

黄帝说：讲得好。请您再讲讲从外在形体测候六腑的方法。

岐伯说：六腑当中，胃为水谷之海。凡是颊部肌肉丰满，颈部粗壮，胸部开阔的，胃容纳水谷的量都很大。通过观察鼻窍隧道的长短，就可测知大肠的状况；通过观察嘴唇的厚薄和人中沟的长短，可测候小肠的情况。下眼睑宽大的，可知其胆气刚强；鼻孔掀露于外的，可知其膀胱不固，容易发生小便滴漏；鼻梁中央高起的，可知其三焦固密，功能没有异常。这就是通过观察人的外部形体测候六腑的方法。总的来说，人体的上中下三部协调匀称，则说明脏腑的功能稳定而正常。

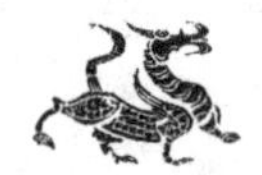

决气：六气的功能

【导读】

决气，意为辨别人体之气。决，本义为打开缺口引导水流，此处是分析、辨别的意思。气，在此指人体之气，具体又可分为六气，即精、气、津、液、血、脉。本篇主要分析了人体六气的生成、功能和病理特征，最后说明"五谷与胃为大海"，即水谷精微与脾胃的消化吸收乃是六气化生的根源，所以篇名为"决气"。

【原文】

黄帝曰：余闻人有精、气、津、液、血、脉，余意以为一气耳，乃辨为六名，余不知其所以然。

岐伯曰：两神相搏①，合而成形，常先身生，是谓精。

何谓气？

岐伯曰：上焦开发，宣五谷味②，熏肤、充身、泽毛，若雾露之溉，是谓气。

何谓津？

岐伯曰：腠理发泄，汗出溱溱③，是谓津。

何谓液？

岐伯曰：谷入气满，淖泽注于骨，骨属屈伸。泄泽④，补益脑髓，皮肤润泽，是谓液。

何谓血？

岐伯曰：中焦受气取汁，变化而赤，是谓血。

何谓脉？

岐伯曰：壅遏⑤营气，令无所避，是谓脉。

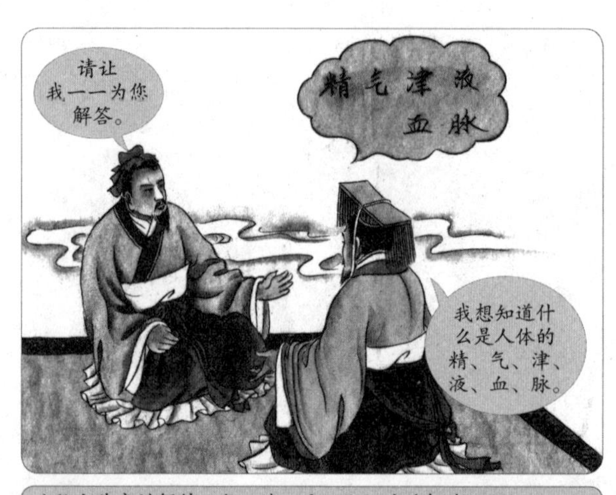

请让我一一为您解答。
精气津液血脉
我想知道什么是人体的精、气、津、液、血、脉。
岐伯向黄帝讲解精、气、津、液、血、脉的相关知识。

【注释】

①两神相搏：指男女两性交媾。张介宾："两神，阴阳也。搏，交也。"②宣五谷味：将五谷所化生的精微输布到周身。宣，布散。③溱（zhēn）：溱汗出滋润的样子。④泄泽：满盈渗出且起着滋润、补益的作用。⑤壅遏：壅塞、遏制，在此指脉约束营气的作用。张介宾："壅遏者，堤防之谓，犹道路之有封疆，江河之有涯岸。俾营气无所回避，而必行其中者，是谓脉。"

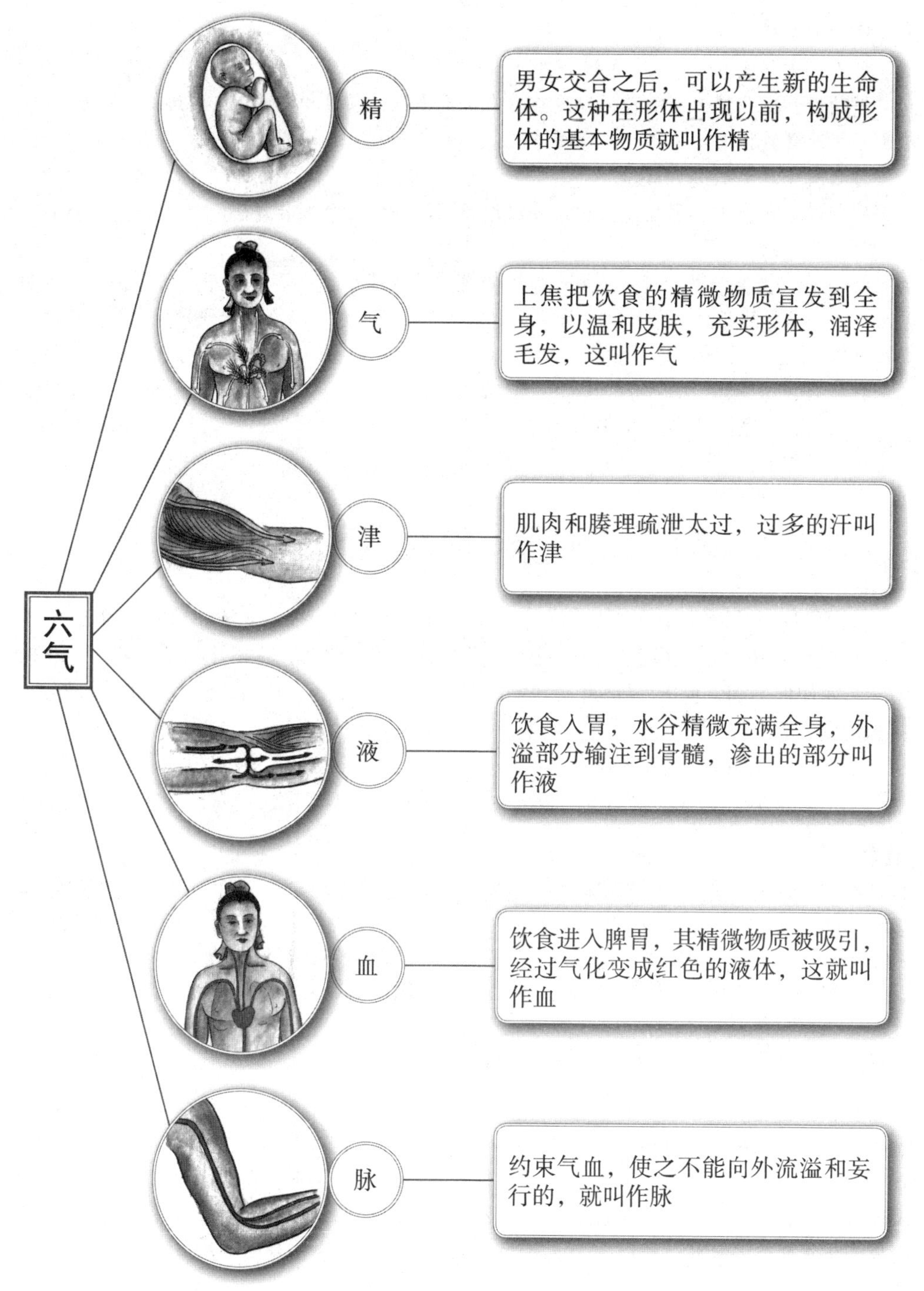

【译文】

黄帝说：我听说过人体有精、气、津、液、血、脉的说法。我原以为这些不过是一种气而已，可人们却把它分为六种，我不明白这样分的原因。

岐伯说：男女交合之后，可以产生新的生命体。这种在形体出现以前，构成形体的基本物质，叫作精。

什么叫作气呢？

岐伯说：上焦把饮食的精微物质宣发布散到全身，以温和皮肤，充实形体，润泽毛发，就像雾露灌溉各种草木一样，这就叫作气。

什么叫作津呢？

岐伯说：肌肉和腠理疏泄太过，汗出过多，这样的汗就叫作津。

什么叫作液呢？

岐伯说：饮食入胃，水谷精微充满于周身。外溢部分输注到骨髓中，使骨骼关节曲伸灵活自如。渗出的部分在内可以补益脑髓，在外散布到皮肤，可以使皮肤保持润泽，这种物质就叫作液。

什么叫作血呢？

岐伯说：饮食进入位于中焦的脾胃，其中的精微物质被吸收，经过气化变成红色的液体，这就叫作血。

什么叫作脉呢？

岐伯说：像设堤防一样约束着气血，使之不能向外流溢和妄行的，就叫作脉。

【原文】

黄帝曰：六气者，有余不足，气之多少，脑髓之虚实，血脉之清浊，何以知之？

岐伯曰：精脱者，耳聋[①]；气脱者，目不明[②]；津脱者，腠理开，汗大泄[③]；液脱者，骨属屈伸不利，色夭，脑髓消，胫酸，耳数鸣；血脱者，色白，夭然不泽；脉脱者，其脉空虚。此其候也。

黄帝曰：六气者，贵贱何如？

岐伯曰：六气者，各有部主[④]也，其贵贱善恶，可为常主，然五谷与胃为大海也。

【注释】

①精脱者，耳聋：张介宾："肾藏精，耳者肾之窍，故精脱则耳聋。"②气脱者，目不明：张志聪："目之精明五色，气之华也，故气脱者目不明。"③津脱者，腠理开，汗大泄：汗为阳津，腠理疏泄而不能固密，则大汗不止。④各有部主：指六气各有所属的脏器，各有分布的部位。部，部位。主，统领。张介宾："部主，谓各部所主也。如肾主精，肺主气，脾主津液，肝主血，心主脉也。"

【译文】

黄帝问：精、气、津、液、血、脉六气的有余和不足，如精气的多少、津液的虚实、血脉的清浊之类情况，怎样才能知道呢？

岐伯说：精虚，会使人耳聋；气虚，会使人的眼睛视物不明；津虚，则腠理开泄，使人大量出汗；液虚，会使人四肢关节屈伸不灵活，面色枯槁没有光泽，脑髓不充实，小腿酸软，经常耳鸣；血虚，会使人面色苍白无光泽；脉虚，会使脉管空虚下陷。这就是六气有余和不足的各种表现。

黄帝问：六气对人体的重要性的主次是怎样的呢？

岐伯说：六气分别由各自对应的脏器统领管辖，它们在人体中的重要性及功能的正常与否，都取决于其所归属的脏器的情况。但由于六气都是五谷精微所化生的，而这些精微物质又都是从胃中化生出来的，因此胃是六气化生的源泉。

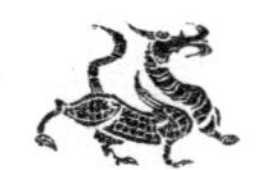

肠胃：消化道的介绍

【导读】

本篇主要从解剖学的角度，介绍了人体消化道各器官的大小、长短及容量。其中肠胃为重点，故篇名为“肠胃”。篇中所论人体消化道各器官的长短大小，与现代解剖学的结论基本符合，反映了古代解剖学方面的成果。

【原文】

黄帝问于伯高曰：余愿闻六腑传谷者，肠胃之大小长短，受谷之多少，奈何？

伯高曰：请尽言之。谷所从出入浅深远近长短之度：唇至齿长九分，口广二寸半；齿以后至会厌①，深三寸半，大容五合②；舌重十两，长七寸，广二寸半；咽门重十两，广一寸半，至胃长一尺六寸；胃纡曲屈，伸之，长二尺六寸，大一尺五寸，径五寸，大容三斗五升；小肠后附脊，左环回周迭积，其注于回肠者，外附于脐上③，回运环十六曲，大二寸半，径八分分之少半④，长三丈二尺；回肠当脐，左环，回周叶积⑤而下，回运环反十六曲，大四寸，径一寸寸之少半，长二丈一尺；广肠傅脊⑥，以受回肠，左环叶积，上下辟，大八寸，径二寸寸之大半，长二尺八寸。肠胃所入至所出，长六丈四寸四分，回曲环反，三十二曲也。

【注释】

①会厌：位于舌骨之后，喉头上面，在气管和食管交会之处，故名“会厌”。它是一个形如树叶的软骨片，在呼吸发音时开启，在饮食吞咽时关闭，以避免食物进入气管。会，气管与食管的交会。厌，掩盖。②合（gě）：古代计量单位。10勺为1合，10合为1升。汉制1升等于18至30克。③“其注”两句：张介宾：“其下口注于回肠者，外附近于脐上一寸，当水分穴处是也。”回肠，指大肠上段和小肠下段的一部分。④少半：俗称“一小半”。⑤叶（xié）积：迭积。叶，“协”的古文。⑥广肠：指今之乙状结肠下段和直肠部分。傅脊：附着于脊柱。傅，通“附”。

【译文】

黄帝向伯高问道：我想了解一下六腑之中消化器官的状况。肠胃等脏器的大小、长短，以及容纳饮食谷物数量的多少，分别是怎样的呢？

伯高回答说：请让我详细地讲给您听。食物的出入及深浅、远近、长短的度数是这样的：口唇到牙齿间的距离是九分，两个口角间的宽度是二寸半；牙齿向后到会厌部的距离是三寸半，整个口腔可容纳五合食物；舌重十两，长七寸，宽二寸半；咽门重十两，宽一寸半，从咽门到胃的距离是一尺六寸；胃的形态是迂曲弯折的，伸直了长二尺六寸，外周长一尺五寸，直径是五寸，能容纳食物三斗五升；小肠在腹腔，向后依附于脊柱前面，从左向右环绕重叠，而后又周回重叠于腹内，下口注于回肠，在外依附在脐的上方，共计环绕重叠十六个弯曲，外周长二寸半，直径长八分又三分之一分，长三丈二尺；回肠在脐部，

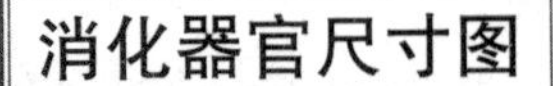

部位	距离	宽度
口唇到牙齿	九分	
两嘴角		二寸半
牙齿到会厌部	三寸半	

部位	长度	宽度	重量
舌	七寸	二寸半	十两

部位	长度	宽度	重量
咽门		一寸半	十两
咽门到胃	一尺六寸		

部位	形态	直径	长度	周长	容量
胃	迂曲弯折	五寸	二尺六寸	一尺五寸	三斗五升

部位	形态	直径	长度	周长
小肠	共十六个弯曲	八分又三分之一分	三丈二尺	二寸半
回肠	有十六个弯曲	一寸又三分之一寸	二丈一尺	四寸
广肠	由上到下逐渐宽大	二寸又三分之二寸	二尺八寸	宽处周长八寸

总体	形态	长度
	三十二个回环弯曲	六丈又四寸四分

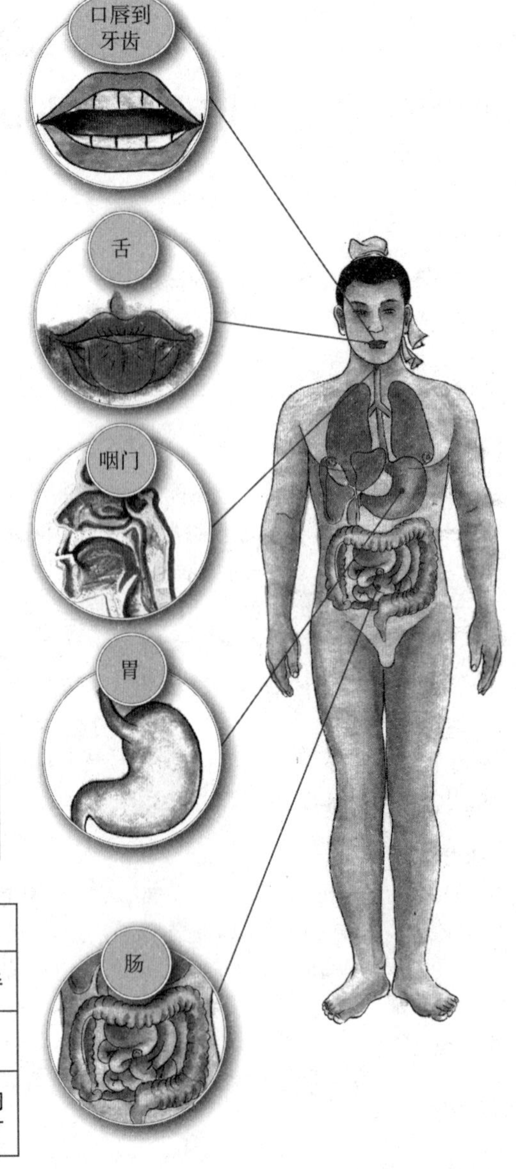

向左回环，环绕重叠向下延伸，也有十六个弯曲，外周长四寸，直径长一寸又三分之一寸，共长二丈一尺；广肠附着在脊柱前面，与回肠相接，接受回肠所传下的糟粕，向左环绕重叠于脊椎之前，由上到下逐渐宽大，最宽处周长八寸，直径长二寸又三分之二寸，长二尺八寸。整个消化系统，从食物入口处到代谢物排出处，总长度是六丈又四寸四分，一共有三十二个回环弯曲。

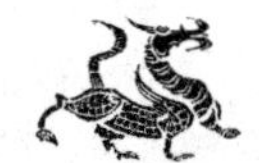

平人绝谷：肠胃的功能

【导读】

平人，即健康无病的正常人。绝谷，即不饮不食。本篇主要分析了正常人七日不进饮食就会死亡的原因，所以名为“平人绝谷”。

本篇的主要内容包括：一是分析正常人七日不进饮食就会死亡的原因；二是介绍胃、小肠、回肠、广肠的尺寸和容量；三是说明胃肠摄取饮食、补充营养是维持生命的关键；四是指出神和水谷精气的密切关系。

【原文】

黄帝曰：愿闻人之不食，七日而死，何也？

伯高曰：臣请言其故。胃大一尺五寸，径五寸，长二尺六寸，横屈受水谷三斗五升。其中之谷常留二斗，水一斗五升而满。上焦泄气，出其精微，慓悍滑疾，下焦下溉诸肠。小肠大二寸半，径八分分之少半，长三丈二尺，受谷二斗四升，水六升三合合之大半。回肠大四寸，径一寸寸之少半，长二丈一尺。受谷一斗，水七升半。广肠大八寸，径二寸寸之大半，长二尺八寸，受谷九升三合八分合之一。肠胃之长，凡五丈八尺四寸，受水谷九斗二升一合合之大半，此肠胃所受水谷之数也。

【译文】

黄帝问：我想听听，正常的人七天不进饮食就会死亡，是什么原因？

伯高说：请让我谈一谈其中的缘故。胃周长一尺五寸，直径五寸，长二尺六寸，能容纳三斗五升食物，在通常情况下存留两斗食物和一斗五升水就满了。上焦具有输布精气的功能，也就是能够将中焦化生的精微物质——包括剽悍滑利的阳气——布散全身，并将其余部分在下焦灌注到诸肠当中。小肠周长二寸半，直径八分又三分之一分，长三丈二尺，能容纳二斗四升食物和六升三合又三分之二合水。回肠周长四寸，直径一寸又三分之一寸，长二丈一尺，能容纳一斗食物和七升半水。广肠周长八寸，直径二寸又三分之二寸，长二尺八寸，能容纳九升三合又八分之一合食物。肠胃的总长度，一共是五丈八尺四寸，能容纳九斗二升一合又三分之二合的食物，这就是肠胃能容纳食物的总量。

【原文】

平人则不然，胃满则肠虚，肠满则胃虚。更虚更满，故气得上下，五脏安定，血脉和利，精神乃居。故神者，水谷之精气也。故肠胃之中，当留谷二斗，水一斗五升。故平人日再后[①]，后二升半，一日中五升，七日五七三斗五升，而留水谷尽矣。故平人不食饮七日而死者，水谷精气津液皆尽故也。

【注释】

① 日再后：每日两次大便。

【译文】

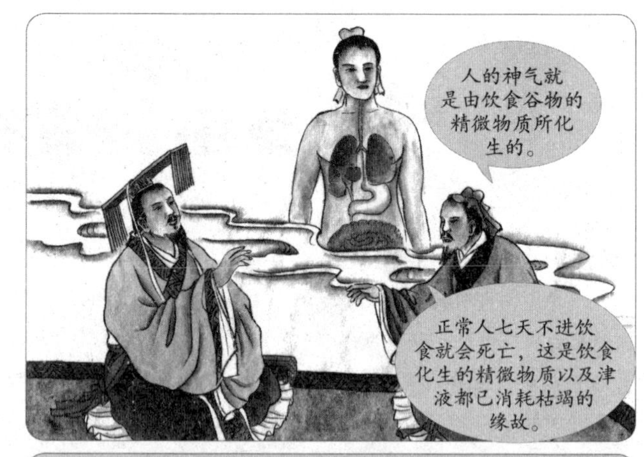

岐伯说，只有肠胃总是处于充满和空虚交替的状态时，气机才能遍布全身，使五脏功能正常，血脉调和通畅，精神安宁充沛。

正常的人并不像上面所讲的那样。他们胃中充满食物的时候，肠中是空虚无物的；当肠中充满来自胃中的食物的时候，胃中又没有食物了。这样，肠胃总是处于充满和空虚交替的状态，所以体内的气机才能够布散全身，上下畅行，使五脏功能正常，血脉调和通畅，精神安宁充沛。所以说，人的神气就是由饮食谷物的精微物质所化生的。在人的肠胃中，一般会存留两斗食物和一斗五升的水。正常人每天排便两次，每次排泄约二升半，一天就可排便五升。七天共排出三斗五升，这样，原来存留在肠胃中的食物就都排泄完了。因此，正常人七天不进饮食就会死亡，是饮食化生的精微物质以及津液都已消耗枯竭的缘故。

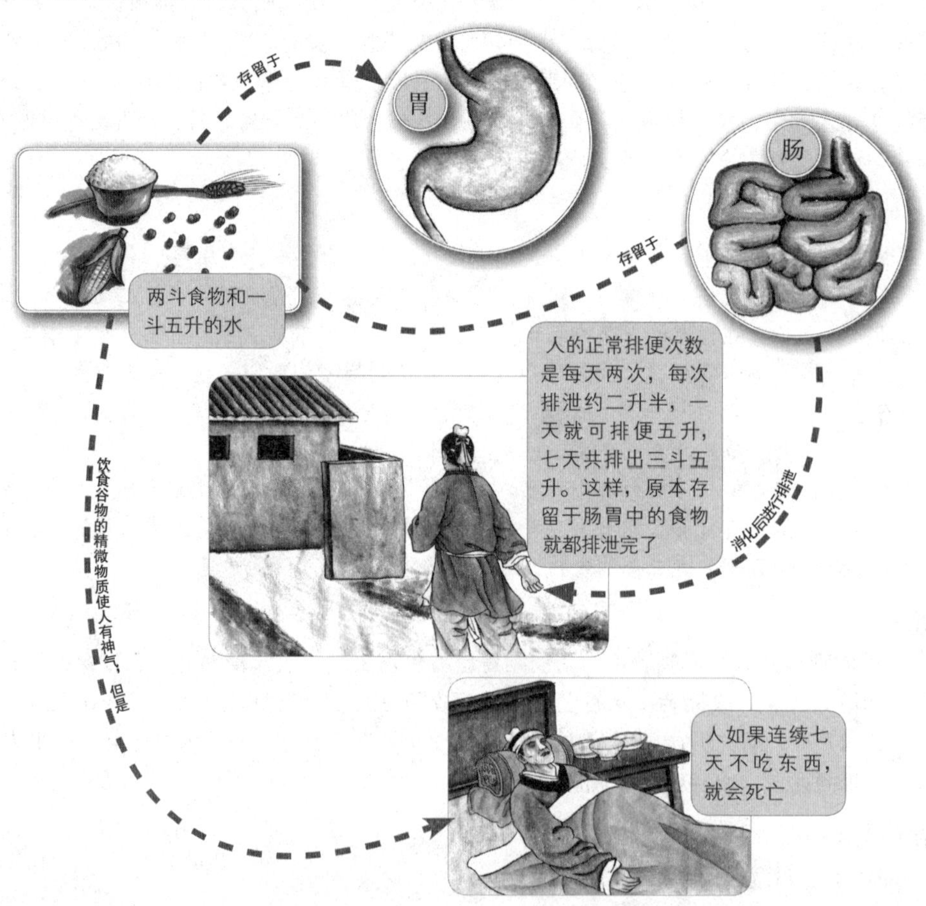

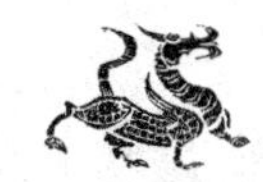

海论：人体中的四海

【导读】

海，即大海，既是百川汇聚之处，又是天地万物赖以生存的水分之源。本篇采用取象比类的方法，集中讨论了人体的髓海、血海、气海、水谷之海这四海与自然界东南西北四海的对应关系，故名为“海论”。

本篇的主要内容包括：一是说明人体的四海是精神气血的来源，其循行和输注有一定的规律；二是讨论人体四海有余、不足的病理和病证，并提出调治针刺的原则。

【原文】

黄帝问于岐伯曰：余闻刺法于夫子，夫子之所言，不离于营卫血气。夫十二经脉者，内属于腑脏，外络于肢节，夫子乃合之于四海乎？

岐伯答曰：人亦有四海[①]、十二经水。经水者，皆注于海，海有东西南北，命曰四海。

黄帝曰：以人应之奈何？

岐伯曰：人有髓海，有血海，有气海，有水谷之海，凡此四者，以应四海也。

【注释】

① 四海：古人认为海为江河之水汇聚之处，海有四。人身髓、气、血以及饮食物也有其所汇聚之处，故比称为“四海”。

【译文】

黄帝向岐伯问道：我听先生讲过刺法，您所讲的都是围绕营卫气血来谈的。人体中运行营卫气血的十二经脉，在内连属于五脏六腑，在外连络于肢体关节，您能把它们与四海联系起来吗？

岐伯回答说：人体也有四海与十二经水。十二经水的河流，都是从四方注入海中的。海有东海、西海、南海、北海之分，所以叫作四海。

黄帝问：人体是怎样与天地间的四海对应的呢？

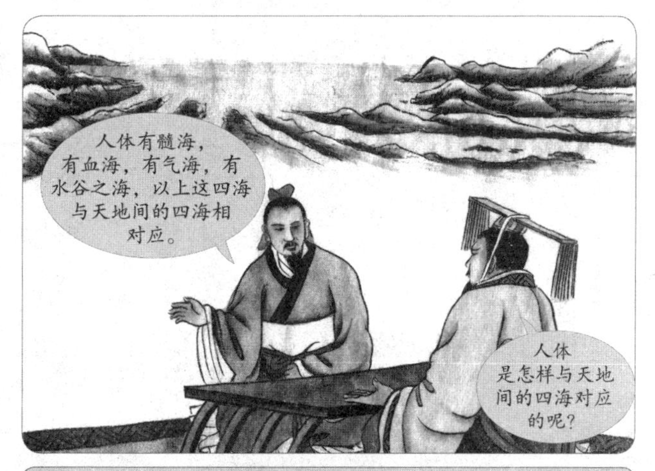

岐伯说，人体也有四海与十二经水，与天地间的四海相对应。

岐伯说：人体有髓海，有血海，有气海，有水谷之海，以上这四海与天地间的四海相对应。

【原文】

黄帝曰：远乎哉！夫子之合人天地四海也。愿闻应之奈何？

岐伯曰：必先明知阴阳表里荥输[①]所在，四海定矣。

黄帝曰：定之奈何？

岐伯曰：胃者，水谷之海[②]，其输上在气街，下至三里；冲脉者，为十二经之海[③]，其输上在于大杼，下出于巨虚之上下廉；膻中者，为气之海[④]，其输上在于柱骨之上下[⑤]，前在于人迎；脑为髓之海[⑥]，其输上在于其盖[⑦]，下在风府。

【注释】

① 荥输：在此作流转、输注解。一说为十二经脉中的荥穴和输穴。② "胃者"两句：胃能受纳腐熟饮食水谷，故称"水谷之海"。水谷为五脏六腑所需营养物质的根本来源，因此《灵枢·动输》及《素问·太阴阳明论》《素问·痿论》等，又称胃（阳明）为五脏六腑之海。③ "冲脉者"两句：指上文所说的"血海"。张介宾："此即血海也。中脉起于胞中，其前行者，并少阴之经，侠脐上行，至胸中而散，其后行者，上循背里，为经络之海，其上行者出于颃颡，下行者出于足，故其输上在于足太阳之大杼，下在于足阳明之巨虚上下廉。"④ "膻中者"两句：张介宾："膻中，胸中也，肺之所居。诸气者，皆属于肺，是为真气，亦曰宗气。宗气积于胸中，出于喉咙，以贯心脉，而行呼吸，故膻中为之气海。"膻中，在此系指胸中部位。⑤ 柱骨之上下：指督脉的哑门与大椎二穴。柱骨，亦称"天柱骨"，系指整个颈椎。⑥ 脑为髓之海：张介宾："凡骨之有髓，惟脑为最巨，故诸髓皆属于脑，而脑为髓之海。"⑦ 盖：指头顶部督脉的百会穴。张志聪："盖，谓督脉之百会，督脉应天道之环转覆盖，故曰盖。"一说为脑盖骨。张介宾："盖，脑盖骨也。即督脉之囟会、风府，亦督脉穴，此皆髓海之上下前后输也。"

【译文】

黄帝说：讲得真深远啊！先生把人体的四海与天地间的四海配合联系在一起。我希望再听听，它们是怎样对应的呢？

岐伯回答说：必须先明确人身的阴阳、表里以及荥腧穴位的分布情况等，这样就可以

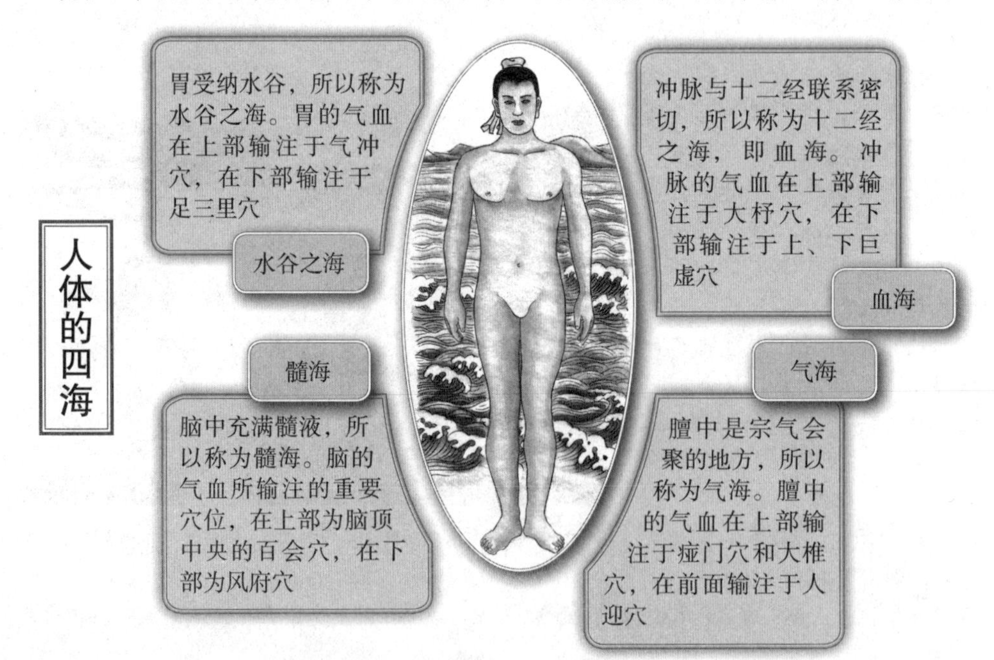

确定人体的四海了。

黄帝问：究竟怎样确定人体的四海呢？

岐伯说：胃受纳水谷，所以称为水谷之海。胃的气血所输注的重要穴位，在上部为气冲穴，在下部为足三里穴。冲脉与十二经联系密切，所以称为十二经之海，也就是血海。冲脉的气血所输注的重要穴位，在上部为大杼穴，在下部为上巨虚穴和下巨虚穴。膻中是宗气会聚的地方，所以称为气海。膻中的气血所输注的重要穴位，在上部为天柱骨上的痖门穴和天柱骨下的大椎穴，在前面为人迎穴。脑中充满髓液，所以称为髓海。脑的气血所输注的重要穴位，在上部为脑顶中央的百会穴，在下部为风府穴。

【原文】

黄帝曰：凡此四海者，何利何害，何生何败？

岐伯曰：得顺者生，得逆者败；知调者利，不知调者害。

黄帝曰：四海之逆顺[①]奈何？

岐伯曰：气海有余者，气满胸中，悗息面赤；气海不足，则气少不足以言。血海有余，则常想其身大，怫然不知其所病[②]；血海不足，亦常想其身小，狭然[③]不知其所病。水谷之海有余，则腹满；水谷之海不足，则饥不受谷食。髓海有余，则轻劲多力，自过其度[④]；髓海不足，则脑转耳鸣，胫痠眩冒，目无所见，懈怠安卧。

黄帝曰：余已闻逆顺，调之奈何？

岐伯曰：审守其输[⑤]，而调其虚实，无犯其害。顺者得复，逆者必败。

黄帝曰：善。

【注释】

①逆顺：身体正常，或虽有病而趋向好转的为顺；发生病变，甚至逐渐恶化的为逆。②佛

四海邪气充盛的情况
胸中满闷
气海
腹部胀满
水谷之海
自觉身体庞大、郁闷不舒
血海
身体轻快有力
髓海
头晕、耳鸣等
髓海
自觉身体轻小、心情郁闷
血海
饥饿但没食欲
水谷之海
说话无力
气海
四海不足的情况

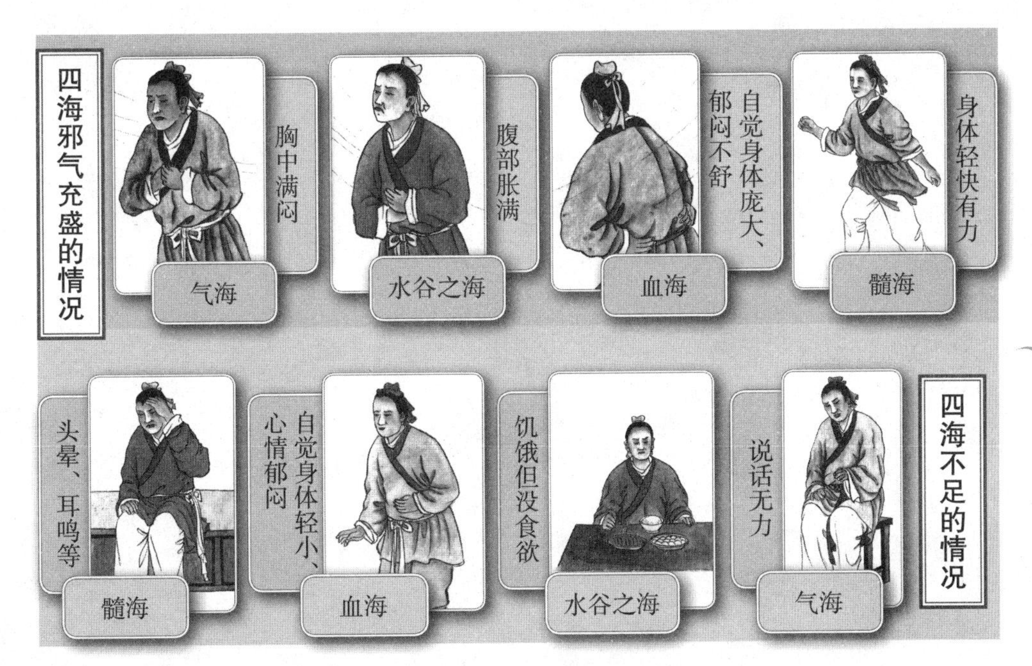

（fú）然：郁闷不舒的样子。张介宾："佛，佛郁也，重不舒之貌。"不知其所病：形容病势进展缓慢，病人不觉得有病。③狭然：瘦小的样子。张介宾："狭，隘狭也，索然不广之貌。"④自过其度：超过常人的水平。四海之有余不足共八条，唯有"髓海有余"而见"轻劲有力，自过其度"一条，诸家都认为是无病之象。⑤审守其输：指治疗四海有余不足之病，要诊察和掌握四海所流注部位的腧穴，并据此进行调治。

【译文】

黄帝问：这四海，是怎样滋养或是损害人体的，又是怎样促进或耗败人的生命活动的呢？

岐伯说：如果人身四海顺乎生理规律，人的生命力就旺盛；如果四海功能失常，人的生命活动就会减弱。懂得调养四海，就会利于身体健康；不善于调养四海，身体就会遭受损害。

黄帝问：四海的正常和反常情况是怎样的呢？

岐伯说：人如果气海邪气充盛有余，就会出现胸中满闷、呼吸急促、面色红赤的症状；如果气海正气虚弱不足，就会气少而说话无力。人如果血海邪气充盛有余，就会常常感到自己身体庞大，郁闷不舒，但又不知道得了什么病；如果血海正气虚弱不足，就会经常感觉身体轻小，心情郁闷，但又说不出病来。人如果水谷之海邪气充盛有余，就会患腹部胀满的病；如果水谷之海正气虚弱不足，就会出现饥饿却又不想进食的症状。如果髓海邪气充盛有余，动作就会轻快有力，耐力超过平常的限度；如果髓海正气虚弱不足，就会出现头晕、耳鸣、腿酸软无力、目眩、目盲、周身懈怠懒动、嗜睡等症状。

黄帝问：我已经明白了四海逆顺的情况，那么应当如何调节它们的运行呢？

岐伯说：应当仔细诊察并准确掌握四海所流注部位的各个腧穴，调节它们的虚实，但不要违反虚补实泄的治疗原则，以免造成严重的后果。按照这样的原则去治疗，就能使病人身体康复；否则，病人就会有死亡的危险。

黄帝说：讲得好。

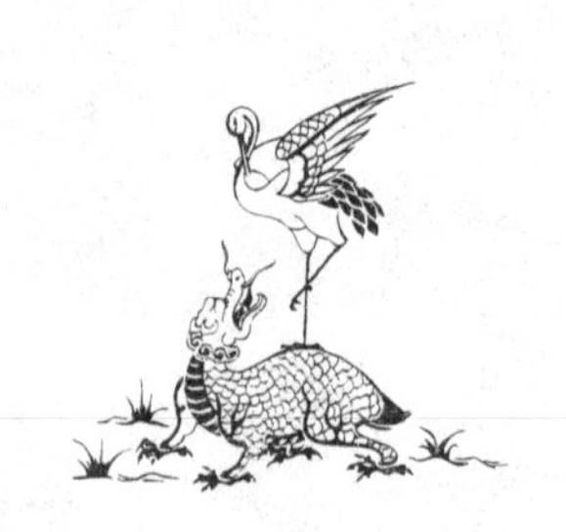

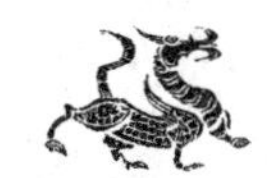

五阅五使：五官与五脏的关系

【导读】

五阅，指五脏的外部征象。阅，察也。五使，指面部五气为五脏所使。本篇主要论述了以五官征象观察五气变化，以及五气受五脏所使的道理，故名为“五阅五使”。

本篇的主要内容包括：一是说明五脏之气和五官在生理上的密切联系，从五官气色可察知五脏的状况；二是具体叙述了五脏与五气有着怎样的联系，以及五脏病变在五官上的形态表现。

【原文】

黄帝问于岐伯曰：余闻刺有五官五阅①，以观五气②。五气者，五脏之使③也，五时之副④也。愿闻其五使当安出。

岐伯曰：五官者，五脏之阅也。

黄帝曰：愿闻其所出，令可为常⑤。

岐伯曰：脉出于气口，色见于明堂⑥。五色更出，以应五时，各如其常。经气⑦入脏，必当治理。

【注释】

①五官五阅：指外表五官与内里五脏相应，所以内里脏腑的功能正常与否能够在五官上表现出来。五官，指目、鼻、口、舌、耳。它们各有一定的功能职守，故称“官”。张介宾：“官者，职守之谓，所以司呼吸、辨颜色、纳水谷、别滋味、听声音也。”五阅，指观察到的五脏的内在变化。张介宾：“阅，外候也，五脏主于中，五官见于外，内外相应，故为五脏之阅。”②五气：五脏之气，即肝青、心赤、脾黄、肺白、肾黑五种气色。③五脏之使：是说面部五官的气色为五脏所使出。使，奉令出行。④副：在此有配合、相应的含义。⑤令可为常：意思是使它成为常规的方法。⑥明堂：指鼻。古时朝廷讲明政教之所叫“明堂”，位于四围正中。而鼻居面部中央，故借“明堂”以喻鼻。⑦经气：在此指经脉中的邪气。马元台：“外经邪气入脏，必当从里以治之。”

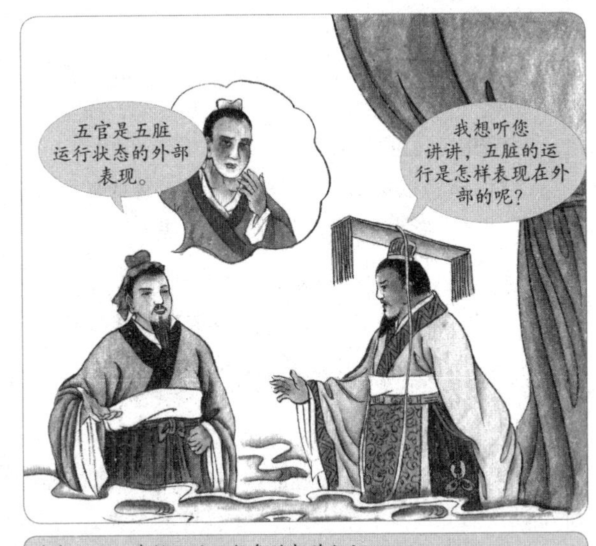

黄帝向岐伯请教五脏及气色的相关知识。

【译文】

黄帝向岐伯问道：我听说针刺法中有“五官五阅”的说法，说可以通过五脏之气在五官上反映出来的状况，来观察五种气色。五种气色，是五脏的外在表现，并与五时气候相配合。我想听您讲讲，五脏的运行是怎样表现在外部的呢？

岐伯回答说：五官是五脏运行状态的外部表现。

黄帝说：我想了解五官表现五脏变化状况的征象，并将它作为诊病的常规。

岐伯说：五脏的脉象反应在气口，气色表现在鼻部。五色交替显现，与五时相对应，而且各有一定的规律。如果有邪气由经脉传入内脏，治疗就必须从内脏入手。

【原文】

帝曰：善。五色独决于明堂乎？

岐伯曰：五官已辨，阙庭①必张，乃立明堂。明堂广大，蕃蔽②见外，方壁高基③，引垂居外，五色乃治，平博广大，寿中百岁。见此者，刺之必已，如是之人者，血气有余，肌肉坚致，故可苦以针。

【注释】

① 阙庭：《灵枢・五色》："阙者，眉间也"，"庭者，颜也"。古代宫庙及墓门所立双柱叫"阙"，以此喻面部的两眉之间。庭，即庭院，以此喻人的面部。② 蕃蔽：有屏障之义。颊侧、耳门为面部之保护，故喻称为"蕃蔽"。《灵枢・五色》："蕃者，颊侧也。蔽者，耳门也。"蕃，本意为草木茂盛。茂盛之草木可成为人的屏障保护。蔽，遮蔽、隐蔽。③ 方壁高基：指面部方正，肌肉丰满，骨骼隆起。壁，指面部肌肉。基，指下颌部。马元台："耳四周之壁既方，地角之基又高。"

【译文】

黄帝说：讲得好。那么五色的表现仅是反映在鼻部吗？

岐伯说：五官之色，已经分明，眉间及额部的天庭部位必须开阔饱满，才可用来观察明堂的色泽变化。如果明堂宽阔，颊部和耳门部显露于外，面部肌肉方正丰厚，齿龈的本肉在外守护着牙齿，面部五色正常，五官的位置端正平阔，人就能拥有百岁的寿命。如果见到这样的人患有疾病，使用针刺一定能治愈，因为其气血充足，肌肉坚实，腠理致密，可以用针刺的方法治疗。

【原文】

黄帝曰：愿闻五官。

岐伯曰：鼻者，肺之官也；目者，肝之官也；口唇者，脾之官也；舌者，心之官也；耳者，肾之官也。

黄帝曰：以官何候？

岐伯曰：以候五脏。故肺病者，喘息鼻张；肝病者，眦青；脾病者，唇黄；心病者，舌卷短，颧赤；肾病者，颧与颜黑。

【译文】

黄帝问：五官与五脏的对应关系是怎样的呢？

岐伯说：鼻是肺脏的官窍；眼睛是肝脏的官窍；口唇是脾脏的官窍；舌是心脏的官窍；耳是肾脏的官窍。

黄帝问：由五官可以测知哪些病变呢？

岐伯说：可以测候五脏的病变。肺脏有病时，病人喘息急促，鼻翼扇动；肝脏有病时，病人眼角发青；脾脏有病时，病人口唇发黄；心脏有病时，病人舌卷而短缩，两颧红赤；肾脏有病时，两颧及额部发黑。

鼻翼扇动
肺脏有病
眼角发青
肝脏有病
脾脏有病
口唇发黄
舌卷缩，两颧红赤
心脏有病
由五官测五脏的病变
肾脏有病
两颧及额部发黑

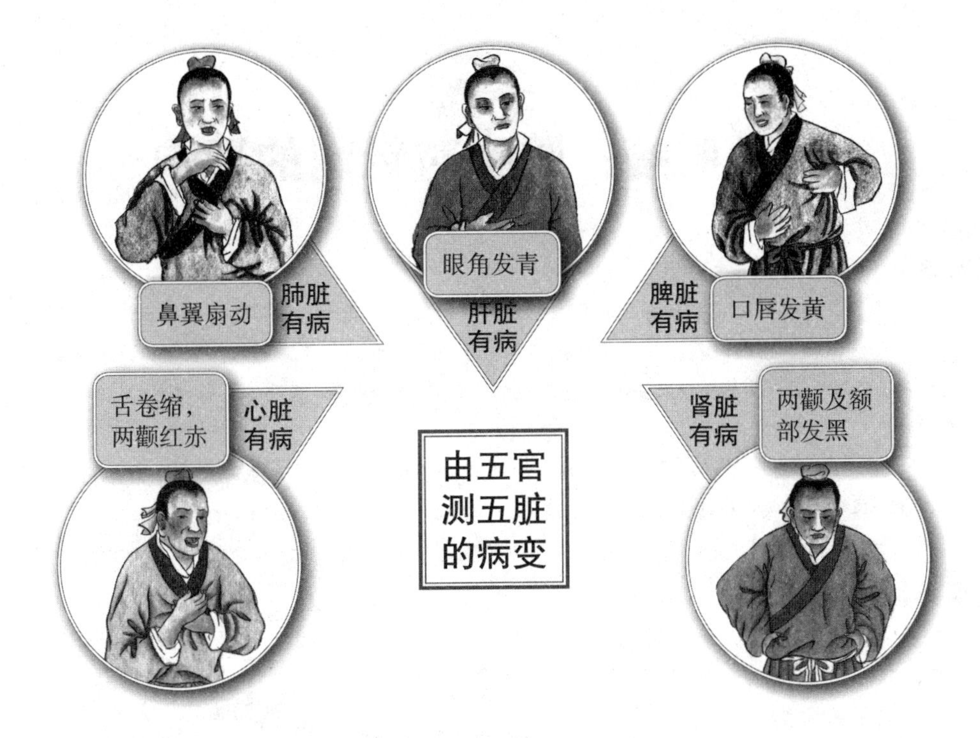

【原文】

黄帝曰：五脉安出，五色安见，其常色殆者如何？

岐伯曰：五官不辨，阙庭不张，小其明堂，蕃蔽不见，又埤[①]其墙，墙下无基，垂角去外。如是者，虽平常殆，况加疾哉！

【注释】

① 埤（bēi）：通“卑”，低矮、低小。

【译文】

黄帝问：五脏的脉象正常时，五色的表现也就正常，有的人气色和正常人一样，而一旦有病则会非常危险，这是为什么呢？

岐伯说：五官分野不清，天庭不开阔，鼻子狭小，颊部和耳门部狭窄而不饱满，耳周围和耳下的肌肉不丰厚，耳垂和下颏像削去了一块，这样的人，即使平时气色和脉象正常，也有着夭折的危险，何况又是患了疾病呢！

【原文】

黄帝曰：五色之见于明堂，以观五脏之气，左右高下，各有形乎？

岐伯曰：脏腑之在中也，各以次舍，左右上下，各如其度也。

【译文】

黄帝问：五色显现在鼻部，可以用来观察并推知五脏之气的变化，那么在鼻部的左右上下也各有一定的显现吗？

岐伯说：脏腑在胸腹的里面，各有一定的位置，那么反映在鼻部的体现五脏运行状态的五色，自然也有各自所属的部位了。

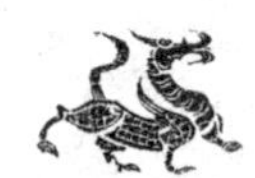

逆顺肥瘦：胖瘦对针刺的影响

【导读】

逆顺，即与自然之道相违逆或相顺应，本篇中的逆顺是指十二经脉走向与气血运行的逆顺规律。肥瘦，及人体的胖瘦，在本篇中代指不同体质类型和不同年龄的人。本篇论述了在针刺治疗时，必须根据人体的肥瘦及年龄大小、皮肤黑白、体格强弱等，采取不同的方法，故名为“逆顺肥瘦”。

本篇的主要内容包括：一是指出针刺时要根据人的体质类型和年龄大小采取不同方法；二是对十二经脉的循行逆顺做出说明；三是叙述冲脉的功能、巡行路线及其病理现象。

【原文】

黄帝问于岐伯曰：余闻针道于夫子，众多毕悉矣。夫子之道应若失，而据未有坚然[①]者也。夫子之问学熟乎，将审察于物而心生之乎？

岐伯曰：圣人之为道者，上合于天，下合于地，中合于人事。必有明法，以起度数、法式检押[②]，乃后可传焉。故匠人不能释尺寸而意短长，废绳墨而起平木也；工人不能置规而为圆，去矩而为方。知用此者，固自然之物，易用之教，逆顺之常也。

黄帝曰：愿闻自然奈何？

岐伯曰：临深决水，不用功力，而水可竭也；循掘决冲[③]，而经[④]可通也。此言气之滑涩，血水清浊，行之逆顺也。

先生的知识是勤学好问获得的，还是通过仔细观察事物领悟的呢？
圣人所作的针刺之道，是有明确的法则的，是人们应该遵循的方式、方法和规则。

黄帝想知道岐伯那些针刺的方法是自己勤学获得的还是通过观察领悟的。

【注释】

① 坚然：形容病证非常顽固。② 法式：方式、方法。检押：法度、规则。③ 循掘决冲：指如果沿着孔穴挖掘，就能使地底下的水冲决而出。循，沿着。掘，通“窟”，洞穴。决冲，指水向上冲决。④ 经：路径。

【译文】

黄帝向岐伯问道：我听先生讲针道，已经了解了很多针刺的方法。按照先生所讲的这些方法诊治时，经常手到病除，从未遇到治愈不了的顽固病证。先生的知识是勤学好问获得的，还是通过仔细观察事物领悟的呢？

岐伯说：圣人所作的针刺之道，对上合于天道，对下合于地理，对中合于人事，并且有明确的方式、方法和规则让人们去遵循，这样才能够流传于后世。所以，工匠不能抛开尺子而随意猜测物体的长短，不能放弃绳墨去盲目寻求物体的平直，也不能扔掉圆规去画圆，放弃矩尺而画方。懂得了运用这些法则，就能了解事物本身固有的特性；能灵活地运用这些法则，也就掌握了事物正常和反常的变化规律。

黄帝说：我想知道如何去适应自然之道。

岐伯说：从水位深的地方掘开堤坝放水，不用花很大的气力就能把水放尽；从有洞穴的地方开掘通道，则道路很容易就能开通。同样，对于人体来说，气有滑涩的不同，血有清浊的区别，经脉运行有逆顺的变化，所以治疗时应当顺其自然，因势利导。

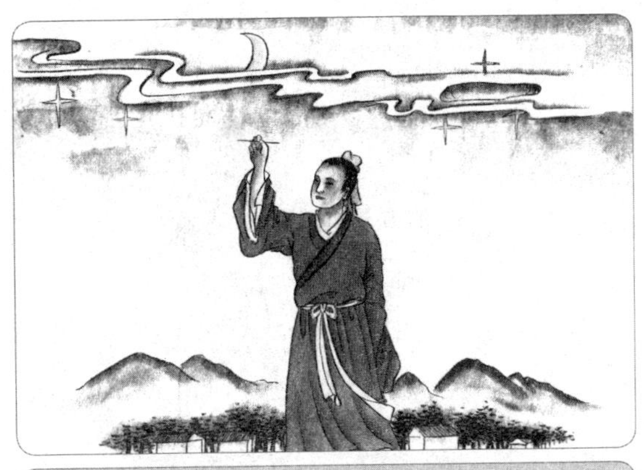

圣人所作的针刺之道，合于天道、地理和人事，并且有明确的方式、方法和规则让人们去遵循，这样才能够流传于后世。

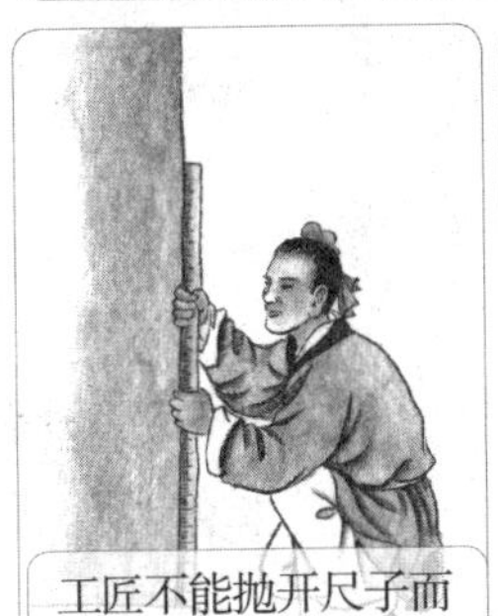

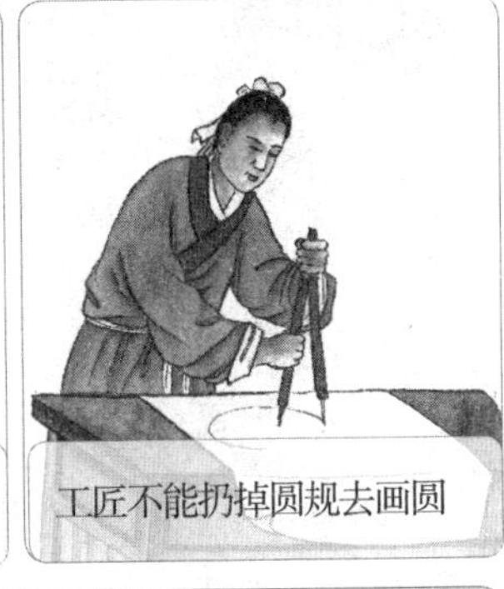

事物都是有一定规律和法则的，正如上面两种情况。

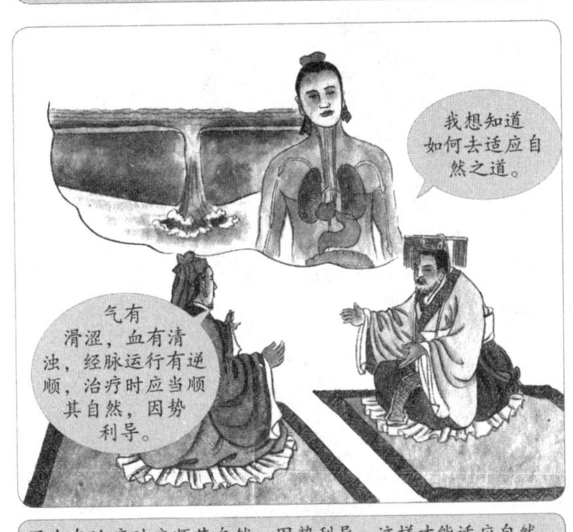

医生在治疗时应顺其自然，因势利导，这样才能适应自然。

【原文】

黄帝曰：愿闻人之白黑肥瘦小长，各有数乎？

岐伯曰：年质壮大，血气充盈，肤革坚固，因加以邪。刺此者，深而留之，此肥人也。广肩腋项，肉薄厚皮而黑色，唇临临然[①]，其血黑以浊，其气涩以迟。其为人也，贪于取与。刺此者，深而留之，多益其数也。

黄帝曰：刺瘦人奈何？

岐伯曰：瘦人者，皮薄色少，肉廉廉然[②]，薄唇轻言。其血清气滑，易脱于气，易损于血。刺此者，浅而疾之。

黄帝曰：刺常人奈何？

岐伯曰：视其白黑，各为调之。其端正敦厚者，其血气和调，刺此者，无失常数也。

黄帝曰：刺壮士真骨者奈何？

岐伯曰：刺壮士真骨[③]，坚肉缓节监监然[④]。此人重则气涩血浊，刺此者，深而留之，多益其数。劲则气滑血清，刺此者，浅而疾之。

黄帝曰：刺婴儿奈何？

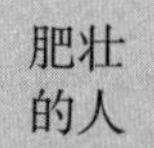
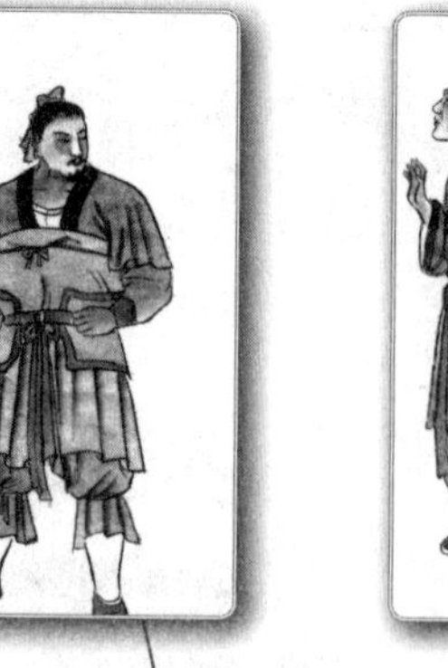
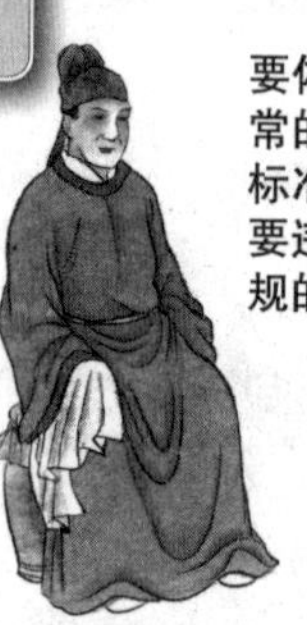
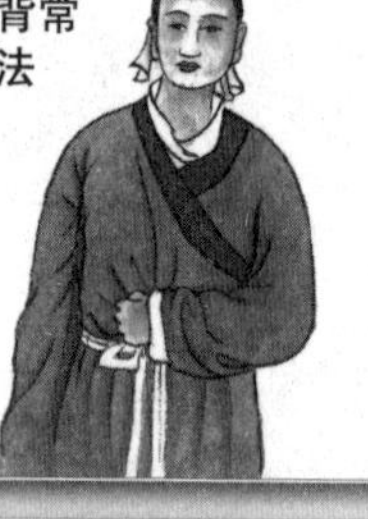
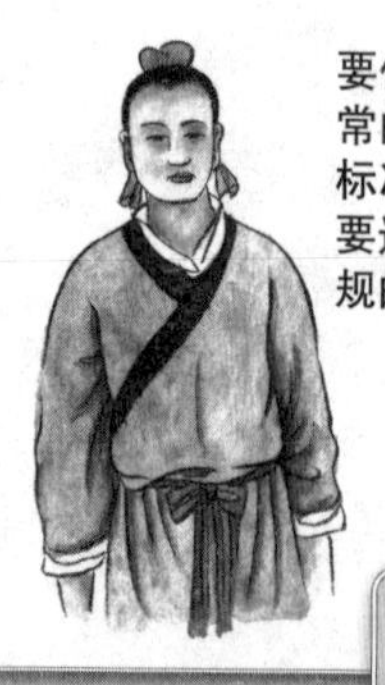
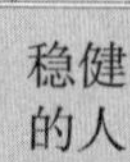
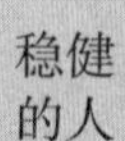

对不同的病人要用不同的针刺方法
肥壮的人
采取深刺的方法，而且留针时间要长
瘦弱的人
应当浅刺，而且出针要快
敦厚的人
要依据正常的针刺标准，不要违背常规的刺法
肤色黑的人
要依据正常的针刺标准，不要违背常规的刺法
好动的人
要浅刺并迅速出针
好胜的人
刺得较深而且留针时间要长，同时增加针刺的次数
肤色白的人
要依据正常的针刺标准，不要违背常规的刺法
稳健的人
深刺而且留针时间较长，并增加针刺的次数

岐伯曰：婴儿者，其肉脆，血少气弱，刺此者，以豪针，浅刺而疾发针，日再可也。

【注释】

①唇临临然：形容口唇肥厚宽大且下垂。《广雅·释诂》："临，大也。"大，引申有厚意。②肉廉廉然：形容肌肉瘦薄。廉廉，消瘦的样子。③真骨：骨骼坚固，结实有力。④坚肉：结实的肌肉。缓节：筋骨坚强，关节舒缓。监监然：骨节暴露而有力的样子。

【译文】

黄帝问：人有皮肤黑白、形体胖瘦、年龄长幼的不同，那么在针刺的深浅和次数方面有一定的标准吗？

岐伯说：身体强壮的壮年人，气血充盛，皮肤坚实，治疗其感受外邪的疾病时，应当采取深刺的方法，而且留针时间要长，这是适宜于肥壮人的针刺方法。两肩宽阔、颈后的肌肉薄瘦、皮肤粗厚而色黑、口唇肥大的人，血液发黑而浓稠，气行滞涩缓慢，这种人性格好胜，勇于进取，慷慨好施，针刺时应刺得较深而且留针时间要长，同时增加针刺的次数。

黄帝问：为瘦人针刺的方法是怎样的呢？

岐伯说：瘦人皮肤薄而颜色浅，肌肉消瘦，嘴唇薄，说话声音小。这种人血液清稀，气行滑利，气容易散失，血容易消耗，针刺的方法应当是浅刺，而且出针要快。

黄帝问：为普通人针刺的方法是怎样的呢？

岐伯说：这要先辨别病人肤色的黑白，并据此采用不同的方法进行调治。另外，端正敦厚的人，血气调和，针刺时要依据正常的针刺标准，不要违背常规的刺法。

黄帝问：为身体强壮、骨骼坚硬的人针刺的方法是怎样的呢？

岐伯说：身体强壮、骨骼坚硬的人，肌肉结实，关节舒缓，骨节突出显露而有力。稳健持重的人，大多气行滞涩，血液浓稠，针刺时应当深刺，而且留针时间要长，并增加针刺的次数；矫健好动的人，大多气行滑利，血液清稀，针刺时应当浅刺并迅速出针。

黄帝问：为婴儿针刺的方法是怎样的呢？

岐伯说：婴儿肌肉软薄，血少气弱，针刺时应当选用毫针浅刺并快速出针，一天针刺两次就可以了。

【原文】

黄帝曰：临深决水，奈何？

岐伯曰：血清气滑，疾泻之，则气竭焉。

黄帝曰：循掘决冲，奈何？

岐伯曰：血浊气涩，疾泻之，则经可通也。

【译文】

黄帝问：针刺时，运用前面所说的"临深决水"的方法会怎样呢？

岐伯说：对血液清稀而气行滑利的人，如果采用疾泻法，就会使其真气耗竭。

黄帝问：针刺时，运用前面所说的"循掘决冲"的方法会怎样呢？

岐伯说：对血液浓稠而气行滞涩的人，如果采用疾泻法，就会使其真气畅通。

【原文】

黄帝曰：脉行之逆顺[①]，奈何？

岐伯曰：手之三阴，从脏走手；手之三阳，从手走头；足之三阳，从头走足；足之三阴，从足走腹。

黄帝曰：少阴之脉独下行，何也？

岐伯曰：不然。夫冲脉者，五脏六腑之海也，五脏六腑皆禀焉。其上者，出于颃颡，渗诸阳，灌诸精；其下者，注少阴之大络，出于气街，循阴股内廉，入腘中，伏行骭骨内，下至内踝之后属而别；其下者，并于少阴之经，渗三阴；其前者，伏行出跗属，下循跗入大指间，渗诸络而温肌肉。故别络结则附上不动，不动则厥，厥则寒矣。

黄帝曰：何以明之？

岐伯曰：以言导之，切而验之，其非必动，然后乃可明逆顺之行也。

黄帝曰：窘乎哉！圣人之为道也，明于日月，微于毫厘，其非夫子，孰能道之也。

【注释】

①“脉行”句：杨上善：“脉从身出向四肢为顺，从四肢上身为逆也。”

【译文】

黄帝问：经脉循行的逆顺情况是怎样的呢？

岐伯说：手三阴经都是从胸部经上肢走向手指；手三阳经都是从手指向上经肩部走向头部；足三阳经都是从头部经躯干和下肢走向足部；足三阴经都是从足部经下肢走向腹部。

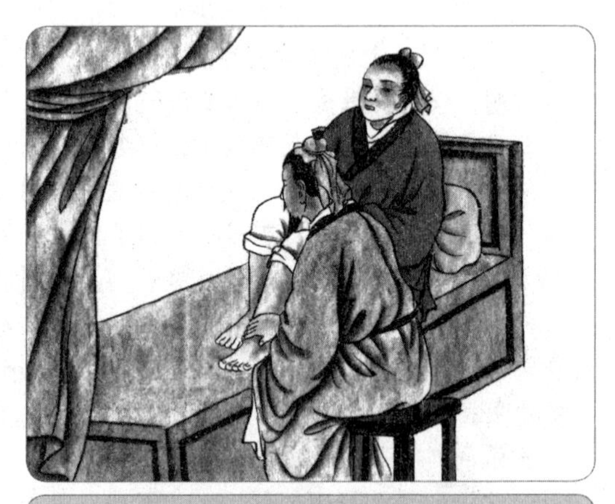

医生要想了解经脉气血运行的逆顺情况，治疗时应先问诊开导病人，问清症状，然后检查足背部的脉搏跳动情况。

黄帝问：足三阴经都是上行到腹部的，而只有足少阴经是下行的，这是什么缘故呢？

岐伯说：并不是这样的，这不是足少阴经，而是冲脉。冲脉是五脏六腑经脉汇聚的地方，五脏六腑都禀受冲脉气血的滋养。冲脉上行的部分，在咽部上面的后鼻道附近延伸到体表，然后渗入阳经，为其灌注精气。冲脉下行的部分，注入足少阴肾经的大络，在气街处延伸到体表，沿着大腿内侧下行，进入膝腘窝中，之后伏行于胫骨之内，再向下行至内踝后的跟骨上缘并分为两支。向下行的一个分支，与足少阴经并行，同时将精气灌注于三阴经；向前行的一个分支，从内踝后的深部行至跟骨结节的上缘，向下沿着足背进入足大趾间，将精气渗注到络脉中以温养肌肉。所以，当与冲脉相连的络脉瘀结不通时，足背上的脉搏跳动就会消失，脉搏不跳动就会导致经气厥逆，精气厥逆就会导致下肢和足部寒冷。

黄帝问：怎样查明经脉气血运行的逆顺情况呢？

岐伯说：在为病人诊察的时候，首先要用问诊并开导病人，问清症状，然后按切足背部的脉搏，检查其是否跳动。如果不是经气厥逆，足背的动脉就一定会搏动，这样就可以了解经脉气血运行的逆顺情况了。

黄帝说：这些道理真是深奥难懂啊！圣人所总结的这些规律，比日月的光辉还明亮，比毫厘大小的物体还精微。除了先生您，还有谁能阐明这些道理呢？

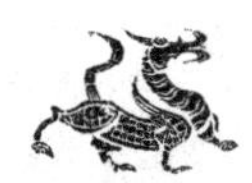

阴阳清浊：清浊之气的介绍

【导读】

阴阳，指人体的阴阳经脉。清浊，指人体之气的清浊。本篇论述了气的清浊与脏腑的关系，以阴阳经脉和气之清浊为主题，故名“阴阳清浊”。

本篇的主要内容包括：一是说明人体的气有清浊之分，并与经脉的阴阳属性有特殊关系，即阴经中多清气，阳经中多浊气；二是根据清者气滑、浊者气滞的常规，提出与脏腑病变相适应的刺法。

【原文】

黄帝曰：余闻十二经脉，以应十二经水者。其五色各异，清浊不同，人之血气若一，应之奈何？

岐伯曰：人之血气，苟能若一，则天下为一矣，恶有乱者乎？

黄帝曰：余问一人，非问天下之众。

岐伯曰：夫一人者，亦有乱气，天下之众，亦有乱人，其合为一耳。

【译文】

黄帝问：我听说人体的十二经脉与自然界的十二经水相应。十二经水五色各异，清浊也各不相同，而人身的血气都是一样的，怎么能够与其对应呢？

岐伯说：如果人体内的血气能够一样的话，那么天下的一切也就都一样了，哪里还会有混乱的情况发生呢？

黄帝说：我只是问一个人的情况，并不是问天下众多人的情况啊！

岐伯说：一个人的体内也是有逆乱情况的，而在天下众多人之内，也有逆乱的人。总体看来，其道理都是一样的。

【原文】

黄帝曰：愿闻人气之清浊。

岐伯曰：受谷者浊，受气者清①。清者注阴，浊者注阳。浊而清者，上出于咽；清而浊者，则下行。清浊相干，命曰乱气。

黄帝曰：夫阴清而阳浊，浊者有清，清者有浊，清浊别之奈何？

岐伯曰：气之大别，清者上注于肺，浊者下走于胃。胃之清气，上出于口；肺之浊气，下注于经，内积于海。

黄帝曰：诸阳皆浊，何阳浊甚乎？

岐伯曰：手太阳独受阳之浊，手太阴独受阴之清。其清者上走空窍，其浊者下行诸经。诸阴皆清，足太阴独受其浊。

黄帝曰：治之奈何？

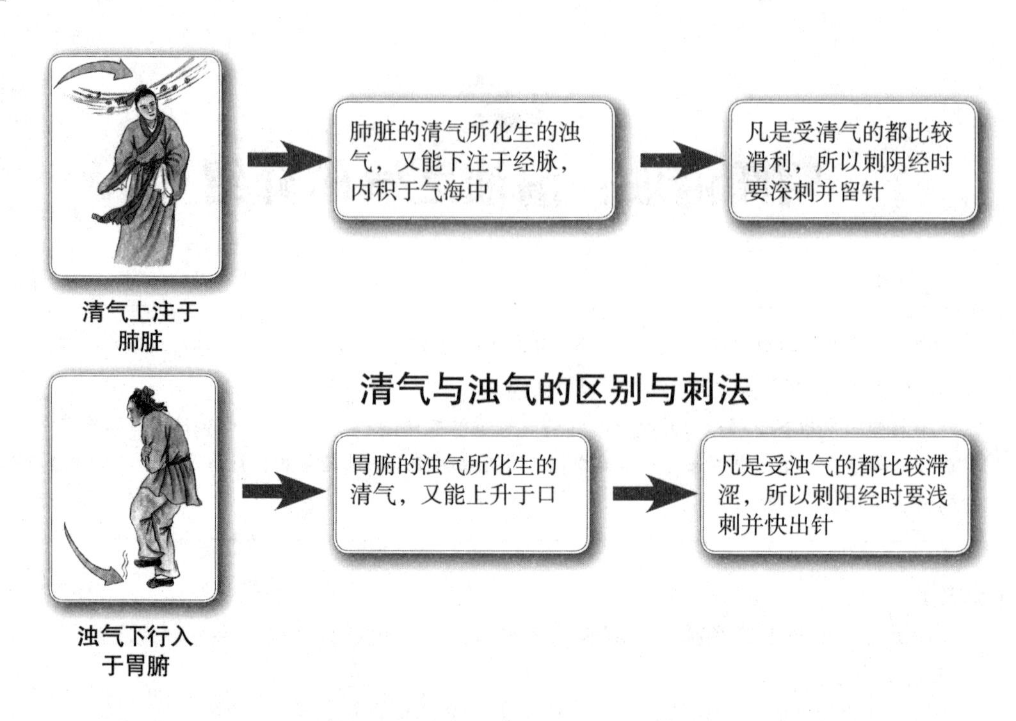

岐伯曰：清者其气滑，浊者其气涩，此气之常也。故刺阴者，深而留之；刺阳者，浅而疾之；清浊相干者，以数调之也。

【注释】

①受谷者浊，受气者清：接受食物所化生的稠厚精气称“浊”，接受稀薄精气称“清”。此外，张介宾认为浊气指谷气，清气指天气。

【译文】

黄帝说：希望听您讲一讲人体内之气的清浊情况。

岐伯说：人体的气，由食物生化而来的为浊气，由空气生化而来的为清气。清气流注于阴分进入五脏，浊气流注于阳分而进入六腑。由食物生化的浊气中的清气上升而出于咽喉；清气之中的浊气则会下行。如果清气与浊气互相干扰，不能按各自的线路进行，就叫作“乱气”。

黄帝问：所谓阴清而阳浊，浊气之中有清气，清气之中有浊气。清气与浊气究竟怎样区分呢？

岐伯说：气的大致区别是，清气是先上注于肺脏的，浊气是先下行入于胃腑的。胃腑的浊气所化生的清气，又能上升于口内；肺脏的清气所化生的浊气，又能下注于经脉，内积于气海中。

黄帝问：所有流注于阳经的都是浊气，哪一经所受的浊气最多呢？

岐伯说：所有阳经中以手太阳小肠经所受的浊气为最多，因为其独受诸阳经的浊气；所有阴经中以手太阴肺经所受的清气为最多，因为其独受诸阴经的清气。大体上说，清气上走于孔窍，浊气下行于诸经脉。诸阴经所受纳的都是清气，只有足太阴脾经独受阴经的浊气，所以是清中之浊。

黄帝问：对清浊之气的刺法是怎样的呢？

岐伯说：凡是受清气的都比较滑利，受浊气的都比较滞涩，这是气行的正常情况。所以，刺阴经时要深刺并留针；刺阳经时要浅刺并快出针；如果清浊互相干扰，就要根据具体情况，分别进行调治。

阴阳系日月：人体的阴阳之分

【导读】

阴阳，在本篇中包括自然界的阴阳、人体的阴阳和经脉的阴阳。本篇将自然界的阴阳和人体的阴阳联系起来，根据日月相对转移的现象，说明了自然界阴阳盛衰和人体阴阳经脉的活动规律，所以篇名为“阴阳系日月”。

本篇论述了人体各部和经脉与日月、天干、地支的阴阳配属关系，并据此提出人气所在，指出针刺时应忌刺经脉，以免损伤正气等注意事项。

【原文】

黄帝曰：余闻天为阳，地为阴，日为阳，月为阴，其合之于人，奈何?

岐伯曰：腰以上为天，腰以下为地，故天为阳，地为阴。故足之十二经脉，以应十二月①，月生于水，故在下者为阴；手之十指，以应十日，日主火，故在上者为阳。

【注释】

①“故足之”两句：足之十二经脉，指足三阴经、足三阳经，左右共十二经脉；十二月，即一年中的十二个月份。因两足在腰以下，下为阴，月与日相对，月属阴，所以古人把两者联系起来，认为足十二经与十二月相应。

【译文】

黄帝问：我听说天为阳，地为阴，日为阳，月为阴，它们与人体是怎样相应合的呢?

岐伯说：人体腰以上的部分与天相应，属阳；腰以下的部分与地相应，属阴。所以，

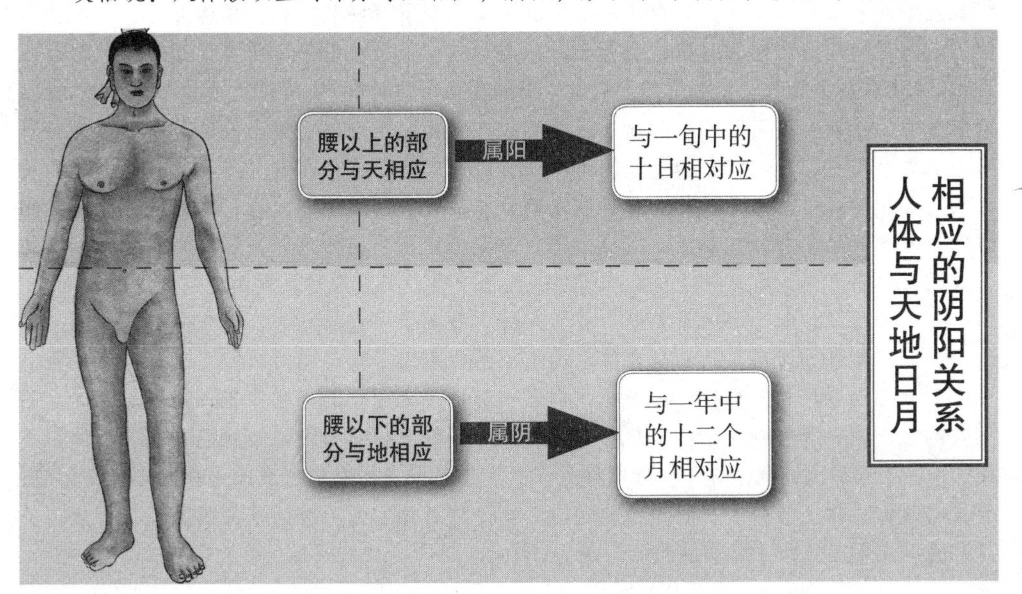

足部的十二条经脉，与一年中的十二个月相对应。月是禀受水性而产生的，属阴，所以与十二个月相对应的下肢经脉属阴。上肢的双手有十个手指，与一旬中的十日相对应。日是禀受火性而产生的，属阳，所以与十日相对应的上肢经脉属阳。

【原文】

黄帝曰：合之于脉，奈何？

岐伯曰：寅者，正月之生阳也①，主左足之少阳；未者，六月，主右足之少阳；卯者，二月，主左足之太阳；午者，五月，主右足之太阳；辰者，三月，主左足之阳明；巳者，四月，主右足之阳明。此两阳合明，故曰阳明。申者，七月之生阴也，主右足之少阴；丑者，十二月，主左足之少阴；酉者，八月，主右足之太阴；子者，十一月，主左足之太阴；戌者，九月，主右足之厥阴；亥者，十月，主左足之厥阴。此两阴交尽，故曰厥阴。

甲主左手之少阳，己主右手之少阳。乙主左手之太阳，戊主右手之太阳。丙主左手之阳明，丁主右手之阳明。此两火并合，故为阳明。庚主右手之少阴，癸主左手之少阴。辛主右手之太阴，壬主左手之太阴。

【注释】

①“寅者”两句：寅为十二地支之一，古人将十二地支，按先后顺序，从寅开始，配属十二月，称其为“月建”，以之作为每一个月份的符号。正月寅是古代天文学家通过观察北斗星所指的方位定出来的。因北斗由七星组成，其中一至四星名魁，五至七星名杓，又称“斗柄”。斗柄在每年正月的黄昏时指向东北寅位，二月指向东方卯位，三月指向东南辰位，四月指向东南巳位……十一月指向北方子位，十二月指向东北丑位。正月为初春，为一年中阳气初生的时候，故曰“月之生阳也”。

【译文】

黄帝问：十二个月和十日是怎样与经脉相配合的呢？

岐伯说：一年有十二月，与十二地支相合，并与人体下肢的十二条经脉相应。寅为正月，此时阳气初生，与身体左侧下肢的足少阳胆经相对应；未为六月，与身体右侧下肢的足少阳胆经相对应；卯为二月，与身体左侧下肢的足太阳膀胱经相对应；午为五月，与身体右侧下肢的足太阳膀胱经相对应；辰为三月，与身体左侧下肢的足阳明胃经相对应；巳为四月，与身体右侧下肢的足阳明胃经相对应。正如前面所讲的那样，阳明处于太阳与少阳之间，两阳合明，所以称为阳明。申为七月，此时阴气初生，与身体右侧下肢的足少阴肾经相对应；丑为十二月，与身体左侧下肢的足少阴肾经相对应；酉为八月，与身体右侧下肢的足太阴脾经相对应；子为十一月，与身体左侧下肢的足太阴脾经相对应；戌为九月，与身体右侧下肢的足厥阴肝经相对应；亥为十月，与身体左侧下肢的足厥阴肝经相对应。厥阴处于少阴与太阴之间，足少阴经同足太阴经的经气交会，必须经过足厥阴经，所以称为厥阴。

一旬有十日，与十个天干相合，并与人体上肢的十条经脉相应。甲日与身体左侧上肢的手少阳三焦经相对应，己日与身体右侧上肢的手少阳三焦经相对应。乙日与身体左侧上肢的手太阳小肠经相对应，戊日与身体右侧上肢的手太阳小肠经相对应。丙日与身体左侧上肢的手阳明大肠经相对应，丁日与身体右侧上肢的手阳明大肠经相对应。在五行的归类中，丙、丁都属火，两火合并，所以称为阳明。庚日与身体右侧上肢的手少阴心经相对应，癸日与身体左侧上肢的手少阴心经相对应。辛日与身体右侧上肢的手太阴肺经相对应，壬日与身体左侧上肢的手太阴肺经相对应。

十二个月与经脉的关系

日期	身体部位	对应的经脉
正月	左侧下肢	足少阳胆经
二月	左侧下肢	足太阳膀胱经
三月	左侧下肢	足阳明胃经
四月	右侧下肢	足阳明胃经
五月	右侧下肢	足太阳膀胱经
六月	右侧下肢	足少阳胆经
七月	右侧下肢	足少阴肾经
八月	右侧下肢	足太阴脾经
九月	右侧下肢	足厥阴肝经
十月	左侧下肢	足厥阴肝经
十一月	左侧下肢	足太阴脾经
十二月	左侧下肢	足少阴肾经

一旬与经脉的关系

日期	身体部位	对应的经脉
甲日	左侧上肢	手少阳三焦经
己日	右侧上肢	手少阳三焦经
乙日	左侧上肢	手太阳小肠经
戊日	右侧上肢	手太阳小肠经
丙日	左侧上肢	手阳明大肠经
丁日	右侧上肢	手阳明大肠经
癸日	左侧上肢	手少阴心经
庚日	右侧上肢	手少阴心经
壬日	左侧上肢	手太阴肺经
辛日	右侧上肢	手太阴肺经

【原文】

故足之阳者，阴中之少阳也；足之阴者，阴中之太阴也。手之阳者，阳中之太阳也；手之阴者，阳中之少阴也。腰以上者为阳，腰以下者为阴。

其于五脏也，心为阳中之太阳，肺为阳中之少阴，肝为阴中少阳，脾为阴中之至阴，肾为阴中之太阴。

【译文】

手在腰以上为阳，足在腰以下为阴。位于下肢的足三阳经，为阴中的少阳，阳气微弱；位于下肢的足三阴经，是阴中的太阴，阴气最盛。位于上肢的阳经，是阳中的太阳，阳气最盛；位于上肢的阴经，是阳中的少阴，阴气微弱。

五脏的阴阳属性，也可以用这个原理来说明：心位于膈上，属火，是阳中之太阳；肺居于膈上，属金，是阳中之少阴；肝位于膈下，属木，是阴中之少阳；脾位于膈下，属土，是阴中之至阴；肾位于膈下，属水，是阴中之太阴。

【原文】

黄帝曰：以治之，奈何？

岐伯曰：正月、二月、三月，人气[①]在左，无刺左足之阳[②]；四月、五月、六月，人气在右，无刺右足之阳；七月、八月、九月，人气在右，无刺右足之阴；十月、十一月、十二月，人气在左，无刺左足之阴。

【注释】

①人气：人体的正气。冬季和春季人气在左，夏季和秋季人气在右。②无刺左足之阳：正月

不宜刺左足的少阳经，二月不宜刺左足的太阳经，三月不宜刺右足的阳明经。总的原则是不刺与月建相配合的经脉，以避免伤损正气。其余可依此类推。

【译文】

黄帝问：怎样把上述理论运用到治疗当中呢？

岐伯说：在一年的十二个月中，正月、二月和三月，人体的阳气分别偏重于身体左侧下肢的足少阳胆经、足太阳膀胱经和足阳明胃经，所以不宜针刺这些经脉；四月、五月和六月，人体的阳气分别偏重于身体右侧下肢的足阳明胃经、足太阳膀胱经和足少阳胆经，所以不宜针刺这些经脉；七月、八月和九月，人体的阴气分别偏重于身体右侧下肢的足少阴肾经、足太阴脾经和足厥阴肝经，所以不宜针刺这些经脉；十月、十一月和十二月，人体的阴气分别偏重于身体左侧下肢的足厥阴肝经、足太阴脾经和足少阴肾经，所以不宜针刺这些经脉。

【原文】

黄帝曰：五行以东方为甲乙木王春，春者，苍色，主肝。肝者，足厥阴也。今乃以甲为左手之少阳，不合于数，何也？

岐伯曰：此天地之阴阳也，非四时五行之以次行也。且夫阴阳者，有名而无形，故数之可十，离之可百，散之可千，推之可万，此之谓也。

【译文】

黄帝问：在五行归类中，方位中的东方和天干中的甲、乙都属木，木气旺于春季，在五色中主青色，在五脏中主肝脏，隶属肝的经脉是足厥阴肝经，现在却把甲对应于身体左侧上肢的手少阳三焦经，这不符合天干对应五行的规律，这是为什么呢？

岐伯回答说：这里所讲的，是根据自然界阴阳变化的规律来配合天干地支，以此来说明十二经脉的阴阳属性，并不是按照四季的次序和五行属性来配合天干地支的。此外，阴阳是一个抽象概念，而不是一种具体事物，所以它的运用非常广泛。阴阳可以指一种事物，也可以扩展到十种、百种、千种、万种乃至无数种事物，说的就是这个道理。

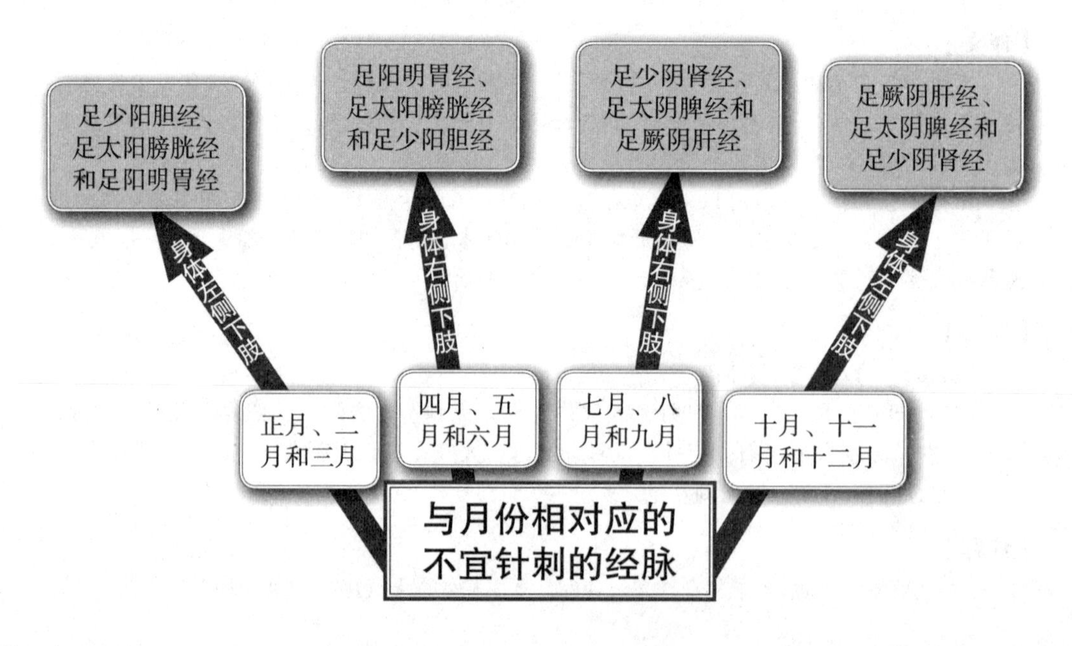

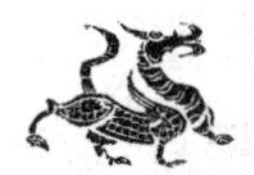

病传：疾病的传变

【导读】

病传，即病邪在人体脏腑间的传变。本篇主要论述了外邪侵入脏腑后的传变规律，所以篇名为“病传”。

本篇的主要内容包括：一是说明病邪从外入内逐步侵袭到内脏的过程；二是说明脏腑疾病的传变规律，及其对预后的影响；三是指出某些疾病可以用针刺治疗，某些疾病不可刺的道理。

【原文】

黄帝曰：余受九针于夫子，而私览于诸方。或有导引行气、乔摩①、灸、熨、刺、焫、饮药。之一者可独守耶，将尽行之乎？

岐伯曰：诸方者，众人之方也，非一人之所尽行也。

九针疗法
在治疗疾病时，是只采用一种疗法，还是综合运用多种疗法？
不同疗法治疗不同疾病，并不是说要将多种疗法都运用在同一个病人身上。

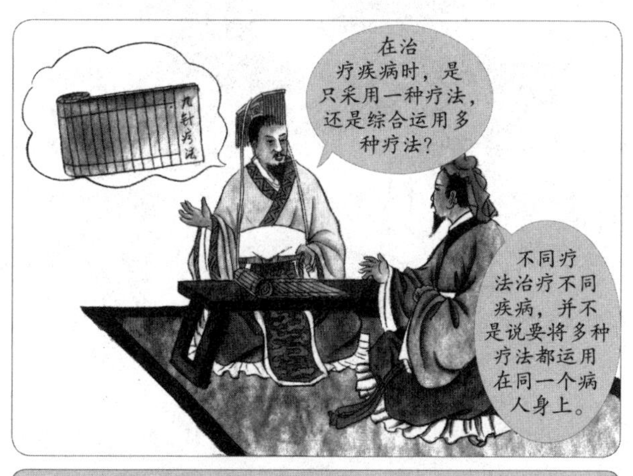

黄帝向岐伯请教各种疗法的运用。

【注释】

① 导引行气：凡人自摩自捏，伸缩手足，除劳去烦，名为导引。通过导引，以达到行气活血、养筋壮骨的目的，故曰“导引行气”。乔摩：按摩疗法。乔，《甲乙经》作“按”。乔，即“跻”。

【译文】

黄帝说：我从先生这里学习了九针的原则及疗法，自己又阅读了一些记载各种疗法的方书。其中有导引行气、按摩、灸、熨、针刺、火针及服药等疗法。在应用时，是只采用其中的一种疗法呢，还是同时综合运用多种疗法呢？

岐伯说：方书上所谈到的各种疗法，是用于治疗众人所发生的许多种不同疾病的，并不是说要将多种疗法都运用在同一个病人身上。

【原文】

黄帝曰：此乃所谓守一勿失，万物毕者也①。今余已闻阴阳之要，虚实之理，倾移之过，可治之属。愿闻病之变化，淫传绝败而不可治者，可得闻乎？

岐伯曰：要乎哉问也！道，昭乎其如日醒，窘乎其如夜瞑。能被而服之，神与俱成。毕将服之，神自得之。生神之理，可著于竹帛，不可传于子孙。

【注释】

① 万物毕者也：马元台：“诸方虽行于众病，而医工当知乎守一。守一者，合诸方而尽明之，

何谓“日醒”和“夜瞑”
能够了解疾病变化的情况，以及病邪传变致使脏气败绝而无法救治的道理
日醒
不了解疾病变化的情况，以及病邪传变致使脏气败绝而无法救治的道理
夜瞑

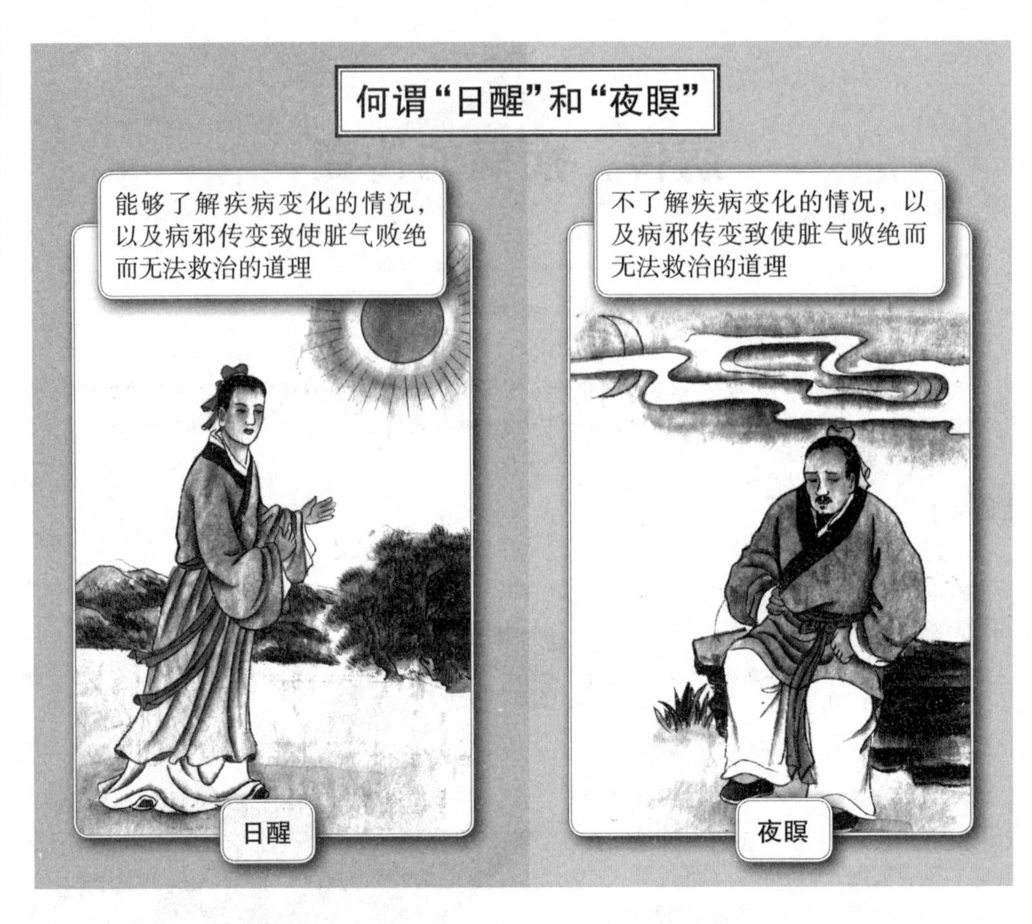

各守其一而勿失也。庶于万物之病，可以毕治而无误矣。”

【译文】

黄帝说：这就是所谓的掌握了一个总的原则而不放弃，就能解决各种复杂的问题。现在我已经听过了阴阳的要领、虚实的理论、腠理不固与正气不足导致的病变，以及可以治愈疾病的各种方法。我希望了解疾病变化的情况，以及病邪传变致使脏气败绝而无法救治的道理，您能为我讲解一下吗？

岐伯说：您所问的这个问题非常重要。明白了这些医学至道，就会像“日醒”一样头脑清醒而没有迷惑；如果不明白，就会像“夜瞑”一样，对病情毫无察觉。如果能够按其道实际运用，时刻不离于身，心领神会，就能达到与道合一的境界。如果能够始终对其加以运用，自然就能出神入化，得心应手。这些具有神效的医学原理，应当刻写在竹帛上，以便传于后世，不应据为私有而只传给自己的子孙。

【原文】

黄帝曰：何谓日醒？

岐伯曰：明于阴阳，如惑之解，如醉之醒。

黄帝曰：何谓夜瞑？

岐伯曰：瘖乎其无声，漠乎其无形。折毛发理，正气横倾。淫邪泮衍①，血脉传溜。

大气入脏[②]，腹痛下淫[③]。可以致死，不可以致生。

【注释】

①淫邪：偏胜的病邪。泮（pàn）衍：浸淫、蔓延。②大气入脏：严重的病邪入侵于内脏。张介宾："大气，大邪之气也。"③下淫：下焦脏气逆乱。淫，逆乱。

【译文】

黄帝问：什么是日醒？

岐伯说：明白了阴阳的道理，就好像找到了难题的明确答案，又像在酒醉后清醒过来一样。

黄帝问：什么是夜瞑？

岐伯说：病邪侵入人体后所引起的内部变化，既没有声音，也没有形迹，看不见，摸不着。病人经常在不知不觉之中出现了毛发毁折、腠理开泄多汗之症。正气不断耗散，而邪气淫溢弥漫，并滞留在血脉之中。如果邪气进入内脏，就会引起腹痛，下焦脏气也会逆乱。如果任其发展，最终就会导致病人死亡。

【原文】

黄帝曰：大气入脏，奈何？

岐伯曰：病先发于心，一日而之肺，三日而之肝，五日而之脾。三日不已，死。冬夜半，夏日中。

病先发于肺，三日而之肝，一日而之脾，五日而之胃。十日不已，死。冬日入，夏日出。

病先发于肝，三日而之脾，五日而之胃，三日而之肾。三日不已，死。冬日入，夏早食。

病先发于脾，一日而之胃，二日而之肾，三日而之膂膀胱。十日不已，死。冬人定[①]，夏晏食。

病先发于胃，五日而之肾，三日而之膂膀胱，五日而上之心。二日不已，死。冬夜半，夏日昳[②]。

病先发于肾，三日而之膂膀胱，三日而上之心，三日而之小肠。三日不已，死。冬大晨[③]，夏晏晡[④]。

病先发于膀胱，五日而之肾，一日而之小肠，一日而之心。二日不已，死。冬鸡鸣，夏下晡[⑤]。

诸病以次相传，如是者，皆有死期，不可刺也！间一脏及至三四脏[⑥]者，乃可刺也。

邪气侵入内脏，如果疾病先发生在心，过一天就会传到肺，再过三天就会传到肝，再过五天就会传到脾，如果再过三天不愈，病人就会死亡。冬季死于半夜，夏季死于中午

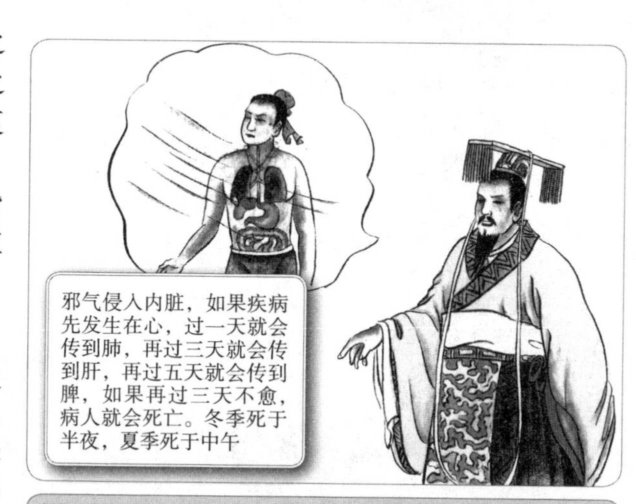

黄帝向岐伯请教当邪气侵入内脏后的病变情况。

【注释】

①人定：指亥时，人安定入睡之时，夜里二十一点到二十三点。②日昳（dié）：大约是未时。未时，相当于下午一到三点。马元台："夏之曰昳在未，土气正衰，

故夏死于昳也。”③大晨：早晨天光大亮，约当寅末卯初，即早晨五点左右。马元台：“冬之大晨在寅末。”④晏晡（bū）：黄昏晚饭之时，晚上七到九点。张介宾：“晏晡，戌时也。”⑤下晡：未时，下午一到三点。张介宾：“夏之下晡在未。”⑥间一脏及至三四脏：间一脏，是间隔一脏相传的意思。间脏传是传其所生之脏。如《难经·五十三难》说：“假令心病传脾……是子母相传。”这是按火、水、土、木、金的顺序，五行配五脏，间一脏便属母子之间相传，如心病

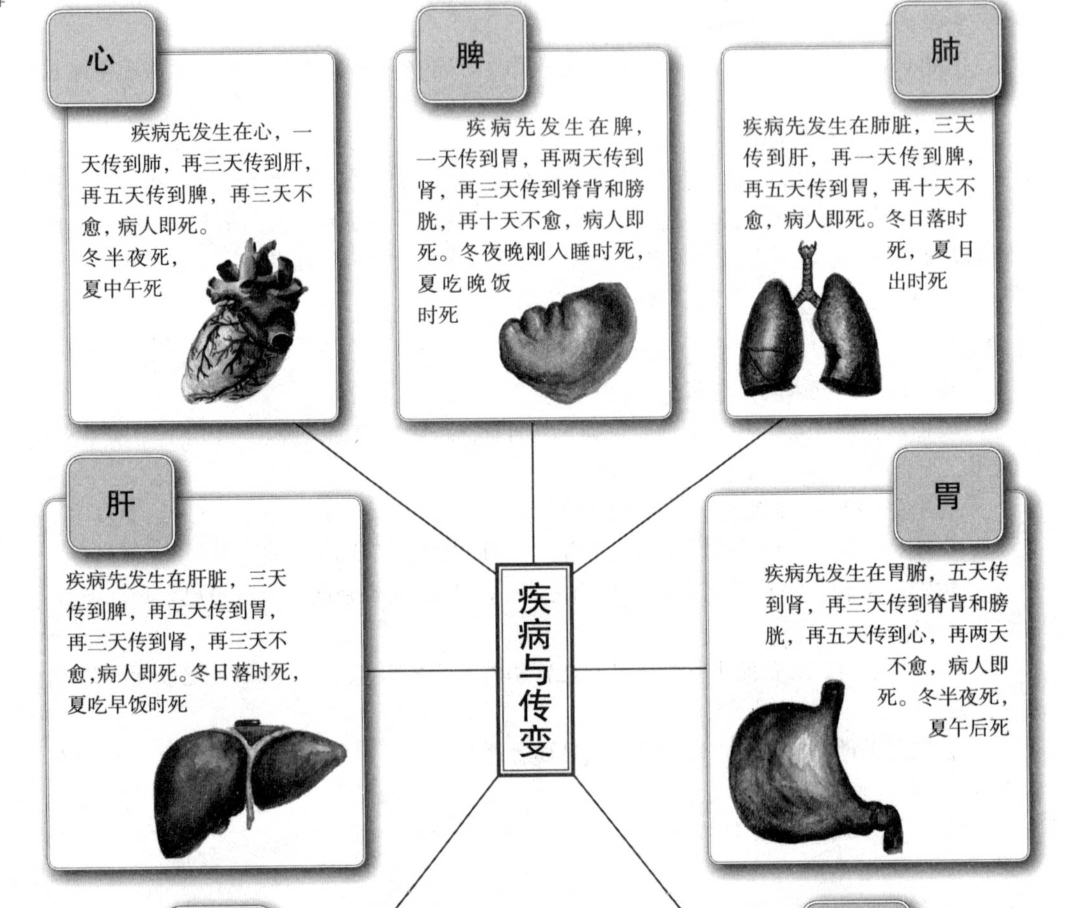

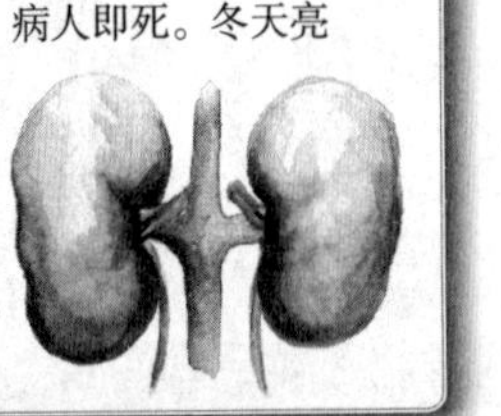

膀胱
疾病先发生在膀胱腑，五天传到肾，再一天传到小肠，再一天传到心，再两天不愈，病人即死。冬鸡鸣时死，夏午后死

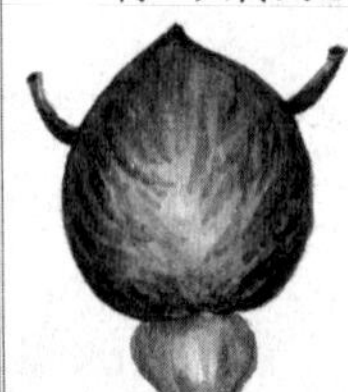

传脾，脾病传肺，肺病传肾等，便属传及二、三、四脏了。

【译文】

黄帝问：邪气侵入内脏后，会发生什么样的病变呢？

岐伯说：邪气侵入内脏，疾病如果先发生在心，过一天就会传到肺，再过三天就会传到肝，再过五天就会传到脾，如果再过三天不愈，病人就会死亡。冬季死于半夜，夏季死于中午。

疾病如果先发生在肺，过三天就会传到肝，再过一天就会传到脾，再过五天就会传到胃，如果再过十天不愈，病人就会死亡。冬季死在日落的时候，夏季死在日出的时候。

疾病如果先发生在肝，过三天就会传到脾，再过五天就会传到胃，再过三天就会传到肾，如果再过三天不愈，病人就会死亡。冬季死在日落的时候，夏季死在吃早饭的时候。

疾病如果先发生在脾，过一天就会传到胃，再过两天就会传到肾，再过三天就会传到脊背和膀胱，如果再过十天不愈，病人就会死亡。冬季死在夜晚人们刚入睡的时候，夏季死在吃晚饭的时候。

疾病如果首先发生在胃，过五天就会传到肾，再过三天就会传到脊背和膀胱，再过五天就会上传到心，如果再过两天不愈，病人就会死亡。冬季死在半夜，夏季死在午后。

疾病如果首先发生在肾，过三天就会传到脊背和膀胱，再过三天就会上传到心，再过三天就会传到小肠，如果再过三天不愈，病人就会死亡。冬季死在天亮的时候，夏季死在黄昏的时候。

疾病如果首先发生在膀胱，过五天就会传到肾，再过一天就会传到小肠，再过一天就会传到心，如果再过两天不愈，病人就会死亡。冬季死在鸡鸣的时候，夏季死在午后。

上述各脏发生的疾病，都是按照一定的次序相互传变的。根据这样的传变可以推算出病人的死亡时间，所以不能用针刺治疗。如果疾病的传变次序是间隔一脏或是间隔三脏、四脏的，则可以用针刺治疗。

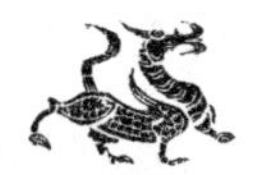

外揣：通过声色判断病变

【导读】

外揣，即从人体的外部揣测内部的情况。本篇主要论述了医生在临证时，要从人体的外部表现和变化揣测出内部五脏的病变，这样就能收到很好的疗效，所以篇名为“外揣”。

本篇探讨了疾病诊断治疗的理论，虽未论述对具体某种疾病的治疗，却为医生提供了重要的医学思想方法。其核心思想是：人体是内外相应的统一整体，医生在临证时，要能够做到从外揣内，从内揣外。

【原文】

黄帝曰：余闻九针九篇，余亲受其词①，颇得其意。夫九针者，始于一而终于九②，然未得其要道也。夫九针者，小之则无内，大之则无外，深不可为下，高不可为盖。恍惚无穷，流溢无极。余知其合于天道、人事、四时之变也。然余愿杂之毫毛，浑束为一，可乎？

岐伯曰：明乎哉问也！非独针道焉，夫治国亦然。

黄帝曰：余愿闻针道，非国事也。

岐伯曰：夫治国者，夫惟道焉。非道，何可小大深浅，杂合而为一乎？

【注释】

①亲受其词：亲自接受其智慧和方略。一作“亲受其调”，即亲自体察事物的规律。②始于一而终于九：指九针的理论和各种针具的名称。叙述这些理论以及各种类型针具的使用，都要有条理和次序，并分别与天、地、人及各种自然现象相应，如一应天，二应地，三应人，四应四时，五应五音，六应六律，七应七星，八应八风，九应九野等，所以称为“始于一而终于九”。此文原出《九针十二原》。

【译文】

黄帝说：我听到过关于九针的九篇论述，亲自领略了其中的智慧，也大致领会了其中的道理。九针从第一针开始，到第九针终止，包含了许多深刻的道理，我还没能真正掌握其中的主要道理。九针的道理，精妙到了不能再细的程度，宏大到了不能再大的地步，深奥到了不能再深奥的境界，高远到了不能覆盖的程度，其中的奥妙无穷无尽，它的应用广泛无极。我知道它符合天道、人事以及四时的变化，但我想把这复杂如牛毛的理论归纳成一个总的纲要，可以做到吗？

岐伯说：您问得真高明啊！不但针刺的道理是这样，就连治理国家也应如此。

黄帝说：我想听的是针刺的道理，并不是国事。

岐伯说：治理国家，就是要有一个总的纲要。如果没有总的纲要，怎么能将大、小、深、浅各不相同的复杂事物整合在一起呢？

【原文】

黄帝曰：愿卒闻之。

岐伯曰：日与月焉，水与镜焉，鼓与响焉。夫日月之明，不失其影；水镜之察，不失其形；鼓响之应，不后其声。动摇则应和，尽得其情。

黄帝曰：窘乎哉！昭昭之明不可蔽，其不可蔽，不失阴阳也。合而察之，切而验之，见而得之，若清水明镜之不失其形也。五音不彰，五色不明，五脏波荡，若是则内外相袭[①]，若鼓之应桴，响之应声，影之似形。故远者司外揣内[②]，近者司内揣外。是谓阴阳之极，天地之盖。请藏之灵兰之室[③]，弗敢使泄也。

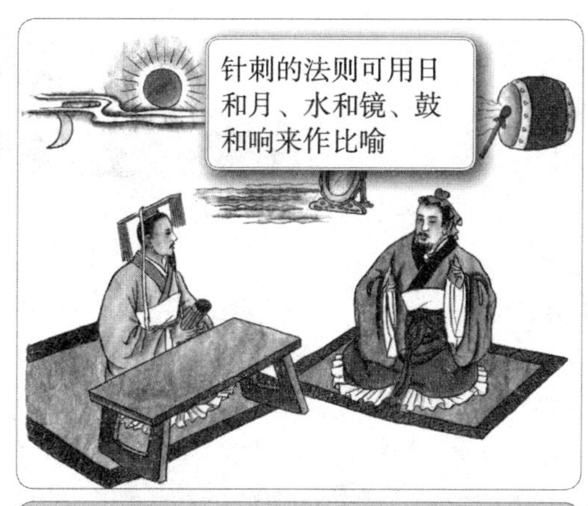

岐伯说，要想完全掌握针刺的法则，就像要了解日和月、水和镜、鼓和响的关系一样。

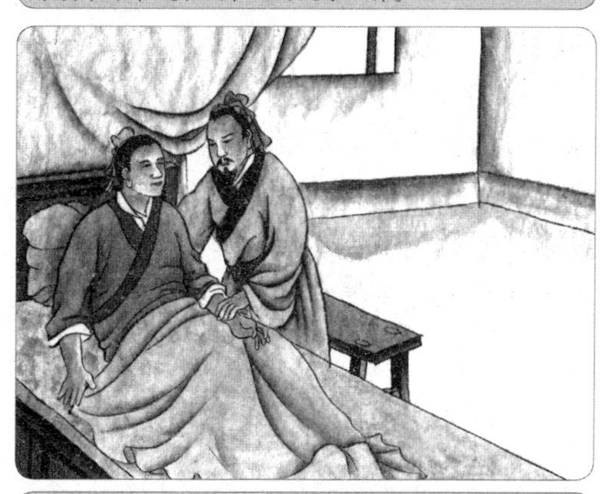

治疗疾病时，要综合观察病人的各种情况，包括他的声音、面色和体表变化等。

【注释】

① 相袭：指人体的内里和体表相互影响。

② 司外揣内：观察外表的表象，可以推测内脏的病变。司，主事为司。揣，推测。

③ 灵兰之室：传说是黄帝藏书的地方。王冰："灵兰室，黄帝之书府也。"

【译文】

黄帝说：希望您详尽地讲一下。

岐伯说：这可用日和月、水和镜、鼓和响来作比喻。日月照耀物体，必定有物体的影子出现；水镜倒映物体，可以清楚地反映物体的形态；击鼓时会发出响声，声音和击鼓的动作几乎是同时发生的。所以，形与影、声与响是相互应和的。懂得了这些，就能完全掌握针刺的法则了。

黄帝说：这个问题确实很艰深啊！尽管非常艰深，但深刻的道理就像日月之光一样不可遮蔽。之所以无法遮蔽，是因为它不背离阴阳相对相合的规律。在临证时要把各种情况结合起来观察，并通过切脉来验证，以望诊来获知外部的病象，这样就能像清水和明镜反映物体一样不会失之偏颇。人的声音的响亮，面色的鲜明，是内脏的功能在外部的反映，这种内外相因，就如同以鼓槌击鼓，响声随之而生，又如影子跟随形体并与形体相似一样。所以，通过观察病人体表的变化，就可测知内脏的证候；检查出内脏的变化，又可以推测显现于外表的症状。这可以说是阴阳变化规律的至高境界，天地间万事万物的变化之道便尽在其中。我想把这些重要的道理珍藏在灵兰之室，不敢使它泄露流失。

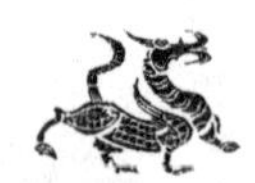

五变：五种特殊的病变

【导读】

本篇主要论述了疾病和体质的关系，以五种不同质地的树木遇到五种异常气候变化时的表现为例，说明了人由于体质不同而发生不同疾病的道理，所以篇名为“五变”。

本篇的主要内容有：一是说明疾病的发生虽是外邪侵袭所致，但主要还是取决于人的体质强弱；二是分析风厥、消瘅、寒热、痹证、积聚五种病证的不同病变和诊候方法。

【原文】

黄帝问于少俞曰：余闻百疾之始期也，必生于风雨寒暑，循毫毛而入腠理。或复还，或留止，或为风肿汗出，或为消瘅，或为寒热，或为留痹，或为积聚。奇邪淫溢，不可胜数，愿闻其故。夫同时得病，或病此，或病彼，意者天之为人生风乎，何其异也？

少俞曰：夫天之生风者，非以私百姓也。其行公平正直，犯者得之，避者得无殆，非求人而人自犯之。

风、雨之邪
侵入人体
暑邪
侵入人体
寒邪
侵入人体
产生疾病

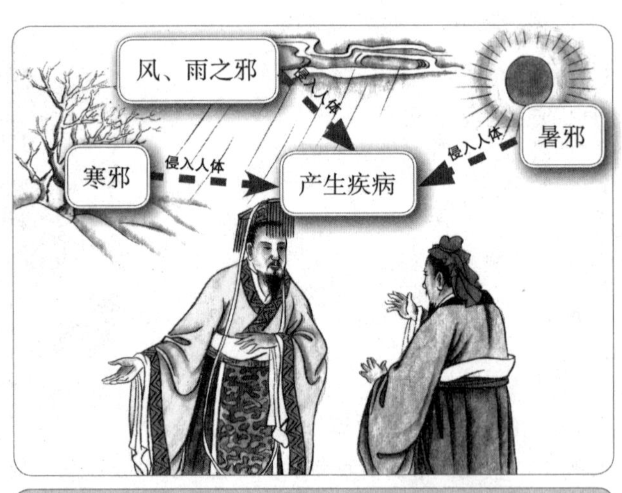

少俞向黄帝讲解当人体违反了自然气候规律时就会产生不同的病变。

【译文】

黄帝向少俞问道：我听说许多疾病刚开始的时候，都是由风、雨、寒、暑之邪气侵入人体所引起。邪气沿着毫毛侵入腠理，有的能够从体表出来，有的则会停留在体内，或发为风肿而出汗，或发为消瘅，或发为寒热，或成为留痹，或成为积聚。因时令反常而浸淫泛溢于人体的病邪，引起的病证难以尽数，我希望听您讲讲其中的缘故。至于有时人们同时得病，有的患这种病，有的患那种病，我认为其原因是自然气候对人的影响不同，否则，为什么会有各种不同的病变呢？

少俞回答说：大凡自然界出现的气候，并不偏私于某个人。它公平正直，冒犯它的就会得病，避开它的就不会发生危险。不是风邪主动伤人，而是人们主动冒犯了它，因而疾病就来了。

【原文】

黄帝曰：一时遇风，同时得病，其病各异，愿闻其故。

少俞曰：善乎哉问也！请论以比匠人。匠人磨斧斤，砺刀削斫材木。木之阴阳，尚有坚脆。坚者不入，脆者皮弛。至其交节，而缺斤斧焉。夫一木之中，坚脆不同。坚者则刚，脆者易伤。况其材木之不同，皮之厚薄，汁之多少，而各异耶？夫木之早花先生叶者，遇春霜烈风，则花落而叶萎。久曝大旱，则脆木薄皮者，枝条汁少而叶萎。久阴淫雨，则薄皮多汁者，皮溃而漉。卒风暴起，则刚脆之木，枝折杌伤[①]。秋霜疾风，则刚脆之木，根摇而叶落。凡此五者，各有所伤，况于人乎？

【注释】

①杌（wù）伤：树枝折断，木干损伤。杌，指树干。张介宾："木之无枝者也。"

【译文】

黄帝说：有些人在同一时刻遭遇到风邪，又同时患病，可是他们的病证却不相同。希望听您讲讲其中的缘故。

少俞说：这个问题问得很好！请让我以匠人伐木来作比喻吧。匠人磨砺刀斧，用来砍削木材。树木有向阳面和背阴面，所以就有坚硬和松脆的不同。坚硬的地方刀斧不容易砍入，松脆的地方因为外皮松弛而容易砍入。砍到有树节的地方，甚至会使刀斧的刃口崩缺。同一种木材就有坚脆的不同，坚硬处就难砍，松脆处就易砍，何况各种不同的木材。树皮有厚薄，汁液有多少，性质各不相同。如果树木花开得早，叶子生得也早，那么遇到春霜或大风，花朵就会凋落，树叶就会枯萎。如果遇到长期的干旱天，性脆皮薄的树木就会枝条少汁，树叶枯萎。如果碰上长期的阴雨天，皮薄汁多的树木就会外皮溃烂，渗水。如果突然刮起了暴风，木质刚脆的树木就会枝干断折。如果秋天将下寒霜，又有剧烈的风刮起，就会使木质刚脆的树木根部摇动，叶子坠落。上述五种木材，各有其不同的损伤原因和损伤程度，何况人呢？

【原文】

黄帝曰：以人应木奈何？

少俞答曰：木之所伤也，皆伤其枝。枝之刚脆而坚，未成伤也。人之有常病也，亦因其骨节皮肤腠理之不坚固者，邪之所舍也，故常为病也。

【译文】

黄帝问：人的情况和树木的这些情况是如何对应的呢？

少俞回答说：树木受伤，都是伤其树枝。凡是树枝刚脆而坚实的，都不会受伤。人容易患病，也是因为骨节、皮肤、腠理不坚固，邪气容易侵犯并留居在体内。

【原文】

黄帝曰：人之善病风厥漉[①]汗者，何以候之？

少俞答曰：肉不坚，腠理疏，则善病风。

黄帝曰：何以候肉之不坚也？

少俞答曰：腘肉不坚，而无分理。理者粗理，粗理而皮不致者，腠理疏。此言其浑然者。

【注释】

①漉：汗出淋漓的样子。

【译文】

黄帝问：有些人容易患风气厥逆而汗出不止的疾病，应该怎样诊察呢？

少俞回答说：凡是肌肉不坚实、腠理疏松的人，都容易为风邪侵袭而患风厥病。

黄帝问：怎样候察出肌肉不坚实呢？

少俞回答说：这是说肩、肘、大腿等部位的肌肉不坚实，并且没有分理。肌肉不坚实，则分理粗疏，皮肤不致密，腠理疏松。这就是判断肌肉不够结实的依据。

【原文】

黄帝曰：人之善病消瘅者，何以候之？

少俞答曰：五脏皆柔弱者，善病消瘅。

黄帝曰：何以知五脏之柔弱也？

少俞答曰：夫柔弱者，必有刚强①，刚强多怒，柔者易伤也②。

黄帝曰：何以候柔弱之与刚强？

少俞答曰：此人薄皮肤而目坚固以深③者，长冲直扬④，其心刚，刚则多怒，怒则气上逆，胸中蓄积，血气逆留，髋皮充肌⑤，血脉不行，转而为热，热则消肌肤，故为消瘅。此言其人暴刚而肌肉弱者也。

【注释】

①“夫柔弱者”两句：丹波元简：“柔弱者必有刚强，谓形质弱而性气刚也。”②“刚强”两句：从性情粗暴多怒可以测知五脏柔弱易伤。柔者容易患消瘅。③坚固：视物坚定。深：眶骨高耸，眼珠深凹。④长冲直扬：横眉竖目，举目扬眉貌。冲，当为“衡”，指眉毛。⑤髋（kuān）皮充饥：腹部皮肤肌肉充胀。髋，同“宽”，充塞的意思。

【译文】

黄帝问：有些人容易患消瘅病，应该怎样诊察呢？

少俞回答说：五脏都很柔弱的人，容易患消瘅病。

黄帝问：怎样知道五脏柔弱呢？

少俞回答说：大凡五脏柔弱的人，必定心性刚强，心性刚强则多怒，所以五脏柔弱的人就容易受到损伤。

黄帝问：怎样候察五脏柔弱与心性刚强呢？

少俞回答说：这种人皮肤脆薄，但是眼睛生得坚固深入，眉毛竖起，心性刚暴。心性刚暴就容易发怒，怒则使气上逆，积蓄在胸中，血与气交阻停留而运行不畅，充满于肌肉皮肤之间，使血脉不得畅流而生郁热，热则销铄肌肉皮肤，而成为消瘅。这说的就是性情刚暴而肌肉脆弱的人。

【原文】

黄帝曰：人之善病寒热者，何以候之？

少俞答曰：小骨弱肉①者，善病寒热。

黄帝曰：何以候骨之小大，肉之坚脆，色之不一也？

少俞答曰：颧骨者，骨之本也②。颧大则骨大，颧小则骨小。皮肤薄而其肉无䐃，其臂懦懦然③，其地色炲④然，不与其天同色，污然⑤独异，此其候也。然后臂薄者，其髓不满，故善病寒热也。

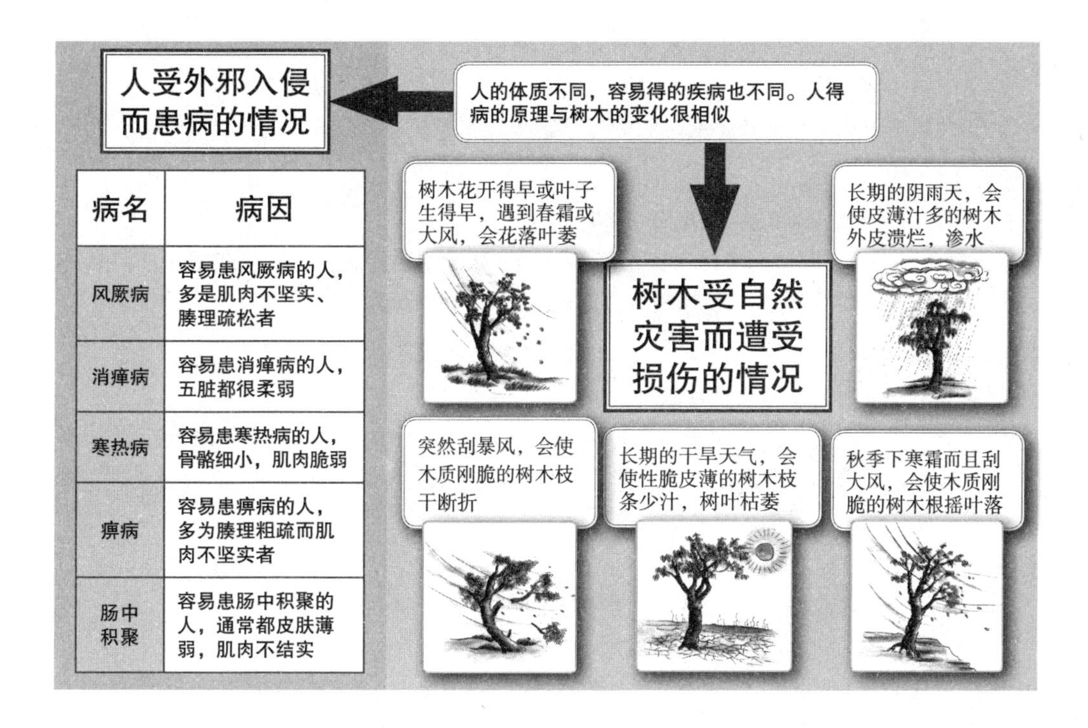

病名	病因
风厥病	容易患风厥病的人，多是肌肉不坚实、腠理疏松者
消瘅病	容易患消瘅病的人，五脏都很柔弱
寒热病	容易患寒热病的人，骨骼细小，肌肉脆弱
痹病	容易患痹病的人，多为腠理粗疏而肌肉不坚实者
肠中积聚	容易患肠中积聚的人，通常都皮肤薄弱，肌肉不结实

【注释】

① 小骨弱肉：张介宾："骨属肾，肉属脾，皆至阴之所在也。阴不足，则阳邪易以入之，故善病寒热。" ② 颧骨者，骨之本也：张介宾："目下颊骨曰颧，周身骨骼大小，可验于此。"张志聪："夫肾主骨。颧者，肾之外候也，故颧骨为骨之本。" ③ 懦懦然：柔软无力的样子。④ 炲（tái）：黑色。⑤ 污然：污垢不洁的样子。

【译文】

黄帝问：有些人容易患寒热病，应该怎样诊察呢？

少俞回答说：凡是骨骼细小、肌肉脆弱的人，都容易患寒热病。

黄帝问：应该怎样候察骨骼的大小、肌肉的坚脆、气色的不同呢？

少俞回答说：面部的颧骨是全身的骨骼之本。颧骨大则全身的骨骼也大，颧骨小则全身的骨骼也小。皮肤薄弱，则肌肉不能隆起，两臂虚弱而无力，面部下巴的气色晦浊无神，与天庭的气色不一致，好像蒙着一层污垢一般，这就是诊候骨、肉、色的方法。同时，如果臂部肌肉薄弱，其骨髓必定不充实，所以容易患寒热病。

【原文】

黄帝曰：何以候人之善病痹者？

少俞答曰：粗理而肉不坚者，善病痹。

黄帝曰：痹之高下有处乎？

少俞答曰：欲知其高下者，各视其部。

【译文】

黄帝问：怎样诊察容易患痹病的人呢？

少俞回答说：腠理粗疏而肌肉不坚实者，则容易患痹病。

黄帝问：痹病的发生有一定的部位吗？

少俞回答说：要想知道痹病发生的部位，必须观察身体各个部位的情况。

【原文】

黄帝曰：人之善病肠中积聚者，何以候之？

少俞答曰：皮肤薄而不泽，肉不坚而淖泽，如此则肠胃恶，恶则邪气留止，积聚乃伤。脾胃之间，寒温不次，邪气稍至，蓄积留止，大聚乃起。

【译文】

黄帝问：有些人容易患肠中积聚，应该怎样候察呢？

少俞回答说：皮肤薄弱、不润泽，肌肉不结实、不滑泽，这样的人肠胃功能不好。肠胃功能不好，邪气就容易停留而成积聚，以致伤及脾胃的正常功能。如果在脾胃之间，寒温不调，邪气即使轻微地侵入，也会蓄积停留，最后形成积聚病。

【原文】

黄帝曰：余闻病形，已知之矣，愿闻其时。

少俞答曰：先立其年，以知其时。时高则起，时下则殆①。虽不陷下，当年有冲通②，其病必起，是谓因形而生病。五变之纪也。

【注释】

① 时高则起，时下则殆（dài）：凡遇生旺之时，疾病可以好转；若遇衰下之时，疾病就会危险。② 冲通：意思是说人体与年运之气不相适应，就会感触而发病。张介宾：“虽非衰克陷下之时，而年有所冲，则气有所通，其病亦因而起。”

【译文】

黄帝说：关于各种疾病的症状，我已经知道了，希望再听您讲讲疾病与时令的关系。

少俞回答说：首先要确定一年的气候变化情况，然后再掌握各个时令的气候。凡是在气候对疾病有利之时，其病都会好转；在气候对疾病不利之时，病情就会恶化。有时虽然某一时令的气候变化并不剧烈，但因该年气候对其人体不利，所以也会引发疾病。这就是所谓的形体素质不同，人所患的疾病也不同。这就是五变的纲要。

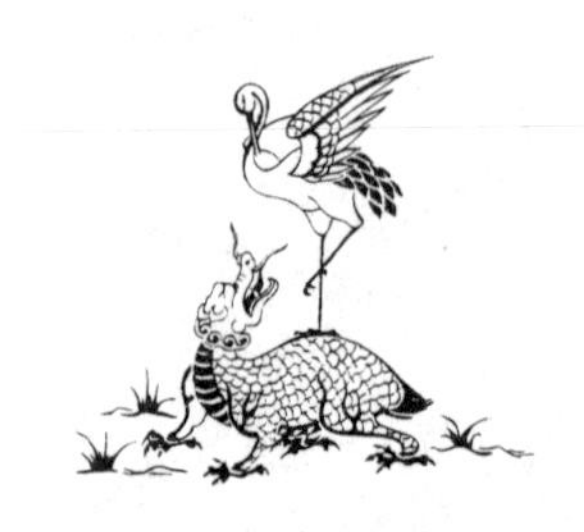

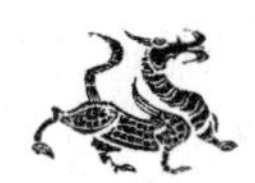

本脏：脏腑的重要性

【导读】

本，即探求根本。本脏，即探求人体脏腑的本源。本篇论述了精、神、血、气、魂、魄都藏于五脏，水谷津液则在六腑中传化；脏腑功能正常，人体才能健康正常；疾病的发生本于脏腑功能失常等道理，所以篇名为“本脏”。

本篇的主要内容包括：一是介绍人体经脉、五脏、六腑、精神、血气、卫气的生理功能及其正常表现；二是论述人的疾病与寿命和五脏六腑的形态特点相关，并可以从人体的外部测候和了解；三是概论五脏的八种不同的生理和病理表现；四、具体说明五脏六腑与外在组织器官之间的联系。

【原文】

黄帝问于岐伯曰：人之血气精神者，所以奉生而周[①]于性命者也。经脉者，所以行血气而营阴阳，濡筋骨，利关节者也；卫气者，所以温分肉，充皮肤，肥腠理，司开阖[②]者也；志意者，所以御精神，收魂魄，适寒温，和喜怒者也。是故血和则经脉流行，营复阴阳，筋骨劲强，关节清利矣；卫气和则分肉解利，皮肤调柔，腠理致密矣；志意和则精神专直[③]，魂魄不散，悔怒不起，五脏不受邪矣；寒温和则六腑化谷，风痹不作，经脉通利，肢节得安矣。此人之常平也。五脏者，所以藏精神血气魂魄者也；六腑者，所以化水谷而行津液者也。此人之所以具受于天也，无愚智贤不肖，无以相倚[④]也。然有其独尽天寿，而无邪僻之病，百年不衰，虽犯风雨卒寒大暑，犹有弗能害也；有其不离屏蔽[⑤]室内，无怵惕之恐，然犹不免于病，何也？愿闻其故。

【注释】

①奉生：养生。周：维持。②司开阖：主管皮肤腠理的开合。③精神专直：精神专一而端正。《易传·系辞》：“其静也专，其动也直。”④倚：异，不同。⑤屏蔽：指屏风。

【译文】

黄帝问岐伯说：人体的气血精神，是用来奉养生命以维持正常生理功能的物质。经脉是气血运行的通道，能使气血运行于机体内外，濡润筋骨，滑利关节；卫气能温煦肌肉，充养皮肤，滋

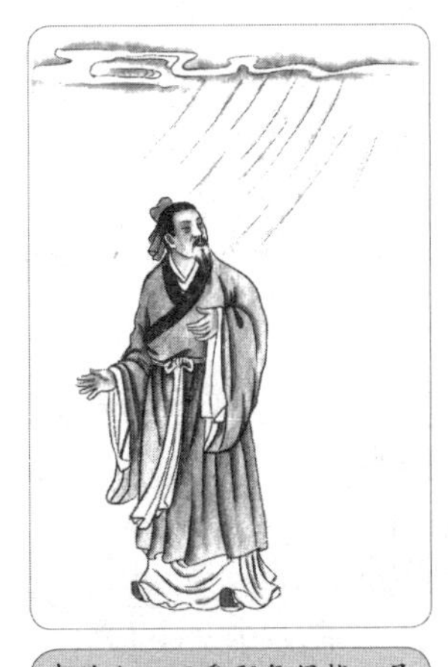

有的人，不受邪气侵扰，尽享天年。

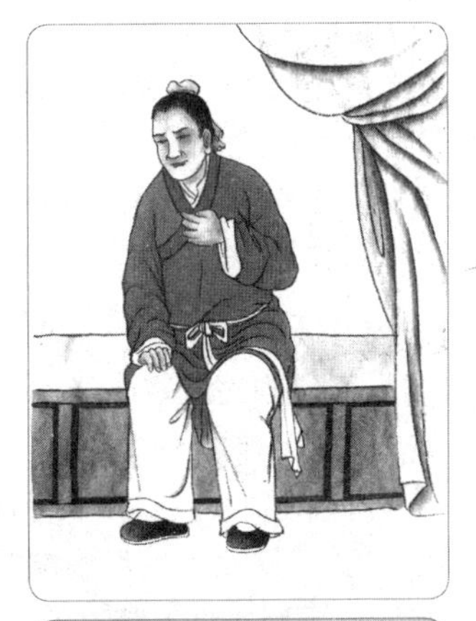

有的人，足不出户，却还是免不了生病。

润腠理，主导汗孔的开合；人的意志，能够统驭精神，收摄魂魄，适应气候寒温的变化，调节情绪。因此，血脉通调和顺，则气血畅行，流于周身，营养肌体，进而强劲筋骨，滑利关节；卫气的功能正常，则使肌肉滑润，皮肤柔和润泽，腠理致密；志意专注，则精神集中，思维敏捷，魂魄安定，不产生懊悔愤怒的情绪变化，五脏就不会遭受邪气的侵扰；气候、饮食的冷热变化平稳，六腑就能正常地消化食物，供给营养，保持静脉的通畅，使风病、痹病等无从产生，经脉通利，肢体关节灵活。这便是健康的人体状态。五脏是为人体储存精神血气和魂魄的器官，六腑是消化食物和饮水并传输由此所得的津液的器官。这些人体功能，都是先天所赋，与人的愚笨、聪明、贤能、浅薄无关。尽管如此，却有人能享尽天年，不受邪气侵扰，老而不衰，即使是风雨、骤寒暴暑，也不能伤害他；而另一些人虽然足不出户，也没有受到忧伤、惊恐的刺激，但还是免不了生病，这是为什么呢？希望您能予以讲解。

【原文】

岐伯对曰：窘乎哉问也！五脏者，所以参天地，副[①]阴阳，而运四时，化五节[②]者也。五脏者，固有小大、高下、坚脆、端正、偏倾者；六腑亦有小大、长短、厚薄、结直、缓急。凡此二十五者[③]，各不同，或善或恶，或吉或凶。请言其方。

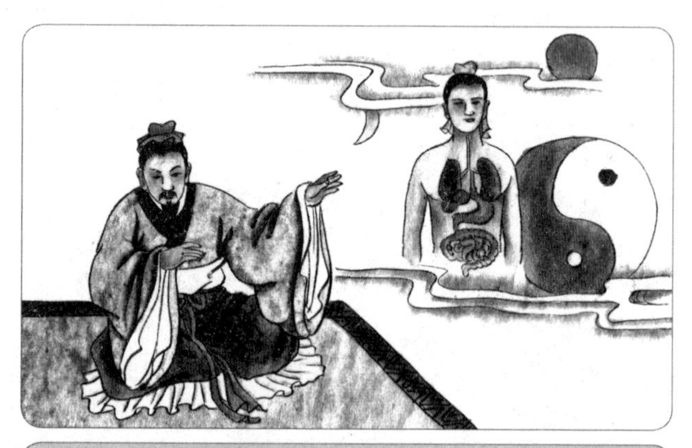

人体五脏的生理功能是与自然界和五季的五行相适应，遵循阴阳变化规律，并且与四时的变化相联系的。

【注释】

①副：配合、符合的意思。②化五节：五脏各与五季（春、夏、长夏、秋、冬）的五行变化相适应。张介宾：“化五节者，应五行之节序而为之变化也。”③二十五者：指五脏有大小、坚脆、高下、端正、偏倾等不同情况，五五共计二十五种。

【译文】

岐伯回答说：这个问题很难解答！五脏的生理功能，是与自然界相适应的，它符合阴阳变化的规律，并与四时的变化相联系，与五季的五行变化相适应。五脏本身就有大小、高低、坚脆、端正及偏斜的不同，六腑也有大小、长短、厚薄、曲直、缓急的差异。这二十五种情况各不相同，分别代表着善恶吉凶，请允许我详加说明。

【原文】

心小则安，邪弗能伤，易伤以忧；心大则忧不能伤，易伤于邪。心高则满于肺中，悗而善忘，难开以言；心下则脏外[①]，易伤于寒，易恐以言。心坚则脏安守固；心脆则善病消瘅热中。心端正则和利难伤；心偏倾则操持不一，无守司也。

肺小则少饮，不病喘喝；肺大则多饮，善病胸痹、喉痹、逆气。肺高则上气肩息咳；肺下则居贲迫肺，善胁下痛。肺坚则不病咳上气；肺脆则苦病消痹易伤。肺端正则和利难伤；肺偏倾则胸偏痛也。

五脏先天禀赋与相关病证

脏腑	项目	情况	相关病证
肺脏的不同情况	大小	小	不易为喘息病所侵
		大	容易使人患胸痹、喉痹及气逆的疾病
	位置	偏高	气机上逆，造成抬肩喘息、咳嗽
		偏低	接近横膈使人血气不通，容易患胁下疼痛的病
	状况	坚实	不易患咳逆上气的疾病
		脆弱	容易患消瘅病
	位置是否端正	端正	肺气调和畅通，人不易被邪气所伤
		偏斜	容易导致胸部一侧发生疼痛

脏腑	项目	情况	相关病证
肝脏的不同情况	大小	小	不易患胁下痛的疾病
		大	令人患胸中膈塞不通并且胁下疼痛的疾病
	位置	偏高	造成息贲病
		偏低	逼迫胃脘，令人胁下空虚，容易被邪气侵袭
	状况	坚实	脏气安宁，人不易被邪气所伤
		脆弱	易患消瘅病
	位置是否端正	端正	肝气和利条达，人不易被外邪伤害
		偏斜	易胁下疼痛

脏腑	项目	情况	相关病证
脾脏的不同情况	大小	小	不易被邪气伤害
		大	胁下空软部分充聚而痛，使人不能快步行走
	位置	偏高	胁下空软处牵引季胁作痛
		偏低	向下压迫大肠，人容易被邪气所伤
	状况	坚实	神气安定，不易被邪气所伤
		脆弱	易患消瘅病
	位置是否端正	端正	脏气和顺通畅，不易被邪气所伤
		偏斜	易患胀满病

脏腑	项目	情况	相关病证
肾脏的不同情况	大小	小	人不易被邪气伤害
		大	易患腰痛病，不能前后俯仰，容易被邪气所伤
	位置	偏高	常引起背部、脊梁骨疼痛，使人不能前俯后仰
		偏低	容易腰臀疼痛，不能俯仰，甚至患狐疝病
	状况	坚实	不易患腰背痛
		脆弱	容易患消瘅病并且容易被外邪所伤
	位置是否端正	端正	肾气通畅，人不易为邪气所伤
		偏斜	容易引起腰臀疼痛

肝小则脏安，无胁下之病；肝大则逼胃迫咽，迫咽则苦膈中，且胁下痛。肝高则上支贲切[2]，胁悗，为息贲；肝下则逼胃，胁下空，胁下空则易受邪。肝坚则脏安难伤；肝脆则善病消痹易伤。肝端正则和利难伤；肝偏倾则胁下痛也。

脾小则脏安，难伤于邪也；脾大则苦凑䏚[3]而痛，不能疾行。脾高则䏚引季胁[4]而痛；脾下则下加于大肠，下加于大肠则脏苦受邪。脾坚则脏安难伤；脾脆则善病消痹易伤。脾端正则和利难伤，脾偏倾则善满善胀也。

肾小则脏安难伤；肾大则善病腰痛，不可以俯仰，易伤以邪。肾高则苦背膂痛，不可以俯仰；肾下则腰尻[5]痛，不可以俯仰，为狐疝。肾坚则不病腰背痛；肾脆则善病消瘅易伤。肾端正则和利难伤；肾偏倾则苦腰尻痛也。凡此二十五变者，人之所苦常病。

【注释】

① 心下则脏外：心脏的位置偏低，则神气涣散不能内守。外，疏，引申为疏散、涣散。《礼记・大学》："外本内末。"孔颖达疏："外，疏也。"② 上支贲切：张介宾："上支贲切，谓肝经上行之支脉，贲壅迫切，故胁为悗闷，为息贲喘息也。"③ 凑：充聚。䏚（miǎo）：胁下无肋骨的空软处。④ 季胁：相当于侧胸第十一、十二肋软骨的部位。此处指肋骨之末端，故称季胁。⑤ 尻（kāo）：尾骶部的通称。

【译文】

心脏小的，则心气安定，人不易被邪气伤害，但容易被内忧所伤；心脏大，则不易伤于忧愁，但容易被邪气所伤。心脏位置偏高，则向上压迫肺导致肺气充满，令人烦闷不舒而健忘，用语言进行开导也很难奏效；心脏位置偏低，则脏气不紧密而容易外散，人容易被寒邪所伤，也容易被言语恐吓。心脏坚实，则所藏的脏气安定，神气内守稳固；心脏脆弱的，则容易被消瘅等内热病所侵害。心脏位置端正，则脏气血脉和利，邪气难以侵害；心脏位置偏斜不正的，则操守不坚定，缺乏主见，这是心气不能内守约束的缘故。

肺脏小的，则饮水很少，不易为喘息病所侵；肺脏大的，则饮水较多，容易患胸痹、喉痹及气逆的疾病。肺脏位置偏高，则气机上逆，造成抬肩喘息、咳嗽；肺脏位置偏低，则会接近横膈而使人血气不通，容易引发胁下疼痛的病。肺脏坚实，则人不易患咳逆上气的疾病；肺脏脆弱，则人容易患消瘅病。肺脏位置端正，则肺气调和畅通，使人不易被邪气所伤；肺脏位置偏斜不正，则容易导致胸部一侧发生疼痛。

肝脏小，则脏气安宁，人不易患胁下痛的疾病；肝脏大，则会压迫胃脘，上迫咽部而令人胸中膈塞不通，并且胁下疼痛。肝脏位置偏高，则向上支撑膈部，并紧贴着胁部使其满闷，造成息贲病；肝脏位置偏低，则逼迫胃脘，令人胁下空虚，容易被邪气侵袭。肝脏坚实，则脏气安宁，人不易被邪气所伤；肝脏脆弱，则人易患消瘅病。肝脏位置端正，则肝气和利条达，人不易被外邪伤害；肝脏位置偏斜，则人易患胁下疼痛的疾病。

脾脏小，则脏气安和，人不易被邪气伤害；脾脏大，则胁下空软部分充聚而痛，使人不能快步行走。脾脏位置偏高，则胁下空软处牵引季胁作痛；脾脏位置偏低，则向下压迫大肠，人容易被邪气所伤。脾脏坚实，则神气安定，人不易被邪气所伤；脾脏脆弱，则人容易患消瘅病。脾脏位置端正，则脏气和顺通畅，人不易被邪气所伤；脾脏位置偏斜，则人易患胀满病。

肾脏小，则脏气安和，人不易被邪气伤害；肾脏大，则人易患腰痛病，不能前后俯仰，容易被邪气所伤。肾脏位置偏高，则常引起背部、脊梁骨疼痛，使人不能前俯后仰；肾脏

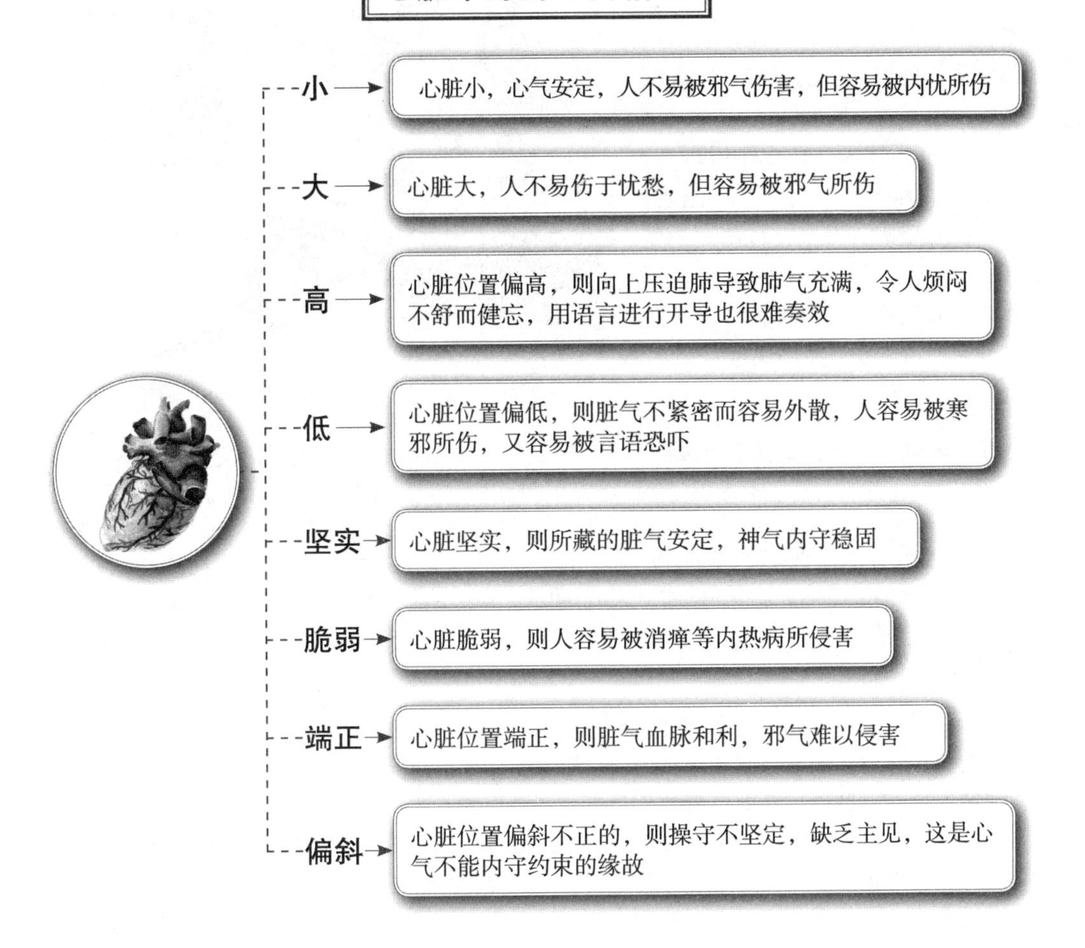

位置偏低，则人容易患腰臀疼痛、不能俯仰的疾病，甚至患狐疝病。肾脏坚实，则人不易患腰背痛；肾脏脆弱，则人容易患消瘅病，并且容易被外邪所伤。肾脏位置端正，则肾气通畅，人不易为邪气所伤；肾脏位置偏斜，则容易引起腰臀疼痛。以上二十五种五脏先天条件所引起的病证，是人体经常发生的疾病。

【原文】

黄帝曰：何以知其然也？

岐伯曰：赤色小理者心小，粗理者心大。无髑骬[①]者，心高；髑骬小、短、举者，心下。髑骬长者，心坚；髑骬弱小以薄者，心脆。髑骬直下不举者，心端正；髑骬倚一方者，心偏倾也。

白色小理者，肺小；粗理者，肺大。巨肩反膺陷喉[②]者，肺高；合腋张胁[③]者，肺下。好肩背厚者，肺坚；肩背薄者，肺脆。背膺厚者，肺端正；胁偏疏者，肺偏倾也。

青色小理者，肝小；粗理者，肝大。广胸反骹[④]者，肝高；合胁兔骹[⑤]者，肝下。胸胁好者，肝坚；胁骨弱者，肝脆。膺腹好相得者，肝端正；胁骨偏举者，肝偏倾也。

黄色小理者，脾小；粗理者，脾大。揭唇[⑥]者，脾高；唇下纵者，脾下。唇坚者，脾坚；唇大而不坚者，脾脆。唇上下好者，脾端正；唇偏举者，脾偏倾也。

黑色小理者，肾小；粗理者，肾大。高耳者，肾高；耳后陷者，肾下。耳坚者，肾坚；耳薄而不坚者，肾脆。耳好前居牙车[⑦]者，肾端正；耳偏高者，肾偏倾也。凡此诸变者，持则安，减则病也。

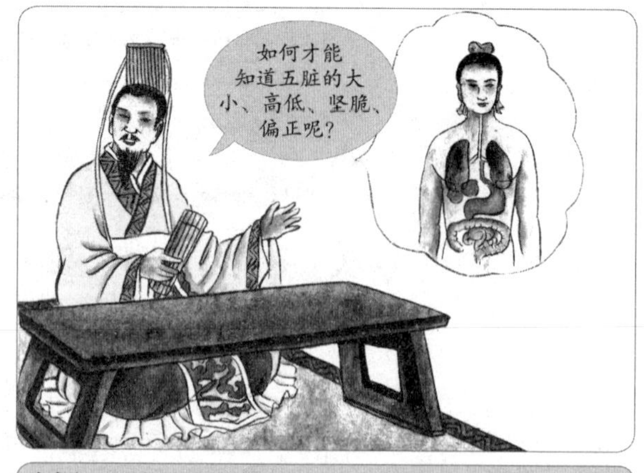

黄帝想知道怎样判断五脏的大小、高低、坚脆、偏正。

【注释】

①髑（hé）骬（yú）：胸骨下端蔽心之骨，或名“鸠尾”“蔽骨”，即胸骨剑突。②反膺陷喉：指胸部突出，喉部下陷。张介宾：“胸前两旁为膺，胸突而向外者，是为反膺。肩高胸突，其喉必缩，是为陷喉。”③合腋张胁：指两腋窄紧，胸廓上部敛缩，下部开张。张介宾：“合腋张胁者，腋敛胁开也。”④反骹（qiāo）：偏下的肋骨隆起而高张。骹，偏下的肋骨。张介宾：“胁下之骨为骹也。反骹者，胁骨高而张也。”⑤兔骹：指肋骨隐伏低合如伏兔。张介宾：“兔骹者，胁骨低合如兔也。”⑥揭唇：指嘴唇向上翻。揭，举起貌。⑦牙车：牙床，颊车穴部位。

【译文】

黄帝问：如何才能知道五脏的大小、高低、坚脆、偏正呢？

岐伯说：肤色发红、纹理细密的人，心脏小；皮肤纹理粗疏的人，心脏大。看不见胸骨剑突的人，心脏的位置高；胸骨剑突短小、高突如鸡胸的人，心脏的位置低。胸骨剑突长的人，心脏坚实；胸骨剑突软小薄弱的人，心脏脆弱。胸骨剑突直向下而不突起的人，心脏的位置端正；胸骨剑突偏向一侧的人，心脏的位置偏斜。

肤色发白、纹理细密的人，肺脏小；皮肤纹理粗疏的人，肺脏大。两肩高耸、胸部突出而咽喉内陷的人，肺脏的位置高；两腋收紧，双胁向外开张的人，肺脏的位置低。肩背部肌肉厚实的人，肺脏坚实；肩背部肌肉薄弱的人，肺脏脆弱。胸背部肌肉匀称坚厚的人，肺脏的位置端正；胸胁偏向于一侧的人，肺脏的位置偏斜。

肤色发青、纹理细密的人，肝脏小；皮肤纹理粗疏的人，肝脏大。胸部宽阔、肋骨隆起的人，肝脏的位置高；肋骨低而狭窄的人，肝脏的位置低。胸胁匀称健壮的人，肝脏坚实；肋骨柔软细弱的人，肝脏脆弱。胸腹部发育良好、比例匀称的人，肝脏的位置端正；肋骨偏斜而凸起的人，肝脏的位置偏斜。

肤色发黄、纹理细密的人，脾脏小；皮肤纹理粗疏的人，脾脏大。嘴唇上翘而外翻的人，脾脏的位置高；嘴唇下垂而松弛的人，脾脏的位置低。嘴唇坚实的人，脾脏坚实；嘴唇大而不坚实的人，脾脏脆弱。嘴唇充实且上下匀称端正的人，脾脏的位置端正；嘴唇不匀称、一侧偏高的人，脾脏的位置偏斜。

肤色发黑、纹理细密的人，肾脏小；皮肤纹理粗疏的人，肾脏大。双耳位置高的人，肾脏的位置高；双耳向后陷下的人，肾脏的位置低。双耳皮肉坚实的人，肾脏坚实；双耳皮肉瘦薄且不坚实的人，肾脏脆弱。两耳皮肉丰厚端正、长在下颚骨前面的人，肾脏的位置端正；两耳高低不对称、一侧偏高的人，肾脏的位置偏斜。如果能掌握以上各种变化情况的规律，注意调养，就能保持健康；如果调理不善，以致五脏有所伤损，就会导致各种疾病的发生。

【原文】

帝曰：善。然非余之所问也。愿闻人之有不可病者，至尽天寿，虽有深忧大恐，怵惕之志，犹不能感①也，甚寒大热，不能伤也；其有不离屏蔽室内，又无怵惕之恐，然不免于病者，何也？愿闻其故。

岐伯曰：五脏六腑，邪之舍也，请言其故。五脏皆小者，少病，苦燋②心，大愁忧；五脏皆大者，缓于事，难使以忧。五脏皆高者，好高举措；五脏皆下者，好出人下。五脏皆坚者，无病；五脏皆脆者，不离于病。五脏皆端正者，和利得人心；五脏皆偏倾者，邪心而善盗，不可以为人平，反复言语也。

【注释】

①感：与下文"伤"同义。②燋：通"焦"，焦虑、焦躁。

【译文】

黄帝说：讲得好。但这些不是我想要问的。我想知道的是，有的人很少患病，能享尽天年，即使精神上受到深忧大恐的刺激，也会安然无恙，就算遇到严寒酷热等外邪的侵袭，身体也不会受到伤害。而有的人足不出户，精神上又没有受到忧虑和惊恐的刺激，却仍免不了生病，这是什么道理？我想听听其中的缘故。

岐伯说：五脏六腑，是内外邪气侵入并留居的地方，请让我讲讲其中的缘故。五脏都小的人，很少因邪气侵犯而生病，但却经常劳心焦虑，多愁善忧；五脏都大的人，做事和缓，很少忧虑。五脏位置都偏高的人，做事多好高骛远而不切实际；五脏位置都偏低的人，意志柔弱，大多甘居人下。五脏都坚实的人，很少生病；五脏都脆弱的人，则经常疾病缠身。五脏都端正的人，性情和顺，容易受人喜欢；五脏位置都偏斜的人，大多居心不正，常欲图谋不轨，不能以正常人的情理来揣度，言语反复无常。

【原文】

黄帝曰：愿闻六腑之应。

岐伯答曰：肺合大肠，大肠者，皮其应；心合小肠，小肠者，脉其应；肝合胆，胆者，筋其应；脾合胃，胃者，肉其应；肾合三焦膀胱，三焦膀胱者，腠理毫毛其应。

黄帝曰：应之奈何？

岐伯曰：肺应皮。皮厚者大肠厚，皮薄者大肠薄。皮缓，腹裹①大者，大肠大而长，皮急者大肠急而短。皮滑者大肠直②，皮肉不相离③者大肠结。

心应脉。皮厚者脉厚，脉厚者小肠厚；皮薄者脉薄，脉薄者小肠薄；皮缓者脉缓，脉缓者小肠大而长；皮薄而脉冲小④者，小肠小而短。诸阳经脉皆多纡屈者，小肠结。

脾应肉。肉䐃坚大者胃厚；肉䐃幺⑤者胃薄。肉䐃小而幺者胃不坚；肉䐃不称身者胃下，胃下者下管⑥约不利。肉䐃不坚者胃缓，肉䐃无小裹累⑦者胃急。肉䐃多少裹累者胃结，胃结者上管⑧约不利也。

肝应爪。爪厚色黄者胆厚，爪薄色红者胆薄。爪坚色青者胆急，爪濡色赤者胆缓。爪直色白无约者胆直，爪恶⑨色黑多纹者胆结也。

很少因邪气侵犯而生病，但经常劳心焦虑，多愁善忧
五脏小
做事和缓，很少忧虑
五脏大
做事多好高骛远，不切实际
五脏偏高
意志柔弱，大多甘居人下
五脏偏低
很少生病
五脏坚实
经常疾病缠身
五脏脆弱
五脏的不同情况
性情和顺，容易受人喜欢
五脏端正
多居心不正，常欲图谋不轨，不能以正常人的情理来揣度，言语反复无常
五脏偏斜

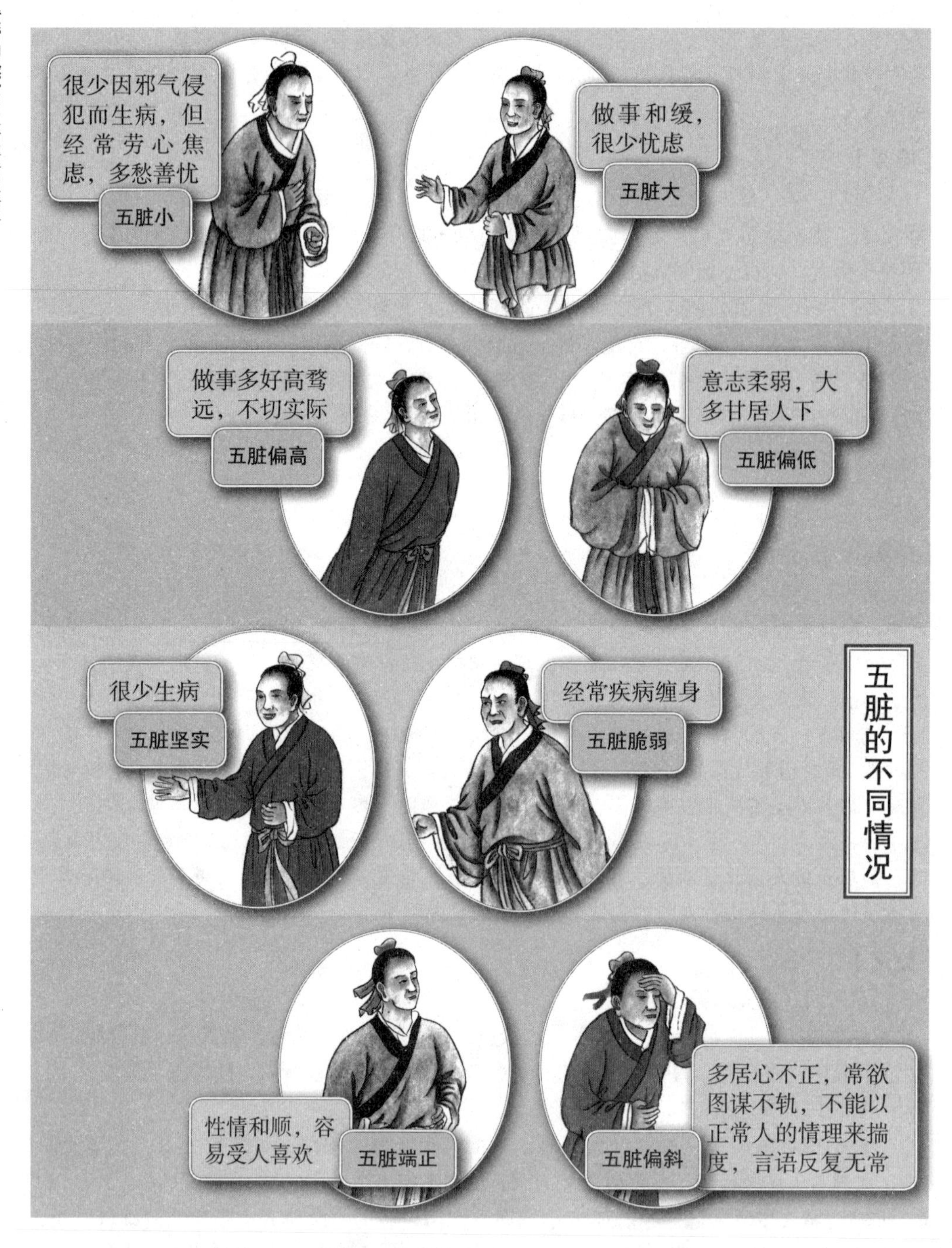

肾应骨，密理厚皮者，三焦膀胱厚[10]；粗理薄皮者，三焦膀胱薄。疏腠理者，三焦膀胱缓；皮急而无毫毛者，三焦膀胱急。毫毛美而粗者，三焦膀胱直；稀毫毛者，三焦膀胱结也。

黄帝曰：厚薄美恶皆有形，愿闻其所病。

答曰：视其外应，以知其内脏，则知所病矣。

【注释】

①腹裹：肚囊。②大肠直：在此并非指脏器伸而不屈，而是喻大肠的功能畅通，故曰“大肠直”。③不相离（lì）：不相附丽，如皮皱脱屑之类。离，通“丽”，附丽、依附的意思。④脉冲小：脉来虚弱。⑤幺（yāo）：微薄细小。⑥下管：胃之下脘幽门。⑦小裹累：小果累，小颗粒累累无数。⑧上管：胃之上脘贲门。⑨爪恶：爪甲畸形。⑩“密理”两句：倪冲之：“太阳之气主皮毛，三焦之气通腠理，是以视皮肤腠理之厚薄，则内应于三焦、膀胱矣。”

【译文】

黄帝说：我想了解一下六腑与人体其他部位的相应关系。

岐伯回答说：肺与大肠表里相合，大肠在外与皮肤相应；心与小肠表里相合，小肠在外与血脉相应；肝与胆表里相合，胆在外与筋相应；脾与胃表里相合，胃在外与肉相应；肾与三焦、膀胱表里相合，三焦、膀胱在外与腠理毫毛相应。

黄帝问：它们之间的相应关系是如何表现的呢？

岐伯说：肺与大肠相表里，并与皮肤相应。皮肤厚的人，大肠厚；皮肤薄的人，大肠薄。皮肤松弛、肚囊大的人，大肠粗松而长；皮肤紧绷的人，大肠紧而短。皮肤滑润的人，大肠通畅；皮肤干枯的人，大肠结涩而不滑利。

心脏与小肠相表里，并与血脉相应。脉在皮中，皮肤厚的人血脉厚，血脉厚的人小肠厚；皮肤薄的人血脉薄，血脉薄的人小肠薄；皮肤松弛的人，血脉弛缓，血脉弛缓的人小肠粗而长；皮肤薄而血脉虚弱的人，小肠细而短。各条阳经出现屈曲现象，小肠也就会结涩不畅。

脾与胃相表里，并与肉相应。脾主肉，肌肉的凸起处坚实粗大的人，胃壁厚；肌肉的凸起处细薄的人，胃壁薄。肌肉的凸起处细小薄弱的人，胃不坚实；肌肉的凸起处与身体比例不相称的人，胃的位置较低，以致胃下口被食物压迫收束，食物不能顺利通行。肌肉的凸起处不坚实的人，胃体松弛；肌肉的凸起处没有累累相连的小颗粒的人，胃体紧敛；肌肉的凸起处有很多累累相连的小颗粒的人，胃气郁结，以致胃上口收束紧缩，饮食困难。

肝与胆相表里，并与爪甲相应。肝主筋，爪甲是筋之余，爪甲厚实发黄的人，胆囊厚；爪甲薄而发红的人，胆囊薄。爪甲坚硬而发青的人，胆紧敛；爪甲润泽而发红的人，胆弛缓。爪甲形状平直、色白而无纹理的人，胆气和顺舒畅；指甲形状畸形、色黑而多纹理的人，胆气郁结不畅。

肾与三焦和膀胱相表里，并与骨骼相应。皮肤厚实、纹理致密的人，三焦与膀胱厚实；皮肤薄弱、纹理粗疏的人，三焦与膀胱薄弱。皮肤纹理疏松的人，三焦与膀胱之气弛缓；皮肤紧绷而无毫毛的人，三焦与膀胱之气紧敛。毫毛丰润粗壮的人，三焦与膀胱之气疏畅；毫毛稀疏的人，三焦与膀胱之气郁结不畅。

黄帝说：既然脏腑的厚薄、好坏在形态上都有所表现，我想听您再讲一下它们所发生的疾病。

岐伯回答说：观察与脏腑内外相应的体表组织的情况，就可以知道脏腑的情况，从而就可以知道内脏所发生的病变。

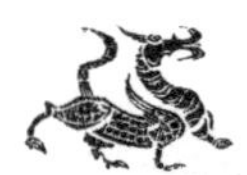

五色：面部的五色

【导读】

五色，即人体面部的青、赤、黄、白、黑五种色泽。本篇主要论述了以面部的五色观察疾病的情况，所以篇名为“五色”。

本篇的主要内容包括：一是说明颜面各部的气色与五脏有着密切的关系，可以根据面部色泽变化，推测脏腑疾病的深浅；二是指出五色的部位、所主病症以及观察方法，具体说明气色与疾病的关系。

【原文】

雷公问于黄帝曰：五色独决于明堂乎？小子[①]未知其所谓也。

黄帝曰：明堂者，鼻也；阙者，眉间也；庭者，颜也；蕃者，颊侧也；蔽者，耳门也。其间欲方大[②]，去之十步，皆见于外。如是者寿，必中百岁。

【注释】

①小子：自谦之词，与《禁服》“细子”义同。张介宾：“诸臣之中，惟雷公独少，故自称小子。”②大：端正、宽大、丰隆之意。

【译文】

雷公向黄帝问道：观察面部各种色泽的变化，仅仅看明堂部位的颜色就可以了吗？我还不大明白是什么意思。

黄帝回答说：明堂，就是鼻部；阙，就是两眉之间的部位；庭，就是前额部；蕃，就是两颊的外侧；蔽，就是耳门的部位。以上所谈到的明堂、阙、庭、蕃、蔽这些部位的正常情况应该是端正、宽大、丰厚，远离十步之外就能看得很清楚。如果某个人有这样的面部特征，他就一定会享有百年高寿。

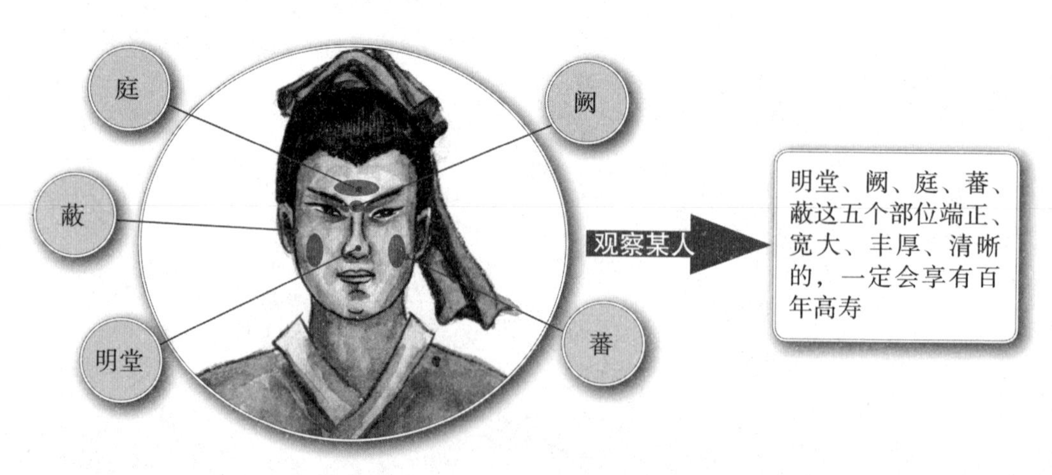

【原文】

雷公曰：五官之辨奈何？

黄帝曰：明堂骨高以起，平以直。五脏次于中央①，六府挟其两侧②。首面上于阙庭，王宫③在于下极。五脏安于胸中，真色以致，病色不见。明堂润泽以清。五官恶得无辨乎？

雷公曰：其不辨者，可得闻乎？

黄帝曰：五色之见也，各出其色部。部骨陷者，必不免于病矣。其色部乘袭④者，虽病甚，不死矣。

雷公曰：官五色奈何？

黄帝曰：青黑为痛，黄赤为热，白为寒。是谓五官。

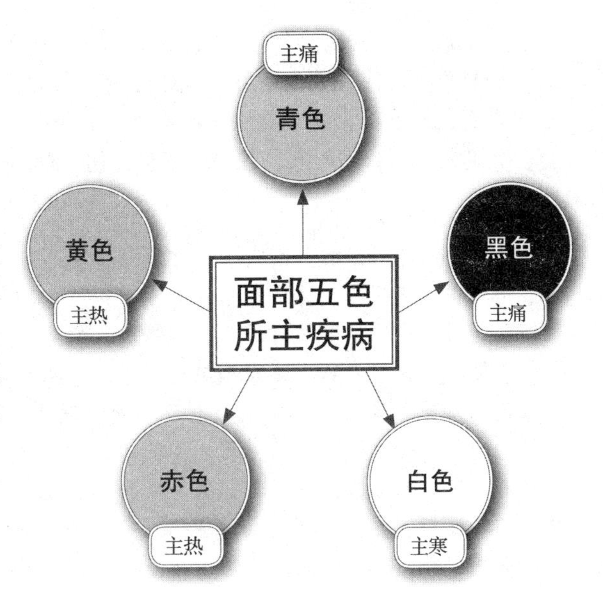

【注释】

① 五脏次于中央：五脏状况的反映部位居于面部的中央。次，次序、位居。② 六府挟其两侧：六腑状况的反映部位依附在五脏反映部位的两侧。挟，依附。③ 王宫：指心所属的下极（居两目之间）部位。心为君主之官，故心居之所称为王宫。这里指在面部的对应部位。④ 乘袭：乘虚而侵袭。张志聪："乘袭者，谓子袭母气也。如心部见黄，肝部见赤，肺部见黑，肾部见青，此子之气色，乘袭于母部。"

【译文】

雷公问：面部五官的色泽，应当怎样辨别呢？

黄帝说：鼻的正常表现应当是鼻骨高挺而隆起，端正而平直。五脏在面部的相应部位，按照一定的次序排列在面部的中央，六腑在面部的相应部位列于五脏所属部位的两旁。头面的情况反映在两眉之间和前额部；心之王宫的情况反映在两目之间的下极。如果胸腹中的五脏安定平和，五脏真气所化生的五色就会正常地反映到面部，而不会出现患病的异常色泽。鼻部的色泽，也会明润而清朗。按照这样的方法，怎么会辨别不出来面部五官的色泽呢？

雷公问：还有不这样辨别的，能听您讲讲吗？

黄帝说：五脏的五色在面部的表现都有其固定的位置。如果在某个部位出现色泽晦暗，有陷入骨中的征象，就必定是发生了疾病。如果面部的五色，有彼此相生的征象，即使病情严重，病人也不会死亡。

雷公问：面部的五色所主的疾病各是什么呢？

黄帝说：青色和黑色主痛，黄色和赤色主热，白色主寒。这就是通过观察五色变化来推断疾病的情况。

【原文】

雷公曰：病之益甚，与其方衰，如何？

黄帝曰：外内皆在焉。切其脉口，滑小紧以沉者，病益甚，在中；人迎气大紧以浮者，其病益甚，在外。其脉口浮滑者，病日进；人迎沉而滑者，病日损。其脉口滑以沉者，病日进，在内；其人迎脉滑盛以浮者，其病日进，在外。脉之浮沉及人迎与寸口气小大等者，病难已。病之在脏，沉而大者，易已，小为逆；病在腑，浮而大者，其病易已。人迎盛坚者，伤于寒；气口盛坚者，伤于食。

【译文】

雷公问：应当怎样判断疾病是在逐渐加重还是将要减轻呢？

黄帝说：疾病在人体的表里内外都可以发生，所以在判断疾病是在加重还是在减轻时不但要运用色诊，还要结合脉诊。切按病人的寸口脉时，如果脉象滑、小、紧且沉，说明是阴邪侵入五脏，疾病会逐渐加重；如果人迎脉大、紧且浮，表明是阳邪侵入六腑，疾病也会逐渐加重。如果寸口脉的脉象浮而滑，说明五脏的阴邪逐渐亢盛，疾病会日渐加重；如果人迎脉的脉象沉而滑，说明六腑的阳邪逐渐消退，病情就会日渐好转。寸口脉的脉象沉而滑，说明五脏的阴邪逐渐亢盛，疾病会日益加重；人迎脉的脉象浮滑而盛大，说明六腑的阳邪逐渐亢盛，疾病也会日益加重。如果人迎脉和寸口脉的脉象浮沉、大小都一样，说明脏腑阳邪亢盛，疾病就会难以治愈。疾病发生在五脏时，如果脉象沉而大，说明正气充足，疾病就容易治愈；如果脉象细小，就是正气不足的逆象，疾病就难以治愈。疾病发生在六腑时，如果脉象浮大，说明正气充足，疾病就容易治愈，反之就是难以治愈的逆象。人迎脉的脉象如果盛大坚实，表明是因感受寒邪而导致的外感病；寸口脉的脉象如果盛大坚实，表明是因饮食不节制而导致的内伤病。

【原文】

雷公曰：以色言病之间甚，奈何？

黄帝曰：其色粗以明[①]，沉夭[②]者为甚。其色上行者，病益甚，其色下行，如云彻散者，病方已。五色各有藏部[③]，有外部，有内部也。色从外部走内部者，其病从外走内；其色从内走外者，其病从内走外。病生于内者，先治其阴，后治其阳。反者益甚。其病生于阳者，先治其外，后治其内。反者益甚。其脉滑大以代而长者，病从外来。目有所见，志有所恶，此阳气之并也，可变而已。

面部色泽变化与疾病的轻重

面部的色泽变化	疾病的轻重
色泽明亮	病轻
色泽沉滞晦暗	病重
病色从下向上蔓延	病情逐渐加重
病色从上向下逐渐消退	将痊愈

【注释】

① 色粗以明：指面色明亮。粗，显。② 沉夭：气色晦暗，表示病重。③ 藏部：指五色所主的脏腑部位。张志聪："藏部，脏腑之分部也。"

【译文】

雷公问：如何根据面部的色泽变化来判断疾病的轻重呢？

黄帝说：面部色泽明亮，说明病轻；色泽沉滞晦暗，说明病重。如果病色从下向上蔓延，病情就逐渐加重；病色从上向下，像云雾消散一样逐渐消退，疾病将痊愈。五色在面部的表现，各有其相应的脏腑部位。整个面部分为内外，内部归属五脏，外部归属六腑。如果五色的变化是从外部开始，逐渐发展到内部，则疾病是从六腑开始，而逐渐影响到五脏；

如果五色的变化从内部开始，逐渐发展到外部，则疾病是从五脏开始，逐渐影响到六腑。疾病由五脏影响到六腑的，应当先治疗五脏，然后治疗六腑。如果违背这个原则，疾病就会加重。疾病由六腑影响到五脏的，应当先治疗六腑，然后治疗五脏。违背这个原则，疾病也会加重。如果脉象滑大，或是脉代而长，说明邪气是从外侵袭人体的。如果病人出现幻视和神志异常的症状，则疾病是由阳邪侵入阳分以致阳气过盛引起的。根据前面所述的原则灵活变通地予以治疗，疾病就会痊愈。

五色的变化与治疗方法

五色的变化	疾病发生的部位	影响的部位	治疗方法
从外部发展到内部	六腑	五脏	先治六腑，后治五脏
从内部发展到外部	五脏	六腑	先治五脏，后治六腑

【原文】

雷公曰：小子闻风者，百病之始也；厥逆者，寒湿之起也。别之奈何？

黄帝曰：常候阙中，薄泽①为风，冲浊②为痹，在地③为厥。此其常也。各以其色言其病。

【注释】

①薄泽：指色浮浅而光泽。②冲浊：即色深沉而浑浊。冲，深。浊，浑浊不清。③地：指面的下颏部，又名“地阁”，在巨分、巨屈处。

【译文】

雷公问：我听说，风邪是引发各种疾病的起因；气血逆乱的痹证、厥证，是由寒邪和湿邪引起的。从面部色泽上应当怎样进行辨别呢？

黄帝说：这应当通过观察两眉间的色泽来辨别。色泽浮露浅薄的是风邪引起的病变；色泽沉滞晦浊的是痹证；病色出现在面的下部，则是厥证。这是一般规律。总的来说，就

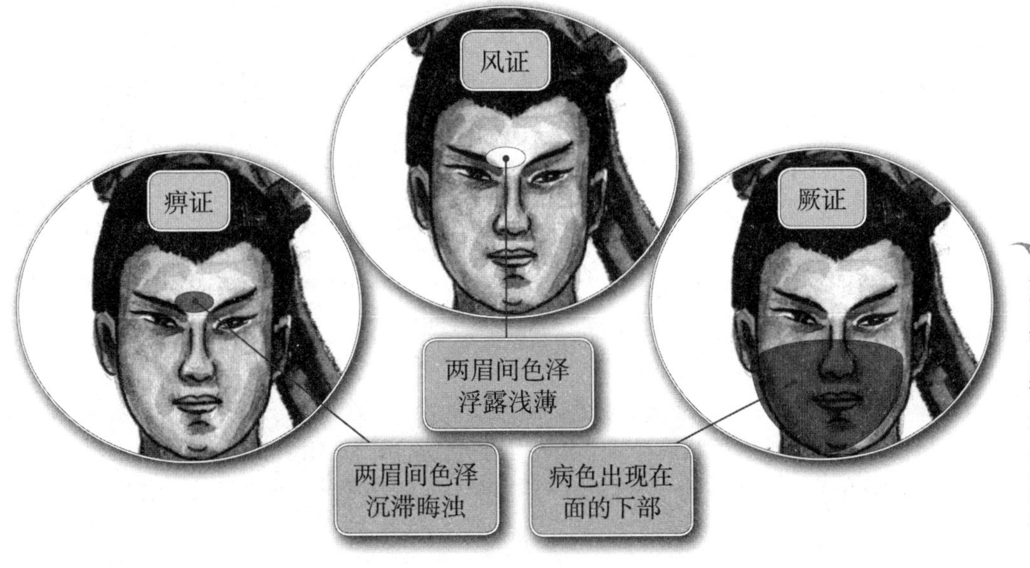

是要根据面部色泽的变化来推断疾病。

【原文】

雷公曰：人不病卒死，何以知之？

黄帝曰：大气①入于脏腑者，不病而卒死矣。

雷公曰：病小愈而卒死者，何以知之？

黄帝曰：赤色出两颧，大如母指②者，病虽小愈，必卒死。黑色出于庭，大如母指，必不病而卒死。

【注释】

① 大气：大邪之气，指对人体伤害极大极深的病邪。张介宾："大气，大邪之气也。大邪之入者，未有不由正气大虚而后邪得袭之，故致卒死。"② 大如母指：形容抟聚成块的病色，如拇指般大小。母指，即大拇指。

【译文】

雷公问：有的人没有出现疾病的征象便突然死亡，这种情况应当怎样预知呢？

黄帝说：这是由于暴烈的邪气乘人体正气虚弱之时侵入脏腑，虽然没有明显的疾病征象，也会导致病人突然死亡。

雷公问：病情稍微好转而病人却突然死亡的情况，应当怎样预知呢？

黄帝说：两侧颧骨如果出现拇指大小的赤色，即使疾病稍微好转，病人也会突然死亡；天庭部位如果出现拇指大小的黑色，虽然疾病没有明显的征象，病人也会突然死亡。

【原文】

雷公再拜曰：善哉！其死有期乎？

黄帝曰：察色以言其时。

雷公曰：善乎！愿卒闻之。

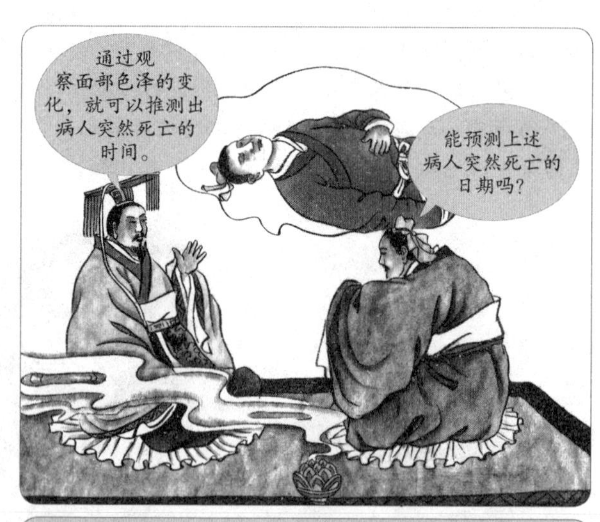

黄帝向雷公详细讲解通过观察面部色泽变化来推测病人突然死亡的时间的相关知识。

黄帝曰：庭者，首面也；阙上者，咽喉也；阙中者，肺也；下极①者，心也；直下②者，肝也；肝左者，胆也；下者③，脾也；方上④者，胃也；中央⑤者，大肠也；挟大肠者，肾也；当肾者，脐也；面王⑥以上者，小肠也；面王以下者，膀胱、子处也；颧者，肩也；颧后者，臂也；臂下者，手也；目内眦上者，膺乳也；挟绳而上⑦者，背也；循牙车⑧以下者，股也；中央者，膝也；膝以下者，胫也；当胫以下者，足也；巨分⑨者，股里也；巨屈⑩者，膝膑也。此五脏六腑肢节之部也，各有部分。有部分，用阴和阳，用阳和阴。当明部分，万举万当。能别左右，是谓大道。男女异位，故曰阴阳。审察泽夭，谓之良工。

【注释】

①下极：两目之间。②直下：指鼻柱部位，应肝。张介宾："肝在心之下，故直下应肝。"③下者：指肝之下，即鼻之准头部位，应脾。④方上：鼻准头的两旁处，即迎香穴略上方。张介宾："准头两旁为方上，即迎香之上，鼻隧是也。"⑤中央：指颧骨之下，鼻头的两侧至颊部的中央。张介宾："中央者，面之中央，谓迎香之外，颧骨之下，大肠之应也。"⑥面王：鼻尖部。王者居中，鼻居面部之中，故称"面王"。⑦挟绳而上：挟，靠近。马元台："挟，近也，故近耳边直上之部分，所以候背之病。"绳，指耳边部位。蒋示吉："绳，耳边也。耳边如绳突起，故曰绳。"⑧牙车：牙床，颊车穴部位。⑨巨分：指上下牙床大分处。巨，大。⑩巨屈：在颊下的曲骨部。

【译文】

雷公拜了两拜说：讲得好啊！能预测上述病人突然死亡的日期吗？

黄帝说：通过观察面部色泽的变化，就可以推测出病人突然死亡的时间。

雷公说：讲得好啊！我想听您详尽地谈一谈。

黄帝说：脏腑、肢体与面部各个部位的对应关系是：天庭部位，反映头面的状况；眉心的上部，反映咽喉的状况；两眉之间，反映肺的状况；两目之间，反映心的状况；两目之间正下方的鼻柱部位，反映肝的状况；肝所主部位的左边，反映胆的状况；从鼻柱以下的鼻头，反映脾的状况；挟鼻头而略上的部位，反映胃的状况；面颊的中央部位，反映大肠的状况；挟大肠所主部位的外侧部位，反映肾的状况；在身体上，肾与脐正相对，所以肾所主部位的下方，反映脐的状况；鼻头的外侧上方，反映小肠的状况；鼻头下方的人中沟部位，反映膀胱和子宫的状况；两颧，反映肩部的状况；两颧的外侧，反映臂的状况；臂所主部位的下方，反映手的状况；内眼角的上方，反映胸部和乳房的状况；面颊外侧耳边的直上的部分，反映背的状况；沿着颊车向下，反映大腿的状况；上下牙床中间的部位，反映膝的状况；膝所主部位的下方，反映小腿的状况；小腿所主部位的下方，反映足的状况；口角的大纹处，反映大腿内侧的状况；面颊下方曲骨的部位，反映膝部膑骨的状况。以上就是五脏六腑和肢体在面部的对应部位。五脏六腑和肢体发生病变，在相应的部位便会出现色泽的异常变化。确定了全身内外各部分在面部所主的位置后，就能够正确地诊断疾病了。在治疗时，阴衰而导致阳盛的，应当补阴以和阳；阳衰而导致阴盛者，则应当助阳以和阴。能够明确人体内外各部与面部位置的关系和阴阳盛衰状况，就一定会恰当地辨证治疗。面部左右是阴阳升降的道路，所以通过辨别色泽在面部左右上下的移动，就能了解阴阳盛衰的变化规律。男子和女子面部色泽上下移动的顺逆是不同的：男子左为逆，右为顺；女子右为逆，左为顺。所以说，必须了解男女阴阳属性的规律。在运用色诊时，除了明确人体内外各部与面部相应位置的关系外，还应审察面部色泽的明润与晦暗，从而诊断出疾病的轻重好坏，这样做的医生才能称为高明的良医。

【原文】

沉浊为内，浮泽为外。黄赤为风，青黑为痛，白为寒。黄而膏润为脓，赤甚者为血。痛甚为挛，寒甚为皮不仁。五色各见其部，察其浮沉，以知浅深。察其泽夭，以观成败。察其散抟[①]，以知远近。视色上下，以知病处。积神于心，以知往今。故相气不微，不知是非。属意勿去，乃知新故。色明不粗，沉夭为甚，不明不泽，其病不甚。其色散，驹驹然[②]，未有聚；其病散而气痛，聚未成也。

【注释】

① 抟（tuán）：聚结而不散。② 驹驹然：形容病色如驹奔驰不定，呈散而不聚之状。驹，幼马。张介宾："稚马曰驹。驹驹然者，如驹无定，散而不聚之谓。故其为病尚散。"

【译文】

面色沉滞晦暗，说明是在里在脏的病变；面色浮露而鲜明，说明是在外在腑的病变。面部呈现黄色和赤色，说明患有风病；呈现青色和黑色，说明患有痛证；呈现白色，说明患有寒证。在疮疡等外科疾病中，面部局部色泽黄润，软如脂膏，是将要化脓的表现；局部颜色深红，是有瘀血的表现。疼痛剧烈，就会出现肢体拘挛；寒邪很重，则会出现皮肤麻痹不仁。人体发生病变，面部就会出现相应的色泽，通过查看五种色泽的浮沉，就能知道疾病的深浅。通过观察面色的润泽与晦暗，就能推测疾病预后的好坏。通过观察五色的散开和聚结，就能了解病程长短。通过观察五色出现在面部的位置，就能判断疾病发生在身体的具体部位。医生如果聚精会神地分析面部色泽的变化，就可以了解疾病过去的情况和当前的发展变化。因此，如果不细致入微地观察面部色泽的变化，就会连病人面色的正常和异常都不能分辨清楚。只有专心致志地分析研究，毫不分神，才能知道疾病过去和目前的情况。面色没有呈现出应有的明润，反而显得沉滞晦暗，就表明病情很严重；面色虽然不明润光泽，但是没有沉滞晦暗的现象，就表明病情不是很重。面部色泽散漫，不聚合在固定的部位，则病邪也会逐渐消散；病邪消散后，即使人会因气滞不通而感到疼痛，也不会出现积聚之类的病变。

【原文】

肾乘心，心先病，肾为应。色皆如是。

男子色在于面王，为小腹痛，下为卵痛。其圜直①为茎痛。高为本，下为首②。狐疝㿉阴③之属也。

女子在于面王，为膀胱、子处之病。散为痛，抟为聚。方员左右，各如其色形。其随而下至胝为淫④。有润如膏状，为暴食不洁。

左为左，右为右。其色有邪，聚散而不端。面色所指者也。色者，青、黑、赤、白、黄，皆端满⑤有别乡。别乡赤者，其色赤，大如榆荚，在面王为不日。其色上锐，首空上向，下锐下向，在左右如法。以五色命脏，青为肝，赤为心，白为肺，黄为脾，黑为肾。肝合筋，心合脉，肺合皮，脾合肉，肾合骨也。

【注释】

① 圜（yuán）直：指圆而直的人中沟。圜，同"圆"。李念莪："圜直，指人中水沟穴也。人中有边圜而直者，故人中色见，主阴茎作痛。"② 高为本，下为首：在人中上半部者称高，为阴茎根痛；在人中下半部者为阴茎的龟头部痛。③ 㿉（tuí）阴：又名"阴㿗"，即一侧阴囊偏大的㿗疝病。④ 至胝（zhī）为淫：胝，系"脣"之形误，"唇"之异体字。淫，即白淫。《素问·痿论》："及为白淫。"王冰："白淫，谓白物淫衍，如精之状，女子阴器中绵绵而下也。"⑤ 端满：端正盈满。张介宾："端谓无邪，满谓充足。"别乡：犹言他乡，即别的部位。

【译文】

肾脏的邪气侵犯心脏，是因为心脏先有了疾病，使肾脏的邪气得以乘虚侵入心脏，此时肾所主的黑色会出现在面部心所主的两目间的部位上。一般来说，发生疾病后，病色如果不出现在本脏所主的部位，便可以以此类推。

男子病色出现在鼻头上，就会发生小腹疼痛，向下牵引睾丸作痛。病色出现在人中沟上，就会发生阴茎疼痛。病色出现在人中沟上部则表现为阴茎根部疼痛，出现在人中沟下部则表现为阴茎头部疼痛。这些都属于狐疝、阴囊肿大之类的疾病。

女子病色出现在鼻头上，表明膀胱和子宫有病变。病色散漫不收，就会发生气滞引起的疼痛；病色集聚不散，说明是血液凝结而形成积聚。积聚有的是方形的，有的是圆形的，有的在左边，有的在右边，都和病色在面部显现的形状相一致。如果病色随之下移到唇部，则表明患有白淫、带下污浊等疾病。如果面色润泽，好像脂膏一样，则疾病是由暴饮暴食或食用了不洁之物所引起的。

面部的病色与疾病所在的部位是一致的，病色出现在左侧，就表明左侧有病；病色出现在右侧，说明是右侧有病。面部出现病色，聚结不散或散而不正，则表明与病色呈现部位相对应的人体部位出现了疾病。所谓“五色”，就是青色、黑色、赤色、白色、黄色。在正常情况下，色泽都是深浅适中而充润，分别表现在各自的部位上。如果人体各部发生病变，色泽会发生变化。如果赤色不出现在心脏所主的部位，而是出现在鼻头，像榆荚一样大小，表明疾病在近几天内就会发生。病色的形状，上部呈尖锐状，表明头面部正气虚弱，邪气有向上发展的趋势；下部呈尖锐状，则表明身体下部正气虚弱，邪气有向下发展的趋势；如果左侧或右侧呈尖锐状，其病邪发展趋向的推断原则与上部和下部的推断原则一致。面部的五色同人体五脏的对应关系是：青色属肝，赤色属心，白色属肺，黄色属脾，黑色属肾。同时，人体的五脏与外部形体组织的对应关系是：肝与筋相合，心与脉相合，肺与皮相合，脾与肉相合，肾与骨相合。由此可知，人体的外部形体组织也分别同五色相应。

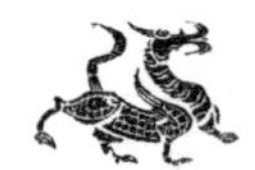

天年：影响寿夭的因素

【导读】

天年，即天赋之年，人自然应有的寿命。本篇内容主要围绕人的寿夭问题展开，所以篇名“天年”。

本篇的主要内容包括：一是说明人体胚胎的发育过程，强调神气是人的生存根本；二是论述人从出生到衰老各个阶段的生理、体态和性格特点的变化，并指出寿命长短与气血盛衰、脏腑强弱有关；三是说明人不能长寿的原因和表现。

【原文】

黄帝问于岐伯曰：愿闻人之始生，何气筑为基？何立而为楯？何失而死？何得而生？

岐伯曰：以母为基，以父为楯①。失神者死，得神者生也。

黄帝曰：何者为神？

岐伯曰：血气已和，荣卫已通，五脏已成，神气舍心②，魂魄毕具，乃成为人。

【注释】

①以母为基，以父为楯（shǔn）：指人体胚胎的形成，全赖父精母血的结合。根据阴主内、阳主外的功能特性，认为阴血在内为基质，阳气在外为外卫，阴阳互根，从而促成了胚胎的生长发育，故曰以母为基，以父为楯。基，就是基础，或基质。张介宾：“基，址也。”楯，就是栏槛，在此比喻捍卫的功能。《说文》段注：“栏槛者，今之栏干是也，纵曰槛，横曰楯。”②神气舍心：神气藏舍于心。舍，止，藏。

【译文】

黄帝向岐伯问道：我想知道，人在生命开始时，是以什么作为基础，以什么作为外卫的呢？失去什么就会死亡？得到什么才能生存呢？

岐伯回答说：人在生命开始时，以母亲的阴血为基础，以父亲的阳精为外卫。失去了神气人就会死亡，有了神气人才能维持生命。

黄帝问：什么是神气呢？

岐伯说：在母体里，胎儿渐渐发育，到了血气调和，营气卫气运行通畅，五脏形成之后，就产生了神气。神气产生之时，潜藏于心。魂魄都具备了，一个健全完备的人也就形成了。

【原文】

黄帝曰：人之寿夭各不同，或夭或寿，或卒死，或病久，愿闻其道。

岐伯曰：五脏坚固，血脉和调。肌肉解利①，皮肤致密。营卫之行，不失其常。呼吸微徐②，气以度行。六腑化谷，津液布扬。各如其常，故能长久。

黄帝曰：人之寿百岁而死，何以致之？

岐伯曰：使道隧以长③，基墙高以方④。通调营卫，三部三里起⑤。骨高肉满，百岁乃得终。

【注释】

①肌肉解利：形容肌肉之间，气行滑顺通利而没有涩滞的现象。解，气行之道开放。②呼吸微徐：气息调匀，不粗不疾。③使道隧以长：人中沟深而且长。使道，指人中沟。马元台："使道者，水沟也（俗云人中）。"④基墙高以方：一指明堂。基墙高大方正，为长寿的表现。杨上善："鼻之明堂，墙基高大方正，为寿二也。"二指面之地部为基，即地阁部位，墙是指蕃蔽而言。高以方，是指高厚方正的意思。三指就面部而言，骨骼为基，蕃蔽为墙。⑤三部三里起：一说指面部的上、中、下三停。起，是高起而不平陷的意思。马元台："面之三里，即三部也，皆已耸起。"三部即上中下三停。二说指身之上、中、下三部，三里指手足阳明之脉，皆起发而平等。张志聪："三部者，形身之上中下；三里者，手阳明之脉，皆起发而平等也。"

【译文】

黄帝说：人的寿命长短各不相同，有早逝的，有长寿的，有突然死亡的，有患病很久而能迁延时日，希望听听其中的道理。

岐伯说：五脏形质坚固，血脉调和顺畅。肌肉润滑通利，皮肤坚固致密。营气与卫气的运行不失其常度。呼吸均匀徐缓，全身的经气有规律地运行。六腑能够正常地消化食物，并能使津液布散到周身各处。如果以上各方面都能健全正常，寿命就能够长久。

黄帝问：有些人寿命高达百岁，怎样才能如此长寿呢？

岐伯说：长寿的人，鼻孔和人中沟深而长，面部的颊侧及下颌等位置的骨骼高厚而方正，营气与卫气的循行畅通无阻，面部的三庭耸起而不平陷，骨骼高起，肌肉丰满。拥有这种健壮的形体，人就能活到百岁，终其天年。

【原文】

黄帝曰：其气之盛衰，以至其死，可得闻乎？

岐伯曰：人生十岁，五脏始定，血气已通，其气在下，故好走[①]。二十岁，血气始盛，肌肉方长，故好趋[②]。三十岁，五脏大定，肌肉坚固，血脉盛满，故好步[③]。四十岁，五脏六腑十二经脉，皆大盛以平定。腠理始疏，荣华颓落，发颇斑白，平盛不摇，故好坐。五十岁，肝气始衰，肝叶始薄，胆汁始减，目始不明。六十岁，心气始衰，若忧悲，血气懈惰，故好卧。七十岁，脾气虚，皮肤枯。八十岁，肺气衰，魄离，故言善误。九十岁，肾气焦，四脏经脉空虚。百岁，五脏皆虚，神气皆去，形骸独居而终矣。

【注释】

①好走：指少年人善动，好跑跳。②趋：快步行走。③步：行走。

【译文】

黄帝问：人的血气盛衰，以及从生到死整个过程的情况，可以讲给我听听吗？

岐伯说：人生长到十岁的时候，五脏开始变得健全，血气的运行已经畅通，这时他的经气还在下肢，所以喜欢行走跑动。人到二十岁的时候，血气开始充盛，肌肉也开始发达，所以行动更为敏捷，走路也快。人到三十岁的时候，五脏已经发育健全，全身的肌肉坚固，血气充盛，所以步履稳重，喜欢从容不迫地行走。人到四十岁的时候，五脏六腑和十二经脉都已完全发育，已经到了最旺盛的稳定状态，腠理开始疏松，颜面的荣华之色逐渐衰落，鬓发开始花白，精气平定盛满，不能再向上发展，精力已不十分充沛，所以好坐。人到五十岁的时候，肝气开始衰退，肝叶变得薄弱，胆汁也逐渐减少，两眼开始昏花不明。人到六十岁的时候，心气开始衰弱，会经常忧愁悲伤，血气衰弱，运行不利，形体懈惰，所以喜好躺卧。人到七十岁的时候，脾气亏损虚弱，皮肤干枯。人到八十岁的时候，肺气衰弱，不能藏魄，以致魄离散，言语也经常发生错误。人到九十岁的时候，肾气枯竭，肝、心、脾、肺四脏经脉的血气也都已空虚。人到百岁的时候，五脏及其经脉都已空虚，五脏所藏的神气都散失了，仅有形骸存在，生命即将终了。

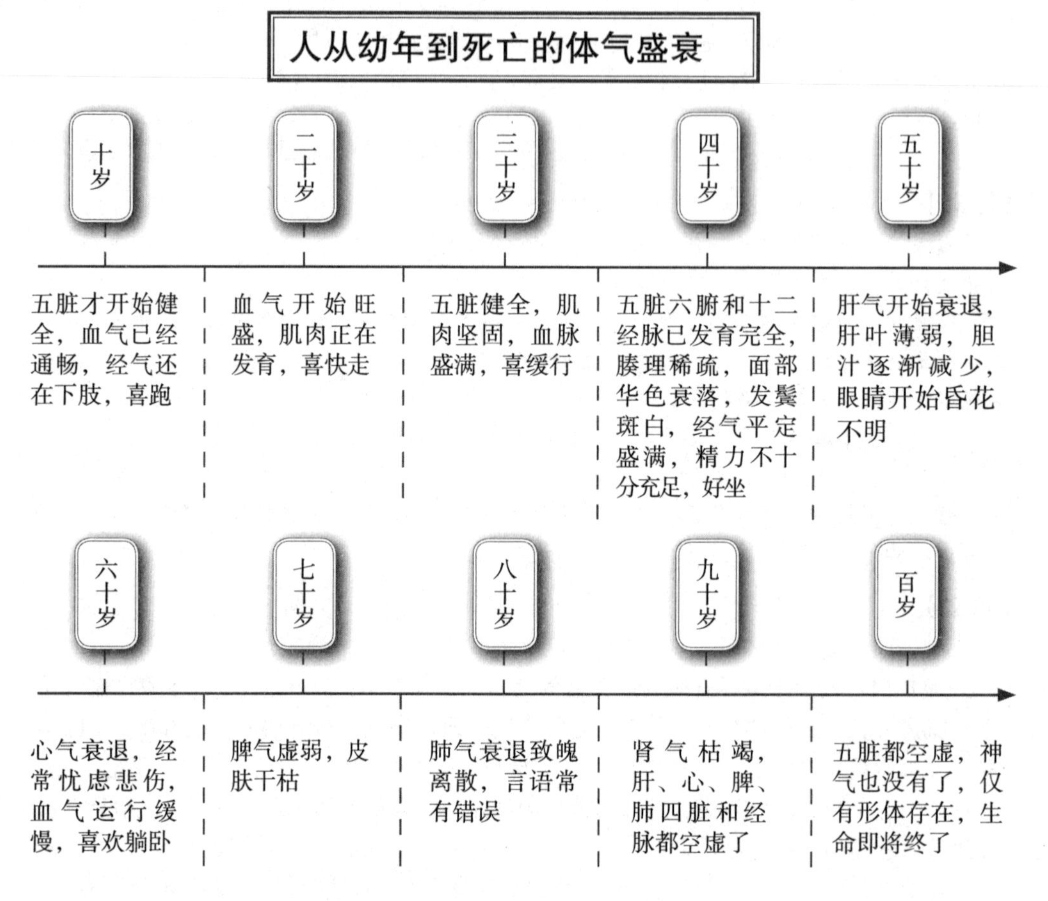

【原文】

黄帝曰：其不能终寿而死者，何如？

岐伯曰：其五脏皆不坚，使道不长。空外以张，喘息暴疾。又卑基墙薄，脉少血，其肉不石。数中风寒，血气虚，脉不通。真邪相攻，乱而相引。故中寿而尽也。

【译文】

黄帝问：有些人不能享尽自然应有的寿命就死亡了，这是为什么呢？

岐伯说：这样的人，五脏不坚固，鼻孔和人中沟不深长，鼻孔向外开张着，呼吸急促，面部的骨骼瘦小，脉管薄弱，脉中血少而不充盈，肌肉不坚实，肌腠松弛，常被风寒侵袭，血气虚弱，经脉不通利。于是外邪就容易侵入其体内，与真气相攻，使其体内真气败乱，血气失常，使病邪更加深入。因此，活至中年的时候就会死亡。

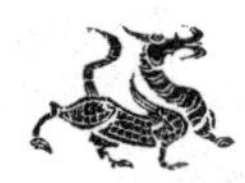

五味：食物的五味

【导读】

五味，指酸、苦、甘、辛、咸五种味道。本篇主要论述了五味所入，总结出其规律是“五味各走其所喜”，并叙述了五谷、五畜、五果、五菜的五味属性，以及五味对五脏疾病的宜忌，所以篇名“五味”。

本篇所论体现了中医学“药食同源”——药物治疗与饮食疗法并重的思想，具有重要的养生指导价值。

【原文】

黄帝曰：愿闻谷气有五味，其入五脏，分别奈何？

伯高曰：胃者，五脏六腑之海也。水谷皆入于胃，五脏六腑皆禀气于胃。五味各走其所喜。谷味酸，先走肝；谷味苦，先走心；谷味甘，先走脾；谷味辛，先走肺；谷味咸，先走肾。谷气津液已行，营卫大通，乃化糟粕，以次传下。

【译文】

黄帝问：希望听您讲讲，五谷有酸、苦、甘、辛、咸五种味道，食物进入人体后，五味如何分别归于五脏呢？

伯高说：胃是五脏六腑所需水谷精微汇聚的地方。饮食五谷进入人体后都要进入胃中，五脏六腑都要从胃接受水谷所化生的精微之气。食物的五味同五脏的关系，是根据五味、五脏的五行属性确定的，饮食五味分别进入各自所喜爱的脏器内。味酸的食物，首先进入肝内；味苦的食物，首先进入心内；味甘的食物，首先进入脾内；味辛的食物，首先进入肺内；味咸的食物，首先进入肾内。饮食五谷所化生的津液，在体内流行而布散全身，使营气和卫气旺盛通畅；剩余的部分就化成糟粕，由上而下随着二便而排出体外。

酸先入肝，苦先入心，甘先入脾，辛先入肺，咸先入肾。
先生，我想听您说说，五味是如何进入五脏的？

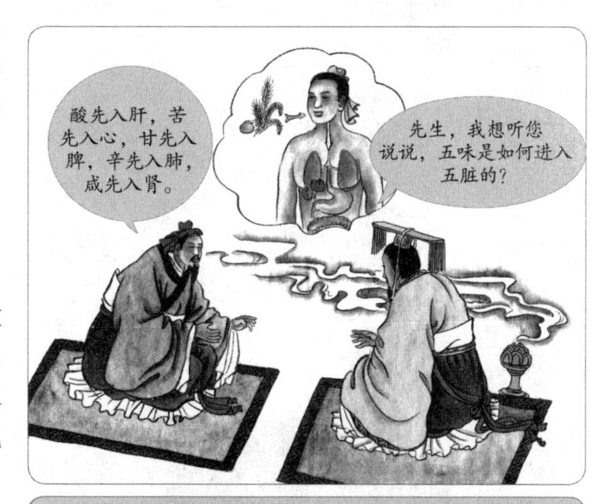

黄帝向伯高请教五谷的五味与五脏的关系。

【原文】

黄帝曰：营卫之行奈何？

伯高曰：谷始入于胃，其精微者，先出于胃之两焦，以溉五脏。别出两行，营卫之道。其大气①之抟而不行者，积于胸中，命曰气海。出于肺，循喉咽，故呼则出，吸则入。天地之精气②，其大数常出三入一[③]。故谷不入，半日则气衰，一日则气少矣。

【注释】

① 大气：此处指宗气。② 天地之精气：天之阳气和地之精气。③ 出三入一：人吸入的自然界之气，被人体吸收利用的与被呼出体外的大致比例是一比三，即吸收一份，排出三份，故曰出三入一。但历代注家对此解释各异。马元台、张介宾认为是指谷食之气呼出三分，天地之气吸入一分。杨上善则说："气海之中，谷之精气，随呼吸出入也。人之呼也，谷之精气，三分出已；及其吸也，一分还入，即须资食充其肠胃之虚，以接不还之气。"任谷庵："五谷入于胃也，其糟粕津液宗气分为三隧，故其大数常出三入一。盖所入者谷，而所出者，乃化糟粕，以次传下，其津液溉五脏而生营卫，其宗气积于胸中，以司呼吸，其所出有三者之隧道，故谷不入半日则气衰，一日则气少矣。"

【译文】

黄帝问：营气和卫气是如何运行的呢？

伯高说：饮食五谷进入胃后，所化生的精微部分从胃出来，分别到达上焦和下焦，通过肺并灌溉营养五脏。水谷精微在输布于全身时，分出两条路径。其所化生的精纯部分是营气，在脉中运行；所化生的运行迅猛、滑利的部分是卫气，在脉外运行。这就是营气和卫气的运行路径。水谷精微的另一部分与吸入的清气结合，形成宗气。宗气不像营气、卫气一样周流全身，而主要是积聚在胸中，所以胸中也称为气海。宗气出自肺，沿着咽喉上行，呼则出，吸则入，保证人体正常的呼吸运动。天地的精气，在体内代谢的大致情况是，宗气、营卫和糟粕三方面都输出，同时人又要从天地间吸入空气，摄入饮食，以补给全身所需要营养。所以，人如果半天不进饮食，就会感到气有所衰退；一天不进饮食，就会感到气少了。

与五脏病变对应的面色与宜食食物

病变部位		面色	宜食食物	
肝脏	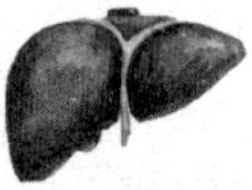	发青	甘味	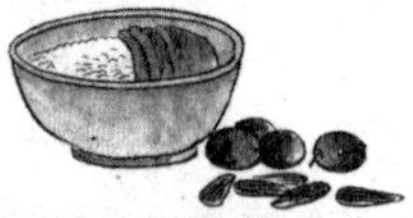
心脏	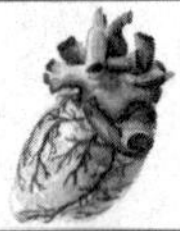	发赤	酸味	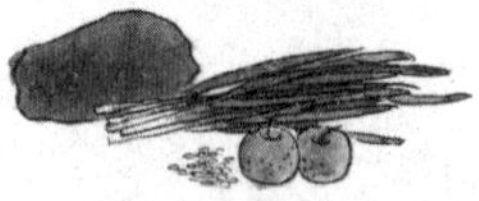
脾脏	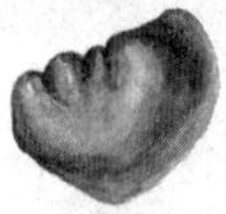	发黄	咸味	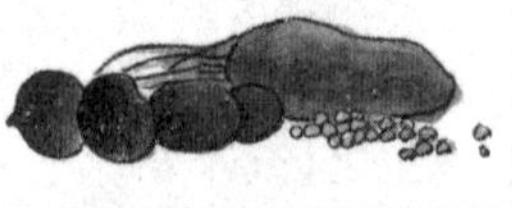
肺脏	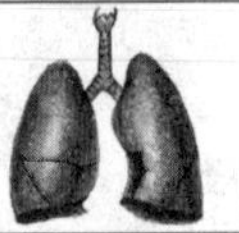	发白	苦味	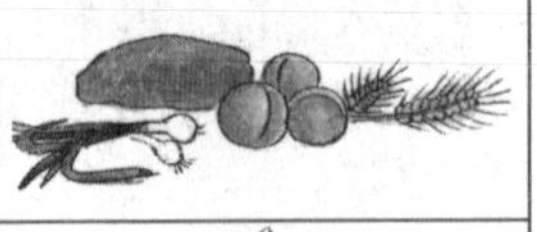
肾脏	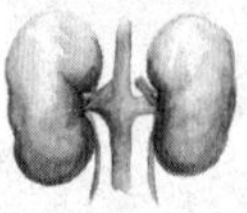	发黑	辛味	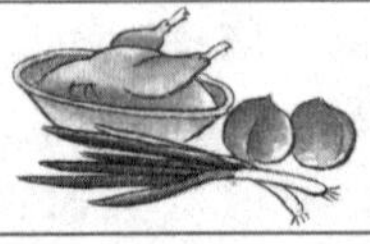

【原文】

黄帝曰：谷之五味，可得闻乎？

伯高曰：请尽言之。五谷：秔米①甘，麻②酸，大豆咸，麦苦，黄黍③辛。五果：枣甘，李酸，栗咸，杏苦，桃辛。五畜：牛甘，犬酸，猪咸，羊苦，鸡辛。五菜：葵④甘，韭酸，藿⑤咸，薤⑥苦，葱辛。

五色：黄色宜甘，青色宜酸，黑色宜咸，赤色宜苦，白色宜辛。凡此五者，各有所宜。

五宜：所言五宜者，脾病者，宜食粳米饭，牛肉枣葵；心病者，宜食麦，羊肉杏薤；肾病者，宜食大豆黄卷，猪肉栗藿；肝病者，宜食麻，犬肉李韭；肺病者，宜食黄黍，鸡肉桃葱。

五禁：肝病禁辛，心病禁咸，脾病禁酸，肾病禁甘，肺病禁苦。

肝色青，宜食甘，粳米饭、牛肉、枣、葵，皆甘。

心色赤，宜食酸，犬肉、麻、李、韭，皆酸。

脾色黄，宜食咸，大豆、豕肉、栗、藿，皆咸。

肺色白，宜食苦，麦、羊肉、杏、薤，皆苦。

肾色黑，宜食辛，黄黍、鸡肉、桃、葱，皆辛。

【注释】

①秔（jīng）米：粳米，属土，味甘，入脾。秔，“粳”的异体字。②麻：芝麻。③黄黍：黍

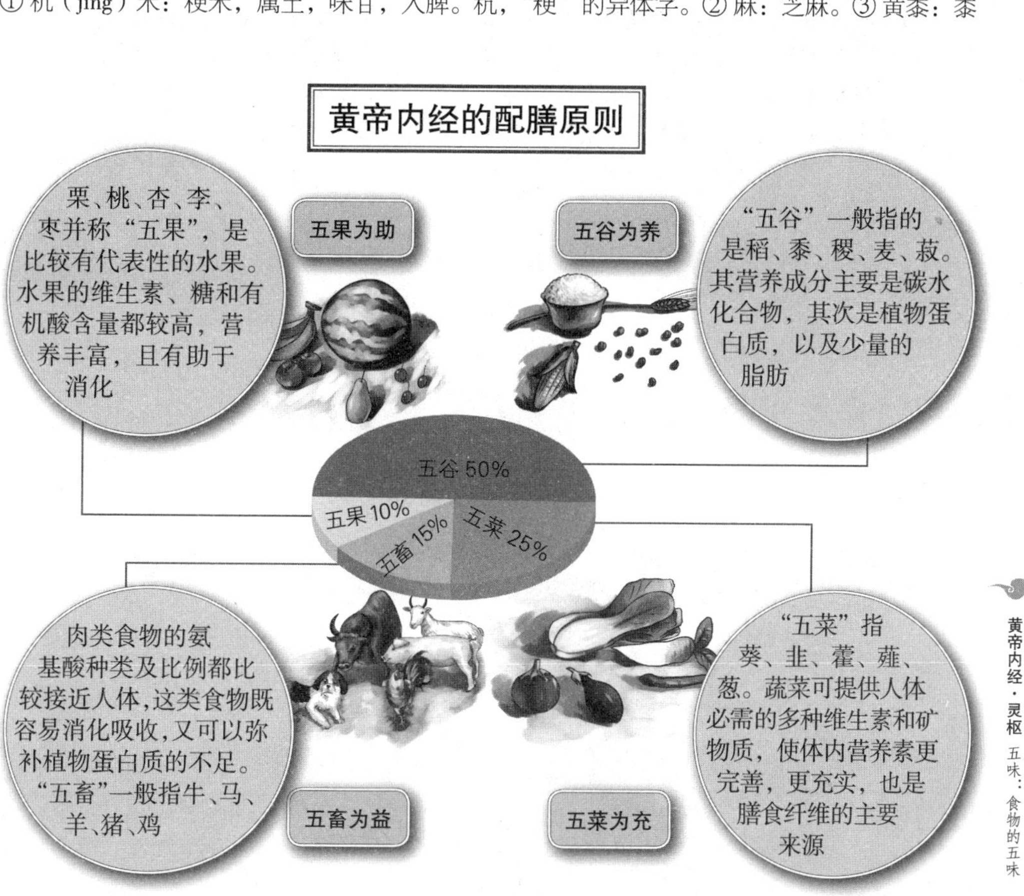

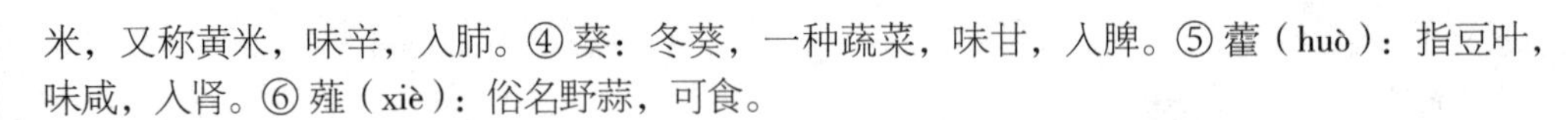

米，又称黄米，味辛，入肺。④葵：冬葵，一种蔬菜，味甘，入脾。⑤藿（huò）：指豆叶，味咸，入肾。⑥薤（xiè）：俗名野蒜，可食。

【译文】

黄帝问：您能给我讲讲饮食的五味吗？

伯高说：我愿意详细地讲述一下这些情况。在五谷中，粳米味甘，芝麻味酸，大豆味咸，小麦味苦，黄米味辛。在五果中，枣子味甘，李子味酸，栗子味咸，杏子味苦，桃子味辛。在五畜中，牛肉味甘，狗肉味酸，猪肉味咸，羊肉味苦，鸡肉味辛。在五菜中，葵菜味甘，韭菜味酸，豆叶味咸，野蒜味苦，大葱味辛。

五种病色所适宜服用的五味是，黄色适宜甘味，青色适宜酸味，黑色适宜咸味，赤色适宜苦味，白色适宜辛味。大凡这五种病色，分别有适宜服用的食物之味。

上述五色所适宜服用的五味，各代表五脏病变所应选用的适宜食物。脾脏病变，宜食粳米饭、牛肉、枣、葵菜等；心脏病变，宜食麦、羊肉、杏、野蒜等；肾脏病变，宜食大豆、黄卷、猪肉、栗子、豆叶等；肝脏病变，宜食芝麻、狗肉、李子、韭菜等；肺脏病变，宜食黄米、鸡肉、桃子、葱等。

五脏病变的禁忌如下：肝脏病变禁忌辛味，心脏病变禁忌咸味，脾脏病变禁忌酸味，肾脏病变禁忌甘味，肺脏病变禁忌苦味。

肝脏病变面色发青，宜食甘味食物。粳米饭、牛肉、大枣、葵菜，都是甘味食物。

心脏病变面色发赤，宜食酸味食物。狗肉、芝麻、李子、韭菜，都是酸味食物。

脾脏病变面色发黄，宜食咸味食物。大豆、猪肉、栗子、豆叶，都是咸味食物。

肺脏病变面色发白，宜食苦味食物。麦、羊肉、杏、野蒜，都是苦味食物。

肾脏病变面色发黑，宜食辛味食物。黄米、鸡肉、桃子、葱等，都是辛味食物。

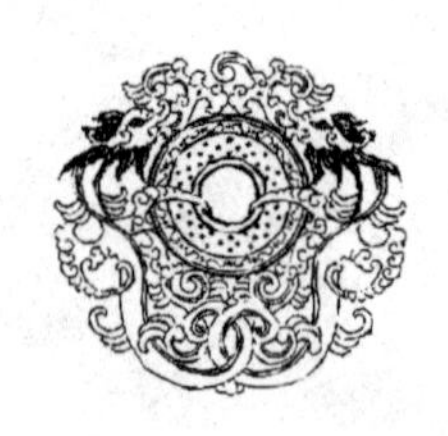

贼风：虚邪贼风的侵袭

【导读】

贼风，即四时气候异常所导致的邪气，又称外邪。本篇以贼风开篇，讨论了外邪侵入人体所引发的病变，所以篇名为“贼风”。

本篇所论虽以贼风开篇，但主要内容是讨论贼风之外的致病原因，如邪气滞留、跌坠瘀血、喜怒不节、饮食不调等，然后又指出精神情志因素也能致病，最后提及古代的祝由疗法。

【原文】

黄帝曰：夫子言贼风邪气之伤人也，令人病焉。今有其不离屏蔽，不出空穴之中，卒然病者，非不离贼风邪气，其故何也？

岐伯曰：此皆尝有所伤于湿气，藏于血脉之中，分肉之间，久留而不去；若有所堕坠，恶血在内而不去。卒然喜怒不节，饮食不适，寒温不时，腠理闭而不通。其开而遇风寒，则血气凝结，与故邪相袭，则为寒痹。其有热则汗出，汗出则受风。虽不遇贼风邪气，必有因加而发焉。

【译文】

黄帝问：先生您曾经讲过，人体的疾病都是由贼风邪气侵袭人体所引起的。但是有些人并没有离开其居住的内室，也未曾离开遮蔽严实的房屋，却突然发生疾病，他们并不是没有避开贼风邪气的侵袭，这又是什么原因呢？

岐伯说：之所以会发生这种情况，是因为平素受到到过湿邪的侵袭伤害，湿邪侵袭人体后，藏伏在血脉之中和皮肤肌肉中间，长期滞留而不能消散；或者是因为从高处跌落，使瘀血留滞在体内。此外，常有暴喜大怒的情志变动而不能节制、饮食不适宜、不能根据气候的寒热变化而调整自己的生活习惯，将导致腠理闭塞而不通畅。如果在腠理开泄时感受风寒，导致血脉凝滞不通，新遭受的风寒与体内原有的邪气相互搏结，就会形成寒痹。如果因为体内有热而出汗，在出汗时，腠理疏松就容易感受风邪。即便没有受到贼风邪气的侵袭，也一定是外邪与体内原有邪气相互结合了，所以疾病才会出现。

从高处跌落
情绪不节制
受湿邪侵袭
足不出户也突发疾病的原因
饮食不适宜

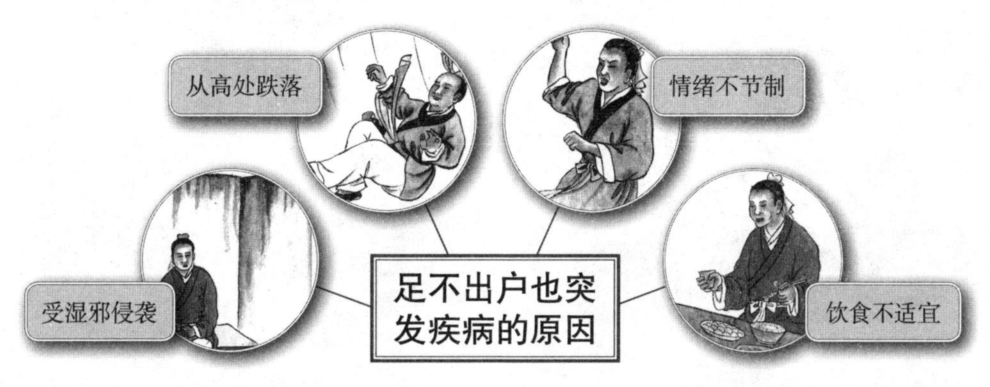

【原文】

黄帝曰：今夫子之所言者，皆病人之所自知也。其毋所遇邪气，又毋怵惕之所志，卒然而病者，其故何也？唯有因鬼神之事乎？

岐伯曰：此亦有故邪留而未发，因而志有所恶，及有所慕，血气内乱，两气相搏。其所从来者微，视之不见，听而不闻，故似鬼神。

黄帝曰：其祝而已者①，其故何也？

岐伯曰：先巫者，因知百病之胜，先知其病之所从生者，可祝而已也。

【注释】

①祝而已者：祝，祝由，古代的一种治病方法，属现代的心理精神疗法之一，适用于部分由精神情志所导致的病证。已，病愈。祝由是古代精神疗法。吴鞠通："按，祝由二字，出自《素问》。祝，告也。由，病之所从出也。近时以巫家为祝由科，并列于十三科之中，《黄帝内经》谓信巫不信医不治，巫岂可列之医科中哉！吾谓凡治内伤者，必先祝由详告以病之所由来，使病人知之，而不敢再犯，又必细体变风变雅，曲察劳人思妇之隐情，婉言以开导之，安言以振惊之，危言以惊惧之，必使之心悦诚服，而后可以奏效如神。"吴氏明确指出不得将祝由科与巫医之流混同起来，并具体指明精神疗法的内容。

【译文】

黄帝问：先生所说的这些，都是病人自己能感觉到的。然而有的病人既没有遭受到邪气的侵袭，又没有受到忧虑惊恐等情志变化的过度刺激，却突然发病。这是什么原因呢？难道真是因为有鬼神作祟吗？

岐伯说：这种情况，也是有宿邪藏伏在病人体内而尚未发作。情志发生变化，或是厌恶某物，或是倾慕某物而不能遂心，会引起气血逆乱。逆乱的气血与藏伏在体内的宿邪相互搏结，所以会突然发生疾病。因为这些疾病发生的原因细微且不明显，气血与宿邪在体内变化的情况，既看不见，又听不到，所以就好像有鬼神作祟一样。

黄帝问：用祝由的方法能够治愈疾病，这是为什么呢？

岐伯说：古代的巫医，掌握了某些治疗疾病的方法，又事先了解了疾病发生的原因，所以用祝由的方法就能把疾病治愈。

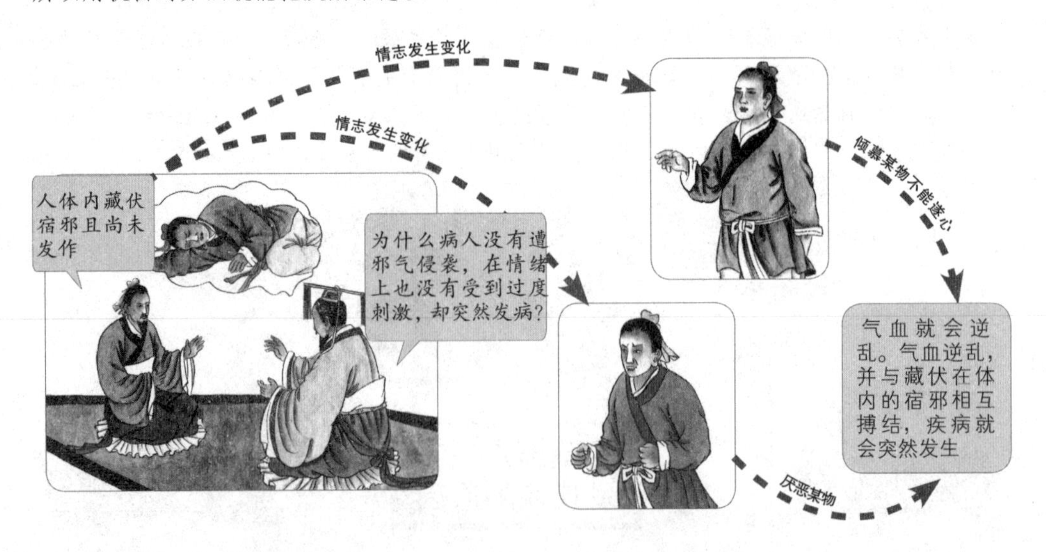

五味论：五味对人体的影响

【导读】

五味，指饮食五味，即酸、咸、辛、苦、甘。本篇主要论述了五味与人体经络脏腑的关系，以及因五味偏嗜太过而出现的病理变化和由此引起的各种病证，所以篇名为“五味论”。

本篇所论体现了要保持饮食营养均衡的原则，具有重要的养生指导意义。

【原文】

黄帝问于少俞曰：五味入于口也，各有所走，各有所病。酸走筋，多食之，令人癃；咸走血，多食之，令人渴；辛走气，多食之，令人洞心；苦走骨，多食之，令人变呕；甘走肉，多食之，令人悗心。余知其然也，不知其何由，愿闻其故。

少俞答曰：酸入于胃，其气涩以收，上之两焦[①]，弗能出入也。不出即留于胃中，胃中和温，则下注膀胱。膀胱之胞[②]薄以懦，得酸则缩绻，约而不通，水道不行，故癃。阴者，积筋之所终也[③]，故酸入而走筋矣。

【注释】

①之：行、走。两焦：上、中二焦。②胞：皮。③“阴者”两句：阴者，指前阴而言。积筋，即诸筋或宗筋。人的前阴，就是人身诸筋终聚之处。杨上善：“人阴器，一身诸筋终聚之处。”张介宾：“阴者，阴气也；积筋者，宗筋之所聚也。”

【译文】

黄帝向少俞问道：饮食五味进入人体后，分别进入相应的脏腑经络，五脏六腑在其影响下也会发生不同的病变。如酸味进入筋，食用酸味过多，会小便不通；咸味进入血液，食用咸味过多，会口渴；辛味进入气分，食用辛味过多，内心会有熏灼之感；苦味进入骨骼，食用苦味过多，会发生呕吐；甘味进入肌肉，食用甘味过多，会感到心胸烦闷。我已知道这些情况，却不知道是什么原因造成的，希望能听您讲讲其中的道理。

少俞回答说：由于酸味涩滞，具有收敛的作用，所以酸味入胃只能行于上、中二焦，而不能被迅速吸收、转化和排出，不能排出就流注并停滞在胃中。如果胃中温暖调和，就能促使它下注膀胱。膀胱皮薄而柔软，遇到酸味便会收缩卷曲，导致膀胱出口处也紧缩且约束

五脏六腑在
饮食五味的影响
下会发生不同的病
变，其中的原理
是什么？
人体的前阴，
是全身宗筋汇聚的
地方，肝主筋，所以
说酸味进入胃而
走肝经之筋。

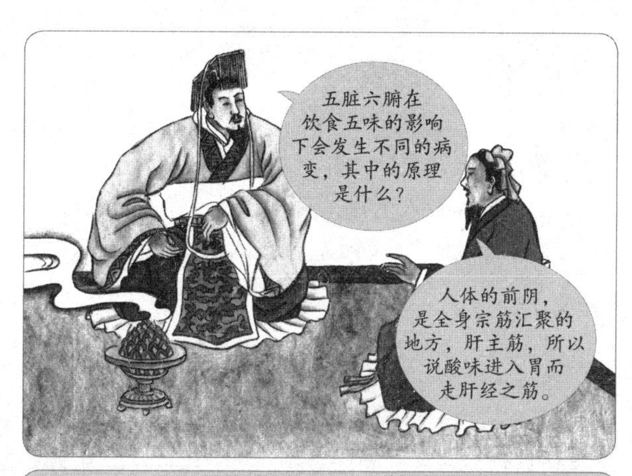

少俞向黄帝讲解人因食五味太过而产生身体不适的原因。

不通，影响水液的排泄，从而形成小便不利的病证。人体的前阴，是全身宗筋汇聚的地方，肝主筋，所以说酸味进入胃而走肝经之筋。

【原文】

黄帝曰：咸走血，多食之，令人渴，何也？

少俞曰：咸入于胃，其气上走中焦，注于脉，则血气走之。血与咸相得则凝，凝则胃中汁注之。注之则胃中竭，竭则咽路[1]焦，故舌本干而善渴。血脉者，中焦之道也，故咸入而走血矣。

【注释】

①咽路：咽喉通道。

【译文】

黄帝问：咸味善走血分，食用咸味过多会口渴，这是什么道理呢？

少俞说：咸味入胃后，其所化生之气向上走行于中焦，再由中焦输注于血脉，与血相合。咸与血相合，就会使血液浓稠，血液浓稠就需要胃中的津液不断地补充调和。这样胃中的津液就会不足，胃液干竭，影响咽部的津液输布，就会使得咽部和舌根部均感到干燥，因而人会出现口渴的现象。血脉是中焦化生的精微输布周身的通道，血液也出于中焦。咸味上行于中焦，所以咸味入胃后，就走入血分。

【原文】

黄帝曰：辛走气，多食之，令人洞心，何也？

少俞曰：辛入于胃，其气走于上焦，上焦者，受气而营诸阳者也。姜韭之气熏之，营卫之气不时受之，久留心下，故洞心。辛与气俱行，故辛入而与汗俱出。

【译文】

黄帝问：辛味善走气分，食用辛味过多，内心会有熏灼之感，这是什么道理呢？

少俞说：辛味入胃后，它所化生之气走行于上焦。上焦的功能是将来自中焦的水谷精微布散到腠理体表以卫护于外。如果食用过量的葱、姜、蒜、韭之类的辛味食物，就会熏蒸上焦，使营卫之气受到刺激和影响。如果辛味久留于胃中，就会使人出现内心熏灼的感觉。辛味常与卫气同行，所以辛味入胃以后会促使卫气到达体表，导致出汗，辛味也会随汗液排泄出来。

【原文】

黄帝曰：苦走骨，多食之，令人变呕，何也？

少俞曰：苦入于胃，五谷之气，皆不能胜苦。苦入下脘，三焦之道皆闭而不通，故变呕。齿者，骨之所终也，故苦入而走骨，故入而复出，知其走骨也。

【译文】

黄帝问：苦味善走骨，食用苦味的东西过多会呕吐，这是什么道理呢？

少俞说：苦味入胃后，五谷的其他气味都不能胜过它。当苦味进入下脘后，三焦的通路都受其影响而使气机阻闭不通利。三焦不通，则胃内的食物不得通调和输散，胃气受到苦味的影响，功能失常，因而上逆形成呕吐。牙齿是骨骼的外露部分，苦味经过牙齿进入体内而走骨，然后又随呕吐经过牙齿而出。由此就可以知道苦味走骨的道理了。

五味食物的作用
酸味的食物，具有收敛、固涩、安蛔等作用
苦味的食物，具有清热、祛火等作用
要根据人体阴阳偏盛、偏衰的情况，有针对性地进行食补，以调整脏腑功能的平衡。这样的食补才是适宜的，才能达到预期的效果
甘味的食物，具有调养滋补、缓解痉挛等作用
饮料
咸味的食物，具有软坚散结、滋阴潜降等作用
辛味的食物，具有发散风寒、行气止痛等作用
白酒

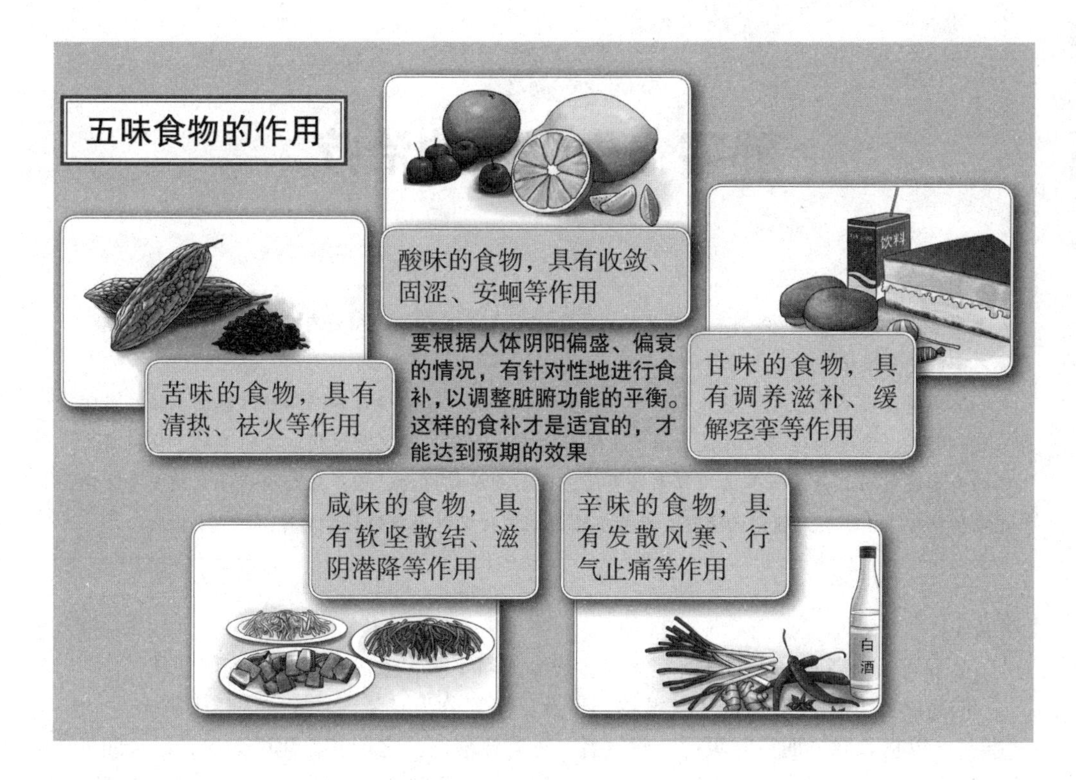

【原文】

黄帝曰：甘走肉，多食之，令人悗心，何也？

少俞曰：甘入于胃，其气弱小，不能上至于上焦，而与谷留于胃中，令人柔润者也。胃柔则缓，缓则虫动，虫动则令人悗心。其气外通于肉，故甘走肉。

【译文】

黄帝问：甘味善走肌肉，食用甘味过多，会感到心胸烦闷，这是什么道理呢？

少俞说：甘味入胃后，其所化生之气小而柔弱，不能达于上焦，经常与食物一同停留在胃中，所以胃气也柔润。胃柔则胃功能迟缓减弱，容易化湿生虫。寄生虫因食甘味而在胃中蠕动，所以人会感到心中烦闷。此外，甘味入脾，脾主肌肉，甘味外通于肌肉，所以说，甘味善走肌肉。

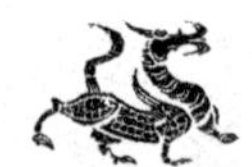

邪客：失眠症的治疗

【导读】

邪客，即邪气侵犯人体。本篇开篇就讨论了“邪气之客人”的相关内容，故以“邪客”名篇，篇名不能完全概括全篇的主旨。

本篇的主要内容包括：首先是以邪气侵犯人体，能使人出现目睁而不能入睡的病证，说明卫气、营气、宗气的运行，并提出治疗失眠症的有效方剂；其次是运用取象比类的方法，将人体的身形肢节与日月星辰和山川草木做类比，说明天人相应的道理；然后论述手太阴、手厥阴之屈折循行及手少阴无腧穴的道理；最后具体说明了持针纵舍与针刺宜忌等。

【原文】

黄帝问于伯高曰：夫邪气之客人也，或令人目不瞑，不卧出[①]者，何气使然？

伯高曰：五谷入于胃也，其糟粕、津液、宗气分为三隧[②]。故宗气积于胸中[③]，出于喉咙，以贯心脉，而行呼吸焉。营气者，泌其津液，注之于脉，化以为血，以荣四末，内注五脏六腑，以应刻数[④]焉。卫气者，出其悍气之慓疾，而先行于四末分肉皮肤之间，而不休者也。昼行于阳[⑤]，夜行于阴，常从足少阴之分间[⑥]，行于五脏六腑。今厥气客于五脏六腑，则卫气独卫其外，行于阳，不得入于阴。行于阳则阳气盛，阳气盛则

失眠的原因及治疗

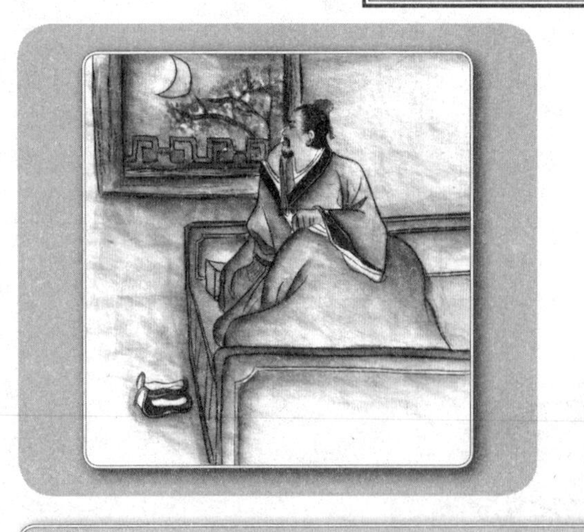

有厥逆之气侵入五脏六腑之时，卫气只能捍卫体表，只能行于阳分而不能入于阴分，因此，体表的阳气就会变得比较旺盛，从而使得阳跻脉的脉气变得很充盛，不能进入阴分。这样，就会产生阴虚，阴虚即为人失眠而不能入睡的原因。

原因

先用针刺补益阴分之不足，泻出多余的阳分，调理虚实，协调阴阳，疏通营卫之气的运行道路，从而将厥逆的邪气消除。此后，再服用一剂半夏汤，内外阴阳之气就能畅通无阻了，人也就可以安然入睡了。

治疗方法

制取半夏汤方，要先用器皿取八升源于千里之外的长流水，用杓高扬万遍，取五升澄清后轻浮在上面的清水，以急火烧煮之。烧煮燃料必须是芦苇。水沸后，放入一升秫米、五合炮制过的半夏，煎煮至药汤剩一升半，将药渣除去之后，就可以服用了。

汤药的配制方法

阳跻满，不得入于阴，阴虚故目不瞑。

【注释】

①出：疑为衍文。刘衡如《灵枢经》校勘本注云：“应据后文‘其卧立至’，改为‘卧不至’，与上‘目不瞑’为对文。”②三隧：隧，本意为地下的通道。中医借指人体的各种通道。张介宾：“隧，道也。糟粕之道，出于下焦，津液之道，出于中焦，宗气之道，出于上焦。故分为三隧。”③胸中：此指膻中，为上气海。④以应刻数：古代以铜漏法计算时间，刻数即铜漏上的刻数，一昼夜分为一百刻，以计时。从明代以后才有二十四分法，一小时约四刻。营气循行周身，一昼夜为五十周次，恰与百刻之数相应。⑤昼行于阳：卫气白天行于阳分，从足太阳膀胱经开始。⑥“夜行”两句：卫气夜行于阴分，以足少阴肾经为起点。

【译文】

黄帝向伯高问道：邪气侵犯人体，有时使人不能安然入睡，是什么气造成的呢？

伯高回答说：饮食谷物进入胃中并得以消化，上焦聚集宗气，中焦分出津液，下焦将糟粕排出体外，这三条通路就是进入人体内的食物的最终走向。上焦的宗气积聚在胸中，向上出于喉咙，贯通心脉，推动肺的呼吸。它所化生的营气，分泌津液，灌注于脉中，变化为血液，在外则营养四肢，在内则灌注脏腑，循脉流行于全身，与昼夜百刻计数相应。卫气是由水谷化生的精微中剽悍的部分转化而来的，流动快速、迅猛且顺畅，首先会在四肢的分肉和皮肤之间运行，白天以足太阳膀胱经为开端，在人体的阳分中运行，夜间常从足少阴肾经开始，在人体的阴分中运行，循行于五脏六腑。有厥逆之气侵入五脏六腑时，卫气仅能捍卫体表，只能行于阳分而不能入于阴分。因为卫气只能在阳分中运行，所以体表的阳气较为旺盛，阳气偏盛则使阳跻脉气很充盛，不能进入阴分，导致阴虚，因而造成失眠，人就不能安然入睡了。

【原文】

黄帝曰：善。治之奈何？

伯高曰：补其不足，泻其有余[①]，调其虚实，以通其道[②]，而去其邪。饮以半夏汤一剂，阴阳已通，其卧立至。

黄帝曰：善。此所谓决渎壅塞，经络大通，阴阳和得者也。愿闻其方。

伯高曰：其汤方以流水千里以外者[③]八升，扬之万遍[④]，取其清五升煮之，炊以苇薪[⑤]火，沸，置秫米[⑥]一升，治半夏[⑦]五合[⑧]，徐炊，令竭为一升半，去其滓，饮汁一小杯，日三，稍益，以知为度。故其病新发者，覆杯则卧，汗出则已矣；久者，三饮而已也。

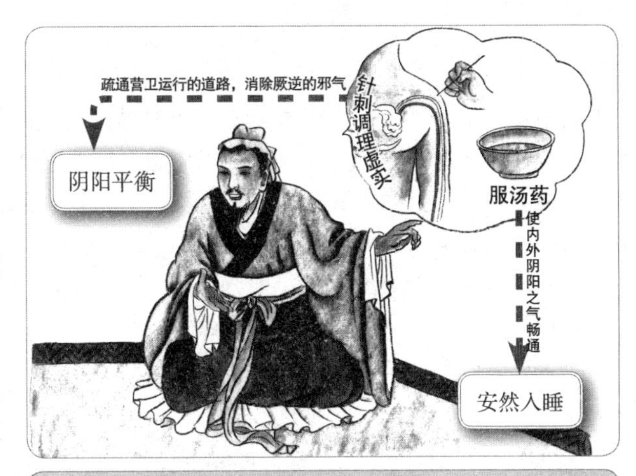

治疗失眠，需要运用先针刺再服用汤药的治疗方法。

【注释】

①“补其”两句：指针刺补泻。张介宾：“此针治之补泻也。补其不足，即阴精所出，足少阴

之照海也。泻其有余，即阳跻所出，足太阳之申脉也。若阴胜阳而多卧者，自补阳泻阴矣。”②以通其道：疏通阴阳经脉交会的隧道。③流水千里以外者：后世叫“千里水”或“长流水”。取其源远流长，有疏通下达之意。④扬之万遍：煮水常流，用杓高扬至万遍，使水珠翻滚，名“甘澜水”。古人认为以此水煎药，可调和阴阳，治疗奔豚气。⑤炊以苇薪：用芦苇做燃料。⑥秫米：糯小米，又叫小黄米。张介宾：“秫米，糯小米也。即黍米之类，而粒小如黍，可以作酒。北人呼为小黄米。其性味甘粘微凉，能营养补阴。”⑦治半夏：炮制的半夏。治，即制、炮制。⑧合（gě）：古代计量单位。十合为一升。汉制一升等于十八至三十克。

【译文】

黄帝说：讲得好。怎样治疗呢？

伯高说：首先用针刺，对阴分的不足进行补益，并将多余的阳分泻出，调理虚实，让阴阳协调平衡，将营卫运行的道路疏通，从而消除厥逆的邪气。再服用半夏汤一剂，使内外阴阳之气畅通无阻。这样人就能够安然入睡了。

黄帝说：讲得好。这种针药齐下的治疗方法，就像开决水道一样，能够疏通淤塞，使经络完全畅通，阴阳之气得以调和。希望您能告诉我这种汤药的配制方法。

伯高说：制半夏汤方，要用源于千里之外的长流水八升，将其置于器皿中，用杓高扬万遍，澄清后取轻浮在上面的清水五升，再用芦苇做燃料，用急火对其进行烧煮。水沸后，放入秫米一升、炮制过的半夏五合，不停地用火慢慢煎熬。当药汤浓缩到一升半的时候，除去药渣，即可服用。每次服用一小杯，每日三次，逐渐加一点量，以见效为度。如果是刚刚患病的病人，服药后很快就可以安然入睡，汗一出就好了；病程较长的，服用三剂后，就可痊愈。

【原文】

黄帝问于伯高曰：愿闻人之肢节，以应天地奈何？

伯高答曰：天圆地方，人头圆足方以应之。天有日月，人有两目。地有九州[①]，人有九窍。天有风雨，人有喜怒。天有雷电，人有音声。天有四时，人有四肢。天有五音，人有五脏。天有六律[②]，人有六腑。天有冬夏，人有寒热。天有十日[③]，人有手十指。辰有十二，人有足十指、茎、垂[④]以应之，女子不足二节，以抱人形[⑤]。天有阴阳，人有夫妻。岁有三百六十五日，人有三百六十五节。地有高山，人有肩膝。地有深谷，人有腋腘。地有十二经水，人有十二经脉。地有泉脉，人有卫气。地有草蓂[⑥]，人有毫毛。天有昼夜，人有卧起。天有列星，人有牙齿。地有小山，人有小节。地有山石，人有高骨。地有林木，人有募筋。地有聚邑[⑦]，人有䐃肉。岁有十二月，人有十二节[⑧]。地有四时不生草，人有无子。此人与天地相应者也。

【注释】

①九州：古代划分区域的总称，有多种不同的划分方法，如冀、兖、青、徐、扬、梁、荆、豫、雍，为夏制九州。②六律：泛指十二音律，十二音律分阳六律和阴六吕。其中六律是指古代六种属阳声的音阶，具体是黄钟、太簇、姑洗、蕤宾、夷则、无射。③十日：纪日的十天干，叫“十日”。④茎：男子的阴茎。垂：男子的睾丸。⑤以抱人形：指女子能够怀孕生子。张介宾：“抱者，怀胎之义。”⑥草蓂（mì）：遍地丛生的野草。⑦聚邑：人群集聚的城镇。古时小城曰“邑”。⑧十二节：人身左右两侧的腕、肘、臂、股、膝、踝关节的总称。

地有高山，人有肩和膝
地有林木，人有筋膜
地有河流，人有十二经脉

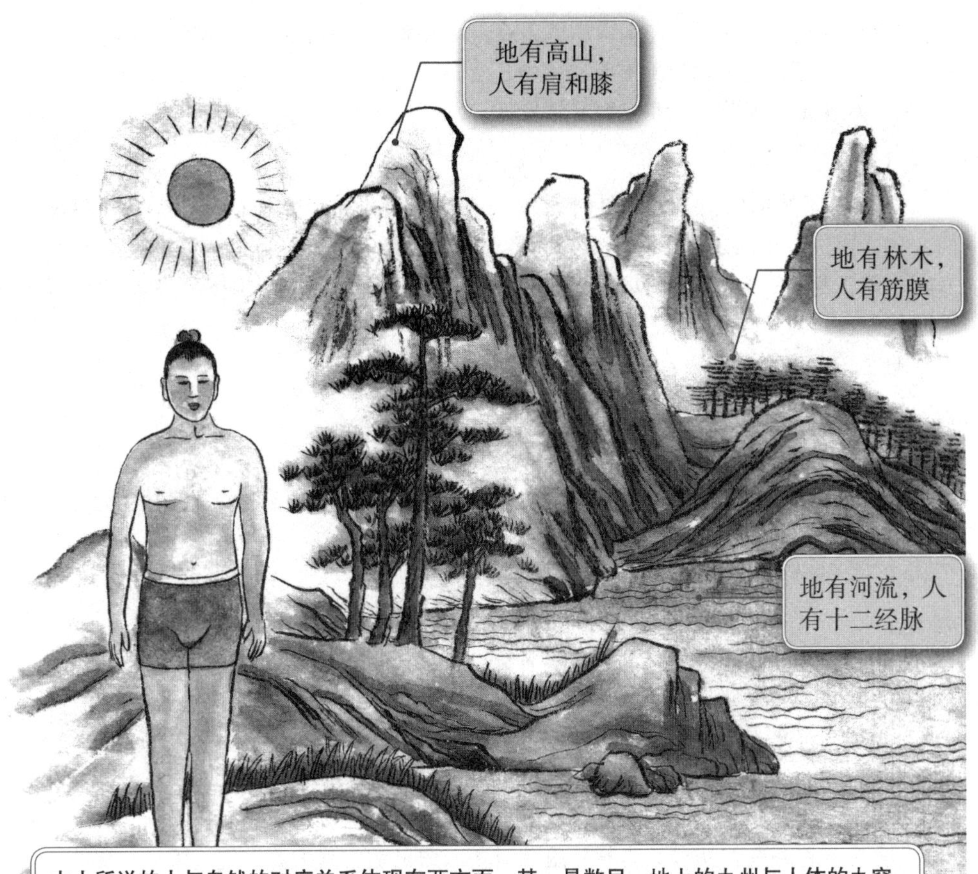

古人所说的人与自然的对应关系体现在两方面。其一是数目：地上的九州与人体的九窍对应，四季与人体的四肢对应，十天干与人体的十个手指对应，等等。其二是形象：地上的高山与人体的肩膀和膝盖对应，地上的深谷与人体的腋窝、腘窝对应，地上的十二条主要河流与人体的十二条主要经脉对应，地上的泉水细流与人体的卫气对应，地上的丛草与人体的毫毛对应，天的昼夜与人的起卧对应，天上的群星与人体的牙齿对应，地上的小山丘与人体的小关节对应，地上的山石与人体的高骨对应，地上的林木与人体的筋膜对应，地上人群聚集的城镇与人体积聚隆起的肌肉对应，等等。

【译文】

黄帝向伯高问道：我想听您讲讲，人的四肢百节是怎样和天地万物联系对应的呢？

伯高回答说：天是圆的，地是方的，人的头颅呈圆形与天对应，人的脚呈方形与地对应。天上有日月，人有双眼。地上有九州，人有九窍。天有风、霜、雨、雪等气候变化，人有喜、怒、哀、乐等情志变化。天有雷电，人有声音。天有四季，人有四肢。天有五音，人有五脏。天有六律，人有六腑。天有冬夏，人有寒热。天干有十，人有十指。地支有十二，人有足十趾，加上男子阴茎和睾丸以对应，女子不够十二的数，因此可以孕育人形。天有阴阳，人有夫妻。一年有三百六十五日，人体有三百六十五个腧穴。地有高山，人有两肩和双膝。地有深谷，人有腋窝和腘窝。地上有十二条主要河流，人体内有十二条主要的经脉。地上有泉水细流，人有卫气运行。地上长有丛草，人体生有毫毛。天有昼夜变更，人有起卧交替。天上有群星罗列，人口有牙齿排列。地上有小山丘，人体有小关节。地上有山石，人体有高骨。地上有林木，人体有筋膜。地上有人群聚集的城镇，人体有积聚隆起的肌肉。一年有十二个月，人体四肢则有十二关节。大地有些地方四季草木不生，人也有终身不育子女的。这就是人体与天地相应的具体情况。

【原文】

黄帝问于岐伯曰：余愿闻持针之数，内针之理，纵舍[①]之意，扞皮[②]开腠理，奈何？脉之屈折，出入之处，焉至而出，焉至而止，焉至而徐，焉至而疾，焉至而入[③]？六腑之腧于身者，余愿尽闻其序。别离之处，离而入阴，别而入阳，此何道而从行？愿尽闻其方。

岐伯曰：帝之所问，针道毕矣。

【注释】

①纵舍：指针刺补泻的手法。张志聪："纵舍者，迎随也。"②扞皮：用手指按压以伸展肌肤纹理，并随经取穴，浅刺其皮层，使腠理开泄，这是刺皮而不伤肉的一种针法。马元台："扞分其皮，以开腠理，而刺入也。"③"焉至而出"五句：出、止、徐、疾、入，指五脏经脉腧穴流注的情况。杨上善："举其五义，问五脉行处。"

【译文】

黄帝向岐伯问道：我希望听您讲讲针刺时持针的技巧、进针的原理、迎随的道理，以及扞分皮肤、开达腠理的刺法，这些是怎样的？此外，经脉怎样迂回曲折，在哪里出入，在哪里会合，在灌注经气时发端在哪里，终止的地方在哪里，到哪里变慢，到哪里又变快，从哪里进入？经脉是如何进入六腑的腧穴进而贯通全身的？这些关于经脉循序运行的情况，我希望听您详尽地讲解说明。另外，经脉的经别是在哪里离合分出的？阳经是怎样从腧穴分出走入阴经的？阴经又怎样从腧穴而走入阳经的？这些都是通过哪条路径来进行沟通的？希望您能详尽地讲讲这些道理。

岐伯说：针刺的道理已尽在您所提的问题之中了。

【原文】

黄帝曰：愿卒闻之。

岐伯曰：手太阴之脉，出于大指之端，内屈，循白肉际[①]，至本节[②]之后太渊，留以澹[③]，外屈，上于本节下，内屈，与阴诸络会于鱼际，数脉并注，其气滑利，伏行壅骨[④]之下，外屈，出于寸口而行，上至于肘内廉，入于大筋之下，内屈，上行臑阴[⑤]，入腋下，内屈走肺。此顺行逆数之屈折也[⑥]。

心主之脉，出于中指之端[⑦]，内屈，循中指内廉以上，留于掌中[⑧]，伏行两骨之间，外屈，出两筋之间，骨肉之际[⑨]，其气滑利，上二寸，外屈，出行两筋之间，上至肘内廉，入于小筋之下，留两骨之会[⑩]，上入于胸中，内络于心脉。

【注释】

①白肉际：肢体内外侧的皮肉有赤肉和白肉之分，上肢部内侧为阴面，皮色较白，叫作"白肉际"；外侧为阳面，皮色较深，叫作"赤肉际"。下肢部相同。际，分际，分界。②本节：手指、足趾和掌相连的关节处。③留以澹：意思是说脉气流注至太渊穴处，出现搏动。张介宾："澹，水摇貌。脉至太渊而动，故曰留以澹也。"④壅骨：指手大指本节后的起骨。杨上善："壅骨，谓手鱼骨也。"⑤臑（nào）阴：肩以下、肘部以上部分，即上臂。杨上善："臑阴，谓

手三阴脉行于膈中，故曰臑阴。”⑥“此顺行”句：肺经之脉，从脏走手为顺行，从手走肺为逆行。逆数，逆行的次序。杨上善：“其屈折从手向身，故曰逆数也。”⑦中指之端：中冲穴，五腧之一，为井。⑧掌中：劳宫穴，五腧之一，为荥。⑨骨肉之际：即大陵穴，五腧之一，为腧。⑩两骨之会：曲泽穴，五腧之一，为合。

【译文】

黄帝说：请您全部讲给我听听。

岐伯说：手太阴的经脉，从大拇指的尖端发出，向内曲折，沿内侧白肉际，抵达大拇指根节之后部的太渊穴处，在这里经气汇集到一起，略作停留，由此形成寸口脉，然后向外曲折而行，上行至根节之下，又向内曲折而行，和诸阴络会合在鱼际部，由于几条阴脉都输注于此，故其脉气流动滑利顺畅。手太阴肺经伏行到大指本节后的腕骨之下，由此再向外曲折，浮出于寸口部循经上行，到达肘内侧的大筋之下，又向内弯曲上行，经过上臂的内侧进入腋下，向内曲行走入肺中。手太阴肺经就是按照这样的顺序从手到胸逆行曲折出入的。

手厥阴的经脉，从中指的尖端发出，向内曲折而行，沿中指内侧上行，流入掌中的劳宫穴，伏行在两骨之间，然后向外曲行出于两筋的中间，即腕关节骨肉交界处。它的脉气在流动过程中圆滑流利。在腕部上行二寸后，它又曲折而向外行于两筋之间，向上到达肘内侧，进入小筋之下，流注于两骨的会合处，再向上行于胸中，向内联结于心脉。

【原文】

黄帝曰：手少阴之脉独无腧，何也[①]？

岐伯曰：少阴，心脉也。心者，五脏六腑之大主也，精神之所舍也，其脏坚固，邪弗能容也。客之则心伤，心伤则神去，神去则死矣。故诸邪之在心者，皆在于心之包络。包络者，心主之脉[②]也，故独无腧焉。

黄帝曰：少阴独无腧者，不病乎？

岐伯曰：其外经病而脏不病[③]，故独取其经于掌后锐骨之端[④]。其余脉出入屈折，其行之徐疾，皆如手太阴、心主之脉行也。故本腧者，皆因其气之虚实疾徐以取之，是谓因冲[⑤]而泻，因衰而补。如是者，邪气得去，真气坚固，是谓因天之序。

【注释】

①“手少阴”两句：十二经脉各有特定的五腧穴，但据《灵枢·本输》记载，心经所取的腧穴，实际是心包络经之所属，所以说“手少阴之脉独无腧”。张介宾：“手少阴，心经也。手厥阴，心包络经也。经虽分二，脏实一原。凡治病者，但治包络之腧，即所以治心也。故少阴一经，所以独无腧焉。”②心主之脉：心包络为心的外卫，为心所主宰，所以称“心主之脉”。③“其外经”句：张介宾：“凡脏经络，有是脏则有是经。脏居于内，经行于外，心脏坚固居内，邪弗能容，而经则不能无病。”④掌后锐骨之端：指手少阴心经的神门穴。⑤冲：盛也，实也。

【译文】

黄帝问：为什么唯独手少阴经脉没有腧穴呢？

岐伯说：手少阴，是内连心脏的经脉。心是五脏六腑的主宰，又是蕴藏精神的中枢，心脏的器质坚固，所以可以阻止邪气对它的侵袭。如果心脏中有邪气进入，心脏因此而受到损伤，那么神气就会消散离去，人的生命就会终止。因此，但凡有病邪侵犯心脏，其邪气均留滞在心脏的外围心包络上。心包络，是由心主宰的经脉，所以唯独手少阴心经没有腧穴。

黄帝问：手少阴心经没有腧穴，难道它不会受病吗？

岐伯说：在外运行的手少阴经脉会因为被邪气侵袭而出现疾病，而在内的心脏不会受病，所以当手少阴心经有病时，可取本经的腧穴神门，根据经气的虚实缓急进行治疗。其他经脉出入的曲折、运行的快慢，都类似于手太阴肺经和心主之脉的循行情况。因此，各个经脉生病时，都可以取本经的腧穴治疗，治疗过程中要依据各经经气虚实缓急的情况进行取治，这就是所谓的对于邪气盛的用泻法，对于正气虚的要用补法。这样就会使邪气得以消除，真气得以坚固，这种治疗方法，就是顺从自然规律的治法。

【原文】

黄帝曰：持针纵舍，奈何？

岐伯曰：必先明知十二经脉之本末①，皮肤之寒热，脉之盛衰滑涩。其脉滑而盛者，病日进；虚而细者，久以持；大以涩者，为痛痹；阴阳如一②者，病难治。其本末③尚热者，病尚在，其热已衰者，其病亦去矣。持其尺，察其肉之坚脆、大小、滑涩、寒温、燥湿。因视目之五色，以知五脏而决死生。视其血脉，察其色，以知其寒热痛痹。

黄帝曰：持针纵舍，余未得其意也。

岐伯曰：持针之道，欲端以正，安以静，先知虚实，而行疾徐，左手执骨，右手循之，无与肉果④。泻欲端以正，补必闭肤，辅针导气，邪气淫泆⑤，真气得居。

【注释】

① 本末：杨上善："起处为本，出处为末。" ② 阴阳如一：阴阳，指脉象。一说为人迎和寸口脉，一说为左右脉。张介宾："表里俱伤，血气皆败者，是为阴阳如一。刺之必反甚，当舍而勿针也。" ③ 本末：胸腹为本，四肢为末。④ 无与肉果：针刺时注意不可用力过猛，以防病人反应过度，肌肤急剧收缩，以致针被肉裹，而发生弯针、滞针等不良后果。果，通"裹"。⑤ 淫泆：水满而外溢，引申指邪气溃散。

【译文】

黄帝问：针刺治疗中的持针手法与迎随之法是怎样的呢？

岐伯说：首先必须明确了解十二经脉的起止循行，诊察皮肤的寒热，脉象的盛衰、滑涩等，然后再选用适当的针刺治疗方法。如果脉象滑而盛大，表明病情日渐严重；如果脉象虚而细弱，表明病程较长而久治不愈；如果脉大而涩，则说明是气血阻塞的痛痹；如果表里俱伤，气血皆败，寸口脉和人迎脉在脉象上有着基本相同的表现，则说明疾病较为难治，不能运用针刺。胸腹和四肢还在发热，是病邪未除的缘故，治疗还得继续；热势已退，则为病邪已除，疾病将会慢慢治愈。同时还要观察病人的皮肤，从而察知肌肉的坚实和脆薄，脉象的大小、滑涩，皮肤的寒温、燥湿。根据显现于眼睛的五色变化，来分辨五脏的病变，判断病人的或生或死。观察病人的血络，查看其反映于外部的色泽，以诊知寒热、痛痹等证。

黄帝说：对针刺治疗的持针手法与迎随之法，我还不懂得它的内在含义。

岐伯说：持针之时，必须端正身体，安静心神。首先应当了解病情的虚实，然后再施用缓、急、补、泻的手法，用左手将骨骼肌肉的位置标示出来，右手循按经脉穴位进针，进针过程中，要力度适当，不要太猛，要防止肌肉过度紧张，以致突然收缩而裹针。用泻法针刺时，必须垂直下针。用补法针刺时，出针后必须按闭针孔，同时应当采用辅助行针的手法，导引正气的运行，使邪气消散，这样真气就能内守于人体了。

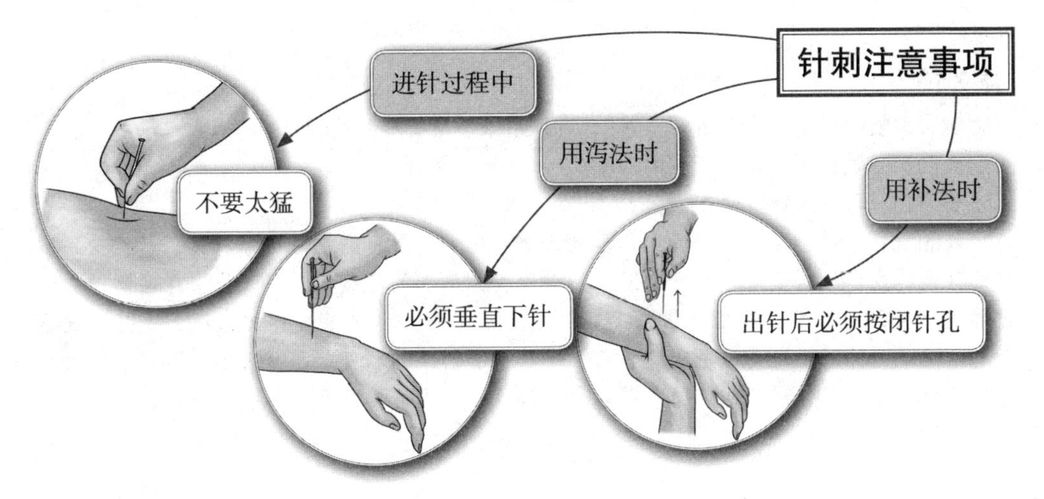

【原文】

黄帝曰：扞皮开腠理，奈何？

岐伯曰：因其分肉，左别其肤[①]，微内而徐端之，适神不散，邪气得去。

【注释】

① 左别其肤：杨上善："肤，皮也。以手按得分肉之穴，当穴皮上下针，故曰在别其肤也。"左，《黄帝内经太素》作"在"。

【译文】

黄帝问：扞分皮肤、开达腠理的刺法，怎样进行操作呢？

岐伯说：用手对分肉间的穴位进行按压，不要移开，在穴位的皮肤上进针，力度要轻，针尖要与皮肤垂直，不能偏斜。用这种针法刺皮肤，对肉不会造成伤害，恰好不会导致神气散乱，又能开泄腠理，使邪气得以祛除。

【原文】

黄帝问于岐伯曰：人有八虚[①]，各何以候？

岐伯答曰：以候五脏。

黄帝曰：候之奈何？

岐伯曰：肺心有邪，其气留于两肘[②]；肝有邪，其气流于两腋[③]；脾有邪，其气留于两髀[④]；肾有邪，其气留于两腘[⑤]。凡此八虚者，皆机关之室[⑥]，真气之所过，血络之所游，邪气恶血，固不得住留，住留则伤筋络，骨节机关不得屈伸，故病挛也。

【注释】

① 八虚：指邪气可乘虚留居的八个虚弱的空隙部位，即两腋、两肘、两髀、两腘。虚，指空隙之处。杨上善："八虚者，两肘、两腋、两髀、两腘。此处虚，故曰八虚。"② "肺心有邪"两句：肺与心都属于手经，肺经之尺泽穴，心经之少海穴，都在肘间，故邪气乘虚而聚之处，多在两肘。③ "肝有邪"两句：肝胆经脉行于胁腋，出于期门、渊液等穴，故邪有所聚，多在两腋。④ "脾有邪"两句：脾的经脉从胫股上出冲门，故邪气留于髀胯之间，病在脾经。⑤ "肾有邪"两句：肾的经脉上行出于腘窝的阴谷等穴，故邪气留于两腘，病在肾经。⑥ 机关之室：运动枢纽，气血要会的所在。机关，在此指关节。张介宾："机，枢机也；关，要会

处也。”

【译文】

黄帝向岐伯问道：人身有“八虚”，可以用来诊察哪些疾病呢？

岐伯回答说：可以诊察五脏的病变。

黄帝问：怎样来诊察呢？

岐伯说：如果肺与心两经受到病邪的侵袭，则邪气居留在左右两个肘窝；肝经受到病邪的侵袭，则邪气居留在左右两个腋窝；脾经受到病邪的侵袭，则邪气居留在两髀；肾经被邪气侵袭，则邪气居留在两腘。以上“八虚”，都是四肢关节屈伸的枢纽，也是真气运行和血络通行的重要之处，所以这些部位不能留居丝毫的邪气、恶血。如果有邪气恶血在这些人体的虚弱部位滞留，筋脉骨节就会被损伤，使人体关节屈伸不利，以致出现拘挛的症状。

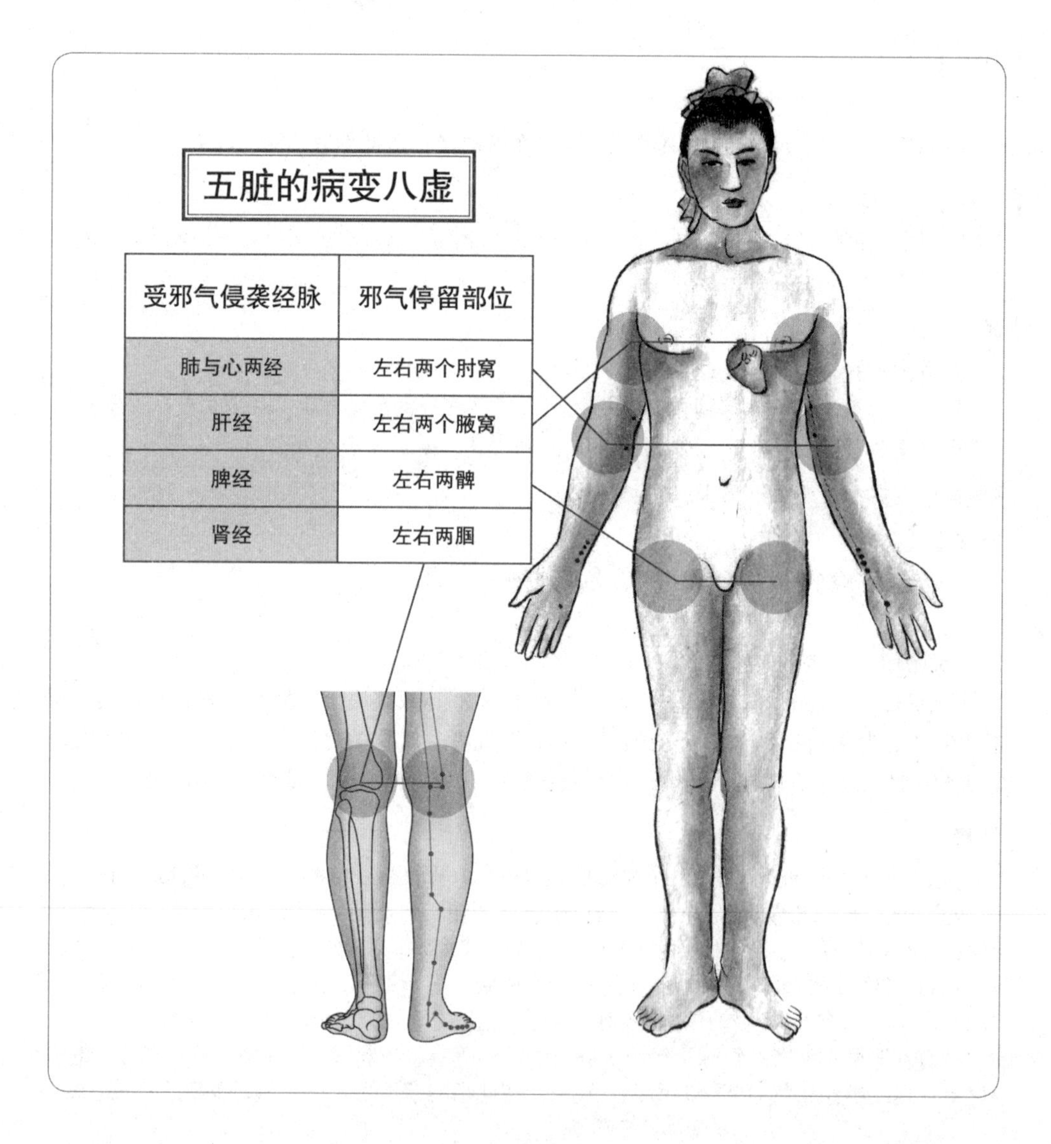

受邪气侵袭经脉	邪气停留部位
肺与心两经	左右两个肘窝
肝经	左右两个腋窝
脾经	左右两髀
肾经	左右两腘

通天：阴阳五种类型的人

【导读】

天，即人的先天禀赋。本篇主要论述了人体的素质有阴阳气血偏多偏少之分，而这种差异皆出于先天禀赋，所以篇名为“通天”。

本篇的主要内容是：一是提出人的体质性格可分为太阴、少阴、太阳、少阳、阴阳和平五种类型，并介绍五种类型之人的性情特点；二是说明这五种类型之人在发病和治疗上各有不同，医生要根据其各自的生理特点因人施治；三是讲述阴阳五态之人在体态和行动上的特征。

【原文】

黄帝问于少师曰：余尝闻人有阴阳，何谓阴人，何谓阳人？

少师曰：天地之间，六合之内，不离于五[①]，人亦应之，非徒一阴一阳而已也。而略言耳，口弗能遍明也。

黄帝曰：愿略闻其意，有贤人圣人，心能备而行之乎？

少师曰：盖有太阴之人，少阴之人，太阳之人，少阳之人，阴阳和平之人。凡五人者[②]，其态不同，其筋骨气血各不等。

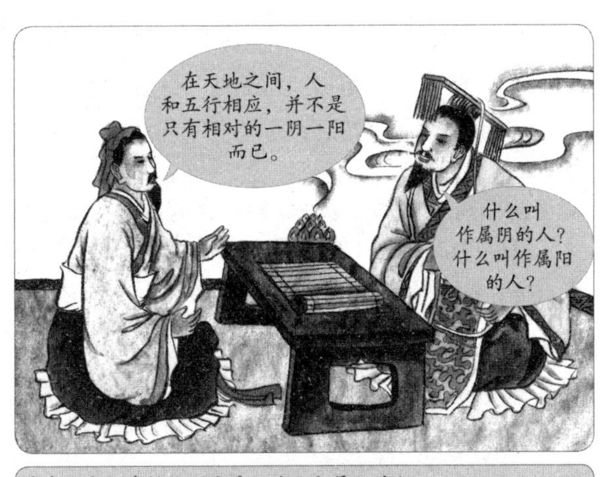

黄帝向少师请教什么是属阴的人和属阳的人。

【注释】

① 五：指五行。张介宾：“由阴阳而化五行，所以天地万物之理，总不离五，而人身之相应者，亦惟此耳。”

② 凡五人者：张介宾：“太阴、少阴、太阳、少阳者，非如经络之三阴三阳也。盖以天禀之纯阴者曰太阴，多阴少阳者曰少阴，纯阳者为太阳，多阳少阴者曰少阳，并阴阳和平之人，而分为五态也。”

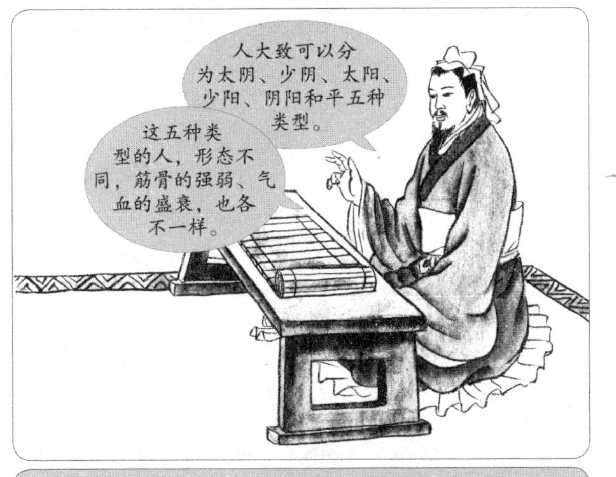

根据人体的不同形态、筋骨强弱和气血盛衰情况，大致可以分出太阴、少阴、太阳、少阳、阴阳和平五种人。

【译文】

黄帝向少师问道：我听说人有阴与阳的分别。什么叫作属阴的人？

什么叫作属阳的人？

少师回答说：在天地之间，四方上下之内，万事万物都离不开五行，人也是如此。人和五行相应，并不是只有相对一阴一阳而已。我仅仅是简略地说说，很难用语言把它完全说清楚。

黄帝问：希望您能简明扼要地讲给我听，比方说贤人和圣人，他们是否能够达到阴阳平衡而无所偏颇呢？

少师说：人大致可以分为太阴、少阴、太阳、少阳、阴阳和平五种类型。这五种类型的人，形态不同，筋骨的强弱、气血的盛衰也各不一样。

【原文】

黄帝曰：其不等者，可得闻乎？

少师曰：太阴之人，贪而不仁，下齐湛湛[①]，好内而恶出[②]，心和而不发[③]，不务于时，动而后之[④]，此太阴之人也。

少阴之人，小贪而贼心，见人有亡[⑤]，常若有得，好伤好害，见人有荣，乃反愠怒，心疾而无恩[⑥]。此少阴之人也。

太阳之人，居处于于[⑦]，好言大事，无能而虚说，志发于四野[⑧]，举措不顾是非，为事如常自用[⑨]，事虽败而常无悔。此太阳之人也。

少阳之人，諟谛好自贵[⑩]，有小小官，则高自宜，好为外交而不内附。此少阳之人也。

阴阳和平之人，居处安静，无为惧惧，无为欣欣，婉然从物[⑪]，或与不争，与时变化，尊则谦谦，谭而不治[⑫]，是谓至治[⑬]。古人善用针艾者，视人五态乃治之。盛者泻之，虚者补之。

【注释】

① 下齐湛湛：下齐，形容谦虚下气，待人周到，假装正经。下，谦下。湛湛，深貌，这里形容深藏险恶之心。马元台："下齐湛湛，内存阴险，外假谦虚，貌似下抑整齐。" ② 好内而恶出：即喜欢得取，厌恶付出，喜进不喜出。马元台："内，同纳。好纳而恶出者，有所得则喜，有所费则怒也。" ③ 心和而不发：指心情和顺而不外露，即"喜怒不形于色"。《甲乙经》卷一第十六作"心抑"，即抑制自己的心情，使形色不显露于外。④ 不务于时，动而后之：不识时务，只知利己，见风使舵，行动后发制人。张介宾："不务于时，知有己也。动而后之，不先发也。" ⑤ 亡：泛指损失、不幸之类的事情。⑥ 心疾而无恩：对于他人心怀妒忌，忘恩负义。疾，妒忌。⑦ 于于：安然自得、自满自足的样子。《庄子·盗跖》："卧则居居，起则于于。"疏："于于，自得之貌。" ⑧ 志发于四野：形容好高骛远。⑨ 为事如常自用：指常常意气用事，自以为是。如，通"而"，转接连词。⑩ 諟（shì）谛（dì）：形容做事审慎精细、反复审查，即反复考查研究，做事仔细。张介宾："諟谛，审而又审也。" ⑪ 婉然从物：善于顺从和适应事物的发展规律。婉然，温和顺从的样子。⑫ 谭而不治：用说服的方法来感化人，而不是用强力的方法以统治人。谭，同"谈"。《甲乙经》卷一第十六作"卑而不谄"，即地位虽然卑微，但不巴结奉承他人。⑬ 至治：最好的治理方法。至，极、最。

【译文】

黄帝问：这五种类型的人的不同情况，可以讲给我听听吗？

少师说：太阴型的人，为人性情贪婪而不仁厚，表面谦虚，道貌岸然，内心深藏阴险，

阴阳五态之人

太阴型之人

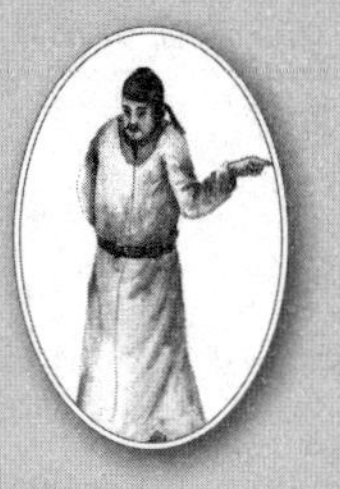

特点：
为人性情贪婪而不仁厚，表面谦虚，道貌岸然，内心深藏阴险，好得恶失，喜怒不形于色，不识时务，只知利己，见风使舵，行动上惯用后发制人的手段

治疗方法：
用急泻法快速将其阴分的病邪泻掉

太阳型之人

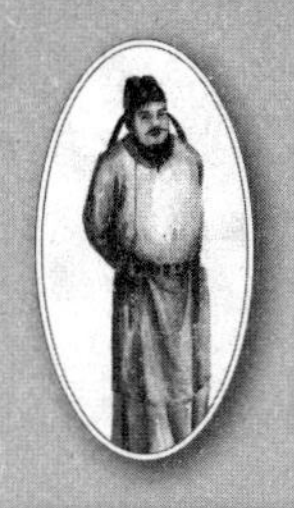

特点：
平时处处喜欢表现自己，扬扬自得，好说大话，但并没有实际的做事能力，好高骛远，言过其实，做事盲目而不考虑后果，经常自以为是，虽然屡遭失败，却毫无后悔之心

治疗方法：
谨慎调治，不能用泻法耗损其阴，以防出现阴气虚脱的现象，只能泻其阳

阴阳和平的人

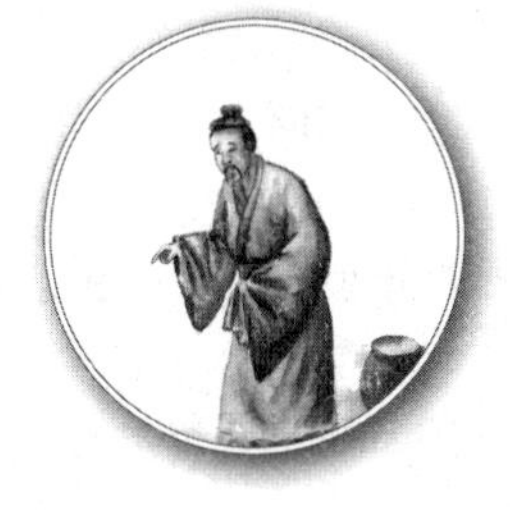

特点：
生活安宁，心胸开阔，不斤斤计较，无欲无求，不喜欢过度追求喜乐，顺从事物发展的自然规律，对个人得失从不放在心上，遇事不喜欢与人争，善于适应形势的变化，地位虽高却很谦虚，以理服人，而不会用压制的手段来治人，具有极好的治理才能

治疗方法：
邪气盛，就用泻法；正气虚，就用补法；对于不盛不虚、虚实不明显的病证，就以病邪所处的经脉为依据选取穴位进行治疗

少阳型之人

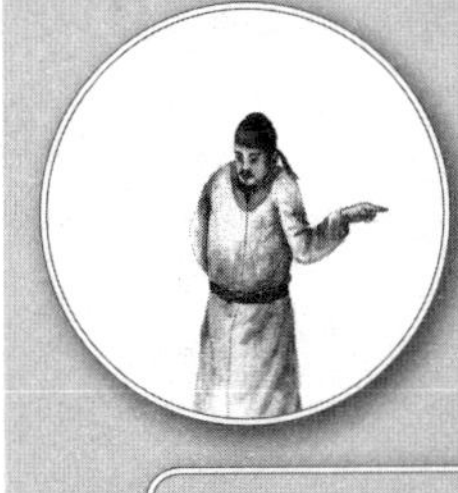

特点：
做事精细审慎，很有自尊心，爱慕虚荣，稍有地位就会高傲自得，喜欢出头露面，善于对外宣扬，喜欢交际，不愿平淡踏实、默默无闻地埋头工作

治疗方法：
充实其阴经，泻其阳络，就能使疾病痊愈

少阴型之人

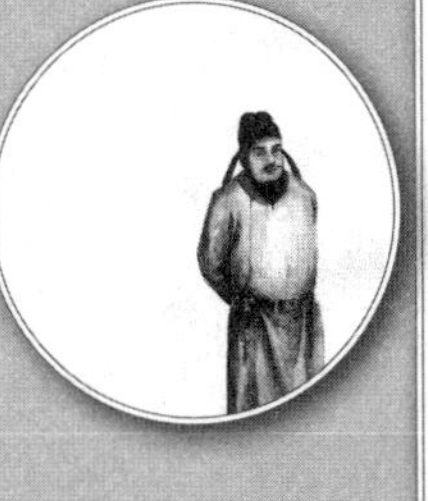

特点：
喜欢贪图小利，暗藏害人之心，天性善于嫉妒，见到别人有了损失就幸灾乐祸，像自己拣到便宜一样高兴，喜欢伤害别人，见到别人有了荣耀就会感到气愤恼怒，经常嫉妒别人，并且怀恨在心，忘恩负义，不懂得知恩图报

治疗方法：
必须详察阴阳盛衰的情况，审慎地进行调治

好得恶失，喜怒不形于色，不识时务，只知利己，见风使舵，行动上惯用后发制人的手段。具有这些特性的人，就是太阴之人。

少阴型的人，喜欢贪图小利，暗藏害人之心，天性善于嫉妒，见到别人有了损失就幸灾乐祸，像自己拣到便宜一样高兴，喜欢伤害别人，见到别人有了荣耀就会感到气愤恼怒，经常嫉妒别人，并且怀恨在心，忘恩负义，不懂得知恩图报。具有这些特性的人，就是少阴之人。

太阳型的人，平时处处喜欢表现自己，扬扬自得，好说大话，但并没有实际的做事能力，好高骛远，言过其实，做事盲目而不考虑后果，经常自以为是，虽然屡遭失败，却毫无后悔之心。具有这些特性的人，就是太阳之人。

少阳型的人，做事精细审慎，很有自尊心，爱慕虚荣，稍有地位就会高傲自得，喜欢出头露面，善于对外宣扬，喜欢交际，不愿平淡踏实、默默无闻地埋头工作。具有这些特性的人，就是少阳之人。

阴阳和平的人，生活安宁，心胸开阔，不斤斤计较，无欲无求，不喜欢过度追求喜乐，顺从事物发展的自然规律，对个人得失从不放在心上，遇事不喜欢与人争，善于适应形势的变化，地位虽高却很谦虚，会以理服人，而不会用压制的手段来治人，具有极好的治理才能。具有这些特性的，就是阴阳和平之人。古代善用针灸疗法的高明的医生，就是根据人的五种类型分别施治的。邪气偏盛的就用泻法，正气偏虚的就用补法。

【原文】

黄帝曰：治人之五态奈何？

少师曰：太阴之人，多阴而无阳。其阴血浊，其卫气涩。阴阳不和，缓筋而厚皮。不之疾泻，不能移之。

少阴之人，多阴少阳，小胃而大肠①，六腑不调。其阳明脉小而太阳脉大，必审调之。其血易脱，其气易败也。

太阳之人，多阳而少阴。必谨调之，无脱其阴，而泻其阳。阳重脱者易狂②，阴阳皆脱者，暴死③，不知人也。

少阳之人，多阳少阴，经小而络大④。血在中而气在外，实阴而虚阳，独泻其络脉则强，气脱而疾，中气不足，病不起也。

阴阳和平之人，其阴阳之气和，血脉调。谨诊其阴阳，视其邪正，安容仪。审有余不足。盛则泻之，虚则补之，不盛不虚，以经取之。此所以调阴阳，别五态之人者也。

【注释】

①小胃而大肠：胃小则储藏少，肠大则传导快。肠，此处是指小肠。张介宾："阳明为五脏六腑之海，小肠为传送之腑，胃小则贮藏少，而气必微，小肠大则传送速而气不畜，阳气既少，而又不畜，则多阴少阳矣。"②阳重脱者易狂：虚阳浮越，易发狂躁，为阳气严重耗脱的先兆。《素问·腹中论》："石之则阳气虚，虚则狂。"③暴死：有二义，一则指突然死亡；二则指突然不省人事的假死，急救得当，尚能回生。④"多阳"两句：络脉浅，在表属阳；经脉深，在里属阴。多阳，指络脉大。少阴，指经脉小。张介宾："经脉深而属阴，络脉浅而属阳，故少阳之人，多阳而络大，少阴而经小也。"

【译文】

黄帝问：对这五种类型的人，怎样分别进行治疗呢？

少师说：太阴型的人，体质阴多而无阳。他们阴血浓浊，卫气滞涩，阴阳不能调和，所以形体表现出筋缓而皮厚的特征。因此，刺治这种体质的病人时，如果不用急泻法快速将其阴分的病邪泻掉，就不能使病情好转，更无法去除他们的疾病。

少阴型的人，体质阴多而阳少。他们胃小而肠大，六腑的功能不协调。胃小，足阳明胃经的脉气就微小；肠大，手太阳小肠经的脉气就偏大。血气耗损和真气衰败的病证很容易在这种类型的人身上出现。因此，必须详察阴阳盛衰的情况，审慎地进行调治。因为这种人的血容易耗损，所以他们的气也容易败伤。

太阳型的人，体质阳多阴少。对这种病人必须谨慎调治，不能再用泻法耗损其阴，以防出现阴气虚脱的现象，只能泻其阳，同时要避免泻阳过度。如果阳气过度损伤，就容易导致阳气外脱，病人易发狂躁。如果阴阳都脱，病人就会突然死亡，或者是突然不省人事。

少阳型的人，体质阳多阴少，经脉小而络脉大。这种类型的人血在中而气在外，所以在治疗时应充实其阴经，并泻其阳络，这样就能使疾病痊愈。属于少阳型的人以气为主，如果仅仅泻其络脉并且太过的话，就会迫使阳气很快地消损耗散，以致中气不足，这样一来疾病就难以治愈了。

阴阳和平型的人，体内的阴阳之气协调，血脉和顺。在治疗时，应当谨慎地诊察其阴阳盛衰的变化，了解其邪正的虚实，并仔细观察其面容的表现。通过上述方法，就可以推断其体内气血的有余或不足的情况，然后进行调治。邪气盛，就用泻法；正气虚，就用补法；对于不盛不虚、虚实不明显的病证，就以病邪所处的经脉为依据选取穴位进行治疗。这就是在调治阴阳时，根据五种类型人的不同特性分别施治的标准和方法。

【原文】

黄帝曰：夫五态之人者，相与毋故，卒然新会，未知其行也，何以别之？

少师答曰：众人之属[①]，不知五态之人者，故五五二十五人，而五态之人不与焉。五态之人，尤不合于众者也。

【注释】

① 众人：指《灵枢·阴阳二十五人》而言，与五态之人不同。

【译文】

黄帝问：如果与这五种类型的人素不相识，那么刚刚见面时就很难知道他们的行为和性格是属于哪一类型的，应当怎样来辨别呢？

少师回答说：一般人不具备这五种人的特性，所以“阴阳二十五人”，不包括在五态人之内。因为五态之人是具有代表性的五种类型，他们和一般人是不相同的。

【原文】

黄帝曰：别五态之人奈何？

少师曰：太阴之人，其状黮黮然[①]黑色，念然下意[②]，临临然[③]长大，腘然未偻[④]。此太阴之人也。

少阴之人，其状清然窃然[⑤]，固以阴贼，立而躁崄，行而似伏。此少阴之人也。

太阳之人，其状轩轩储储[⑥]，反身折腘[⑦]。此太阳之人也。

少阳之人，其状立则好仰，行则好摇，其两臂两肘则常出于背。此少阳之人也。

阴阳和平之人，其状委委然[⑧]，随随然[⑨]，颙颙然[⑩]，愉愉然[⑪]，暶暶然[⑫]，豆豆然[⑬]，众人皆曰君子。此阴阳和平之人也。

【注释】

①黮（dǎn）黮然：形容面色暗黑阴沉的样子。黮，黑色。②念然下意：指外表故作姿态，谦虚下气，内心却暗藏阴谋诡计。张介宾："念然下意，意念不扬也。即上文'下齐'之谓。"③临临然：形容居高临下的样子。《广雅·释诂》："临，大也。"马元台："临临然，长大之貌也。"④腘然未偻：形容身形高大却假作卑躬屈膝的姿态，并非真有佝偻病。张介宾："腘然未偻，言膝腘若屈，而实非佝偻之疾也。"⑤清然窃然：清然，是形容言貌好像清高的样子。窃然，指行动鬼祟，偷偷摸摸，即上文"贼心"的表现。张介宾："清然者，言似清也。窃然者，行为鼠雀也。"⑥轩轩储储：形容仪态轩昂、高贵自尊、骄傲自满的样子。张介宾："轩轩，高大貌，犹俗谓轩昂也。"储储，畜积貌，盈盈自得也。⑦反身折腘：形容仰腰挺胸时，身躯向后反张，膝窝随之曲折的样子。张介宾："反身折腘，言仰腰挺腹，其腘似折也，是皆妄自尊大之状。"⑧委委然：形容安详自适、雍容自得的样子。⑨随随然：形容随和顺从的样子，指善于适应环境。义同上文"婉然从物"。⑩颙（yóng）颙然：形容态度严正而又温和的样子。⑪愉愉然：形容和颜悦色，看上去很愉悦的样子。⑫暶（xuán）暶然：形容目光慈祥，看上去很和善的样子。⑬豆豆然：形容举止大方有度、光明磊落、处事分明的样子。张介宾："豆豆，磊落不乱也。"

【译文】

黄帝问：怎样辨别这五种形态的人呢？

少师说：太阴型的人，面色阴沉黑暗，假意谦虚，虽然身材高大，却卑躬屈膝，点头哈腰，故作姿态，而并非真有佝偻病。这就是太阴之人的形态。

少阴型的人，看上去清高，但是行为鬼鬼祟祟，深怀阴险的害人之心，站立时躁动不安，显示出邪恶之象，走路时身体呈现前倾的姿态。这就是少阴之人的形态。

太阳型的人，看上去高傲自满，挺胸凸肚，得意扬扬，表现得非常傲慢，自命不凡，会做出身体向后反张和膝盖弯曲的样子。这就是太阳之人的形态。

少阳型的人，在站立时习惯把头仰得很高，行走时惯于摇摆身体，常常反挽双手置于背后。这就是少阳之人的形态。

阴阳和平型的人，外貌从容稳重，举止大方，性情和顺，善于适应环境，态度严肃，品行端正，待人和蔼，目光慈祥，做事光明磊落，举止有度，处事条理分明，会被大家称为有德行的人。这是阴阳和平之人的形态。

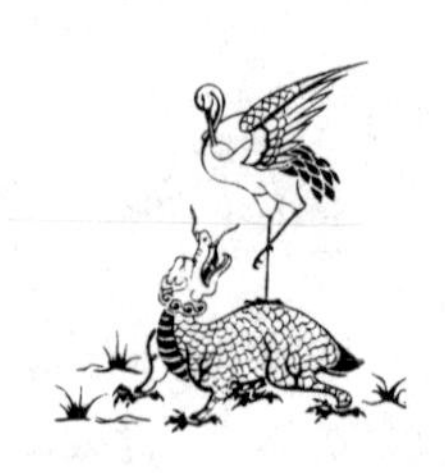

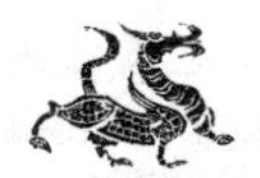

大惑：眩惑症的治疗

【导读】

大惑，即非常严重的迷乱眩晕。本篇以“黄帝登高而发生迷惑眩晕”的内容开篇，主要对迷惑产生的机制等问题进行了论述，所以篇名为“大惑”。

本篇的主要内容包括：一是论述复视、眩晕、迷惑等现象产生的机理；二是论述善忘、善饥而不嗜食、不得卧、不得视、多卧、少眠等病的病理机制和治疗原则。

【原文】

黄帝问于岐伯曰：余尝上于清泠之台①，中阶而顾，匍匐而前，则惑。余私异之，窃内怪之②，独瞑独视③，安心定气，久而不解，独博独眩，披发长跪，俛而视之，后久之不已也。卒然自止，何气使然？

岐伯对曰：五脏六腑之精气，皆上注于目而为之精④。精之窠为眼⑤；骨之精为瞳子⑥；筋之精为黑眼⑦；血之精为其络窠⑧；气之精为白眼⑨；肌肉之精为约束⑩。裹撷⑪筋骨血气之精而与脉并为系，上属于脑，后出于项中。故邪中于项，因逢其身之虚，其入深，则随眼系以入于脑，入于脑则脑转，脑转则引目系急，目系急则目眩以转矣。邪中其精，其精所中不相比也，则精散⑫，精散则视歧，视歧见两物。

目者五脏六腑之精也，营卫魂魄之所常营也，神气之所生也。故神劳则魂魄散，志意乱。是故瞳子黑眼法于阴，白眼赤脉法于阳也，故阴阳合传，而精明也。目者，心使也⑬。心者，神之舍也。故神精乱而不抟，卒然见非常处，精神魂魄，散不相得，故曰惑也。

黄帝曰：余疑其然。余每之东苑，未曾不惑，去之则复，余唯独为东苑劳神乎？何其异也？

岐伯曰：不然也。心有所喜，神有所恶，卒然相感，则精气乱，视误，故惑，神移，乃复。是故间者为迷，甚者为惑。

【注释】

①清泠（líng）之台：清泠，清凉貌。张介宾：“台之高者，其气寒，故曰清泠之台。”一说为“东苑之台也”。②异之、怪之：感到惊异和奇怪。杨上善：“小怪曰异之，大异曰怪之。”③独瞑独视：或闭目，或睁眼。④为之精：精，指眼睛的视觉功能。张介宾：“为之精，为精明之用也。”⑤精之窠（kē）为眼：五脏六腑的精气汇聚于目。张介宾：“窠者、窝穴之谓。眼者，目之总称。五脏六腑之精气，皆上注于目，故眼为精之窠，而五色具焉。”⑥骨之精为瞳子：肾主骨，骨之精即肾之精。瞳子，即瞳孔，又名瞳神。⑦筋之精为黑眼：肝主筋，筋之精即肝之精。黑眼，指眼球中瞳孔周围的黑色部分。⑧血之精为其络窠：心主血，血之精即心之精。络窠，指眼内外眦的血络。⑨气之精为白眼：肺主气，气之精即肺之精。白眼，指眼球的白色部分。⑩肌肉之精为约束：脾主肌肉，肌肉之精即脾之精。约束，指眼胞，因其能

开能合，故称为“约束”。⑪ 裹撷（xié）：包裹网罗的意思，即把许多东西包罗在一起。张介宾：“以衣衽收物谓之撷。脾属土，所以藏物。故裹撷筋骨血气四脏之精，而并为目系。”⑫“邪中其精”三句：《甲乙经》：“邪中之精，则其精所中者不相比，不相比则精散。”比，彼此紧密联系。⑬ 目者，心使也：眼睛的视物功能，由心所指挥控制。使，指使。

【译文】

黄帝向岐伯问道：我曾攀登高高的清冷之台，上到台阶的中间时，回头向四处观望，然后伏身前行，就感到头晕眼花，精神迷乱。对这种异常的感觉，我感到奇怪，于是就闭目宁神，过一会儿又睁眼再看，让自己平心静气，力图使精神镇定下来，但是这种感觉持续了好久还是不能消除，看得越远，越是感到头晕目眩。于是我就披散开头发，赤脚跪在台阶上，力求舒缓形体，使精神轻松，但当向下俯视时，眩晕的感觉仍然久久不能停止。后来，这种症状突然之间自行消失了。这是什么气造成的呢？

岐伯回答说：五脏六腑的精气，都向上输注于人的眼部，从而产生眼睛的视物功能。脏腑精气汇聚于眼窝，便形成眼睛。其中，肾的精气充养瞳子，肝的精气充养黑睛，心的精气充养内外眦的血络，肺的精气充养白睛，脾的精气充养眼胞。脾的精气包裹着肝、肾、心、肺的精气，与脉络合并，形成目系，向上连属于脑部，向后与项部中间相联系。邪气如果侵入项部，乘人体虚弱而向深部发展，则会沿着目系侵入于脑部。邪气入脑，便会引发头昏脑涨，从而引起目系拘急而出现两目眩晕的症状。如果邪气损伤了眼部的精气，为邪气所伤的精气则相互之间不能紧密联系，导致精气离散，就会引起视物分歧的现象，即看一件东西好像有两件一样。

人的眼目，是由脏腑的精气形成的，同时也是营、卫、气、血、精、神、魂、魄通行和窝藏的所在，还是产生神气的部位。所以，人在精神过度疲劳的时候，就会魂魄失守，意志散乱，眼睛迷离而无神气。眼的瞳子属于肾，黑睛属于肝，二者为阴脏的精气所滋养；

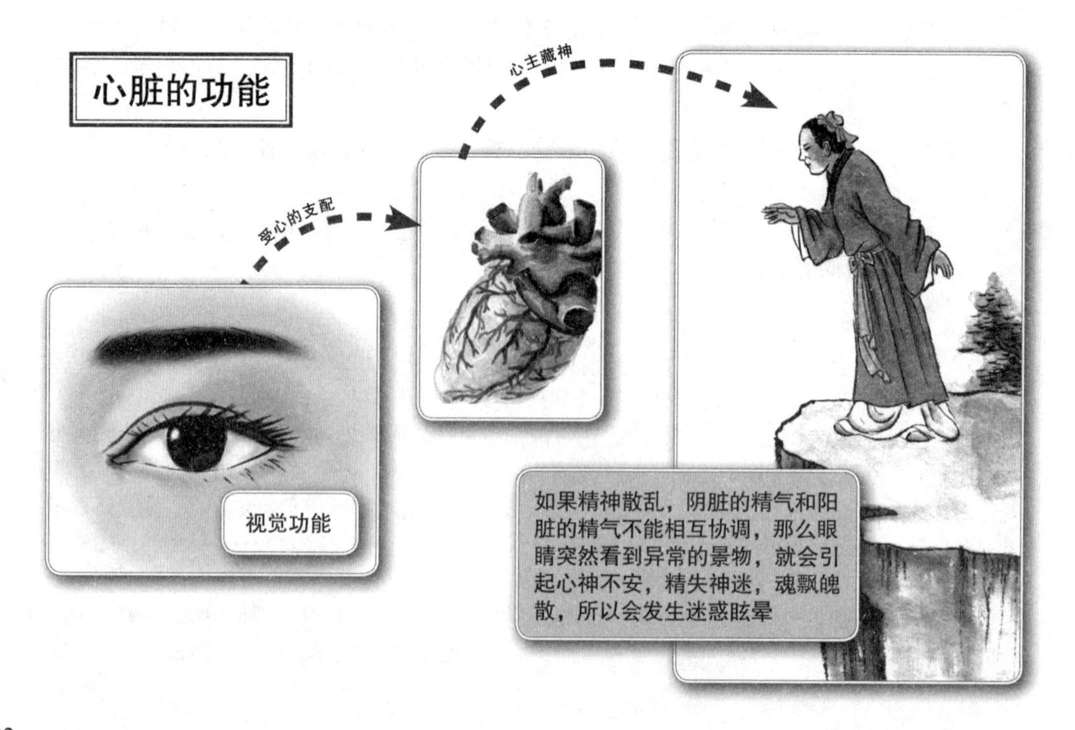

白睛属肺，眼球的赤脉属于心，二者为阳脏的精气所滋养。因此，阴脏的精气和阳脏的精气相互结合，彼此协调，才能使眼睛视物清晰。眼睛的视觉功能，主要受心的支配，这是心主藏神的缘故。如果精神散乱，阴脏的精气和阳脏的精气不能相互协调，那么眼睛突然看到异常的景物，就会引起心神不安，精失神迷，魂飘魄散，所以会发生迷惑眩晕。

黄帝说：我有些怀疑您所说的道理。我每次去东苑登高游览，没有一次不发生眩晕迷惑的，离开那里，就恢复正常。难道说我唯独在东苑那个地方才会消耗神气吗？那为什么会出现这种特殊的情况呢？

岐伯说：不是这样的。每个人都有自己喜好的东西和厌恶的东西，爱憎两种情绪突然相感，会使精神出现一时的散乱，从而导致视觉不正常而发生眩晕迷惑。等到离开了当时的环境，精神也就转移了，人就会恢复正常状态。总之，如果出现这种症状，较轻的仅是精神一时迷糊，好像不能辨别方向似的，这称为“迷”；较重的就会精神迷乱，且有头目眩晕的感觉，这称为“惑”。

【原文】

黄帝曰：人之善忘者，何气使然？

岐伯曰：上气不足，下气有余，肠胃实而心肺虚。虚则营卫留于下，久之不以时上，故善忘也。

【译文】

黄帝问：有的人经常出现健忘，是什么气造成的呢？

岐伯说：这是由于人体上部之气不足，而下部之气有余，也就是人的肠胃之气充实而心、肺之气虚弱。心肺气虚就会使得营卫之气不能及时向上宣达敷布，长时间滞留于肠胃之间，导致神气失养，所以容易引发健忘之病。

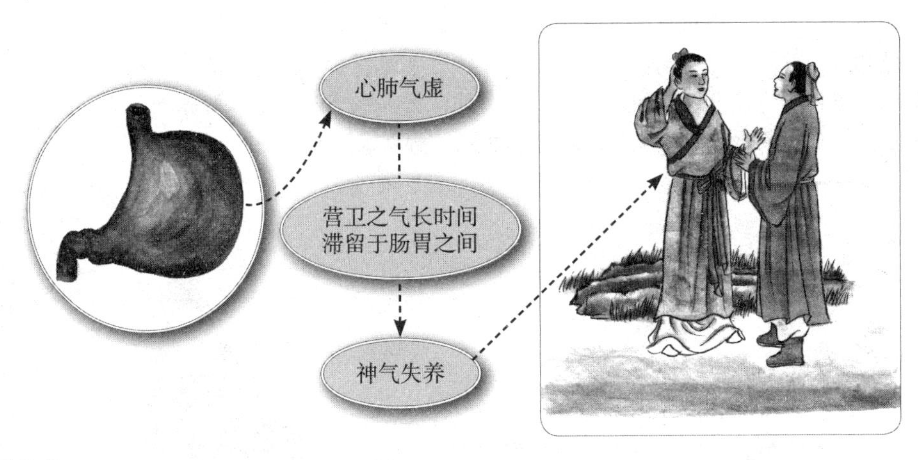

【原文】

黄帝曰：人之善饥而不嗜食者，何气使然？

岐伯曰：精气并于脾，热气留于胃，胃热则消谷，谷消故善饥。胃气逆上，则胃脘寒，故不嗜食也。

【译文】

黄帝问：有的人很容易饥饿，但又没有食欲，是什么气造成的呢？

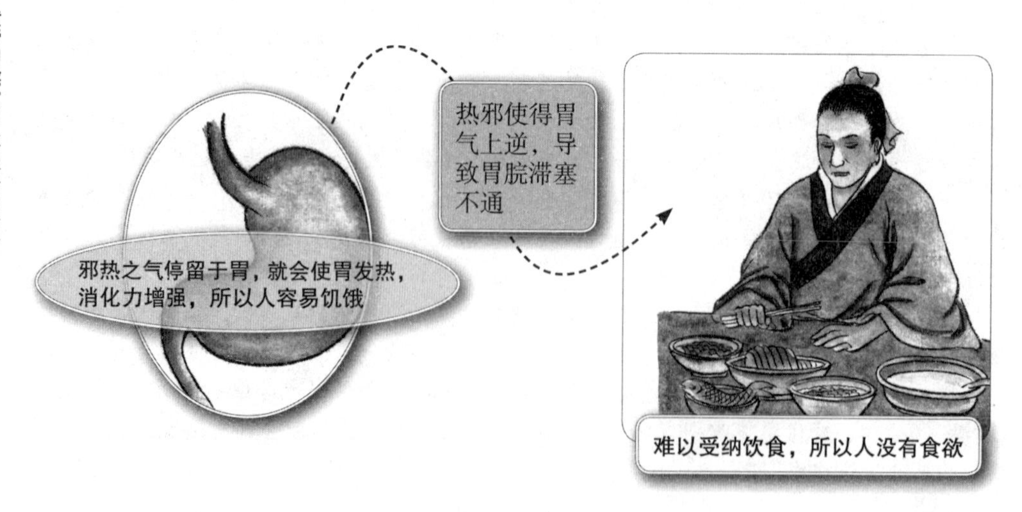

岐伯说：饮食入胃后化生的精气，输送积并于脾，而邪热之气停留于胃，就会使胃发热，消化力增强，所以人容易饥饿。热邪使得胃气上逆，导致胃脘滞塞不通，难以受纳饮食，所以人又没有食欲。

【原文】

黄帝曰：病而不得卧者，何气使然？

岐伯曰：卫气不得入于阴，常留于阳。留于阳，则阳气满，阳气满，则阳跻盛；不得入于阴，则阴气虚，故目不瞑矣。

【译文】

黄帝问：有的人因患病而不能入睡，是什么气造成的呢？

岐伯说：这是卫气不能在夜间入于阴分，经常滞留于阳分的缘故。卫气如果不能入于阴分，经常停留在阳分，就会使人体的阳分处于盛满状态，阳跻脉的脉气就会偏盛；卫气不能入于阴分，就形成阴气虚，阴虚不能敛阳，所以人不能安睡。

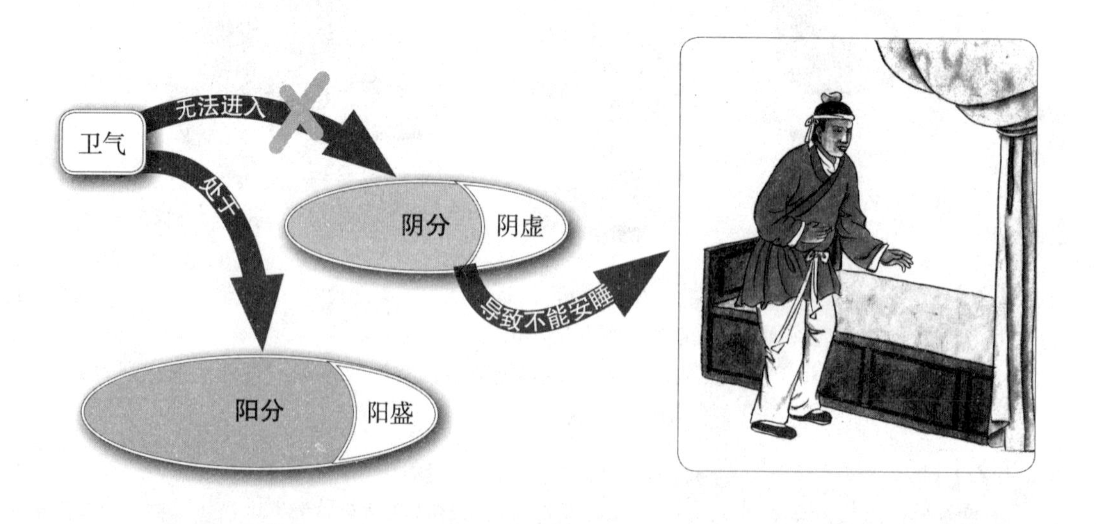

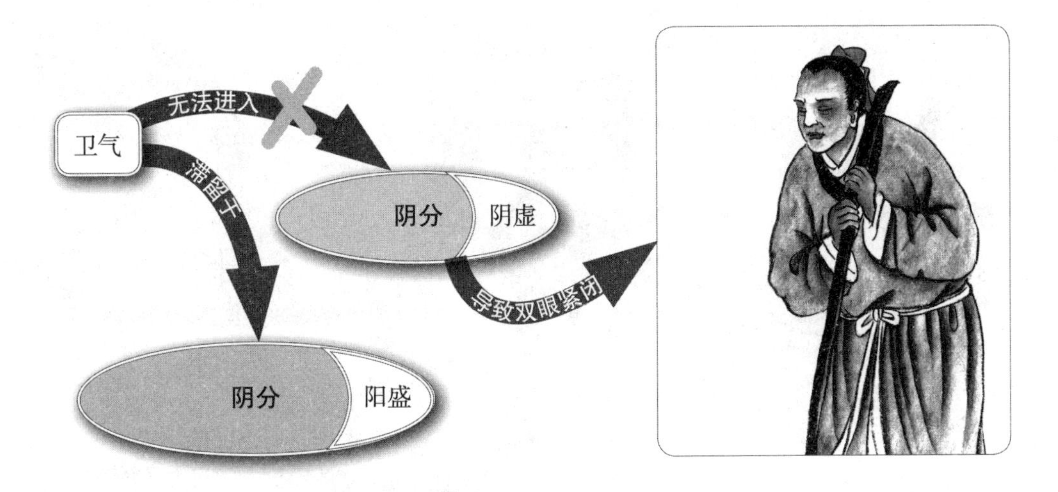

【原文】

黄帝曰：病目而不得视者，何气使然？

岐伯曰：卫气留于阴，不得行于阳。留于阴，则阴气盛，阴气盛，则阴跻满；不得入于阳，则阳气虚，故目闭也。

【译文】

黄帝问：有的人患有两目紧闭而不能视物的病，是什么气造成的？

岐伯说：这是因为卫气滞留于阴分，不能向外运行于阳分。卫气留滞在阴分则使阴气偏盛，阴跻脉随之而盛满。卫气不能行于阳分，便形成阳气虚，所以人会紧闭双眼而不能张开视物。

【原文】

黄帝曰：人之多卧者，何气使然？

岐伯曰：此人肠胃大而皮肤涩，而分肉不解焉。肠胃大则卫气留久，皮肤涩则分肉不解，其行迟。夫卫气者，昼日常行于阳，夜行于阴。故阳气尽则卧，阴气尽则寤。故肠胃大，则卫气行留久；皮肤涩，分肉不解，则行迟。留于阴也久，其气不精，则欲瞑，故多卧矣。其肠胃小，皮肤滑以缓，分肉解利，卫气之留于阳也久，故少瞑焉。

【译文】

黄帝问：有的人嗜睡，是什么气造成的呢？

岐伯说：这一类人的特点是肠胃较大而皮肤滞涩，肌肉之间又不滑利。肠胃较大，卫气在人体内部滞留的时间就比较长；皮肤滞涩，则分肉之间不滑利，卫气在体表的运行就会因受到阻止而变得迟缓。卫气在人体循行的常规是白天行在阳分，夜间行于阴分。当卫气随昼夜交替在人体阳分运行已尽，由阳入阴时，人就入睡了；卫气在人体阴分运行已尽，由阴出阳时，人便会醒来起床。这类人由于肠胃较大，卫气在内滞留的时间比较长，再兼皮肤滞涩，分肉组织不滑利，卫气在体表的运行就会较迟缓。卫气停留在阴分的时间长，使得其气不精，所以人常欲闭目，精神不能振作，所以困倦且嗜睡。相反，那些肠胃较小、皮肤滑润弛缓，分肉组织之间又通畅滑利的人，卫气行于阳分的时间比较长，所以两眼不欲闭合且睡眠较少。

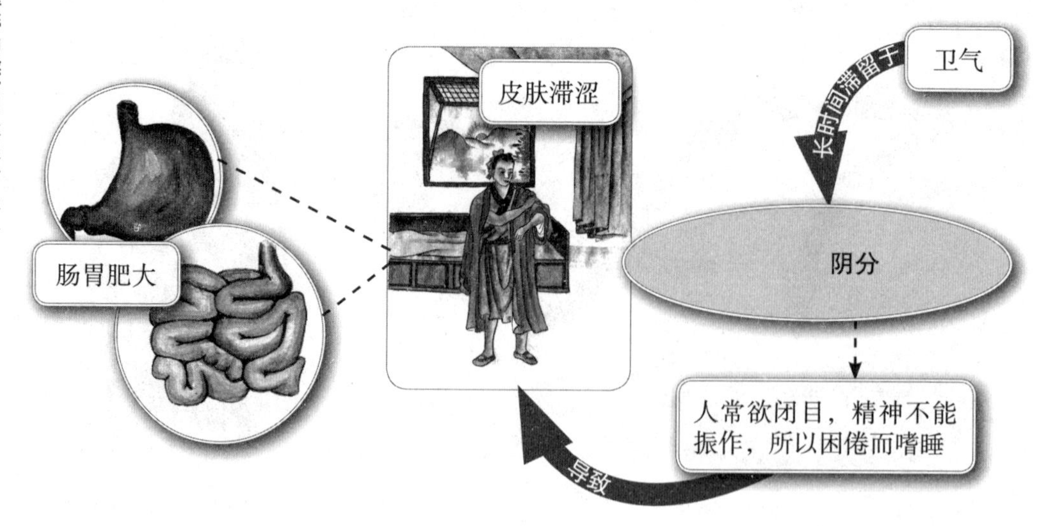

【原文】

黄帝曰：其非常经[1]也，卒然多卧者，何气使然？

岐伯曰：邪气留于上焦，上焦闭而不通，已食若饮汤，卫气留久于阴而不行，故卒然多卧焉。

【注释】

①常经：经常。

【译文】

黄帝问：有的人不是经常嗜睡，而是突然间出现多卧嗜睡现象，这是什么气造成的呢？

岐伯说：这是邪气滞留于上焦，致使上焦气机闭阻不通，且人在饱食之后，暴饮热汤，卫气便滞留在胃肠中，久留于阴分，而不能外行于阳分，所以人会突然多卧嗜睡。

【原文】

黄帝曰：善。治此诸邪，奈何？

岐伯曰：先其脏府，诛其小过[1]，后调其气，盛者泻之，虚者补之。必先明知其形志之苦乐，定乃取之。

【注释】

①诛：消除、去除。小过：微小的病变。

【译文】

黄帝说：讲得好。对上述疾病如何进行治疗呢？

岐伯说：首先要观察脏腑的虚实，辨明病变的部位，消除轻微的邪气，然后再调理营卫之气。邪气盛的，采用泻法；正气虚的，采用补法。另外，首先要诊察患者形体的劳逸、情志的苦乐，安定病人的形体和精神，然后才能进行治疗。

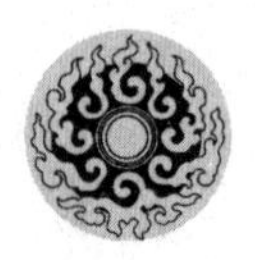